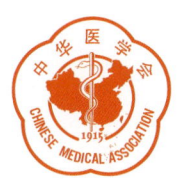

中国医学发展系列研究报告

麻醉学进展

【2018】

中华医学会 编著
黄宇光 邓小明 主编

图书在版编目（CIP）数据

麻醉学进展. 2018 / 黄宇光，邓小明主编. —北京：中华医学电子音像出版社，2019.10
ISBN 978-7-83005-292-8

Ⅰ. ①麻… Ⅱ. ①黄… ②邓… Ⅲ. ①麻醉学—进展—中国—2018 Ⅳ. ① R614

中国版本图书馆 CIP 数据核字（2019）第 177840 号

麻醉学进展（2018）
MAZUI XUE JINZHAN（2018）

主　　编：	黄宇光　邓小明
策划编辑：	裴　燕　孙葵葵
责任编辑：	孙葵葵
文字编辑：	王月红
校　　对：	张　娟
责任印刷：	李振坤
出版发行：	中华医学电子音像出版社
通信地址：	北京市西城区东河沿街 69 号中华医学会 610 室
邮　　编：	100052
E - mail：	cma-cmc@cma.org.cn
购书热线：	010-51322675
经　　销：	新华书店
印　　刷：	杭州宏雅印刷有限公司
开　　本：	889 mm×1194 mm　1/16
印　　张：	28.75
字　　数：	720 千字
版　　次：	2019 年 10 月第 1 版　2019 年 10 月第 1 次印刷
定　　价：	150.00 元

版权所有　侵权必究

购买本社图书，凡有缺、倒、脱页者，本社负责调换

内容简介

本书为"中国医学发展系列研究报告"丛书之一，旨在记录中国麻醉学领域的创新发展和学科建设，以期对该专业后续发展起到良好指导和推动作用。本书全面、详细地总结与记载了中华医学会麻醉学分会 2018 年度工作进展，包括组织结构及常委分工、委员简介、2018 年度学会工作概览、我国麻醉从业人员调查分析、国内外学术会议与交流、中国麻醉学者获得国家重要基金资助情况、中国麻醉学教育与培训、精准医疗扶贫、患者教育及麻醉科普等。本书还从中国麻醉学者 2018 年在 PubMed 及中文核心学术期刊发表的约 7000 篇论文中，精选其中 15% 编撰成一年回顾，包括麻醉药物和麻醉方法研究进展、麻醉并发症与围术期医学、围术期器官保护研究进展、危重症医学研究进展、疼痛研究进展、港澳台地区研究进展及其他研究进展等，并精选了 137 篇文摘，由中华医学会麻醉学分会全国委员精心撰写评述。本书多角度、全方位地反映了中国麻醉学科与麻醉学者 2018 年度在医、教、研等方面的诸多业绩，汇聚了国内麻醉学者在"新理论、新技术、新疗法和新观念"上的专业见解，既持续追踪反映我国麻醉学研究热点与进展，也及时总结本学科所取得的成绩。本书可作为麻醉学及相关专业从业者的临床和科研指导用书，也可供卫生管理人员参考。

中国医学发展系列研究报告
麻醉学进展（2018）
编委会

荣誉顾问	金清尘　孙大金　罗爱伦　庄心良　曾因明　王俊科　吴新民
学术顾问	于布为　刘　进　熊利泽　田玉科　薛张纲　姚尚龙
主　　编	黄宇光　邓小明
副 主 编	米卫东　俞卫锋　王天龙　马　虹　李天佐
常务编委	（以姓氏汉语拼音为序）

蔡宏伟　仓　静　曹君利　柴小青　陈向东　褚海辰　刁玉刚
董海龙　董铁立　方向明　冯　艺　郭　政　郭曲练　郭向阳
郭永清　黑子清　黄文起　嵇富海　贾　珍　贾慧群　拉巴次仁
冷玉芳　李　洪　李　军　李师阳　李文志　刘　斌　刘存明
刘敬臣　刘克玄　刘学胜　鲁开智　罗爱林　麻伟青　马正良
闵　苏　缪长虹　倪新莉　欧阳文　戚思华　容俊芳　申　乐
思永玉　宋兴荣　孙　义　田国刚　王　强　王　胜　王东信
王国林　王国年　王海云　王晓斌　王秀丽　王英伟　王月兰
魏新川　吴安石　夏中元　徐桂萍　徐国海　徐军美　徐美英
严　敏　阎文军　杨　瑞　杨建军　叶　茂　余剑波　喻　田
张　卫　张　野　张加强　张良成　张孟元　张宗泽　章放香
赵　平　赵国庆　郑　宏　朱　涛　祝胜美　左明章

编　　委（以姓氏汉语拼音为序）

卞金俊　薄禄龙　曹江北　曹学照　陈　果　程宝莉　达娃普珍
戴茹萍　邓　萌　丁文刚　都义日　杜晓红　高玉华　龚亚红
谷长平　黄立宁　蒋　明　金　华　李　凯　李　茜　李　燕
李治松　林　云　林育南　陆智杰　路志红　罗　艳　吕兴华
梅　伟　聂　煌　彭宇明　宋丹丹　苏殿三　苏振波　孙　杰
孙喜家　孙玉娥　田　毅　田首元　王　东　王　浩　王　晟
王　云　王钟兴　魏　滨　魏　珂　翁亦齐　吴晓丹　谢克亮

徐 懋　徐志鹏　许平波　薛庆生　杨丽芳　姚卫东　叶 治
叶建荣　易 斌　张 兵　张 涛　张 益　张冯江　张林忠
赵 磊　赵珍珍　邹望远

主编助理 申 乐　薄禄龙

参编人员（以姓氏汉语拼音为序）

白雪红　包 睿　毕永红　蔡晶晶　房丽丽　顾健腾　郭丽丽
何 龙　胡宝吉　花 璐　花 晴　黄 炎　黄莉莉　姜春玲
蒋旭亮　李 鹏　李小军　李中嘉　吕 蒙　马 宇　马黎娜
潘 鹏　祁思忆　陶国荣　万小健　王 鑫　王 莹　王 赟
王昌理　王陈晨　王瑶琪　王之遥　吴镜湘　吴泽昊　谢 芳
邢 飞　徐 艳　许 涛　杨夏敏　游月烊　张志发　赵玉菁
宗亚楠　汪文文

序

习近平总书记指出："没有全民健康，就没有全面小康。"医疗卫生事业关系着亿万人民的健康，关系着千家万户的幸福。随着经济社会快速发展和人民生活水平的提高，我国城乡居民的健康需求明显增加，加快医药卫生体制改革、推进健康中国建设已成为国家战略。中华医学会作为党和政府联系广大医学科技工作者的桥梁和纽带，秉承"爱国为民、崇尚学术、弘扬医德、竭诚服务"的百年魂和价值理念，在新的百年将增强使命感和责任感，当好"医改"主力军、健康中国建设的推动者，发挥专业技术优势，紧紧抓住国家实施创新驱动发展战略的重大契机，促进医学科技领域创新发展，为医药卫生事业发展提供有力的科技支撑。

服务于政府、服务于社会、服务于会员是中华医学会的责任所在。我们从加强自身能力建设入手，努力把学会打造成为国家医学科技的高端智库和重要决策咨询机构；实施"品牌学术会议""精品期刊和图书""优秀科技成果评选与推广"三大精品战略，成为医学科技创新和交流的重要平台，推动医学科技创新发展；发挥专科分会的作用，形成相互协同的研究网络，推动医学整合和转化，促进医疗行业协调发展；积极开展医学科普和健康促进活动，扩大科普宣传和医学教育覆盖面，服务于社会大众，惠及人民群众。为了更好地发挥三个服务功能，我们在总结经验的基础上，策划了记录中国医学创新发展和学科建设的系列丛书《中国医学发展系列研究报告》。丛书将充分发挥中华医学会88个专科分会专家们的聪明才智、创新精神，科学归纳、系统总结、定期或不定期出版各个学科的重要科研成果、学术研究进展、临床实践经验、学术交流动态、专科组织建设、医学人才培养、医学科学普及等，以期对医学各专业后续发展起到良好的指导和推动作用，促进整个医学科技和卫生事业发展。学会要求相关专科分会以高度的责任感、使命感和饱满的热情认真组织、积极配合、有计划地完成丛书的编写工作。

本着"把论文写在祖国大地上，把科技成果应用在实现现代化的伟大事业中"的崇高使命，《中国医学发展系列研究报告》丛书中的每一位作者，所列举的每一项研究，都是来自"祖国的大地"、来自他们的原创成果。该书及时、准确、全面地反映了中华医学会各专科分会的现状，系统回顾和梳理了各专科医务工作者在一定时间段内取得的工作业绩、学科发展的成绩与进步，内容丰富、资料翔实，是一套实用性强、信息密集的工具书。我相信，《中国医学发展系列研究报告》丛书的出版，让广大医务工作者既可以迅速把握我国医学各专业蓬勃发展的脉搏，又能在阅读学习过程中不断思考，产生新的观念与新的见解，启迪新的研究，收获新的成果。

《中国医学发展系列研究报告》丛书付梓之际，我谨代表中华医学会向全国医务工作者表示深深的敬意！也祝愿《中国医学发展系列研究报告》丛书成为一套医学同道交口称赞、口碑远播的经典丛书。

百年追梦，不忘初心，继续前行。中华医学会愿意与全国千百万医疗界同仁一道，为深化医疗卫生体制改革、推进健康中国建设共同努力！

中华医学会会长

前 言

2019年是中华人民共和国成立70周年，也是中华医学会麻醉学分会成立40周年。40年来，中华医学会麻醉学分会在历任主任委员尚德延教授、谢荣教授、金清尘教授、罗爱伦教授、李树人教授、吴新民教授、于布为教授、刘进教授和熊利泽教授的领导下，不忘初心、牢记使命、克服困难、砥砺前行，取得了令世人瞩目的成就。麻醉学科已经成为现代医学发展过程中不可或缺的中坚力量。我们能够清晰地看到全国麻醉学科整体水平逐年提高，麻醉学新理论和新技术日新月异，围术期临床安全与质量全面改善。2019年也是国家原卫生部发布《关于将麻醉科改为临床科室的通知》（卫医字〔89〕第12号）30周年。如今，麻醉学科正处于发展的里程碑式转折点，我们更需要审时度势，以实现麻醉强国为目标，努力搭建更多平台，为麻醉科医师尤其是基层麻醉科医师施展才华提供新的、更大的舞台。

目前我国医疗资源供需矛盾依然明显，反映在临床手术麻醉方面的现状更为突出。总体而言，在麻醉数量、安全性和医疗品质等服务能力上，麻醉学科仍难以满足人民群众的需求，依然存在医疗资源短缺和行业管理水平较低的问题。此外，麻醉科医师的短缺已成为学科发展的"瓶颈"和限速因素。全国不同区域之间麻醉学发展不均衡的矛盾依然突出，临床和科研的整体水平与国际先进水平相比仍存在一定差距。

所幸的是，作为人民群众舒适化医疗的关键学科，麻醉学的发展得到了党和国家领导人的高度重视和政府相关部门的大力支持。2018年8月8日，国家卫生健康委员会等七部委局联合发布的《关于印发加强和完善麻醉医疗服务意见的通知》（国卫医发〔2018〕21号）"为麻醉学科发展指明了新方向，给予了强有力的政策支持。近两年来，国家卫生健康委员会还接连颁布文件，支持麻醉学科的发展，包括《关于医疗机构麻醉科门诊和护理单元设置管理工作的通知》（国卫办医函〔2017〕1191号）、《关于印发紧缺人才培训项目和县级医院骨干专科医师培训项目培训大纲的通知》（国卫继教继发〔2018〕44号）和《关于开展分娩镇痛试点工作的通知》（国卫办医函〔2018〕1009号）等。中华医学会麻醉学分会正致力于多措并举，积极配合国家政策的落实，努力为麻醉科医师营造更好的成长条件与执业环境，为患者提供更好的医疗服务。目前，多数省份的卫生健康委员会已先后出台相关文件，对国家卫生健康委员会等七部委局的文件加以宣贯和落实。在一系列相关政策的支持下，麻醉学科在2018年可谓迎来了"中国麻醉年"。

麻醉学科在提高麻醉医疗服务安全和品质的同时，如何处理好临床和科研之间的关系，做好临床和创新的均衡发展，值得我们思考。科研创新是我们医疗机构尤其是大型研究型教学医院的责任担当。"一切以患者为中心"是医院和临床医师的终极职责所在。加强科研旨在以临床为基础，做出真正有价值的科研成果并推动临床问题的解决。通过在临床实践中发现问题、善于思考问题，转化为科研思路和科研成果，最终更好地服务于患者、服务于临床。与此同时，及时归纳总结中国麻醉学者的研究成果也显得尤为重要。

为更好地追踪和记录中国麻醉人的重要科研成果、学术研究进展、临床实践经验、专科组织建设和医学人才培养等取得的成绩，在中华医学会领导的倡导与指示下，《麻醉学进展（2015）》出版并成为中华医学会"中国医学发展系列研究报告"丛书的第一部。在中华医学会麻醉学分会第十二届委员会主任委员熊利泽教授领导下，共组织编写三部（2015—2017），并得到中华医学会领导的高度评价和肯定。本着客观记录并反映全国麻醉同道工作的初衷，按照中华医学会领导的统一布置与指示，今年编著出版的《麻醉学进展（2018）》继续展示全国麻醉同道所取得的成绩。

2019年3月29日，本书主编、全体编委及主编助理在重庆市召开"《麻醉学进展（2018）》编写工作会议"。会议详细讨论并确定了本书的编写指导思想、组织结构、章节内容及分工、编写要求与进度等。编委会通过制定严格的文献检索策略，按照统一的文献纳入和排除标准筛选文献。结果表明，2018年PubMed共收录我国麻醉学学者各类论文3316篇（含国际合作），较2017年增加259篇；在国内核心期刊上发表近4000篇论文。

本书第一章系统梳理了中华医学会麻醉学分会2018年度工作进展，并对中华医学会麻醉学分会第十三届委员会的组织结构和常务委员分工进行了全面的介绍。本章还对《麻醉学进展（2015）》一书"我国麻醉从业人员调查分析"内容予以全面更新，反映了中国麻醉从业人员发展的变化和趋势。本着优中选优的原则，本书编委和编者从纳入本书编写范围的全部论文中，精选约15%的论文写入本书第二至九章年度回顾。最后，在反复品读入选论文基础上，精选本领域内具有较高水平的优秀论著（约5%），共形成137篇精选文摘。尤值一提的是，精选文摘的评述均由中华医学会麻醉学分会第十三届委员会委员亲自执笔撰写，就入选研究的先进性、科学性与实用性，与国内外研究的差距及今后研究方向等进行了言简意赅的精准点评。

本书作为"中国医学发展系列研究报告"丛书《麻醉学进展》系列的第4部，以学科进展的形式客观记录了中国麻醉学发展现状，多角度、全方位地反映了中国麻醉学者2018年度的诸多工作业绩。在付梓印刷之际，我们要感谢孜孜不倦奋战在医、教、研一线的中国麻醉从业人员，是他们的辛勤付出与智慧凝聚，为本书的撰写提供了源头之水。此外，特别感谢中华医学会领导的关心与悉心指导，以及中华医学电子音像出版社编辑们专业而高效的工作，让本书得以在短时间内圆满完成审校工作，得以出版并与读者见面。

时光岁月伴随着中国麻醉学科的健康快速成长，经过一代又一代中国麻醉人的辛勤努力和传承创新，中国麻醉学科的成就已经得到友邻学科和世界麻醉同行的瞩目和认可。40年来，我们见证中国改革开放巨变与伟绩的同时，亲历了中国麻醉学科的发展和进步。相信《麻醉学进展》系列的持续编著，将会一直追踪我国麻醉学研究的热点与进展，总结麻醉学科发展的成绩，成为中国麻醉学科发展的忠实记录者。

只争朝夕，不负好时光。我国麻醉学科的发展正处于一个大有可为的历史机遇期。我们坚信，有国家政策的鼎力支持，有全体麻醉同道的凝心聚力和共同努力，一定会以更加崭新的面貌呈现麻醉风采，谱写新时代麻醉强国的新篇章，继续成为中国麻醉学科发展的见证者和践行者。我们凝心聚力，一起强大！

黄宇光　邓小明

2019年7月31日

目 录

第一章 中华医学会麻醉学分会现状 ·········001
- 第一节 组织结构、常务委员分工及学组建设 ·········001
- 第二节 分会工作进展 ·········030
- 第三节 我国麻醉从业人员状况分析 ·········036
- 第四节 国内学术会议 ·········044
- 第五节 国际学术交流及国际学术组织任职情况 ·········047
- 第六节 中国麻醉学者获得重点研发和国家自然科学基金情况分析 ·········058
- 第七节 中国麻醉学教育与培训 ·········071
- 第八节 精准医疗扶贫、爱心医疗及基层医疗 ·········077
- 第九节 患者教育及麻醉科普 ·········080

第二章 麻醉药物研究进展 ·········084
- 第一节 全身麻醉机制 ·········084
- 第二节 静脉麻醉药 ·········090
- 第三节 吸入麻醉药 ·········122
- 第四节 神经肌肉阻滞药 ·········132
- 第五节 局部麻醉药 ·········139

第三章 麻醉方法研究进展 ·········147
- 第一节 气道管理 ·········147
- 第二节 麻醉维持 ·········163
- 第三节 区域麻醉 ·········178
- 第四节 术中监测 ·········190
- 第五节 超声应用 ·········206

第四章 麻醉并发症与麻醉安全 ·········211
- 第一节 神经系统并发症 ·········211

第二节	呼吸系统并发症	228
第三节	消化系统并发症	229
第四节	围术期低体温及凝血功能并发症	231
第五节	其他并发症	232
第六节	麻醉安全	236

第五章　围术期器官保护研究进展 242
　　第一节　器官保护的基础研究 242
　　第二节　器官保护的临床研究 261

第六章　危重症医学研究进展 273
　　第一节　危重症医学基础研究 273
　　第二节　危重症医学临床研究 299

第七章　疼痛研究进展 305
　　第一节　疼痛的基础研究 305
　　第二节　疼痛的临床研究 316

第八章　港澳台地区麻醉研究进展 324

第九章　其他相关研究进展 330

第十章　中国麻醉学研究精选文摘与评述 340

第一章 中华医学会麻醉学分会现状

第一节 组织结构、常务委员分工及学组建设

一、概况

中华医学会麻醉学分会自1979年成立以来，已经走过了40年历程。在历任主任委员尚德延教授、谢荣教授、金清尘教授、罗爱伦教授、李树人教授、吴新民教授、于布为教授、刘进教授和熊利泽教授的带领下，取得了巨大的成就，中国麻醉学科的发展得到了国内外同行的高度认可。麻醉学科的刚性需求和自身价值得到了社会和政府部门的高度关注。

从2017年12月到2018年11月，国家卫生健康委员会（简称卫健委）等多部委先后发布了《关于医疗机构麻醉科门诊和护理单元设置管理工作的通知》（国卫办医函〔2017〕1191号）、《关于加强和完善麻醉医疗服务的意见》（国卫医发〔2018〕21号）、《关于印发紧缺人才培训项目和县级医院骨干专科医师培训项目培训大纲的通知》（国卫继教继发〔2018〕44号）、《关于开展分娩镇痛试点工作的通知》（国卫办医函〔2018〕1009号）4项文件，为中国麻醉学科服务能力的提升以及均质化发展指明了方向。

中华医学会麻醉学分会第十三届委员会成立于2018年11月1日，在主任委员黄宇光教授的带领下，中华医学会麻醉学分会87名全国委员来自全国各省、自治区、直辖市和新疆生产建设兵团（委员名单见表1-1）。为了努力贯彻国家"健康中国"伟大战略，落实执行2018年国家七部委21号文件重要精神，在第十届委员会"麻醉学科发展的五大愿景"、第十一届委员会"住院医师规范化培训人才战略"和第十二届委员会"从麻醉学走向围术期医学"的理念基础上，第十三届委员会更加注重传承牵手、协作创新，努力践行"凝心聚力，一起强大（Together & Stronger）"的学科发展理念，聚焦学术麻醉、品质麻醉和人文麻醉，强调全国麻醉学科医、教、研整体水平的提升，重点带动基层发展，满足临床刚性需求，为人民群众提供更高品质的医疗服务。

表1-1 中华医学会麻醉学分会第十三届委员会名单

职务	姓名	单位
顾问	于布为	上海交通大学医学院附属瑞金医院
	薛张纲	复旦大学附属中山医院
	姚尚龙	华中科技大学同济医学院附属协和医院

（待续）

(续表)

职务	姓名	单位
名誉主任委员	刘 进	四川大学华西医院
主任委员	黄宇光	中国医学科学院北京协和医院
前任主任委员	熊利泽	空军军医大学第一附属医院
候任主任委员	邓小明	海军军医大学附属长海医院
副主任委员（4名）	米卫东	中国人民解放军总医院
	俞卫锋	上海交通大学医学院附属仁济医院
	王天龙	首都医科大学宣武医院
	马 虹	中国医科大学附属第一医院
常务委员（22名）	李天佐	首都医科大学附属北京世纪坛医院
	郭向阳	北京大学第三医院
	王国林	天津医科大学总医院
	王秀丽	河北医科大学第三医院、河北省骨科医院
	郭 政	山西医科大学第二医院
	戚思华	哈尔滨医科大学附属第四医院
	缪长虹	复旦大学附属肿瘤医院
	王英伟	复旦大学附属华山医院
	马正良	南京大学医学院附属鼓楼医院
	方向明	浙江大学医学院
	李师阳	中美合作泉州玛珂迩妇产医院
	王月兰	山东省千佛山医院
	杨建军	郑州大学附属第一医院
	陈向东	华中科技大学同济医学院附属协和医院
	徐军美	中南大学湘雅二医院
	黄文起	中山大学附属第一医院
	鲁开智	第三军医大学第一附属医院
	朱 涛	四川大学华西医院
	喻 田	遵义医科大学
	思永玉	昆明医科大学第二附属医院
	董海龙	空军军医大学第一附属医院
	郑 宏	新疆医科大学第一附属医院

（待续）

(续表)

职务	姓名	单位
秘书长（兼）	李天佐	首都医科大学附属北京世纪坛医院
副秘书长（兼）	申 乐	中国医学科学院北京协和医院
司库（兼）	郭向阳	北京大学第三医院
委员（58名，以姓氏笔画为序）	刁玉刚	中国人民解放军北部战区总医院
	王 胜	中国科学技术大学附属第一医院
	王 强	西安交通大学附属第一医院
	王东信	北京大学第一医院
	王国年	哈尔滨医科大学附属肿瘤医院
	王晓斌	西南医科大学附属医院
	王海云	天津市第三中心医院
	仓 静	复旦大学附属中山医院
	左明章	北京医院
	叶 茂	重庆医科大学附属儿童医院
	申 乐	中国医学科学院北京协和医院
	田国刚	海南医学院
	冯 艺	北京大学人民医院
	刘 斌	四川大学华西医院
	刘存明	江苏省人民医院
	刘克玄	南方医科大学南方医院
	刘学胜	安徽医科大学第一附属医院
	刘敬臣	广西医科大学第一附属医院
	孙 义	内蒙古医科大学赤峰临床医学院赤峰市医院
	严 敏	浙江大学医学院附属第二医院
	李 军	温州医科大学附属第二医院
	李 洪	陆军军医大学附属新桥医院
	杨 瑞	陕西省人民医院
	吴安石	首都医科大学附属北京朝阳医院
	余剑波	南开大学附属南开医院
	冷玉芳	兰州大学第一医院
	宋兴荣	广州市妇女儿童医疗中心

（待续）

(续表)

职务	姓名	单位
	张　野	安徽医科大学第二附属医院
	张加强	河南省人民医院
	张良成	福建医科大学附属协和医院
	张宗泽	武汉大学中南医院
	张孟元	山东省立医院
	拉巴次仁	西藏自治区人民医院
	欧阳文	中南大学湘雅三医院
	罗爱林	华中科技大学同济医学院附属同济医院
	赵　平	中国医科大学附属盛京医院
	赵国庆	吉林大学中日联谊医院
	祝胜美	浙江大学医学院附属第一医院
	贾　珍	青海大学附属医院
	贾慧群	河北医科大学第四医院、河北省肿瘤医院
	夏中元	武汉大学人民医院、湖北省人民医院
	柴小青	中国科学技术大学附属第一医院、安徽省立医院
	倪新莉	宁夏医科大学总医院
	徐国海	南昌大学第二附属医院
	徐美英	上海交通大学附属胸科医院
	徐桂萍	新疆维吾尔自治区人民医院
	郭永清	山西省人民医院
	容俊芳	河北省人民医院
	曹君利	徐州医科大学附属医院
	麻伟青	解放军联勤保障部队第920医院
	章放香	贵州省人民医院
	阎文军	甘肃省人民医院
	董铁立	郑州大学第二附属医院
	黑子清	中山大学附属第三医院
	嵇富海	苏州大学附属第一医院
	褚海辰	青岛大学附属医院
	蔡宏伟	中南大学湘雅医院
	魏新川	四川省医学科学院·四川省人民医院
学术秘书	龚亚红	中国医学科学院北京协和医院
工作秘书	车　璐	中国医学科学院北京协和医院

中华医学会麻醉学分会在主任委员黄宇光教授的组织下，经常委会民主推荐，2019年3月8日成立了第十三届青年委员会。51名青年委员分别来自全国各省、自治区、直辖市和新疆生产建设兵团（青年委员会名单见表1-2）。

表1-2 中华医学会麻醉学分会第十三届青年委员会名单

职务	姓名	单位
主任委员	黄宇光	中国医学科学院北京协和医院
副主任委员（4名）	王 晟	广东省人民医院
	陆智杰	海军军医大学东方肝胆外科医院
	戴茹萍	中南大学湘雅二医院
	王 云	首都医科大学附属北京朝阳医院
秘书长	龚亚红	中国医学科学院北京协和医院
副秘书长	曹学照	中国医科大学附属第一医院
委员（45名，以姓氏笔画为序）	王 东	青海仁济医院
	王钟兴	中山大学附属第一医院
	卞金俊	海军军医大学附属长海医院
	邓 萌	复旦大学附属华山医院
	叶建荣	新疆医科大学第一附属医院
	田 毅	海口市人民医院
	田首元	山西医科大学第一医院
	达娃普珍	西藏自治区人民医院
	吕兴华	兰州大学第一医院
	孙 杰	南京医科大学第一附属医院
	苏振波	吉林大学中日联谊医院
	苏殿三	上海交通大学医学院附属仁济医院
	杜晓红	南昌大学第二附属医院
	李 茜	四川大学华西医院
	李 燚	石河子大学医学院第一附属医院
	李治松	郑州大学第一附属医院
	杨丽芳	西安市儿童医院
	吴晓丹	福建省立医院
	谷长平	山东省千佛山医院

（待续）

（续表）

职务	姓名	单位
	邹望远	中南大学湘雅医院
	宋丹丹	北部战区总医院
	张　兵	哈尔滨医科大学附属第二医院
	张　益	遵义医科大学附属医院
	张冯江	浙江大学医学院附属第二医院
	张林忠	山西医科大学第二医院
	林　云	华中科技大学同济医学院附属协和医院
	林育南	广西医科大学第一附属医院
	易　斌	陆军军医大学第一附属医院
	罗　艳	上海交通大学附属瑞金医院
	金　华	云南省第一人民医院
	赵　磊	首都医科大学宣武医院
	姚卫东	皖南医学院弋矶山医院
	都义日	内蒙古医科大学第一附属医院
	徐　懋	北京大学第三医院
	徐志鹏	中国人民解放军总医院
	翁亦齐	天津市第一中心医院
	高玉华	宁夏医科大学总医院
	黄立宁	河北医科大学第二医院
	彭宇明	首都医科大学附属北京天坛医院
	蒋　明	南京市鼓楼医院
	梅　伟	华中科技大学同济医学院附属同济医院
	程宝莉	浙江大学医学院附属第一医院
	谢克亮	天津医科大学总医院
	路志红	空军军医大学第一附属医院
	魏　珂	重庆医科大学附属第一医院

为了更好地发挥全体常委和委员的作用，中华医学会麻醉学分会第十三届委员会在既往25个学组的基础上，共设立30个亚专科学组，分别由常委担任学组组长，由全国委员、青年委员以及全国亚专科骨干担任学组委员（学组名录见表1-3）。

表1-3　中华医学会麻醉学分会亚专科学组

学组名称	组长	学组名称	组长
危重症学组（总会学组编号20-1）	方向明	基层麻醉（非公立）学组（筹）	思永玉
疼痛学组（总会学组编号20-2）	陈向东	基础及应用基础研究学组（筹）	郭　政
神经外科麻醉学组（总会学组编号20-3）	王国林	教育与人才培养学组（筹）	戚思华
小儿麻醉学组（总会学组编号20-4）	俞卫锋	老年麻醉学组（筹）	王天龙
心胸麻醉学组（总会学组编号20-5）	徐军美	临床及转化医学研究学组（筹）	鲁开智
气道管理学组（总会学组编号20-6）	左明章	麻醉护理学组（筹）	邓小明
麻醉质量管理学组（总会学组编号20-7）	李天佐	麻醉人工智能学组（筹）	王英伟
输血与血液保护学组（总会学组编号20-8）	杨建军	麻醉生理与生命科学学组（筹）	董海龙
产科麻醉学组（总会学组编号20-9）	李师阳	麻醉药理学组（筹）	喻　田
器官移植麻醉学组（总会学组编号20-10）	黄文起	门诊麻醉及PACU学组（筹）	马正良
区域麻醉学组（总会学组编号20-11）	米卫东	五官科麻醉学组（筹）	王月兰
体外循环学组（总会学组编号20-12）	郑　宏	学科建设与管理学组（筹）	黄宇光
ERAS学组（筹）	黄宇光		熊利泽
超声学组（筹）	朱　涛		邓小明
创伤与急诊麻醉学组（筹）	马　虹	中西医结合麻醉学组（筹）	王秀丽
骨科麻醉学组（筹）	郭向阳	肿瘤与麻醉学组（筹）	缪长虹

二、中华医学会麻醉学分会第十三届委员会常务委员简介

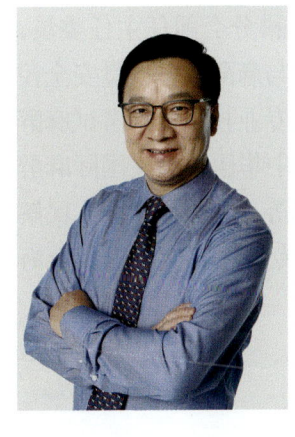

黄宇光

中华医学会麻醉学分会第十三届委员会主任委员，兼任学科建设与管理学组（筹）组长和ERAS学组（筹）组长。

黄宇光，1960年7月出生，江苏南京人。现为中国医学科学院北京协和医院麻醉科主任，北京协和医学院麻醉学系主任，教授，主任医师，博士研究生导师。现任中华医学会理事，中华医学会麻醉学分会主任委员，国家麻醉专业质控中心主任，中国日间手术合作联盟副主席，世界麻醉医师协会联盟（WFSA）常务理事及亚澳区常务理事，北京医学会常务理事，世界知名生物医学文献评估系统Faculty of 1000（F1000）评审专家。《临床麻醉学杂志》总编辑，Anesthesiology中文版总主编和Anesthesia & Analgesia中文版主编。2014年当选第六届"全国优秀科技工作者"，2015年被评为国家卫生和计划生育委员会（简称卫计委）"突出贡献中青年专家"，享受国务院特殊津贴。2018年获爱尔兰国立麻醉医师学院荣誉院士。第十三届全国政协委员及教科文卫委员会委员，第十二、第十三届北京市政协委员，中央统战部海外联谊会常务理事。

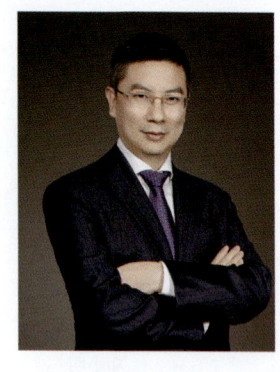

熊利泽

中华医学会麻醉学分会第十三届委员会前任主任委员，兼任学科建设与管理学组（筹）组长。

熊利泽，1962年11月出生，湖北枣阳人。现为空军军医大学第一附属医院教授、主任医师、博士研究生导师，全军麻醉研究所所长。同济大学医学院脑功能与人工智能研究所所长，同济大学附属上海第四人民医院院长。"973"首席科学家，教育部"长江学者"特聘教授，国家杰出青年基金获得者。中华医学会麻醉学分会前任主任委员，《中华麻醉学杂志》总编辑，*J Perioperative Medicine* 副主编。主要研究方向为围术期脑保护。先后获得"973"、国家科学基金重点项目、杰出青年学者、国际重大合作等23项课题。以第一完成人获国家科技进步一等奖1项，陕西省科学技术一等奖3项，荣立一等功、二等功各1次。在 *Journal of Clinical Investigation*、*American Journal of Respiratory and Critical Care Medicine*、*Europe Journal*、*Anesthesiology* 等杂志发表SCI论文215篇。

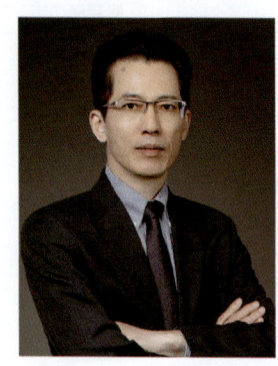

邓小明

中华医学会麻醉学分会第十三届委员会候任主任委员，兼任麻醉护理学组（筹）组长。

邓小明，1963年1月出生，江西吉安人。现为海军军医大学附属长海医院麻醉学部、麻醉学教研室主任，教授，主任医师，博士研究生导师。现任中华医学会麻醉学分会候任主任委员兼麻醉护理学组（筹）组长，中国高等教育学会医学教育专业委员会常务委员，全国高等医药院校麻醉学专业第四届教材编审委员会主任委员，上海市医学会麻醉科专科分会前任主任委员，上海市医学会外科学分会常务委员兼秘书，全军医学计量科学技术委员会手术与麻醉设备质量安全控制专业委员会主任委员，全军麻醉学与复苏专业委员会副主任委员，国家卫生专业技术资格考试麻醉学专家委员会副主任委员，世界麻醉医师联盟（WFSA）出版委员会委员以及中华医学会《国际麻醉学与复苏杂志》总编辑和《中华麻醉学杂志》与《临床麻醉学杂志》副总编辑等。获得原中国人民解放军总后勤部"育才奖"银奖、上海市"曙光学者""仁心医者·上海市杰出专科医师奖"以及上海市医学领军人才与上海市领军人才。

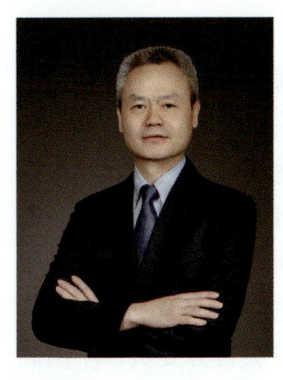

米卫东

中华医学会麻醉学分会第十三届委员会副主任委员，兼任区域麻醉学组组长。

米卫东，1962年2月出生，山东东营人。现为解放军总医院麻醉手术中心主任，教授，主任医师，博士研究生导师。主要社会任职：中国医师协会麻醉学医师分会会长，中国医师协会常务理事，中华医学会麻醉学分会副主任委员，世界麻醉医师联盟Wellbeing委员会委员，全军麻醉与复苏学专业委员会主任委员，北京医学会麻醉学分会主任委员。《麻醉安全与质控》主编，《中华麻醉学杂志》《临床麻醉学杂志》《北京医学》副总编辑，多家专业杂志的编委或常务编委。享受国务院特殊津贴专家，2008年获卫生部等四部委抗震救灾先进个人称号，2016年度军队优秀专业技术人才一类岗位津贴，中央保健先进个人。多年从事临床麻醉的医疗和研究工作，技术特色包括老年及创伤危重病人的麻醉管理。获军队科技进步一等奖1项，军队科技成果二等奖1项，军队医疗成果二等奖2项。

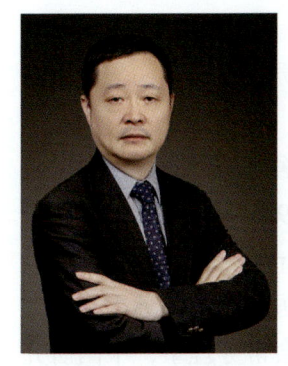

俞卫锋

中华医学会麻醉学分会第十三届委员会副主任委员，兼任小儿麻醉学组组长。

俞卫锋，1963年3月出生，江苏海门人。医学博士、主任医师、教授、博士研究生导师。现为上海交通大学医学院附属仁济医院麻醉科主任，上海交通大学医学院麻醉与危重病医学系主任。中国医师协会麻醉学医师分会第四届委员会会长，上海市医学会麻醉专科委员会第九届委员会主任委员，世界麻醉医师联盟（WFSA）疼痛委员会委员。《麻醉眼界》、Anesthesiology 中文版主编，《中华麻醉学杂志》《临床麻醉学杂志》和 JAPM 副总编辑。主持7项及指导科室64项国家自然科学基金。主编专著10部。共发表论文287篇，SCI收录90多篇，总IF＞200分。获国家和军队科技进步二等奖各1项，另获原中国人民解放军总后勤部"科技新星"、上海市卫生系统"银蛇奖"、军队院校"育才奖"银奖、"上海市优秀学科带头人"、"上海市科技精英提名"等各种奖励。

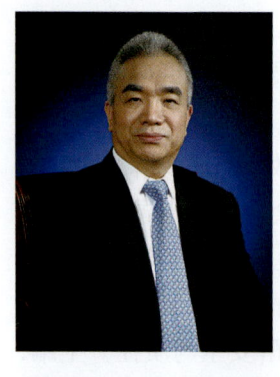

王天龙

中华医学会麻醉学分会第十三届委员会副主任委员，兼任老年麻醉学组（筹）组长。

王天龙，1964年9月出生，陕西省大荔县人。现为首都医科大学宣武医院麻醉手术科主任，教授，主任医师，博士研究生导师，首都医科大学麻醉学系副主任。现任中华医学会麻醉学分会第十三届委员会副主任委员，老年麻醉学组（筹）组长，国家老年麻醉联盟（NAGA）主席，中国研究型学会麻醉专业委员会副主任委员，中国医师协会麻醉医师分会常务委员，中国高等教育《麻醉学》教材编审委员会委员，北京医学会麻醉学分会候任主任委员，北京市麻醉与质量控制委员会副主任等职务；与四川大学华西医院刘进教授联合创办 *Journal of Anesthesia and Perioperative Medicine*（JAPM），并担任联合总编辑，同时兼任《中华医学杂志》《中华麻醉学杂志》《临床麻醉学杂志》《国际麻醉学与复苏杂志》等杂志编委。先后获得"北京市教委优秀共产党员""北京市师德榜样""北京市十大健康卫士提名奖"等称号。

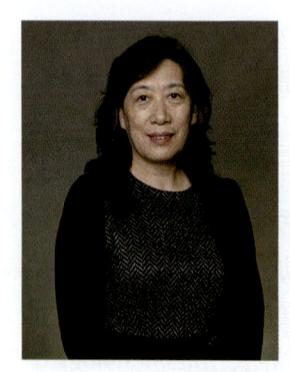

马 虹

中华医学会麻醉学分会第十三届委员会副主任委员，兼任创伤与急诊麻醉学组（筹）组长。

马虹，1963年5月出生，辽宁沈阳人。现为中国医科大学附属第一医院麻醉教研室、麻醉科主任，硕士、博士研究生导师。1986年毕业于中国医科大学。曾在美国加州大学洛杉矶分校（UCLA）及Cedars-Sinai医学中心学习。中华医学会麻醉分会副主任委员，中国医师协会麻醉医师分会常务委员，中国高等教育学会医学教育专业委员会麻醉学教育研究会常务理事，中国研究型医院学会麻醉专业委员会副主任委员，中国医师协会住院医师规范化培训麻醉科专业委员会委员，中华医学会麻醉学分会创伤与急诊麻醉学组（筹）组长，中华医学会辽宁省麻醉分科学会前任、候任主任委员；辽宁省医师协会麻醉与围术期医学医师分会会长，辽宁省临床麻醉质量控制中心主任，沈阳医师协会麻醉医师分会主任委员，中国医疗保健国际交流促进会围术期医学分会副主任委员，中国医疗保健国际交流促进会加速康复外科学分会委员，吴阶平医学基金会麻醉重症医学部委员。《中华麻醉学杂志》常务编委、《临床麻醉学杂志》常务编委、《国际麻醉与复苏》常务编委。2017年获"辽宁名医"称号。享受国务院特殊津贴教授。

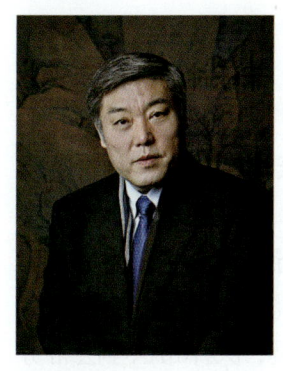

李天佐

中华医学会麻醉学分会第十三届委员会常务委员，兼任学术秘书长、麻醉质量管理学组组长。

李天佐，1962年12月出生，北京市人。现为首都医科大学附属北京世纪坛医院党委书记、副院长，主任医师，教授，博士研究生导师。中华医学会麻醉学分会第十三届委员会常务委员兼学术秘书长、麻醉质量管理学组组长，中国医师协会麻醉学分会副会长，国家麻醉质控中心副主任，中国中西医结合学会麻醉与镇痛分会候任主任委员，中国抗癌协会肿瘤麻醉与镇痛专业委员会副主任委员，首都医科大学麻醉学系主任，中国医疗保健国际交流促进会常务理事。《中华麻醉学杂志》副总编辑。承担国家自然科学基金2项，获得北京市教育委员会科技发展计划项目、首都医学发展基金、北京市科技计划项目（首都临床特色应用研究）等资助。曾获北京市科学技术三等奖1项、北京市卫生局科技成果一等奖1项。发表论文100余篇，主编、参编、主译、参译专著10余部。

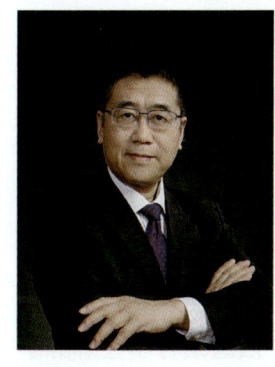

郭向阳

中华医学会麻醉学分会第十三届委员会常务委员，兼任骨科麻醉学组（筹）组长。

郭向阳，1963年6月出生，内蒙古赤峰人。现为北京大学第三医院麻醉科主任，疼痛医学中心常务副主任，教授，主任医师，博士研究生导师。兼任中国医师协会麻醉医师分会副会长，中华医学会麻醉学分会常务委员，骨科麻醉学组（筹）组长，教育部高等学校临床医学类专业教学指导委员会麻醉学专业教学指导分委会副主任委员，卫生部海峡两岸促进会麻醉学分会副主任委员，北京医学会麻醉学分会副主任委员，骨科创伤麻醉学组组长，北京市临床麻醉质量控制和改进中心主任，北京市海淀区临床麻醉质量控制和改进中心主任。担任 *DNA and Cell Biology*、*Brain and Behavior* 等杂志审稿人，担任《中华医学杂志》《中华麻醉学杂志》《临床麻醉学杂志》《基础医学与临床杂志》《中国微创外科杂志》等杂志的常务编委。

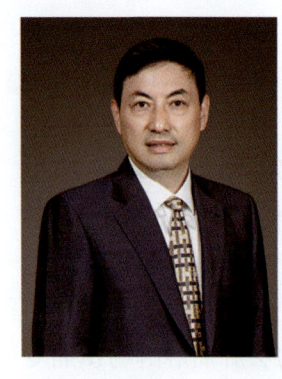

王国林

中华医学会麻醉学分会第十三届委员会常务委员，兼任神经外科麻醉学组组长。

王国林，1955年12月出生，江苏金坛人。现为天津医科大学总医院麻醉科主任医师，博士研究生导师，二级教授，麻醉科、重症医学科学科带头人，天津市麻醉学研究所所长。天津医科大学教学指导委员会主任委员，中国医师协会麻醉医师分会常委，中国高等医学教育研究会麻醉学分会副理事长，中国研究型医院委员会麻醉专业委员会副主任委员，天津市医学会常务委员，天津市医学会麻醉学分会名誉主任委员，天津市临床麻醉质控中心主任。任《中华麻醉学杂志》《国际麻醉与复苏杂志》和《临床麻醉学杂志》副总编辑，《天津医药》常务编委。主持国家自然科学基金课题、天津市科技支撑项目及天津市科委面上项目多项。获天津市科技进步二等奖2项；发表论文400余篇，其中SCI文章50篇。

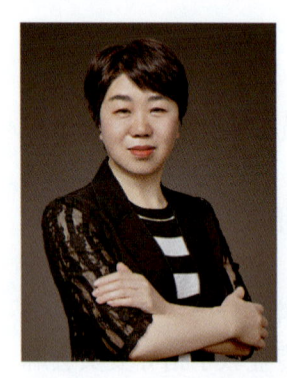

王秀丽

中华医学会麻醉学分会第十三届委员会常务委员，兼任中西医结合麻醉学组（筹）组长。

王秀丽，1964年9月出生，河北唐山人。现为河北医科大学第三医院麻醉科主任，麻醉学教研室主任，河北医科大学第三医院麻醉学教授，主任医师，博士研究生导师。现任中华医学会麻醉学分会全国常务委员，兼任中国心胸血管麻醉学会疼痛学分会第二届副主任委员，中国医师协会麻醉学医师分会第五届全国委员，中国研究型医院学会麻醉学专业委员会第一届全国常务委员，中国中西医结合学会麻醉学专业委员会第二届全国常务委员，河北省中西医结合学会麻醉学专业委员会第一届主任委员，河北省医学会麻醉学分会第九届副主任委员，河北省医师协会麻醉学医师分会第二届副主任委员，教育部高等学校临床医学类专业教学指导委员会麻醉学专业教学指导分委会全国委员。获河北省科技进步二等奖1项、三等奖2项。担任《中华麻醉学杂志》《临床麻醉学杂志》《国际麻醉学与复苏杂志》《麻醉安全与质控》等杂志编委。

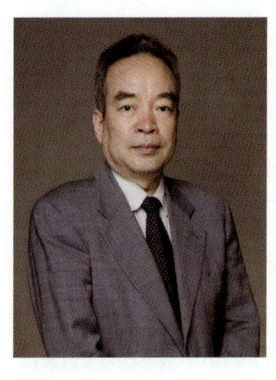

郭 政

中华医学会麻醉学分会第十三届委员会常务委员，兼任基础及应用基础研究学组（筹）组长。

郭政，1960年2月出生，山西太原人。现任山西医科大学麻醉学系主任，博士研究生导师。中国教育学会高等教育分会麻醉学教育研究学会副理事长，中华医学会麻醉学分会常务委员，中国医师协会麻醉学医师分会常务委员，山西省麻醉医师协会会长。获山西省首届研究生优秀导师团队奖。主编国家卫生和计划生育委员会"十三五"规划麻醉学专业教材《疼痛诊疗学》（第4版）。担任《中华麻醉学杂志》、Journal of Anesthesia and Perioperative Medicine 常务编委，《国际麻醉学与复苏杂志》《临床麻醉学》和《麻醉与监护论坛》编委，International Journal of Cardiology、Acta Physiologica、Neuroscience Letters、Cytokine、Cardiovascular Research 审稿专家。

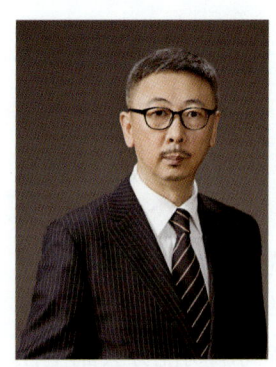

戚思华

中华医学会麻醉学分会第十三届委员会常务委员，兼任教育与人才培养学组（筹）组长。

戚思华，1965年11月出生，山东黄县人。现为哈尔滨医科大学附属第四医院麻醉科主任，麻醉教研室主任，教授，主任医师，博士研究生导师。现任中国中西医结合学会麻醉学分会常务委员，中国医师协会麻醉学医师分会委员，黑龙江省中西医结合学会麻醉学分会主任委员，黑龙江省医学会麻醉学分会副主任委员，黑龙江省医师协会麻醉学分会副会长。承担国家自然基金等多项基金项目。获黑龙江省医药卫生科学技术奖一等奖，黑龙江省卫生厅科技进步奖一等奖。在国内外核心期刊上发表论文共70余篇，其中SCI收录24篇，累计影响因子＞60。任《临床麻醉学杂志》《中华麻醉学杂志》《国际麻醉与复苏杂志》编委。

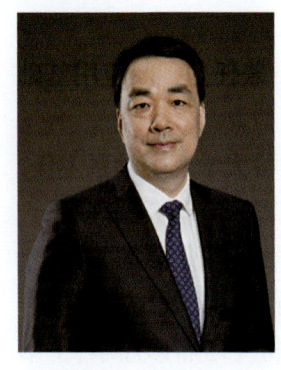

缪长虹

中华医学会麻醉学分会第十三届委员会常务委员，兼任肿瘤与麻醉学组（筹）组长。

缪长虹，1966年1月出生，江苏江阴人。现为复旦大学附属肿瘤医院麻醉科和ICU主任，教授，主任医师，博士研究生导师。现任中华医学会麻醉学分会常务委员，中华医学会麻醉学分会肿瘤与麻醉学组（筹）组长，中国心胸血管麻醉学会副会长，中国医师协会麻醉学医师分会副会长，中国心胸血管麻醉学会胸科分会主任委员，中国抗癌协会麻醉与镇痛专业委员会候任主任委员，上海市抗癌协会常务理事，上海市医学会理事，上海市医学会麻醉学分会主任委员。上海市优秀学科带头人，2019年获得上海市科技进步一等奖、中国医师协会（《医师报》）评选的"2018推动行业前行的力量·十大医学贡献专家"。主编专著3部，近5年以通信作者发表SCI论文40余篇。担任 Anesthesiology 中文版副主编，《中华麻醉学杂志》《临床麻醉学杂志》《国际麻醉学与复苏杂志》《麻醉安全与质控》等杂志常务编委。

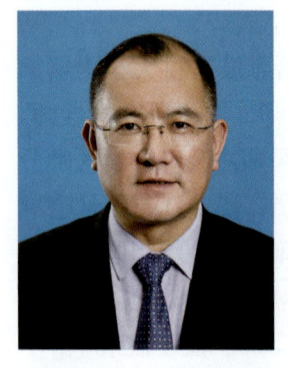

王英伟

中华医学会麻醉学分会第十三届委员会常务委员，兼任麻醉人工智能学组（筹）组长。

王英伟，1970年7月出生，黑龙江哈尔滨人。现为复旦大学附属华山医院麻醉科主任，教授，博士研究生导师。现任中华医学会麻醉学分会常务委员兼人工智能学组（筹）组长。中国神经科学学会麻醉与脑功能分会副主任委员，中国医疗器械行业协会麻醉与围术期医学分会副主任委员，中国医师协会麻醉医师分会常务委员，中国研究型医院学会麻醉学分会常务委员，上海市医学会麻醉科专科分会副主任委员。主要从事全身麻醉药物作用机制和脑功能监测方向的研究，发表SCI论著40余篇，获得国家自然科学基金重点项目、国家"863"重点攻关课题、科技部重大专项等国家级课题10余项。荣获教育部"新世纪优秀人才"、上海市"优秀学术带头人"等荣誉。任 Molecular Pain 杂志编委和中文版主编，《国际麻醉学与复苏杂志》副总编，《中华麻醉学杂志》常务编委。

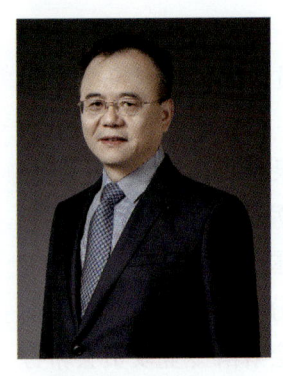

马正良

中华医学会麻醉学分会第十三届委员会常务委员，兼任门诊麻醉及PACU学组（筹）组长。

马正良，1964年2月出生，江苏宜兴人。现为南京鼓楼医院麻醉科主任，教授，博士研究生导师，享受国务院政府特殊津贴。现任中国研究型医院学会麻醉学专业委员会主任委员，中华医学会麻醉学分会常务委员，中华医学会麻醉学分会门诊、麻醉后监测治疗室（PACU）及日间手术学组组长，江苏省医师协会麻醉学医师分会会长。主持国家自然科学基金项目4项、省级以上课题多项。已发表统计源期刊论文300余篇，SCI收录70余篇。江苏省医学领军人才，江苏省医学重点学科主任。

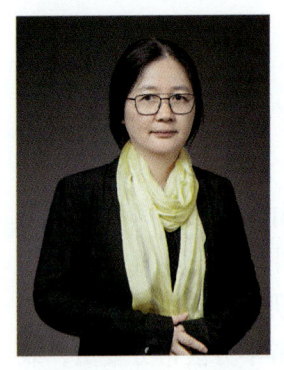

方向明

中华医学会麻醉学分会第十三届委员会常务委员，兼任危重症学组组长。

方向明，1966年10月出生，浙江奉化人。现任浙江大学医学院副院长，浙江大学医学院附属第一医院城站院区、余杭院区麻醉科主任，教授，主任医师，博士研究生导师，教育部"长江学者"特聘教授，国家"万人计划"科技创新领军人才，中国医师协会麻醉学医师分会副会长，中华医学会麻醉学分会常务委员兼危重症学组组长，中国心胸血管麻醉学会医学教育分会主任委员，中国研究型医院学会麻醉学专业委员会副主任委员、国家名医盛典国之名医·优秀风范、浙江省"九三学社"第八届委员会副主任委员。作为课题负责人先后获得国家自然科学基金重点项目、重点国际合作项目、杰出青年科学基金项目、面上和青年项目，教育部博士点基金，科技部"十二五"项目和"973"项目等资助；以第一作者或通信作者共发表SCI论文90余篇，系列文章刊登在 American Journal of Respiratory and Critical Care Medicine、ACS Nano、Anesthesiology 和 Critical Care Medicine 等著名期刊，研究成果被F1000推荐，他引逾千次。授权国家发明专利2项，美国专利1项。荣获教育部科学技术进步奖一等奖、浙江省医药卫生科技奖特等奖、国家科技进步二等奖、TWAS-TWOWS亚洲青年女科学家医学奖、2008年国际危重病医学会（SCCM）年度科学奖、科技部创新人才推进计划重点领域创新团队等奖项。

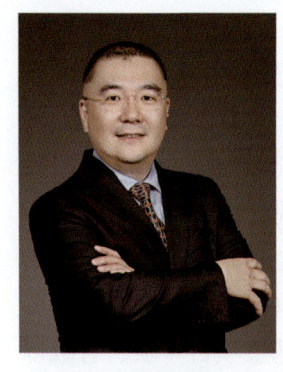

李师阳

中华医学会麻醉学分会第十三届委员会常务委员，兼任产科麻醉学组组长。

李师阳，1971年10月出生，福建泉州人。现为泉州玛珂迩妇产医院执行总裁，华侨大学医学院教授，主任医师。现任中华医学会麻醉学分会常务委员，中华医学会麻醉学分会产科麻醉学组组长，中国医师协会分娩镇痛专家工作委员会副主任委员，中国医师协会麻醉学医师分会常务委员，中国研究型医院学会麻醉学分会常务委员，中国医药教育协会麻醉专业委员会常务委员。获多项省市科研立项及科技进步奖。发表学术论文近百篇，参编专著十余部。担任《中华麻醉学杂志》《临床麻醉学杂志》编委，《麻醉安全与质控杂志》常务编委，Anesthesia & Analgesia 中文版编委。

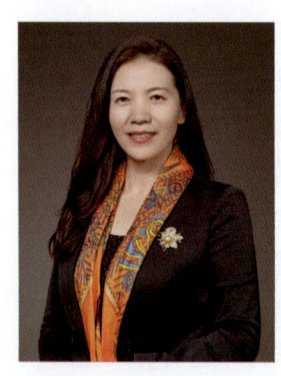

王月兰

中华医学会麻醉学分会第十三届委员会常务委员，兼任五官科麻醉学组（筹）组长。

王月兰，1965年10月出生，山东鄄城人。现为山东省第一医科大学第一附属医院、山东千佛山医院麻醉与围术期医学科、外科ICU主任，山东大学本科教学指导委员会委员，教授，主任医师，博士研究生导师，享受国务院特殊津贴，泰山学者特聘专家。现任中华医学会麻醉学分会常务委员，兼任五官科麻醉学组（筹）组长，中国医师协会麻醉医师分会常务委员，山东省医学会麻醉学分会主任委员，山东省医师协会麻醉学分会副主任委员，山东省麻醉质控中心副主任委员。承担国家自然基金面上项目3项，参与4项；承担省部校课题22项（科研基金3000余万元）；发表学术论文150余篇，主编、参编著作11部。以第一负责人获得山东省科技进步二等奖1项、三等奖2项；山东省医学科技进步二等奖2项、三等奖2项。BMC 和 CMJ 审稿专家，《中华麻醉学杂志》《临床麻醉学杂志》《国际麻醉学与复苏杂志》《麻醉安全与质控》编委和常务编委。

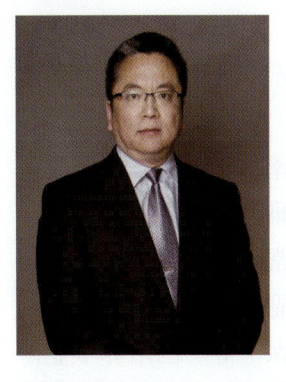

杨建军

中华医学会麻醉学分会第十三届委员会常务委员，兼任输血与血液保护学组组长。

杨建军，1971年3月出生，河南信阳人。现为郑州大学第一附属医院麻醉与围术期医学部主任，教授，主任医师，博士研究生导师。现任中华医学会麻醉学分会常务委员，兼任输血与血液保护学组组长，任中国转化医学联盟常务理事、中国中西医结合学会麻醉专业委员会常务委员。负责省部级以上项目15项。担任国家自然科学基金、法国国家科研署（ANR）及荷兰科学研究会（NWO）等评审专家。发表SCI论文153篇（总影响因子460分），担任17种期刊副主编或编委、78种SCI期刊审稿专家。

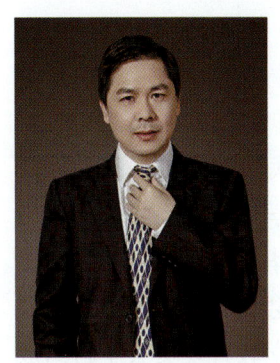

陈向东

中华医学会麻醉学分会第十三届委员会常务委员，兼任疼痛学组组长。

陈向东，1969年11月出生，湖北蕲春人，现任华中科技大学同济医学院附属协和医院麻醉科主任，麻醉教研室主任，教授，主任医师，博士研究生导师。现任中华医学会麻醉学分会常务委员，兼任疼痛学组组长，中国医师协会麻醉医师分会常务委员，湖北省医学会麻醉学分会副主任委员，中国心胸血管麻醉学会围术期康复分会副主任委员，中国研究型医院学会麻醉专业委员会常务委员，教育部学位与研究生教育评审专家。主持或完成美国和日本研究基金和中国国家自然科学基金10余项，主编或参编专著6部，发表SCI论文50余篇，论文总被引用1600次以上。担任 World Journal of Anesthesiology、《临床麻醉学杂志》、《国际麻醉学与复苏杂志》、Anesthesiology 中文版、Journal of Anesthesia and Perioperative Medicine 和《麻醉大查房》等杂志编委，World Journal of Critical Care Medicine 编辑部成员。

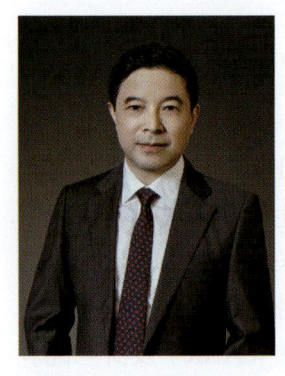

徐军美

中华医学会麻醉学分会第十三届委员会常务委员，兼任心胸麻醉学组组长。

徐军美，1963年1月出生，湖南安乡人。现为中南大学湘雅二医院副院长，一级主任医师，二级教授，博士研究生导师，湘雅名医。湖南省医学会麻醉学专业委员会主任委员，中华医学会麻醉学分会常务委员，中国医师协会麻醉学医师分会常务委员，中国心胸血管麻醉学会副会长，湖南省中医药和中西结合学会副会长。主要研究方向：围术期心肌保护等。已培养毕业博士研究生40人、硕士研究生61人，主持完成国家自然科学基金3项，发表论文201篇（其中SCI 32篇），牵头获得湖南省科技进步奖3项。

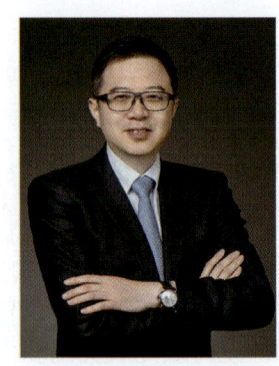

黄文起

中华医学会麻醉学分会第十三届委员会常务委员，兼任器官移植麻醉学组组长。

黄文起，1962年10月出生，广东揭阳人。中山大学附属第一医院麻醉科主任，主任医师，教授，博士研究生导师，中山大学麻醉学系主任，中山大学名医。现任中华医学会麻醉学分会常务委员，中华医学会麻醉学分会器官移植麻醉学组组长，中国医师协会麻醉学分会原副会长，全国卫生专业技术资格考试专家委员会委员，国家卫健委全国继续医学教育委员会学科组成员，中国研究型学会麻醉学分会副主任委员，中国医疗保健国际交流促进会围术期医学分会副主任委员，海峡两岸医药卫生交流学会麻醉学分会副主任委员，广东省医学会麻醉学分会主任委员，广东省医师协会麻醉科医师分会荣誉主任委员。《中华麻醉学杂志》《临床麻醉学杂志》常务编委，*Anesthesia & Analgesia*、*Anesthesiolgy* 麻醉学杂志海外编委。至今担任中山大学麻醉系主任，主持负责精品课程《临床麻醉学》。所在的中山大学附属第一医院麻醉科获得国家临床重点专科，并顺利完成验收。

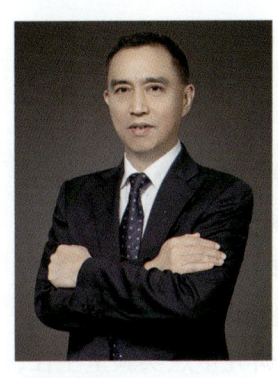

鲁开智

中华医学会麻醉学分会第十三届委员会常务委员，兼任临床及转化医学研究学组（筹）组长。

鲁开智，1965年1月出生，四川新都人。陆军军医大学西南医院麻醉科主任，主任医师、教授、博士研究生导师。现任中华医学会麻醉学分会常务委员，中国医师协会麻醉学医师分会常务委员，中国药理学会麻醉药理专业委员会常务委员，重庆市医学会麻醉学专业委员会主任委员。主持国家重点研发计划1项，国家科技支撑计划1项，国家自然科学基金4项。获重庆市科技进步一等奖1项，军队医疗成果二等奖1项。以第一作者或通讯作者发表SCI论文40余篇，主编专著2部。

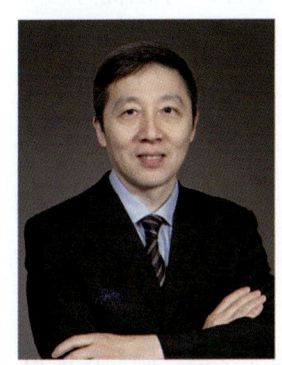

朱 涛

中华医学会麻醉学分会第十三届委员会常务委员，兼任超声学组（筹）组长。

朱涛，1969年7月出生，江苏如皋人。四川大学华西医院麻醉手术中心书记、副主任，主任医师、教授、博士研究生导师。现任中华医学会麻醉学分会常务委员，兼任超声学组（筹）组长，中国医师协会麻醉学医师分会常务委员，四川省医学会麻醉学专业委员会副主任委员，四川省医师协会麻醉学医师分会前任会长。作为负责人承担国家重点研发项目1项（2361万元），主持或完成国家自然科学基金项目3项。曾获国家科技进步二等奖、四川省科技进步二等奖、成都市科技进步二等奖。发表SCI论文50余篇，担任《中华医学英文版》《中华麻醉学杂志》《临床麻醉学杂志》等杂志编委。

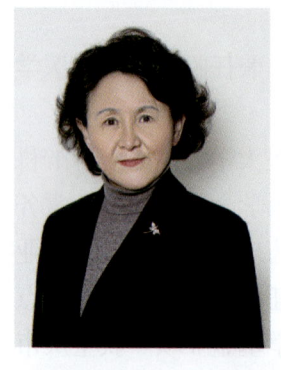

喻 田

中华医学会麻醉学分会第十三届委员会常务委员，兼任麻醉药理学组（筹）组长。

喻田，1957年10月出生，辽宁鞍山人。原任遵义医科大学校长，二级教授，博士研究生导师，贵州省核心专家。中华医学会麻醉学分会常务委员，麻醉药理学组（筹）组长，教育部麻醉学专业教学指导分委会副主任，中国药理学会麻醉药理学专业委员会主任委员，中国医师协会麻醉学医师分会常务委员，享受国务院特殊津贴。贵州省麻醉与器官保护基础研究重点实验室主任，贵州省高等学校脑科学重点实验室主任，贵州省医学会麻醉学分会主任委员。带领麻醉学团队获国家自然科学基金近30项（本人主持完成7项），获省科技进步一、二等奖3项，发表SCI学术论文30多篇。主（参）编专著、行业指南及教材10余部。培养博士研究生10人，硕士研究生60余人。曾获全国先进工作者、卫生部突出贡献的中青年专家、全国模范教师、全国优秀科技工作者、"中国优秀医院院长"，"中国杰出麻醉医师奖"等。2018年主持获教育部教学成果二等奖。主要研究方向：全身麻醉作用机制。

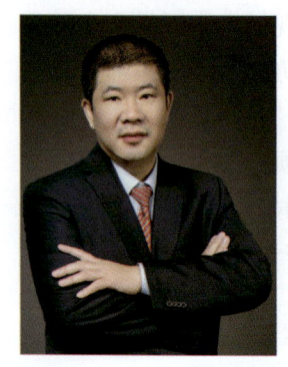

思永玉

中华医学会麻醉学分会第十三届委员会常务委员，兼任基层麻醉（非公立）学组（筹）组长。

思永玉，1972年1月出生，云南昭通人。昆明医科大学第二附属医院麻醉科主任，昆明医科大学麻醉学专业副主任，教授，主任医师，硕士研究生导师。现任中华医学会麻醉学分会常务委员，兼任基层麻醉（非公立）学组（筹）组长，云南省医学会麻醉学分会副主任委员，云南省医师协会麻醉学医师分会副主任委员。获云南省自然科学基金、云南省卫健委基金等科研项目多项。在国内外学术期刊发表论文10余篇。担任《国际麻醉与复苏杂志》编委、《中华麻醉学杂志》《临床麻醉学杂志》通讯编委。

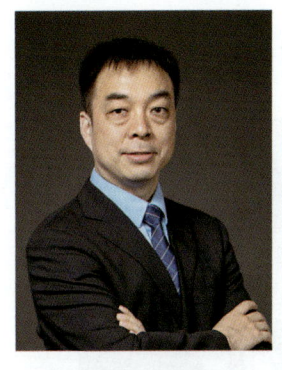

董海龙

中华医学会麻醉学分会第十三届常务委员，兼任麻醉生理与生命科学学组（筹）组长。

董海龙，1974年6月出生，陕西省宝鸡市人。空军军医大学第一附属医院麻醉与围术期医学科主任，教授，博士研究生导师。英国帝国理工大学客座教授，教育部"长江学者"奖励计划特聘教授，入选国家"万人计划"科技创新领军人才，科技部中青年科技创新领军人才。现任中华医学会麻醉学分会常务委员，中国麻醉药理学会副主任委员，中国医师协会麻醉学医师分会常务委员等。作为负责人主持国家级及国际课题共13项。在 Nature Neuroscience、Journal of Clinical Investigation 等杂志发表SCI论文103篇，先后获得2005年美国ASA青年学者旅行奖、2009年亚太麻醉创新奖、2011年国家科技进步一等奖、2016年陕西省科学技术一等奖、2018年中华医学会麻醉学分会杰出研究奖等学术奖励。

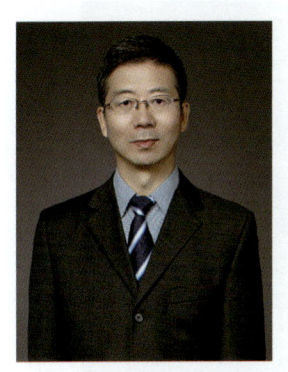

郑 宏

中华医学会麻醉学分会第十三届委员会常务委员，兼任体外循环学组组长。

郑宏，1960年12月出生，安徽歙县人。新疆医科大学麻醉学教研室主任兼自治区重点实验室主任，教授，主任医师，博士研究生导师。中国医师协会麻醉学医师分会副会长，新疆医学会麻醉学分会主任委员，教育部高等学校临床医学教学指导委员会委员，"国家精品课程"负责人及"国家临床重点专科"学科带头人。自治区有突出贡献专家，卫生部有突出贡献中青年专家，国务院"享受政府特殊津贴专家"，"全国医药系统优秀共产党员"，自治区高校教学名师，具有新疆特色"四好老师"，被中国医师协会授予"中国杰出麻醉医师"。主持并完成国家自然科学基金4项（其中重点项目1项）、省部级科研立项12项。获自治区科技进步奖突出贡献奖，自治区科技进步一等奖2项、二等奖2项、三等奖2项（均名列第一），中华医学科技奖医学科普奖1项（名列第一），中华医学科技奖三等奖1项（名列第二），自治区优秀教学成果奖二等奖1项、三等奖2项（均名列第一），主编专著4部。获得国家发明专利1项、实用新型技术专利5项。以第一作者或通信作者发表SCI论文38篇（其中 Lancet 1篇）。担任《中华麻醉学杂志》《国际麻醉学与复苏杂志》常务编委。

三、中华医学会麻醉学分会第十三届委员会委员基本情况（以姓氏笔画为序）

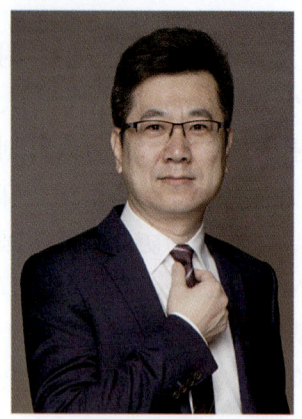

刁玉刚 教授
中国人民解放军北部战区总医院

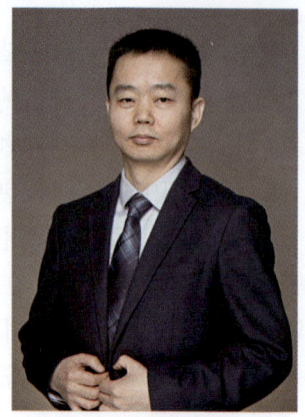

王 胜 教授
中国科学技术大学附属第一医院

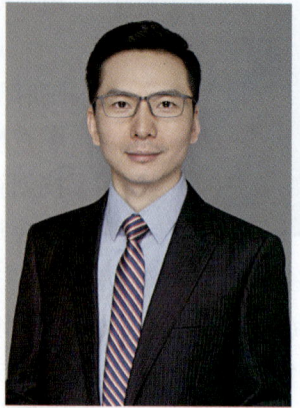

王 强 教授
西安交通大学附属第一医院

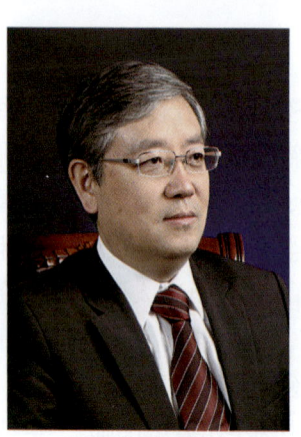

王东信 教授
北京大学第一医院

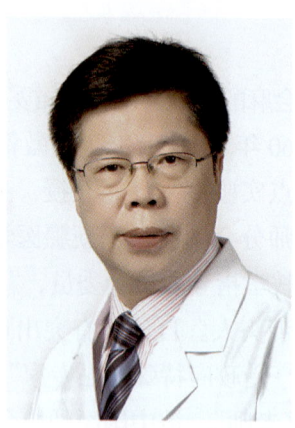

王国年 教授
哈尔滨医科大学附属肿瘤医院

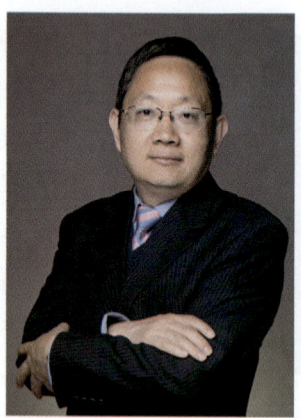

王晓斌 教授
西南医科大学附属医院

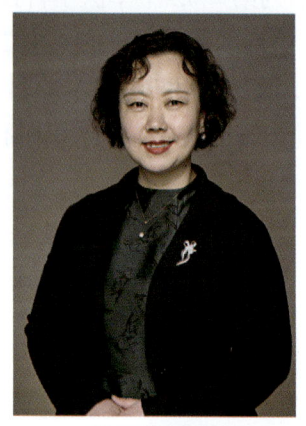

王海云 教授
天津市第三中心医院

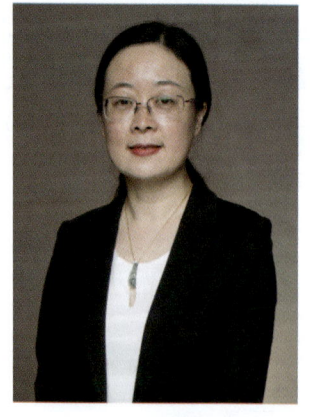

仓 静 教授
复旦大学附属中山医院

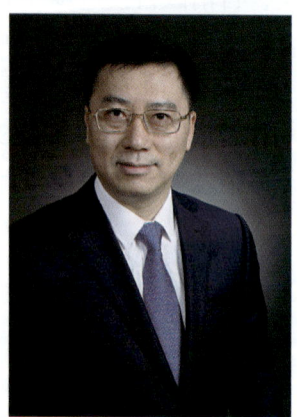

左明章 教授
北京医院

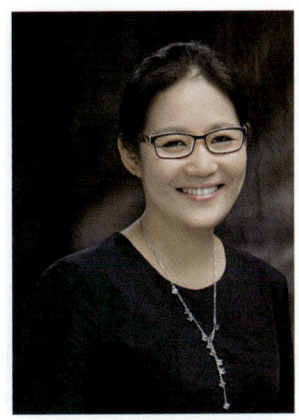

叶 茂 教授
重庆医科大学附属儿童医院

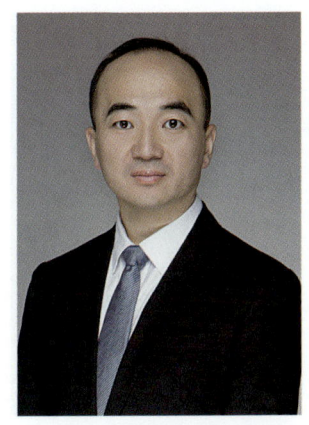

申 乐 教授
中国医学科学院北京协和医院

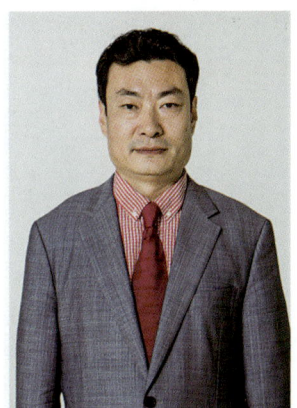

田国刚 教授
海南医学院

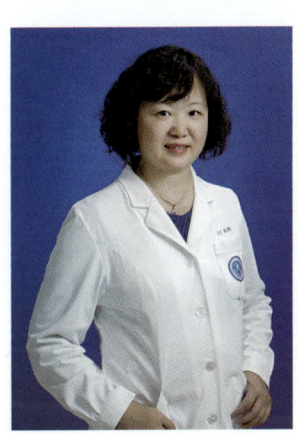

冯 艺 教授
北京大学人民医院

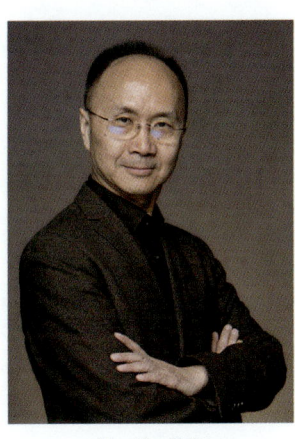

刘 斌 教授
四川大学华西医院

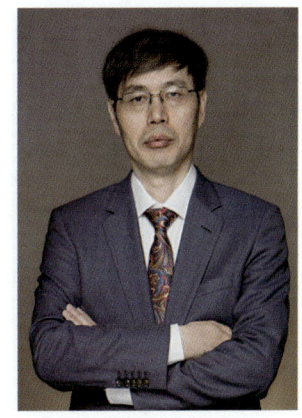

刘存明 教授
江苏省人民医院

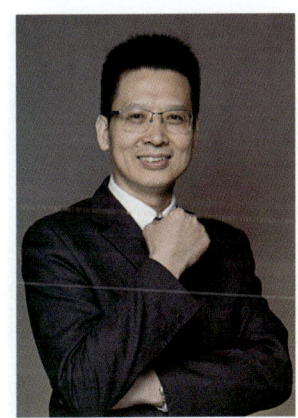

刘克玄 教授
南方医科大学南方医院

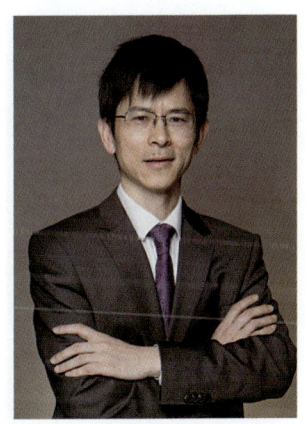

刘学胜 教授
安徽医科大学第一附属医院

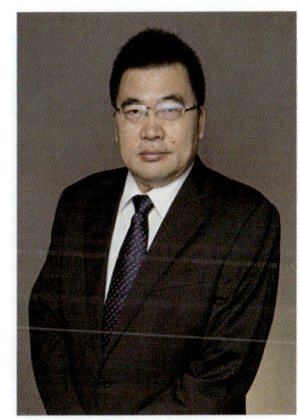

刘敬臣 教授
广西医科大学第一附属医院

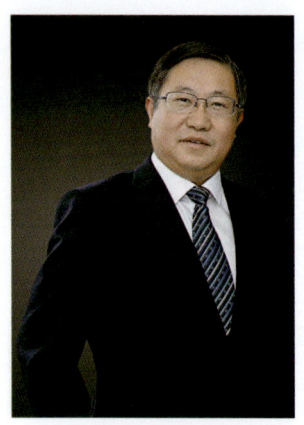
孙 义 教授
内蒙古医科大学赤峰临床医学院
赤峰市医院

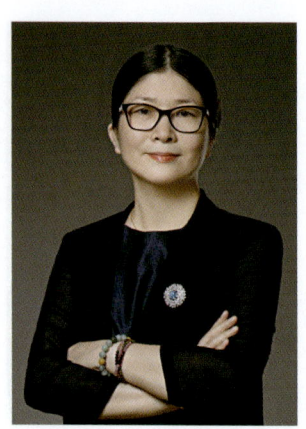
严 敏 教授
浙江大学医学院附属第二医院

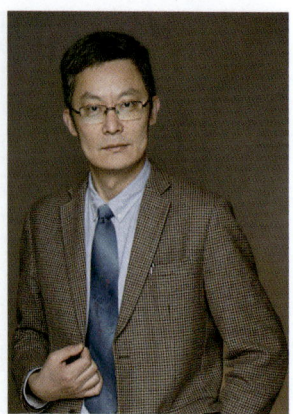
李 军 教授
温州医科大学附属第二医院

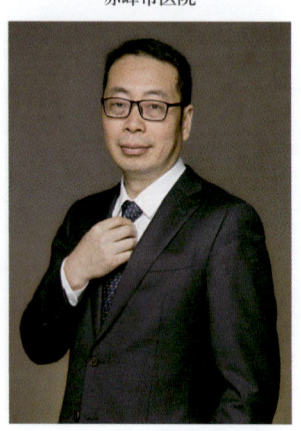
李 洪 教授
陆军军医大学附属新桥医院

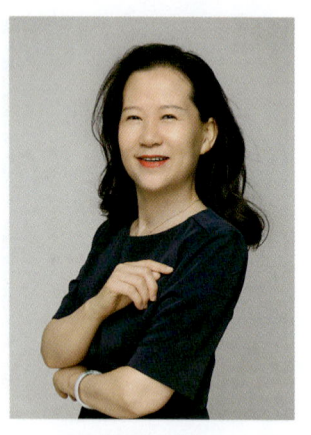
杨 瑞 教授
陕西省人民医院

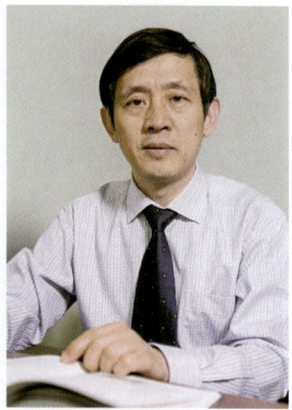
吴安石 教授
首都医科大学附属北京朝阳医院

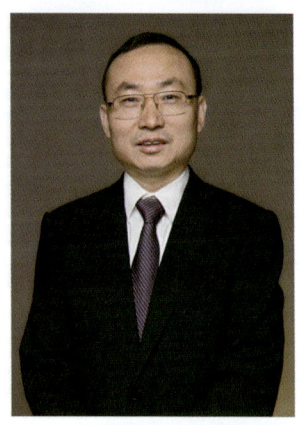
余剑波 教授
南开大学附属南开医院

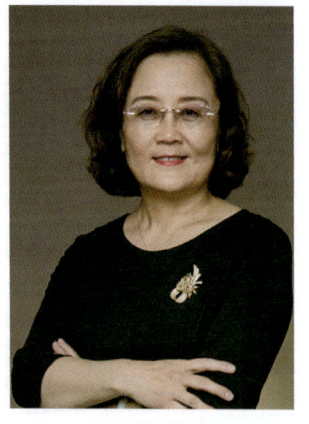
冷玉芳 教授
兰州大学第一医院

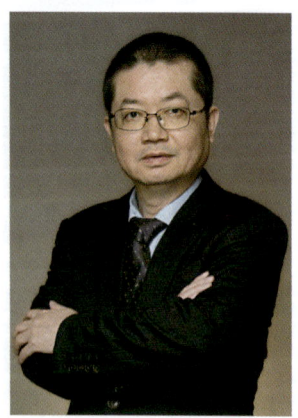
宋兴荣 教授
广州市妇女儿童医疗中心

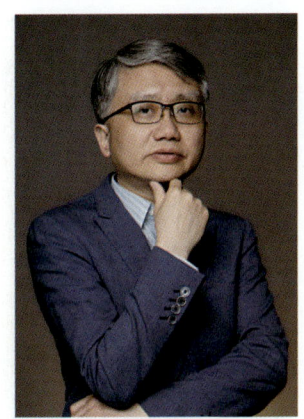
张　野　教授
安徽医科大学第二附属医院

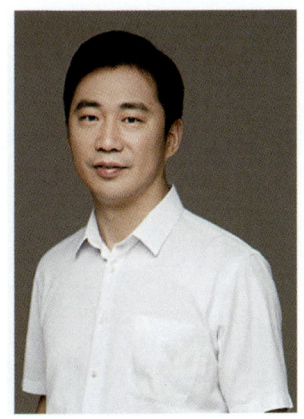
张加强　教授
河南省人民医院

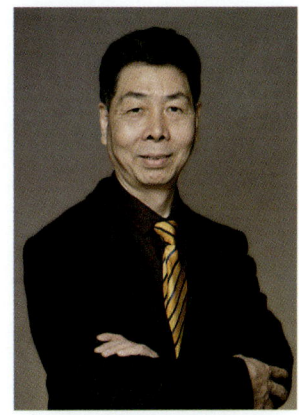
张良成　教授
福建医科大学附属协和医院

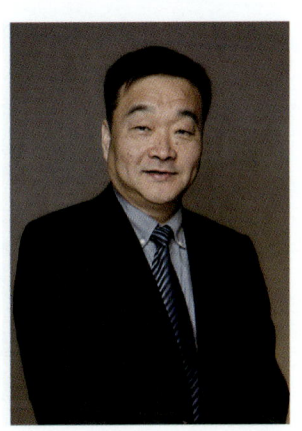
张宗泽　教授
武汉大学中南医院

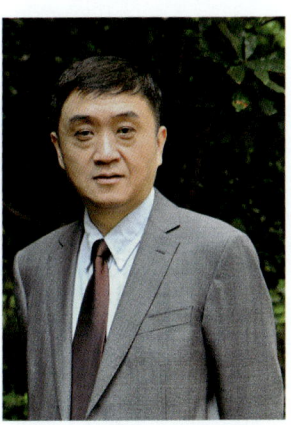
张孟元　教授
山东省立医院

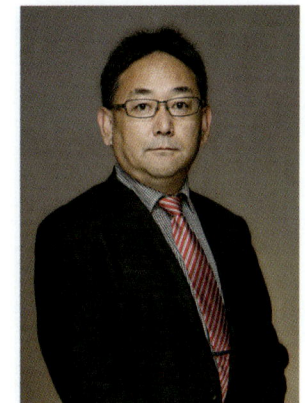
拉巴次仁　教授
西藏自治区人民医院

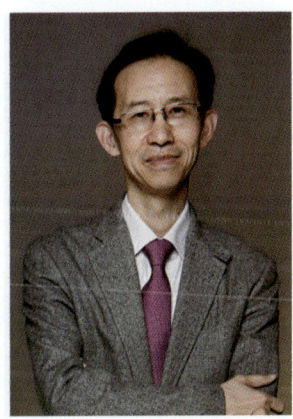
欧阳文　教授
中南大学湘雅三医院

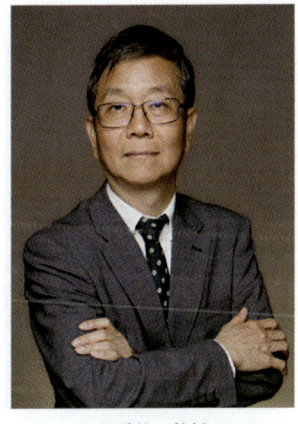
罗爱林　教授
华中科技大学同济医学院附属
同济医院

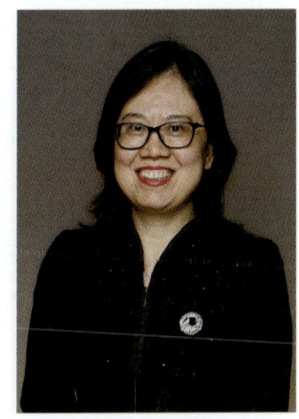
赵　平　教授
中国医科大学附属盛京医院

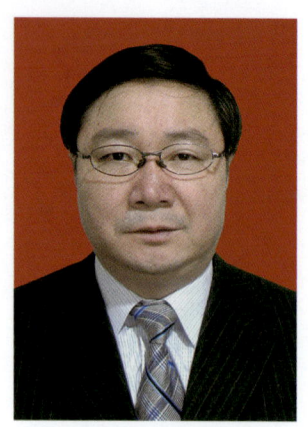
赵国庆　教授
吉林大学中日联谊医院

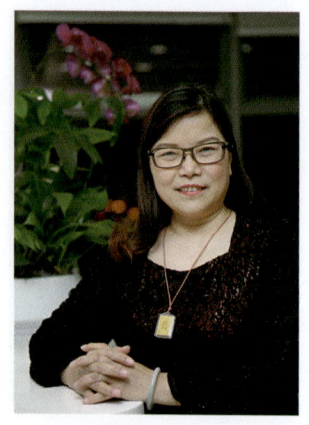
祝胜美　教授
浙江大学医学院附属第一医院

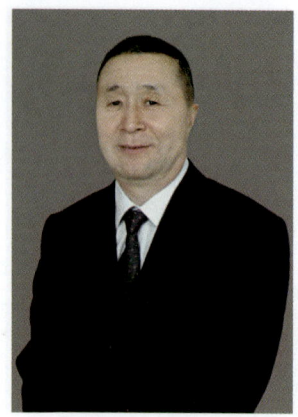
贾　珍　教授
青海大学附属医院

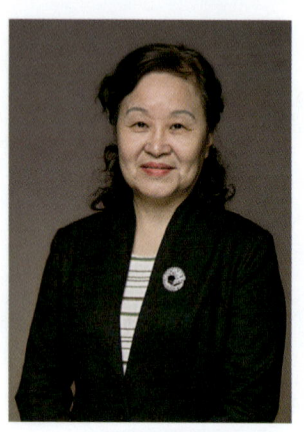
贾慧群　教授
河北医科大学第四医院
河北省肿瘤医院

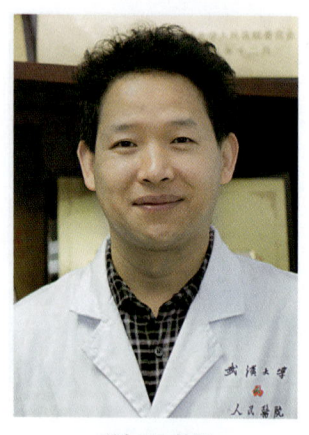
夏中元　教授
武汉大学人民医院
湖北省人民医院

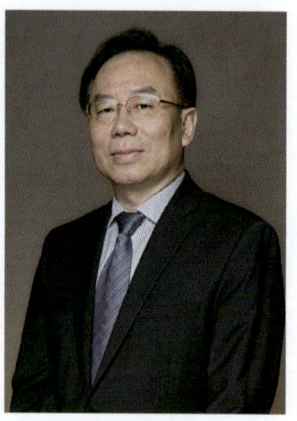
柴小青　教授
中国科学技术大学附属第一医院
安徽省立医院

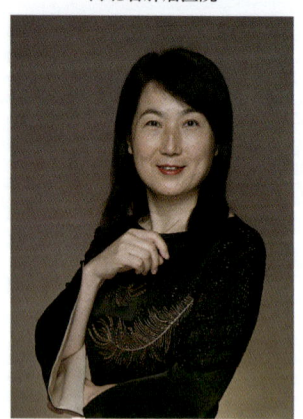
倪新莉　教授
宁夏医科大学总医院

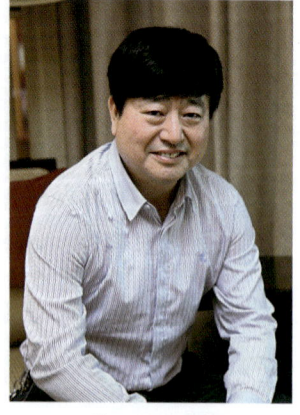
徐国海　教授
南昌大学第二附属医院

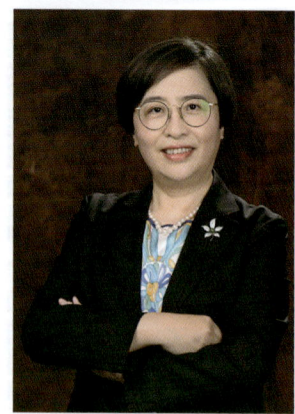
徐美英　教授
上海交通大学附属胸科医院

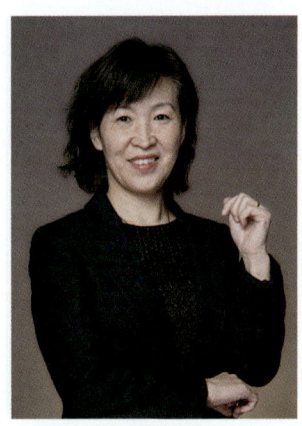
徐桂萍　教授
新疆维吾尔自治区人民医院

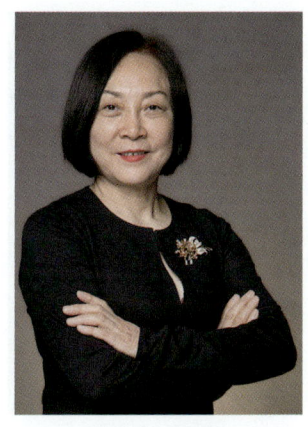
郭永清　教授
山西省人民医院

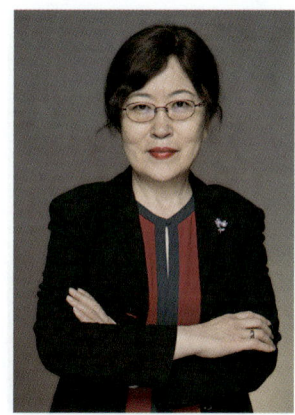
容俊芳　教授
河北省人民医院

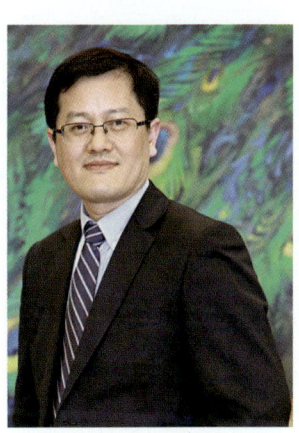
曹君利　教授
徐州医科大学附属医院

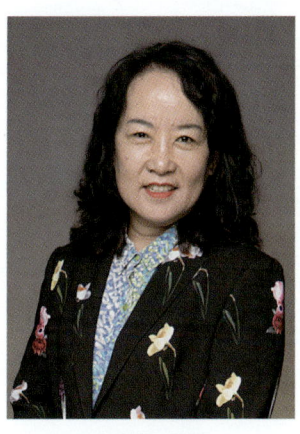
麻伟青　教授
解放军联勤保障部队第920医院

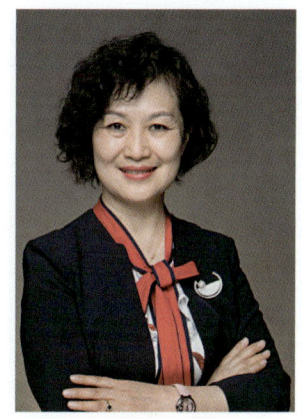
章放香　教授
贵州省人民医院

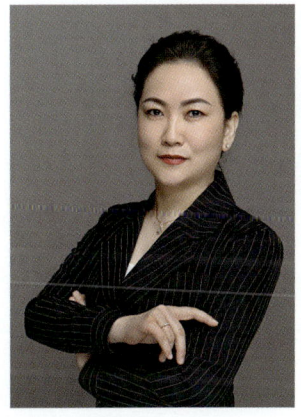
阎文军　教授
甘肃省人民医院

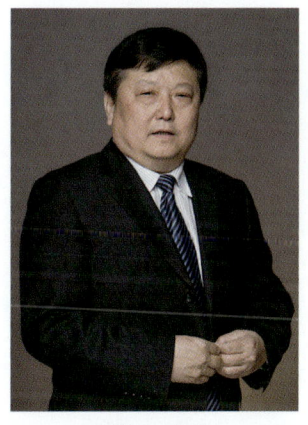
董铁立　教授
郑州大学第二附属医院

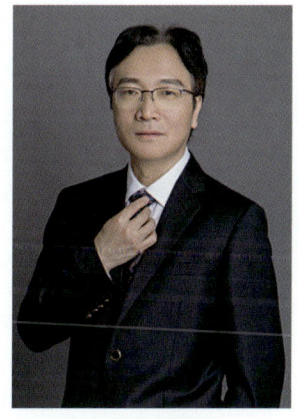
黑子清　教授
中山大学附属第三医院

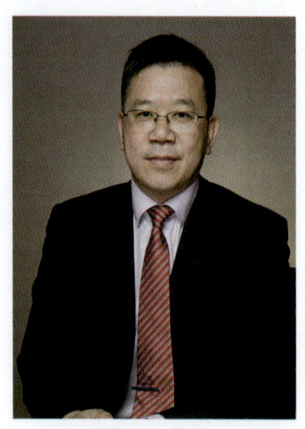
嵇富海　教授
苏州大学附属第一医院

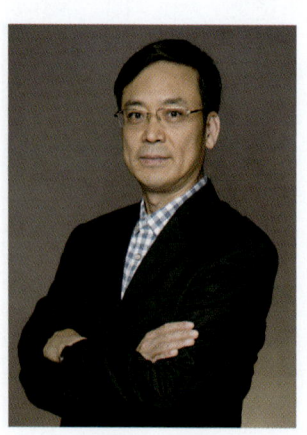
褚海辰　教授
青岛大学附属医院

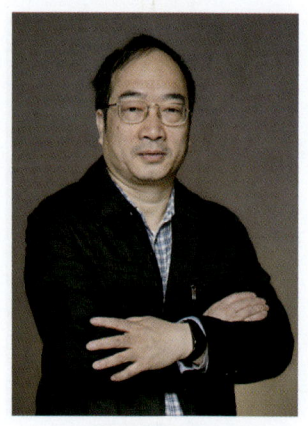
蔡宏伟　教授
中南大学湘雅医院

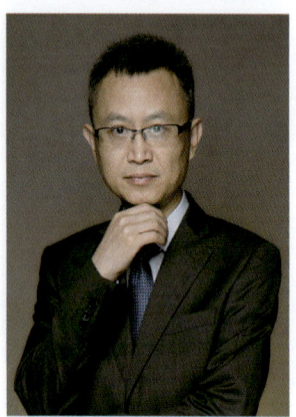
魏新川　教授
四川省医学科学院
四川省人民医院

四、中华医学会麻醉学分会第十三届委员会青年委员会委员

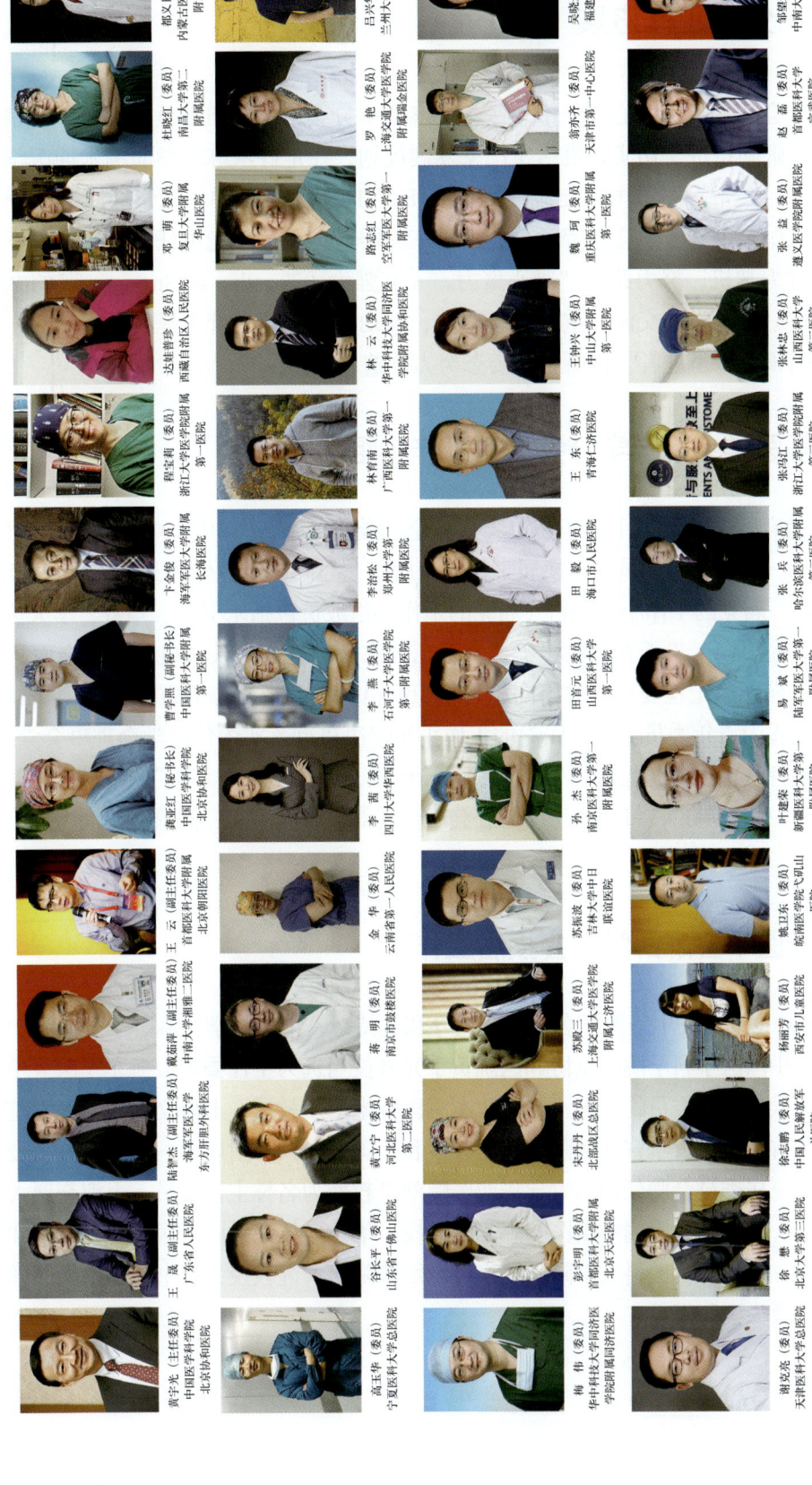

(申 乐)

第二节 分会工作进展

在中华医学会的领导和关心下，中华医学会麻醉学分会第十二届委员会履行学会宗旨，不忘使命，团结一心，砥砺奋进，切实宣贯落实国家发展规划，在走好从麻醉学向围术期医学转变长征路的同时，开拓了"一带一路"国际交流项目。2018年11月1日，中华医学会麻醉学分会平稳有序地完成了换届工作。中华医学会麻醉学分会第十三届委员会在黄宇光主任委员的领导下，以国家卫健委七部委文件为契机，努力践行"凝心聚力，一起强大（Together & Stronger）"的办会理念，继续狠抓党建工作、引领学术交流、重视人才梯队、推动国际交流，着力提升学术麻醉、品质麻醉和人文麻醉，以引领者、奋进者、创新者的姿态努力创造新业绩。

一、中华医学会麻醉学分会党的工作小组换届工作

中华医学会麻醉学分会第十三届委员会共有全国委员87人，其中，中国共产党党员55人，占全体委员的63%。第十三届委员会在换届工作结束后第一时间即组织全体党员委员召开组织生活会，并选举产生了新一届党的工作小组。新一届党的工作小组成员包括米卫东、马虹、李天佐、喻田、鲁开智、邓小明、俞卫锋、王天龙和徐军美。米卫东同志被推选为组长，负责履行全面从严治党、一岗双责；李天佐同志为纪检委员，喻田同志为组织委员，鲁开智同志为宣传委员，马虹同志为群工委员，王天龙同志为青年委员。新一届党的工作小组坚决贯彻落实中华医学会理事会党委决策部署，在分会中充分发挥政治引领、思想引领和组织保障作用，坚持"四个意识""四个自信"和"两个维护"，切实履行"一岗双责"，将党的工作与分会工作同部署、同落实、同检查、同考核，切实保障分会健康发展。

二、中华医学会麻醉学分会换届工作

2018年11月1日，在中华医学会总会的领导和支持下，中华医学会麻醉学分会第十三届委员会正式换届成立，中国医学科学院北京协和医院黄宇光教授当选为主任委员，海军军医大学附属长海医院邓小明教授为候任主任委员，中国人民解放军总医院米卫东教授、上海交通大学医学院附属仁济医院俞卫锋教授、首都医科大学宣武医院王天龙教授和中国医科大学附属第一医院马虹教授为副主任委员。同时，第十三届委员会聘任四川大学华西医院刘进教授为名誉主任委员，上海交通大学附属瑞金医院于布为教授、复旦大学附属中山医院薛张纲教授、华中科技大学同济医学院附属协和医院姚尚龙教授为学会顾问，聘任首都医科大学附属北京世纪坛医院李天佐教授为秘书长、中国医学科学院北京协和医院申乐教授为副秘书长。

三、资深专家座谈会为学科建设建言献策

中华医学会麻醉学分会第十三届委员会成立后，首先于2018年11月22日在北京召开麻醉学科建设资深专家座谈会。邀请了20余位麻醉学界德高望重的资深专家，就麻醉学科发展所面临的3个重要议题展开讨论：①如何调动各方积极性，全面提高麻醉整体水平和临床服务能力；②如何增加学科吸引力，加快人才培养，缓解麻醉医师短缺问题；③如何进一步增进学术引领，推动国际交流，提高学科影响力。与会专家知无不言、言无不尽，建言献策，字字干货，大家认为：①中国麻醉发展正面临着巨大的挑战和机遇，学科发展要抓住国家卫健委等七部委发文的重大机遇，脚踏实地地推进政策落地；②学科发展要做好顶层设计，针对医、教、研3个方面分别设计中长期的麻醉发展战略规划，让中国麻醉学科的发展更加精准快速；③学科发展的基石是加快麻醉学科人才的培养，提高麻醉医师收入，提升麻醉医师地位；④狠抓精准扶贫，提高整体水平，狠抓内涵建设，大力推进国际交流，真正实现从麻醉大国走向麻醉强国。

四、中华医学会麻醉学分会学组换届工作

中华医学会麻醉学分会第十三届委员会学组换届工作也紧锣密鼓地开展，本着麻醉学科发展传承与创新并举的原则，本届委员会在保留原有13个正式学组和12个筹备学组的同时，根据新形势学科发展的需求，新增5个筹备学组，即加速康复外科（ERAS）学组、麻醉人工智能学组、麻醉生理与生命科学学组、教育与人才培养学组和基层麻醉（非公立）学组。本着公平、公正、透明公开，先充分民主、后统筹集中的原则，30个学组的委员候选人由常务委员、全国委员和地方主任委员进行推荐，经过1个多月反复多次自下而上和自上而下的沟通协调，在广泛听取各方意见和建议的基础上，经常务委员会讨论决策，遴选出各学组委员名单。2018年12月21日最终产生30个学组的委员名单，29位常务委员担任各学组组长（其中全国委员左明章教授担任气道管理学组组长），遴选名单经公示后上报中华医学会组织部审核批准。学组换届完毕后，各学组组长牵头迅速召开学组会议，讨论制订学组年度工作计划，并由各学组组长在第十三届委员会第二次全体委员会上进行汇报，学组工作随即有序展开。

五、中华医学会麻醉学分会第十三届委员会总体工作安排

2018年12月，中华医学会麻醉学分会第十三届委员会召开第一次常务委员会和全体委员会，商讨确定学会未来3年的学会发展重点和工作计划。努力在传承中不断创新，以"凝心聚力，一起强大（Together & Stronger）"为导向，坚持以国家卫健委4个红头文件（关于麻醉门诊和护理单元设置、加强和完善麻醉医疗服务、紧缺专业人才培训和开展分娩镇痛试点）为导向，脚踏实地狠抓落实，由主任委员负责总体协调、副主任委员分工推进。学会工作在黄宇光主任委员的领导和总体协调下，邓小明候任主任委员分管行业指南、医护规范；米卫东副主任委员分管精准扶贫、重点突破；俞卫锋副主

任委员分管科学研究、创新提高；王天龙副主任委员分管逐级推进、全面覆盖；马虹副主任委员分管麻醉学院、国际交流；李天佐秘书长带领秘书处负责日常事务总协调、官网和常驻机构工作的工作管理。全体委员在会上进行了分组讨论，大家畅所欲言、建言献策、达成共识。委员们对黄宇光主任委员提出的办会理念、组织架构、总体规划以及副主任委员的工作分工高度认可，大家一致认为要牢牢把握国家对麻醉学科发展建设高度重视的历史机遇，积极贯彻执行国家4个文件在全国范围的落地实施，扩大麻醉学科人才的培养规模和数量，提供更加安全、高效、优质的麻醉医疗服务，利用国内外合作提升麻醉学科的创新能力和引领作用。

六、中华医学会麻醉学分会青年委员会换届工作

在中华医学会组织部的领导下，中华医学会麻醉学分会常委会完成了中华医学会麻醉学分会第十三届青年委员会换届工作，按照学会章程和程序产生了51位青年委员。2019年3月8日，中华医学会麻醉学分会第十三届青年委员会成立大会在中华医学会学术会议厅举行，中华医学会麻醉学分会主任委员黄宇光教授、副主任委员王天龙教授、副主任委员马虹教授、常务委员兼秘书长李天佐教授、常务委员喻田教授、常务委员鲁开智教授、委员兼副秘书长申乐教授及全体当选的青年委员参会。会议由中华医学会组织部胡俊老师主持，11名青年委员会副主任委员候选人发表竞选演说，参会的全体青年委员和黄宇光主任委员共同无记名现场投票，选举产生了本届青年委员会4位副主任委员，分别为：广东省人民医院麻醉科王晟教授、海军军医大学附属东方肝胆外科医院陆智杰教授、首都医科大学附属北京朝阳医院王云教授、中南大学湘雅二医院戴茹萍教授。会议选举中国医学科学院北京协和医院龚亚红教授和中国医科大学附属第一医院曹学照教授为青年委员会秘书。在成立大会上，参会的分会领导对青年委员和青年委员会的工作提出了殷切的期望和要求。

七、政府文件宣贯落实和分娩镇痛试点工作

2018年8月8日国家七部委联合签发《关于印发加强和完善麻醉医疗服务质量意见的通知》（国卫医发〔2018〕21号）。中华医学会麻醉学分会随即组织宣讲和解读，并组织多家官方媒体杂志及各种自媒体刊登宣贯材料；同时积极参与论证加强麻醉学科建设文件的起草，包括《麻醉门诊建设专家指导意见稿》等，借力国家政府的大力支持和指导，助力麻醉学科的快速发展。为了贯彻落实国家卫健委发布的《关于开展分娩镇痛试点工作的通知》（国卫办医函〔2018〕1009号）精神，进一步规范分娩镇痛相关诊疗行为，提升产妇分娩镇痛水平，提高围生期医疗服务质量，明确由中华医学会麻醉学分会和中国医师协会麻醉学医师分会负责在全国开展分娩镇痛试点工作，文件要求成立分娩镇痛试点专家工作组，由米卫东教授、郎景和教授和黄宇光教授担任组长，负责起草分娩镇痛试点工作文件，设立试点医院标准。工作组先后制定了《分娩镇痛技术操作规范》和《分娩镇痛技术管理规范》，成立了由麻醉专家、产科专家及助产专家组成的"分娩镇痛专家工作委员会"，以点带面，逐步在全国范围内推广分娩镇痛的诊疗工作。

八、中国麻醉宣传周展示专业新形象

为了响应国家新医改政策，加深人民群众对麻醉学科的认识，提高麻醉学科的公众认知度，使麻醉学科真正成为社会熟知的品牌学科，2019年3月25日—29日，第三届"中国麻醉周"以"敬畏生命，关注麻醉——安全舒适保健康，麻醉医生在身旁"为主题，在全国范围内举行大型公益宣传活动，大力推动麻醉及危重症医学的学科发展及科普工作。在中华医学会麻醉学分会和中国医师协会麻醉学医师分会的引领下，全国1450余家医院积极开展丰富多彩的活动，为公众普及麻醉及镇痛知识，推广术后镇痛、无痛分娩、无痛诊疗等理念，引起社会各界热烈反响，为推进舒适化医疗的深入实施奠定扎实的群众基础。2019年3月26日下午，由中华医学会麻醉学分会与中国医师协会麻醉学医师分会联合举办的"2019中国麻醉周"活动新闻发布会在北京协和医院学术会堂召开。本次新闻发布会受到了国家有关部门和医疗界的高度重视，会议邀请到国家卫生健康委员会医政医管局张宗久局长、中华医学会党委李国勤书记，中国医师协会张雁灵会长，北京医学会金大鹏会长，中华医学会麻醉学分会主任委员黄宇光教授，中国医师协会麻醉学医师分会会长米卫东教授，中华医学会麻醉学分会第六、第七委员会主任委员罗爱伦教授，中华医学会麻醉学分会第十届委员会主任委员于布为教授，中华医学会麻醉学分会第十一届委员会主任委员刘进教授，中国医师协会麻醉学医师分会第三任会长姚尚龙教授出席会议。国家卫生健康委员会、中华医学会、中华医学会麻醉学分会和中国医师协会麻醉学医师分会其他相关领导，麻醉学界历任全国两会代表和委员出席会议。中华医学会麻醉学分会主任委员黄宇光教授在发布会上作题为《麻醉的前世今缘》的主题演讲，他指出目前麻醉学科要解决两个重要问题——全覆盖和均质化。人民群众对美好生活舒适化的需求已转化为对麻醉学科发展的强烈需求，因此，麻醉学科应当成为医院的枢纽性临床学科，为患者的安全和舒适做保障，麻醉医师也应当被社会认知和认可。"外科医师治病、麻醉医师保命"，麻醉不仅仅是打一针那么简单。在这个医学科学高速发展的年代，麻醉技术也在飞速发展，相信麻醉学科一定能为实现"健康中国"做出巨大的贡献。中央电视台、北京电视台、人民日报社《健康时报》、《医师报》、新华社及多家网络媒体共计100多家媒体出席会议，就麻醉学发展历程、现状、面临的挑战及广大民众普遍关心的围术期热点问题进行采访和相关报道。为加强对麻醉学科的宣传力度，惠及民生，"2019中国麻醉周"期间由中华医学会麻醉学分会党的工作小组组长米卫东教授组织协调，先后在新华电视网进行为期一周的全天12小时直播宣传活动，每天不同时段由多位麻醉学专家对围术期相关问题做出专业解读和科普，滚动播出，内容精彩实用，平台总观看量达2456万次。

九、国内学术交流活动

2018年，中华医学会麻醉学分会继续秉承"从麻醉学到围术期医学"的发展理念，在各种学术活动中充分发挥麻醉学科的围术期主导优势，积极稳步地推进围术期医学，促进患者康复、改善患者预后，提高麻醉学科的学术地位和社会地位。

中华医学会第26次全国麻醉学术年会暨第15届亚澳麻醉学术年会于2018年11月1日—5日在

北京国家会议中心隆重召开。学术年会参会人数创历史新高，13 636位中外麻醉工作者共襄盛会，其中港澳台地区代表及国际代表350余人。大会同时进行了网络直播，线上直播总观看人数101 698人次（国内观看次数101 375次，国外观看次数323次）。此次年会受到国家卫健委、中华医学会及北京医学会的高度重视，国家卫健委主任、中华医学会会长马晓伟主任，中华医学会常务副会长、北京协和医院院长赵玉沛院士，中华医学会秘书长兼副会长饶克勤先生，北京清华长庚医院院长董家鸿院士，中华医学会副会长、北京医学会会长金大鹏先生出席开幕式并致辞。此次学术年会正式邀请了亚洲和澳洲25个国家地区的麻醉学会，美国、英国、德国等众多麻醉学著名专家参会。大会共举办500余场学术讲座，所有幻灯均采用中、英文双语展示，体现了会议的国际性，展示了我国现代麻醉学事业的发展水平。

中华医学会麻醉学分会青年委员会第十一次全国麻醉学术年会于2018年5月25日—27日在上海召开，会议秉承"促进全国中青年麻醉医师更好地开展麻醉学科学研究，提高中青年麻醉医师的学术水平"的会议宗旨，为广大中青年麻醉医师搭建一个学习交流和展现自我风采的舞台。此次会议邀请了中华医学会麻醉学分会主任委员及多位副主任委员、常务委员和全国委员，同时邀请了孙大金教授、庄心良教授、朱也森教授等麻醉老前辈莅临指导，麻醉专家和青年麻醉同道共计1000余人共襄盛会。青年委员会年会共设7个分会场，涵盖"科研方法与热点专场""临床新进展专场""学科建设与人才培养专场""危重麻醉专场""热点问题争鸣/青委辩论赛""术后镇痛师徒同行争霸赛""中青年专家面对面"以及优秀论文评审等富于青年特点的挑战性项目。用科学前沿武装头脑，用青春激情点燃会场，青年委员会年会为麻醉学科未来人才的储备续航。

中国麻醉发展的最大特点之一就是地域之间发展的不平衡，而做强基层是实现麻醉强国和健康中国的重点攻坚难题。基层麻醉的发展，科主任是关键。为了培养掌握扎实技能、具备国际视野且富有创新精神的基层医院管理人才，提高基层麻醉学科的整体水平，进而推动分级诊疗、深化医药卫生体制改革，中华医学会麻醉学分会持续推进"麻醉与围术期学科主任培训班"。2018年5月26日—27日、6月9日—11日、6月27日—29日、8月20日—21日、8月25日—27日、8月29日—30日、9月12日—13日分别在山东、武汉、北京、陕西、贵州、湖南和广州等省召开基础医院麻醉科主任培训班，对几百名科主任进行学科建设、科技前沿、质量管理等方面的培训。2018年9月1日—3日，中华医学会继续教育部和中华医学会麻醉学分会在云南昭通共同主办"送教下基层暨麻醉与围术期医学指南培训班"，该活动为"中华医学会基层卫生人才培养千人计划"健康扶贫工程公益活动的一部分，基层麻醉科医师共200余人参会。做强基层战略在学会的不懈努力下已经颇见成效，在提升基层医院麻醉整体水平，保障医疗安全方面取得了可喜的成绩。

2018年9月5日—7日，亚澳麻醉培训中心第八期培训班在陕西省西安市举行，来自泰国、菲律宾、尼泊尔、印度、印度尼西亚、越南、斯里兰卡7个国家的36名麻醉医师参加了本次培训，并到空军军医大学西京医院学习观摩。此培训班既展示了中国麻醉学科的先进水平，又促进了亚澳地区麻醉医师间的交流，促进各国之间共谋发展和进步。

2018年，"走好长征路"系列巡讲活动从1月27日开始，从广西桂林出发，历经贵州遵义、湖南永州、河南信阳、湖北红安、云南丽江、甘肃兰州、山东泰安、重庆市、青海西宁、四川泸州，最后到达革命老区陕西延安，共12站，近2000位基层麻醉医师接受巡讲培训。"从麻醉学到围术期医学"的发展理念深入基层，而发展学科、强大基层的新长征路也越走越通畅。

十、国际学术交流活动

为实现麻醉强国，中华医学会麻醉学分会高度重视国际学术交流，以"走出去、请进来"两手抓的方式充分做好对外交流活动。麻醉学分会领导和组织中国麻醉学界优秀代表参加10余次国际学术交流活动，分别在尼泊尔、澳大利亚、日本、美国、爱尔兰等国家举办的麻醉学年会、欧洲麻醉学年会和世界静脉麻醉大会上做大会发言，充分展示了中国麻醉学术水平与进步；中华医学会麻醉学分会还与多个国家和地区的麻醉学会组织达成人才培养、学术交流、学术年会合作等协议，进一步推动中国麻醉学科走向世界前列。

2018年1月27日，中华医学会麻醉学分会为落实国家"一带一路"倡议，指派王天龙教授参加中华医学会第二届中巴医学大会暨"一带一路"医学学会论坛并作学术演讲。2018年2月7日，中华医学会麻醉学分会第十二届主任委员熊利泽教授和爱尔兰麻醉医师学院院长Kevin Carson教授在北京爱尔兰驻华大使馆签署了备忘录，中华医学会麻醉学分会与爱尔兰麻醉医师学院将进行学术年会互访、搭建两国麻醉医师交换培训的平台、在科研合作方面以及跨国多中心临床研究方面也将开展合作。双方将在学术交流、人才培养、学术年会合作等方面展开密切合作，并进一步推动中爱之间麻醉学科的共同发展。2018年3月16日—18日，杨立群教授参加尼泊尔第19届麻醉学术年会，尼泊尔学会高度重视与我国麻醉同道的交流和友谊，在大会主会场屏幕的会议宣传板上，我国五星红旗被放在所有受邀请国家国旗标识的最前面。杨立群教授和前任主席Bajracharya教授共同主持学术活动，同时也代表中华医学会麻醉学分会（CSA）做了《儿童肝移植麻醉与围术期处理》的主题发言，大会主席在会场总结时高度赞扬了中国麻醉学科的发展。2018年5月6日—10日，澳新麻醉学会年会在悉尼召开，王国林教授、苏帆教授、王锷教授和申乐教授等参会，大会为中华麻醉学会设立了CSA专场，并为中华麻醉学会提供了一个展位，宣传2018年亚澳麻醉大会及2018年中华医学会全国麻醉学术年会。会议期间，中华麻醉学会代表团与澳新麻醉学院的领导层进行了会谈，就双方的进一步合作进行了讨论。同时在已有备忘录条款基础上，探讨今后加强临床科研、青年医师培养、住院医师规范化培训方面的交流合作等相关问题。2018年5月17日—20日，日本麻醉科学会第65次年会在日本横滨召开，于布为教授等4位专家参会。2018年5月23日—25日，刘进教授和黄宇光教授带队的CSA代表团访问爱尔兰麻醉医师学院，中国驻爱尔兰大使馆岳晓勇大使接见了中华医学会麻醉学分会刘进教授和黄宇光教授等专家一行。岳大使欢迎中华医学会代表团应邀来爱尔兰开展科研交流与合作，祝贺两位教授此行获得爱尔兰总统迈克尔·希金斯的接见，并祝贺黄宇光教授荣获爱尔兰国立麻醉医师学院荣誉院士称号。希望他们的访问能进一步深化中爱两国医学领域的合作，推动双方麻醉学科的共同发展，为中爱科研交流和医学合作做出贡献。2018年6月2日—4日，刘进教授和方向明教授率领的CSA团队参加在丹麦哥本哈根举行的2018欧洲麻醉年会。2018年8月15—18日，杨立群教授和王月兰教授参加在马来西亚吉隆坡举行的世界静脉麻醉大会。2018年10月13—17日，黄宇光教授、刘进教授和姚尚龙教授参加在美国旧金山举行的美国麻醉医师学会年会（ASA年会），中国代表团与ASA代表进行了工作会谈，刘进教授做了学术报告。

为响应国家"一带一路"倡议，2018年中华医学会麻醉学分会启动"一带一路"国家麻醉医师来华培训项目，确定中国医学科学院北京协和医院、中国人民解放军总医院、华中科技大学同济医学院附属协和医院、华中科技大学同济医学院附属同济医院、郑州大学第一附属医院、南京鼓楼医院、中国医科大学第一附属医院、四川大学华西医院、北京积水潭医院、温州医科大学第二附属医院10家医院作为首批培训基地，接收10名国际学员进行为期半年的培训。此培训班进一步拓宽了我国麻醉学科的国际交流范围，提高了麻醉学科的国际学术形象，使我国麻醉学科向麻醉强国又迈进了一大步。

十一、领军人才和青年人才的培养

2018年4月20日—22日、8月23日—25日分别在陕西西安和四川成都举办第五、第六期麻醉学科未来"领军人才"培训班。继续为我国麻醉学科培养德才兼备的"未来领军人才"，让青年麻醉科医师树立为麻醉事业奋斗的远大理想及目标，从而努力学习成为一名优秀的临床麻醉学家、优秀的麻醉学研究学者及管理人才。进而提高卫生技术队伍的整体素质，推动麻醉学科及医学进步，助力卫生事业发展，用专业保障全民健康。

十二、继续医学教育

麻醉学分会严格遵守中华医学会继续教育部的规定，严格管理继续医学教育项目的执行，合规合法地进行有效的继续教育工作。在全国麻醉学术年会期间专设知识更新讲座专场，特邀36位知名教授讲授最新学科进展，深受与会代表欢迎，取得了良好的效果。麻醉学科未来"领军人才"培训班采用先进的课程体系，对青年麻醉学博士进行培训，由知名的业界教授传授各自成功的经验，并培养大家演讲口才与思辨的能力，在麻醉学科起到了引领作用，广受好评。为了向基层麻醉工作者深入普及麻醉学临床指南，由中华医学会继续教育部和中华医学会麻醉学分会共同主办"送教下基层暨麻醉与围术期医学指南培训班"，对200余名基层的麻醉科同道进行指南宣讲与培训，熊利泽教授亲临现场授课，多名指南执笔专家传授经验，将临床麻醉指南与实践相结合，将知识与临床案例融会贯通，给基层的麻醉科医师带来一场学术盛宴。为提高我国基层医院麻醉科管理者的水平，麻醉学分会举办麻醉与围术期医学科主任培训班，在全国设立30个培训基地，制定同质化、高标准的培训课程，多年来持续开展。经过多期培训，对众多基层医院科室管理者深入解读最新医疗政策、更新科室管理理念和提高人才培养能力起到极大促进作用。

（龚亚红　黄宇光）

第三节　我国麻醉从业人员状况分析

人力资源与社会需求的对应关系，是任何职业或专业发展的决定性因素。关于我国麻醉学科及从业人员的状况，近几年中华医学会麻醉学分会和中国医师协会麻醉学医师分会，以及部分区域调查的结果，或许可以从某些侧面反映出其发展现状和亟待解决的问题。特别是2018年中期，几个全国性专业学术组织及行业组织开展了三项系统调查。主要包括我国大陆具有麻醉科室建制的医院进行麻醉学科现状调查，针对各省市约2.5万名麻醉科医师进行麻醉从业人员执业现状调查，以及对100余万名民众进行麻醉专业公众认知现状调查。调查的初步结果为我国麻醉学科的发展现况、从业人员现况及公众对麻醉学科的认知状况进行再评价提供了有力依据。

一、麻醉科医师数量及结构状态

最新调查的初步结果显示，我国麻醉科医师数量缺乏的状况依然较为严重，相对于2014年年底的数据，并未见显著改善。截至2017年年底，我国大陆麻醉科医师（包括麻醉科管辖下的疼痛科及ICU医师）的数量为9万左右，与人口的比值约为0.65/万人口。与2014年数量相比，麻醉科医师的年增长速率为5%左右。这个增长速率，远低于年手术量及麻醉量的增长，较欧美发达国家麻醉从业人员为（2.5～3.0）名/万人口相比，也还有很大的差距。与2014年年底的数据类似，各省市麻醉科医师与人口比值最高的仍为北京，超过1.3名/万人口。但由于北京各医院，特别是大型三甲综合医院或专科医院，外省市患者比例较高，所以，北京市麻醉科医师的人均麻醉工作量，与全国的平均水平相当。从麻醉科医师的医院分布来看，三甲医院占到40%，其次为二甲医院，占医师总数的35%。在麻醉科医师的人员结构中，高级职称麻醉科医师约占1/4，剩下的中级职称和初级职称各占一半。这一统计结果与2014年相比，高级职称稍有增长（2014年统计显示正高级职称麻醉科医师约为3700人，约占总数5%；副高职称麻醉科医师约为1万人，占总人数15%）。在京津冀麻醉科医师中，年龄小于40岁者占总人数的73%，而将近50%的麻醉科医师处于30～39岁（表1-4）。这个结果与之前的调查结果相似，在三级医院中年龄小于40岁的年轻医师所占的比例依旧为各级别医院中最高。

表1-4 京津冀麻醉一体化联盟在北京、天津、河北进行麻醉科医师执业状况调查的描述性统计

	北京	天津	河北	总计
有麻醉科的医院（家）	119	68	～100	287
参加本次调查的医院（家）	110	44	57	211
参加医院比例（%）	92	65	57	74
参加医院的麻醉科医师总数	2100	843	1168	4111
参加调查的麻醉科医师总数	1614	470	789	2873
参加调查医师的比例（%）	77	56	68	70
医师工作医院分类				
三级医院	1199（75%）	345（74%）	664（84%）	2208（77%）
非三级医院	400（25%）	123（26%）	125（16%）	648（23%）

（待续）

(续表)

	北京	天津	河北	总计
性别				
女性	947（59%）	243（52%）	402（51%）	1592（55%）
男性	664（41%）	227（48%）	387（49%）	1278（45%）
年龄（岁）				
<30	402（25%）	133（28%）	194（25%）	729（25%）
30～39	777（48%）	198（42%）	415（53%）	1390（48%）
40～49	332（21%）	104（22%）	116（15%）	552（19%）
50～59	90（6%）	32（7%）	60（8%）	182（6%）
≥60	13（1%）	3（1%）	4（1%）	20（1%）
职称				
住院医师	591（38%）	187（42%）	283（37%）	1061（38%）
主治医师	590（38%）	146（33%）	311（41%）	1047（38%）
高级职称	374（24%）	114（25%）	161（21%）	649（24%）
婚姻与生育状态				
单身/丧偶/离异	371（23%）	86（18%）	132（17%）	589（20%）
已婚（没有孩子）	247（15%）	70（15%）	82（10%）	399（14%）
已婚（有孩子）	996（62%）	314（67%）	575（73%）	1885（66%）
每周工作时间（h）				
<40	52（3%）	16（3%）	41（5%）	109（4%）
40～49	591（38%）	166（35%）	290（37%）	1047（36%）
50～59	686（42%）	164（35%）	309（39%）	1159（40%）
60～69	202（13%）	80（17%）	98（12%）	380（13%）
≥70	83（5%）	44（9%）	51（6%）	178（6%）
月收入（包括工资、奖金、津贴等所有收入）（元）				
<3000	116（7%）	52（11%）	169（21%）	337（12%）
3000～4999	272（17%）	157（34%）	326（41%）	755（26%）
5000～9999	715（44%）	209（45%）	250（32%）	1174（41%）
10 000～19 999	447（28%）	48（10%）	39（5%）	534（19%）
20 000～49 999	52（3%）	2（0%）	1（0%）	55（2%）
≥50 000	3（0%）	0	0	3（0%）
明尼苏达满意度量表调查				
总体工作满意度	65.2±11.8	65.5±10.8	65.5±11.4	65.3±11.5
内外工作满意度	40.8±6.9	41.2±6.3	41.0±6.7	40.9±6.8
外在工作满意度	24.3±5.7	24.4±5.4	24.6±5.5	24.4±5.6
睡眠时间（h）				
≤5	213（13%）	61（13%）	65（8%）	339（12%）
6	750（46%）	194（41%）	315（40%）	1259（44%）
7	540（33%）	182（39%）	321（41%）	1043（36%）
≥8	117（7%）	33（7%）	88（11%）	232（8%）

（待续）

(续表)

	北京	天津	河北	总计
睡眠质量				
很好	234（14%）	62（13%）	103（13%）	399（14%）
好	522（32%）	143（30%）	204（26%）	869（30%）
一般	569（35%）	178（38%）	314（40%）	1064（37%）
差	289（18%）	87（19%）	168（21%）	544（19%）

由于手术室资源增长有限，为了更好满足日益增长的手术量需求，大型医院手术间开放时间往往会相对延长，以完成更多手术（图1-1）。在许多医院，一名麻醉主治医师往往需要面对更多外科主治医师。与2014年的调查结果相似，2018年的调查统计显示我国麻醉科医师与外科医师的比例基本上为1∶5。也就是说，一名麻醉科主治医师需要负责完成5名外科主治医师的手术麻醉工作。而在部分三级医院中，即便各医疗机构为了应对日益增长的手术量而增加麻醉科人力资源配置，主治医师以上的麻醉科医师与外科医师的比例却仍然低至1∶8。这也侧面反映了在三级医院以及某些地区，相比于外科医师，麻醉科专业的人力资源配置仍然不足。而近年来外科手术量的飞速增加超过麻醉科医师的培养速度，也是麻醉科医师平均工作量不断增加的原因所在。

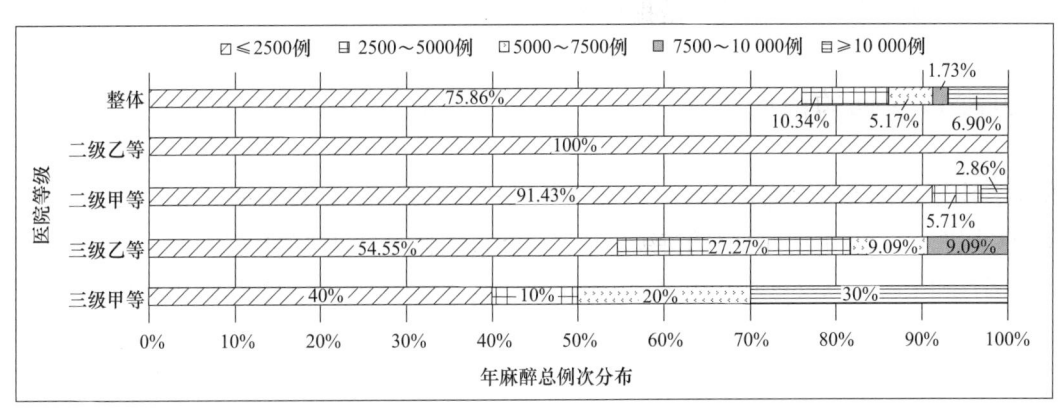

图1-1　青海省2017年各级医院麻醉科年麻醉总例次分布

随着我国社会经济发展及整体文明程度的提高，当民众对临床医疗的需求与供给达到稳态和合理的平衡状态时，麻醉从业人员与全国人口的比值，应达到（2.5～3.0）名/万人口，与外科医师的比值为1∶3左右。以此比例值为标准，计算麻醉从业人员的需求数量，得到了政府相关部门的认可。鉴于目前我国医疗人力资源极度缺乏的现实情况，2018年8月8日，国家卫生健康委员会会同其他6个部委联合发布《关于印发加强和完善麻醉医疗服务工作意见的通知》（国卫医发〔2018〕21号）（也称21号文件）。其核心内容是拟通过增加我国麻醉从业人员数量，提高这个团队的素质质量，改善管理水平，优化硬件支撑，完善麻醉医疗服务范围及领域，从而不断提高我国麻醉医疗服务能力，满足人民群众对麻醉医疗服务的需求。

二、各级别医疗机构麻醉工作量

各类调查统计数据显示，近几年我国手术麻醉工作量的上升幅度远大于从业人员数量的增加幅度。根据国家卫健委发布的数据显示，近几年我国大陆的年手术量的增长幅度一直维持在10%左右；而本次调查的结果也显示，2015年至2017年，我国年麻醉数量以8.0%～8.5%的幅度增加。这其中，手术室外麻醉的增幅更为明显，反映出民众对舒适化医疗的高度需求。麻醉门诊接诊量，更是以20%～30%的增速在提升，2017年达到800余万人次；由麻醉科负责的疼痛门诊接诊量，2017年达到500余万例次，与2015年相比，年均增幅为15%；与此相同，疼痛治疗手术的年增幅也高达15%，2017年超过了270万例次。

从工作量在不同级别医疗机构的分布也可以看出，三级医院或者是三甲医院承担了更大的工作压力。全国麻醉科现状调查的结果显示，仅占医师总数40%的三甲医院麻醉科医师，承担了50%麻醉总量，人均麻醉量接近600例次/年；而二甲及以下医院，人均年麻醉量不足400例次/年。但从增幅来看，二甲及以下医院的麻醉数量增幅高于三甲医院，达到10%。这些调查数据，比较确切地反映出目前临床医疗中的客观实际。由于医院间的医疗水平和技术实力均存在较大的差距，民众在就医选择中，仍倾向于直接选择大型三甲医院，导致大医院人满为患，临床医疗人员，特别是临床平台及枢纽学科的麻醉从业人员，承担着更为繁重的工作压力。如何大幅度地提高基层医院包括麻醉学科在内的临床科室的诊疗能力，提高从业人员的素质和水平，使民众能够放心、安心地首先选择基层医院就医，真正地实现分级诊疗的目标，是我们亟待解决的重要问题。

三、麻醉科医师的执业现况

在我国，由于医疗资源分布严重不均及患者就医选择的倾向，使得大型三甲医院医师的工作负荷仍远高于基层医院。而由于工作量的持续增加，麻醉科医师的职业耗竭状况未见有效改善。通过对这些现状的调查和了解，以及对照发达国家对麻醉科医师职业耗竭风险的认知，我国麻醉科医师相对紧缺和工作疲劳导致职业耗竭较为严重这一问题，也日益引起业界和社会，特别是政府相关部门的高度重视。

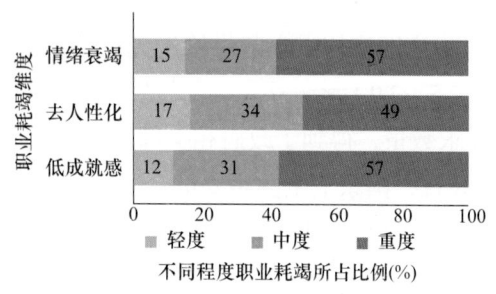

图1-2　2873个被调查者职业耗竭的三种重要维度的分析

2018年的麻醉科从业人员执业现状调查结果显示，超过70%的麻醉科医师感到"很累"或"十分累"。调查同时显示，我国麻醉科医师每周平均工作时间均超过40 h，有近1/4的麻醉科医师的周工作时间会超过60 h。在2015年京津冀麻醉一体化联盟针对北京、天津、河北三地的211家医院的2873名麻醉医师执业状况调查结果显示，有57%的麻醉科医师存在高度情绪衰竭，49%存在高度的去人性化，有57%的医师存在低成就感（图1-2）。通过分析发现，发生职业耗竭的独立危险因素包括年龄30～39岁、就职于三甲医院、周工作时间长于60 h、每日麻醉例数较多、收入较低、经常遇到有挑战性的病例及睡眠质量差等。而其中，长期的工作疲劳是导致职业耗竭的最重要原因（表1-5）。

在我国主治医师的职业压力要大于住院医师的压力，这与国外的情况有所不同。最容易产生职

表 1-5 有职业耗竭与无职业耗竭麻醉科医师的特征比较

	总计	有职业耗竭	无职业耗竭	P值
性别				0.497
男性	1281（45%）	874（68%）	407（32%）	
女性	1592（55%）	1105（69%）	487（31%）	
年龄（岁）				<0.001
<30	729（25%）	480（66%）	249（34%）	
30~39	1390（48%）	1019（73%）	371（27%）	
40~49	552（19%）	364（66%）	188（34%）	
50~59	182（6%）	104（57%）	78（43%）	
≥60	20（1%）	12（60%）	8（40%）	
职称				<0.001
住院医师	1061（37%）	729（69%）	322（31%）	
主治医师	1047（37%）	765（73%）	282（27%）	
高级职称	649（26%）	417（64%）	232（36%）	
医院级别				
三级医院	2161（78%）	1544（81%）	617（71%）	
非三级医院	611（22%）	363（19%）	248（29%）	
婚姻与生育状态				0.075
单身	549（19%）	357（18%）	192（22%）	
已婚（没有孩子）	399（14%）	283（15%）	116（13%）	
已婚（有孩子）	1885（67%）	1314（67%）	571（65%）	
每周工作时间（h）				<0.001
<40	109（4%）	61（56%）	48（44%）	
40~49	1047（36%）	622（59%）	425（41%）	
50~59	1159（40%）	848（73%）	311（27%）	
60~69	380（13%）	299（79%）	81（21%）	
≥70	178（6%）	149（84%）	29（16%）	
每天工作台次				<0.001
1	103（4%）	43（42%）	60（58%）	
2~3	1285（45%）	837（65%）	448（35%）	
4~5	1066（37%）	771（72%）	295（28%）	
6~7	272（9%）	213（78%）	59（22%）	
8~10	103（4%）	81（79%）	22（21%）	
>10	44（2%）	34（77%）	10（23%）	
遇到具有挑战性病例的频次				<0.001
几乎没有	183（6%）	103（56%）	81（44%）	

（待续）

(续表)

	总计	有职业耗竭	无职业耗竭	P值
每月1次	1232（43%）	798（65%）	434（35%）	
每周1次	929（32%）	670（72%）	259（28%）	
每周2～3次	364（13%）	275（76%）	89（24%）	
几乎每天1次	164（6%）	133（81%）	31（19%）	
在医院有无夜班任务				<0.001
有	2235（78%）	1600（81%）	635（71%）	
无	638（22%）	379（19%）	259（29%）	
有无科研任务				0.485
有	1223（43%）	851（70%）	372（42%）	
无	1650（57%）	1128（68%）	522（58%）	
月收入（包括工资、奖金、津贴等所有收入）（元）				<0.001
<3000	337（12%）	214（64%）	123（36%）	
3000～4999	755（26%）	550（73%）	205（27%）	
5000～9999	1174（41%）	799（68%）	375（32%）	
10 000～19 999	534（19%）	382（72%）	152（28%）	
≥20 000	58（2%）	24（41%）	34（59%）	
明尼苏达满意度量表调查				
总体工作满意度	65.3±11.5	62.1±10.8	72.3±9.8	<0.001
内外工作满意度	40.9±6.8	39.2±6.5	44.7±5.6	<0.001
外在工作满意度	24.2±5.6	22.9±5.3	27.4±4.9	<0.001
睡眠时间（h）				<0.001
≤5	339（12%）	260（77%）	79（23%）	
6	1259（44%）	938（75%）	321（25%）	
7	1043（36%）	660（63%）	383（37%）	
≥8	232（8%）	121（52%）	111（48%）	
睡眠质量				<0.001
很好	399（14%）	185（46%）	214（54%）	
好	869（30%）	527（61%）	342（39%）	
一般	1061（37%）	794（75%）	267（25%）	
差	544（19%）	473（87%）	71（13%）	

业耗竭风险的是30～39岁的高年资主治医师。他们的压力来自于平常较长的工作时间、较高的医疗责任以及同时还要承担职称晋升所需的科研任务。然而由于这个年龄阶段的麻醉医师的收入往往也是家庭经济收入的主要来源，低收入也是增加职业耗竭的重要原因之一。京津冀三地麻醉科医师调查显示，月工资低于10 000元/月者占总麻醉科医师的70%，而部分麻醉科医师的收入只能等于甚至低于当地收入的平均水平。

四、目前我国麻醉科护士的工作现况

麻醉科护士是麻醉作为二级临床学科应有的配置，近年来麻醉科护士队伍建设得到了快速发展。在麻醉科医师的指导下，麻醉科护士从事围手术期护理、疼痛患者管理，以及麻醉相关的设备、耗材、药品、文档信息整理等管理工作。全球麻醉科护士的发展已初具规模。特别是美国，对于麻醉科护士的角色、资格认证、培养模式、工作职能等都已经成形。在2014年的一份统计中，我国共计9147位麻醉科护士，每10万人中麻醉科护士数为0.7，与麻醉医师的比例约为1∶10。叶雪飞等在对浙江省33家医院共400份的调查问卷中显示，多数医院虽然都已经有了麻醉科护士，但是均未达到实际需求标准。多数意见认为麻醉科护士应该以手术室数量或手术量为依据配备。在他们的调查中，研究生学历的麻醉科护士占3.7%，绝大部分为本科学历（占70.7%）。

2017年12月12日，国家卫计委发布《关于医疗机构麻醉科门诊和护理单元设置管理工作的通知》，明确要求医疗机构要开设麻醉科护理单元，提高麻醉科门诊护理服务质量，以此加大对麻醉学科的重视。有建议我国综合性医院麻醉学科麻醉护士与麻醉科医师比例宜达到近1∶2。在这一政策的影响下，近年来麻醉科护士在各级医院得到了高度的重视。虽然没有麻醉科护士数量的最新统计数据，但可以肯定的是，目前大多数医院麻醉科护士远未达到此要求。由于麻醉科护士为患者围麻醉期提供的护理是全过程的整体化的专科护理。麻醉护理相比基础护理更具有极强的专科性，要求麻醉科护士同时具备临床麻醉知识及麻醉护理知识。因此，麻醉科护士的工作必将对于提高患者手术室安全及改善麻醉服务起到重要的作用，但是，麻醉科护士的工作范畴仍需进一步明确定位并加以规范。

五、麻醉科医师的社会认知度现况

本次针对民众的调查结果，显示出社会民众对麻醉专业的了解十分有限。大专及以下学历的被调查者中，有50%的人不认为麻醉科医师的职业分类属于医师，而将其归类于技师、护理或其他医疗辅助人员。近70%的被调查者不知道术中患者的呼吸、血压、心率由麻醉科医师来管理和维护，更少有人知道术中出现大出血、心搏骤停等危急状况时是由麻醉科医师组织抢救。另外，有关麻醉科的认知中，有接近20%的被调查者认为麻醉科主任是由外科主任或手术室总护士长直接领导，而认为麻醉科未设麻醉科主任的也超过10%。在这项庞大的调查中，仍有一半的人认为麻醉方法或方案并不是由麻醉科医师来决定的。总之，迄今为止，虽然麻醉学科较以往已经有了长足的发展，但公众对麻醉的基本认识依旧缺乏，麻醉科医师的社会认可度仍较低。这一调查结果也提醒我们在完成日益增长的日常工作的同时，仍需进一步推动普通群众对麻醉学科及麻醉科专科医师的认识。2018年，由中国医师协会麻醉学医师分会联合新华社、CNC等多家媒体共同拍摄的百集电视系列片《麻醉科的故事》的播出及微信的传播，便极大地改善了广大群众对麻醉学科及麻醉科专科医师的认知水平。相信当本专业受到越来越多关注的同时，也能进一步增强麻醉科专科医师对自己职业未来的信心。

六、展望

现在中国麻醉学科的进步，不仅为我们广大的手术患者带来福祉，也使医疗的可及性大大提升。随着麻醉向围术期医学的发展，麻醉学科在医院工作中的重要性已经日渐凸现。目前，虽然我国麻醉科医师数量庞大，但是麻醉学科人力资源依旧相对非常缺乏。为了贯彻落实《国务院办公厅关于印发全国医疗卫生服务体系规划纲要（2015—2020年）的通知》精神，国家卫生健康委员会联合国家多部委制定了《关于印发加强和完善麻醉医疗服务意见的通知》。意见指出，要建立以临床岗位需求为导向的麻醉科人才供需平衡机制。而《关于医疗机构麻醉科门诊和护理单元设置管理工作的通知》也进一步体现了国家对加大麻醉学科的重视。这些政策的颁布为麻醉科医护人员良好的生活、工作条件提供保障，也能充分调动麻醉医务人员拓展相应服务领域的积极性。我们也希望通过对麻醉科医师职业现状的调查，努力改善麻醉科医师的工作现况，调整工作模式，从而保护麻醉科医师的劳动者权益，促进麻醉学科的健康发展。

（曹江北　米卫东）

第四节　国内学术会议

一、中华医学会第26次全国麻醉学术年会暨第15届亚澳麻醉学术年会

2018年11月1日—5日，由中华医学会、中华医学会麻醉学分会主办，世界麻醉医师学会联盟亚澳区分会协办，北京医学会、北京医学会麻醉学分会承办的中华医学会第26次全国麻醉学术年会暨第15届亚澳麻醉学术年会在北京国家会议中心召开。

本次大会的开幕式由北京协和医院黄宇光教授和解放军总医院米卫东教授共同主持（图1-3）。国家卫生健康委员会主任、中华医学会会长马晓伟先生，中华医学会常务副会长、中国科学院院士、北京协和医院赵玉沛院长，中华医学会秘书长兼副会长饶克勤先生，中国工程院院士、北京清华长庚医院董家鸿院长，中华医学会副会长、北京医学会金大鹏会长，中华医学会麻醉学分会第十二届主任委员熊利泽教授，麻醉学分会的各位副主任委员、常务委员、委员、青年委员、学组负责人以及许多麻醉学会的老前辈悉数到场，世界麻醉医师联合会主席Jannicke Mellin-Olsen教授以及来自亚洲、澳洲、欧美等25个国家和地区的众多麻醉学著名专家出席会议。大会开幕式还举行了中国麻醉学院荣誉院士授予仪式、中华医学会麻醉学分会杰出研究奖颁奖仪式、"中风120"视频发布仪式以及传统中医技术的展示。震撼的学会年度工作视频展示了麻醉医师从幕后走向台前，逐渐被社会认可的过程；各位嘉宾的精彩致辞让我们明白：未来任重而道远，让我们一起走好"从麻醉学到围术期医学"的长征路。

本次大会获得了包括国家卫生健康委员会在内的各级领导的关心和支持，在中华医学会麻醉学分会的统筹领导下，在北京市医学会麻醉学分会的具体组织下，经过全体与会代表的共同努力，圆满

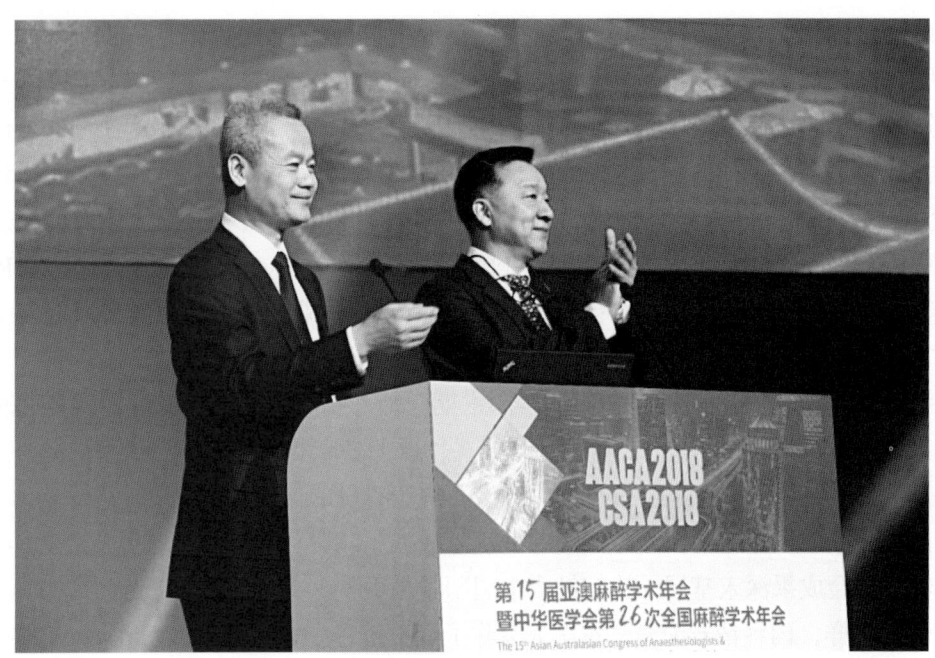

图 1-3　黄宇光教授和米卫东教授主持开幕式

完成了大会的各项议程。截至 11 月 3 日下午 5 点 30 分为止，此次大会共有注册参会人员 11 410 人，另外还有对大会的顺利召开给予很大帮助和支持的相关企业代表 2510 人、志愿者 500 人，总计参会人数 13 636 人，大会设立 16 个分会场，邀请近 500 位海内外讲者，总计开展 593 场学术讲座。

本次大会一项最重要的议题是选举产生新一届中华医学会麻醉学分会，经过热烈的投票选举，中华医学会麻醉学分会第十三届委员会产生。黄宇光教授当选主任委员，邓小明教授当选候任主任委员，米卫东、俞卫锋、王天龙、马虹教授当选副主任委员，李天佐、郭向阳、王国林、王秀丽、郭政、戚思华、缪长虹、王英伟、马正良、方向明、李师阳、王月兰、杨建军、陈向东、徐军美、黄文起、鲁开智、朱涛、喻田、思永玉、董海龙、郑宏 22 位教授当选常务委员。新一届的中华医学会麻醉学分会领导将带领中国麻醉学事业开启新的征程。

为了打造品牌麻醉学术年会，本次大会进行了大量的改革和创新。

1. 全国麻醉学术年会与亚澳麻醉学术年会联合举办，进一步加速了全国麻醉学术年会的国际化进程。今年全国麻醉学术年会与往年不同之处就是同期召开了亚澳麻醉学术年会。亚澳麻醉学术年会是我国于 2006 年加入亚澳麻醉学会后，首次在中国大陆召开的最具国际影响力的麻醉学术会议。本次大会除了邀请亚洲、澳洲区域的麻醉学者外，还邀请了美国、加拿大、英国、德国、法国、非洲及拉丁美洲的专家和学者参加。为了更好地让国外参会者与中国参会者共同融入学术年会的交流与互动之中，本次会议不仅专门安排了亚澳麻醉学术年会（AACA）的英文专场学术汇报，而且从开幕式领导致辞到大会所有演讲幻灯，以及每日会讯报纸和壁报论文等均以中英文对照形式展示，为国内外麻醉同仁搭建了良好的学术交流平台，并进一步提升了全国麻醉学术年会的国际化进程。

2. 继续倡导"从麻醉学到围术期医学"的学科发展理念。自 2016 年全国麻醉学术年会首次确立"从麻醉学到围术期医学"的大会主题以来，经过 3 年的不断实践和深入推动，明确了中国麻醉学科和麻醉医师在围术期医学中的重要作用，促使麻醉医师在患者围术期安全、术后康复及远期预后中主动承担更多的责任。三年来，越来越多的医院已将麻醉科更名为"麻醉与围术期医学科"，充分体现了新发展理念逐渐被外科、护理等团队认可，凸显麻醉医师的重要作用，提升了学科的地位。本次大会继续确立"从麻醉学到围术期医学"的大会主题，并首次邀请北京清华长庚医院董家鸿院士团队、复旦大学附属中山医院樊嘉院士团队和中山大学孙逸仙纪念医院陈亚进教授等外科团队共同参与中国加速康复外科（Enhanced Recovery After Surgery，ERAS）管理多学科协作（MDT）病例研讨会。大会积极践行围术期医学理念是对近期国家卫健委等七部委联合下发的"21号文件"精神的坚定落实。

3. 坚持推进学术普及。为打造"学习型"围术期医师，我们举行了2017—2018年麻醉学新书发布会，共发布新书30部，现场举行了新书签赠仪式，近千名麻醉同仁获免费赠书。此外，为促进年会惠及更多基层麻醉医师，本次大会继续向主办区及周边省份的参会代表提供优惠注册，向在读研究生优惠注册，向贫困不发达地区及少数民族地区优惠或减免注册费，以鼓励更多基层麻醉医师参加年会，力争将学术年会成果深入基层，为"健康中国"做出贡献。

4. 会议形式多样，内容精彩纷呈。本次大会除了学术报告、病例讨论、Workshop、热点争鸣、麻醉奠基人纪念讲座、"杰出奖"获得者讲座以外，还设立了"我与围术期医学"演讲比赛、精准病例演讲比赛、气道管理技能比赛、神经阻滞视频比赛、论文电子壁报评比等竞赛形式，大大吸引了与会代表的参会热情。专家、教授们深入浅出的讲解，集中呈现了近年来麻醉学理论的进展，充分展示了我国麻醉学各个领域的进步。

除了会场的同道能够面对面参与学术讨论以外，本次会议也通过中华医学会麻醉学年会的官方公众号面向国内外同仁进行现场直播。让未能现场参会的麻醉同道能够及时地学习到麻醉最前沿的知识，促进麻醉学科的发展、壮大。

二、2018年中华医学会麻醉学分会青年委员会第十一次全国麻醉学术年会

中华医学会麻醉学分会青年委员会第十一次全国麻醉学术年会于2018年5月25—27日在上海顺利举行。本次学术会议由中华医学会麻醉学分会主办，中华医学会麻醉学分会青年委员会和上海交通大学附属第一人民医院承办，南方医科大学南方医院和上海市医学会麻醉科专科分会协办。本次大会共有注册参会代表800余人，志愿者100余人，总计参会人数1000余人。中华医学会麻醉学分会部分常务委员和委员、中华医学会麻醉学分会第十二届青年委员会全体委员以及部分来自全国各地和上海的麻醉学专家教授、老前辈等应邀出席本次大会。

大会设立7个分会场，邀请近100位国内麻醉学专家、教授，开展30余场精彩纷呈的学术讲座，为广大青年麻醉医师带来了一场丰富的学术盛宴。学术讲座主题包括科研方法与热点、临床新进展、学科建设与人才培养、危重症麻醉、临床热点问题争鸣等，内容精彩纷呈，涵盖了当下麻醉领域的研究热点和临床难点。高屋建瓴的阐述，大数据的分析总结，麻醉的安全、创新与转化，细分缕析、层层深入，为与会者带来了学术的饕餮盛宴，与会者聚精会神，达到了忘我的学习境界。

本次大会还进行了两场青年委员辩论赛，来自全国各地的青年委员分组两队，分别就"人工智能麻醉最终能否取代麻醉医师工作？"及"建设卓越团队，临床或科研，哪个更重要？"展开了激烈的辩论。辩论赛现场气氛热烈，辩手们才思敏捷，高潮迭起。青年委员们结合自身实际经历，从学科发展趋势，医疗技术的发展现状各个层次出发，就这两个热门话题展开了激烈的讨论，时时引得全场雷鸣般的掌声。

本次大会传统项目依然是青年麻醉医师优秀论文评选，来自全国各地的选手们纷纷展示了自己在临床实践和基础科研上的优秀成果，专家们进行了精彩的专业点评和评审。参赛选手精神状态饱满，生动地讲述了各自的临床科研成果，充分展现了自我风采。本次大会同时举行了麻醉医师术后镇痛师徒同行争霸赛。

"成才之路：中、青年专家面对面"访谈环节，现场青年麻醉医师十分珍惜近距离与自己崇敬的专家们面谈的宝贵机会，向各位专家、教授请教了临床和科研工作在个人职业发展中的作用以及今后的职业发展规划，希望通过专家们的指点有朝一日也能和台上的他们一样成功。专家、教授也毫无保留地结合自身成长经历对青年医师提出的问题进行细致的解答。通过他们成功的经验传递给青年医师更多自信。访谈现场气氛热烈，互动积极，得到了青年医师的一致肯定。

会议闭幕式上举行了《围术期液体管理核心问题解析》的新书发布仪式。《围术期液体管理核心问题解析》由刘克玄教授主编，熊利泽教授主审，本届青年委员会全体委员参编。从液体管理的基础理论、液体的种类、液体的用量、液体管理的相关监测指标以及特殊患者或手术的液体管理5个方面进行总结概括，既提出临床医师面临的困惑与问题，又参考相关文献给出解决方案，既是对液体治疗领域"新知"的介绍，也是对"旧念"的更新，最终目的是为了临床麻醉医师、麻醉住院医师、医学生及其他参与围术期处理的医护人员提供方便而准确的液体治疗的相关知识信息。刘克玄教授现场进行了签名赠书活动，场面火爆。

本次会议所呈现的形式多样、内容多元的学术活动，为广大青年麻醉医师搭建了一个学习交流和展现自我风采的舞台，参会青年麻醉医师与来自全国各地的麻醉学专家们进行了激烈的讨论，带来了精彩的思维碰撞。会议为进一步提升麻醉管理质量、挖掘青年麻醉人才、促进麻醉学人才培养做出了积极的贡献。

（陶国荣　罗　艳）

第五节　国际学术交流及国际学术组织任职情况

2018年11月，中华医学会麻醉学分会在北京隆重举办了中华医学会第26次全国麻醉学术年会暨第15届亚澳麻醉学术年会，本次大会为在中国大陆召开的第一次最具国际影响力的麻醉学术会议，参会代表超过13 000人。2018年，麻醉学分会组织中国麻醉学界优秀代表参加了10余次国际学术交流活动，中国专家分别在尼泊尔、澳大利亚、日本、美国、爱尔兰等国的麻醉学年会、欧洲麻醉学年会和世界静脉麻醉大会上做大会发言，充分展示了中国麻醉学术水平与进步。为落实国家"一带一路"倡议，参加了在北京召开的中华医学会第二届中巴医学大会。中华医学会麻醉学分会还与多个国际和国家地区的麻醉学会组织达成人才培养、学术交流、学术年会合作等协议，进一步推动中国麻醉学科走向世界前列。

一、国际学术交流

（一）第二届中巴医学大会暨"一带一路"医学学会论坛，2018年1月27日，中国北京

中巴医学大会是中华医学会为落实国家"一带一路"倡议，依托中国科学技术协会"一带一路"国际科技组织合作建设平台项目——"一带一路"区域医学联合培训中心项目而搭建的国际交流平台。

应中华医学会副会长兼秘书长饶克勤教授邀请，中华医学会麻醉学分会副主任委员、首都医科大学宣武医院王天龙教授参加2018年1月27日在北京召开的第二届中巴医学大会暨"一带一路"医学学会论坛（图1-4），并进行学术演讲与交流。本次会议主题为"加强学术交流，促进医学发展"，来自中国和巴基斯坦两国的17个专科学会及专家们，在会上进行了相关领域的诊疗现状、学术成就与进展交流。

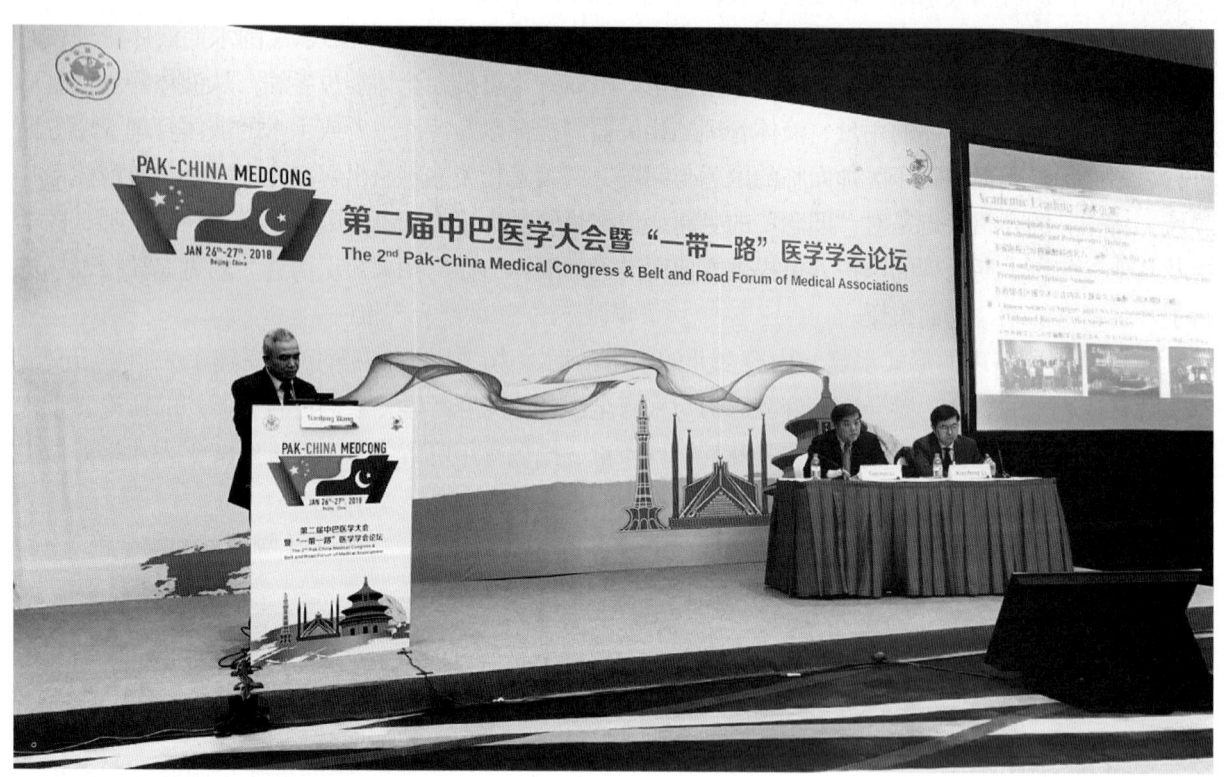

图1-4　王天龙教授在第二届中巴医学大会暨"一带一路"医学学会论坛进行学术演讲

（二）与爱尔兰麻醉医师学院签署合作备忘录，2018年2月7日，中国北京

中华医学会麻醉学分会第十二届主任委员熊利泽教授与爱尔兰麻醉医师学院院长Kevin Carson教授在北京爱尔兰驻华大使馆签署合作备忘录（图1-5），中华医学会麻醉学分会与爱尔兰麻醉医

师学院将进行学术年会互访,搭建两国麻醉医师交换培训的平台,在科研合作、跨国多中心临床研究、学术交流、人才培养、学术年会合作等方面展开密切合作,并进一步推动中爱两国之间麻醉学科的共同发展。

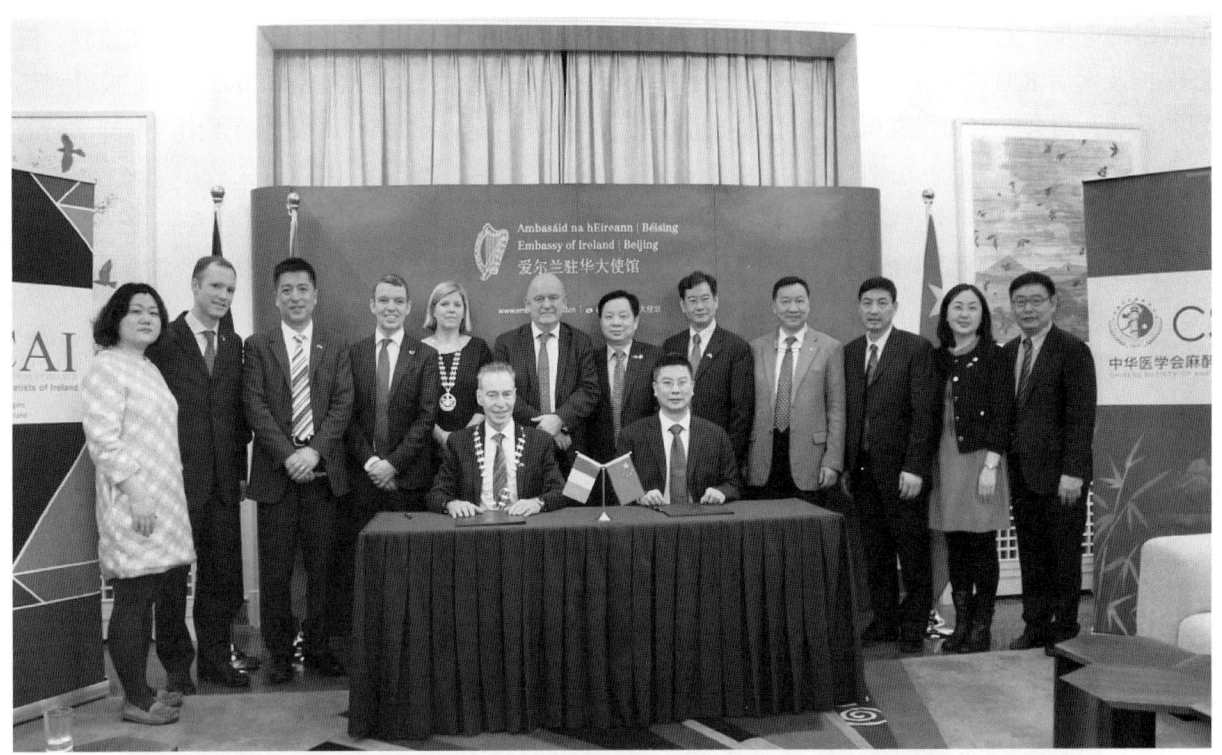

图 1-5 中华医学会麻醉学分会第十二届主任委员熊利泽教授与爱尔兰麻醉医师学院院长 Kevin Carson 教授在北京爱尔兰驻华大使馆签署合作备忘录

中华医学会常务副会长兼秘书长饶克勤教授,中华医学会杂志社社长姜永茂教授,外联部赵伟立老师,中华医学会麻醉学分会第十二届主任委员熊利泽教授、候任主任委员黄宇光教授,以及常委王国林教授、兼职秘书白雪出席签署仪式。

(三)尼泊尔第 19 届麻醉学术年会(SANCON 2018),2018 年 3 月 16 日—18 日,尼泊尔加德满都

第 19 届尼泊尔麻醉学术年会(SANCON 2018)于 2018 年 3 月 16 日—18 日在尼泊尔加德满都召开,本次会议以"拓展麻醉安全"为主旨,为历届尼泊尔麻醉年会中规模最大的一次,参加本次大会的人员除了尼泊尔麻醉学会的近 500 多名会员,还有外国专家近 40 人参会。大会设置主题演讲、壁报交流和 Workshop 等多种形式,学术气氛浓厚,发言讨论热烈,参加会议的各国代表彼此相互交流学习,共同探讨麻醉学热点问题,会议气氛热情友好。

本次大会的学术内容包括麻醉学各亚专业的基础研究和临床研究。日本冈山大学 Morita 教授、美国杜克大学 Ankit Udani 教授、英国国王学院的 Shambhu Acharya 教授分别就麻醉与围术期安全、麻

醉监测技术进展和麻醉学模拟教育等热点问题做了主旨发言。在17日下午的Recent Updates I分会场，中国参会代表上海交通大学医学院附属仁济医院麻醉科杨立群教授，和尼泊尔麻醉学会前任主席Bajracharya教授作为主持人，共同主持学术活动，同时也代表中华医学会麻醉学分会，做了《儿童肝移植麻醉与围术期处理》的主题发言（图1-6），详细介绍了我国临床肝移植，尤其是儿童肝移植麻醉所取得的进步。上海交通大学医学院附属仁济医院在肝受体麻醉的围术期循环监测、出凝血监测、供肝保护及术后ICU处理等关键环节摸索出了一套行之有效的方案和临床路径，20 min的汇报得到热烈的反响，与会专家和代表积极提问，讨论热烈。大会主席在会场总结时高度赞扬了中国麻醉学科的发展。

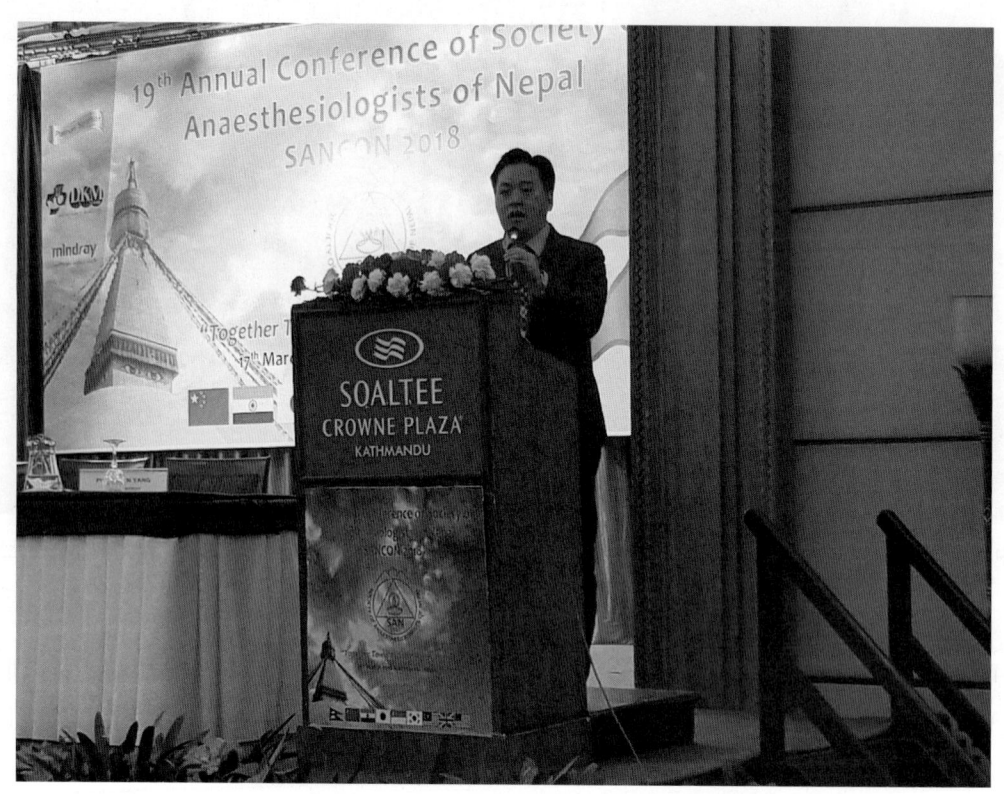

图1-6　杨立群教授在尼泊尔麻醉学术年会发表主题演讲

此次会议尼泊尔学会高度重视与我国麻醉同道的交流和友谊。大会主会场屏幕的会议宣传板中，我国的五星红旗标识被放在所有受邀请国家国旗标识的最前面。

（四）澳新麻醉学年会，2018年5月6日—10日，澳大利亚悉尼

应澳新麻醉学院邀请，受中华医学会麻醉学分会第十二届主任委员熊利泽教授委派，中华医学会麻醉学分会代表团在天津医科大学总医院王国林教授的带领下，山东中医药大学附属医院苏帆教授、中南大学湘雅医院王锷教授、北京协和医院申乐教授、中华医学会麻醉学分会兼职秘书白雪一行5人出席2018年5月6日—10日在澳大利亚悉尼召开的澳新麻醉学年会（图1-7）。

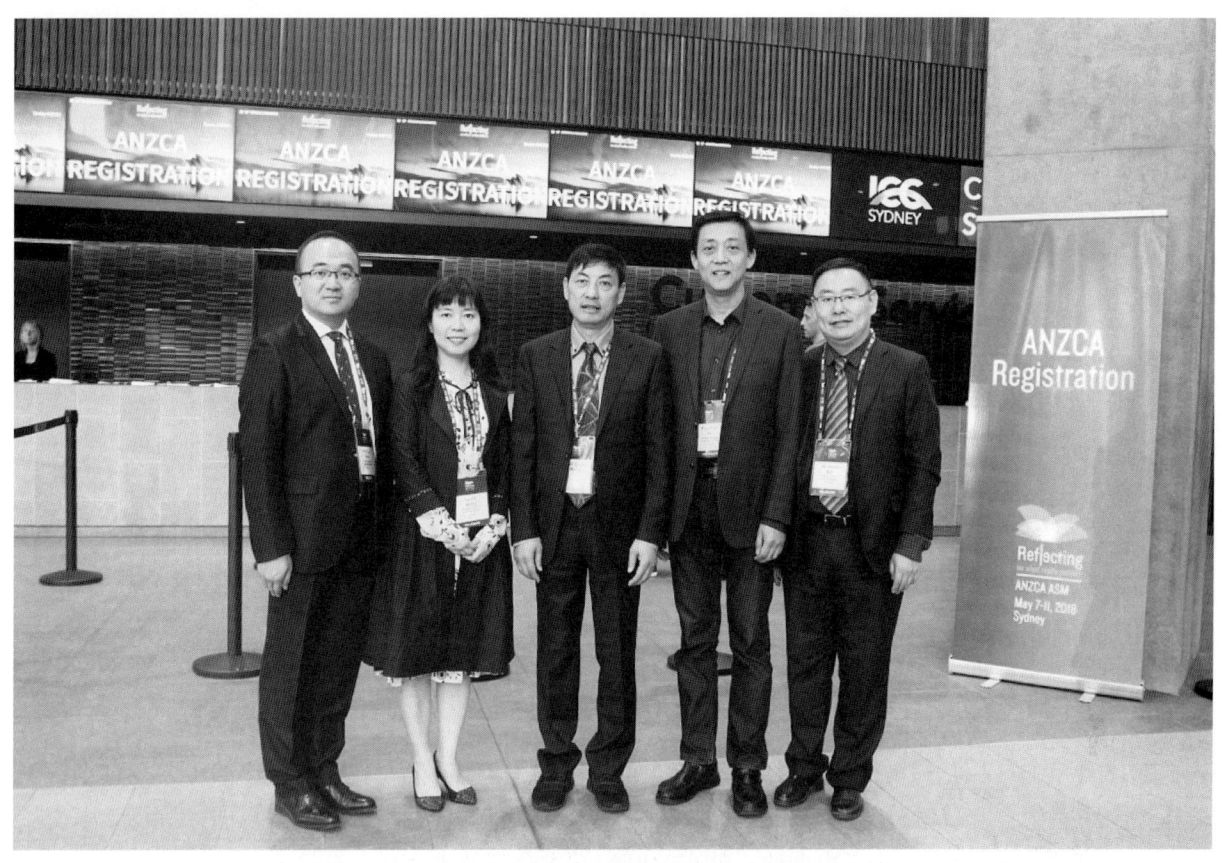

图 1-7 中华医学会麻醉学分会代表团出席悉尼澳新麻醉学年会

大会为中华医学会麻醉学分会设立了 CSA 专场演讲、交流讨论。苏帆教授演讲的主题是"中医药围术期应激反应调控",他介绍了中医经典的气血与阴阳五行理论,如何从整体看待疾病的发生、发展,并从辨证施治中寻求机体气血脏腑失衡后的再平衡。他提出利用中医药理论,从调整机体总的平衡状态出发,提高对手术刺激的抵抗能力或耐力,调控机体对手术创伤的过激反应。

申乐教授的演讲主题为"阿片类药物与瘙痒:流行病学与机制研究"。椎管内应用阿片类药物是常用的麻醉镇痛方式之一,然而很多患者会出现头面部、颈胸部的皮肤瘙痒。北京协和医院牵头联合北京妇产医院、西藏自治区人民医院开展了一项国内剖宫产术后硬膜外吗啡镇痛疗效与安全性的前瞻性多中心观察性研究,发布了硬膜外吗啡导致瘙痒的发生率以及主要危险因素,并发现 NMDA 受体参与椎管内吗啡瘙痒,NMDA 受体阻断药可以有效缓解椎管内阿片类药物所诱发的瘙痒。

中南大学湘雅医院王锷教授的"ERAS 实践和改进——ERAS 路径在心脏手术应用的 RCT 研究"主题演讲,提出 ERAS 路径可缩短心脏手术患者术后住院时间和 ICU 停留时间,降低医疗费用和围术期并发症的发生率。湘雅医院团队实施的研究是首次完整 ERAS 路径在心血管手术应用的 RCT 研究。

最后,天津医科大学总医院王国林教授做"瑞芬太尼痛觉过敏的分子机制及临床研究进展"主题演讲。

会议期间,中华医学会麻醉学分会代表团与澳新麻醉学院的领导层进行会谈,就即将召开的

2018年亚澳麻醉年会的相关问题及双方的进一步合作进行讨论。同时，在2017年签订的备忘录条款的基础上，探讨今后加强临床科研、青年医师培养及住院医师规范培训考试的交流合作等问题。

澳新麻醉学院为中华医学会麻醉学分会提供展位，用以宣传2018年亚澳麻醉年会及2018年中华医学会全国麻醉学术年会。

（五）第50届北美产科麻醉及围产医学学会（SOAP）会议，2018年5月9日—13日，美国迈阿密

第50届北美产科麻醉及围产医学学会（SOAP）会议于2018年5月9日—13日在美国迈阿密举行。中华医学会麻醉学分会产科麻醉学组组长、华中科技大学附属协和医院姚尚龙教授带领中国代表团参加此次会议，受到主席Mark I. Zakowski和Paloma Toledo教授的热烈欢迎。姚尚龙教授、徐铭军教授、曹琴英教授、王东信教授、陈新忠教授、Lawrence教授、William教授、沈晓凤教授、徐子锋教授等各位专家学者对产科麻醉与分娩镇痛最新进展做了深入讲解，提问环节中美双方探讨热烈，授课现场座无虚席。本次中国专场从最初筹备到最后落实都得到了海外华人麻醉医师团队的鼎力相助，为中国产科麻醉走向世界架起了一座坚实的沟通桥梁。

（六）日本麻醉科学会第65次年会，2018年5月17日—20日，日本横滨

2018年5月17日—20日，第四次东亚麻醉学术会议暨日本麻醉科学会第65次年会在日本横滨举办。中华医学会麻醉学分会代表团一行10人出席会议，与参会的日、韩麻醉界同仁进行学术交流（图1-8），并参加中、日、韩三边会谈，就东亚麻醉学术会议的事宜进行磋商。中、日、韩三方就东亚麻醉学会联盟的发展、各国间科研合作和医学生培养、围术期麻醉医师作用、如何推动科研在学会中地位及2019年东亚麻醉学术会议召开等问题交换了意见。

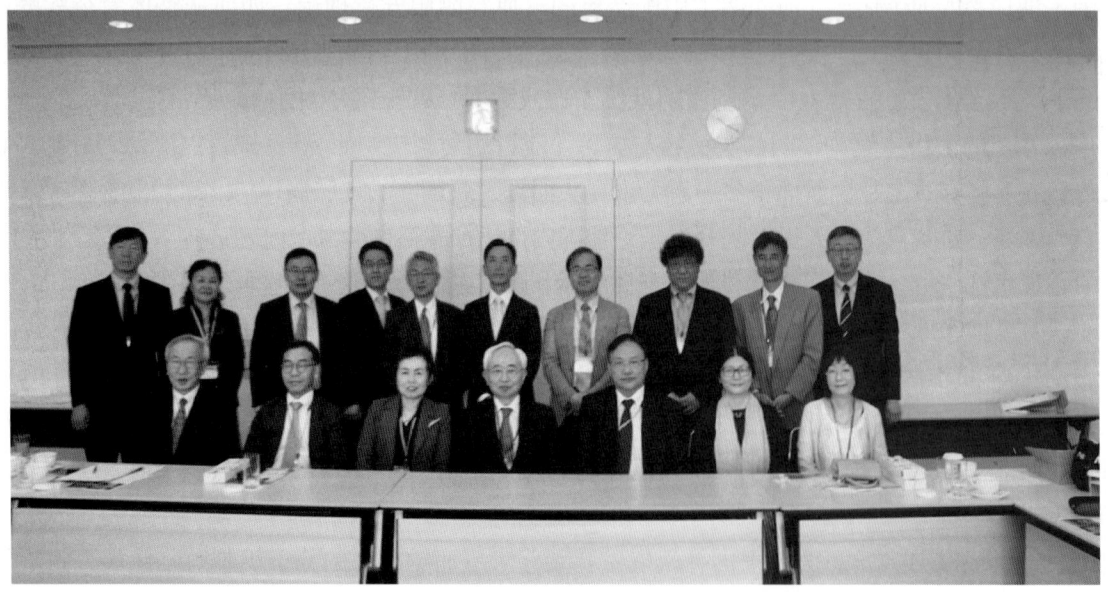

图1-8　中华医学会麻醉学分会代表团于布为教授、严敏教授、贾慧群教授、戚思华教授等与日本、韩国代表团专家合影

(七)爱尔兰麻醉医师学院科学年会,2018年5月23日—25日,爱尔兰都柏林

2018年初,中华医学会麻醉学分会与爱尔兰麻醉医师学院在北京签署国际交流合作备忘录,根据备忘录,双方将在学术交流、人才培养、学术年会合作等方面展开密切合作。2018年5月,应爱尔兰麻醉医师学院邀请,中华医学会麻醉学分会第十一届主任委员刘进教授和候任主任委员黄宇光教授等一行赴爱尔兰都柏林参加爱尔兰麻醉医师学院(CAI)科学年会。年会上,刘进教授和黄宇光教授分别作学术演讲,黄宇光教授被授予爱尔兰国立麻醉医师学院荣誉院士称号(图1-9)。该称号是CAI最高荣誉,仅授予在麻醉、重症监护和疼痛医学领域做出杰出贡献的专家、知名学者及为青年麻醉医师做出表率的领导者们。黄宇光教授代表中国麻醉学界获此殊荣,是海内外华人麻醉同仁共同的骄傲。这一荣誉代表国际麻醉学界对我国麻醉学学者在临床、科研、教学各方面的高度肯定,提升了中国麻醉学界在全球的声望和地位,加强了中国与爱尔兰等国际麻醉学会之间的学术交流与合作。

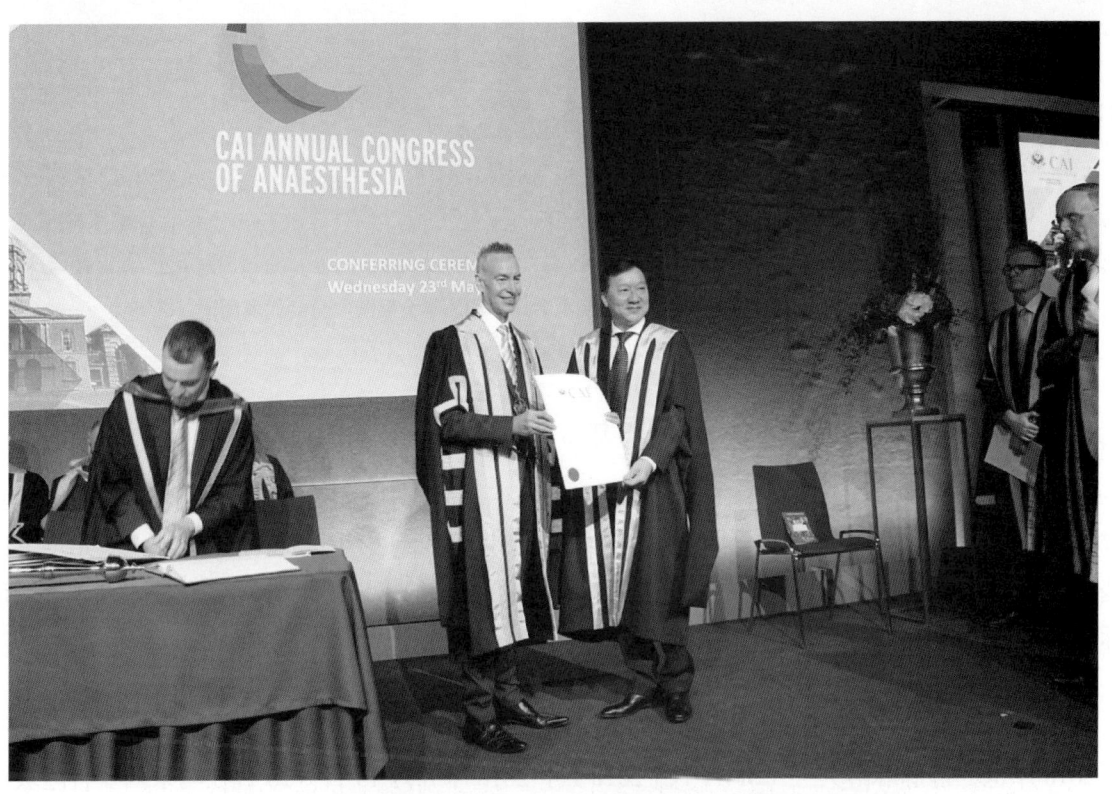

图1-9 黄宇光教授荣获爱尔兰国立麻醉医师学院荣誉院士称号

2018年5月26日,中国驻爱尔兰大使岳晓勇会见了刘进教授和黄宇光教授等专家一行(图1-10)。岳大使欢迎中华医学会麻醉学分会代表团应邀来爱尔兰开展科研交流与合作,祝贺两位教授此行受到爱尔兰总统迈克尔·希金斯的接见,希望他们的访问能进一步深化中爱医学领域的合作,推动双方麻醉学科的共同发展,为中爱科研交流和医学合作做出贡献。

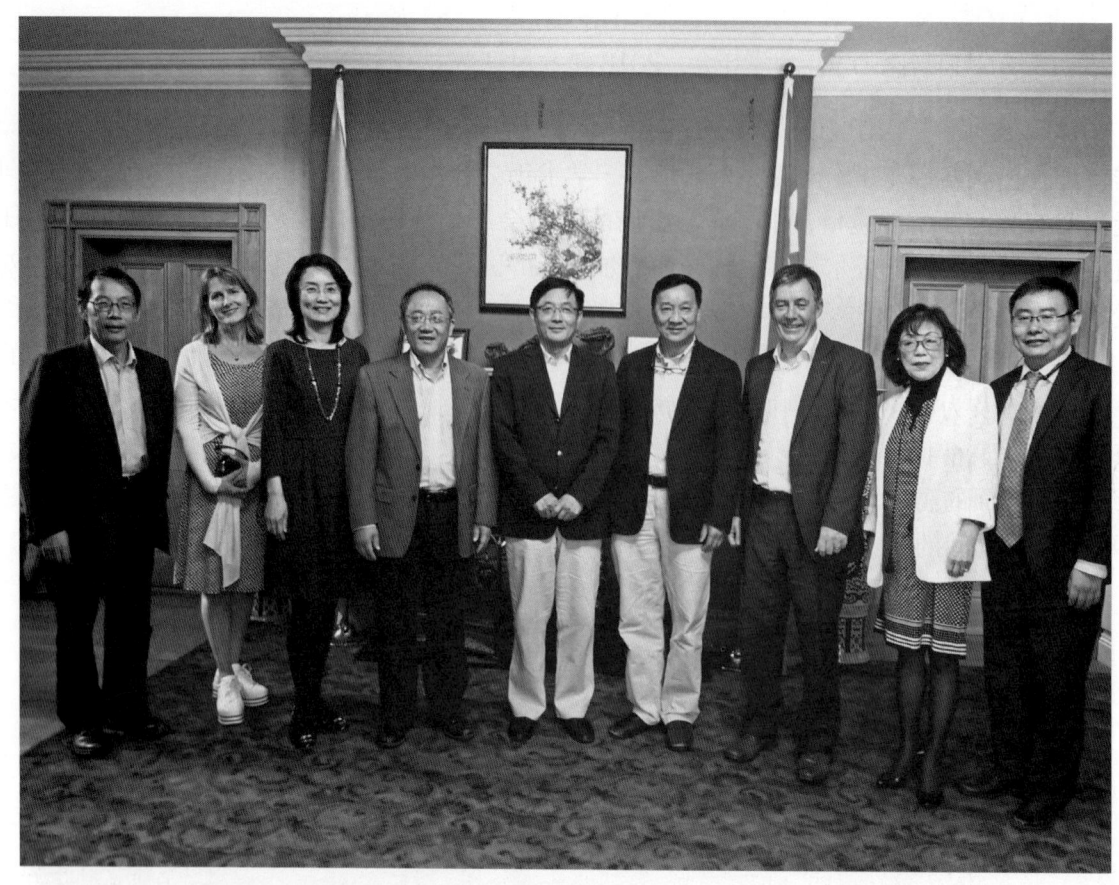

图 1-10　中国驻爱尔兰大使岳晓勇会见中华医学会麻醉学分会代表团

（八）2018 欧洲麻醉年会（ESA），2018 年 6 月 2 日—4 日，丹麦哥本哈根

中华医学会麻醉学分会前任主任委员刘进教授（图 1-11）、方向明教授等应邀出席 2018 年欧洲麻醉年会。会议期间欧洲麻醉学会与中华医学会麻醉学分会代表团进行双边会谈，就 OLA 考试以及基础知识培训教程的翻译、设立多中心科研基金以及教师的培训工作进行讨论，同时诚挚邀请欧洲麻醉学会代表团出席中华医学会麻醉学分会年会。

（九）世界静脉麻醉大会，2018 年 8 月 15 日—18 日，马来西亚吉隆坡

2018 年世界静脉麻醉大会（SIVA-TCI 2018）于 2018 年 8 月 15 日—18 日在马来西亚吉隆坡市会展中心隆重召开，会议以 "Journey to the Future" 为主旨，为历届静脉麻醉年会最大规模。王月兰教授和杨立群教授代表中华医学会麻醉学分会参加大会（图 1-12）。

上海交通大学医学院附属仁济医院杨立群教授接受大会组委会的邀请，与两位韩国教授共同主持器官移植麻醉学术场次，同时也代表中华医学会麻醉学分会就《儿童肝移植麻醉与围术期处理》进行主题发言，详细介绍了我国近年来临床肝移植，尤其是儿童肝移植的长足进步。25 分钟的汇报得到热烈反响，与会专家和代表积极提问，讨论热烈。大会主席在会场总结

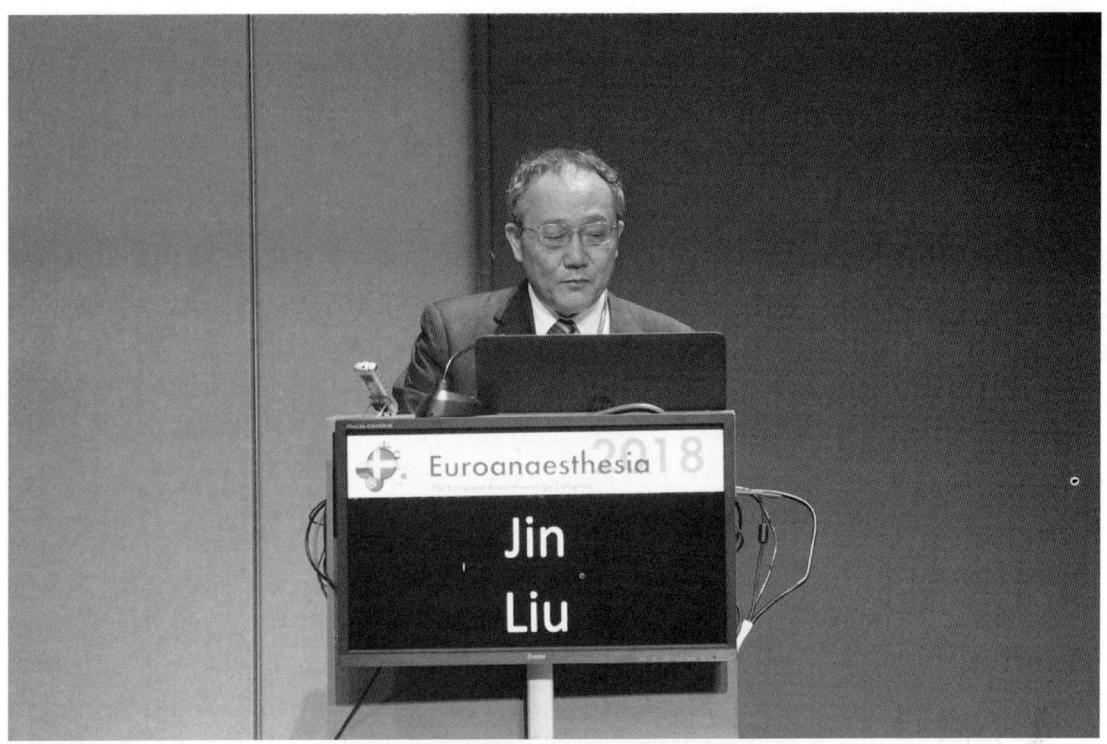

图 1-11 刘进教授在欧洲麻醉学会年会演讲

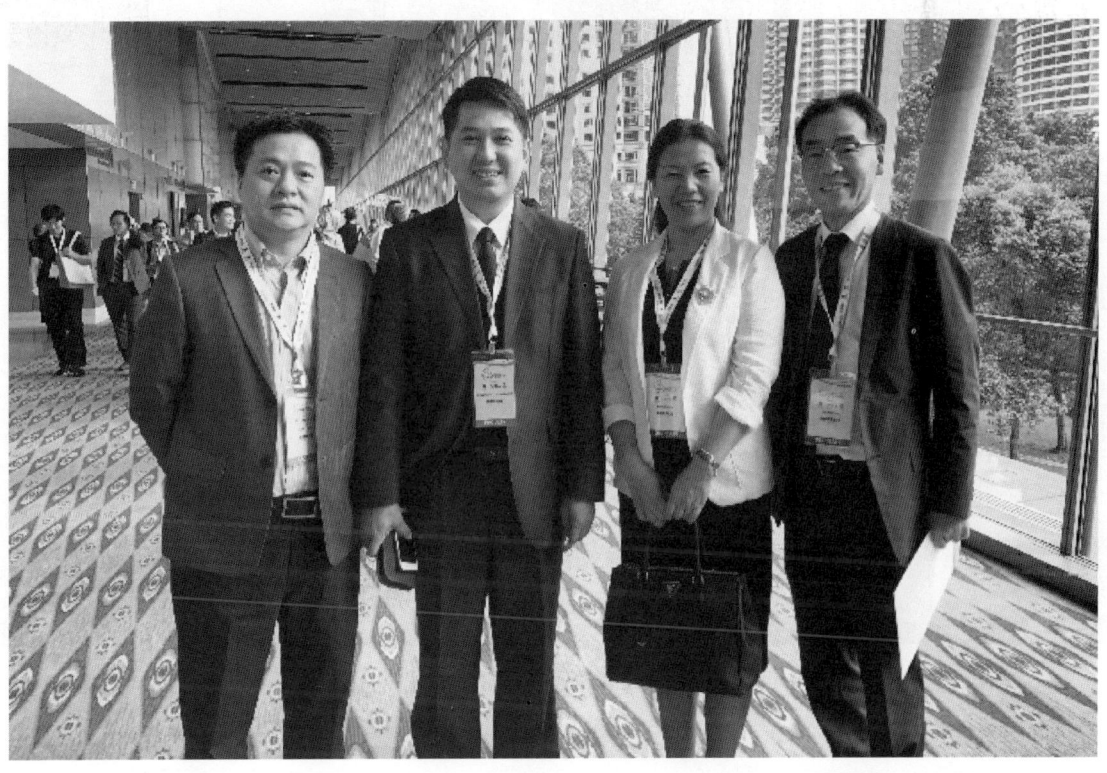

图 1-12 王月兰教授、杨立群教授与泰国静脉麻醉学会主席 SuraphongLorsomradee 教授、韩国静脉麻醉学会主席 Tae-Yop Kim 教授在世界静脉麻醉大会合影

时高度赞扬了中国器官移植工作近年来的长足发展，评价其麻醉管理的水准已经达到国际先进水平。

（十）美国麻醉医师学会年会（ASA 年会），2018 年 10 月 13 日—17 日，美国旧金山

2018 年 10 月 13 日，ASA 年会在美国旧金山召开，中华医学会麻醉学分会候任主任委员黄宇光教授等代表中华医学会麻醉学分会与各国麻醉专家们针对麻醉学界最前沿的学术研究进行分享和讨论（图 1-13）。在为期 5 天的会议中，黄宇光教授带领中国麻醉团队充分展现了中国麻醉学界的迅猛发展及中国麻醉医师的骄人成就，促进了中国麻醉学界与世界麻醉学界的交流，推动学术、临床、教学共同发展，并在 ASA 年会上积极宣传 2018 年亚澳麻醉大会及中华医学会全国麻醉学术年会（图 1-14）。

（十一）"一带一路"国际学术交流项目

为响应国家"一带一路"倡议，加强"一带一路"国家麻醉学科交流，国内 10 家医院麻醉科接收首批 10 名"一带一路"沿线国家学员（表 1-6）。

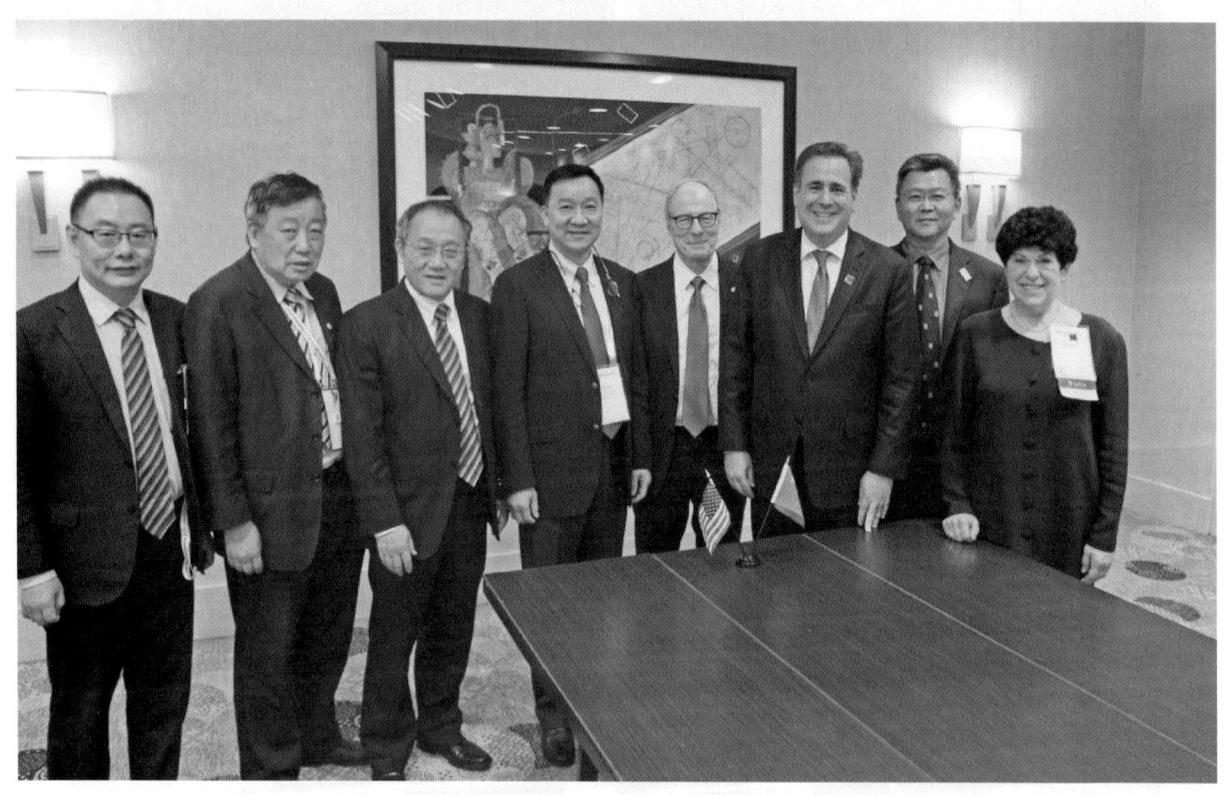

图 1-13　黄宇光教授、刘进教授、姚尚龙教授与美国 ASA 主席和领导层合影

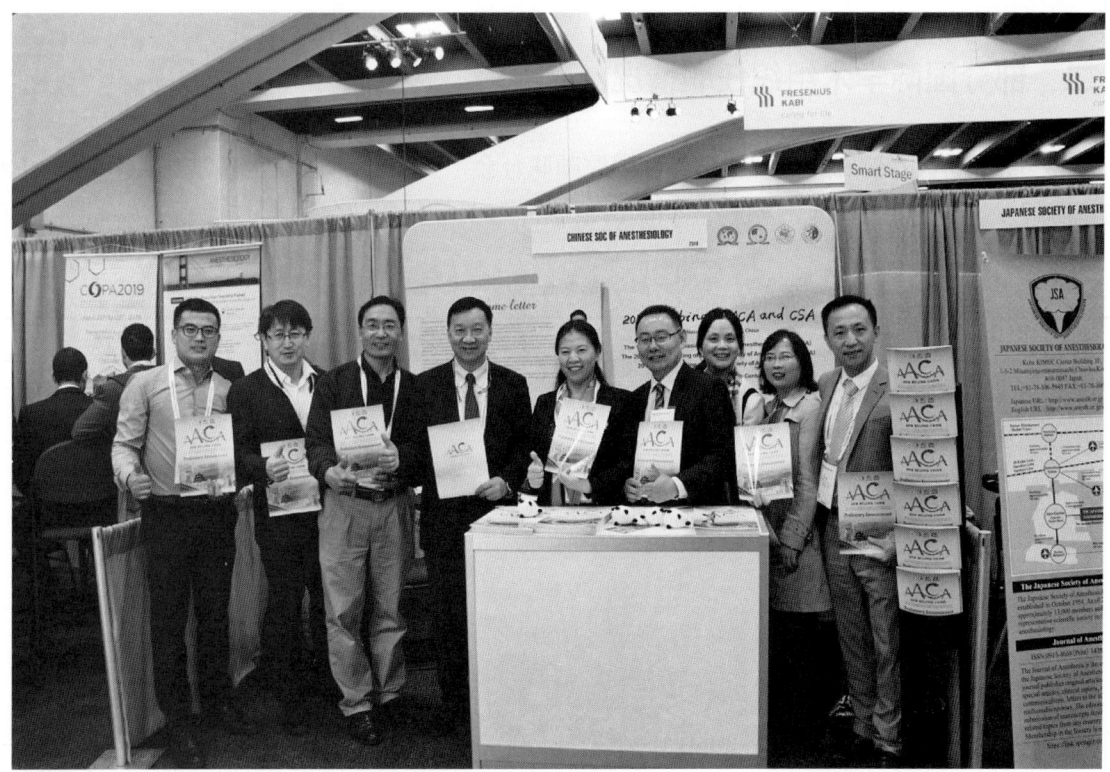

图1-14 中国代表团在ASA积极宣传2018年中华医学会全国麻醉学术年会

表1-6 国内10家医院麻醉科接收首批10名"一带一路"沿途学员

	培训单位		学员信息	
1	中国医学科学院北京协和医院	缅甸	SabaiPhyo	North Okkalapa General and Teaching Hospital
2	解放军总医院	缅甸	Ei Mon Wai	Yankin's Children Hospital
3	华中科技大学同济医学院附属协和医院	缅甸	Sao Akari Hnin	Thingangyun General Hospital
4	华中科技大学同济医学院附属同济医院	菲律宾	Allan Benson AbanadorGamo	National Children's Hospital
5	郑州大学附属第一医院	菲律宾	Sherry Lyn P Domenden-Caisip	Tarlac Provincial Hospital
6	南京大学医学院附属鼓楼医院	尼泊尔	Puspa Raj Poudel	National Academy of Medical Sciences, Bir Hospital
7	中国医科大学附属第一医院	泰国	PattraMettasittigorn	Thammasat University
8	四川大学华西医院	新加坡	Florence Fatima C. Bucsit	Memorial Research and Medical Center
9	北京积水潭医院	柬埔寨	Ann Rotha	Preah KetMealea Hospital
10	温州医科大学附属第二医院	埃及	Ahmed Almoatasem Ammar	Alexandria University

（十二）第15届亚澳麻醉学术年会，2018年11月1日—5日，中国北京

详见国内学术会议"中华医学会第26次全国麻醉学术年会暨第15届亚澳麻醉学术年会"。

二、部分国际学术组织任职情况

2018年全国有10位麻醉学者在世界麻醉医师联合会（WFSA）、亚澳麻醉理事会（AARS）和美国老年麻醉促进学会（SAGA）等世界学术组织中任职，具体任职情况见表1-7。

表1-7 我国麻醉学专家在国际学术组织任职情况

姓名	国际学术组织	任职
熊利泽	AARS	主席
黄宇光	WFSA	常务理事、AARS常务理事
田玉科	WFSA	章程委员会委员
刘 进	WFSA	教育委员会委员
邓小明	WFSA	出版委员会委员
于布为	WFSA	科学委员会委员
米卫东	WFSA	维权委员会委员
俞卫锋	WFSA	疼痛管理委员会委员
王天龙	SAGA	理事

（赵 磊 李中嘉 王天龙）

第六节 中国麻醉学者获得重点研发和国家自然科学基金情况分析

国家自然科学基金设立已有30余年，在此期间，麻醉学科不断发展，逐渐壮大，麻醉学的科研水平及地位正在逐渐提高。2018年麻醉学科国家自然科学基金以及国家重点研发项目中标数量为171项，涉及麻醉药物作用机制、疼痛与神经科学、重症科学等多个方面，研究项目涉及全身各个系统，范围十分广泛。但囿于目前尚无完善的检索系统能够查全麻醉学科所有国家自然基金中标项目，只能针对麻醉学科的常规关键研究领域进行检索并简要分析。

一、国家重点研发计划项目

国家重点研发计划是针对事关国计民生的重大社会公益性研究，以及事关产业核心竞争力、整体自主创新能力和国家安全的战略性、基础性、前瞻性重大科学问题、重大共性关键技术和产品的研究，为国民经济和社会发展主要领域提供持续性的支撑和引领。2018年麻醉相关的国家重点研发项目有3项，分别是四川大学华西医院与解放军总医院[1]牵头的老年围术期风险分级与差异化管理技术方案研究；以及陆军军医大学[2-3]牵头的基于人工智能的危重症事件追踪预警及决策支持服务与基于物联网技术的围术期生命监测支持仪器的评价研究。

二、麻醉药物与机械通气研究

在2018年国家自然科学基金中标项目中，检索到麻醉学基础研究项目共65项，其中青年基金33项。

（一）麻醉药物作用机制

麻醉药物是指可以使整个机体或机体局部暂时可逆，失去知觉及痛觉的药物。根据其作用范围可分为全身麻醉药及局部麻醉药，根据其作用特点和给药方式，可分为吸入麻醉药和静脉麻醉药，临床不同麻醉药均发挥重要作用，其中，各种麻醉药的作用机制一直是研究者关注的重点。2018年涉及此方面的国家自然科学基金中标课题共有15项。其中，研究麻醉-觉醒的相关课题有4项，赵璇[4]的研究探索七氟烷激活丘脑背内侧核T型钙通道导致苏醒期躁动的下游细胞和环路机制；李燕[5]探索多巴胺转运蛋白在丙泊酚全身麻醉大鼠苏醒的作用；罗天元[6]的研究探索屏状核及其神经通路在全身麻醉药导致意识消失作用的机制；仝黎[7]探索VLPO/DR-VTA神经环路在麻醉-觉醒网络调控中的作用及机制。关于吸入麻醉药的研究，左云霞[8]认为星形胶质细胞形态可塑性参与吸入麻醉药物的作用机制研究；杨隆秋[9]探索非长链编码RNA-LIN在七氟烷引起的社会交往障碍中的机制；宋兴荣[10]探索七氟烷暴露后胶质细胞依赖的TSP1/NLS信号异常致突触发育障碍的机制；严佳[11]解释EAAT3/Glu/Tau磷酸化在七氟烷致发育期海马神经元树突棘可塑性改变中的作用机制；赵平[12]认为妊娠中期七氟烷麻醉通过自噬调节Nrf2干扰子代神经干细胞分化的机制；王胜[13]探索MEF2对TGF-β的转录调控在异氟烷后处理抗脑缺血再灌注损伤中的作用；此外，吴彬彬[14]研究基底外侧杏仁核至伏隔核环路对丙泊酚成瘾的调控及机制；金文哲[15]探索丙泊酚影响在体小鼠小脑皮质PF-PC、MLI-PC及MF-GC突触可塑性的机制；闵苏[16]研究突触可塑性与再可塑性在麻醉药减轻电休克学习记忆损伤中的作用及机制；朱杨子[17]研究丙泊酚增强PTSD模型大鼠恐惧记忆的杏仁核局部神经环路机制；冯秀晶[18]解释基于PI3K/AKT/Nrf2-NLRP3炎性小体途径研究右美托咪定干预慢性应激致海马损伤的作用机制。

（二）麻醉药物对脑部及神经的影响

无论是静脉麻醉还是吸入麻醉，其对患者神经功能的影响，不仅仅是患者关注的问题，同样也是麻醉医师最关注的问题之一。临床上，麻醉药物与麻醉技术对患者神经系统的影响十分复杂，吸引大量研究人员进行探索与研究，其中以麻醉与术后认知功能障碍之间的相关性最受关注。杨娇娇[19]、刘学胜[20]、赵鑫[21]、张富荣[22]、徐光红[23]、童建斌[24]、田莉[25]、苗晓蕾[26]、马刚[27]、郭向阳[28]、陈婵[29]几位研究人员分别探索大脑内神经元、神经通路在手术麻醉后的改变与术后认知功能障碍发生的相关性；郑晶晶[30]探索Treg细胞通过脑室脉络丛调节海马区血源性单核细胞浸润在大鼠体外循环诱发术后认知功能障碍中的作用；李国辉[31]探索HDAC6调控Tau蛋白磷酸化在七氟烷发育期神经毒性中的作用及机制；刘起东[32]研究lncRNA-Rik/miR-96/Sox6信号轴在七氟烷引起的神经发育毒性作用中的机制；赖忠盟[33]解释miR-125调控eEF2K/AGGF1-Cdh5维持脑血管完整性在七氟烷后处理对抗新生大鼠HIBD中的作用；费雪洁[34]探索LnRNA-C1orf在七氟烷引起的神经发育毒性中的机制；郑锋[35]探索SENP3介导PML蛋白去SUMO化调控七氟烷致发育期学习记忆障碍的作用机制；熊万霞[36]研究O-GlcNAc-SIRT1-mTOR信号通路调控细胞自噬在老年小鼠七氟烷吸入麻醉致神经细胞凋亡中的作用机制。

（三）麻醉药物对其他重要脏器作用

麻醉药物除了对中枢神经系统有影响，同时也会对其他系统与器官产生作用，这同样也是临床医师与科研工作者重点关注的问题。张士霞[37]探索基于内质网应激探讨右美托咪定对肝缺血再灌注损伤大鼠肝细胞凋亡的作用和机制；钱金桥[38]则研究右美托咪定预处理抑制肥大细胞脱颗粒在心脏抗I/R损伤中的机制。

（四）阿片类药物

阿片类药物是从阿片（罂粟）中提取的生物碱及体内外的衍生物，与中枢特异性受体相互作用，能缓解疼痛，产生欣快感。大剂量可导致木僵、昏迷和呼吸抑制。临床上阿片类药物的使用，弥补了麻醉药无法镇痛的弊端，为患者提供无痛的手术与操作。2018年涉及这一方面的国家自然科学基金项目共计18项。其中，莫志贤[39]、张建军[40]、昝桂影[41]、姜春懿[42]、崔伟华[43]、褚海辰[44]分别进行了阿片类成瘾、耐受及其相关机制的研究；蒲红伟[45]、金世云[46]探索阿片受体与心律失常、心肌缺血后损伤之间的相关性；王燕婷[47]解释基于泛素-蛋白酶体途径研究Hsp70在RGS4介导的吗啡诱导行为敏化中的作用机制；杨伊林[48]解释缺氧复氧时小胶质细胞对神经元的保护：δ-阿片受体与lncRNA MIAT调控的M2型转换机制；彭扣[49]研究池蝶蚌阿片肽及其受体介导的神经内分泌免疫调节及其在伤口修复中的作用；李清艳[50]研究含阿片药物致民航安全敏感岗位人员毒品检测假阳性的快速识别；李军平[51]解释P2Y1介导μ阿片受体调控结肠感觉传导环路的作用与机制；沈建通[52]认为p38MAPK可以调控PDIA3介导的内质网途径细胞凋亡抑制在瑞芬太尼预处理抗肠缺血再灌注损伤；张琪[53]利用标记活化神经元研究吗啡激活的伏隔核神经元在成瘾中的；万法萍[54]探索内吗啡肽2在抑痛过程中的促μ-阿片受体磷酸化作用及机制；兰艳[55]探索吗啡戒断期基底脑桥核到小脑颗粒细胞环路特异性谷氨酸能突触传递的变化；陈春花[56]研究Kappa阿片受体在缺血性脑卒中中的作用及机制。

（五）机械通气

机械通气是治疗呼吸衰竭和危重患者呼吸支持最为有效的手段，但长时间机械通气有可能诱发肺以及其他器官损伤，研究机械通气肺损伤机制及预防治疗方案是麻醉界的重要课题之一。2018年在申报国家自然科学基金该领域的课题中有3项中标。李永华[57]探索FGF21抑制NLRP3炎症小体通路减轻机械通气肺损伤的作用及机制；康焰[58]认为Integrin/FAK信号通路介导应力时间指数在ARDS机械通气所致肺损伤中发挥重要作用；皋源[59]研究机械牵张微环境诱导肺成纤维细胞代谢重编程致糖代谢稳态失衡机制，并解释机械通气促进脓毒症相关性肺纤维化的机制。

（六）其他

从 2018 年中标的国家自然科学基金项目来看，关于氯胺酮的研究得到更多、更广泛的关注。其中，陈环[60]研究氯胺酮致膀胱平滑肌损伤及其分子机制，周新雨[61]解释氯胺酮介导 cAMP/PKA/CREB 信号通路调控青幼期抑郁大鼠自杀特征行为机制，张凯[62]解释 R-氯胺酮经 TGF-β 信号通路抗抑郁作用机制，张宾[63]探索情感预期刺激探索氯胺酮抗抑郁疗效预测标记的功能磁共振的机制，米华[64]认为氧化应激介导的 Nrf2/mTOR/NF-κB 通路对氯胺酮相关性膀胱炎的影响和机制以及褪黑素的保护作用，居玲莎[65]解释 BDNF-Narp 介导的神经微环路 γ 振荡在氯胺酮调控恐惧消退中的作用及机制。

三、疼痛与镇痛研究

共检索到疼痛与镇痛研究相关课题 95 项，其中青年项目 50 项。

（一）神经病理性疼痛机制及治疗研究

神经病理性疼痛是一种由于躯体感觉神经系统的损伤或疾病而直接造成的疼痛，依原发损伤或功能障碍发生在神经内的位置主要分为周围神经病理性疼痛和中枢神经病理性疼痛两类。神经病理性疼痛的发生可能与物理性的机械损伤、代谢或营养性神经改变、病毒感染、药物或放射治疗的神经毒性、缺血性神经损害、神经递质功能障碍等因素相关，但由于其具体发生机制不明确，临床上目前缺少特异的治疗方法。神经病理性疼痛一直是疼痛相关领域中标数量最多的方向之一，2018 年国家自然科学基金中标课题与神经病理性疼痛相关的共有 34 项。

神经病理性疼痛的发病机制十分复杂，而针对其发病机制的研究所涵盖的范围也极其广泛。目前尚无一种学说可以全面地解释神经病理性疼痛发生的机制以及其在进展过程中的病理生理改变情况。根据研究所关注的解剖部位，我们大致可以将目前针对神经病理性疼痛机制的研究分为两类，即研究神经病理性疼痛中枢神经系统大脑内的细胞、结构、环路改变和神经病理性疼痛中脊髓与外周神经的变化。

魏绪红[66]认为，增强背侧海马锥体神经元兴奋可以抑制外周神经损伤引起的神经性疼痛，并探索这一现象的作用及其机制；孙丽[67]针对臂旁核外侧亚核调节神经性疼痛的环路机制进行解析研究；彭微微[68]则对自发/诱发疼痛中的神经振荡同步性及其对疼痛的调控机制进行研究；彭长庚[69]提出 MiR-183-96 在中枢神经系统中调制急性和神经性疼痛的作用及机制；吕云飞[70]提出蓝斑至内侧前额叶神经投射通路在大鼠疼痛共情反应中发挥重要作用；刘帆[71]研究神经损伤诱发 IgG 免疫复合物激活痛觉神经元 FcγRI 参与神经性疼痛的机制；李建[72]探索自噬-趋化因子交联介导星形胶质细胞-神经元交流参与神经性疼痛的机制；蒋斌[73]则认为神经性疼痛可以引起视觉皮质神经可塑性改变；郭曲练[74]研究前扣带回皮质-脊髓通路在神经性疼痛大鼠负性情绪与疼痛感知调节中的作用；曾俊伟[75]、张松[76]分别探索大鼠海马 miR-181c 在神经痛中的作用及其表达调控机制以及下丘脑后核-腹侧被盖区谷氨酸能神经环路调控神经性疼痛的细胞及分子机制；董铭[77]研究 TrkA 促进 KIF1A 去甲基化参与神经性疼痛的机制；陈罡[78]研究星形胶质细胞分泌的 Hevin 蛋白在神经性疼痛中的作用机制；吕沛林[79]主要关注于支链氨基酸代谢障碍抑制己糖激酶 1 加重神经性疼痛的机制。

同时，也有许多课题关注神经病理性疼痛时脊髓与外周神经的变化情况。缪雪蓉[80]阐述背根神经节特异性长链非编码 RNA 的发现，并探索其在神经性疼痛中的作用机制；谢曼修[81]、周俊[82]、戴文玲[83]分别探索脊髓 Endophilin A2 调控 DRG 神经元 Nav1.7 膜转位介导神经性疼痛的机制、LncRNA（XLOC_035479）调节 TAK1/mTOR/Caspase 信号轴介导脊髓神经元"自噬——凋亡对话"促进神经性疼痛机制和脊髓多巴胺 D1/D2 受体复合物调控神经性疼痛作用及机制；刘帆[84]研究神经损伤诱发 IgG 免疫复合物激活痛觉神经元 FcγRI 参与神经性疼痛的机制；张新胜[85]探索 TNF-α 调控 MG 介导腰椎间盘突出症根性神经痛的机制；高永静[86]研究卵泡抑素在背根神经节中调节神经性疼痛的机制；胡雅慧[87]研究 Gfi-1/MEL-18/HDAC 通路在长春新碱诱导的神经性疼痛中的作用。

此外，也有研究关注于神经病理性疼痛的临床治疗及其相应的机制。王欣[88]探索螺环哌嗪季铵盐类化合物的设计、合成及抗神经痛的作用；华续赟[89]研究外周信号通路改变"打破大脑疼痛环路"治疗灼性神经痛的中枢网络机制；钱长晖[90]认为 RhoA 信号通路参与夏天无改善受损神经微环境治疗坐骨神经痛的过程；叶加[91]探索螺环哌嗪季铵盐化合物 LXM-15 抗神经性疼痛作用及机制；陈曦[92]认为 A 型肉毒毒素通过 ClC-3 氯通道调控脊髓小胶质细胞表型转变治疗神经性疼痛，并探索其发生的机制。

主要关注于头面部疼痛的研究 3 项：张世红[93]探索扩散性三叉神经性疼痛中丘脑腹侧内侧核（VPM）感觉传入环路重构及 HMGB1 的作用；孙玉芳[94]则探索酪胺受体 TAAR1 参与三叉神经痛及其机制；康婷[95]探索机械敏感性离子通道 Piezo 在正畸牙周组织疼痛感受及骨改建中的功能。另外，刘文捷[96]认为 miR-9 靶向抑制 XIST 促 CALHM1 m6A 去甲基化参与糖尿病性神经痛的发生；李政[97]研究基于双效 FFAR1 激动剂的新型糖尿病神经性疼痛药物的分子构建、活性评估及作用机制。

（二）炎性疼痛机制及治疗研究

炎性疼痛是在无外部触发因素下的自发性疼痛，主要特征是正常的无害刺激亦可以引起疼痛。2018 年中标的项目中关于炎性疼痛机制及治疗研究相关的共有 7 项。洪寿海[98]的研究探索基于血液中 CXCL1 调节中性粒细胞源性阿片肽介导针刺抗炎性痛的外周机制；舒海华[99]认为前扣带回 KIBRA 调节 PKMζ/GluR1 通路介导开胸术后慢性疼痛，并探索其发生的机制；刘萍[100]研究 CD40/CD40L 调控 NF-κB 信号通路在骨性关节炎慢性疼痛中作用；高云亮[101]研究内皮素 A 受体/C 类纤维在慢性精神应激后间质性膀胱炎疼痛中的作用；朱兰[102]进行盆底重建术慢性疼痛临床应用解剖学及预防探索研究；刘伯一[103]认为 IL-33/ST2 通路参与急性痛风关节炎疼痛的神经免疫机制并进一步探索电针干预疼痛的作用机制。朱宏岩[104]解释 ALKBH5 通过调节 TRPV1 的 m6A 去甲基化介导慢性胰腺炎痛觉过敏的机制。

（三）癌性疼痛与内脏痛机制及治疗研究

癌性疼痛是疼痛部位需要修复或调节的信息传到神经中枢后引起的异常疼痛感觉，是造成癌晚期患者主要痛苦的原因之一，癌性疼痛是多方面因素共同作用的结果，包括躯体的、心理的、社会的和精神的因素。内脏痛也是如此，同样很难通过单一的机制或药物完全消除疼痛。叶达伟[105]研究NADPH氧化酶2来源的活性氧在骨癌痛中的作用及机制；杨雅琼[106]认为miR-133调控EGFR/MAPK通路在骨癌痛吗啡耐受中发挥作用；孙玉娥[107]认为脊髓水平RNF31通过泛素化MrgC介导偏向性激动Gαi信号通路是骨癌痛的发生机制；黄莹[108]探索外泌体转运miR-449a靶向调控GABRA3在骨癌痛发生中的作用及机制；郭池华[109]探索组蛋白去乙酰化酶-6在骨癌痛发生发展中的作用及机制；朱超[110]认为NRSF介导的μ阿片受体表达调控参与骨癌痛的机制，并进一步探索相关镇痛策略研究；邓雪婷[111]认为IL-33/SP参与调控胆囊癌神经浸润并促进癌性疼痛。

（四）慢性疼痛机制及治疗研究

慢性疼痛是指持续1个月以上的疼痛，有学者甚至把慢性疼痛比喻为不死的癌症。周非非[112]研究海马和前额叶皮质调控颈椎术后颈部疼痛慢性化转归的机制；杨菲[113]认为脊髓警报素IL-33/ST2信号轴参与中枢卒中后疼痛的发生与维持；徐啸翔[114]研究咬合干扰通过增强前扣带回兴奋性突触传递介导慢性咀嚼肌疼痛的机制；徐婷[115]认为CircMap1a调控L-苯丙氨酸代谢参与紫杉醇诱导慢性疼痛的作用；张智[116]认为MeCP2调控的神经环路适应性与慢性疼痛遗传密切相关；相宏飞[117]解释Tmem100调控TRPV1-TLR4神经免疫复合体在慢性盘源性疼痛中的作用机制；聂碧林[118]探索Circ_Anks1a通过上调Vegfb介导紫杉醇诱导的慢性疼痛的作用及机制；陶锋[119]认为脊髓内质网应激在长期饮酒致术后疼痛慢性化中发挥重要作用并探索其相关机制；任文杰[120]探索腹侧海马-前额叶皮质神经通路在慢性疼痛中的重塑及其对疼痛的特异性调控。

（五）传统医学治疗方法作用机制分子水平研究

对于慢性疼痛的治疗，我国的传统医学具有独到的理论，并已经在长期的临床实践中得到检验。目前，越来越多的研究关注于使用传统中医手段治疗慢性疼痛，并探索其机制作用。2018年中标的国家自然科学基金项目中，有11项与传统治疗疼痛及其机制研究相关。对于电针刺激治疗疼痛的研究，翁志军[121]探索电针刺激足三里与IBS大鼠内脏痛觉信息在DRG交互机制研究；许倩[122]认为电针刺激对神经性疼痛大鼠脊髓星形胶质细胞自噬会产生影响，并探索其相关机制；武彩花[123]解释电针调控lncRNA及其致痛靶基因*Rpl29*治疗带状疱疹后遗神经痛的机制；郭永明[124]研究基于脊髓CXCL1-CXCR2脱敏的手针镇痛机制。此外，熊伟[125]进行黄藤素对三叉神经节P2X7受体介导的三叉神经痛的作用研究；江爱娟[126]解释基于MAPK通路调控脊髓胶质细胞活化研究益气活血通络方防治糖尿病神经性疼痛的作用机制；陈乐春[127]解释基于PKC-P2X3通路探讨推拿点按法抑制神经性疼痛的外周敏化机制；何晓芬[128]、郑洁[129]分别探索基于脊髓小胶质细胞P2X4受体介导BDNF/TrkB-KCC2通路探讨低频电针干预糖尿病神经痛的作用机制和CB2R负性调控MAPK信号通路——从脊髓敏化角度研究电针治疗骨性关节炎慢性疼痛的康复新机制；赵国平[130]解释基于artemin/GFRα3调控TRP通道探讨当归四逆汤镇痛作用机制。卢栋明[131]则从LncBANCR介导ERK/mTOR调控自噬角度探讨推拿对SNL大鼠的镇痛效应机制。

（六）其他

疼痛会引起大脑高级中枢发生结构重塑，并与一系列认知行为学改变相关。周燕玲[132]认为BDNF介导的海马神经重塑在氯胺酮治疗抑郁-疼痛共病中发挥重要作用；周书[133]研究前额叶调控慢性疼痛感知及预后的神经心理机制及其临床监测；杜肖娜[134]探索痛（感）觉传递新"gate"——DRG对外周痛觉信号传递的调控及对疼痛行为的影响；张丽梅[135]探索基于去甲肾上腺素损害联合脑DTI和肌电图的帕金森病疼痛受体效应机制研究；张达颖[136]探索外侧僵核HCN通道在慢性疼痛伴发抑郁中的作用及机制；胡理[137]解释疼痛的认知神经科学；毛成洁[128]认为5-HT3受体介导Ca^{2+}/CaMKⅡ信号通路在帕金森病疼痛中发挥重要作用机制；刘勋[139]解释群际关系影响疼痛共情及利他性行为的中介效应分析和神经机制；曲卫敏[140]解释慢性神经痛性失眠的神经生物学机制；毕研芝[141]研究吸烟戒断诱发疼痛敏感性升高的大脑影像学研究。

阿片类药物及其相关受体与疼痛关系密切，移植是疼痛的机制与治疗研究的重点。刘通[142]、赵玉洁[143]分别研究肠道菌群-肠-脑轴功能稳态失衡介导吗啡镇痛耐受以及痛觉过敏的机制研究和CREB调控FTO介导的Bdnf mRNA m6A修饰在吗啡诱发痛觉过敏中的机制；张麟临[144]探索Neuroligin/Neurexin—Kalirin-7介导突触重塑在瑞芬太尼痛觉过敏中的调控机制；窦艳侬[145]认为脊髓mu型阿片受体参与痛觉调控的细胞和环路机制；吴宁[146]双重激动痛敏素受体/μ阿片受体的镇痛与成瘾的特征及机制研究。

有4项关于小胶质细胞在慢性疼痛中发挥作用的研究。金华[147]探索前扣带皮质小胶质细胞对吗啡痛觉过敏调控的性别差异性及其机制研究；张伟[148]探讨线粒体DNA损伤介导的脊髓小胶质细胞cGAS-STING炎症通路在睡眠紊乱诱发术后慢性疼痛中作用机制；孙绕[149]发现脊髓水平MerTK介导的小胶质细胞极化在术前焦虑应激致术后疼痛慢性化中的作用并探索其血管机制；傅开元[150]解释慢性疼痛模型中枢小胶质细胞活化方式及分子调控机制；张亮仁[151]研究ANO1蛋白抑制剂的设计、合成及镇痛作用；张春磊[152]探索两种罂粟科植物镇痛活性成分的发现及作用机制；翟宏斌[153]探索具有镇痛活性的乌头类生物碱Aconicarmisulfonine A的合成方法；石韫韬[154]研究靶向TRPA1通道的香豆素类镇痛活性成分结构优化及作用机制；丁一[155]探索山羊α_2D-肾上腺素能受体介导镇静和镇痛的特性与机制；崔剑[156]认为α_2AR-AMPKα信号通路介导损伤线粒体原位复能预防痛觉中枢敏化的机制；张治国[157]、张明[158]分别进行面向疼痛个体差异的脑电机制与解码方法与原发性痛经患者疼痛发展个体差异影像学研究。陈少霞[159]认为Calpain-2调控IL-6介导Nav1.6钠通道异常表达参与紫杉醇诱导的痛觉过敏；刘洋[160]研究RANKL通过调控Tpst1表达介导骨小梁骨折所致疼痛的机制。

四、心肺复苏

心肺复苏技术是一项重要的抢救技术，如何能够更有效地复苏并最大程度减少复苏后并发症是研究的关键问题。2018年此方向国家自然科学基金中标课题共9项。邓海霞[161]分析ciRS-7/miR-7/mTOR/p70S6K信号通路介导神经元自噬导致大鼠复苏后脑损伤的机制及参附注射液的干预研究；韩非[162]探索意外深低温心搏骤停ECPB复苏时NHE1/SIRT3/CypD通路调控mPTP开放对神经系统的保护作用及机制；武军元[163]分析内皮素-1/NO系统在复苏后亚低温治疗时调节脑微循环血流的作用及机制；何亚荣[164]分析HMGB1-RAGE轴促自体MSCs动员调控心肺复苏后全脑缺血再灌注损伤的机制；陈蒙华[165]认为ERK抑制剂经由线粒体动力学-自噬途径促进心肺复苏后神经细胞生存；曹国彦[166]则对危重患者复苏的数据驱动模型参数辨识与鲁棒线性参变控制进行探索研究；赵维民[167]进行具有神经保护和降低体温双重功效抗脑缺血-再灌注损伤药物先导化合物的发现研究；谢嵘[168]探索星形胶质细胞外泌体miRNA-485调控脑缺血再灌注损伤的作用及机制；黄燕[169]研究芎芪合剂对于调控NMDA受体-调节神经突触在脑缺血再灌注损伤中的机制研究。

五、体外循环

体外循环器官保护是心脏外科麻醉过程中永恒的课题，2018年申报国家自然科学基金课题中有3项中标，相比于2017年减少了1项。课题分别探索体外循环相关肺损伤、体外循环诱发术后认知功能障碍等方向以及体外循环的模拟实验系统研发[27, 170-171]。

（陆智杰）

参考标书

[1] 四川大学华西医院. 老年围术期风险分级与差异化管理技术方案研究. 2018YFC2001800.
[2] 陆军军医大学. 基于人工智能的危重症事件追踪预警及决策支持服务研究. 2018YFC0116700.
[3] 陆军军医大学. 基于物联网技术的围术期生命监测支持仪器的评价研究. 2018YFC0117200.
[4] 赵璇. 七氟烷激活丘脑背内侧核T型钙通道导致苏醒期躁动的下游细胞和环路机制. 81873787.
[5] 李燕. 多巴胺转运蛋白在丙泊酚全麻大鼠苏醒的作用研究. 81860209.
[6] 罗天元. 屏状核及其神经通路在全身麻醉药致意识消失作用的机制研究. 81860639.
[7] 仝黎. VLPO/DR-VTA神经环路在麻醉-觉醒网络调控中的作用及机制研究. 81801366.
[8] 左云霞. 星形胶质细胞形态可塑性参与吸入麻醉药物的作用机制研究. 81873808.
[9] 杨隆秋. 非长链编码RNA-LIN在七氟烷引起的社会交往障碍中的机制研究. 81870855.
[10] 宋兴荣. 七氟醚暴露后胶质细胞依赖的TSP1/NLs信号异常致突触发育障碍的机制研究. 81870823.
[11] 严佳. EAAT3/Glu/Tau磷酸化在七氟烷致发育期海马神经元树突棘可塑性改变中的作用机制. 81870818.
[12] 赵平. 孕中期七氟醚麻醉通过自噬调节Nrf2干扰子代神经干细胞分化的机制研究. 81870838.
[13] 土胜. MEF2对TGF-β的转录调控在异氟醚后处理抗脑缺血-再灌注损伤中的作用. 81860249.
[14] 吴彬彬. 基底外侧杏仁核至伏隔核环路对丙泊酚成瘾的调控及机制. 81801320.
[15] 金文哲. 丙泊酚影响在体小鼠小脑皮层PF-PC、MLI-PC及MF-GC突触可塑性的机制. 81860206.
[16] 闵苏. 突触可塑性与再可塑性在麻醉药减轻电休克学习记忆损伤中的作用及机制. 81873798.
[17] 朱杨子. 丙泊酚增强PTSD模型大鼠恐惧记忆的杏仁核局部神经环路机制研究. 81801332.
[18] 冯秀晶. 基于PI3K/AKT/Nrf2-NLRP3炎性小体途径研究右美托咪定干预慢性应激致海马损伤的作用机制.

31802251.

[19] 杨娇娇. CRH 神经元在应激致七氟烷暴露后新生大鼠远期认知功能损伤中的作用及机制. 81801074.

[20] 刘学胜. C60-RAPA 纳米微球上调自噬和突触 CaMK Ⅱ 在改善七氟烷诱导 POCD 中的作用机制研究. 81870841.

[21] 赵鑫. CREB-NR2B 反馈调控过程对脑衰老相关胰岛素抵抗与 TGF-β 信号通路紊乱对话的作用及其在术后认知功能障碍中的意义. 81801380.

[22] 张富荣. miR-199/HIF-1α 参与老年术后认知功能障碍的机制研究. 81860208.

[23] 徐光红. 术后认知功能障碍易感基因鉴定及其作用机制研究. 81870837.

[24] 童建斌. 海马－内侧前额叶环路损伤与术后认知功能障碍的关系及其分子机制研究. 81870861.

[25] 田莉. TGF-β/SMAD 参与小胶质细胞活化调控术后认知功能障碍发病机制的作用研究. 81870824.

[26] 苗晓蕾. GIP/GIP 受体信号作为术后认知功能障碍治疗靶点的实验研究. 81801055.

[27] 马刚. NLRP3 炎症小体活化在术后认知功能障碍中的作用及其机制研究. 81860213.

[28] 郭向阳. α-突触核蛋白寡聚化在术后认知功能障碍转归中的作用及分子机制. 81873726.

[29] 陈婵. CircRNA_itsn1 及其靶向基因 ITSN1 在术后认知功能障碍发生中的作用及机制研究. 81870858.

[30] 郑晶晶. Treg 细胞通过脑室脉络丛调节海马区血源性单核细胞浸润在大鼠体外循环诱发术后认知功能障碍中的作用研究. 81801078.

[31] 李国辉. HDAC6 调控 Tau 蛋白磷酸化在七氟醚发育期神经毒性中的作用及机制. 81803629.

[32] 刘起东. lncRNA-Rik/miR-96/Sox6 信号轴在七氟烷引起的神经发育毒性作用中的机制研究. 81801067.

[33] 赖忠盟. miR-125 调控 eEF2K/AGGF1-Cdh5 维持脑血管完整性在七氟烷后处理对抗新生大鼠 HIBD 中的作用. 81870226.

[34] 费雪洁. LnRNA-C1orf 在七氟烷引起的神经发育毒性中的机制研究. 81801047.

[35] 郑锋. SENP3 介导 PML 蛋白去 SUMO 化调控七氟醚致发育期学习记忆障碍的作用机制研究. 81801082.

[36] 熊万霞. O-GlcNAc-SIRT1-mTOR 信号通路调控细胞自噬在老年小鼠七氟醚吸入麻醉致神经细胞凋亡中的作用机理研究. 81801376.

[37] 张士霞. 基于内质网应激探讨右美托咪定对肝脏缺血再灌注损伤大鼠肝细胞凋亡的作用和机制研究. 31802250.

[38] 钱金桥. 右美托咪定预处理抑制肥大细胞脱颗粒在心脏抗 I/R 损伤中的机制研究. 81860050.

[39] 莫志贤. 肠道菌群影响阿片类成瘾行为的分子模拟机制及其人参皂苷抗成瘾的菌群重塑研究. 81873030.

[40] 张建军. 海马 CA1 中 TET 介导的 DNA 去甲基化调控吗啡成瘾相关记忆形成的机制. 31871111.

[41] 昝桂影. 杏仁核强啡肽/kappa 阿片受体系统在吗啡戒断诱导的抑郁样行为中的作用及机制研究. 81801321.

[42] 姜春懿. 吗啡诱导的 HMGB1 对 Parkin-PINK1-线粒体自噬轴功能抑制在吗啡耐受中的作用及机制. 81870870.

[43] 崔伟华. 小窝蛋白-1 在吗啡介导神经可塑性改变中的作用及其对吗啡成瘾的影响. 81870865.

[44] 褚海辰. μ/δ 阿片受体异聚体活化小胶质细胞介导吗啡耐受的分子机制研究. 81873729.

[45] 蒲红伟. 阿片受体调节 Ca^{2+}/CaMK Ⅱ 信号通路在二乙酰吗啡致心律失常中的作用机制研究. 81860049.

[46] 金世云. 心脏干细胞源 μ 阿片受体经 Caveolin-3/MG53 通路介导吗啡预处理减轻慢性心衰心肌缺血后损伤的作用及机制. 81801938.

[47] 王燕婷. 基于泛素－蛋白酶体途径研究 Hsp70 在 RGS4 介导的吗啡诱导行为敏化中的作用机制. 81803511.

[48] 杨伊林. 缺氧复氧时小胶质细胞对神经元的保护：δ- 阿片受体与 lncRNA MIAT 调控的 M2 型转换机制. 81870906.

[49] 彭扣. 池蝶蚌阿片肽及其受体介导的神经内分泌免疫调节及其在伤口修复中的作用研究. 31860737.

[50] 李清艳. 含阿片药物致民航安全敏感岗位人员毒品检测假阳性的快速识别研究. U1833129.

[51] 李军平. P2Y1 介导 μ 阿片受体调控结肠感觉传导环路的作用与机制研究. 31860275

[52] 沈建通. p38MAPK 调控 PDIA3 介导的内质网途径细胞凋亡抑制在瑞芬太尼预处理抗肠缺血再灌注损伤中的作用. 81801887.

[53] 张琪. 利用标记活化神经元研究吗啡激活的伏隔核神经元在成瘾中的作用. 31800882.

[54] 万法萍. 内吗啡肽 2 在抑痛过程中的促 μ- 阿片受体磷酸化作用及机制. 81801104.

[55] 兰艳. 吗啡戒断期基底脑桥核到小脑颗粒细胞环路特异性谷氨酸能突触传递的变化. 81860251.

[56] 陈春花. Kappa 阿片受体在缺血性脑卒中中的作用及机制研究. 81873769.

[57] 李永华. FGF21 抑制 NLRP3 炎症小体通路减轻机械通气肺损伤的作用及机制. 81873945.

[58] 康焰. Integrin/FAK 信号通路介导应力时间指数在 ARDS 机械通气所致肺损伤中的作用及机制研究. 81873929.

[59] 皋源. 机械牵张微环境诱导肺成纤维细胞代谢重编程致糖代谢稳态失衡：机械通气促进脓毒症相关性肺纤维化的机制研究. 81870052.

[60] 陈环. 氯胺酮致膀胱平滑肌损伤及其分子机制研究. 81800670.

[61] 周新雨. 氯胺酮介导 cAMP/PKA/CREB 信号通路调控青幼期抑郁大鼠自杀特征行为机制研究. 81873800.

[62] 张凯. R- 氯胺酮经 TGF-β 信号通路抗抑郁作用机制研究. 81801341.

[63] 张宾. 情感预期刺激探索氯胺酮抗抑郁疗效预测标记的功能磁共振研究. 81801345.

[64] 米华. 氧化应激介导的 Nrf2/mTOR/NF-κB 通路对氯胺酮相关性膀胱炎的影响和机制以及褪黑素的保护作用研究. 81860142.

[65] 居玲莎. BDNF-Narp 介导的神经微环路 γ 振荡在氯胺酮调控恐惧消退中的作用及机制. 81801081.

[66] 魏绪红. 增强背侧海马锥体神经元兴奋抑制外周神经损伤引起的神经性疼痛的作用及其机制研究. 81870969.

[67] 孙丽. 臂旁核外侧亚核调节神经性疼痛的环路机制解析. 31800880.

[68] 彭微微. 自发 / 诱发疼痛中的神经振荡同步性及其对疼痛的调控机制研究. 31871127.

[69] 彭长庚. MiR-183-96 在中枢神经系统中调制急性和神经性疼痛的作用及机制研究. 31871063.

[70] 吕云飞. 蓝斑至内侧前额叶神经投射通路在大鼠疼痛共情反应中的机制研究. 81801118.

[71] 刘帆. 神经损伤诱发 IgG 免疫复合物激活痛觉神经元 FcγRI 参与神经性疼痛的机制研究. 81801114.

[72] 李建. 自噬－趋化因子交联介导星形胶质细胞－神经元交流参与神经性疼痛的机制研究. 81801097.

[73] 蒋斌. 神经性疼痛引起视觉皮层神经可塑性改变及其机理的研究. 81870869.

[74] 郭曲练. 前扣带回皮质－脊髓通路在神经性疼痛大鼠负性情绪与疼痛感知调节中的作用研究. 81873733.

[75] 曾俊伟. 大鼠海马 miR-181c 在神经痛中的作用及其表达调控机制研究. 31860291.
[76] 张松. 下丘脑后核－腹侧被盖区谷氨酸能神经环路调控神经性疼痛的细胞及分子机制研究. 81801096.
[77] 董铭. TrkA 促进 KIF1A 去甲基化参与神经性疼痛的机制研究. 31872772.
[78] 陈罡. 星型胶质细胞分泌的 Hevin 蛋白在神经性疼痛中的作用机制研究. 31872773.
[79] 吕沛林. 支链氨基酸代谢障碍抑制己糖激酶 1 加重神经性疼痛的机制研究. 81801117.
[80] 缪雪蓉. 背根神经节特异性长链非编码 RNA 的发现及其在神经性疼痛中的作用. 81870864.
[81] 谢曼修. Endophilin A2 调控 DRG 神经元 Nav1.7 膜转位介导神经性疼痛的机制研究. 81801112.
[82] 周俊. LncRNA（XLOC_035479）调节 TAK1/mTOR/Caspase 信号轴介导脊髓神经元"自噬－凋亡对话"促进神经性疼痛机制. 81870879.
[83] 戴文玲. 脊髓多巴胺 D1/D2 受体复合物调控神经性疼痛作用及机制研究. 81803752.
[84] 刘帆. 神经损伤诱发 IgG 免疫复合物激活痛觉神经元 FcγRI 参与神经性疼痛的机制研究. 81801114.
[85] 张新胜. TNF-α 调控 MG 介导腰椎间盘突出症根性神经痛的机制. 81801108.
[86] 高永静. 卵泡抑素在背根神经节中调节神经性疼痛的机制. 31871064.
[87] 胡雅慧. Gfi-1/MEL-18/HDAC 通路在长春新碱诱导的神经性疼痛中的作用研究. 81803642.
[88] 王欣. 螺环哌嗪季铵盐类化合物的设计、合成及抗神经痛活性研究. 21877005.
[89] 华续赟. 外周信号通路改变"打破大脑疼痛环路"治疗灼性神经痛的中枢网络机制研究. 81802249.
[90] 钱长晖. 基于 RhoA 信号通路探讨夏天无改善受损神经微环境治疗坐骨神经痛的研究. 81873167.
[91] 叶加. 螺环哌嗪季铵盐化合物 LXM-15 抗神经性疼痛作用及机制研究. 81870876.
[92] 陈曦. ClC-3 氯通道调控脊髓小胶质细胞表型转变在 A 型肉毒毒素治疗神经性疼痛中的机制研究. 81871849.
[93] 张世红. 扩散性三叉神经性疼痛中 VPM 感觉传入环路重构及 HMGB1 的作用研究. 81872843.
[94] 孙玉芳. 酪胺受体 TAAR1 参与三叉神经痛及其机制研究. 31800879.
[95] 康婷. 机械敏感性离子通道 Piezo 在正畸牙周组织疼痛感受及骨改建中的功能研究. 81801011.
[96] 刘文捷. miR-9 靶向抑制 XIST 促 CALHM1 m6A 去甲基化：糖尿病性神经痛机制研究. 81870884.
[97] 李政. 基于双效 FFAR1 激动剂的新型糖尿病神经性疼痛药物的分子构建、活性评估及作用机制研究. 81803341.
[98] 洪寿海. 基于血液中 CXCL1 调节中性粒细胞源性阿片肽介导针刺抗炎性痛的外周机制初步研究. 81804182.
[99] 舒海华. 前扣带回 KIBRA 调节 PKMζ/GluR1 通路介导开胸术后慢性疼痛的机制研究. 81870880.
[100] 刘萍. CD40/CD40L 调控 NF-κB 信号通路在骨性关节炎慢性疼痛中作用及机制. 81874034.
[101] 高云亮. 内皮素 A 受体/C 类纤维在慢性精神应激后间质性膀胱炎疼痛中的作用研究. 81800669.
[102] 朱兰. 盆底重建术慢性疼痛临床应用解剖学及预防探索研究. 81830043.
[103] 刘伯一. IL-33/ST2 通路参与急性痛风关节炎疼痛的神经免疫机制及电针干预作用研究. 81873365.
[104] 朱宏岩. ALKBH5 通过调节 TRPV1 的 m6A 去甲基化介导慢性胰腺炎痛觉过敏的机制研究. 81801109.
[105] 叶达伟. NADPH 氧化酶 2 来源的活性氧在骨癌痛中的作用及机制研究. 81873732.
[106] 杨雅琼. miR-133 调控 EGFR/MAPK 通路在骨癌痛吗啡耐受中的作用及机制研究. 81801094.
[107] 孙玉娥. 脊髓水平 RNF31 通过泛素化 MrgC 介导偏向性激动 Gαi 信号通路调控骨癌痛的机制研究.

81870871.

[108] 黄莹. 外泌体转运 miR-449a 靶向调控 GABRA3 在骨癌痛发生中的作用及机制研究. 81801100.

[109] 郭池华. 组蛋白去乙酰化酶 -6 在骨癌痛发生发展中的作用及机制研究. 81803099.

[110] 朱超. NRSF 介导的 μ 阿片受体表达调控参与骨癌痛的机制及相关镇痛策略研究. 81870885.

[111] 邓雪婷. IL-33/SP 调控胆囊癌神经浸润促进癌性疼痛的机制研究. 81801105.

[112] 周非非. 海马和前额叶皮层调控颈椎术后颈部疼痛慢性化转归的机制研究. 81874023.

[113] 杨菲. 脊髓警报素 IL-33/ST2 信号轴参与中枢卒中后疼痛的发生与维持. 81801101.

[114] 徐啸翔. 咬合干扰通过增强前扣带回兴奋性突触传递介导慢性咀嚼肌疼痛的机制研究. 81800998.

[115] 徐婷. CircMap1a 调控 L- 苯丙氨酸代谢参与紫杉醇诱导慢性疼痛的作用及机制研究. 81801103.

[116] 张智. MeCP2 调控的神经环路适应性与慢性疼痛遗传. 81870877.

[117] 相宏飞. Tmem100 调控 TRPV1-TLR4 神经免疫复合体在慢性盘源性疼痛中的作用机制研究. 81802190.

[118] 聂碧林. Circ_Anks1a 通过上调 Vegfb 介导紫杉醇诱导的慢性疼痛的作用及机制. 81801106.

[119] 陶锋. 脊髓内质网应激在长期饮酒致术后疼痛慢性化中的作用及其机制. 81870881.

[120] 任文杰. 腹侧海马 - 前额叶皮层神经通路在慢性疼痛中的重塑及其对疼痛的特异性调控. 81801116.

[121] 翁志军. 电针刺激足三里与 IBS 大鼠内脏痛觉信息在 DRG 交互机制研究. 81873367.

[122] 许倩. 电针刺激对神经性疼痛大鼠脊髓星形胶质细胞自噬的影响及其机制的研究. 81803859.

[123] 武彩花. 电针调控 lncRNA 及其致痛靶基因 Rpl29 治疗带状疱疹后遗神经痛的机制. 81804187.

[124] 郭永明. 基于脊髓 CXCL1-CXCR2 脱敏的手针镇痛机制研究. 81873368.

[125] 熊伟. 黄藤素对三叉神经节 P2X7 受体介导的三叉神经痛的作用研究. 81860199.

[126] 江爱娟. 基于 MAPK 通路调控脊髓胶质细胞活化研究益气活血通络方防治糖尿病神经性疼痛的作用机制. 81874457.

[127] 陈乐春. 基于 PKC-P2X3 通路探讨推拿点按法抑制神经性疼痛的外周敏化机制. 81804213.

[128] 何晓芬. 基于脊髓小胶质细胞 P2X4 受体介导 BDNF/TrkB-KCC2 通路探讨低频电针干预糖尿病神经痛的作用机制. 81804181.

[129] 郑洁. CB2R 负性调控 MAPK 信号通路——从脊髓敏化角度研究电针治疗骨性关节炎慢性疼痛的康复新机制. 81804162.

[130] 赵国平. 基于 artemin/GFRα3 调控 TRP 通道探讨当归四逆汤镇痛作用机制. 81874404.

[131] 卢栋明. 从 LncBANCR 介导 ERK/mTOR 调控自噬探讨推拿对 SNL 大鼠的镇痛效应机制. 81804215.

[132] 周燕玲. BDNF 介导的海马神经重塑在氯胺酮治疗抑郁 - 疼痛共病中的作用研究. 81801343.

[133] 周书. 前额叶调控慢性疼痛感知及预后的神经心理机制及其临床监测研究. 81801093.

[134] 杜肖娜. 痛（感）觉传递新"gate"——DRG 对外周痛觉信号传递的调控及对疼痛行为的影响. 81870872.

[135] 张丽梅. 基于去甲肾上腺素损害联合脑 DTI 和肌电图的帕金森病疼痛受体效应机制研究. 81871003.

[136] 张达颖. 外侧僵核 HCN 通道在慢性疼痛伴发抑郁中的作用及机制研究. 81860216.

[137] 胡理. 疼痛的认知神经科学. 31822025.

[138] 毛成洁. 5-HT3 受体介导 Ca^{2+}/CaMK Ⅱ 信号通路在帕金森病疼痛中的作用机制研究. 81801258.

[139] 刘勋. 群际关系影响疼痛共情及利他性行为的中介效应分析和神经机制. 31871142.

[140] 曲卫敏. 慢性神经痛性失眠的神经生物学机制. 31871072.

[141] 毕研芝. 吸烟戒断诱发疼痛敏感性升高的大脑影像学研究. 31800926.

[142] 刘通. 肠道菌群-肠-脑轴功能稳态失衡介导吗啡镇痛耐受以及痛觉过敏的机制研究. 81870874.

[143] 赵玉洁. CREB 调控 FTO 介导的 Bdnf mRNA m6A 修饰在吗啡诱发痛觉过敏中的机制. 81801095.

[144] 张麟临. Neuroligin/Neurexin—Kalirin-7 介导突触重塑在瑞芬太尼痛觉过敏中的调控机制. 81801107.

[145] 窦艳依. 脊髓 mu 型阿片受体参与痛觉调控的细胞和环路机制. 31800877.

[146] 吴宁. 双重激动痛敏素受体/μ 阿片受体的镇痛与成瘾的特征及机制研究. 81874310.

[147] 金华. 前扣带皮层小胶质细胞对吗啡痛觉过敏调控的性别差异性及其机制研究. 81860218.

[148] 张伟. 线粒体 DNA 损伤介导的脊髓小胶质细胞 cGAS-STING 炎症通路在睡眠紊乱诱发术后慢性疼痛中的作用及机制研究. 81870875.

[149] 孙绕. 脊髓水平 MerTK 介导的小胶质细胞极化在术前焦虑应激致术后疼痛慢性化中的作用及机制研究. 81801113.

[150] 傅开元. 慢性疼痛模型中枢小胶质细胞活化方式及分子调控机制. 81870788.

[151] 张亮仁. ANO1 蛋白抑制剂的设计与合成及镇痛作用研究. 81872730.

[152] 张春磊. 两种罂粟科植物镇痛活性成分的发现及作用机制研究. 81872974.

[153] 翟宏斌. 具有镇痛活性的乌头类生物碱 Aconicarmisulfonine A 的合成研究. 21871018.

[154] 石韫韬. 靶向 TRPA1 通道的香豆素类镇痛活性成分结构优化及作用机制研究. 81803386.

[155] 丁一. 山羊 α_2D-肾上腺素能受体介导镇静和镇痛的特性与机制. 31802255.

[156] 崔剑. α_2AR-AMPKα 信号通路介导损伤线粒体原位复能预防痛觉中枢敏化的机制研究. 81870883.

[157] 张治国. 面向疼痛个体差异的脑电机制与解码方法研究. 81871443.

[158] 张明. 原发性痛经患者疼痛发展个体差异影像学研究. 81871331.

[159] 陈少霞. Calpain-2 调控 IL-6 介导 Nav1.6 钠通道异常表达参与紫杉醇诱导的痛觉过敏. 81801111.

[160] 刘洋. RANKL 通过调控 Tpst1 表达介导骨小梁骨折所致疼痛的机制研究. 81802186.

[161] 邓海霞. ciRS-7/miR-7/mTOR/p70S6K 信号通路介导神经元自噬导致大鼠复苏后脑损伤的机制及参附注射液的干预研究. 81860789.

[162] 韩非. 意外深低温心跳骤停 ECPB 复苏时 NHE1/SIRT3/CypD 通路调控 mPTP 开放对神经系统的保护作用及机制研究. 81871515.

[163] 武军元. 内皮素 -1/NO 系统在复苏后亚低温治疗时调节脑微循环血流的作用及机制研究. 81801882.

[164] 何亚荣. HMGB1-RAGE 轴促自体 MSCs 动员调控心肺复苏后全脑缺血-再灌注损伤的机制研究. 81801883.

[165] 陈蒙华. ERK 抑制剂经由线粒体动力学-自噬途径促进心肺复苏后神经细胞生存研究. 81860333.

[166] 曹国彦. 危重病人复苏的数据驱动模型参数辨识与鲁棒线性参变控制研究. 61803303.

[167] 赵维民. 具有神经保护和降低体温双重功效抗脑缺血-再灌注损伤药物先导化合物的发现研究. 21877119.

[168] 谢嵘. 星形胶质细胞外泌体 miRNA-485 调控脑缺血-再灌注损伤的作用及机制研究. 81870909.

[169] 黄燕. 芎芍合剂对于调控 NMDA 受体-调节神经突触在脑缺血-再灌注损伤中的机制研究. 81873262.

[170] 李文雷. miR-145 调控 ACE-Ang Ⅱ 通路介导肺微血管内皮细胞在体外循环致大鼠肺损伤中的作用研究. 81800280.

[171] 徐博翎. 多维度混合型体外循环模拟实验系统研发. 81811530341.

第七节　中国麻醉学教育与培训

2018年是麻醉学科的欢喜之年，七部委联合发文《关于印发加强和完善麻醉医疗服务意见的通知》，通知指出，麻醉学是临床医学的重要组成部分，麻醉科是体现医疗机构综合能力的重要临床专科。加强和完善麻醉医疗服务，是健康中国建设和卫生事业发展的重要内容，对于提升医疗服务能力，适应不断增长的医疗服务需求，满足人民日益增长的美好生活需要具有重要意义。通知在指出麻醉学科重要性的同时，也提出总体目标，力争到2020年麻醉医师数量增加到9万人，2030年增加到14万人，2035年麻醉医师数量增加到16万人。

一、医学生教育

2018年11月22日—25日，由中国高等教育学会医学教育专业委员会主办，麻醉学教育组、遵义医科大学承办的"第二十三次全国高等麻醉学专业研讨会""第三届医学院校临床医学专业《麻醉学》独立开课讲课比赛""第四届全国医学院校麻醉学专业学生麻醉学知识竞赛"在遵义医科大学举行（图1-15）。会议就"构建具有中国特色的麻醉学终身教育体系，加强麻醉学二级临床学科内涵建设"，落实"中国未来发展、中华民族伟大复兴，关键靠人才、根本在教育"等主题展开广泛的交流和深入的学术探讨。共有40位选手参加第三届全国医学院校临床医学专业《麻醉学》独立开课讲课

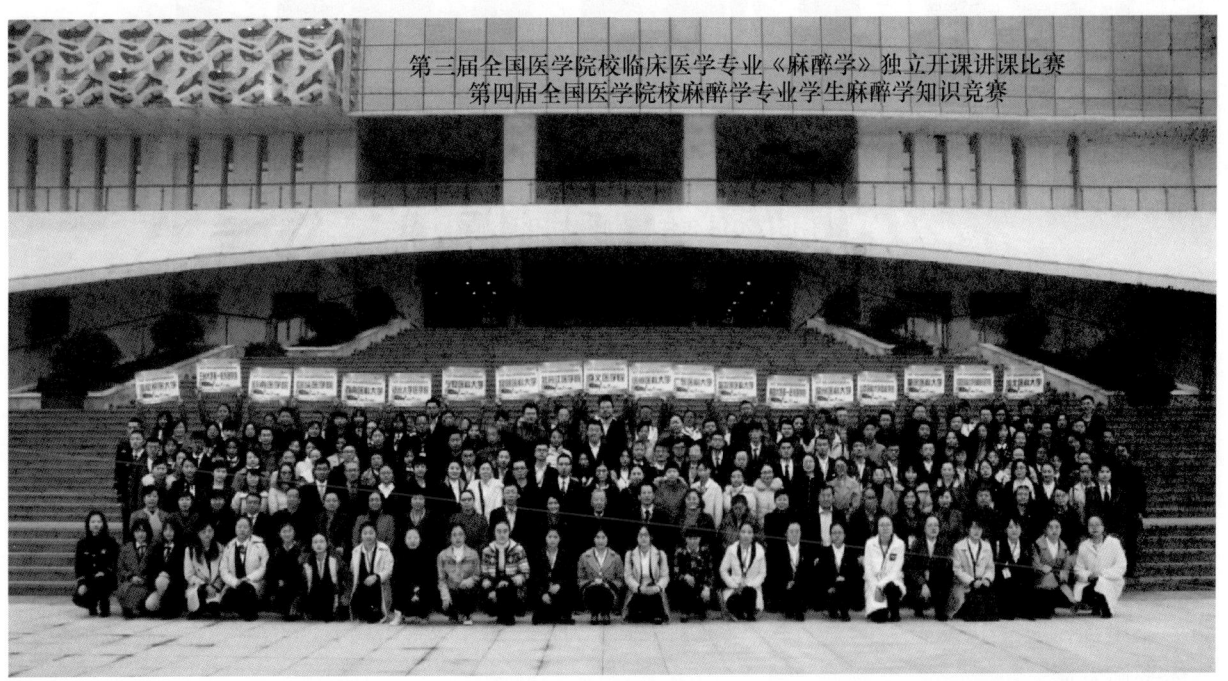

图1-15　"第三届医学院校临床医学专业《麻醉学》独立开课讲课比赛""第四届全国医学院校麻醉学专业学生麻醉学知识竞赛"在遵义医科大学举行

比赛，12位参赛选手进入决赛。22支代表队参加第四届全国医学院校麻醉学专业学生麻醉学知识竞赛，此次知识竞赛激发了同学们学习麻醉学知识的热情，加强了对同学们的麻醉知识教育，并在生动有趣的竞赛氛围中展示了同学们的知识储备。

二、住院医师培训

2018年住院医师规范化培训高峰论坛在北京召开（图1-16），本次论坛以"聚焦质量、精细管理、提升胜任力"为主题，来自全国的550家住院医师规范化培训基地相关工作负责人、基地主任、带教老师等参加会议，参会人数达7000余人。开幕式上表彰了2018年住院医师规范化培训"优秀住培基地负责人""优秀住培管理工作者""优秀专业基地主任""优秀带教老师""优秀住院医师"共计180名。

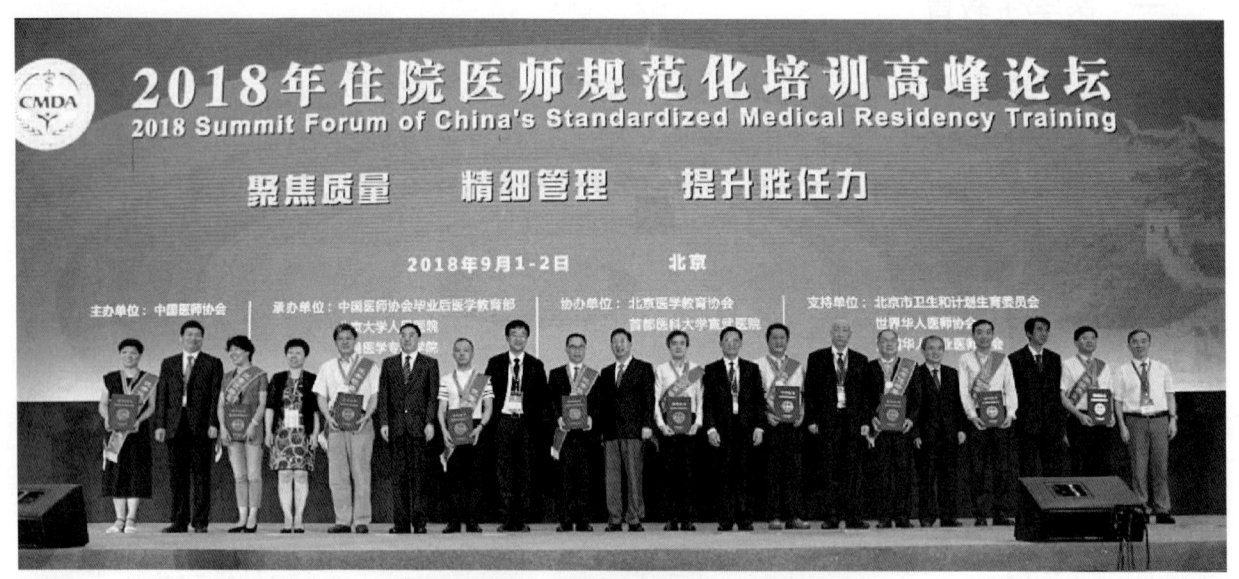

图1-16　2018年住院医师规范化培训高峰论坛

自2014年初启动住院医师规范化培训，我国住院医师规范化培训工作已经走过了4年，这4年中取得的主要成绩有5点：政策体系基本形成，工作机制基本建立，培训体系逐步健全，各地（包括中央）的财政投入不断加大，培训人数逐年增加，培训成效逐步显现。目前，全国建立了859家住院医师规范化培训基地，2017年有4万多名培训合格的住院医师规范化培训学员走上临床岗位。

2018年中国医师协会对住院医师规范化培训工作进行调查，结果显示，70%的住院医师规范化培训医师、93%的住院医师规范化培训基地管理人员和90%以上的带教老师都认为这项制度非常必要、非常重要。我国住院医师规范化培训基地建设方面已经从政府推动转变为各基地自觉行动，在培训监管上，从过去的宽、松、软逐步转变为严、紧、实，从过去的单个基地比较好转向整体平衡发展。

下一步的重要工作包括3点：第一，成立中国医师教育培训学院，走专业化、实体化机构；第二，设立中国教育基金会，募集基金用在教育培训上，使这项工作更有支撑和基础；第三，为住院医师建立各种保障制度，比如保险制度，在积极推进医疗责任险和健康险的基础上，也为规范化培训医师设立险种。

2018年5月17日，中国医师协会在京召开住院医师规范化培训工作研讨会（图1-17），就完善培训模式、提高培训质量、保障培训待遇、优化培训结构等工作进行研讨。与会专家一致表示，医学是一门实践性很强的科学，通过实施严格、规范的住院医师培训，不断强化住院医师临床实践能力训练，能够帮助医学毕业生加快成长为合格的临床医师。国家于2014年在全国推动建立住院医师规范化培训制度，4年来取得了重要进展，但在培训模式、培训质量控制、培训期间待遇保障等方面也还面临着诸多挑战。同时，受经济社会发展水平和培训工作基础条件限制，各省（区、市）住院医师规范化培训制度建设的推进程度尚不完全一致，具体政策有所差别，国家宜采取积极稳妥的策略，既尊重先行先试地区的实践做法，又积极指导帮助其他地区迎头赶上，努力实现"到2020年，基本建立住院医师规范化培训制度，所有新进医疗岗位的本科及以上学历临床医师均接受住院医师规范化培训"的目标。住院医师规范化培训制度建设工作在我国还处于起步阶段，优质培训资源相对有限，政策红利尚不能立即覆盖所有的医学毕业生和在岗临床医师。培训招收对象的重点应放在医学类专业本科应届毕业生，以帮助他们更好更快地成才。在推进住院医师规范化培训过程中，特别是在2020年前的过渡时期，对于已毕业多年的临床医学硕士、博士专业学位研究生，是否参加住院医师规范化培训，可由其遵照培训基地所在省（区、市）有关政策规定执行；省（区、市）没有做出明确规定的，宜采取"老人老办法"，由其本人自愿选择，稳妥解决历史遗留问题。对于目前已取得临床、中医、口腔专

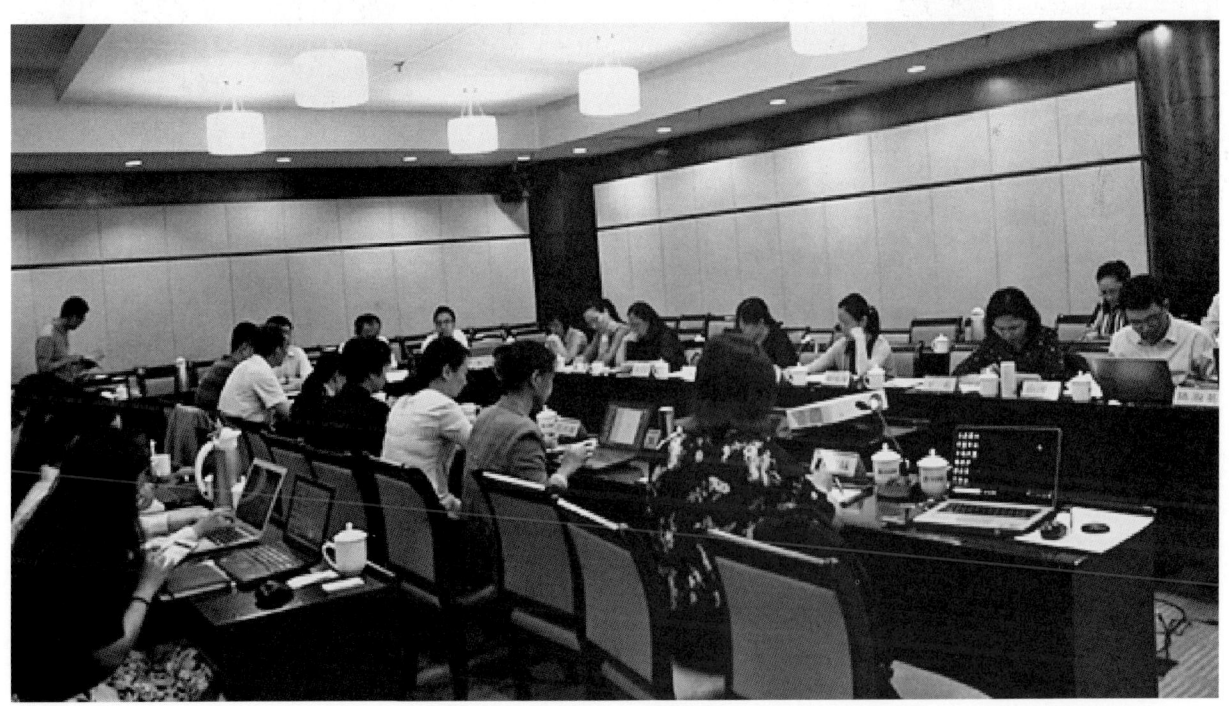

图1-17　中国医师协会在京召开住院医师规范化培训工作研讨会

业中级及以上职称的医师，鉴于他们已具备相当丰富的临床实践经验，可不作为住院医师规范化培训招收重点对象。国家卫生健康委日前在《2018年度住院医师规范化培训和助理全科医生培训招收与结业考核工作政策解读》的文件中已明确了相关意见，中国医师协会应指导各地完整、准确地领会政策制度精神，抓好贯彻落实。

2018年11月22日—23日，全国住院医师规范化培训年度业务水平测试如期举行。31个省（区、市）481家培训基地的47 812名住院医师参加测试。遵照国家卫健委领导有关指示和科教司要求，中国医师协会周密部署了考前各项准备工作。各省主管部门和各基地高度重视，各项考务安排缜密细致。广大考生们通过参加真实模拟测试，熟练掌握"手机考"这一新型考试形式（图1-18）。各考场考务管理人员高度负责，确保各考场秩序井然，使年度业务水平测评得以顺利进行和按期完成。本次测试，是对住院医师规范化培训学员培训成效的一次系统全面检验。近期，协会毕业后医学教育部将组织国内住院医师培训管理专家、医学考试专家、统计信息专家，与考核承担部门技术人员一起，对考核结果进行多维度分析研究，包括对各地区、各基地、各专业的培训水平和带教质量进行比较研判，对住院医师的考核成绩进行分地域、分专业排位，从而有针对性地提出培训质量改进对策，促进培训质量的更快提升。

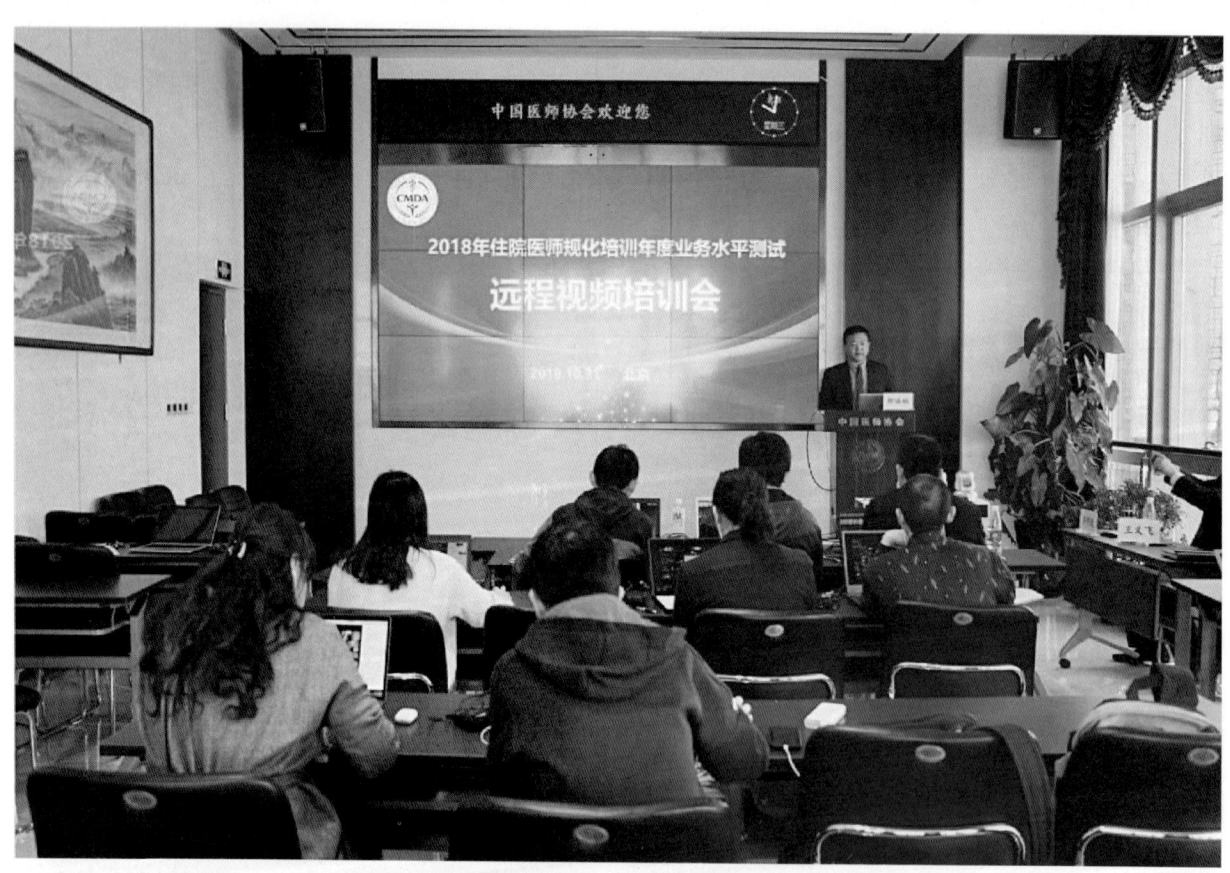

图1-18　2018年住院医师规范化培训年度业务水平测试远程视频培训会

三、教育著作

2018年11月3日,北京国家会议中心举办2017—2018年度麻醉学图书发布会。本次麻醉学新书发布会一共发布30部图书,其中教材2部,专著14部(麻醉随笔1部、科普著作1部)、译著14部。此次发布的麻醉学新书,既有国家卫生健康委员会"十三五"规划教材《麻醉学》,也有中国医学发展系列研究报告《麻醉学进展(2017)》,还有英文版参考书 Textbook of Anesthesiology and Perioperative Medicine(《麻醉与围术期医学教材》)。古麻今醉网推出一套3本专著,分别为《麻海新知》《论肿道麻》和《醉仁心胸》。尤其值得一提的是,本年度麻醉学新书大多以围术期医学为着眼点,如《围术期经食管超声心动图学》《麻醉与围术期医学》《围术期液体管理核心问题解析》《如何降低围手术期死亡率》。在麻醉学向围术期医学转变之路上,上述著作的出版将助力麻醉科医师的进一步成长。

四、教育研讨会

2018年4月28日在西安召开项目启动"麻醉与围术期医学科主任培训项目",自立项后的7个月间,共有开展培训项目22场,每场培训约30名科主任参与(图1-19)。每期培训总时长不少于2

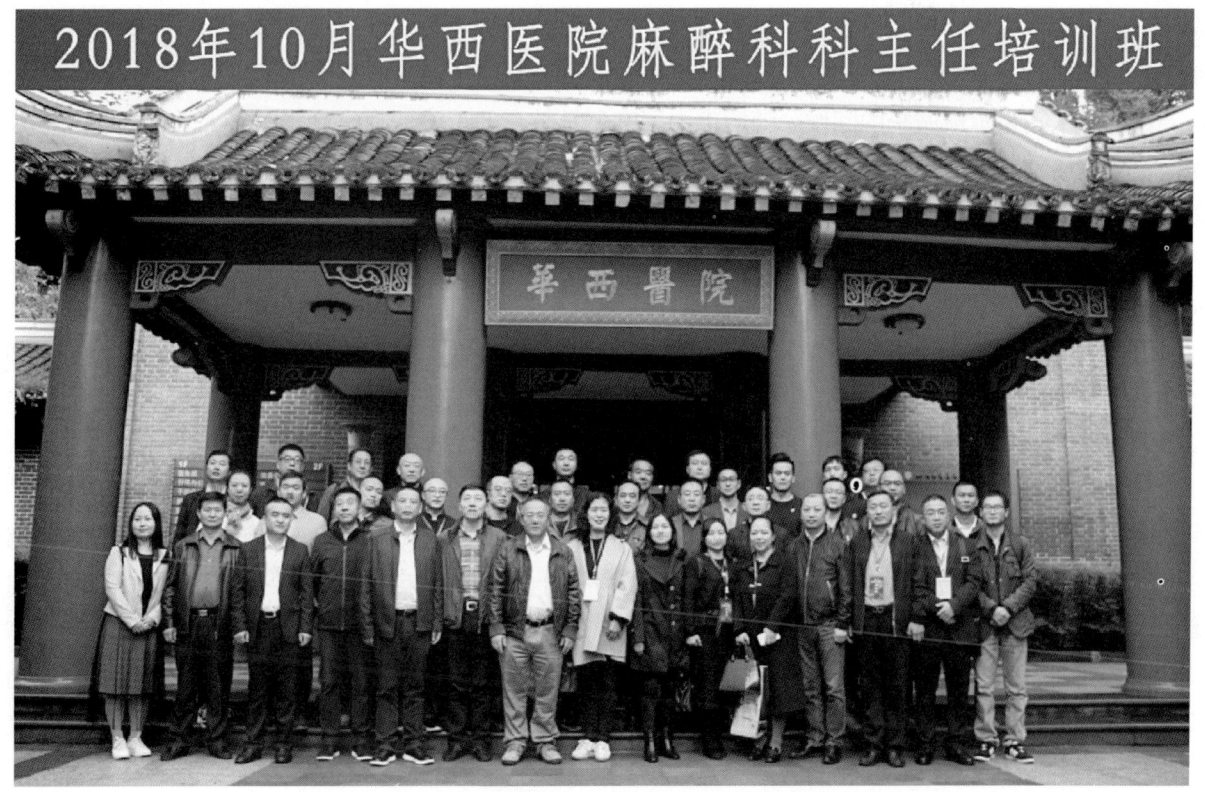

图1-19 2018年华西医院麻醉科科主任培训班

天半，培训多采用授课与临床观摩相结合的形式，除各培训中心科室骨干人员外，还积极邀请全国各地专家共同授课。

2018年9月21日，中华医学会麻醉学分会麻醉学科未来"领军人才"论坛及总结会在遵义圆满召开，从1~6期"领军人才"培训班中推选出14位优秀的青年麻醉医师，旨在就目前麻醉学科发展的热点问题及现状展开精彩演讲与热烈讨论。培训班本着为麻醉学科培养未来"领军人才"的宗旨，制定了严格的学员筛选标准，累计培训学员272人，覆盖30多个省、自治区、直辖市；邀请了国内麻醉学、医政管理等领域的顶尖教授、专家授课，授课内容包括国内外医疗卫生政策法规现状及未来解析、麻醉学的历史、如何成为一名优秀的临床麻醉学家、研究学者、麻醉学科管理者，临床麻醉经典病例介绍、如何开展麻醉学基础/临床研究、如何申报国家级科研项目、如何打造研究团队、专家成才之路分享、如何更好地沟通等。

本着"构建具有中国特色的麻醉学终身教育体系，加强麻醉学二级临床学科内涵建设"宗旨，落实"中国未来发展、中华民族伟大复兴，关键靠人才、根本在教育"的指导思想，由中国高等教育学会医学教育专业委员会主办，遵义医科大学承办的"第23次全国高等麻醉学专业教育研讨会"于2018年11月23日—25日在素有"转折之城、会议之都"美誉的历史文化名城贵州省遵义市胜利召开。

大会开幕式在遵义医科大学原校长、中华医学会麻醉学分会常务委员、中国药理学会麻醉药理专业委员会主任委员喻田教授主持下进行。喻田教授介绍完与会嘉宾后，进入嘉宾致辞环节。首先由中华医学会麻醉学分会候任主任委员、海军军医大学附属长海医院麻醉学部主任邓小明教授致开幕词，介绍本次会议的宗旨和议题，并对各位专家、教授的莅临本次麻醉学教育研讨会表示热烈的欢迎和衷心的感谢。遵义医科大学校长刘建国教授致欢迎词，介绍了遵义医科大学的发展历程，对各位领导、专家、来宾表示最诚挚的问候。随后由中国麻醉学教育的总设计师、徐州医科大学曾因明教授致辞，曾教授语重心长地回顾了中国麻醉学教育的发展历史，对中国麻醉学科的未来发展提出了新的使命和期盼。最后，由中国高等教育学会医学教育专业委员会会长柯杨教授致辞，她认为麻醉学科在中国医疗卫生事业发展中发挥重要作用，并指出应以"不断提升学习能力、加强麻醉学教育"为宗旨，大力发展中国麻醉学教育事业。

开幕式结束后，青年教师独立开课讲课比赛和大学生麻醉学知识竞赛活动拉开了序幕。共有26个学校、22支代表队、40位青年教师参加了比赛，经过激烈角逐，共有7支参赛代表队、12位参赛青年老师获奖。

为推进麻醉学科领域的现代化进程和精细化管理，促进我国麻醉学事业更好地发展。由吴阶平医学基金会培训部与中国麻醉学界顶级专家共同筹建的吴阶平医学基金会麻醉学科管理学院成立暨第一期学员开学典礼于2017年11月24日在上海顺利召开。通过1年的培训学习，麻醉学科管理学院第一期学员结业典礼于2018年12月28日在上海虹桥迎宾馆圆满落幕。

吴阶平医学基金会麻醉学科管理学院从发布报名通知起获得了麻醉界专家的热烈反响，共收到72份申请表。经过吴阶平医学基金会麻醉学科管理学院专家委员进行评审，曾因明教授、于布为教授、邓小明教授、姚尚龙教授、李文志教授、缪长虹教授、王英伟教授等的现场评审，每位专家以不记名形式进行投票，最终录取35位学员作为中国麻醉学科管理学院一期学员。

麻醉学科的发展不仅仅是科研和医疗技术，更需要人文关怀、价值理念和对学科发展的战略规划。而学科发展的战略规划，不仅需要了解环境、政策和现状，更需要对战略的顶层设计和规划，这一切归根结底是"人"。麻醉学科领军人才不仅仅是科研、医学技术进步和革新的强者，更需要的是学科管理、学科发展战略、医学人文精神的继承者与引领者。吴阶平医学基金会麻醉学科管理学院首次尝试对我国麻醉学科的中青年专家进行EMBA核心课程包括学科发展战略思维、团队建设拓展、医者人文精神、沟通与聆听技巧、知人用人、学科精细化管理等方面的培训，为我国麻醉学科培养一批兼备医学专业技术与现代化管理和学科发展战略思维的领军人才，让他们在未来的岗位和学科管理及学科战略发展方面具备现代化的、科学的思维，以促进我国麻醉学事业更好地发展。

在为期1年多的时间里，麻醉学科管理学院共组织8次集中授课，每次课程为1整天，安排2~3位讲者。授课专家有国内外著名的管理学教授、心理学教授，当然还有包括麻醉学界在内的医学界从事管理工作多年的知名教授。培训内容形式多样，有专题讲座、讨论，也有实践训练。经过1年多的学习，学员们修身心，炼德才，学管理，强学科，未来将以崭新的姿态在工作岗位上扬帆起航，为推动中国医学界麻醉事业发展发挥自己的作用！

（陈　果　蔡晶晶）

第八节　精准医疗扶贫、爱心医疗及基层医疗

我国扶贫工作始于20世纪80年代中期，国家主席习近平针对如何高效率的开展扶贫工作于2013年11月提出了"实事求是、因地制宜、分类指导、精准扶贫"的重要指示。2015年6月，习近平总书记在贵州就加大推进扶贫开发工作对"精准扶贫"概念再次进行全面阐述，至此，"精准扶贫"成为各界热议的关键词。党的十九大更是把精准脱贫定位为三大攻坚战之一。

在我国积极践行、倾力扶贫带领百姓彻底消除贫困的道路上，我们要知道：因病致贫、因病返贫是导致很多家庭贫困的主要原因，有报道称"我国贫困人口中医疗致贫将近占40%"，况且医疗致贫有很多不可预测的因素、难以回避的因素，因此，我们要打赢这次脱贫攻坚战，医疗领域积极开展精准扶贫工作至关重要。2018年，中国医师协会麻醉学医师分会积极响应国家"健康中国2030规划纲要"与"精准扶贫"的号召，在全国范围内开展精准医疗扶贫工作，积极主动投身于医疗扶贫事业之中。

一、大力推进麻醉专科医联体项目建设

为响应国家"健康中国2030规划纲要"与"精准扶贫"的号召，提高贫困地区的医疗服务水平，2017年12月22日，由中国医师协会、中国医师协会麻醉学医师分会（CAA）主办的"精准扶贫——麻醉专科医联体建设"项目在北京正式启动。该项目选取以麻醉学医师分会委员所在单位为主体的200余家大型"三甲"医院麻醉科作为施教单位，以目前国家认定贫困县的800余家县级医院

麻醉科作为被帮扶单位，其间通过开展医师培训、学术交流、病例讨论、学科建设指导等活动以学术支持的形式展开对牵手单位麻醉科点对点的帮扶，从而使千家医院心手相连，让更多的基层患者体验舒适医疗。针对"精准扶贫——麻醉专科医联体建设"项目，中国医师协会麻醉学医师分会（CAA）会长米卫东教授指出：积极推进麻醉专科医联体项目的建设是实现我国麻醉学科的均衡发展和全面进步，全方位、全周期维护和保障人民健康，大幅度提高健康水平的重要途径，通过大医院麻醉科与贫困地区麻醉科的点对点帮扶，可以逐步提高基层人员的业务素质和技术水平，从而促进当地医院整体医疗水平的提高，更好地为患者服务。

2018年，在中国医师协会、中国医师协会麻醉学医师分会的大力推进下麻醉专科医联体联盟在祖国大地上争相绽放。3月21日—24日，宁夏医师协会麻醉医师分会马汉祥教授和曾玲双教授驱车前往甘肃省武威市和张掖市，落实"精准扶贫——麻醉专科医联体建设"项目。4月11日，由中国医师协会、中国医师协会麻醉学医师分会主办的"精准扶贫——麻醉专科医联体建设项目攸县站"在攸县人民医院如期举行。4月28日至5月1日，由中国医师协会麻醉学医师分会主办，新疆医学会麻醉专业委员会协办、新疆维吾尔自治区人民医院麻醉科承办的中国医师协会麻醉学医师分会"精准扶贫——麻醉专科医联体建设"（新疆行）及"国家级继续教育学习班可视化操作在临床麻醉中的应用"培训班如期举行。项目会议上，新疆维吾尔自治区人民医院麻醉科与吐鲁番市人民医院、布尔津县人民医院、哈巴河县人民医院、温宿县人民医院、焉耆县人民医院、尉犁县人民医院、于田县人民医院、皮山县人民医院、库车县人民医院共9家县级医院的麻醉科结成麻醉专科联盟，会议期间与会知名麻醉学专家和全疆各地州市县相关专业骨干400余人。6月23日—24日，在杂交水稻发源地湖南省洪江市，由湖南省肿瘤医院麻醉手术中心杨金凤主任、怀化市第一人民医院麻醉科曾力行主任及怀化市第二人民医院麻醉科欧阳才任副主任带领的专家团队成功举办"精准扶贫——麻醉专科医联体建设"活动。中国医师协会麻醉学医师分会在开展与推进"精准扶贫——麻醉专科医联体项目"上，除了相关麻醉专家带队实地远赴现场指导落实帮扶活动，还利用现代网络科技、远程视频与帮扶科室展开疑难病例研讨会。7月18日，中国医师协会麻醉学医师分会开展"精准扶贫——麻醉专科医联体远程学院项目"，湘雅医院麻醉科——保靖县人民医院麻醉科网络连线，召开视频病例讨论，会议由中国医师协会麻醉学医师分会副会长郭曲练教授主持。

在过去的一年里，众多地区成功组建了当地的麻醉专科医联体，通过当地大医院麻醉科与贫困地区麻醉科的点对点帮扶，促进优质医疗资源下沉，提高了基层医务人员的业务素质和技术水平，推动当地医院整体医疗水平的提高，为维护广大农村患者身心健康，防止因病致贫、因病返贫做出了巨大贡献。

二、积极践行青年麻醉专家西部行项目

为了配合国家医改战略，响应"一带一路"倡议，深入贯彻落实《国家卫生计生委关于开展医疗联合体建设试点工作的指导意见》，持续改善西部医疗服务水平，促进卫生计生事业更加平衡、更加充分发展，进一步推动落实健康扶贫工程，加大对基层医院帮扶力度，提升基层服务能力和医疗服

务体系整体效能，更好地满足基层人民群众的健康需求，在中国医师协会麻醉学医师分会推动下青年麻醉专家西部行项目正式启动。

2018年8月16日，中国医师协会麻醉学医师分会精准扶贫暨青年专家西部行莅临永登县人民医院，麻醉专家华中科技大学同济医学院附属同济医院梅伟教授、上海东方医院王颖林教授、浙江省立同德医院王宏伟教授就麻醉学科建设、学科未来发展给予建设性的建议并进行深入探讨。2018年9月15日—17日，在中国医师协会麻醉学医师分会常务委员、上海医师协会麻醉专科医师分会副会长袁红斌教授、北京医师协会麻醉专科医师分会副会长徐铭军教授、中国医师协会麻醉学医师分会委员张明生教授的亲自带队下，中国医师协会麻醉学医师分会"精准扶贫暨青年麻醉专家西部行"活动在甘肃省兰州市成功举办。2018年10月20日，青年麻醉专家西部行活动银川站在宁夏医科大学总医院成功举办。活动期间，麻醉学专家分为4组，分别奔赴吴忠市医院、平罗市医院、青铜峡市医院以及灵武市医院开展讲课、学术讨论、示教、手术室大查房等多种形式的精准扶贫大查房，深入实地、务实的扶贫活动为当地医院带来先进的医学理念和宝贵的临床经验，同时当地医院和专家也建立了联系，为以后取得更多交流学习的机会打下一定的基础。

三、继续推广并扩大麻醉走基层活动

当前，我国大医院的麻醉学水平已经与发达国家相当，但由于发展不均衡，基层麻醉的质量和水平尚有不足，而基层医务工作者恰恰是捍卫广大老百姓生命健康最前沿的卫士，因此，整体提高基层医疗水平、保障基层医疗安全意义重大。中国医师协会麻醉学医师分会积极响应党中央和国家卫生健康委员会健康中国建设中"以基层为重点"和医改"强基层"的号召，落实国家"十三五"医改提升我国县级医院综合能力的要求，在过去的一年里以实际行动继续推广并扩大"麻醉走基层"活动，力求以送教下基层的方式切实提高基层医学专业人员技术水平和服务质量。

2018年4月22日，中国医师协会麻醉医师分会、浙江省医学会麻醉学分会、浙江省医师协会麻醉医师分会联合主办的"麻醉走基层、精准帮扶路"活动在中国革命红船的起航地——嘉兴南湖正式启动。5月21日—25日，吴阶平医学基金会"一带一路精准医疗扶贫"项目组再次走进云南临沧，近年来通过帮助临沧市人民医院建立"吴阶平医学基金会临床技术培训中心"、专家团队多次开展系列学术讲座、配送优秀的当地医师到国内外著名的医疗中心培训等途径切切实实地为临沧地区打造了一支不走的专家医疗队伍。对于临沧精准医疗扶贫能够取得巨大实质性成绩的"秘诀"方面，吴阶平医学基金会麻醉重症学部主任委员姚尚龙教授总结道："要用几年时间，打造一支带不走的医疗队，通过项目扶贫，实现'送知识、送技术、送设备、送培训'四位一体的帮扶，把当地的心血管疾病治疗'扶上马，送一程'"。

2018年9月1日—3日，中华医学会继续教育部与中华医学会麻醉学分会在云南昭通举办"麻醉与围术期医学指南培训班"。10月6日，华中科技大学同济医学院附属协和医院麻醉与危重症医学研究所所长姚尚龙教授带队联合西安交通大学第一附属医院麻醉科，与延安大学附属医院共同开展"心连心，手牵手"学术下基层活动，活动期间举行了麻醉专题培训讲座及设备、教材捐赠项目，并在当地进行疼痛义诊活动。11月30日，中国中西医结合麻醉专业委员会2018年度走基层科普帮扶活动在南阳市中医院正式启航。

精准医疗扶贫，爱心医疗与基层医疗建设是国家精准扶贫政策的重要组成部分，也是我们建设共同富裕的社会主义国家的根本要求。作为精准医疗扶贫的"专家带头人"、吴阶平医学基金会麻醉重症学部主任委员，姚尚龙教授为健康扶贫提出了"项目扶贫、带土移植"的先进理念和"三位一体、立体帮扶"的创新帮扶模式，更是用自己的实际行动通过项目扶贫为数家帮扶医院打造了一支带不走的医疗队。中华医学会麻醉学分会、中国医师协会麻醉学医师分会将继续践行、推动国家精准医疗扶贫项目，围绕麻醉学科自身的特点，积极促进基层麻醉学科发展，同时也期望与其他学科同道一起，以精准医疗推动精准扶贫，努力为国家医疗扶贫事业做出更多的贡献。

（林　云　姚尚龙）

第九节　患者教育及麻醉科普

自从2016年中共中央、国务院发布《"健康中国"2030规划纲要》，中华医学会麻醉学分会一直致力于大力加强公众麻醉知识宣传及教育，组织开展了多项专题教育及宣传活动。回顾2018年，从麻醉科普工作小组的成立、中国麻醉周的开展、献礼首个中国医师节、中国镇痛周、各大媒体的报道及微信公众号的发布与转载等，每一项事迹都记录了中华医学会麻醉学分会及所有麻醉同道们在麻醉科普与患者教育方面做出的努力践行。

一、麻醉科普工作小组成立

2018年1月12日，《中华麻醉学杂志》麻醉科普工作小组在青岛正式成立，并召开第一次全体会议。会上熊利泽教授就麻醉科普的价值及意义做了指导性发言，他指出麻醉科普工作小组的成立标志着作为国内麻醉学专业顶级杂志的工作重点不仅是研究高、精、尖的麻醉理论与技术，让公众更多地了解麻醉学科普知识、麻醉医师的工作和生活也将成为重心。麻醉医师一直是在后台默默工作和奉献的群体，不被大家所熟悉，甚至经常被误解。为此，彭云水教授就麻醉科普的任务及工作内容进行了阐述，指出麻醉科普工作组的成立是个良好的开端，我们作为麻醉人应群策群力，多写与麻醉专业及麻醉医师的生活息息相关的科普文章，如麻醉医师是做什么的，全身麻醉是一种怎样的体验等话题，为全国人民的健康谋福祉，为麻醉医师的社会认知度的提高做贡献！

二、2018中国麻醉周——人民美好生活从无痛诊疗开始

2018年3月26日至4月1日，由中华医学会麻醉学分会主办的以"人民美好生活从无痛诊疗开始"为主题的第2届"中国麻醉周"大型科普宣传活动在全国范围内展开，近1000多

所医院参与了本次活动。为扩大宣传力度和引起全国各大医院及人民群众关注中国麻醉周系列活动，中华医学会麻醉学分会于3月29日在国务院机关事务管理局第二招待所举行"2018第二届中国麻醉周"的新闻发布会。本次新闻发布会受到了国家卫生健康委员会马晓伟主任的热烈祝贺及国家卫生健康委员会医政医管局郭燕红副局长的高度认可，得到了多方媒体的大力支持。

中华医学会麻醉学分会第十二届主任委员熊利泽教授在会上进行了《人民美好生活从无痛诊疗开始》的主题演讲。他指出，6个国家的多中心调查显示：过去20年对急性疼痛的处理没有真正进步和改善，其关键问题是疼痛管理上有严重不足。在我国，去年出生人口1723万，分娩镇痛率仅为5%～10%。2012年统计的我国每年2877万人次的消化内镜诊疗中无痛率仅为10%。提高疼痛治疗管理，需要更多的无痛医疗、无痛医院、并发症防治、术后不适防治等，依赖于由麻醉科、外科和护理部门组成的多学科管理体系。大会特设"向专家致敬"环节：播放了麻醉学老专家谢荣教授、罗爱伦教授、金清尘教授的祝贺视频，激励年轻的一代为麻醉学科普与患者教育做出更多的成就。让麻醉医师从台下走上台前，本次大会在《健康报》副社长肖景丹主持下举办了台上专家与台下媒体的互动环节，通过新闻发布会的形式，让大众近距离了解麻醉医师群体。

为加强广大患者对麻醉医学的认识，积极响应中华医学会麻醉学分会的号召，于2018年3月26日，各大医院纷纷举办"2018中国麻醉周"科普宣传活动。麻醉科负责人带领科室人员通过现场讲解、发放宣传资料、主题讲座、宣传壁报等形式，向广大群众普及手术麻醉、无痛胃肠镜、急性疼痛和慢性疼痛的诊疗、无痛分娩等麻醉与康复相关的医学知识。

三、百集电视系列片《麻醉科的故事》献礼首个中国医师节

2017年11月3日，国务院发布通告，同意原国家卫生计生委《关于申请设立"中国医师节"的请示》（国卫办报〔2017〕138号）。自2018年起，将每年8月19日设立为"中国医师节"。2018年8月19日是中国第一个医师节，为迎接中国首个医师节，2018年8月17日，新华社CNC、新华社手机电视台、网络电视台与中国医师协会麻醉学医师分会联手，推出全天12小时大型直播《神秘的麻醉：消除恐惧，破解好奇》，首都医科大学附属北京天坛医院、北京肿瘤医院、首都医科大学附属北京儿童医院，三家医院现场连线，5个场景同步切换，百余位麻醉界专家参与直播活动，其间举行了为中国第一个医师节献礼的电视节目——百集电视系列片《麻醉科的故事》首映式。

《麻醉科的故事》由中国医师协会麻醉学分会、新华社手机电视台联合摄制，由全国"三甲"医院的100多位麻醉科主任担任嘉宾。100多个关乎麻醉与健康、麻醉与生命的话题；百余位临床一线麻醉科室主任，以故事化的语言将百姓应知、未知但必知的舒适医疗知识以通俗、通透的方式进行解读。《麻醉科的故事》在新华社CNC视频客户端、新华社手机电视台、网络电视台同步播出，并在部分省区市卫视、省级地面频道以及众多有影响力的互联网视频平台播出。

在很多人看来，麻醉无非就是打一针、睡一觉！麻醉医师在术前访视或手术前，常和患者说的也是"不要紧张，睡一觉就好了"，其实说这句话的主要目的在于缓解患者紧张和焦虑情绪，并不代

表麻醉真的像"睡一觉"那么简单轻松,因为麻醉风险贯穿手术整个过程,有的甚至是致命的!正可谓"外科医师治病,麻醉医师保命",麻醉医师责任重大。通过献礼首个中国医师节系列活动,让大众了解到患者被麻醉后,麻醉医师一直守在患者身边,并不是打一针,而是打很多针,还要针对患者生命体征的变化应用很多药物。整个手术的过程包括术前、术中、术后,麻醉医师都在全程管控着患者的安危。

四、2018 中国镇痛周与网络科普

2018年10月15日—21日是第15个"中国镇痛周",其主题是"全球抗击老年幼年精神性疾病引起的疼痛"。针对精神性疾病引起的急慢性疼痛,中华医学会疼痛学分会在全国范围内举行了为期1周的"中国镇痛周"活动。在此次活动中,全国多所医院的麻醉科与疼痛科医师通过张贴临床麻醉及常见急、慢性疼痛诊疗相关的宣传海报,并组织举办主题宣讲会、大型义诊活动,针对大众提出的颈肩腰背疼痛、带状疱疹后神经痛、三叉神经痛、手术及外伤后长期慢性疼痛、顽固性痛风、失眠等常见问题利用网络平台、微信平台、公众号及现场答疑等方式逐一进行科普。

2018年3月27日,新青年麻醉论坛发布2018中国麻醉周特别定制版科普宣传手册,涵盖6个主题:《麻醉医生是一种怎样的存在》《手术疼痛你别怕,有麻醉医生在呢》《做好术后疼痛,实现舒适化医疗》《分娩镇痛,分娩之路不再艰辛》《胃肠镜检查不再痛苦》《癌痛变得不再可怕》,围绕"人民美好生活从无痛诊疗开始"的主题,介绍了麻醉科医师的工作及手术麻醉过程,系统解答了患者普遍关心的问题。此外,新青年麻醉论坛利用微信公众号发布了关于"无痛分娩"最常见的七大疑问的解答,报道了2018年7月泰国洞穴大救援的麻醉科医师利用专业所学改变整个救援过程,最终救下所有被困少年的壮举,通过对这种正能量事件的报道,让大众不仅了解到麻醉科医师可以走出手术室外救人,更是提升了麻醉科医师在大众心中的知名度。还有很多致力于麻醉科普的公众号如"知麻糖""古麻今醉网""Vision麻醉眼界"等微信公众号大力宣传中国麻醉周系列活动,其中"知麻糖"针对2018"麻醉周"推出一系列漫画科普,用生动的漫画向患者展示"我们是谁?麻醉医师日常工作事项",并为大众就全身麻醉方面的问题进行科普解惑:全身麻醉从哪儿打药?大夫说我微创手术怎么还要全身麻醉?全身麻醉以后我还能动不?全身麻醉伤身体?我酒量好着呢,给我麻醉的时候是不是得多加点药?术前准备有哪些?手术后就得去枕平卧?麻醉医师是如何将患者"麻倒"的?

2018年11月4日,中国医疗《健康界》报道了2018年感动中国麻醉界的纪录片《中国麻醉》,各大媒体及微信公众号纷纷转载,让大众直观地了解中国麻醉医师的真实面貌。随着医学的发展,从术前到术后,从手术室到门诊,从危急重症抢救到无痛诊疗,到处都有麻醉医师的身影。麻醉科普与患者教育,我们一直在行动!

五、未来可期

2018年8月17日,国家卫健委、发改委、教育部、财政部、人社部、国家中医药管理局和国家

医保局发布了《关于印发加强和完善麻醉医疗服务意见的通知》。其中指出，麻醉与镇痛服务领域需不断拓展，创新推广镇痛服务，加强麻醉相关健康宣教，让人民群众享有更高质量、更加舒适的医疗服务。为落实各项政策措施营造良好社会氛围，做好麻醉科普与患者教育的工作，我们任重道远！目前科普宣传形式虽多样化，但对大众的普及率仍不高，尤其是对普通老百姓的科普。如何让麻醉学的知识更加通俗易懂，并使宣传内容普及大众，同时创作更多优秀的科普作品及开创更加多元的宣传方式，是值得我们努力的方向。

（谢　芳　薄禄龙）

第二章 麻醉药物研究进展

第一节 全身麻醉机制

全身麻醉是目前手术或检查中采用最多的一种麻醉方式。全身麻醉药可逆地诱导机体意识丧失，同时产生肌肉松弛、镇痛等作用。意识是人脑对于大脑内外表象的觉察，麻醉药可以使人从有意识进入无意识状态，但是麻醉药对中枢神经系统的作用机制尚不十分清楚。2018年度，中国学者在全身麻醉机制研究领域共发表论文130余篇，主要集中在神经核团和网络、神经发生相关机制、离子通道等机制。本文按照药物类别进行回顾。

一、丙泊酚

丙泊酚（propofol）是一种短效的、新型快速的全身麻醉药物，因其起效迅速、作用时间短、苏醒快、术后恶心呕吐发生率低等优点，而广泛应用于各年龄段的临床麻醉、重症监护室镇静以及包括人工流产、宫腔镜、胃肠镜等在内的门诊短小手术及检查。主流观点认为丙泊酚的麻醉作用与中枢神经系统中γ-氨基丁酸（GABA）能神经递质的增强相关，表现为兴奋性传导的减弱及突触抑制的上调，同时与神经元细胞膜上的电压门控离子通道关系密切，但其发挥药物抑制效应的确切机制目前尚不明确。

大脑梨状皮质（piriform cortex）位于前脑腹外侧，源于古皮质，属边缘系统，是哺乳动物最大的嗅觉皮质，接受嗅球的单突触输入，且与相关皮质及海马间存在复杂的纤维投射。发育期大脑梨状皮质神经前体细胞具有增殖及分化发育为成熟神经元的能力，该皮质同海马及室管膜下区一样存在神经发生的潜能。Yu等[1]研究丙泊酚对新生小鼠梨状皮质中间神经元发育和成年小鼠神经行为的影响。使用c-Fos免疫组化来鉴定丙泊酚处理后新生小鼠大脑的活化神经元，并进行行为学测试以观察其长期后果。结果在出生后第7天（P7）使用丙泊酚处理后在出生后第8天（P8）的梨状皮质的深层中产生显著的c-Fos表达。双重免疫荧光显示c-Fos在钙结合蛋白（calbindin，CB）阳性中间神经元中被特异性诱导。从P7到出生后第9天（P9）的重复丙泊酚暴露可诱导成年小鼠的行为缺陷，例如食物测试中的嗅觉功能缺陷，三室选择实验中的社交性降低，以及新物体识别测试中的识别能力受损。然而，旷场实验中的运动活动并不受影响。丙泊酚治疗也显著降低P21和成年期小鼠梨状皮质中钙结合蛋白阳性中间神经元的数量。由此可见，梨状皮质中的钙结合蛋白阳性中间神经元在小鼠新生儿期易受丙泊酚暴露的影响，这些神经元参与丙泊酚对行为改变的损伤作用。

神经干细胞（neural stem cells，NSCs）是一类具有自我更新和多向分化潜能的细胞，可以通过对称分裂和非对称分裂这两种方式来生成中枢神经系统内大多数的细胞类型，包括神经元、星形胶质细胞和少突胶质细胞。近年来，关于丙泊酚对 NSCs 影响的研究结果不一，而且其作用机制尚未阐述清楚。Liang 等[2] 研究丙泊酚在神经干细胞发生发展中的作用。首先，对妊娠小鼠进行单次腹腔注射丙泊酚，并且在给予丙泊酚后 6 h，提取海马 RNA 和胚胎脑的蛋白质以分析神经元特异性标志物的表达。其次，从小鼠胚胎的海马中分离出神经干细胞，然后用丙泊酚处理后进行细胞活力测定、免疫染色和细胞迁移侵袭试验；同时，进行 RNA 测序（RNA-seq）和 q-PCR 检测并鉴定由丙泊酚调节的基因；蛋白质印迹法（Western blotting）、小干扰 RNA（siRNA）和荧光素酶报告基因检测用于研究丙泊酚对钙调蛋白依赖性蛋白激酶（CaMk）II/5′ 腺苷－磷酸激活蛋白激酶（AMPK）/ 激活转录因子 5（ATF5）信号通路的影响。结果表明，丙泊酚可以抑制 NSCs 的增殖、迁移和分化。RNA 测序的结果显示丙泊酚处理可导致钙离子依赖性基因的下调。丙泊酚通过调节 CaMkII/ 氨基酸位点 485 的丝氨酸磷酸化来调控 NSCs 的增殖、分化和迁移。由此可见，丙泊酚能够抑制 NSCs 的增殖、分化和迁移，这些作用部分由 CaMkII-pS485/AMPK/ATF5 信号通路介导。

目前已经证实，miRNA（microRNAs）参与包括神经细胞生长、发育、应激反应、凋亡以及衰老等各种细胞生命活动。而丙泊酚是否能通过调控 miRNA 的表达发挥药物抑制效应以及其具体机制尚不清楚。Jiang 等[3] 研究丙泊酚对 microRNAs（miRNAs）和信使 RNAs（mRNAs）的分布以及它们在发育中的小鼠海马中的信号传导网络的影响。将出生后第 7 天（P7）小鼠暴露于丙泊酚 3 h。从 P7 和出生后第 60 天（P60）小鼠提取海马，用于分析 726 个 miRNA 和 24 881 个 mRNA 的表达，以及相关的凋亡情况，使用 Morris 水迷宫测试 P60 小鼠的长期记忆能力。结果显示，丙泊酚诱导海马细胞发生急性凋亡，并损害小鼠记忆功能。丙泊酚处理的海马中有 100 个改变的 mRNA 和 18 个失调的 miRNA，其中 34 种失调的 miRNA-mRNA 靶标对与病理性神经和发育障碍过程有关。新生期丙泊酚暴露也导致 P60 小鼠海马中 49 个 mRNA 和 4 个 miRNA 的异常表达。在这些失调的 mRNA 和 miRNA 中，有 2 个失调的 miRNA-mRNA 靶标（Fam46a/miR-363-3p 和 Rgs3/miR-363-3p）可能与丙泊酚对长期认知功能的影响有关。由此可见，急性和长期失调的 miRNA-mRNA 信号传导网络可能参与丙泊酚诱导的发育神经毒性。

Huang 等[4] 研究丙泊酚诱导的镇静和无意识期间的神经变异性中断现象。他们在觉醒、镇静和无意识（即深度麻醉）3 种情况下记录静息状态和刺激诱导时的功能性磁共振信号，测量 3 种情况下听觉刺激诱导活动的平均值（TTM）和变异性（TTV）。此外，他们还研究另一种形式的神经变异性（时间变异性，TV），以量化静息态和激活态内神经活动的整体动态范围。结果显示，TTM 从清醒到镇静再到麻醉过程中逐渐减少；在镇静和麻醉期间，通常在清醒期间才会看到的由刺激诱导产生的 TTV 减少；在清醒和镇静期间，TV 在激活态时增加，而麻醉期间无变化。由此可见，丙泊酚对两种神经变异形式（TTV 和 TV）具有不同影响，这意味着麻醉药会破坏循环网络动态，从而破坏皮质活动状态的稳定性。

现如今，关于丙泊酚在产科麻醉中的应用安全性还未得到明确的证明，对于一些全身麻醉剖宫产手术来讲，丙泊酚也可酌情使用，现有临床实践表示不会对产妇和新生儿产生太大影响，但安全性依然需要进一步证实。Lin 等[5] 研究妊娠早期的丙泊酚暴露对损害大鼠后代的学习和记忆能力的影响。首先，在妊娠早期给予妊娠大鼠丙泊酚（E7），在出生后第 30 天通过 Morris 水迷宫（MWM）测试后代大鼠的学习和记忆功能。在每次 MWM 试验前 2 h，给予后代大鼠组蛋白去乙酰化酶 2（HDAC2）抑制剂如辛二酰苯胺异羟肟酸（SAHA）、远志皂苷元（senegenin，SEN）、嗜酸尿嘧啶（HGN）反义寡核苷酸（HGNA）或对照剂。其次，通过蛋白质印迹法或免疫荧光试验测定后代大鼠海马中的蛋白质水平的 HDAC2、乙酰化组蛋白 3（H3）和 4（H4）、环磷酸腺苷（cAMP）反应元件结合蛋白（CREB）、N- 甲基 -D- 天冬氨酸受体（NMDAR）2 亚基 B（NR2B）、HGN 和突触素的蛋白质水平。结果发现，在 E7 的母体大鼠中输注丙泊酚可导致后代学习和记忆受损，HDAC2 和 HGN 的蛋白质水平增加，乙酰化 H3 和 H4 以及磷酸化 CREB、NR2B 和突触素的水平降低。HDAC2 抑制剂 SAHA、SEN 或 HGNA 逆转了这些变化。由此可见，在妊娠早期暴露于丙泊酚会通过抑制组蛋白乙酰化而损害后代的学习和记忆能力，SAHA、SEN 和 HGN 反义寡核苷酸可能对丙泊酚的不良反应具有治疗价值。

长时程增强作用（long-term potentiation，LTP）是发生在两个神经元信号传输中的一种持久的增强现象，能够同步刺激两个神经元。LTP 被普遍视为构成学习与记忆基础的主要分子机制之一。分析丙泊酚对长时程增强的作用有助于了解丙泊酚如何对认知功能产生影响。Zhou 等[6] 研究 α2δ-1-NMDA 受体偶联在皮质纹状体长时程增强（LTP）与学习记忆中的作用。他们使用 θ 突发刺激（TBS）持续诱导皮质纹状体产生 LTP，增加中型多刺神经元的同步性突触前和突触后 NMDAR 的活性。结果显示，α2δ-1 与小鼠和人的纹状体中的 NMDAR 存在相互作用，用加巴喷丁抑制 α2δ-1 运输或破坏 α2δ-1-NMDAR 与 α2δ-1 C 末端干扰肽的相互作用消除 TBS 诱导的 LTP。在 Cacna2d1 敲除小鼠中，TBS 未能诱导皮质纹状体 LTP 以及突触前和突触后 NMDAR 活性的相关增加。此外，全身性加巴喷丁治疗、α2δ-1 C 末端干扰肽微量注射到背内侧纹状体或 Cacna2d1 敲减，均削弱小鼠交替 T- 迷宫实验和转棒实验的表现。由此可见，α2δ-1 和 NMDARs 之间的相互作用具有很高的生理相关性，并且 TBS 诱导的从 α2δ-1-free 转变为 α2δ-1 结合的 NMDARs 与皮质纹状体 LTP 以及 LTP 相关的学习和记忆密切相关，高剂量的加巴喷丁可能通过靶向 α2δ-1-NMDAR 复合物而对认知功能产生不利影响。

二、异氟烷

术后认知功能障碍（postoperative cognitive dysfunction，POCD）是指在麻醉和手术后发生的认知功能下降，临床并不少见，高龄是 POCD 的重要独立危险因素。曾有报道，在年轻小鼠中，睡眠 - 觉醒节律与异氟烷引起的记忆功能受损有关。Song 等[7] 研究麻醉后加重和延长的昼夜节律紊乱是否是增加高龄小鼠 POCD 的风险因素。研究者给予小鼠从环境时间 ZT14 到 ZT19 共 5 h、1.3% 异氟烷麻醉来构建 POCD 模型。在新物体识别测定（NOR）和 Morris 水迷宫（MWM）测试中，幼鼠和老年小鼠表现出认知功能障碍的持续时间不一样，幼鼠可持续异氟烷麻醉后 3 d，而老年小鼠至少持续至麻醉后 1 周。用 Mini-Mitter 生理遥测系统连续监测，幼鼠第一天出现（3.22±0.75）h 的总运动活动峰值延迟，而在老年小鼠中，运动活动相亦持续 3 d，与体温节律改变趋势一致。褪黑素被认为是昼夜节律改变的有效解决措施。在麻醉前提前连续 7 d 以每天 10 mg/kg 的剂量胃内给予老年小鼠褪黑素，可以通过生物钟基因再同步恢复运动活动和温度昼夜节律来预防异氟烷诱导的认知障碍。这些结果表明，长时间异氟烷麻醉在老年小鼠引起更加恶化和延长的记忆缺陷和昼夜节律紊乱。褪黑素可以通过昼夜节律重新同步来预防异氟烷引起的认知障碍。

异氟烷抑制大鼠发育期脑神经发生并导致随后的认知功能下降。辛伐他汀在许多脑损伤模型中表现出神经保护作用。Wang 等[8]探讨辛伐他汀是否可以减轻异氟烷导致的神经发生抑制和认知功能下降。出生后 7 d 的 SD 大鼠和神经干细胞分别暴露于混合气体，给予异氟烷同时或于异氟烷处理前 1 h 给予辛伐他汀。分别于出生后 8 d 和 10 d 取材检测室管膜周区和海马颗粒细胞下层的神经发生。检测神经干细胞的增殖、细胞活力及凋亡情况；检测在体细胞和离体细胞 caspase-3、p-Akt 和 p-GSK-3β 的蛋白表达情况。结果显示，异氟烷麻醉抑制室管膜周区和海马颗粒细胞层区神经发生，大鼠的认知功能下降；离体干细胞七氟烷暴露后细胞活力下降、增殖受到抑制，凋亡增加。异氟烷导致在体细胞和离体细胞 caspase-3 表达上调，p-Akt 和 p-GSK-3β 表达下调。麻醉前给予辛伐他汀明显减轻麻醉后认知功能下降以及七氟烷对神经发生的抑制或对干细胞的损伤，同时给予 LY294002 逆转辛伐他汀的作用。研究者推测辛伐他汀可以激活 Akt/GSK-3β 通路来减轻异氟烷对神经发生的抑制，从而改善认知功能下降。

三、七氟烷

七氟烷暴露后导致的学习和记忆能力下降的分子机制仍不清楚。Zhao 等[9]研究探讨 microRNA 在控制暴露于七氟烷的发育期脑的神经细胞增殖中的作用。新生大鼠七氟烷暴露后，在 Morris 水迷宫实验和十字迷宫判别避免任务（PM-DAT）中表现出学习和记忆能力下降，与之相伴的是神经干细胞增殖受到抑制，脑内脑源性神经营养因子（brain-derived neurotrophic factor，BDNF）和 CCNA2 蛋白水平下调。研究者采用生物信息学工具来预测 CCNA2 结合 microRNA，发现 miR-19-3p 在暴露于七氟烷的神经元中被上调。miR-19-3p 在人神经细胞系 HCN-2 中功能性地抑制 CCNA2 的蛋白质翻译。在新生大鼠颅内注射在 CMV 启动子下游携带反义 miR-19-3p 的腺相关病毒，显著减轻七氟烷暴露诱导的神经细胞增殖抑制以及大鼠的学习、记忆功能损伤。这项研究的结果表明七氟烷诱导的 miR-19-3p 上调通过转录后抑制 CCNA2 水平，导致大鼠学习和记忆受损。

新生儿暴露于麻醉药物会导致随后海马突触可塑性和认知功能受损。这一现象被称为突触再可塑性，可理解为之前的刺激能够影响几分钟或几天后的突触可塑性。Yu 等[10]的研究探讨小电导 Ca^{2+} 激活的 2 型钾离子通道（SK2）和 AMPA 受体的亚基组成是否发生改变，并导致七氟烷诱导的突触再可塑性。研究者将出生后 7 d 大鼠暴露于 2% 七氟烷 2 h，检测幼年大鼠（出生后第 30~35 天）的海马突触可塑性和认知功能。早期七氟烷暴露可致幼年大鼠 LTP 阈值增高，易化 LTD 的诱导，认知功能下降。这些大鼠也表现出 SK2 的表面表达增加和增强的 GluA2 缺失的 AMPA 受体的突触募集，后者具有更强的内向整流。阻断 SK2 消除幼年七氟烷大鼠中 AMPA 受体的内向整流。有趣的是，阻断 SK2 通道或缺乏 GluA2 的 AMPA 受体使幼年七氟烷大鼠的 LTP、LTD 和空间记忆恢复正常。这些结果表明，新生儿七氟烷麻醉可能通过增加 SK2 的表面表达和对缺乏 GluA2 的 AMPA 受体的突触募集而对幼年大鼠的认知功能产生负面影响。这项研究为七氟烷诱导的突触再可塑性提供了新的视角。

吸入麻醉药对老年患者尤其是存在脑部疾病的患者可能带来不利影响，是否在阿尔茨海默病

（Alzheimer disease，AD）患者这一老年痴呆和脑退行性变最常见的类型导致术后脑功能进一步减退还存在争议。自噬这一重要的生理降解形式是阿尔茨海默病病理过程中很重要的一环。Geng 等[11]应用 AD 小鼠探讨七氟烷对自噬的影响，研究发现七氟烷导致海马区产生大的自噬溶酶体，损害整体自噬过程，导致 β- 淀粉样蛋白聚集，小鼠空间学习能力下降。自噬诱导剂西罗莫司可减轻七氟烷的上述效应。这项工作提示吸入麻醉药加速阿尔茨海默病的病理发展过程，大的自噬溶酶体可能成为预测和诊断吸入麻醉药对阿尔茨海默病患者造成神经毒性的新的标志物。

四、氯胺酮

王莹等[12]探讨氯胺酮通过诱导 B103 细胞自噬产生抗帕金森病（Parkinson disease，PD）的作用及分子机制。研究者以 B103 细胞为实验模型，分别以不同浓度氯胺酮（0 μmol/L、100 μmol/L、200 μmol/L、400 μmol/L）及 400 μmol/L 氯胺酮＋5 mmol/L 3- 甲基腺嘌呤（3-MA）处理后，采用噻唑蓝染色法检测细胞增殖率；应用吖啶橙与 Lyso-Tracker Red 染色，荧光显微镜检测细胞自噬；Western blotting 检测相关蛋白 Beclin-1、微管相关蛋白 1 轻链 3（microtubules-associated protein light，LC3）、蛋白激酶 B（protein kinase B，Akt）、p70S6K、西罗莫司（雷帕霉素）靶蛋白（mammalian target of rapamycin，mTOR）、α- 突触核蛋白（α-synuclein，α-syn）及 β- 突触核蛋白（β-synuclein，β-syn）蛋白的表达。结果显示，不同浓度氯胺酮作用于神经母细胞瘤 B103 细胞 7 d 后，100 μmol/L、200 μmol/L、400 μmol/L 分别与 0 μmol/L 比较，细胞增殖抑制率差异无统计学意义（$P>0.05$）；随着氯胺酮浓度增加，自噬作用逐渐增强（$P<0.05$）；Western blotting 结果显示，400 μmol/L 较 0 μmol/L 自噬相关蛋白 LC3-Ⅰ、磷酸化（phospho，p）-Akt、p-p70S6K 以及 p-mTOR 表达减少，LC3-Ⅱ、Beclin-1 表达增多（$P<0.05$）。此外，400 μmol/L 较 0 μmol/L 表达 PD 标志性蛋白 α-syn 减少而 β-syn 增多（$P<0.05$）。自噬抑制剂（3-MA，5 mmol/L）预处理可逆转氯胺酮对 B103 细胞的上述作用（400 μmol/L＋3-MA 与 400 μmol/L 比较，$P<0.05$）。本研究的结果提示，氯胺酮通过抑制 Akt/mTOR 信号转导通路诱导 B103 细胞自噬并降解 α-syn，从而产生抗帕金森病的作用。

五、右美托咪定

涂友兵等[13]探讨海马磷脂酰肌醇 3- 激酶 / 蛋白质丝氨酸苏氨酸激酶 / 糖原合成酶激酶 -3β（PI3K/Akt/GSK-3β）信号通路在右美托咪定减轻丙泊酚致新生大鼠远期认知功能减退中的作用。SD 大鼠 110 分为 11 组：生理盐水组（NS 组）、脂肪乳剂组（F 组）、10% 二甲基亚砜（DMSO）2 组（D2 组）、右美托咪定组（DEX 组）和 TDZD-8 组（TDZD 组）分别腹腔注射生理盐水、脂肪乳剂、10%DMSO 100 μl、右美托咪定 75 μg/kg 和 TDZD-8 1 mg/kg；10%DMSO 1 组（D1 组）和 LY294002 组（LY 组）分别经侧脑室注射 10%DM-SO 5 μl 和 LY294002 25 μg/5 μl；丙泊酚组（P 组）腹腔注射丙泊酚 50 mg/kg，待翻正反射恢复后追加 50 mg/kg；右美托咪定＋丙泊酚组（PD 组）腹腔注射右美托咪定 75 μg/kg，30 min 后注射丙泊酚；LY294002＋右美托咪定＋丙泊酚组（LYPD 组）注射 LY294002，30 min 后注射右美托咪定，再 30 min 后注射丙泊酚；TDZD-8＋右美托咪定＋

丙泊酚组（TDPD组）注射TDZD-8，余处理同LYPD组。苏醒后继续饲养至9周龄。采用Morris水迷宫实验评价认知功能。随后处死大鼠取海马，采用RT-PCR法检测PI3K、Akt、GSK-3β、PSD95的mRNA表达；采用Western blotting法检测Akt、pAkt（ser473）、GSK-3β、pG-SK-3β（ser9）、PSD95的表达。结果显示，与NS组比较，P组逃避潜伏期延长，穿越原平台次数减少，PI3K、Akt和PSD95的mRNA表达下调，GSK-3βmRNA表达上调，p-Akt（ser473）/Akt比值降低，PSD95表达下调，pGSK-3β（ser9）/GSK-3β比值升高（$P<0.05$）；与P组比较，PD组、LYPD组和TDPD组逃避潜伏期缩短，穿越原平台次数增加，PD组PI3K、Akt和PSD95的mRNA表达上调，GSK-3βmRNA表达下调，PD组和TDPD组pAkt（ser473）/Akt比值升高，PSD95表达上调，pGSK-3β（ser9）/GSK-3β比值降低（$P<0.05$）；与PD组比较，LYPD组逃避潜伏期延长，穿越原平台次数减少，GSK-3βmRNA表达上调，PSD95mRNA表达下调，pAkt（ser473）/Akt比值降低，PSD95表达下调，pGSK-3β（ser9）/GSK-3β比值升高，TDPD组逃避潜伏期缩短，穿越原平台次数增加，GSK-3βmRNA表达下调、PSD95mRNA表达上调，pGSK-3β（ser9）/GSK-3β比值降低，PSD95表达上调（$P<0.05$）。上述结果提示，海马PI3K/Akt/GSK-3β信号通路参与右美托咪定减轻丙泊酚致新生大鼠远期认知功能减退的过程。

（叶　治　黄　炎　马黎娜　聂　煌）

参 考 文 献

[1] Yu D, Xiao R, Huang J, et al. Neonatal exposure to propofol affects interneuron development in the piriform cortex and causes neurobehavioral deficits in adult mice. Psychopharmacology (Berl), 2019, 236 (2): 657-670.

[2] Liang C, Du F, Wang J, et al. Propofol regulates neural stem cell proliferation and differentiation via calmodulin-dependent protein kinase II/AMPK/ATF5 signaling axis. Anesth Analg, 2018 [Epub ahead of print].

[3] Jiang C, Logan S, Yan Y, et al. Signaling network between the dysregulated expression of microRNAs and mRNAs in propofol-induced developmental neurotoxicity in mice. Sci Rep, 2018, 8 (1): 14172.

[4] Huang Z, Zhang J, Wu J, et al. Disrupted neural variability during propofol-induced sedation and unconsciousness. Hum Brain Mapp, 2018, 39 (11): 4533-4544.

[5] Lin J, Wang S, Feng Y, et al. Propofol exposure during early gestation impairs learning and memory in rat offspring by inhibiting the acetylation of histone. J Cell Mol Med, 2018, 22 (5): 2600-2611.

[6] Zhou JJ, Li DP, Chen SR, et al. The α2δ-1-NMDA receptor coupling is essential for corticostriatal long-term potentiation and is involved in learning and memory. J Biol Chem, 2018, 293 (50): 19354-19364.

[7] Song J, Chu S, Cui Y, et al. Circadian rhythm resynchronization improved isoflurane-induced cognitive dysfunction in aged mice. Exp Neurol, 2018, 306: 45-54.

[8] Wang N, Lu Y, Wang K, et al. Simvastatin attenuates neurogenetic damage and improves neurocongnitive deficits induced by isoflurane in neonatal rats. Cell Physiol Biochem, 2018, 46: 618-632.

[9] Zhao X, Jin Y, Li H, et al. Sevoflurane impairs learning and memory of the developing brain through post-transcriptional

inhibition of CCNA2 via microRNA-19-3p. Aging (Albany NY), 2018, 10: 3794-3805.

[10] Yu X, Zhang F, Shi J. Neonatal exposure to sevoflurane caused cognitive deficits by dysregulating SK2channels and GluA2-lacking AMPA receptors in juvenile rat hippocampus. Neuropharmacology, 2018, 141: 66-75.

[11] Geng P, Zhang J, Dai W, et al. Autophagic degradation deficit involved in sevoflurane-induced amyloid pathology and spatial learning impairment in APP/PS1 transgenic mice. Front Cell Neurosci, 2018, 12: 185.

[12] 王莹，宋俊杰，慎晓飞，等. 氯胺酮通过抑制蛋白激酶/雷帕霉素靶蛋白信号通路诱导B103细胞自噬产生抗帕金森病的作用及分子机制. 国际麻醉学与复苏杂志，2018，39：390-394.

[13] 涂友兵，周丽芳，韦祎，等. 海马PI3K/Akt/GSK-3β信号通路在右美托咪定减轻异丙酚致新生大鼠远期认知功能减退中的作用. 中华麻醉学杂志，2018，38（4）：407-412.

第二节 静脉麻醉药

2018年静脉麻醉药物方面的基础研究主要集中在丙泊酚、右美托咪定、阿片类药物和氯胺酮。主要包括这些药物的器官保护作用，特别是对于糖尿病动物模型或高糖环境下细胞的保护机制；对肿瘤的影响；对中枢和认知功能的影响等（如丙泊酚既往作为神经保护药，但近年来的研究认为其也有神经毒性）。

一、基础研究

（一）丙泊酚

2018年丙泊酚对器官的保护作用和对肿瘤的发生、发展的影响等仍是主要的研究方向。既往研究普遍认为丙泊酚对脑功能具有保护作用，但近年来的研究有所不同，2018年的一些研究发现丙泊酚对脑细胞的凋亡和认知功能障碍有促进作用。

1.丙泊酚与器官保护

（1）丙泊酚对内皮及心肌细胞缺氧-复氧（hypoxia-reoxygenation，H/R）损伤的影响：丙泊酚对H/R后的细胞损伤具有保护作用。Zhang等[1]建立人脐静脉细胞H/R模型探讨丙泊酚保护作用的机制。该研究采用超高效液相色谱-四极杆-飞行时间质谱仪（UPLC/Q-TOF-MS）分析丙泊酚对H/R中代谢的影响。丙泊酚缺氧后治疗共检测到22种代谢产物。途径分析表明，这些代谢产物主要参与嘌呤代谢途径、3种羧酸代谢途径、丙氨酸、天冬氨酸和谷氨酸代谢途径以及脂质代谢途径。在测量次黄嘌呤的水平以验证代谢组学的工作中采用通路分析检测H/R和丙泊酚处理后的活性氧水平。在H/R细胞模型的代谢分析中，该研究对是否使用丙泊酚缺氧后治疗进行了一个整体的比较，结果表明，丙泊酚可减轻H/R所致的内皮损伤，其作用机制可能与减轻氧化损伤有关。

上调自噬作用可保护心肌细胞免受缺血再灌注损伤（ischemia reperfusion injury，IRI）。Li等[2]*探讨丙泊酚缺血后处理对自噬诱导的影响及其在 H/R 损伤中的作用。大鼠心脏源性 H9c2 细胞暴露于 H/R 环境中，给予 6 h 缺氧，4 h 复氧，以及用不同浓度的丙泊酚进行缺血后处理。通过测定乳酸脱氢酶（lactate dehydrogenase，LDH）活性及细胞凋亡率，评价心肌细胞 H/R 损伤程度。用免疫荧光法和 Western blotting 法检测 H/R 损伤和缺血后处理对心肌细胞自噬的诱导作用。并通过 Western blotting 法测定细胞中 c-Jun N-末端激酶（JNK）的活化，用或不用 JNK 抑制剂 SP600125 共处理。结果发现丙泊酚缺血后处理降低培养基中 LDH 的活性和凋亡细胞的百分比。此外，丙泊酚缺血后处理还诱导 H9c2 心肌细胞自噬并促进存活信号传导，而 3-甲基腺嘌呤对自噬的抑制作用减弱后处理的心脏保护作用。上述结果提示，丙泊酚缺血后处理通过诱导心肌细胞自噬促进细胞存活，应激激活蛋白激酶/JNK 生存通路可能部分参与丙泊酚缺血后处理诱导的自噬。

丙泊酚对高糖环境下培养的心肌细胞有保护作用，杨昌明等[3]培养大鼠 H9c2 细胞，构建细胞 H/R 模型。实验分组：正常培养组（NC 组）、高糖培养组（HG 组）、高糖缺氧-复氧组（GR 组）。在高糖缺氧-复氧环境下，培养基中加入终浓度分别为 12.5 μmol/L（P12.5 组）、25 μmol/L（P25 组）、50 μmol/L（P50 组）以及 100 μmol/L（P100 组）的丙泊酚以及终浓度为 100 μmol/L 的 DMSO 溶剂组（D100 组）。检测各组的细胞活力、肌酸激酶同工酶（CK-MB）、肌钙蛋白 I（cTnI）、LDH 浓度以及细胞内氧化应激水平和线粒体依赖性细胞凋亡水平。结果发现，与 GR 组相比，P12.5 组、P25 组、P50 组细胞活力明显升高，LDH、MDA 浓度、CK-MB 和 cTnI 相对浓度明显降低，T-SOD、线粒体活性和 ATP 相对浓度明显升高；与 P25 组比较，P50 组、P100 组以及 D100 组细胞活力明显降低，LDH、MDA 浓度、CK-MB 和 cTnI 相对浓度明显升高，T-SOD、线粒体活性和 ATP 相对浓度明显降低。该研究表明，一定浓度的丙泊酚可以通过减轻氧化应激，减少线粒体的损伤从而减轻高糖缺氧对心肌细胞的损伤。

谢桂玲等[4]研究丙泊酚后处理对高糖心肌细胞 H/R 时坏死性凋亡的影响。正常培养的 H9c2 心肌细胞，随机分为 5 组：对照组（C 组）；高糖组（HG 组）；缺氧-复氧组（H/R 组）；丙泊酚后处理组（P 组）；溶剂对照组（DMSO 组）。采用缺氧 6 h，复氧 12 h 的方法制备心肌细胞缺氧-复氧损伤模型。采用 CCK-8 法检测细胞存活率，测定细胞培养液 LDH、细胞 ROS 水平，TUNEL 法检测细胞凋亡率，Western blotting 法检测受体相互作用蛋白 1（RIP1）、RIP3、Bax、Bcl-2、活化的 caspase-3 和 caspase-3 的表达水平以及活化 caspase-3/caspase-3 比值。与 HG 组比较，H/R 组细胞活力降低，LDH 生成量增加，ROS 水平和细胞凋亡率升高，RIP1、RIP3 和 Bax 表达上调，Bcl-2 表达下调，活化的 caspase-3/caspase-3 比值升高。与 H/R 组比较，P 组细胞活力升高，LDH 生成量减少，ROS 水平和细胞凋亡率降低，RIP1、RIP3 和 Bax 表达下调，Bcl-2 表达上调，活化的 caspase-3/caspase-3 比值降低。因此，丙泊酚后处理减轻糖尿病性心肌细胞 H/R 的机制可能与抑制坏死性凋亡有关。

（2）丙泊酚对脑缺血再灌注损伤的保护作用：再灌注时线粒体功能障碍所导致的氧化应激是脑 IRI 的关键病理机制。Yu 等[5]*发现丙泊酚通过预防局部脑 IRI 时琥珀酸的蓄积来降低氧化应激损伤。该研究观察丙泊酚对减轻体内短暂中脑动脉阻塞所引起的琥珀酸的缺血性蓄积影响。同时，通过从皮质中分离线粒体，观察丙泊酚对琥珀酸脱氢酶活性以及氧化应激相关线粒体生物能量参数的体外影响。结果表明，丙泊酚通过抑制琥珀酸脱氢酶 SDH 的活性和抑制线粒体中琥珀酸盐的氧化从而显著降低琥珀酸的缺血性蓄积，降低正常线粒体的膜电位而对缺血性线粒体无影响，进而预防 Ca^{2+} 诱导的线粒体肿胀和线粒体超微结构的改变。研究提示丙泊酚的这种保护效应，至少在一定程度上通过降低琥珀酸的缺血性蓄积来减轻氧化应激损伤。

吕帅国等[6]评价核因子NF-E2相关因子2（Nrf2）/抗氧化反应元件（ARE）信号通路在丙泊酚减轻老龄大鼠肺IRI中的作用。雄性SD大鼠随机分为4组：假手术组（S组）、缺血再灌注组（I/R组）、缺血再灌注+丙泊酚组（I/R+P组）和全反式维A酸+缺血再灌注+丙泊酚组（ARTA+I/R+P）。夹闭右肺门60 min，再灌注120 min制备肺缺血再灌注损伤模型。光镜下观察病理学结果，并进行肺组织病理学损伤评分，测定湿重/干重（W/D）比值，测定SOD活性和MDA含量，Western blotting法测定Nrf2和HO-1的表达水平。结果发现，I/R组和ATRA+I/R+P组肺组织病理学损伤评分、W/D比值和MDA含量升高，SOD活性降低。I/R组、I/R+P组和ATRA+I/R+P组肺组织Nrf2和HO-1表达上调；与I/R组比较，I/R+P组肺组织病理学损伤评分、W/D比值和MDA含量降低，SOD活性升高，Nrf2和HO-1表达上调；与I/R+P组比较，ARTA+I/R+P组肺组织病理学损伤评分、W/D比值和MDA含量升高，SOD活性降低，Nrf2和HO-1表达下调。研究提示Nrf2/ARE信号通路激活参与丙泊酚减轻老龄大鼠肺IRI的过程。

2. 丙泊酚在肿瘤方面的研究　2018年丙泊酚的抗肿瘤作用的机制研究较多，主要包括对胃、食管、肺和脑肿瘤的抑制作用。

（1）消化系统肿瘤：Zhang等[7]研究丙泊酚对胃癌MKN45细胞增殖、迁移、侵袭和凋亡的影响及作用机制。实验采用CCK-8法、BrdU掺入法、AnnexinV-FITC/PI染色法、双室迁移（侵袭）法和Western blotting法检测MKN45细胞的存活、增殖、凋亡、迁移和侵袭能力。用qRT-PCR法检测microRNA-195（miR-195）的表达。结果显示，丙泊酚可抑制MKN45细胞的增殖、迁移和侵袭，并促进细胞凋亡。丙泊酚处理后miR-195表达增强，抑制miR-195后，逆转丙泊酚诱导的MKN45细胞的增殖、迁移和侵袭作用并减轻细胞凋亡。此外，丙泊酚对MKN45细胞的JAK/STAT和NF-κB通路均有抑制作用。抑制miR-195可逆转丙泊酚诱导的JAK/STAT和NF-κB通路失活作用。抑制JAK/STAT和NF-κB通路可逆转miR-195抑制丙泊酚诱导的MKN45细胞增殖、迁移和侵袭抑制以及促细胞凋亡的作用。结果提示，丙泊酚通过上调miR-195，阻断JAK/STAT和NF-κB通路，抑制胃癌MKN45细胞的增殖、迁移和侵袭。丙泊酚可能成为治疗胃癌的有效药物。

李勇等[8]采用CCK8实验检测5 μmol/L、10 μmol/L、20 μmol/L、40 μmol/L、80 μmol/L的丙泊酚处理人食管癌细胞EC97064 8 h及80 μmol/L的丙泊酚处理细胞12 h、24 h、48 h、72 h的细胞增殖情况。80 μmol/L的丙泊酚处理细胞72 h后，用Transwell小室和流式细胞仪分别检测细胞的侵袭及凋亡情况；Western blotting法检测基质金属蛋白酶-2（MMP-2）、MMP-13、活化的含半胱氨酸的天冬氨酸蛋白水解酶3（cleaved caspase-3）、β-catenin、细胞周期蛋白（Cyclin D1）蛋白表达。发现40 μmol/L、80 μmol/L的丙泊酚处理组细胞存活率显著低于生理盐水对照组（$P<0.05$），在24 h、48 h、72 h时的细胞存活率显著低于对照组基础值（$P<0.05$）；丙泊酚组细胞侵袭数及MMP-2、MMP-13、β-catenin、Cyclin D1蛋白表达显著低于对照组，细胞凋亡率和cleaved caspase-3蛋白显著高于对照组（$P<0.05$）。该研究提示，丙泊酚可通过下调Wnt/β-catenin信号通路抑制食管癌细胞增殖及侵袭能力，诱导细胞的凋亡。

术后免疫抑制与食管鳞状细胞癌（esophageal squamous cell carcinoma，ESCC）的复发和转移有关。

丙泊酚可能与免疫抑制有关，但在 ESCC 患者术后对先天免疫细胞的影响却知之甚少。Zhou 等[9]探讨丙泊酚对 ESCC 患者外周血自然杀伤（NK）细胞表型和细胞毒性的影响。该研究采用流式细胞仪对食管鳞状细胞癌患者和健康志愿者 NK 细胞的百分率、表型和功能进行比较。用磁珠负性分选 NK 细胞，并在培养液中加入丙泊酚，观察 NK 细胞表型和功能的变化。结果显示，食管鳞状细胞癌患者外周血中 NK 细胞比例明显升高，但 NK 细胞活性和细胞毒性均受到损害。从外周血中成功分离出 NK 细胞，并证明丙泊酚通过影响激活或抑制受体的表达而增强 NK 细胞的活性。丙泊酚还能增强食管鳞状细胞癌患者外周血 NK 细胞的杀伤活性。以上结果提示丙泊酚可改善食管鳞状细胞癌患者 NK 细胞的功能，是食管鳞状细胞癌手术的优选麻醉药。

（2）丙泊酚对肺肿瘤的影响：丙泊酚已广泛用于肺癌切除术患者的麻醉。一些研究表明丙泊酚的抗肿瘤作用可能是由 miRNA 介导的。Liu 等[10]*通过对 miR-1284 的调控，观察丙泊酚对肺癌细胞的作用及其机制。该研究用不同浓度的丙泊酚处理 A549 细胞，同时用 miR-1284 抑制剂、si-FOXM1 及其阴性对照进行转染。用 CCK-8、Transwell、qRT-PCR 和 Western blotting 法分别检测细胞活力、迁移和侵袭，以及 miR-1284、FOXM1 和上皮间充质转换（EMT）因子的表达。还分别评估丙泊酚、miR-1284 和 FOXM1 之间的调节和结合关系。结果表明，丙泊酚抑制 A549 细胞的活性、迁移和侵袭，上调 E-钙黏蛋白的表达，下调 N-钙黏蛋白、波形蛋白和 Snail 蛋白的表达。丙泊酚促进 miR-1284 的表达，抑制 miR-1284 可消除丙泊酚诱导的细胞活力、迁移和侵袭下降，增加 FOXN1 的表达和 FOXM1-wt 的荧光素酶活性。miR-1284 还可负性调节 FOXM1 的表达。FOXM1 的敲除降低了细胞活力、迁移和侵袭。总之，该研究提示丙泊酚通过调节 miR-1284 抑制肺癌细胞的存活、迁移、侵袭和 EMT 过程。

（3）丙泊酚对神经系统肿瘤的影响：Wnt 信号的异常激活与胶质细胞的发育有关。丙泊酚通过不同的机制对多种肿瘤细胞显示出很强的抗肿瘤活性。但丙泊酚在 Wnt 信号转导和胶质瘤细胞生长中的作用尚不完全清楚。在 Xu 等[11]的研究中，丙泊酚被认为是 Wnt 信号的有效抑制剂。在转染 Wnt1 或 WNT3 表达质粒的 293T 细胞中或用 Wnt 3A 条件培养液处理的 293T 细胞中，丙泊酚均能显著抑制 Super Top Flash 报告载体的转录活性和 Wnt 靶基因的表达。进一步的实验表明，丙泊酚通过抑制胶质瘤细胞的增殖和促进细胞凋亡而抑制胶质瘤细胞的生长。通过体内异种移植实验验证丙泊酚潜在的抗肿瘤作用。上述研究结果揭示了丙泊酚抗肿瘤作用的新机制，并为丙泊酚作为一种潜在的抗胶质瘤药物治疗 Wnt 信号紊乱的脑胶质瘤提供了有力的证据。

3. 丙泊酚神经毒性作用及认知功能影响的研究　2018 年关于丙泊酚对脑的毒性作用及认知功能的影响是研究的热点，本次共选取 9 篇相关文献，从细胞培养和动物模型对机制进行相关的探讨，包括对新生大鼠、幼年、成年及老年大鼠认知功能及细胞毒性的影响。

Guo 等[12]探讨 microRNA-214 在丙泊酚诱导的神经凋亡中的作用及其抗凋亡作用的可能机制。初步观察到 miR-214 在丙泊酚诱导的大鼠神经凋亡中的表达上调。将 miR-214 模拟物转染给丙泊酚处理的神经细胞后，发现 MiR-214 过表达诱导神经细胞凋亡，抑制细胞增殖，抑制 cyclinD1 蛋白表达，促进 caspase-3 活性和 B 细胞淋巴瘤 2 相关 X 蛋白表达，增强炎症因子水平。此外，MiR-214 过表达抑制丙泊酚诱导的神经细胞磷脂酰肌醇 3 激酶/蛋白激酶 B（PI3K/Akt）信号通路，其机制可能是通过激活同源性磷酸酶-张力蛋白（PTEN）以及 NF-κB 的表达来实现的。PTEN 抑制剂通过 PI3K/Akt

信号转导通路成功地抑制了 PTEN 蛋白的表达，减少了 MiR-214 过表达后的神经细胞凋亡。总之，本研究表明 MiR-214 通过靶向 PTEN 表达而激活 PI3K/Akt 信号通路，从而抑制丙泊酚诱导的神经凋亡。

  近年来越来越多的研究表明，丙泊酚可能引起神经毒性，特别是在神经干细胞的发育过程中。但是关于其潜在机制，如涉及 miRNA 机制，目前尚不清楚。Li 等[13]共筛选到 27 个差异表达的 miRNA，并通过 qRT-PCR 对 6 个 miRNA 进行验证。3 个 miRNA 上调（miRNA-377-5p、miRNA-194-3p 和 miRNA-143-5p），3 个下调（miRNA-3583-3p、miRNA-466b-5p 和 miRNA-410-5p）。通过基因本体和 KEGG 通路富集分析，筛选出在 GABA 能突触通路中富集的 Gabbr1、Canca1b 和 Gabbr2 作为可能参与丙泊酚神经毒性的基因。Gabbr1 和 Cacna1b 受 miRNA 调控（miRNA 在丙泊酚作用后上调）后在 mRNA 和蛋白水平上表达降低。Gabbr2 受 miRNA 调控（miRNA 在丙泊酚作用后下调）后在 mRNA 和蛋白表达水平上均上调。这两个 miRNA 簇在丙泊酚作用下表现出不同的表达，在神经干细胞的发育过程中可能以协同的方式同时调节多个基因的表达。该实验结果可能有助于阐明丙泊酚神经毒性的分子机制，并为其提供潜在的治疗靶点。

  Zhou 等[14]旨在验证丙泊酚是否通过 N-甲基-D-天冬氨酸（NMDA）受体与脑源性神经营养因子（BDNF）-酪氨酸激酶 B（TrkB）信号通路的相互作用而损害学习记忆。实验人员将 120 只 SD 大鼠随机分为 8 组。实验药物包括生理盐水、丙泊酚、NMDA、7，8-二羟基黄酮（7，8-DHF）、K252a 和 MK-801。采用 Morris 水迷宫（MWM）测试大鼠的空间学习记忆能力。用免疫组织化学、RT-PCR 和 Western blotting 法检测 mRNA 和蛋白的表达。PCNA 免疫组化法检测海马细胞增殖，TUNEL 法检测海马细胞凋亡。发现丙泊酚组大鼠学习记忆能力下降，NMDA 和 7，8-DHF 对大鼠学习记忆障碍有改善作用，但是这种改善作用会被 K252a 和 MK-801 逆转。此外，大鼠海马组织的 mRNA 和蛋白表达水平及海马细胞增殖情况与 MWM 实验结果一致，而海马细胞凋亡则出现相反情况。因此，丙泊酚可通过 NMDA 受体和 BDNF-TrkB-CREB 信号通路的相互作用，损害大鼠的记忆和学习，并诱发认知功能障碍。

  于文娟等[15]探讨丙泊酚镇静对大鼠认知功能的影响及其可能的机制。SD 大鼠被随机分为 3 组。丙泊酚注射液以 100 mg/kg 或 300 mg/kg 腹腔注射 45 min 后，用定量 PCR 检测大鼠海马脑源性神经营养因子 -TrkB/p75 信号分子的 mRNA 水平；并用逃避性抑制（inhibitory avoidance，IA）试验评价丙泊酚作用后的大鼠学习记忆情况。丙泊酚腹腔注射 45 min 后，100 mg/kg 组和 300 mg/kg 组大鼠海马组织中 BDNF 的 mRNA 水平分别是对照组的（1.20±0.13）倍（$P=0.002$）和 88%±12%（$P=0.044$）；100 mg/kg 组和 300 mg/kg 组大鼠海马组织中 TrkB 的 mRNA 水平分别是对照组的（1.01±0.11）倍和 86%±11%。另外，两组 p75 的 mRNA 水平分别是对照组的（1.02±0.10）倍（$P=0.778$）和（1.59±0.18）倍（$P=0.000$）。100 mg/kg 组大鼠 IA 的潜伏期与对照组的差异无统计学意义；300 mg/kg 组大鼠 IA 的潜伏期显著低于对照组，亦显著低于 100 mg/kg 组。该研究结果表明，丙泊酚呈剂量依赖性调节海马 BDNF-TrkB/p75 信号分子的表达，高剂量丙泊酚可能通过调节海马 BDNF-TrkB/p75 信号进而影响大鼠的认知功能。

  张敬等[16]探讨丙泊酚复合低氧对未成熟大鼠认知功能的影响及与 p38 通路、tau 蛋白的关系。将 7 日龄 SD 大鼠根据组别给予腹腔注射丙泊酚、脂肪乳或 p-p38 阻滞剂等药物，每天 1 次，连续 7 d。分别放入氧浓度为 18%、21%、50% 的暖箱。检测海马组织磷酸化 tau 蛋白、总 tau 蛋白、p-p38 含量，水迷宫实验评估大鼠空间学习和记忆能力。丙泊酚低氧组、丙泊酚空气组与相应脂肪乳组相比，p-p38、磷酸化 tau 蛋白、总 tau 蛋白含量升高。丙泊酚低氧组、丙泊酚空气组、阻滞剂加丙泊酚空气组、阻滞剂加丙泊酚低氧组与相应脂肪乳组相比潜伏期延长、穿越平台次数减少、第三象限停留时间缩短；丙泊酚氧气组、阻滞剂加丙泊酚氧气组与相应脂肪乳组相比水迷宫实验结果无差异。脂肪乳低氧组与阻滞剂加脂肪乳低氧组、脂肪乳空气组与阻滞剂加脂肪乳空气组、脂肪乳氧气组与阻滞剂加脂肪乳氧气组之间水迷宫实验结果无差异。因此，丙泊酚复合低氧可通过 p38 通路影响 tau 蛋白表达从而损伤未成熟大鼠的认知功能，氧气在该过程中可发挥一定的保护作用。

陈岱莉等[17]探讨孕中期大鼠丙泊酚麻醉对其子代神经细胞的影响及机制。将孕 14 d SD 大鼠分为两组：对照组（C 组，腹腔注射生理盐水）和丙泊酚组（P 组，腹腔注射丙泊酚）。从尾静脉泵注丙泊酚 2 h。检测用药 5 h 后的胎鼠外侧神经节突起区（lateral ganglionic eminences，LGE）及新生鼠大脑海马区神经细胞 caspase-3 的表达水平，检测孕 21 d 胎鼠及出生后 30 d 子鼠海马室管膜下区（subventricular zone，SVZ）及齿状回（subgranular zone，DG）区神经细胞的增殖情况，免疫组织化学染色检测出生后 30 d 子鼠前额皮质 NMDA 受体亚单位 NR1、NR2A、NR2B 及突触后致密蛋白（PSD-95）的表达情况。与对照组相比，丙泊酚组孕 14 d 胎鼠 LGE 区及新生鼠大脑海马区 caspase-3 阳性细胞数明显增多；丙泊酚组孕 21 d 胎鼠海马 SVZ 及 DG 区的细胞增殖减少；丙泊酚组出生后 30 d 子鼠前额皮质 NMDA 受体亚单位 NR1、NR2A、NR2B 及 PSD-95 表达均降低。该研究结果表明，孕中期大鼠实施丙泊酚麻醉可致其子鼠神经细胞凋亡增加及增殖减少，其机制可能与 NMDA 受体亚单位及 PSD-95 的表达异常有关。

刘晋敏等[18]评价血管紧张素Ⅱ-2 受体（AT2R）在丙泊酚重复麻醉致新生大鼠基底节神经细胞凋亡中的作用。选 7 日龄 SD 大鼠，随机分为 3 组：对照组（C 组）、丙泊酚重复麻醉组（P 组）和 AT2R 激动剂 CGP42112A 组（G 组）。P 组腹腔注射丙泊酚 30 mg/kg，每 20 分钟给予首次剂量的 1/2，共 5 次，连续处理 3 d。C 组及 G 组给予生理盐水或 CGP42112A＋丙泊酚。麻醉苏醒 2 h 时，处死大鼠取脑组织，TUNEL 法测定基底节神经细胞凋亡情况；Western blotting 法测定活化的 caspase-3、AT2R 和过氧化物酶体增殖物激活受体 γ（PPARγ）的表达水平，RT-PCR 测定 AT2R 和 PPARγ 的 mRNA 表达水平；于 28 日龄时，Morris 水迷宫实验测试认知功能。与 C 组比较，P 组逃避潜伏期延长，目标象限停留时间缩短，穿越平台次数减少，基底节 AI 升高，活化的 caspase-3 表达上调，AT2R、PPARγ 及其 mRNA 表达下调；与 P 组比较，G 组逃避潜伏期缩短，目标象限停留时间延长，穿越平台次数增加，基底节 AI 降低，活化的 caspase-3 表达下调，AT2R、PPARγ 及其 mRNA 表达上调。以上结果提示 AT2R 活性抑制参与丙泊酚重复麻醉致新生大鼠基底节神经细胞凋亡。

于晴等[19]研究低氧因素对丙泊酚麻醉后新生大鼠认知功能的影响。将新生 7 d 的 SD 大鼠随机分为 6 组：氧气对照组（CO）、空气对照组（CA）、低氧对照组（CH）和丙泊酚氧气组（PO）、丙泊酚空气组（PA）、丙泊酚低氧组（PH）。丙泊酚组腹腔注射丙泊酚 50 mg/kg，对照组腹腔注射脂肪乳 5.0 ml/kg，每天 1 次，连续 7 d。每次注射完毕后，将大鼠分别放置于轻度低氧（18% O_2）、空气（21% O_2）和氧气（50% O_2）环境中，监测血氧饱和度（SpO_2）。Mirros 水迷宫实验检测各组大鼠学习记忆能力；免疫组化法检测各组海马 CA1 区活化型半胱氨酸天冬氨酸蛋白酶 -3（cleaved-caspase-3）表达和 Akt、GSK-3β 及磷酸化蛋白的表达。结果发现，与对照组比较，PA 组和 PH 组 SpO_2 显著降低；

逃避潜伏期延长；P-Akt/Akt 灰度值比值明显降低。结果提示低氧因素显著增加丙泊酚麻醉的神经毒性，其机制可能与抑制 P-Akt 及 GSK-3β 表达增加有关。

郑国龙等[20]比较单次注射丙泊酚对老龄大鼠学习记忆能力及麻醉后大鼠海马内淀粉样前体蛋白（APP）、磷酸化 tau 蛋白（P-tau）、caspase-3 和神经元特异性烯醇化酶（NSE）蛋白表达的影响。雄性 SD 大鼠，随机分为对照组（C 组）和丙泊酚组（D 组）。D 组再按麻醉后 1 d、3 d、7 d 分为 D1、D3、D7 3 个亚组。C 组在对应时点，被分为 C1、C3、C7 3 个亚组。D 组大鼠经腹腔单次注射丙泊酚 60 mg/kg，C 组则注射相同容积生理盐水。以 Y 迷宫实验方法测试大鼠的学习记忆能力，Western blotting 法测定 APP、p-tau、caspase-3 和 NSE 蛋白的表达量。与 C1 组比较，D1 组大鼠达到学会标准时累计学习的次数显著升高。D 组大鼠的 p-tau、caspase-3 蛋白表达量在给药后 1 d、3 d 明显增加，给药后 7 d 恢复至正常水平；D 组各亚组大鼠的 APP 和 NSE 蛋白表达水平与给药前比较无显著差异。该实验结果表明，丙泊酚单次注射可引起老年大鼠短暂的学习记忆能力受损，原因可能与麻醉后大鼠海马的 p-tau、caspase-3 蛋白的表达量增加有关。

4. 丙泊酚在炎症方面的研究进展　本章纳入两篇丙泊酚对小胶质细胞对炎性反应的抑制作用，以及一篇丙泊酚对气道炎症反应的抑制作用。

丙泊酚在经典小胶质细胞激活（M1 activation）相关脑损伤中的作用和分子机制的研究尚不多。Zheng 等[21]研究丙泊酚对 LPS- 激活 BV2 小胶质细胞的抗炎作用。发现在转录和翻译水平丙泊酚都有效降低促炎介质（NO、TNF-α 和 IL-6）。而且，丙泊酚可抑制 LPS 激活细胞中 miR-155 的表达。敲除 miR-155 可减弱丙泊酚对 LPS 处理细胞的抗炎作用。miR-155 也被证实是 SOCS1 表达的负性调控因子。丙泊酚对 LPS 诱导炎症的抑制作用涉及上调 SOCS 的表达。这些结果表明丙泊酚可通过调节 miR-155/SOCS1 信号通路抑制小胶质细胞对 LPS 的神经炎症反应。

张明晓等[22]研究丙泊酚对 TNF-α 诱导的小胶质 BV-2 细胞高迁移率族蛋白 B1（HMGB1）表达的影响。用不同浓度的丙泊酚处理细胞后进行 MTT 实验检测细胞增殖；用不同浓度的 TNF-α 处理细胞后进行 RT-qPCR 和 Western blotting 法检测 HMGB1 的表达；丙泊酚干预 TNF-α 处理的细胞进行 RT-qPCR 和 Western blotting 检测 HMGB1 的表达和 p38 的磷酸化；利用 siRNA 沉默 p38 表达后再用丙泊酚处理，RT-qPCR 和 Western blotting 检测 HMGB1 的表达。发现高浓度丙泊酚抑制小胶质细胞增殖；与对照组相比，经 TNF-α 刺激后小胶质细胞 HMGB1 表达增高，与 TNF-α 组比较，TNF-α＋丙泊酚组 HMGB1 的表达明显降低，并呈剂量依赖性；沉默 p38 表达可抑制 TNF-α 诱导小胶质细胞 HMGB1 的表达；在沉默 p38 后再用丙泊酚处理，与单沉默 p38 比较，HMGB1 的表达差异无统计学意义。结果提示，丙泊酚可通过 p38 的激活调控 TNF-α 诱导小胶质细胞的 HMGB1 表达，从而影响脑损伤晚期炎症反应。

Li 等[23]探讨丙泊酚对变应性哮喘肥大细胞依赖性小鼠气道炎症的保护作用及其潜在的机制。小鼠用卵清蛋白（OVA）致敏，并激发 3 次。在 OVA 激发前 0.5 h 腹腔注射丙泊酚。检测支气管肺泡灌洗液（BALF）中的炎性细胞计数和细胞因子的产生。同时测定 toll 样受体 4（TLR4）/活性氧种类（ROS）/NF-κB 信号通路的肺组织学及关键分子的变化。结果表明，丙泊酚能显著降低 BALF 中嗜酸性粒细胞的数量，降低 BALF 中 IL-4、IL-5、IL-6、IL-13 和 TNF-α 的水平。丙泊酚显著减轻气道炎症，使炎症细胞浸润较少，黏液生成减少，杯状细胞增生。同时，丙泊酚抑制 TLR4 及其下游信号转导分子-髓系分化因子 88（MyD88）和 NF-κB 的表达。丙泊酚使过氧化氢和甲烷二元醛水平降低，在丙泊酚组超氧化物歧化酶活性升高。这些发现表明，丙泊酚可以通过抑制肥大细胞依赖性哮喘小鼠模型的 TLR4/MyD88/ROS/NF-κB 信号通路来减轻气道炎症。

5. 其他　2018 年还有对丙泊酚成瘾性及糖皮质激素抑制丙泊酚成瘾性的机制研究，以及多巴胺受体激活对于丙泊酚全身麻醉后苏醒时间的影响。

丙泊酚具有成瘾性，有研究表明地塞米松可抑制丙泊酚维持的大鼠自我给药行为，但糖皮质激素对伏隔核的直接作用对丙泊酚自我给药行为的影响还未见报道。Wu 等[24] 建立大鼠丙泊酚维持的自我给药模型，持续 14 d。在第 15 天，在最后一次训练前 30 min，向大鼠伏隔核内注射地塞米松或等量溶剂。记录活动鼻戳反应次数，丙泊酚注射次数、非主动戳鼻反应的次数，检测多巴胺 D1 受体和 c-Fos 的表达。酶联免疫吸附法测定血浆中皮质酮的水平。伏隔核注射地塞米松促进主动戳鼻反应，并伴随着伏隔核 D1 受体和 c-Fos 的表达上调，但血浆皮质酮水平在地塞米松处理组中未见明显变化。该研究表明伏隔核中糖皮质激素受体在大鼠丙泊酚自我给药行为的调控中发挥重要作用，其可能是通过 D1 受体和 c-Fos 表达的变化所介导的，但还需应用糖皮质激素受体的拮抗剂来补充此结论。

钱坤等[25] 评价多巴胺受体在大鼠丙泊酚全身麻醉苏醒过程中的作用。将雄性 SD 大鼠随机分为对照组（C 组）、多巴胺 D1 受体激动剂 Chloro-APB 组（Chloro-APB 组）、D1 受体拮抗剂 SCH-23390 组（SCH-23390 组）、多巴胺 D2 受体激动剂 Quinpirole 组（Quinpirole 组）及 D2 受体拮抗剂 Eticlopride 组（Eticlopride 组）5 组。以翻正反射消失（loss of the righting reflex，LORR）时间评价麻醉起效时间、翻正反射恢复（recovery of righting reflex，RORR）时间评价麻醉苏醒时间，以共济失调期评价运动功能恢复。待大鼠 RORR 后，记录共济失调期。5 组大鼠丙泊酚麻醉后 LORR 时间差异无统计学意义。Chloro-APB 组丙泊酚麻醉后 RORR 明显缩短；SCH-23390 组丙泊酚麻醉后 RORR 明显延长；5 组大鼠 RORR 后，共济失调期差异无统计学意义。结果提示多巴胺 1 型受体激活后可明显缩短大鼠从丙泊酚全身麻醉苏醒的时间。

（二）右美托咪定

右美托咪定作为一种高选择性 α_2 肾上腺素能激动剂具有镇痛、抗应激、减轻炎症反应与降低术后谵妄和认知功能障碍等作用。2018 年的基础研究主要集中在器官功能保护、镇痛机制等方面，例如可减轻丙泊酚和氯胺酮所致的脑细胞的神经毒性作用。特别注意到 2018 年右美托咪定对糖尿病引起器官损伤的保护作用研究有很多，包括脑、肾、肺等器官。

1. 器官功能保护

（1）右美托咪定对脑和脊髓的保护作用：右美托咪定通过抑制 Toll 样受体（TLR）4 在缺血再灌注损伤中的表达而发挥多器官保护作用。Cheng 等[26] 探讨 TLR4 激动剂脂多糖能否阻断右美托咪定的神经保护作用。采用阻断双侧颈动脉 20 min，再灌注 2 h 的方法建立新生 SD 大鼠脑缺血再灌注模型。将大鼠分为 4 组：假手术组；缺血再灌注组；右美托咪定预处理（10 μg/kg）的缺血再灌注组；右美托咪定（10 μg/kg）和脂多糖（500 μg/kg）处理后的缺血再灌注组。苏木精-伊红染色检测脑组织损伤，实时 PCR 和 Western blotting 检测脑组织 TLR4 表达。结果右美托咪定预处理可减轻缺血所致海马 CA3 区形态学改变，下调 TLR4 表达，但这种神经保护作用可被

TLR4激动剂脂多糖部分阻断。结果表明，右美托咪定对新生大鼠脑缺血再灌注模型的神经保护作用与其抑制TLR4的表达有关。

Xu等[27]建立鞘内注射利多卡因诱导的脊髓神经毒性大鼠模型。导管鞘内置入后4 d，鞘内注射10%利多卡因20 μl，注射前大鼠腹膜内给予右美托咪定。右美托咪定预处理的大鼠也给予选择性α-肾上腺素能拮抗药育亨宾或特异性蛋白激酶C（PKC）抑制剂Gö6983。利多卡因注射后引起明显的脊髓损伤，表现为：后肢运动功能降低、甩尾潜伏期延长；组织学和TUNEL染色证实脊髓损伤和神经细胞凋亡；高效液相色谱分析检测谷氨酸释放；Western boltting检测PKC和PKCβ1表达。右美托咪定预处理减轻利多卡因引起的脊髓损伤；然而，当育亨宾或Gö6983与右美托咪定一起注射时，上述保护作用被消除。结果表明，右美托咪定通过调节PKC表达和谷氨酸释放保护脊髓免受利多卡因的神经毒性。

陈佳林等[28]探讨右美托咪定对丙泊酚诱导新生大鼠大脑发育的远期影响。7日龄SD大鼠，根据给予的丙泊酚、右美托咪定等药物的不同随机分为7组，待大鼠药物处理后放回笼中继续饲养至9周，采用Morris水迷宫实验测定大鼠空间学习记忆能力；采用TUNEL法检测海马神经细胞凋亡情况，免疫组织化学法检测海马突触后致密蛋白95（PSD95）含量。给予不同剂量的丙泊酚后的各组逃避潜伏期明显延长，穿越原平台位置次数明显减少，海马神经细胞凋亡率明显升高，海马PSD95含量明显降低。但给予右美托咪定预处理后再给予丙泊酚可缩短逃避潜伏期，增加穿越原平台位置次数，海马神经细胞凋亡率明显降低，海马PSD95含量明显升高。随着右美托咪定剂量的增加，保护作用越显著。因此，应用右美托咪定预处理可以减轻丙泊酚诱导致新生大鼠成年后认知功能障碍，部分机制可能是通过减轻海马神经细胞凋亡和上调PSD95基因的表达；未见右美托咪定对发育期大脑有的神经毒性。

孙鑫洲等[29]通过原代培养SD大鼠海马神经元细胞并采用氧糖剥夺法建立低氧复氧模型，探讨右美托咪定对大鼠海马神经元细胞低氧复氧损伤中线粒体分裂的影响及其机制。根据不同分组在低氧复氧期间分别加入终浓度为0.1 μmol/L、1.0 μmol/L、5.0 μmol/L、10.0 μmol/L、100.0 μmol/L的右美托咪定。观察各组海马神经元细胞的数量与形态，检测各组神经元细胞活性、细胞质中的钙离子荧光强度以及线粒体分裂相关蛋白Drp1、Fis1和细胞色素C（CytC）、凋亡诱导因子（AIF）的表达。发现缺氧复氧后神经元细胞数量和活性明显降低，钙离子荧光强度、Drp1、Fis1、CytC和AIF蛋白表达均增高。而给予右美托咪定后神经元细胞活性升高，钙离子荧光强度和Drp1、Fis1、CytC、AIF蛋白表达显著降低。结论是右美托咪定能够减轻低氧复氧对大鼠海马神经元细胞的损伤并可能通过抑制线粒体分裂发挥作用。

右美托咪定可通过增强PI3K/Akt信号通路来减轻丙泊酚所致的啮齿类动物急性神经毒性。对于幼年大鼠，右美托咪定是否能减轻丙泊酚长期应用所致的神经毒性尚不清楚。Xiao等[30]选取7日龄雄性SD大鼠，随机腹腔注射生理盐水、丙泊酚、地塞米松、丙泊酚+地塞米松、10% DMSO或TDZD-8（GSK3β抑制剂），或侧脑室注射DMSO或LY294002（PI3K抑制剂）。所有大鼠均被监测至9周龄。采用Morris水迷宫实验测试大鼠的空间学习记忆能力。用Tunnel染色、免疫组织化学、Western blotting和透射电镜技术分别检测神经元凋亡、PSD95表达、Akt和GSK3β的表达和磷酸化，以及突触超微结构。结果发现，丙泊酚显著增加大鼠发育过程中的逃避潜伏期、海马神经凋亡和突触超微结构变化，但降低 PSD95 表达、Akt 和 GSK3β 磷酸化的相对水平。高剂量的右美托咪定预处理可显著减轻丙泊酚的神经毒性效应。右美托咪定的神经保护作用因 TDZD-8 的使用而增强，但因 LY294002 的使用而完全消失。结果表明，右美托咪定可增强 PI3K/Akt 信号通路，减轻丙泊酚对幼年大鼠海马的长期毒性作用。

右美托咪定对挥发性麻醉药诱发的神经元凋亡和大脑发育中的认知功能障碍具有神经保护作用，但是否能保护神经干细胞免受氯胺酮所致的损伤尚不清楚。Lu 等[31]*研究右美托咪定对氯胺酮所致神经干细胞的保护作用，并探讨其可能的作用机制。采用免疫荧光法对原代培养的神经干细胞进行鉴定。使用 CCK-8 测定细胞存活率。Brdu 法检测细胞增殖，Tunnel 法检测细胞凋亡。用 Western blotting 法定量检测 caspase-3、p-Akt 和 p-GSK-3β 的蛋白水平。发现氯胺酮可明显降低神经干细胞的存活率和增殖能力，促进其凋亡。右美托咪定能促进神经干细胞增殖，减少凋亡，且呈剂量依赖性。右美托咪定预处理能显著提高氯胺酮暴露神经干细胞的存活率和增殖能力，减少其凋亡。此外，右美托咪定可降低氯胺酮诱发的神经干细胞 caspase-3 活性，升高 p-Akt 和 p-GSK-3β 水平。PI3K 抑制剂 LY294002 可部分逆转右美托咪定的保护作用。因此，右美托咪定可能通过 PI3K/Akt/GSK-3β 信号通路保护神经干细胞免受氯胺酮所致的损伤。

（2）右美托咪定对肺损伤的保护作用：2018 年的文献报道，右美托咪定对机械通气（mechanical ventilation，MV）导致机械通气相关性肺损伤（ventilation-associated lung injury，VILI）、肺缺血再灌注损伤和糖尿病大鼠的肺部炎性损伤有保护作用。

Chen 等[32]建立大鼠的 TILI 模型，探讨右美托咪定是否对其有保护作用并探讨其可能的分子机制。成年雄性 Wistar 大鼠，随机分为 5 组：对照组、低潮气量 MV 组（LMV）、高潮气量（HVT）MV 组（HMV）、高潮气量 MV+右美托咪定（DEX）组、高潮气量 MV+右美托咪定+育亨宾组（DEX+Y）。通气 4 h 后将大鼠进行安乐死。检测指标：病理变化、肺干/湿（W/D）重量比、肺髓过氧化物酶（MPO）活性、支气管肺泡灌洗液（bronchoalveolar lavage fluid，BALF）和肺组织中炎性细胞因子（IL-1β、TNF-α 和 IL-6）的水平、TLR4 和 NF-κB 的表达及激活。结果显示，右美托咪定显著抑制 TLR4 和 NF-κB 的表达，抑制 NF-κB 的激活，育亨宾部分减轻右美托咪定的作用。因此，右美托咪定对 VILI 有保护作用，同时抑制 TLR4/NF-κB 信号通路，该作用是部分通过激活 α_2-肾上腺素受体实现的。

李梦倩等[33]评价右美托咪定对大鼠离体肺缺血再灌注损伤时胞外信号调节激酶（ERK 1/2）和丝氨酸/苏氨酸蛋白激酶（Akt）激活的影响。将成年雄性 SD 大鼠离体肺在 IL-2 离体肺灌流系统内维持正常的生理活动。C 组通气和灌流 150 min；IR 组和右美托咪定组维持灌流 15 min 后，停止通气和灌流 60 min 后再通气和复灌 75 min。右美托咪定组在复灌时加入右美托咪定 10 nmol/L，其余两组给予等体积的生理盐水。检测肺泡损伤率（IAR），RT-PCR 法测定肺组织 ERK 1/2、Akt mRNA 表达量，Western blotting 法测定 p-ERK 1/2、p-Akt 蛋白含量。发现灌流肺缺血再灌注后右美托咪定 IAR、肺组织 ERK 1/2、Akt mRNA 表达量和 p-ERK1/2 及 p-Akt 蛋白含量均明显降低。因此，右美托咪定可减轻大鼠离体肺缺血再灌注损伤，其机制可能与其抑制 ERK 1/2 和 Akt 的激活有关。

汪忠玉等[34]观察右美托咪定对糖尿病大鼠肺组织 Toll 样受体 4 表达的影响。雄性 SD 大鼠腹腔注射链脲菌素（streptozotocin，STZ）制备糖尿病大鼠模型。在成功建模后第 8 周末，给予 5 μg/kg 和

10 μg/kg 的右美托咪定腹腔注射，对照组给予等量枸橼酸缓冲液。连续药物腹腔注射 7 d，各组大鼠取股动脉血测量 PaO_2，计算肺组织含水率，ELISA 法检测肺泡灌洗液中 TNF-α 的含量，RT-PCR 测定肺组织 TLR4 mRNA 表达水平，观察肺组织病理学变化。糖尿病组、低剂量右美托咪定组和高剂量右美托咪定组大鼠动脉血 PaO_2 显著低于正常组，而肺组织含水率、TNF-α 含量、TLR4mRNA 表达水平显著高于正常组。低剂量右美托咪定组和高剂量右美托咪定大鼠动脉血 PaO_2 显著高于糖尿病组，TNF-α 含量、TLR4mRNA 表达水平显著低于糖尿病组。高剂量右美托咪定组肺组织含水率比糖尿病组显著下降。低剂量右美托咪定组和高剂量右美托咪定组与糖尿病组相比肺组织炎性病理损伤减轻。结论是右美托咪定可以抑制糖尿病大鼠肺组织 TLR4mRNA 的表达。

（3）右美托咪定对心肌的保护作用：张世平等[35]探讨右美托咪定预处理对糖尿病大鼠心肌缺血再灌注损伤的作用及其机制。诱导建立糖尿病大鼠模型后，通过结扎－放松大鼠冠状动脉左前降支的方法使局部心肌缺血 30 min、再灌注 2 h。根据给予生理盐水、右美托咪定、育亨宾等药物的不同进行分组。分别记录缺血前、结扎 30 min、再灌注 1 h 和再灌注 2 h 时的心率、左心室收缩压（left ventricular systolic pressure，LVSP）、左心室内压最大上升速率（$+dp/dt_{max}$）和左心室内压最大下降速率（$-dp/dt_{max}$）和左心室舒张末压（left ventricular end diastolic pressure，LVEDP）；测定再灌注 2 h 后的心肌梗死面积并检测血浆 cTnI 含量和 NO 浓度。结果发现，右美托咪定可使再灌注 2 h 的 LVSP、$+dp/dt_{max}$ 和 $-dp/dt_{max}$ 明显升高；而 LVEDP 明显降低；缺血坏死区／缺血危险区（AN/AAR）明显缩小，加入育亨宾后这种作用被明显逆转。结果表明，右美托咪定预处理能改善糖尿病大鼠缺血再灌注后的心脏收缩和舒张功能，减少心肌细胞坏死，其保护机制可能与 $α_2$ 受体激动和血浆 NO 浓度升高有关。

（4）右美托咪定对糖尿病肾病大鼠肾功能的保护作用：杨燕等[36]观察右美托咪定对糖尿病肾病大鼠肾损伤的作用及其机制。将大鼠随机分为对照组（Ctrl）组、链脲菌素（STZ）组、罗格列酮（Rosi）组、DEX 25 μg/kg 组和 DEX 50 μg/kg 组。除 Ctrl 组外，其余组大鼠腹腔注射链脲菌素，造模成功后 DEX（25 μg/kg、50 μg/kg）组大鼠腹腔注射右美托咪定，Rosi 组给予 10 mg/kg 的罗格列酮，7 d 后进行检测。采用 HE 染色检测肾损伤，TUNEL 法检测细胞凋亡，试剂盒检测血清肌酸酐（SCr）、血尿素氮（BUN）、尿白蛋白及 SOD、谷胱甘肽过氧化物酶和丙二醛 MDA 的浓度，Western blotting 检测 Ki-67、caspase-3、TGF-β1、p-Smad2 和 p-Smad3 的表达。右美托咪定和罗格列酮能显著减轻模型大鼠肾损伤，降低 SCr、BUN 和 SOD 的浓度，并以高浓度作用显著；它们还显著减少肾组织细胞凋亡及 caspase-3 的表达水平，诱导 Ki-67 的表达；同时升高模型组大鼠血清 SOD 和 GSH-Px 的浓度，降低 MDA 的浓度；此外，右美托咪定和罗格列酮抑制 TGF-β1、p-Smad2 和 p-Smad3 表达。结果表明，右美托咪定通过抑制 TGF-β1/Smad 信号通路的激活减轻糖尿病大鼠的肾损伤。

2. 抗肿瘤作用　围术期一些因素可能会影响术后肿瘤的转移扩散。Wang 等[37]*通过体外及体内实验观察右美托咪定（0.001～10 nmol/L）和咪达唑仑（0.01～400 μmol/L）对人肺癌（A549）和神经胶质瘤（H4）细胞株的增殖和迁移作用。通过免疫荧光评估细胞周期和凋亡标记的表达；JC-1 染色和流式细胞术检测线粒体膜电位和活性氧；通过拮抗剂阿替帕唑和氟马西尼研究相关可能机制。通过小鼠肺癌异种移植模型研究治疗后的肿瘤负荷。发现右美托咪定（1 nmol/L）促进 A549 细胞增殖、迁移，体外实验可上调抗凋亡蛋白。而咪达唑仑（400 μmol/L）抑制 A549 细胞的迁移，通过线粒体固有途径诱导细胞凋亡，降低线粒体膜电位，增加活性氧的表达。咪达唑仑能显著降低小鼠的肿瘤负荷。因此，咪达唑仑具有部分通过外周苯二氮䓬受体介导的抗肿瘤作用，而右美托咪定则通过 α_2 肾上腺素能受体促进肺癌细胞和神经胶质瘤细胞的存活。

3. 右美托咪定镇痛机制研究　2018 年关于右美托咪定的镇痛作用主要是从慢性疼痛、创伤后应激障碍以及睡眠剥夺等方面进行镇痛机制探讨。

Yang 等[38] 探讨右美托咪定对神经病理性疼痛（neuropathic pain，NP）的作用及其机制。通过慢性坐骨神经压迫性损伤（chronic constriction injury of the sciatic nerve，CCI）建立大鼠 NP 模型。CCI 术后 7 d，分别腹腔注射右美托咪定、ZD7288（HCN 通道抑制剂）和生理盐水，进行机械刺激下的足爪退缩阈值和热缩足潜伏期（thermal withdrawal latency，TWL）试验。分离大鼠 L4、L5 背根神经节（dorsal root ganglion，DRG）神经元。将超极化激活的环核苷酸门控（HCN）通道亚型质粒转染 HEK293 细胞。检测 HEK293 细胞和 DRG 神经元表达的 HCN 电流（Ⅰh）特性。CCI 术后大鼠机械刺激缩足反应阈值（paw withdrawal mechanical threshold，PWMT）降低，热缩足潜伏期缩短，DRG 的 HCN 电流（Ⅰh）波幅增加，半激活电压（$V_{1/2}$）值降低，用右美托咪定或 ZD7288 处理的 CCI 大鼠可减轻机械刺激和热刺激痛觉过敏，且 CCI 大鼠 DRG 神经元电流Ⅰh 波幅降低，$V_{1/2}$ 值升高。右美托咪定对 HEK293 细胞 HCN1 和 HCN2 电流的作用与 DRG 神经元类似。以上结果提示右美托咪定可减轻神经病理性疼痛，其作用可能与抑制超极化激活的 HCN 通道电流有关。

右美托咪定通过调节脑源性神经营养因子（BDNF）发挥镇痛作用。钾离子/氯离子协同转运体 2（KCC2）引起的神经元 Cl⁻ 稳态的改变在 GABA(A) 受体介导的突触后抑制中起重要作用。Dai 等[39] 从分子水平探讨右美托咪定和 KCC2 在大鼠持续性术后疼痛（PPSP）中的相互作用。采用皮肤/肌肉切开牵拉法（SMIR）诱发大鼠持续的 PPSP。用动态足底触觉仪测定机械过敏反应，Western blotting 和免疫荧光检测相关蛋白的表达。实验第一部分发现 BDNF/TrkB-KCC2 信号在 SMIR 诱发 PPSP 的发生发展中起关键作用，实验第二部分发现右美托咪定在手术前 15 min 和术后 1～3 d 腹腔注射可减弱 SMIR 诱发的 PPSP。SMIR 诱导的 KCC2 下调被部分逆转，这与脊髓背角 BDNF/TrkB 信号的抑制相一致。鞘内注射 KCC2 抑制剂 VU0240551 可显著降低右美托咪定对 SMIR 诱发的 PPSP 的镇痛作用。结果表明右美托咪定通过降低脊髓后角 BDNF/TrkB 信号传递来恢复 KCC2 功能，这为 PPSP 治疗提供了新的思路。

张庆洪等[40] 探讨右美托咪定对创伤后应激障碍（post-traumatic stress disorder，PTSD）的大鼠疼痛行为及认知功能的影响。将雄性 SD 大鼠随机分为 4 组：对照组、PTSD 组、20 μg 右美托咪定组、40 μg 右美托咪定组。通过条件性恐惧实验测定大鼠恐惧记忆，观察各组大鼠热缩足潜伏期、机械缩足反应阈（mechanical withdrawl threshold，MWT）、空间学习记忆能力。结果表明，与对照组相比，其余各组 TWL、MWT 均明显降低，40 μg 右美托咪定和 20 μg 右美托咪定组 TWL、MWT 明显高于 PTSD 组；40 μg 右美托咪组 TWL、MWT 明显高于 20 μg 右美托咪定组；与对照组相比，其余各组寻找平台潜伏期时间明显延长，探索时间百分比明显降低；40 μg 右美托咪定和 20 μg 右美托咪定组寻找平台潜伏期时间明显短于 PTSD 组，探索时间百分比明显高于 PTSD 组；40 μg 右美托咪定组寻找平台潜伏期时间明显短于 20 μg 右美托咪定组，探索时间百分比明显高于 20 μg 右美托咪定组。结果提示，右美托咪定有助于降低创伤应激大鼠痛阈值，改善认知功能。

王宏伟等[41]评价右美托咪定对术前睡眠剥夺大鼠术后疼痛的影响。将健康成年雄性 SD 大鼠随机分为 5 组：对照组（C 组）、睡眠剥夺组（SD 组）、切口痛组（IP 组）、睡眠剥夺＋切口痛组（SD＋IP 组）和睡眠剥夺＋切口痛＋右美托咪定组（SD＋IP＋DEX 组）。采用小平台水环境法建立大鼠睡眠剥夺模型，睡眠剥夺完成后制备切口痛模型；测定机械痛阈和热痛阈；血清皮质酮浓度及脊髓背角 5-HT 含量。结果显示，与 C 组比较，其余 4 组机械痛阈和热痛阈降低，皮质酮浓度及 5-HT 含量升高；与 IP 组比较，SD＋IP 组机械痛阈和热痛阈降低，皮质酮及 5-HT 含量升高，SD＋IP＋DEX 组机械痛阈和热痛阈升高，皮质酮及 5-HT 含量无差异；与 SD＋IP 组比较，SD＋IP＋DEX 组机械痛阈和热痛阈升高，皮质酮及 5-HT 含量降低。结果提示，右美托咪定可减轻术前睡眠剥夺大鼠术后疼痛，机制可能与抑制应激反应和脊髓背角 5-HT 水平有关。

4. 抗炎作用　越来越多的研究表明右美托咪定可以有效地预防术后认知功能障碍（postoperative cognitive dysfunction，POCD）。右美托咪定具有抗炎和抗神经凋亡的作用，而 POCD 与神经炎症导致神经元凋亡和神经紊乱有关。

实验性自身免疫性脑脊髓炎（EAE）的特征是上行性麻痹，其特点是中枢神经系统广泛浸润炎症细胞。虽然有研究在一定程度上揭示小胶质细胞调控 EAE 发病的细胞机制，但其分子机制仍不清楚。Huang 等[42]研究认为右美托咪定能减少小胶质细胞浸润，减轻 EAE 的严重程度。在 EAE 进展中，右美托咪定抑制由 CXCR7 介导的 SDF-1 和 I-TAC 诱导的小胶质细胞趋化作用，但不抑制 CXCR4 或 CXCR3 介导的小胶质细胞趋化作用。α_2 肾上腺素能受体在右美托咪定诱导的小胶质细胞 CXCR7 脱敏中起重要作用。进一步的实验证实 CXCR7 脱敏需要非典型蛋白激酶 Cζ 的激活，而不涉及传统的和新的蛋白激酶 C 亚型。总之，该实验数据表明右美托咪定诱导小胶质细胞 CXCR7 脱敏和改善 EAE 的机制，从而有助于更好地了解右美托咪定的治疗效果及其在自身免疫性疾病中 CXCR7 脱敏的意义。

Wang 等[43]假设在 POCD 大鼠模型中，右美托咪定促进神经发生与刺激 BDNF 及随后的 p-MPAK 生成有关。通过对老年大鼠在异氟烷麻醉下行剖腹探查术，建立 POCD 动物模型。检测 IL-1、β、α 等炎症标志物、双标记法测定成熟神经元百分率、脑源性生长因子、磷酸化 cAMP 反应元件结合蛋白、激酶 A 蛋白等促因子，p-p38MAPK 蛋白表达水平。结果显示，手术减少 DEX 阳性神经元和代表神经发生的 BDNF 的表达。右美托咪定缓解相关的认知损害和炎症变化，并上调 BDNF、PKA、p-CREB/CREB 的表达和 p-p38MAPK 的调节。该研究结果提示右美托咪定减轻 POCD，同时也揭示了右美托咪定的前神经发生作用。

5. 其他　田磊等[44]观察腺苷 A1 受体在右美托咪定调节压力反射敏感性（baroreflex sensitivity，BRS）中的作用。将成年雄性 SD 大鼠按随机数字表随机分为 4 组：对照组（C 组）、选择性腺苷 A1 受体阻断剂组（P 组）、右美托咪定组（D 组）、选择性腺苷 A1 受体阻断剂＋右美托咪定组（PD 组）。采用去氧肾上腺素泵注法升压，与泵注前（T0）、泵注后 60 min（T1）和泵注后 120 min（T2）测定 BRS。结果显示，与 T0 时比较，T1 和 T2 时 D 组和 PD 组 BRS 明显升高。与 C 组和 P 组比较，T1 和 T2 时 D 组和 PD 组 BRS 均明显升高。与 D 组比较，T1 和 T2 时 PD 组 BRS 明显降低。结果提示，右美托咪定可能通过腺苷 A1 受体增加大鼠 BRS。

(三)氯胺酮

氯胺酮是一种非竞争性 NMDA 受体拮抗药,广泛应用于儿科临床麻醉。2018 年关于氯胺酮的抗抑郁作用、神经毒性和认知功能障碍的研究较多。

1. 氯胺酮的抗抑郁作用　许多研究都支持氯胺酮具有快速、明显和持久的抗抑郁作用,2018 年关于氯胺酮抗抑郁的机制研究较多。miRNA 已成为氯胺酮抗抑郁作用的重要调节剂。Wan 等[45]研究给予氯胺酮和慢性不可预测的轻度应激(CUMS)对大鼠脑中 miR-29b-3p 含量的影响,使用蔗糖偏好测试和强迫游泳测试来评估大鼠的抑郁样状态。使用重组腺病毒(rAAV)或表达 miR-29b-3p 的慢病毒来观察代谢型谷氨酸受体 4(GRM4)的变化。细胞培养和电生理学记录用于评估 miR-29b-3p 的功能。氯胺酮显著增加正常大鼠前额叶皮质中 miR-29b-3p 的表达。双荧光素酶报告基因测试证实 GRM4 是 miR-29b-3p 的靶点。抑郁样大鼠的前额叶皮质中 miR-29b-3p 水平下调,而 GRM4 水平上调。氯胺酮治疗增加 miR-29b-3p 的表达,降低抑郁样大鼠前额叶皮质中 GRM4 的表达。通过表达和沉默 miR-29b-3p,进一步证实其可以负调节 GRM4。rAAV 过表达 miR-29b-3p 明显减轻 CUMS 大鼠的抑郁,GRM4 表达降低。因此,miR-29b-3p/GRM4 通路在抑郁样大鼠中作为氯胺酮抗抑郁作用的关键介质,可被认为是治疗抑郁症的潜在治疗靶点。

成熟的脑源性神经营养因子(MBDNF)及其前体 proBDNF 与抑郁症有关,其对细胞功能产生相反影响。组织纤溶酶原激活剂(tPA)是 proBDNF 转化为 mBDNF 的关键调控因子。慢性不可预测轻度应激(CUMS)程序是建立抑郁症模型的一种经典而可靠的方法。Zhang 等[46]*研究发现,CUMS 处理组大鼠的蔗糖偏好和运动能力均降低,而注射氯胺酮的大鼠则升高。氯胺酮处理后,海马 proBDNF/mBDNF 比值下降,海马 tPA 水平升高。腹腔注射氯胺酮后,tPA 活性无明显变化。氯胺酮治疗前海马注射 tPA 抑制剂可逆转抗抑郁作用,提高 proBDNF/mBDNF 比值。该研究结果提示,氯胺酮的抗抑郁作用可能与 tPA 介导海马内 proBDNF 向 mBDNF 的转化有关。

Zhang 等[47]建立慢性不可预期应激(CUS)小鼠模型,并采用旷场实验和强迫游泳实验评估单次给予氯胺酮(10 mg/kg,腹腔注射)的抗抑郁作用。早期生长反应因子-1(Egr-1)和突触后密度蛋白 95(PSD-95)的 mRNA 以及蛋白表达水平分别用 qRT-PCR 和 Western blotting 检测。用高尔基染色来检测海马体 CA1 区树突棘密度。用电生理来检测海马体切片 AMPAR 电流。发现 CUS 诱发明显的抑郁样行为,伴随着 Egr-1 的升高和 PSD-9、树突棘密度、海马体 AMPAR 电流的下降,单剂量氯胺酮可迅速恢复上述改变。单剂量 Ro-25-6981(一种 GluN2B 拮抗剂)或 Egr-1 siRNA 但非 NVP AAM077(GluN2A 拮抗剂)可产生与氯胺酮相似的抗抑郁效应。上述数据提示氯胺酮可能通过阻断 GluN2B 来下调 Egr-1 的表达,从而产生抗抑郁作用。

2. 氯胺酮神经毒性和对认知功能的影响　长期接触氯胺酮可能导致广泛的神经毒性和长期的认知缺陷,但具体的分子机制尚不清楚。Jiang 等[48]研究氯胺酮对神经细胞凋亡的影响,并进一步探讨 NMDA 受体在氯胺酮诱导的神经毒性中的作用。该研究团队发现氯胺酮诱导细胞周期进入激活,导致周期相关的神经元凋亡。另一方面,注射氯胺酮通过抑制 PKC/ERK 通路改变人工培养的海马神经元的早期凋亡和晚期凋亡,而兴奋性 NMDA 受体激活则相反。在海马神经元发育过程中,NMDA 阻滞氯胺酮诱导的神经毒性是通过激活PKC/ERK通路介导的。

徐世霞等[49]观察氯胺酮麻醉及脾切除术对幼年大鼠学习记忆的影响。将幼年雄性SD大鼠随机分为3组：生理盐水组（S组）、氯胺酮组（K组）、氯胺酮+脾切除组（KS组），KS组大鼠用氯胺酮麻醉后行脾切除。2周后3组大鼠进行Morris水迷宫实验，记录逃避潜伏期、Ⅱ象限穿越次数及Ⅱ象限游泳时间。采用ELISA法检测大鼠海马组织谷氨酸（Glu）和γ-氨基丁酸（GABA）含量。与S组比较，K组和KS组逃避潜伏期明显延长，K组和KS组Ⅱ象限穿越次数明显减少，Ⅱ象限游泳时间明显缩短；与K组比较，KS组逃避潜伏期明显延长，Ⅱ象限穿越次数明显减少，Ⅱ象限游泳时间明显缩短。与S组比较，K组和KS组Glu含量明显降低，Glu/GABA明显减小；与K组比较，KS组Glu含量明显降低，Glu/GABA明显减小。结果表明，氯胺酮麻醉及脾切除均能损伤幼年大鼠的学习记忆功能，且记忆功能受损与海马区Glu含量及Glu/GABA下调有关；脾切除能延长氯胺酮对幼年大鼠学习能力的影响并进一步损害幼年大鼠的学习能力。

张锦曦等[50]研究亚麻醉剂量氯胺酮介导NMDA受体一氧化氮（NO）通路在小鼠POCD中的作用机制。将昆明小鼠随机分为空白组（A组）、手术组（B组）、手术+亚麻醉剂量氯胺酮组（C组）。于术后第1、第3、第5、第7天行水迷宫实验。术后9 h取海马组织，采用免疫组化法检测NMDAR2B蛋白阳性表达情况，Western blotting法检测NMDAR1、NMDAR2A、NMDAR2B蛋白表达，并检测海马组织NOS活力及TNF-α、IL-6的含量。发现术后第1、第3天B组潜伏期明显延长，目标象限百分比显著降低，A、C两组术后7 d的潜伏期及目标象限百分比无显著性差异。A组NMDAR2B蛋白表达呈中等阳性（++），B组NMDAR2B蛋白表达呈强阳性（+++），C组NMDAR2B蛋白表达呈弱阳性（+），B组免疫组化染色评分显著高于A组和C组。B组海马组织NMDAR1、NMDAR2A、NMDAR2B蛋白表达，NOS活力及IL-6、TNF-α含量均较A组和C组显著升高。研究结果提示亚麻醉剂量氯胺酮拮抗NMDA受体蛋白表达，抑制NOS活性，减少信号通路下游神经炎症因子释放，进而有效抑制小鼠术后POCD。

3.氯胺酮的抗肿瘤作用　氯胺酮广泛用于治疗癌症疼痛。近年来，氯胺酮也被报道可抑制肿瘤增殖、侵袭和迁移以及诱导许多癌症细胞凋亡。然而，氯胺酮是否能诱导肺腺癌（LUAD）的凋亡以及其下游分子信号仍不清楚。Zhou等[51]将LUAD细胞株用0 μmol/L、1 μmol/L、10 μmol/L和100 μmol/L氯胺酮孵育24 h，台盼蓝染色检测细胞活力；流式细胞术评价细胞凋亡比例；Western blotting检测CD69。结果表明，氯胺酮以浓度依赖性方式诱导A549细胞凋亡。与正常组织相比，LUAD患者的癌组织中CD69表达下调。氯胺酮对A549细胞有上调CD69的作用，诱导A549细胞凋亡。下调CD69后显著阻断氯胺酮诱导细胞凋亡的作用。结果表明，氯胺酮通过上调CD69的表达来诱导LUAD细胞凋亡。该研究提示氯胺酮可能是LUAD治疗的有效药物，氯胺酮/CD69信号可能是LUAD治疗的新靶点。

（四）阿片类药物

2018年阿片类药物的研究主要集中在痛觉过敏和器官功能保护方面。

1.阿片类药物痛觉过敏　围术期芬太尼可诱发痛觉过敏并增加术后疼痛。Chang等[52]*建立大鼠足底手术切口模型，并给予芬太尼探究痛觉过敏和促炎细胞因子的表达，以及脊髓和背根神经节中小胶质细胞的激活。采用尾压实验和缩足实验来评估机械和热痛觉阈值；采集腰段脊髓、双侧背根神经节（dorsal root ganglion，DRG）、脑脊液来测量 IL-1β、IL-6 和 TNF-α；取腰段脊髓和双侧 DRG 检测离子钙结合接头分子 1。发现注射芬太尼后 4 h 内均具有镇痛作用，注射后迟发尾部机械性痛觉过敏和双足热性痛觉过敏可持续 2 d，而足部切口诱发的机械性痛觉过敏和热性痛觉过敏则持续 1~4 d。芬太尼和足底切口的联合进一步加重痛觉过敏并延长痛觉过敏的持续期。芬太尼或手术切口可使脊髓和双侧 DRG 的炎性因子表达上调 7 d 以上并增加脊髓中游离钙结合适配器分子 1 的表达，两者联合后使炎性因子进一步增加。结果提示围术期应用芬太尼、手术足底切口均诱发明显的机械性痛觉过敏和热性痛觉过敏，并增加脊髓和 DRG 中炎性因子的表达以及脊髓小胶质细胞的激活。

2. 器官功能保护　IL-18 在肝缺血再灌注损伤中起重要作用。有研究发现瑞芬太尼通过上调肝 IL-18 结合蛋白（IL-18BP，IL-18 天然抑制剂）表达来保护肝免受缺血再灌注损伤。Liu 等[53]* 旨在进一步探讨瑞芬太尼对肝 IL-18BP 表达的影响及机制。该研究发现瑞芬太尼在 24 h 内显著增加正常大鼠肝组织中 IL-18BP 的表达，并在 24 h 时达到峰值。体外细胞研究，包括小鼠原代肝细胞、正常人肝细胞 LO2 和小鼠肝癌细胞 Hep1-6，也发现相似现象。放线菌素预处理消除瑞芬太尼诱导的 *IL-18BP* 基因上调，提示诱导发生在转录水平。Western blotting 和芯片分析均提示瑞芬太尼激活 STAT1 和 C/EBPβ。此外，在沉默 *STAT1* 或 *C/EBPβ* 基因表达后瑞芬太尼则不能上调 IL-18BP 的表达。上述研究发现提示瑞芬太尼通过 IL-18BP 启动子的转录激活上调肝 IL-18BP 的表达，STAT1 和 C/EBPβ 是参与这一过程的两个关键转录因子。

3. 对高血压大鼠基底平滑肌细胞离子电流的影响　钱燕飞等[54] 评价瑞芬太尼对正常和高血压大鼠基底动脉平滑肌细胞上大电导钙激活钾离子通道（large conductance Ca^{2+}-activated K^+ channels，BKCa）和电压门控钾通道（voltage-gated K^+ channel，Kv）激活电流的影响。采用自发性高血压大鼠（spontaneously hypertensive rats，SHR）和同源正常血压（wistar-Kyoto，WKY）大鼠，分离基底动脉平滑肌细胞，利用全细胞膜片钳技术记录外向电流幅度：采用浓度累积法给药，分别记录 +60 mV 刺激电压下基础值及给予不同浓度瑞芬太尼后电流幅度，计算电流增加率和瑞芬太尼增加基底动脉平滑肌细胞电流幅度的半数有效浓度（median effec-tive concentration，EC_{50}）；另取基底动脉平滑肌细胞，分别给予 BKCa 阻滞剂四乙胺（TEA）和 Kv 阻滞剂 4-氨基吡啶（4-AP）后，再给予其相应的瑞芬太尼混合液，记录每一次给药后的电流幅度。结果显示，瑞芬太尼处理后，两种细胞在不同刺激电压下产生的净电流依次明显增大；不同浓度瑞芬太尼作用下，两种细胞外向电流增加率依次升高；与 WKY 大鼠比较，瑞芬太尼增加 SHR 细胞电流幅度的 EC_{50} 明显升高；与基础值比较，两种细胞瑞芬太尼给药后电流幅度明显升高，TEA 给药后或 4-AP 给药后电流幅度明显降低；TEA+瑞芬太尼给药后或 4-AP+瑞芬太尼给药后两种大鼠基底动脉平滑肌细胞电流幅度明显升高。研究结果提示，瑞芬太尼呈电压依赖性和浓度依赖性激活 SHR 和 WKY 大鼠基底动脉平滑肌细胞 BKCa 和 Kv 电流，但对 SHR 大鼠的作用相对弱。

（五）苯二氮䓬类药物

2018 年有两篇文章对该类药物的代表药物咪达唑仑通过自噬以及调节 JNK-ERK 通路减轻神经细

胞的损伤。

由于自噬作用可"清除"错误折叠突变亨廷顿蛋白（mHTT），因此在多聚谷氨酰胺疾病中起重要作用，但对该类疾病患者如何选择麻醉药及与麻醉药的相互影响及相关机制研究很少。Zhang 等[55]*用绿色荧光蛋白标记的含 74 个谷氨酰胺重复单位的 PC12 细胞系 GFP-HTT（Q74）-PC12 细胞为研究对象，通过咪达唑仑和海藻糖（阳性对照）处理细胞，检测自噬相关蛋白及底物的变化观察细胞自噬和自噬降解的诱导作用，用 MTT 法测定细胞活力，质粒转染来过表达组织蛋白酶 D。结果显示咪达唑仑增加 mHTT 水平；增强或阻断自噬通量可降低或增加咪达唑仑诱导的 mHTT 升高。咪达唑仑诱导 mTOR 依赖的信号通路自噬，p62 和 LC3 II 水平持续升高，组织蛋白酶 D 水平下降，而组织蛋白酶 D 过度表达可以逆转咪达唑仑的作用。咪达唑仑使 GFP-HTT（Q74）-PC12 细胞活力下降 20%，但可被组织蛋白酶 D 过度表达所抵消。结果提示，咪达唑仑通过抑制自噬降解提高 mHTT 水平，降低 GFP-HTT（Q74）-PC12 细胞活力，而自噬降解可通过组织蛋白酶 D 的过度表达而得到恢复。

Li 等[56]使用神经母细胞瘤-脊髓混合运动神经元样细胞系（NSC34）探讨氧化应激情况下咪达唑仑对这些细胞的潜在作用。发现咪达唑仑对寡霉素 A 和鱼藤酮（O/R）或苯赖氨酸氧化物联合诱导的运动神经元的细胞毒性有保护作用。表现为通过 TUNEL 染色检测细胞凋亡并检测 cleaved caspase-3 的表达水平，给予咪达唑仑后凋亡率下降 22% 而 cleaved caspase-3 表达水平下降 45%，这一效应与 JNK-ERK 信号通路相关。咪达唑仑对活性氧攻击的 NSC34 细胞的 ERK 或 JNK 磷酸化有双向调节作用。与此同时，抑制或激活 JNK-ERK 通路可调节咪达唑仑对氧化应激损伤 NSC34 细胞的保护作用。该研究揭示之前未明确的咪达唑仑的临床作用，并提出咪达唑仑有望成为运动神经元疾病治疗的候选药物。

（六）依托咪酯

Chen 等[57]研究依托咪酯对 N2a 神经母细胞瘤细胞株的细胞毒作用。采用 Western blotting 和流式细胞术证实依托咪酯以浓度依赖的方式诱导 N2a 细胞凋亡。利用相差显微镜分析依托咪酯对细胞形态特征的影响。DAPI 和 PI 染色证实凋亡细胞增多。依托咪酯使 N2a 细胞线粒体膜电位降低，产生活性氧。Western blotting 分析表明，依托咪酯对 N2a 细胞的多聚 ADP 核糖聚合酶（PARP）、裂解 PARP、caspase-9 和 Proaspase-3 等促凋亡蛋白有显著的调节作用。总之，该研究表明依托咪酯可在体外诱导 N2a 脑瘤细胞的细胞毒和凋亡作用。

ET-26 HCl 是一种新型依托咪酯类似物。Liu 等[58]通过体内实验和体外实验验证：与依托咪酯相比，对于维持更佳的心脏功能，ET-26HCL 是否更合适。体内实验是通过超声心动图和心电图比较两者对犬心脏功能的影响；体外实验则采用大鼠离体心脏灌注模型检测两者对心肌功能的直接影响；采用全细胞膜片钳技术来研究其对人快速延迟性整流性钾通道基因（hERG）通道的影响。体内实验中，单次给予 ET-26HCl 或依托咪酯，超声心动图和心电图的参数都未观察到明显的差别。研究期间也未观察到心律失常及 QT 间期延长。在离体心脏灌注时，也未观察到异常心脏参数，hERG 记录显示 ET-26 HCl 和依托咪酯以浓度依赖性的方式抑制 hERG 的末端电流，其 IC_{50} 值分别为 742.51 μmol/L 和 263.60 μmol/L。该研究提示，在维持心肌功能方面，

ET-26 HCl 与依托咪酯类似。同时，电生理研究提示，在超治疗浓度时，ET-26 HCl 与依托咪酯会抑制 hERG。

（丁文刚　潘　鹏）

参 考 文 献

[1] Zhang L, Ruan Z, Liang J, et al. Protective effect of propofol on ischemia-reperfusion injury detected by HPLC-MS/MS targeted metabolic profiling. Eur J Pharma, 2018, 833: 69-78.

[2]* Li H, Zhang X, Tan J, et al. Propofol postconditioning protects H9c2 cells from hypoxia/reoxygenation injury by inducing autophagy via the SAPK/JNK pathway. Mol Med Rep, 2018, 17 (3): 4573-4580.

[3] 杨昌明，刘荣莉，向龙泉，等. 丙泊酚对高糖环境下心肌细胞缺氧后损伤的保护作用. 临床麻醉学杂志，2018，34（5）：488-492.

[4] 谢桂玲，李浩波，夏正远，等. 异丙酚后处理对糖尿病性心肌细胞缺氧复氧损伤时坏死性凋亡的影响. 中华麻醉学杂志，2018，38（3）：296-299.

[5]* Yu W, Gao D, Jin W, et al. Propofol prevents oxidative stress by decreasing the ischemic accumulation of succinate in focal cerebral ischemia-reperfusion injury. Neurochem Res, 2018, 43 (2): 420-429.

[6] 吕帅国，卢锡华，李廷坤，等. Nrf2/ARE 信号通路在异丙酚减轻老龄大鼠肺缺血再灌注损伤中的作用. 中华麻醉学杂志，2018，38（4）：421-424.

[7] Zhang W, Wang Y, Zhu Z, et al. Propofol inhibits proliferation, migration and invasion of gastric cancer cells by up-regulating microRNA-195. Int J Biol Macromol, 2018, 120 (Pt A): 975-984.

[8] 李勇，唐建华，刘晓兰. 丙泊酚对食管癌细胞增殖、侵袭、凋亡的影响及机制研究. 临床和实验医学杂志 2018，17（17）：1822-1825.

[9] Zhou M, Dai J, Zhou Y, et al. Propofol improves the function of natural killer cells from the peripheral blood of patients with esophageal squamous cell carcinoma. Exp Ther Med, 2018, 16 (1): 83-92.

[10]* Liu WZ, Liu N. Propofol inhibits lung cancer A549 cell growth and epithelial-mesenchymal transition process by upregulation of microRNA-1284. Oncol Rese, 2018, 27 (1): 1-8.

[11] Xu W, Zheng J, Bie S, et al. Propofol inhibits Wnt signaling and exerts anticancer activity in glioma cells. Oncol Lett, 2018, 16 (1): 402-408.

[12] Guo X, Cheng M, Ke W, et al. MicroRNA214 suppresses propofol induced neuroapoptosis through activation of phosphoinositide 3kinase/protein kinase B signaling by targeting phosphatase and tensin homolog expression. Int J Mol Med., 2018, 42 (5): 2527-2537.

[13] Li Y, Liu Y, Fan J, et al. Validation and bioinformatic analysis of propofol-induced differentially expressed microRNAs in primary cultured neural stem cells. Gene, 2018, 664: 90-100.

[14] Zhou J, Wang F, Zhang J, et al. The interplay of BDNF-TrkB with NMDA receptor in propofol-induced cognition dysfunction: Mechanism for the effects of propofol on cognitive function. BMC anesthesiology, 2018, 18 (1): 35.

[15] 于文娟，朱敏，沃雁，等. 丙泊酚镇静对大鼠海马 BDNF-TrkB/p75 信号和认知功能的影响. 上海交通大学学报（医学版），2018，38（6）：594-597.

[16] 张敬，于晴，刘阳，等. 丙泊酚合并低氧通过 p38 通路损伤未成熟大鼠的认知功能. 南方医科大学学报，2018，38（11）：1294-1299.

[17] 陈岱莉，李元涛，徐阳. 孕中期大鼠丙泊酚麻醉对其子代神经细胞的影响及可能机制. 华中科技大学学报（医学版），2018，47（5）：546-550.

[18] 刘晋敏，张合茂，李文谦，等. 血管紧张素Ⅱ-2 受体在丙泊酚重复麻醉致新生大鼠基底节神经细胞凋亡中的作用. 中华麻醉学杂志，2018，38（5）：548-551.

[19] 于晴. 低氧因素对丙泊酚麻醉新生大鼠认知功能的影响及机制研究. 硕士. 重庆医科大学，2018.

[20] 郑国龙，刘海林，张阳，等. 丙泊酚对老龄大鼠学习记忆能力的影响及相关机制探讨. 实用老年医学，2018，32（12）：1121-1124.

[21] Zheng X, Huang H, Liu J, et al. Propofol Attenuates Inflammatory Response in LPS-Activated Microglia by Regulating the miR-155/SOCS1 Pathway. Inflammation, 2018, 41 (1): 11-19.

[22] 张明晓，黄陆平，金深辉，等. 丙泊酚对 TNF-α 诱导的小胶质细胞 HMGB1 表达的调控作用. 温州医科大学学报 2018，48（9）：625-629.

[23] Li HY, Meng JX, Liu Z, et al. Propofol attenuates airway inflammation in a mast cell-dependent mouse model of allergic asthma by inhibiting the toll-like receptor 4/Reactive oxygen species/nuclear factor kappaB signaling pathway. Inflammation, 2018, 41 (3): 914-923.

[24] Wu B, Lin W, Wang H, et al. Glucocorticoid receptor in rat nucleus accumbens: Its roles in propofol addictions. Neurosci Lett, 2018, 662: 115-121.

[25] 钱坤，曲倩倩，刘程曦，等. 多巴胺受体在大鼠丙泊酚全身麻醉苏醒过程中的作用. 贵州医药，2018，42（8）：938-940.

[26] Cheng J, Zhu P, Qin H, et al. Dexmedetomidine attenuates cerebral ischemia/reperfusion injury in neonatal rats by inhibiting TLR4 signaling. J Int Medi Res, 2018, 46 (7): 2925-2932.

[27] Xu H, Zhao B, She Y, et al. Dexmedetomidine ameliorates lidocaine-induced spinal neurotoxicity via inhibiting glutamate release and the PKC pathway. Neurotoxicology, 2018, 69: 77-83.

[28] 陈佳林，周丽芳，韦祎，等. 右美托咪定对丙泊酚诱导新生大鼠大脑发育的远期影响. 临床麻醉学杂志，2018，34（2）：163-166.

[29] 孙鑫洲，张林，王士雷，等. 右美托咪定对大鼠海马神经元细胞低氧复氧损伤中线粒体分裂影响. 青岛大学医学院学报，2018，54（2）：156-161.

[30] Xiao Y, Zhou L, Tu Y, et al. Dexmedetomidine attenuates the propofol-induced long-term neurotoxicity in the developing brain of rats by enhancing the PI3K/Akt signaling pathway. Neuropsych Dis Treat, 2018, 14: 2191-2206.

[31]* Lu P, Lei S, Li W, Lu Y, et al. Dexmedetomidine protects neural stem cells from ketamine-induced injury. Cell Physiol & Cell Physiol Biochem, 2018, 47 (4): 1377-1388.

[32] Chen H, Sun X, Yang X, et al. Dexmedetomidine reduces ventilator-induced lung injury (VILI) by inhibiting Toll-like receptor 4 (TLR4) /nuclear factor (NF) -kappaB signaling pathway. Bosnian journal of basic medical sciences, 2018, 18

(2): 162-169.

[33] 李梦倩, 李彬, 董铁立. 右美托咪定对大鼠离体肺缺血－再灌注损伤时ERK1/2和Akt激活的影响. 临床麻醉学杂志, 2018, 34（4）: 376-380.

[34] 汪忠玉, 曾资平, 张燕, 等. 右美托咪定对糖尿病大鼠肺组织Toll样受体4表达的影响. 山西医科大学学报, 2018, 49（3）: 222-225.

[35] 张世平, 沈鑫, 李会玲, 等. 右美托咪定预处理对糖尿病大鼠心肌缺血－再灌注损伤的作用和机制. 临床麻醉学杂志, 2018, 34（7）: 707-711.

[36] 杨燕, 涂立刚, 彭志宏. 右美托咪定通过调控TGF-β1/Smad通路对糖尿病肾病大鼠肾损伤的保护作用. 临床与病理杂志, 2018, 38（11）: 2283-2291.

[37]* Wang C, Datoo T, Zhao H, et al. Midazolam and dexmedetomidine affect neuroglioma and lung carcinoma cell biology in vitro and in vivo. Anesthesiology, 2018, 129 (5): 1000-1014.

[38] Yang Y, Xia Z, Meng Q, et al. Dexmedetomidine relieves neuropathic pain by inhibiting hyperpolarization-activated cyclic nucleotide-gated currents in dorsal root ganglia neurons. Neuroreport, 2018, 29 (12): 1001-1006.

[39] Dai S, Qi Y, Fu J, et al. Dexmedetomidine attenuates persistent postsurgical pain by upregulating K (+) -Cl (−) cotransporter-2 in the spinal dorsal horn in rats. J Pain Res, 2018, 11: 993-1004.

[40] 张庆洪, 冯宇峰, 张丽娟. 右美托咪定对创伤应激障碍大鼠疼痛行为及认知功能的影响. 中国老年学杂志, 2018, 38（11）: 2751-2753.

[41] 王宏伟, 艾艳秋, 李丽伟, 等. 右美托咪定对术前睡眠剥夺大鼠术后痛的影响. 中华麻醉学杂志, 2018, 38（3）: 343-346.

[42] Huang Y, Hu S, Li Y, et al. Dexmedetomidine, an alpha 2a adrenergic receptor agonist, mitigates experimental autoimmune encephalomyelitis by desensitization of CXCR7 in microglia. Biochemistry, 2018, 57 (28): 4197-4205.

[43] Wang WX, Wu Q, Liang SS, et al. Dexmedetomidine promotes the recovery of neurogenesis in aged mouse with postoperative cognitive dysfunction. Neurosci Lett, 2018, 677: 110-116.

[44] 田磊, 路凯, 祝瑜, 等. 右美托咪定通过腺苷A1受体调节大鼠压力反射敏感性. 临床麻醉学杂志, 2018, 34（8）: 788-790.

[45] Wan YQ, Feng JG, Li M, et al. Prefrontal cortex miR-29b-3p plays a key role in the antidepressant-like effect of ketamine in rats. Exp Mol Med, 2018, 50 (10): 140.

[46]* Zhang F, Luo J, Zhu X. Ketamine ameliorates depressive-like behaviors by tPA-mediated conversion of proBDNF to mBDNF in the hippocampus of stressed rats. Psychiat Res, 2018, 269: 646-651.

[47] Zhang WJ, Wang HH, Lv YD, et al. Downregulation of egr-1 expression level via gluN2B underlies the antidepressant effects of ketamine in a chronic unpredictable stress animal model of depression. Neuroscience, 2018, 372: 38-45.

[48] Jiang S, Li X, Jin W, et al. Ketamine-induced neurotoxicity blocked by N-Methyl-d-aspartate is mediated through activation of PKC/ERK pathway in developing hippocampal neurons. Neurosci Lett, 2018, 673: 122-131.

[49] 徐世霞, 雷蕾, 李菁, 等. 氯胺酮麻醉及脾切除术对幼年大鼠学习记忆的影响. 临床麻醉学杂志, 2018, 34（9）: 899-902.

[50] 张锦曦, 潘灵辉. 亚麻醉剂量氯胺酮介导NMDA-NO通路在小鼠术后认知功能障碍机制中的研究. 广西

医科大学学报, 2018, 35 (5): 652-656.

[51] Zhou X, Zhang P, Luo W, et al. Ketamine induces apoptosis in lung adenocarcinoma cells by regulating the expression of CD69. Cancer Medi, 2018, 7 (3): 788-795.

[52] Chang L, Ye F, Luo Q, et al. Increased hyperalgesia and proinflammatory cytokines in the spinal cord and dorsal root ganglion after surgery and/or fentanyl administration in rats. Anesth Analg, 2018, 126 (1): 289-297.

[53] Liu X, Yang H, Liu Y, et al. Remifentanil upregulates hepatic IL-18 binding protein (IL-18BP) expression through transcriptional control. Lab Investi, 2018, 98 (12): 1588-1599.

[54] 钱燕飞, 田伟伟, 王立杰, 等. 瑞芬太尼对正常和高血压大鼠基底动脉平滑肌细胞的不同作用. 临床麻醉学杂志, 2018, 34 (3): 277-281.

[55]* Zhang J, Dai W, Geng P, et al. Midazolam Enhances Mutant Huntingtin Protein Accumulation via Impairment of Autophagic Degradation In Vitro. Cell Physiol Biochem, 2018, 48 (2): 683-691.

[56] Li GZ, Tao HL, Zhou C, et al. Midazolam prevents motor neuronal death from oxidative stress attack mediated by JNK-ERK pathway. Human cell, 2018, 31 (1): 64-71.

[57] Chen HT, Zhou J, Fan YL, et al. Anesthetic agent etiomidate induces apoptosis in N2a brain tumor cell line. Mol Med Rep, 2018, 18 (3): 3137-3142.

[58] Liu X, Song H, Yang J, et al. The etomidate analog ET-26 HCl retains superior myocardial performance: Comparisons with etomidate in vivo and in vitro. PloS one, 2018, 13 (1): e0190994.

二、临床研究

(一) 丙泊酚

1. 丙泊酚对认知功能的影响　Chen 等[1]比较丙泊酚和七氟烷对老年患者择期手术以后认知功能的影响。他们将符合纳入标准的老年患者按照 1 : 1 的比例随机分为静脉麻醉组 (丙泊酚) 和吸入麻醉组 (七氟烷)。关注的结局指标包括苏醒时间、注意力和精神运动功能、记忆 (口头记忆)、通过测试量表评估的麻醉期间的记忆。共有 200 名患者完成本研究。统计分析表明, 与丙泊酚组相比, 七氟烷组患者的苏醒时间明显更长, 经过 30 min (即刻试验) 的麻醉以后, 七氟烷组患者的反应时间更长, 而经过 120 min (延迟试验) 的麻醉以后, 两组结果的趋势相似。另外, 与七氟烷组相比, 无论是在即时测试还是延迟测试中, 丙泊酚组患者都具有更好的记忆力评分。青艾伶[2]则分析丙泊酚静脉麻醉对老年良性前列腺增生患者术后简易精神状态检查表 (minimum mean-square error, MMSE) 评分、血清神经元特异性烯醇化酶 (NSE) 和神经生长因子 (NGF) 水平变化的影响。将患者分为七氟烷吸入麻醉组 (对照组) 和丙泊酚静脉麻醉组 (观察组), 每组各 49 例。对照组予以七氟烷吸入维持麻醉, 观察组予以丙泊酚静脉维持麻醉。观察两组麻醉情况、不良反应发生率及术后认知功能障碍发生率, 并比较两组术前与术后 6 h、术后 1 d、术后 3 d 的 MMSE 评分及血清 NSE、NGF 水平。研究发现, 丙泊酚组术后认知功能障碍发生率明显低于七氟烷组, 并且血清 NSE、NGF 水平变化较低, 不良反应较少。Guo 等[3]研究丙泊酚后处理对动脉瘤手术临时夹闭后的氧化应激的影响。将60例颅内动脉瘤夹闭患者随机分为丙泊酚后处理组和七氟烷组。两组均采用七氟烷（0.5%～2%）维持麻醉，在丙泊酚后处理组中，临时夹闭动脉瘤后将七氟烷的吸入浓度降低，随后开始使用丙泊酚［血浆靶浓度（cp）1.2 μg/ml］，使双谱指数（BIS）值保持在40～60。并在以下6个时间点抽取血样：诱导前、取夹后立即、手术结束时、术后24 h、术后3 d和术后7 d。结果发现，从手术结束到术后7 d，丙泊酚后处理组血清OH和8-异前列腺素的浓度降低，γ-生育酚和SOD的浓度升高，丙泊酚后处理组的微核和核质桥降低。同时，丙泊酚后处理组的简易精神状态检查表（MMSE）和蒙特利尔认知评估（Montreal cognitive assessment, MoCA）评分有所改善。因此结论是丙泊酚后处理（cp 1.2 μg/ml）可以保护大脑免受氧化应激损伤，这种神经保护作用可能有助于改善认知功能。

2. 丙泊酚对肿瘤细胞生物学行为的影响　Liu等[4]*对20例结肠癌患者和20例健康人进行回顾性分析。收集所有患者和健康受试者的外周血（5 ml），并用免疫磁珠进行阴性筛选分离NK细胞。用流式细胞术测定NK细胞表面活化受体、抑制受体、杀伤效应分子和增殖相关标记物的表达。丙泊酚体外治疗24 h后，再次检测NK细胞表面活化受体、抑制受体、杀伤效应分子和增殖相关标记物的表达。此外，还以1∶1的比例将NK细胞与K562细胞或结肠癌SW620细胞共培养，从而研究其对肿瘤的杀伤作用。结果发现，结肠癌患者外周血中NK细胞数较健康人增加，但NK细胞活性和增殖能力下降，结肠癌患者NK细胞对肿瘤的杀伤作用减弱。同时发现，丙泊酚促进结肠癌患者NK细胞的活化，增加NK细胞对肿瘤杀伤效应分子的表达和NK细胞的增殖能力，从而增强NK细胞对结肠癌细胞的杀伤作用。余海燕等[5]的研究与之类似，主要关注的是丙泊酚对结直肠癌细胞活力、侵袭和凋亡的影响，并探讨其作用机制。研究方法如下：以10 μmol/L、25 μmol/L、50 μmol/L和100 μmol/L的丙泊酚处理Lo Vo细胞72 h，或以100 μmol/L的丙泊酚处理细胞12 h、24 h、48 h和72 h，通过CCK-8实验检测细胞活力；Transwell小室检测经100 μmol/L丙泊酚处理72 h的细胞的侵袭能力；流式细胞术检测细胞周期及细胞凋亡率；Western blotting检测基质金属蛋白酶2（MMP-2）、基质金属蛋白酶9（MMP-9）、活化的cleaved caspase-3、Notch1和发状分裂相关增强子1（Hes1）的蛋白表达。发现丙泊酚可抑制结直肠癌细胞活力；丙泊酚组细胞侵袭能力、S期细胞及MMP-2、MMP-9、Notch1和Hes1蛋白表达均显著低于对照组，而细胞凋亡率、G0/G1期细胞及cleaved caspase-3的蛋白水平均显著高于对照组（$P<0.01$）。结论是丙泊酚可抑制结直肠癌Lo Vo细胞生长及侵袭能力，阻滞细胞周期，并诱导细胞凋亡，其机制与下调Notch1信号通路有关。

3. 丙泊酚的药效学和药动学研究　陈宝军等[6]研究靶控输注（target controlled infusion, TCI）丙泊酚全身麻醉诱导时维吾尔族与汉族用药剂量和诱导时间的差异。一共纳入62例患者，分为维吾尔族组和汉族组，每组31例。两组患者均予以靶控输注丙泊酚（血浆靶浓度设定为3 μg/ml）诱导，在脑电双频谱指数（bispectral index, BIS）降至50时，给予枸橼酸芬太尼注射剂2 μg/kg，顺阿曲库铵0.15 mg/kg静脉注射，肌肉松弛满意后行气管插管。结果发现，维吾尔族组和汉族组单位体重丙泊酚的用量分别为（2.56±0.39）mg/kg和（2.07±0.30）mg/kg，诱导时间分别为（297.92±47.10）s和（229.27±42.18）s，差异均有统计学意义。因此指出靶控输注丙泊酚全身麻醉诱导时，维吾尔族丙泊酚的用药剂量高于汉族，且诱导时间显著长于汉族，临床麻醉中应区别用药。高浩等[7]研究梗阻性黄疸大鼠胆总管再通对丙泊酚麻醉敏感性的影响。将24只8周龄体重200～300 g清洁级成年雄性SD大鼠随机分为3组：假手术组（S组）、普通黄疸组（I组）和可逆性黄疸组（R组）。分别在术前及术后3 d、术后7 d、术后14 d、术后21 d通过尾静脉采集大鼠血液标本检测血清总胆红素（TBL）和总胆汁酸（TBA）浓度。分别在胆总管结扎前和结扎后7 d、21 d测定大鼠的翻正反射消失时间和恢复时间。结果发现：术后3 d、7 d、14 d、21 d I组血清TBL和TBA浓度，R组血清TBA浓度明显高于S组；术后3 d、7 d、14 d，R组血清TBL浓度明显高于S组；术后14 d、21 d，R组大鼠血清TBL和TBA浓度明显低于I组。术后7 d，I组和R组的翻正反射消失时间明显短于S组，恢复时间明显长于S组。结论是梗阻性黄疸时大鼠对丙泊酚的麻醉敏感性增加，胆管再通后增加的麻醉敏感性会逐渐恢复。Chi等[8]关注丙泊酚靶控输注在中国肝功能不全患者体内的药动学。根据Child Turcotte-Pugh（CTP）分级，将32例接受肝移植的患者分为A、B、C 3组。在肝移植前，用3 μg/ml丙泊酚的TCI诱导并维持麻醉，并测量血浆丙泊酚浓度。从误差大小、偏差和发散度等方面分析丙泊酚TCI系统的性能，并用非MEM软件拟合丙泊酚的人群药动学参数。结果发现，CTP C组患者丙泊酚的测量浓度远高于预测浓度，并且与CTP A组相比，其超调量也显著增加。结论是丙泊酚TCI装置的Marsh参数在CTP A组患者中临床上是可以接受的，但可能不适用于严重肝损伤患者。

（二）氯胺酮

1. 氯胺酮抗抑郁作用的研究　Zhou等[9]*在*Trials*上发表一项关于低剂量氯胺酮对颅内肿瘤切除术患者围术期抑郁症状影响的随机对照试验的研究方案。将具有围术期抑郁症状（PDS）并且拟行幕上脑肿瘤切除术的80名患者按照1∶1配比随机分为两组，并根据PDS的严重程度（中度与重度）进行分层。氯胺酮组的患者在切开硬脑膜时静脉注射小剂量氯胺酮（0.5 mg/kg），时间持续40 min，而安慰剂组的患者在相同的时间点以相同的输注速率接受相同体积的生理盐水。主要结局指标是术后3 d PDS发生率。次要结果包括疗效指标和安全性指标，前者如PDS缓解率，后者如术后谵妄发生率、恢复质量和精神症状等不良反应。Ren等[10]*对氯胺酮在抑郁症电休克治疗（ECT）中的应用进行荟萃分析，一共纳入16项研究中的928名患者。ECT结束时，标准化平均差（SMD）并不能支持氯胺酮是否会改善抑郁。氯胺酮作为辅助麻醉药时，第2、第3、第4、第6次ECT后抑郁评分较低，而单独使用氯胺酮时，第1次ECT后抑郁评分较低。在整个ECT过程中，氯胺酮没有表现出更好的反应和缓解率，反而增加了不良事件，特别是与心血管和精神系统有关的不良事件。因此建议在ECT中需要谨慎使用氯胺酮。

2. 氯胺酮对认知功能影响的研究　罗丹等[11]研究氯胺酮对创伤后应激功能障碍（post-traumatic stress disorder，PTSD）大鼠的记忆和学习的影响。将60只6～8周龄的雄性SD大鼠随机分为4组：对照＋生理盐水组（CN组）、对照＋氯胺酮组（CK组）、PTSD＋生理盐水组（PN组）、PTSD＋氯胺酮组（PK组），每组15只。采用幽闭＋足底电击法（IFS）建立PTSD模型。建模30 min后腹腔注射氯胺酮2.5 mg/kg，连续注射14 d。在建模后第14天，每组取12只大鼠行条件性恐惧实验和水迷宫实验；另外3只取海马组织检测神经连接蛋白-1（neuroligin-1，NLGN-1）含量。研究发现，PTSD模型大鼠出现明显的恐惧记忆增强及海马相关的空间学习障碍，并且可能与海马中

NLGN-1含量明显增加有关，而氯胺酮可能通过降低海马中NLGN-1表达而减弱PTSD大鼠的恐惧记忆及提高海马相关的空间学习能力。徐小班等[12]研究孕期小鼠氯胺酮多次暴露对子代鼠小胶质细胞及成年后学习记忆功能的影响。将12只孕鼠随机等分为对照组（Ctrl组）与氯胺酮组（Ket组）。Ket组孕鼠于孕12.5（E12.5）d予以腹腔注射氯胺酮120 mg/kg，每天1次，连续注射5 d；Ctrl组给予腹腔注射等体积的生理盐水。连续给药结束后第2天（即E17.5），每组选取3只孕鼠剖宫取胎并检测胎鼠小胶质细胞标记物Iba-1的表达；其余3只孕鼠自然分娩，选取12只子代小鼠（8周龄）行Morris水迷宫实验。结果发现，Ket组胎鼠的下丘脑区Iba1标记小胶质细胞数目增多，而海马区、脑室下区及前额叶皮质区Iba1标记小胶质细胞数目无明显变化。与Ctrl组相比，Ket组逃避潜伏期延长、穿台次数减少，象限活动时间明显缩短。

（三）阿片类药物

1. 关于阿片类药物消耗量的相关研究　Lv等[13]*研究细胞色素P-450 3A4（CYP3A4）基因多态性与舒芬太尼个体消耗量的关系。先检测待产妇中CYP3A4突变等位基因的频率，记录并比较不同*CYP3A4*基因型产妇舒芬太尼消耗量的多少。结果发现在71例剖宫产患者和137例阴道分娩患者中，*CYP3A4*1G*（*CYP3A4*突变型）变异等位基因频率为0.279，纯合子*CYP3A4*1G*的产妇比野生型的产妇消耗舒芬太尼更少。因此，*CYP3A4*基因多态性与舒芬太尼个体消耗量的关系可能有助于优化麻醉策略，指导药物使用，减少其不良反应。杨溯威等[14]则进一步评估*CYP3A4*基因检测指导老年患者腹部手术术后芬太尼镇痛个体化用药的可行性。根据基因分型结果将患者分为标准剂量镇痛组及减量镇痛组，并比较两组间镇痛效果、实际用药量及动脉血药浓度。结果发现两组术后2 h、6 h、12 h及24 h的视觉模拟评分（VAS）及舒适度评分（BCS）差异无统计学意义（$P>0.05$），均符合预期镇痛标准；减量镇痛组24 h芬太尼实际用药量明显少于标准剂量镇痛组（$P<0.05$），且两组间术后6 h、12 h、24 h血药浓度差异无统计学意义（$P>0.05$）。因此，通过*CYP3A4*1G*基因分型指导老年患者术后镇痛用药具有临床可行性。王丰等[15]关注的则是吸烟对术后阿片类镇痛药需求量的影响。该Meta分析一共纳入11个队列研究的1648例患者，其中非吸烟患者1029例，吸烟患者619例。Meta分析结果显示，吸烟组患者术后自控镇痛阿片类药物静脉吗啡24 h总用量、单位体重24 h用量、48 h总用量以及单位体重48 h用量均高于非吸烟组；而术后恶心、呕吐、瘙痒等阿片类药物不良反应发生率差异无统计学意义。结论是吸烟患者较不吸烟患者术后可能对疼痛更敏感，需要更多的阿片类镇痛药。

2. 关于阿片类药物药动学研究　Chang等[16]研究瑞芬太尼在法洛四联症未修补婴儿体内的群体药动学特征。选择27例年龄114～360 d全身麻醉择期手术的婴儿作为研究对象，其中16例法洛四联症患儿，11例正常患儿。所有儿童静脉注射瑞芬太尼1 μg/（kg·min），用于麻醉诱导和早期维持（心肺转流术前20 min）。术中采集并分析一系列动脉血样。用非MEM软件对瑞芬太尼的人群药动学进行分析。结果发现两室模型能充分描述瑞芬太尼的药动学，并且体重为主要的影响因素，而与是否法洛四联症患儿关系不大。最后计算并给出系统清除率（CL1）和室间清除率（CL2）以及分布中心体积（V1）和分布外围体积（V2）。

3. 关于瑞芬太尼痛觉过敏的研究　张天昊等[17]研究地佐辛和羟考酮预防瑞芬太尼引起痛觉

过敏的效果。选择全身麻醉下行妇科腹腔镜手术患者，采用随机数字表法分为3组：对照组、地佐辛组和羟考酮组，每组16例。地佐辛组和羟考酮组在手术开始前15 min分别给予0.09 mg/kg的地佐辛和羟考酮，对照组给予等量生理盐水。三者麻醉的诱导和维持均相同，其中瑞芬太尼以0.2 μg/(kg·min)恒速输注至手术结束。研究发现，与对照组比较，地佐辛组和羟考酮组术后疼痛VAS评分均明显降低。对照组术后热痛阈值明显低于术前热痛阈值，而地佐辛组和羟考酮组术前、术后热痛阈值比较差异无统计学意义，三组间手术时间、麻醉时间、丙泊酚和瑞芬太尼的使用剂量、Ramsay镇静评分及恶心、呕吐差异均无统计学意义。因此，地佐辛和羟考酮能明显预防瑞芬太尼引起的痛觉过敏。

（四）右美托咪定

右美托咪定（dexmedetomidine，DEX）具有镇静、镇痛、抗焦虑作用，抑制交感神经活动，维持血流动力学平衡，有助于减少麻醉药物的用量。

1. 右美托咪定在老年患者中的应用　术后认知功能障碍（postoperative cognitive dysfunction，POCD），是老年患者术后常见的临床表现，诱发因素包括围术期低血压、术后疼痛和吸入麻醉等。Zhang等[18]探讨右美托咪定对七氟烷麻醉所致POCD的发生率的影响。选择65～75岁食管癌切除术患者120例，随机分为4组。采用简易精神状态量表（MMSE）和蒙特利尔认知评估量表（MoCA）对患者术前和术后第1、第3、第7天的认知功能进行测量。分别于麻醉前10 min和术后1 d、3 d、7 d用酶联免疫吸附测定法（ELISA）测定血浆TNF-α、IL-6和S100β蛋白浓度。结果发现，4组患者的人口统计学、临床特征及围术期血流动力学状态无显著性差异。与咪达唑仑＋丙泊酚组相比，咪达唑仑＋七氟烷组术后1 d、3 d、7 d的MMSE和MoCA评分明显降低，血浆TNF-α、IL-6、S100β蛋白浓度明显升高（$P<0.05$）。与咪达唑类＋七氟烷组相比，右美托咪定＋七氟烷组术后1 d、3 d、7 d的MMSE和MoCA评分明显升高，血浆TNF-α、IL-6和S100β蛋白浓度显著降低（$P<0.05$）。结论是七氟烷麻醉老年患者POCD发生率较高，右美托咪定可通过降低血浆TNF-α和IL-6浓度来减轻POCD。Zhang等[19]*探讨右美托咪定对术后长期认知功能的影响。选择非心脏手术后进入重症监护病房（intensive care unit，ICU）的老年患者700例，并随机分为2组，分别使用低剂量右美托咪定或安慰剂。对患者及其家属进行为期3年的电话随访。结果发现，右美托咪定组与安慰剂组的3年总生存率无统计学差异。但是，右美托咪定组6个月、1年和2年生存率分别为5.2%、5.3%和6.7%，明显高于安慰剂组（$P<0.05$）。3年后存活的患者中右美托咪定组认知功能（MD 4.7，95% CI 3.8～5.6）和生活质量［生理领域：13.6（10.6～16.6）；心理领域：15.2（12.5～18.0）；社会关系领域：8.1（5.5～10.7）；环境领域：13.3（10.9～15.7）］均显著优于安慰剂组（$P<0.0001$）。结论是对于非心脏手术后入住ICU的老年患者，低剂量右美托咪定输注并未显著改变3年总生存率，但是提高2年内的生存率，并改善3年后患者的认知功能和生活质量。

2. 右美托咪定在儿童患者中的应用　Miller等[20]*选择18例儿科患者，分别使用右美托咪定鼻内雾化给药1 μg/kg或2 μg/kg，或静脉输注右美托咪定1 μg/kg，采用液相色谱/质谱法测定右美托咪定血浆浓度。结果发现1 μg/kg右美托咪定给药后47 min平均血浆浓度达到199 pg/ml，2 μg/kg右美托咪定给药后47 min平均血浆浓度达到355 pg/ml。表现为药动学双室模型，生物利用度为83.8%

（95% *CI* 69.5%～98.1%）。结论是 1 μg/kg 右美托咪定鼻内雾化给药后 20 min 内，婴儿和幼儿的右美托咪定平均动脉血浆浓度接近 100 pg/ml，即镇静效果的最低值。将剂量加倍至 2 μg/kg，10 min 内即可达到这一血浆浓度，峰值浓度几乎为前者的 2 倍。两种剂量的血浆浓度在鼻内给药后 47 min 内达到峰值。Chen 等[21]研究不同剂量的右美托咪定快速给药对儿童预防和治疗苏醒期躁动（emergence agitation，EA）的疗效。选择 100 例患儿，随机分为 5 组：对照组（D1 组）、0.25 μg/kg 右美托咪定组（D2 组）、0.5 μg/kg 右美托咪定组（D3 组）、0.75 μg/kg 右美托咪定组（D4 组）、1 μg/kg 右美托咪定组（D5 组）。结果发现，D4 组和 D5 组的 EA 发生率较 D1 组明显降低。与 D1 组相比，所有右美托咪定组用药后心率和平均血压（mean blood pressure，MBP）均显著降低，在 D3、D4 和 D5 组心率最小值显著降低，D5 组最低心率的持续时间显著延长，但无须治疗。随着剂量的增加，复苏时间明显延长。组间最低心率的发生时间、补充药物的次数、不良事件发生率无显著差异。结论是 0.75 μg/kg 和 1.0 μg/kg 右美托咪定静脉快速注射可通过降低小儿 EA 的发生率，改善患儿术后康复。尽管右美托咪定导致心率和平均血压的短暂下降，但在儿童患者中，其临床耐受性良好。Zhang 等[22]探讨右美托咪定在儿童气道异物清除术后拔管过程中的镇静作用。回顾 57 名需要机械通气的危重患儿。在气管插管后，D 组（*n*=30）给予右美托咪定 1 μg/kg，10 min 后改为维持剂量 0.8 μg/（kg·h），RP 组（*n*=27）给予瑞芬太尼 6～10 μg/（kg·h）和丙泊酚 1～3 mg/（kg·h）。D 组首次撤机试验后拔管成功率为 96.7%，RP 组为 77.8%［风险比（*RR*）为 1.56，95% *CI* 0.78～1.98］。D 组终止输注后恢复自主呼吸的时间［中位数 8 min，四分位差（inter quartile range，IQR）15 min］较 RP 组短（中位数 12 min，IQR 19 min，*P*=0.02，*RR* 0.56，95%*CI* 0.14～6.57）。结论是在支气管硬镜下小儿机械通气中，与瑞芬太尼和丙泊酚相比，右美托咪定具有较高的撤机成功率。Han 等[23]探讨右美托咪定在减轻儿童扁桃体切除术后早期术后认知功能障碍方面的疗效。选择 186 名扁桃体切除术后出现认知功能障碍的儿童，随机分为两组，分别接受右美托咪定（*n*=112）或安慰剂（*n*=74）治疗。采用 MMSE 和 40 项生活质量问卷（MONEX-40）评估认知功能。对血浆 IL-6、IL-1、TNF-α、SOD、NSE、CRP、皮质醇和褪黑素水平进行分析。结果提示剂量限制毒性（DLT）为 10 mg/kg，最大耐受剂量（maximum tolerated dose，MTD）为 15 mg/kg。右美托咪定治疗组的 MMSE 评分显著提高，表明右美托咪定对扁桃体切除术后早期术后认知功能障碍的患儿具有良好的疗效。此外，与安慰剂组相比，右美托咪定治疗后认知功能障碍患儿的 IL-1 和 TNF-α 下调，而 IL-6 和 SOD 上调。并且，DEX 降低儿童扁桃体切除术后认知功能障碍的发生率，与 CRP、NSE 皮质醇和褪黑素水平有关。结论是静脉注射右美托咪定 10 μg/kg 可改善儿童扁桃体切除术后认知功能，降低血清炎性因子和应激相关信号分子水平。Zhou 等[24]探讨不同剂量右美托咪定在术前预注射的临床疗效，以及无气管插管的小儿静脉全身麻醉恢复期的不良反应。选择术前未经气管插管全身麻醉的儿科患者，随机分为 4 组（*n*=30），分别采用大剂量（2.5 μg/kg）、中剂量（1.5 μg/kg）和小剂量（0.5 μg/kg）的右美托咪定负荷静脉泵注。对照组儿童接受相同剂量生理盐水注射。结果发现在右美托咪定给药后 5 min、10 min，大剂量组和中剂量组的 Ramsay 镇静评分均高于对照组，差异有统计学意义（*P*<0.05）。小剂量组与对照组的 Ramsay 评分差异不显著。3 个右美托咪定组麻醉后及手术后平均动脉压及心率较对照组明显降低，差异有统计学意义（*P*<0.05）。恢复期不良反应发生的数量分别为 13 例（大剂量组）、8 例（中剂量组）、7 例（小剂量组）、8 例（对照组），差异有统计学意义（*P*<0.05）。结论是右美托咪定预注射用于小儿无气管插

管静脉全身麻醉具有良好的镇静效果和安全性，中剂量可使麻醉效果最大化，不良反应小。Liu 等[25]探讨心脏术后患儿经胸心脏超声（TTE）所需右美托咪定剂量与正常儿童的比较。选择 3 岁以下需要鼻内右美托咪定进行 TTE 的儿童，分为心脏术后组（$n=20$）或正常组（$n=19$）。两组的第一名患者均接受鼻内右美托咪定（2 μg/kg），采用 Dixon 和 Massey 的上下法，根据前一名患者的反应决定下一个患者的给药剂量。结果发现，心脏术后患儿鼻内右美托咪定有效剂量中位数（95% CI）高于正常儿童，分别为 3.3（2.72～3.78）μg/kg 和 1.8（1.71～2.04）μg/kg（$P<0.05$）。两组镇静时间、清醒时间和 TTE 检查时间无明显差异。此外，没有明显的不良事件。结论是心脏术后患儿应用鼻内右美托咪定进行 TTE 镇静的中位有效剂量高于正常儿童。

3. 右美托咪定的脑保护作用　Yi 等[26]探讨右美托咪定麻醉对结直肠癌手术的心、脑保护作用。回顾 246 例结直肠癌患者，根据术中使用的麻醉药物分为观察组和对照组。对照组给予常规麻醉药物，观察组给予常规麻醉药物和右美托咪定。观察组在右美托咪定给药（T0）、术前 30 min（T1）和术后 2 h（T2）记录心率、收缩压、舒张压、颈静脉血氧饱和度（$Sj\text{-}vO_2$）、脑氧摄取率（ERO_2）和脑动脉氧分压（PaO_2）。术后 6 h 和 24 h 采集 4 ml 中心静脉血。离心后，收集血清并保存于 70℃。用 ELISA 法测定血清肌酸激酶（CK-MB）、肌钙蛋白 I（cTnI）、TNF-α 和 S100β 浓度，并比较两组间的差异。结果发现，观察组与对照组在 T0 测得的参数差异无统计学意义（$P>0.05$），而观察组在 T1、T2 测得的参数明显优于对照组（$P<0.05$）。观察组术后的心脑血流动力学指标优于对照组（$P<0.05$）。结论是右美托咪定在结直肠癌手术中的应用提供有效的心脑保护。

4. 右美托咪定的药动学研究　Song 等[27]*探讨肝功能不全对右美托咪定的药动学的影响。选择 18 例梗阻性黄疸患者作为实验组和 12 例非黄疸患者作为对照组，两组均输注 1 μg/kg 的右美托咪定 10 min 以上，分别于输注前、输注中、输注后 5 h 抽取动脉血样。采用高效液相色谱法结合串联质谱法测定血浆右美托咪定浓度。结果发现，实验组血浆右美托咪定清除率较对照组下降 33.3%〔（0.006 8±0.001 7）L/（kg·min）vs.（0.010 2±0.003 3）L/（kg·min），$P=0.002$〕。实验组的分布容积较对照组减少 29.2%〔（1.43±0.58）L/kg vs.（2.02±0.84）L/kg，$P=0.041$〕。结论是阻塞性黄疸患者右美托咪定的清除率和分布容积降低。Zhong 等[28]比较右美托咪定在终末期肾衰竭继发甲状旁腺功能亢进患者中的药动学与正常人的药动学。选择 15 例终末期肾衰竭继发甲状旁腺功能亢进患者（肾衰竭组）和 8 例肾功能及甲状旁腺功能正常的患者（对照组），在麻醉诱导前静脉注射 0.6 μg/kg 右美托咪定 10 min。停止输注后，定期抽取动脉血进行血浆右美托咪定浓度测定。结果发现右美托咪定浓度-时间曲线最符合双室药动学模型。最终的药动学参数值为：V1=60.6 L，V2=222 L，CL1=0.825 L/min，CL2=4.48 L/min。年龄、体重、性别、身高、瘦体质量（lean body mass，LBM）、体表面积（body surface area，BSA）、体重指数（body mass index，BMI）、血浆白蛋白和分组因素（肾衰竭与否）对药动学参数无影响。尽管与对照组相比，肾衰竭组血浆白蛋白浓度〔（35.46±4.13）mmol/L vs.（44.10±1.12）mmol/L，$P<0.05$〕和丙泊酚剂量〔（81.68±18.08）μg/（kg·min）vs.（63.07±13.45）μg/（kg·min），$P<0.05$〕明显降低，但麻醉恢复时间无差异。

5. 右美托咪定与阿片类药物联合应用　Zhang 等[29]*研究右美托咪定联合羟考酮在肝切除术中术内和术后输注的效果。选择 52 例接受择期肝切除术的患者，分为右美托咪定组〔插管前 10 min 静脉滴注右美托咪定负荷剂量为 0.5 μg/kg，维持剂量 0.3 μg/（kg·h），直至切口缝合］或对照组（生理盐水）。术后 48 h 患者自控镇痛方案为右美托咪定组使用 60 mg 羟考酮和 360 μg 右美托咪定稀释至 120 ml，给药剂量为 2 ml，锁定时间为 5 min，1 h 限量为 20 ml。对照组仅使用 60 mg 羟考酮，其余参数与右美托咪定组一致。结果发现与对照组相比，右美托咪定组术后 4～48 h 羟考酮消耗量明显降低；心率从 T1（插管前）降至 T6（到达麻醉后复苏室 20 min），平均血压从 T1 降至 T3（手术切口时）；丙泊酚和瑞芬太尼用量明显下降；术后 1 h、4 h、8 h 静息痛和 24 h、48 h 咳嗽时的 VAS 评分较低；第一次排气时间较短；对疼痛控制的满意程度更高；恶心呕吐发生率较低，差异均具有统计学意义（$P<0.05$）。结论是右美托咪定和羟考酮联合应用可降低羟考酮的用量和恶心呕吐的发生率，加强镇痛效果，提高患者满意度，缩短首次排气时间。

6. 右美托咪定与丙泊酚联合应用　Li 等[30] 探讨右美托咪定在电休克治疗（ECT）中减轻丙泊酚的注射痛的作用。选择 137 例 ECT 患者，随机分为 0.2 μg/kg 右美托咪定组（DEX-0.2 组，$n=46$）、0.5 μg/kg 右美托咪定组（DEX-0.5 组，$n=46$）或生理盐水组（对照组，$n=45$）。采用复合疼痛量表和客观手术普氏指数（SPI）测量丙泊酚注射后 5 s 的疼痛强度，以疼痛评分>2 的患者百分比为主要结果。结果发现疼痛评分>2 的患者百分比分别为对照组 68.9%（31/45）、DEX-0.2 组 34.8%（16/46）和 DEX-0.5 组的 15.2%（7/46），具有显著差异。对照组疼痛评分［疼痛评分 3（2～4）］和 SPI（76.6±10.0）均高于 DEX-0.2 组［疼痛评分 1（1～3），SPI 58.0±11.0］和 Dex-0.5 组［疼痛评分 1（0～1），SPI 51.2±12.3］，$P<0.001$。3 组癫痫发作时间无显著性差异，未出现心动过缓和低血压。结论是右美托咪定预处理可减轻电抽搐时丙泊酚注射痛，不影响癫痫发作时间，并可引起心动过缓、低血压等不良反应。

7. 右美托咪定与七氟烷联合应用　Di 等[31]* 探讨静脉注射不同剂量右美托咪定对儿童气管拔管时七氟烷最小肺泡浓度（MACEX）的影响。选择 75 例年龄 3～7 岁、ASA Ⅰ级和 Ⅱ级、扁桃体切除术的患儿，随机分为两组，分别于七氟烷吸入麻醉开始前约 10 min 静脉注射生理盐水（D0 组）、右美托咪定 1 μg/kg（D1 组）或右美托咪定 2 μg/kg（D2 组）。手术结束时，根据改良的狄克逊"上下"法调整气管顺利拔管时七氟烷的初始浓度。第一名患者的七氟烷初始浓度分别为 D0 组 1.5%、D1 组 1.0%、D2 组 0.8%，在下一名患者中，根据当前患者是否顺利拔管，进行 0.1% 上升或下降。保持 10 min 后，拔除气管导管。结果发现，D2 组（0.51%±0.13%）七氟烷 MACEX 值低于 D1 组（0.83%±0.001%，$P<0.001$）和 D0 组（1.40%±0.12%，$P<0.001$）。七氟烷的 EC_{95} 值分别为 D2 组的 0.83%、D1 组的 1.07% 和 D0 组的 1.73%。未出现喉痉挛。结论是右美托咪定剂量依赖性降低七氟烷的 MACEX 值，有助于顺利拔管。静脉注射右美托咪定 1 μg/kg 和 2 μg/kg 分别使 MACEX 值下降 41% 和 64%。Tang 等[32] 探讨右美托咪定联合七氟烷麻醉镇静、抗焦虑、镇痛、抗交感和抗寒战的作用。选择 120 例颅内动脉瘤栓塞患者，随机分为两组。术中给予 2%～3% 七氟烷吸入后，一组患者接受静脉泵注 1.0 μg/kg 右美托咪定 15 min，维持 0.3 μg/（kg·h），直至手术结束；另一组患者静脉泵注生理盐水。双谱指数监测表明，右美托咪定辅助麻醉可缩短自主呼吸恢复时间、眼睁时间和喉罩摘除时间。麻醉诱导前及喉罩气道切除后即刻血糖和乳酸水平低，S100β 和神经元特异性烯醇化酶水平低，围术期血压和心率更稳定，术后谵妄减少。结论是右美托咪定能有效地辅助七氟烷在颅内动脉瘤手术栓

塞过程中的麻醉，缩短意识和拔管时间，降低应激反应和能量代谢，稳定血流动力学参数，减少不良反应，从而减少对中枢神经系统的损伤。

8. 右美托咪定在神经阻滞中的应用　He 等[33]* 评估右美托咪定与罗哌卡因混合用于神经刺激仪引导下喙突旁入路臂丛阻滞（CAPBB）对麻醉持续时间和术后有效镇痛时间的影响。选择 60 例患者，随机分为两组（D组和C组），每组30例。C组使用0.375%罗哌卡因40 ml，D组采用0.375%罗哌卡因与 1 μg/kg 右美托咪定 40 ml。结果发现与C组相比，D组麻醉持续时间较长（分别为 759 min 和 634 min，$P<0.05$），有效术后镇痛时间较长（分别为 986 min 和 789 min，$P<0.05$）。两组的感觉和运动阻滞时间、阻滞后 6 h 和 12 h 的 VAS 无显著差异，但 D 组在阻滞后 24 h 的 VAS 和术后 48 h 内曲马多的累积补救剂量均明显低于 C 组（$P<0.05$）。结论是在罗哌卡因中加入 1 μg/kg 右美托咪定，可延长 CAPBB 的麻醉时间和术后有效镇痛时间。研究组术后 24 h 的 VAS 和术后 48 h 曲马多的需求均较低，且无不良反应。

9. 右美托咪定在硬膜外麻醉中的应用　Sun 等[34] 探讨硬膜外麻醉下下肢手术患者静脉注射单剂量右美托咪定导致意识丧失的有效剂量。选择 92 名患者，根据年龄分为 3 组。Y 组 18～45 岁，M 组 46～64 岁，O 组 65～85 岁。硬膜外麻醉后静脉注射单剂量右美托咪定，超过 10 min，30 min 后采用警觉/镇静（OAA/S）量表评估镇静状态。采用改良的狄克逊上下法调整右美托咪定剂量。3 组右美托咪定的 50% 有效剂量（ED_{50}）分别为 O 组 0.40 μg/kg、Y 组 0.76 μg/kg 和 M 组 1.03 μg/kg。95% 有效剂量（ED_{95}）分别为 O 组 0.54 μg/kg、Y 组 1.21 μg/kg、M 组 0.84 μg/kg。此外，随着年龄的增长，心动过缓的发生率更高。结论是硬膜外麻醉下肢手术患者，尤其是 64 岁以上患者，随着年龄的增长，诱导意识丧失的右美托咪定剂量逐渐减少。这一结果可以保护老年患者避免过度镇静和剂量依赖性不良反应。

10. 右美托咪定对炎症反应的影响　Deng 等[35]* 探讨经皮肾穿刺取石术（PCNL）围术期给予右美托咪定降低术后全身炎症反应综合征（systemic inflam matory response syndrome，SIRS）的发生率。选择 190 名患者，随机分为右美托咪定（DEX 组，$n=95$）和生理盐水对照（CON 组，$n=95$）。在右美托咪定组中，在麻醉诱导前使用右美托咪定（1 μg/kg），并在手术期间注入[0.5 μg/(kg·h)]。记录术后 SIRS 发生率，测定血清白细胞介素-6（IL-6）和肿瘤坏死因子 α（TNF-α）。结果发现 DEX 组 SIRS 发生率明显低于对照组（分别为 35.8% 和 50.5%，$P=0.04$），但是，术后住院时间和住院费用无显著差异。两组均未出现脓毒症。结论是在 PCNL 期间给予右美托咪定可能有利于通过抑制炎症介质的释放来降低 SIRS 的发生率，但不影响术后住院时间和费用等临床结果。Wang 等[36] 研究右美托咪定（DEX）对不同程度肝硬化患者围术期应激反应、炎症和免疫功能的影响。选择 94 例肝硬化患者，随机分为对照组和观察组（$n=47$）。对照组给予瑞芬太尼麻醉，观察组给予瑞芬太尼和右美托咪定麻醉。两组在手术开始后 10 min（T2）、手术后（T3）和手术后 2 h（T4）的平均动脉压，$CD3^+$、$CD4^+$ 和 $CD4^+/CD8^+$ 水平均低于麻醉诱导前（T1）时（$P<0.05$），观察组的平均动脉压均低于对照组（$P<0.05$）。观察组术后 6 h、12 h、24 h VAS 明显低于对照组（$P<0.05$）。两组患者恶心呕吐、低氧血症和延迟觉醒的发生率无显著性差异。观察组术后躁动发生率明显低于对照组（$P<0.05$）。两组在 T2～T4 时 IL-10 和 TNF-α 水平均明显高于 T1 时，但观察组 IL-2 和 TNF-α 水平明显低于对照组（$P<0.05$）。结论是在不影响免疫功能的情况下，应用地塞米松麻醉肝硬化患者，可提高血流动力学稳定性，降低应激反应，降低炎症水平。Zhang 等[37]

探讨右美托咪定对直肠癌根治术后围术期患者应激反应及细胞免疫功能的影响及进一步作用机制。选择36例择期全身麻醉下行直肠癌根治术的患者，分为实验组（右美托咪定组）和对照组。实验组全身麻醉诱导前10 min静脉注射右美托咪定1 μg/kg，手术结束前30 min静脉注射右美托咪定0.2 μg/（kg·h）。对照组采用与实验组相同的方法注入等量生理盐水。术后使用患者自控静脉镇痛（patient-controlled intravenous analgesia，PCIA）。实验组拔管后的VAS评分较对照组下降（$P<0.05$）。此外，与对照组相比，术后6 h和24 h的血浆皮质醇水平明显降低。实验组IFN-γ、IL-10水平低于对照组（$P<0.05$），而$CD8^+$和$CD4^+/CD8^+$细胞的百分比较对照组升高（$P<0.05$）。结论是连续输注右美托咪定，围术期应激反应明显减少，阿片类镇痛作用增强。

（五）利多卡因

利多卡因的抗炎、镇痛作用　孙艳霞等[38]研究静脉输注利多卡因对腹腔镜胆囊切除术患者术后疼痛、胃肠功能以及炎症因子的影响。将80名择期行腹腔镜胆囊切除手术的患者随机分为利多卡因组（L组）和对照组（C组），每组40例。L组诱导前静脉缓慢注射利多卡因1.5 mg/kg，随后以2 mg/（kg·h）的速度持续静脉输注至手术结束；C组诱导及术中给予相同容积的生理盐水。麻醉方法及多模式镇痛采用标准化方案。结果发现，静脉输注利多卡因组术后2 h、6 h VAS评分，术后24 h的芬太尼使用量，术后第一次排气时间和术后第一次排便时间，术后IL-6和IL-8水平的上升水平均明显低于对照组。因此，静脉输注利多卡因可明显减轻腹腔镜胆囊手术患者的术后疼痛，加快术后胃肠功能的恢复，降低腹腔镜手术引起的炎症因子的过度释放。而耿倩等[39]则综述围术期静脉输注利多卡因在加速康复外科（enhanced recovery after surgery，ERAS）相关多模式镇痛治疗中的应用现状，并对其基本镇痛机制进行深入探讨，从而为利多卡因在临床中的应用提供安全性和可行性的参考依据。

（房丽丽　张冯江）

参 考 文 献

[1] Chen XD, Xie W, Zhou QH. Effect of propofol and sevoflurane on cognitive function among elderly patients undergoing elective surgery under anesthesia. Pak J Pharm Sci, 2018, 31 (6): 2909-2913.

[2] 青艾伶. 丙泊酚静脉麻醉对老年良性前列腺增生患者术后简易智力状态检查量表评分及血清神经元特异性烯醇化酶和神经生长因子水平变化的影响. 中国医药, 2018, 13（1）: 125-128.

[3] Guo D, Li Y, Wang H, et al. Propofol post-conditioning after temporary clipping reverses oxidative stress in aneurysm surgery. Int J Neurosci, 2019, 129 (2): 155-164.

[4]* Liu D, Sun X, Du Y, et al. Propofol promotes activity and tumor-killing ability of natural killer cells in peripheral blood of patients with colon cancer. Med Sci Monit, 2018, 3 (24): 6119-6128.

[5] 余海燕, 刘德生, 王云. 丙泊酚对结直肠癌细胞生物学行为的影响. 中国病理生理杂志, 2018, 34（2）: 245-250.

[6] 陈宝军, 李淑萍, 于婵娟, 等. 丙泊酚注射剂剂量和诱导时间在维汉患者中的差异性研究. 中国临床药理

学杂志，2018，34（6）：653-655.

[7] 高浩，宋金超，张马忠，等. 梗阻性黄疸大鼠胆总管再通对丙泊酚麻醉敏感性的影响. 临床麻醉学杂志，2018，34（1）：67-70.

[8] Chi X, Pan J, Cai J, et al. Pharmacokinetic analysis of propofol target-controlled infusion models in Chinese patients with hepatic insufficiency. Med Sci Monit, 2018, 30 (24): 6925-6933.

[9]* Zhou Y, Peng Y, Fang J, et al. Effect of low-dose ketamine on perioperative depressive Symptoms in patients undergoing Intracranial tumor resection (PASSION): study protocol for a randomized controlled trial. Trials, 2018, 19 (1): 463.

[10]* Ren L, Deng J, Min S, et al. Ketamine in electroconvulsive therapy for depressive disorder: A systematic review and meta-analysis. J Psychiatr Res, 2018, 104: 144-156.

[11] 罗丹，廖燕凌，邱丽丽，等. 氯胺酮下调神经连接蛋白-1在创伤后应激功能障碍动物模型中的作用. 临床麻醉学杂志，2018，34（1）：80-83.

[12] 徐小班，梁向南，殷艺娜，等. 孕期小鼠氯胺酮多次暴露对子代鼠小胶质细胞及成年后学习记忆功能的影响. 临床和实验医学杂志，2018，17（4）：340-343.

[13]* Lv J, Liu F, Feng N, et al. CYP3A4 gene polymorphism is correlated with individual consumption of sufentanil. Acta Anaesthesiol Scand, 2018, 62 (10): 1367-1373.

[14] 杨溯威，秦军，夏燕飞. CYP3A4基因多态性检测指导老年患者腹部手术术后芬太尼镇痛用药. 中国医师杂志，2018，20（3）：410-412.

[15] 王丰，刘娜，高鸿，等. 吸烟对术后阿片类镇痛药需求量影响的Meta分析. 国际麻醉学与复苏杂志，2018，39（3）：224-229.

[16] Chang J, Shen Y, Huang Y, et al. Population pharmacokinetic modeling of remifentanil in infants with unrepaired tetralogy of Fallot. Eur J Drug Metab Pharmacokinet, 2019, 44 (1): 53-62.

[17] 张天昊，刘钢. 地佐辛和羟考酮预防瑞芬太尼引起痛觉过敏的临床研究. 国际麻醉学与复苏杂志，2018，39（1）：31-34.

[18] Zhang H, Wu Z, Zhao X, et al. Role of dexmedetomidine in reducing the incidence of postoperative cognitivedys function caused by sevoflurane inhalation anesthesia in elderly patients with esophageal carcinoma. J Cancer Res Ther, 2018, 14 (7): 1497-1502.

[19]* Zhang DF, Su X, Meng ZT, et al. Impact of dexmedetomidine on long-term outcomes after noncardiac surgery in elderly: 3-year follow-up of a randomized controlled trial. Ann Surg, 2019, 270 (2): 356-363.

[20]* Miller JW, Balyan R, Dong M, et al. Does intranasal dexmedetomidine provide adequate plasma concentrations forsedation in children: A pharmacokinetic study. Br J Anaesth, 2018, 120 (5): 1056-1065.

[21] Chen F, Wang C, Lu Y, et al. Efficacy of different doses of dexmedetomidine as a rapid bolus for children: adouble-blind, prospective, randomized study. BMC Anesthesiol, 2018, 18 (1): 103.

[22] Zhang X, Wu J, Wang L, et al. Dexmedetomidine facilitates extubation in children who require intubation andrespiratory support after airway foreign body retrieval: a case-cohort analysisof 57 cases. J Anesth, 2018, 32 (4): 592-598.

[23] Han C, Fu R, Lei W. Beneficial effects of dexmedetomidine on early postoperative cognitivedysfunction in pediatric patients with tonsillectomy. Exp Ther Med, 2018, 16 (1): 420-426.

[24] Zhou M, Wang Q, Zhang Q, et al. Application of pre-injection of dexmedetomidine of different doses in pediatric intravenous general anesthesia without tracheal intubation. Exp Ther Med, 2018, 15 (3): 2973-2977.

[25] Liu Y, Yu Q, Sun M, et al. Median effective dose of intranasal dexmedetomidine sedation for transthoracicechocardiography examination in postcardiac surgery and normal children: Anup-and-down sequential allocation trial. Eur J Anaesthesiol, 2018, 35 (1): 43-48.

[26] Yi XL, Wang JT, Chu CQ, et al. Cardiocerebral protective effects of dexmedetomidine as anesthetic in colorectal cancer surgery. Eur Rev Med Pharmacol Sci, 2018, 22 (11): 3570-3576.

[27]* Song JC, Gao H, Qiu HB, et al. The pharmacokinetics of dexmedetomidine in patients with obstructive jaundice: A clinical trial. PLoS One, 2018, 13 (11): e0207427. doi: 10.1371.

[28] Zhong W, Zhang Y, Zhang MZ, et al. Pharmacokinetics of dexmedetomidine administered to patients with end-stage renalfailure and secondary hyperparathyroidism undergoing general anaesthesia. J Clin Pharm Ther, 2018, 43 (3): 414-421.

[29]* Zhang B, Wang G, Liu X, et al. The opioid-sparing effect of perioperative dexmedetomidine combined with oxycodone infusion during open hepatectomy: a randomized controlled trial. Front Pharmacol, 2018, 8: 940.

[30] Li X, Chen CJ, Tan F, et al. Effect of dexmedetomidine for attenuation of propofol injection pain inelectroconvulsive therapy: A randomized controlled study. J Anesth, 2018, 32 (1): 70-76.

[31]* Di M, Yang Z, Qi D, et al. Intravenous dexmedetomidine pre-medication reduces the required minimum alveolar concentration of sevoflurane for smooth tracheal extubation in anesthetized children: A randomized clinical trial. BMC Anesthesiol, 2018, 18 (1): 9.

[32] Tang CL, Li J, Zhang ZT, et al. Neuroprotective effect of bispectral index-guided fast-track anesthesia using sevoflurane combined with dexmedetomidine for intracranial aneurysm embolization. Neural Regen Res, 2018, 13 (2): 280-288.

[33]* He WS, Liu Z, Wu ZY, et al. The effect of dexmedetomidine in coracoid approach brachial plexus block underdual stimulation. Medicine (Baltimore), 2018, 97 (39): e12240. doi: 10.1097.

[34] Sun Q, Wang X, Shi C, et al. Consciousness inhibition of intravenous dexmedetomidine in patients undergoinglower limb surgery with epidural anesthesia: A dose-response study by age group. Pak J Pharm Sci, 2018, 31 (6 (Special)): 2863-2868.

[35]* Deng Y, Tan F, Gan X, et al. Perioperative application of dexmedetomidine for postoperative systemic inflammatory response syndrome in patients undergoing percutaneous nephrolithotomy lithotripsy: results of a randomised controlled trial. BMJ Open, 2018, 8 (11): e019008. doi: 10.1136.

[36] Wang L, Zhang A, Liu W, et al. Effects of dexmedetomidine on perioperative stress response, inflammation andimmune function in patients with different degrees of liver cirrhosis. Exp Ther Med, 2018, 16 (5): 3869-3874.

[37] Zhang YS, Jin LJ, Zhou X, et al. Effect of dexmedetomidine on stress reactions and cellular immune function ofpatients in perioperative period following radial resection for rectal carcinoma. J Biol Regul Homeost Agents, 2018, 32 (1): 139-145.

[38] 孙艳霞，宋晓丽，柴芳，等. 静脉输注利多卡因对腹腔镜胆囊切除手术术后恢复的影响：随机三盲对照临床研究. 国际麻醉学与复苏杂志，2018，39（3）：204-207.

[39] 耿倩，申乐. 围术期持续静脉输注利多卡因在多模式镇痛中的应用和机制探讨. 临床药物治疗杂志，2018，16（2）：80-83.

第三节　吸入麻醉药

一、基础研究

吸入麻醉药作为临床常用麻醉药，其作用机制和对各种器官的影响一直以来备受关注，2018年吸入麻醉药的基础研究主要集中在吸入麻醉药对不同年龄患者学习记忆能力的影响及其机制的研究，在吸入麻醉药器官保护以及对肿瘤细胞的影响也有较多文章发表。

（一）吸入麻醉药对学习记忆能力的影响及其机制

1. 吸入麻醉药对发育期（新生期）实验鼠学习记忆能力及其作用机制方面的研究　这类研究涉及的吸入麻醉药物主要包括七氟烷和异氟烷，研究对象多为出生后6～8 d的大鼠或小鼠。研究大部分围绕吸入麻醉药对于发育期实验鼠海马的改变来研究其发生机制。这些研究结果显示发育期大脑暴露于吸入麻醉药，引起实验鼠空间记忆能力的下降，但在成年期这种影响并不明确。

（1）七氟烷：七氟烷作为临床上应用最广泛的吸入麻醉药，已有大量文章研究其对海马体积、海马神经元以及对神经干细胞的影响。也有研究发现七氟烷对实验动物学习记忆能力的损害是可逆的。Jiang等[1]将出生7 d、14 d、21 d的SD大鼠分别暴露于2.6%七氟烷中，持续2 h，在第37天和第97天利用Morris水迷宫实验评估大鼠的学习记忆能力。结果显示，新生鼠多次暴露于七氟烷后，海马体积减小，海马区载脂蛋白E表达增加，成年鼠暴露于七氟烷后无类似改变。黄剑峰等[2]研究七氟烷对新生大鼠神经干细胞的增殖影响，研究对象为出生7 d的SD大鼠，采用免疫组化和Western blotting进行检测和分析。结果发现七氟烷抑制新生大鼠神经干细胞的增殖，其机制可能与Cyclin D1、BMP2、Smad4蛋白表达变化有关。赵鹏程等[3]观察新生期大鼠间断重复吸入七氟烷对不同时期和不同性别大鼠学习记忆能力的影响。研究发现七氟烷对幼年期大鼠学习记忆能力可能产生一过性轻度损害，但对成年期大鼠无明显影响。丁雯等[4]探讨不同体积分数七氟烷麻醉对发育期小鼠海马脑源性神经营养因子（BDNF）和远期认知功能的影响。结果证实七氟烷可损伤发育期海马神经元，降低吸入七氟烷的体积分数可减轻成年后学习记忆障碍。何家璇等[5]研究七氟烷对神经发育期大鼠远期认知功能影响及其机制，结果观察到七氟烷可以使BDNF、PSD-95、突触蛋白-1水平降低，并抑制海马神经元的突触可塑性，从而影响大鼠的远期认知功能，影响程度随麻醉时间延长而增加。

（2）异氟烷：异氟烷相关的文章主要集中在对海马神经元凋亡方面的研究。赵以林等[6]观察异氟烷麻醉对新生大鼠海马神经元N-甲基-D-天冬氨酸（NMDA）受体亚基及凋亡的影响。研究者选取新生SD大鼠36只，分为3组：对照组（C组）、异氟烷组（I组）和AP5＋异氟烷组（A组）。结果显示1.5%异氟烷麻醉后，发育期大鼠海马神经元NR2A mRNA、NR2B mRNA和caspase-3 mRNA表达上调，caspase-3蛋白含量增加，海马神经元可塑性改变。研究证实异氟烷可能通过上调发育期神经元NMDA受体亚基表达从而导致细胞凋亡。

2. 吸入麻醉药对老年期动物学习记忆能力的影响及其作用机制的研究　老年动物的大脑神经细胞数量减少，脑功能脆弱，相对于成年动物来说更易发生认知功能障碍，这方面研究的吸入麻醉药主要为七氟烷和异氟烷。

（1）七氟烷：大量动物研究表明，七氟烷能够促进老年实验鼠认知功能障碍的发生，其程度与剂量相关，机制可能为神经细胞凋亡，突触可塑性的改变，中枢神经系统相关受体的影响，学习记忆相关的重要蛋白改变等。谢玉海等[7]选择19~22个月龄的雄性SD大鼠作为实验动物，随机分为对照组、七氟烷组、丙泊酚组，利用Morris水迷宫实验，评估大鼠的认知功能；分离脑组织并测定细胞因子的含量、凋亡基因的表达。结果显示七氟烷与丙泊酚均会造成老年大鼠认知功能损害和神经元凋亡。杨晓楠等[8]选取雄性SD老年大鼠模型50只，随机分为对照组和实验组，结果证实，长时持续吸入七氟烷的老年大鼠，空间学习记忆能力下降，而且持续时间更长。这种影响与脑额叶中GABAR1和NMDAR2B的表达变化相关。景灵等[9]以SPF级健康雄性SD大鼠作为实验对象，随机分为对照组、3%七氟烷组和4%七氟烷组，结果显示吸入3%和4%七氟烷均能引起老年大鼠认知功能损伤，4%七氟烷对海马神经发生和恐惧记忆的损伤更重。代景伟等[10]将60只SD大鼠随机分为对照组和低、中、高剂量实验组，利用Morris水迷宫系统测定各组老年大鼠认知功能，结果显示七氟烷对老年大鼠术后认知功能造成一定的影响，且作用剂量相关，其机制可能与其诱导海马组织中Aβ和APP蛋白表达上调有关。任峰等[11]探讨髓系分化因子88（myeloid differentiation factor 88，MyD88）/NF-κB信号通路在七氟烷麻醉诱发老龄大鼠认知功能改变中的作用，结果表明七氟烷麻醉诱发老龄大鼠认知功能障碍的机制可能与海马中MyD88/NF-κB信号通路激活相关。

（2）异氟烷：Wang等[12]将成年（6~8个月）和老年（14个月）健康雄性小鼠作为研究对象，将其暴露于1.5%异氟烷中2 h，观察到老年小鼠海马区NLRP3表达增加，从而得出结论，异氟烷诱导老年小鼠的认知障碍和海马炎症，而对幼年小鼠则没有。老年小鼠脑内NLRP3启动状态可能与异氟烷诱导的海马炎症和认知障碍有关。

（二）吸入麻醉药预处理或后处理在器官保护方面的研究

近年来，许多研究者热衷于研究缺血再灌注（I/R）损伤的预防和治疗。有研究表明，缺血预处理可以使器官对长时间的缺血产生耐受性，对缺血再灌注后的器官有保护作用。研究涉及的器官主要为心、肺和脑。

1. 心肌保护作用　研究发现吸入麻醉药对可能发生心肌缺血再灌注损伤的动物进行预处理或发生心肌缺血再灌注损伤时即刻给予吸入麻醉药，可发挥心肌保护作用。这些文章主要围绕七氟烷和异氟烷的心肌保护作用进行研究。

（1）七氟烷：七氟烷对心肌缺血再灌注损伤保护机制的研究主要集中于细胞膜受体－抑制性G蛋白－蛋白激酶C信号通路激活、细胞膜（线粒体）ATP敏感性钾通道开放、减少再灌注期间有害活性氧（ROS）的释放、减少炎症介质生成等。Qian等[13]采用朗根多夫离体心脏灌注仪建立大鼠心肌缺血再灌注模型进行研究。结果显示2.5%七氟烷预处理可减轻心脏I/R损伤，这可能是由血管内皮生长因子受体1（VEGFR-1）的抗炎性和上调介导的。刘军等[14]选取60只SD大鼠，随机分为对照组、模型组、预处理组、后处理组、联合组探讨大鼠缺血再灌注损伤后七氟烷预处理联合后处理对其心肌的保护作用和机制。结果显示七氟烷预处理或后处理均可对大鼠I/R损伤产生心肌保护作用，而且两者联合效果更佳，其作用机制可能与下调caspase-3蛋白、抑制炎症因子的激活相关。杨国庆等[15]探究七氟烷预处理对心肌缺血再灌注损伤大鼠血清NF-κB、肿瘤坏死因子α（TNF-α）、白细胞介素6（IL-6）表达的影响。结果显示七氟烷预处理，可减少大鼠心肌缺血再灌注后梗死面积，保证血流动力学稳定。李璟等[16]通过研究七氟烷预处理对大鼠离体心脏的影响，证实七氟烷预处理能够减轻大鼠离体心脏缺血再灌注损伤，其机制与改善心肌细胞肌质网功能有关。

（2）异氟烷：李岚等[17]观察异氟烷预处理对大鼠心肌缺血再灌注时炎症因子在TLR4/NF-κB通路调节中的作用。选取成年雄性SD大鼠作为研究对象，结果显示异氟烷预处理对心肌缺血再灌注损伤有保护作用，并且是通过TLR4/NF-κB信号通路调节炎症因子的表达来实现的。

2. 脑保护作用　研究证明，在脑缺血再灌注中使用吸入麻醉药可以起到脑保护的作用。Liu等[18]将大鼠分为正常组、模型组和七氟烷组，用超微量Na^+-K^+-ATP酶试剂盒检测ATP酶活性，免疫组化染色检测cAMP和pKA的阳性蛋白表达。用qrt-qRT-PCR和Western blotting检测cAMP、pKA、cAMP反应元件结合蛋白（CREB）和BDNF的表达。研究结果显示七氟烷可通过激活cAMP-pka信号通路，增强大鼠海马神经元的ATP酶活性，从而起到脑保护作用。

3. 肺保护作用　早在2000年，就有研究者提出使用吸入麻醉药的肺保护作用，其机制可能是吸入麻醉药抑制中性粒细胞的聚集、炎性因子的表达。已有研究证实，呼吸机能够使原有的肺损伤加重。Lin等[19]对ARDS的大鼠模型进行研究，将48只大鼠随机分为假手术组、对照组、脂多糖+通气组、脂多糖+通气+地氟烷组或是脂多糖+低通气（有或无地氟烷）组，只有假手术组接受麻醉。结果显示，地氟烷能减轻ARDS大鼠的呼吸机所致肺损伤。

（三）吸入麻醉药在对肿瘤细胞影响方面的研究

近年来，随着恶性肿瘤的发病率逐年升高，肿瘤手术数量的增加，许多研究者开始关注麻醉药对肿瘤患者预后的影响，对吸入麻醉药研究较多的是其对肿瘤细胞的生长、复发转移、凋亡的影响，结果显示不同的吸入麻醉药对不同肿瘤细胞的作用有所差异。

Wang等[20]利用3%七氟烷预处理A549细胞，治疗持续30 min，用流式细胞仪评估A549细胞的凋亡率。用实时定量聚合酶链反应分析非小细胞肺癌相关的6种miRNA的表达。结果表明，3%七氟烷可显著提高A549细胞的凋亡率，减少手术引起的癌细胞扩散。Ruan[21]在研究中发现七氟烷对慢性髓系白血病（CML）CD34干细胞（或祖细胞）的生物学特性有负面影响，以剂量依赖的方式显著抑制CML细胞株的生长。Liu等[22]通过实验证实七氟烷可以使肿瘤细胞停止在细胞周期的G1期，从而抑制乳腺癌细胞的增殖。Hu等[23]采用TUNEL法分析肿瘤组织中肝癌细胞的凋亡率，结果证实异氟烷对肝癌细胞的体外和体内生长均有抑制作用，并能降低其活性。Yang等[24]研究七氟烷对头颈部鳞状细胞癌细胞增殖、凋亡和侵袭的影响，以及其潜在的分子机制。结果显示，暴露于2%和4%七氟烷2 h、4 h、6 h和8 h后，FaDu细胞系的细胞侵袭作用明显被抑制。本研究表明七氟烷可抑制体外 HNSCC 细胞系的恶性行为。

（郭丽丽　曹学照）

参 考 文 献

[1] Jiang J, Tang C, RenJ, et al. Effect of multiple neonatal sevoflurane exposures on hippocampal apolipoprotein E levels and learning and memory abilities. Pediatri Neonatol, 2018, 59: 154-160.

[2] 黄剑峰，冼海燕，侯小琼. 七氟醚对新生大鼠神经干细胞的增殖作用. 中国比较医学杂志, 2018, 28（7）: 24-27.

[3] 赵鹏程，张超，王义，等. 多次吸入七氟烷对新生期不同性别大鼠行为学的影响. 中国现代医学杂志, 2018, 28（11）: 1-4.

[4] 丁雯，陆志俊，孙继辉，等. 七氟烷对发育期小鼠海马低亲和力神经营养因子 P75 和远期认知功能的影响. 上海医学, 2018, 41（5）: 270-274.

[5] 何家璇，孟丽华，袁浩峥，等. 七氟醚对神经发育期大鼠远期认知功能影响及机制探讨. 川北医学院学报, 2018, 33（3）: 357-359.

[6] 赵以林，张雪，李世勇，等. 异氟醚通过上调 NMDA 受体导致发育期大鼠海马神经元凋亡. 临床麻醉学杂志, 2018, 34（9）: 886-889.

[7] 谢玉海，张毓芳. 七氟醚与丙泊酚对老年大鼠认知功能及神经元凋亡影响的差异研究. 海南医学院学报, 2018, 24（16）: 1467-1470.

[8] 杨晓楠，李鹏涛，赵梦，等. 七氟醚对老年大鼠认知功能及大脑额叶 GABAR1 和 NMDAR2B 表达的影响. 临床麻醉学杂志, 2018, 34（5）: 468-472.

[9] 景灵，斯妍娜，鲍红光，等. 不同浓度七氟醚对老年大鼠海马神经发生和恐惧记忆的影响. 临床麻醉学杂志, 2018, 34（7）: 698-701.

[10] 代景伟，段宗伟. 七氟烷对老年大鼠认知功能及海马组织中 β- 淀粉样蛋白表达的影响. 中国临床药理学杂志, 2018, 34（18）: 2183-2186.

[11] 任峰，谢薇薇，魏海婷，等. 髓系分化因子 88/ 核因子 -κB 信号通路在七氟醚麻醉诱发老龄大鼠认知功能改变中的作用. 国际麻醉学与复苏杂志, 2018, 39（3）: 218-223.

[12] Wang Z, Meng S, Cao L, et al. Critical role of NLRP3-caspase-1 pathway in age-dependent isoflurane-induced microglial inflammatory response and cognitive impairment. J Neuroinflammation, 2018, 15 (1): 109.

[13] Qian B, Yang Y, Yao Y, et al. Upregulation of vascular endothelial growth factor receptor-1 contributes to sevoflurane preconditioning-mediated cardioprotection. Drug Des Devel Ther, 2018, 12: 769-776.

[14] 刘军，董友靖. 七氟醚预处理联合后处理对大鼠缺血－再灌注损伤心肌的保护作用及机制. 临床和实验医学杂志, 2018, 17（24）: 2591-2595.

[15] 杨国庆，刘德军，程保育，等. 七氟醚预处理对心肌缺血再灌注损伤大鼠血清 NF-κB、TNF-α、IL-6 表达

的影响. 临床和实验医学杂志, 2018, 17 (17): 1801-1805.

[16] 李璟, 张丽娜, 郝海智, 等. 七氟醚预处理对大鼠离体心脏缺血再灌注时心肌细胞肌质网功能的影响. 中华麻醉学杂志, 2018, 38 (3): 287-291.

[17] 李岚, 芦曼, 陈永权. 异氟烷预处理对大鼠心肌缺血再灌注炎症因子在 TLR4/NF-κB 通路调节中的作用. 皖南医学院学报, 2018, 37 (4): 314-316.

[18] Liu TJ, Zhang JC, Gao XZ, et al. Effect of sevoflurane on the ATP ase activity of hippocampal neurons in a rat model of cerebral ischemia-reperfusion injury via the cAMP-PKA signaling pathway. Kaohsiung J Med Sci, 2018, 34 (1): 22-33.

[19] Lin X, Ju YN, Gao W, et al. Desflurane attenuates ventilator-induced lung injury in atrs with acute respiratory distress syndrome. Biomed Res Int, 2018, 229: 7507314.

[20] Wang L, Wang T, Gu JQ, et al. Volatile anesthetic sevoflurane suppresses lung cancer cells and miRNA interference in lung cancer cells. Onco Targets Ther, 2018, 9 (11): 5689-5693.

[21] Ruan X, Jiang W, Cheng P, et al. Volatile anesthetics sevoflurane targets leukemia stem/progenitor cells via Wnt/β-catenin inhibition. Biomed Pharmacother, 2018, 11 (107): 1294-1301.

[22] Liu J, Yang L, Guo X, et al. Sevoflurane suppresses proliferation by upregulating microRNA-203 in breast cancer cells. Mol Med Rep, 2018, 18 (1): 455-460.

[23] Hu J, Hu J, Jiao H, et al. Anesthetic effects of isoflurane and the molecular mechanism underlying isoflurane-inhibited aggressiveness of hepatic carcinoma. Mol Med Rep, 2018, 18 (1): 184-192.

[24] Yang Y, Hu R, Yan J, et al. Sevoflurane inhibits the malignant potential of head and neck squamous cell carcinoma via activating the hypoxia-inducible factor-1α signaling pathway in vitro. Int J Mol Med, 2018, 41 (2): 995-1002.

二、临床研究

有关吸入麻醉药临床研究主要涵盖以下几个方面：七氟烷对老年手术患者术后认知功能的影响、在小儿麻醉中的应用、吸入麻醉药减轻应激反应的研究等。

（一）吸入麻醉药对老年手术患者术后认知功能影响的研究

付春梅等[1]*探讨七氟烷对老年人围术期炎症因子及认知功能的影响。将择期腹腔镜结肠癌根治术患者48例，年龄65～80岁，ASA Ⅱ～Ⅲ级，术前无认知功能障碍，随机纳入3组（C组、S1组、S2组，$n=16$）。C组采用丙泊酚、瑞芬太尼靶控输注（target controlled infusion, TCI）静脉泵注维持麻醉；S1组、S2组静脉-吸入复合全身麻醉，S1组术中入1最小肺泡浓度（MAC）七氟烷，S2组术中吸入1.5～2MAC七氟烷。维持BIS值40～60。患者入室后麻醉前（T0）、术后1天（T1）及术后3 d（T2）抽取静脉血，检测血清中IL-6及TNF-α浓度；术前1 d、术后1 d、术后3 d测评认知功能（蒙特利尔认知量表，MoCA）。结果提示：与C组相比，S1、S2组T1时点IL-6浓度降低、S1、S2组术后1 d、术后3 d MoCA评分升高；与T0时点相比，C组T1、T2时点IL-6及TNF-α浓度升高，S1、S2组T1时点IL-6及TNF-α浓度升高，T2时点IL-6浓度升高，差异有统计学意义。该研究表明，低浓度七氟烷对老年患者术后认知功能有所改善，可能与抑制围术期炎性反应有关。刘宗玉等[2]探讨七氟烷复合右美托咪定或丙泊酚对耳鼻咽喉手术老年患者局部脑氧饱和度及术后认知功能的影响。选择择期行耳鼻咽喉手术患者90例，年龄65～78岁，将其分为七氟烷组（S组）、七氟烷复合右美托咪定组（SD组）和七氟烷复合丙泊酚组（SP组），每组30例。S组以1～1.5MAC七氟烷维持麻醉；SD组以0.5MAC七氟烷维持麻醉，同时静脉泵注右美托咪定；SP组同时靶控输注（TCI）丙泊酚。维持BIS值40～60。分别于麻醉前10 min（T0）、麻醉后10 min（T1）、手术开始前10 min（T2）、手术开始后10 min（T3）、手术开始后30 min（T4）、手术开始后60 min（T5）、术毕前10 min（T6）及术毕时（T7）监测患者rSO_2。术前1 d和术后7 d行认知功能测试，记录POCD发生率。结果显示，与S组和SP组比较，SD组患者T3～T5时rSO_2、各时点认知功能测试评分升高、POCD发生率降低。该研究表明，七氟烷复合右美托咪定提高rSO_2，降低耳鼻咽喉手术老年患者术后认知功能障碍。朱利斌等[3]探讨七氟烷对老年腹腔镜胆囊切除术患者术后认知功能障碍及应激反应的影响。患者80例，年龄66～74岁，ASA Ⅰ～Ⅱ级。将其分为七氟烷吸入麻醉组（Sevo组）与全凭静脉麻醉（total intravenous anesthesia，TIVA）组（TIVA组），每组40例。Sevo组患者以1～2MAC七氟烷吸入行麻醉维持。TIVA组患者以丙泊酚行麻醉维持。记录两组患者麻醉前1 d（T0）、术后1 d（T1）、术后3 d（T3）MoCA评分、MMSE评分。于T0、T1、T3时点抽取外周静脉血，检测S100β蛋白、肿瘤坏死因子-α（TNF-α）、白介素-6（IL-6）、白介素-1β（IL-1β）浓度。结果显示，在T1、T3时点，TIVA组患者MMSE评分、MoCA评分均显著低于Sevo组患者；在T1、T3时点，TIVA组患者S100β、TNF-α、IL-6及IL-1β均显著高于Sevo组患者。该研究表明，七氟烷能够有效降低腹腔镜胆囊切除术老年患者POCD发生风险，抑制机体应激反应。李亚明等[4]回顾分析七氟烷对骨科术后高龄患者认知功能的影响。回顾126例行骨科手术患者，年龄65～80岁。根据七氟烷不同浓度分为高浓度组（3%七氟烷，$n=32$）、中浓度组（2%七氟烷，$n=54$）和低浓度组（1%七氟烷，$n=40$）。于术前1 h、术后1 h、术后3 h和术后6 h、术后1 d和术后3 d比较3组患者认知功能评分（简易精神状态量表）。结果显示：高浓度组患者术后各时点的认知功能评分均显著下降，中浓度组患者在术后1 h至术后1 d的认知功能评分有显著下降，低浓度组患者在术后1～6 h的认知功能评分有显著下降；中浓度组和低浓度组在术后各时点的认知功能评分均高于高浓度组。该研究表明，七氟烷以浓度依赖形式对老年患者术后认知功能有较大影响。祁恩耀等[5]探讨七氟烷吸入维持麻醉对老年糖尿病患者术后早期认知功能的影响。选择择期行手术治疗且合并2型糖尿病患者60例，年龄≥65岁，ASA Ⅰ～Ⅲ级。根据麻醉方法的不同将其分为试验组和对照组（各30例）。试验组，持续吸入七氟烷维持麻醉；对照组，丙泊酚靶控输注维持麻醉。在麻醉前及麻醉苏醒后6 h、12 h、24 h、48 h，采用MMSE评价两组患者的认知功能。结果显示，麻醉苏醒后6 h、12 h，试验组患者的MMSE评分均高于对照组患者。该研究表明，使用七氟烷对接受手术治疗的老年糖尿病患者实施吸入维持麻醉可提高其麻醉苏醒后6 h、12 h的MMSE评分，降低其术后认知功能障碍的发生率。Liang等[6]*观察使用七氟烷吸入麻醉对接受腹部手术治疗的老年患者认知功能及免疫功能的影响。选取老年患者371例，年龄60～82岁。七氟烷组（$n=203$），2.5%～3.5%七氟烷行麻醉维持；丙泊酚组（$n=168$），丙泊酚6.0 mg/（kg·h）行麻醉维持。在术前1 d（T1）、术后1 d（T2）、术后3 d（T3）及术后7 d（T4）使用 MMSE 量表评估患者认知功能状态；同时采集以上 4 个时点外周血测定患者血清中 $CD3^+$、$CD4^+$、$CD4^+/CD8^+$（T 细胞）及 $CD16^+/CD56^+$（NK 细胞）水平来评估患者免疫功能。结果显示，在 T2~T4 时点，两组患者 MMSE 评分均较 T1 时减低，但七氟烷组评分均高于丙泊酚组；在 T2、T3 时点，七氟烷组患者血清中 $CD3^+$、$CD4^+$、$CD4^+/CD8^+$ 及 $CD16^+/CD56^+$ 水平显著高于丙泊酚组，与 T1 时点相比，两组患者 T2、T3、T4 时点上述指标均减低，但七氟烷组降低较少。该研究表明，在老年腹部手术中应用七氟烷麻醉可有效降低术后认知功能障碍的发生，同时可减轻患者免疫功能抑制程度。刘庆辉等[7] 探讨七氟烷持续吸入麻醉在行胸腔镜肺叶楔形切除治疗的早期周围型肺癌患者中的应用效果。选取行腹腔镜下肺叶楔形切除术的老年早期周围型肺癌患者 81 例，年龄 62~78 岁，随机分为对照组（$n=40$）及观察组（$n=41$）。对照组采用靶控输注丙泊酚，观察组采用七氟烷持续吸入麻醉。观察两组患者苏醒期状况，包括清醒时间、术后拔管时间、自主呼吸时间、复苏室停留时间。采用 MMSE 评分评估两组精神状态。采用 Ramsay 镇静评分法评测对比两组苏醒期躁动状况。结果显示，观察组清醒时间、术后拔管时间等均短于对照组，且 MMSE 评分高，苏醒期躁动较少，差异有统计学意义。该研究表明，老年早期周围型肺癌患者行胸腔镜肺叶楔形切除中应用七氟烷持续吸入麻醉，镇静效果较好，改善围术期状况及患者精神状态，安全性较高。

（二）吸入麻醉药在小儿患者中的应用研究

常建华等[8] 探讨丙泊酚联合七氟烷对扁桃体切除患儿麻醉苏醒期血流动力学及躁动情绪的影响。选择患儿 94 例，分为 2 组（$n=47$）。年龄 3~7 岁。对照组，七氟烷维持麻醉；观察组，丙泊酚与七氟烷联合维持麻醉。记录两组患儿苏醒时间、拔管时间、苏醒期躁动（EA）持续 >15 min 发生率及恶心、呕吐等不良反应发生情况。并对比两组麻醉诱导前（T0）、术后即刻（T1）、拔管即刻（T2）、拔管 5 min（T3）、拔管 10 min 时（T4）患儿血流动力学指标［心率（HR）、平均动脉压（MAP）］变化情况；使用苏醒期躁动评分量表（PAED）评估两组患儿苏醒期躁动情况，疼痛程度采用 FLACC 疼痛评估量表进行评估。结果显示，观察组中 EA 持续 >15 min 发生率明显低于对照组，且 T1~T4 时点 HR、MAP 变化幅度均小于对照组，观察组 T2~T4 各时点 PAED 评分及 FLACC 评分均明显低于对照组。该研究表明，小儿扁桃体切除术中采用丙泊酚、七氟烷联合麻醉可使患儿拔管后血流动力学平稳，降低 EA 发生率及发作时严重程度，同时具有良好的镇痛。张勇等[9] 采用经食管超声心动图（TEE）监测幼儿腹腔镜疝气手术围术期心排血量（cardiac output，CO）的变化。选取全身麻醉下行双侧腹腔镜疝气修补术的患儿 120 例，将其分为地氟烷组、七氟烷组、丙泊酚组（$n=40$）。气管插管完成 5 min 后置入 TEE 探头测算得出患儿心排血量。3 组分别采用地氟烷、七氟烷、丙泊酚维持麻醉，BIS 值于 55 左右。分别记录患儿气管插管后 5 min（T1）、气腹后 1 min（T2）、气腹后 5 min 改变体位时（T3）、气腹后 10 min（T4）、气腹结束后 1 min（T5）、气腹结束后 5 min（T6）CO 的变化。结果显示，3 组患儿 T1~T6 时 CO 值无统计学差异。该研究表明，对于 60 min 内的腹腔镜手术，术中镇静采用地氟烷、七氟烷及丙泊酚均对患儿 CO 无明显影响。韦玲等[10] 探讨七氟烷吸入麻醉在小儿下肢骨折手术中的应用效果及对血流动力学、应激指标的影响。选取手术治疗的 98 例下肢骨折患儿，分为研究组和对照组，各 49 例。对照组采用氯胺酮麻醉，观察组采取七氟烷麻醉。对比两组麻醉前（T0）、麻醉后 3 min（T1）、切皮时（T2）、置入内固定（T3）时点的血氧饱和度（SaO_2）、收缩压（SBP）、心率（HR）；对比术前、术毕的血清去甲肾上腺素（NE）、肾上腺素（E）、肾素（R）、麻醉完成时间、疼痛消失时间、麻醉苏醒时间、不良反应情况。结果显示，T1～T3时点，对照组的SBP、HR显著高于研究组，SaO_2显著低于研究组；术后，对照组血清NE、E、R显著高于研究组；研究组的疼痛消失时间、麻醉苏醒时间均显著低于对照组。该研究表明，采用七氟烷吸入麻醉进行辅助能维持下肢骨折手术患儿血流动力学指标稳定，提高麻醉质量，降低术后患儿的疼痛消失时间和麻醉苏醒时间，减少不良反应。Fan等[11]*研究不同时长七氟烷全身麻醉对小儿认知功能及炎症反应的影响。选取全身麻醉下行外科手术的患儿93例，根据麻醉时间不同，将患儿分为A组（<1 h, n=23）、B组（1～3 h, n=36）及C组（≥3 h, n=30）。所有患儿均行七氟烷吸入麻醉。比较3组患儿术后认知功能及血清炎症指标的变化。并于麻醉时、恢复期及术后7 d取外周静脉血5 ml测定血清炎症指标（包括caspase-3、TNF-α及IL-6）水平。结果显示，A组与B组POCD发生率明显低于C组；在发生POCD的患儿中，其各时点的血清caspase-3、TNF-α及IL-6水平均明显高于未发生POCD的患儿，且在恢复期达到最高水平。该研究表明，长时间（≥3 h）吸入麻醉可增加患儿POCD的发生率，并与血清caspase-3、TNF-α及IL-6表达水平相关。Wang等[12]研究使用七氟烷吸入行麻醉诱导时对抑制先天性心脏病患儿气管插管应激反应的有效性。选取全身麻醉下行室间隔或房间隔缺损修补术的患儿40例，年龄4～12岁，ASA Ⅰ～Ⅱ级。将其分为静脉诱导组（C组）和七氟烷诱导组（D组）。C组患儿使用咪达唑仑行麻醉诱导；D组使用8%七氟烷行麻醉诱导。记录时间点为插管前记录心率时（T0）、意识消失时（T1）、插管前即刻（T2）、插管时（T3）、插管后即刻（T4）、插管后1 min（T5）、插管后3 min（T6）。在T2～T6记录患儿MAPs，在插管后5 min和10 min，取外周静脉血测定患儿内皮素（ET）及血栓烷素B_2（TXB_2）水平。结果显示，与C组相比，D组患儿在T2、T3、T6时点HR显著提高，在T5时点MAPs显著降低，在T2～T6时点BIS值显著降低；两组患儿在各个时点ET及TXB_2水平差异无统计学意义。该研究表明，使用吸入七氟烷麻醉诱导可以有效抑制先天性心脏病患儿气管插管时所引起的应激反应。Zhou等[13]*研究七氟烷与丙泊酚对小儿氧化应激、细胞凋亡状态及原代培养神经干细胞的影响。选取择期行尿道下裂修补术的患儿47例，年龄1～3岁。将其随机分为七氟烷组（S组, n=24）和丙泊酚组（P组, n=23）。S组与P组分别使用七氟烷与丙泊酚行全身麻醉，同时行骶管阻滞并经直肠给予对乙酰氨基酚行镇痛治疗。在麻醉后监测治疗室（postanesthesia care unit, PACU）中使用FLACC方法评估骶管阻滞效果。插管后（T1）、术后2 h（T2）、术后3 d（T3）收集患儿外周血共10 ml，检测谷胱甘肽过氧化物酶（GPx）、超氧化物歧化酶（SOD）和过氧化氢酶（CAT）来评估患儿氧化应激反应，测定caspase-3 mRNA水平来显示凋亡状态，评估麻醉暴露后患儿血清中的生化变化是否对原代培养的神经干细胞（NSCs）产生神经毒性。结果显示，S组术后2 h GPx、SOD及caspase-3 mRNA水平明显高于P组；CAT水平两组间差异无统计学意义；与P组相比，暴露于S组血清中NSCs细胞密度和存活率下降，TUNEL阳性细胞增多，抗氧化酶mRNA水平升高，caspase-3裂解增加。该研究首次表明，七氟烷麻醉诱导患儿氧化应激反应增强；此外，麻醉暴露后血清中的生化变化可诱导神经干细胞凋亡增加。

（三）吸入麻醉药减轻应激反应的应用研究

陈蒙蒙等[14]探讨七氟烷预防垂体后叶素诱发心血管不良反应的效果。选择择期行腹腔镜下子宫肌瘤剔除术的患者60例，将其分为七氟烷组和全凭静脉麻醉（TIVA）组，每组30例。七氟烷组使用七氟烷和瑞芬太尼静脉泵入维持；TIVA组以丙泊酚和瑞芬太尼静脉泵入维持，维持BIS在45～55。记录两组患者子宫肌内注射垂体后叶素前（T0），以及注射后0.5 min（T1）、1 min（T2）、2 min（T3）、3 min（T4）、5 min（T5）、10 min（T6）、20 min（T7）和30 min（T8）的心率（HR）、收缩压（SBP）、舒张压（DBP）、SpO_2、$PetCO_2$、皮质醇水平。比较两组患者苏醒时间和出血量。结果显示，七氟烷组T8时的HR低于T0，但高于TIVA组；七氟烷组T8时的SBP、DBP低于TIVA组；七氟烷组T5～T8时的皮质醇水平低于TIVA组，且苏醒时间及出血量均小于TIVA组。该研究表明，七氟烷能有效预防垂体后叶素诱发的心血管不良反应，减轻应激反应，缩短苏醒时间，减少出血量。朱志峰等[15]探讨七氟烷联合丙泊酚对非小细胞肺癌（NSCLC）胸腔镜切除术后患者血清炎性因子及氧化应激状态的影响。患者104例，年龄50～73岁，ASA Ⅰ～Ⅱ级，分为观察组和对照组（$n=52$）。对照组患者给予丙泊酚行麻醉维持；观察组患者在对照组的基础上吸入3%七氟烷；维持BIS在50左右。于手术前后空腹采集静脉血5 ml，检测两组患者血清白细胞介素6（IL-6）、白细胞介素8（IL-8）及肿瘤坏死因子α（TNF-α）、超氧化物歧化酶（SOD）、丙二醛（MDA）及总抗氧化能力（T-AOC）。结果显示，两组患者血清IL-6、IL-8及TNF-α水平明显高于术前，但观察组患者明显低于对照组；两组患者血清SOD、T-AOC水平明显低于术前，MDA水平明显高于术前，但观察组患者SOD、MDA水平明显低于对照组，T-AOC水平明显高于对照组。该研究表明，七氟烷联合丙泊酚辅助麻醉用于NSCLC胸腔镜切除术患者，能有效改善术后血清炎性因子水平，缓解机体氧化应激状态。石崇来等[16]探讨七氟烷联合丙泊酚麻醉对腹腔镜全子宫切除患者呼吸力学及血清炎性因子、补体水平的影响。患者108例，分为试验组和对照组（$n=54$）。试验组采用七氟烷联合丙泊酚麻醉；对照组采用舒芬太尼与丙泊酚复合麻醉。分别于插管后5 min（T1）、建立气腹后5 min（T2）、体位建立后5 min（T3）、建立气腹后5 min（T4）、解除气腹后5 min（T5）时监测两组呼吸力学指标，包括气道压（Paw）、气道峰压（PIP），并计算肺泡动态顺应性（C_{dyn}）。于术前及术后24 h时，采集患者清晨空腹静脉血5 ml，测定血清IL-6、IL-10、C反应蛋白（CRP）、血清补体C3和C4水平、HR、SpO_2及平均动脉压（MAP）。结果显示，T2～T4时点，实验组Paw显著低于对照组。术后24 h时试验组IL-10水平显著高于对照组，IL-6及CRP水平显著低于对照组。术后24 h时对照组补体C3、C4水平显著低于试验组。该研究表明，七氟烷联合丙泊酚麻醉对行腹腔镜全子宫切除术患者呼吸力学影响相对更小，且能有效减轻应激反应。

（四）吸入麻醉药在其他方面的应用研究

石奎等[17]分析七氟烷吸入麻醉对开胸手术患者术后血清cTnI及心肌酶水平的影响。选取行开胸手术的患者62例，分为观察组（$n=30$）和对照组（$n=32$）。对照组麻醉诱导后采用丙泊酚维持麻醉。观察组麻醉诱导后持续吸入七氟烷维持麻醉。BIS值均维持在45～55。分别于麻醉诱导前（T0）、体外循环（CPB）开始后10 min（T1）、主动脉开放即刻（T2）、主动脉开放后30 min（T3）、主动脉开放后1 h（T4）、CPB停机后6 h（T5）、CPB停机后24 h（T6）测定心肌肌钙蛋白Ⅰ（cTnI）水平以及肌酸激酶同工酶（CK-MB）、乳酸脱氢酶（LDH）水平。同时记录围术期临床指标：苏醒时间、拔管时间、视觉模拟疼痛评分（VAS评分）等。结果显示，观察组在T4和T5时点的cTnI浓度高于对照组；对照组 T3 时点 CK-MB 水平显著高于观察组；T3 时点两组患者的心肌酶水平均有所提高，但观察组增加缓慢；且观察组患者苏醒时间更短，疼痛评分更低。该研究表明，吸入麻醉患者 cTnI 浓度普遍低于静脉麻醉患者，吸入性麻醉对心肌损害相对更轻，值得临床推荐。吴言悟等[18]*探讨不同时程七氟烷吸入对肝部分切除术患者肝缺血再灌注损伤的影响。患者 90 例，分为七氟烷预处理组（$n=30$）、七氟烷后处理组（$n=30$）、七氟烷全程吸入组（$n=30$）。七氟烷预处理组，麻醉诱导后肝门阻断前完成吸入 30 min 七氟烷并进行 15 min 洗脱；七氟烷全程吸入组，全程七氟烷吸入麻醉；七氟烷后处理组，麻醉诱导及肝门阻断后吸入七氟烷。术中 BIS 维持在 40~60。分别在术前（T0）、结束时（T1）、术后 24 h（T2）、术后 3 d（T3）、术后 5 d（T4）、术后 8 d（T5）对丙氨酸转氨酶（alanine aminot-ransferase，ALT）、对天冬氨酸转氨酶（aspartate aminot-ransferase，AST）等肝功能指标进行检测；同时测定血清超氧化物歧化酶（SOD）、丙二醛（MDA）、IL-6、IL-10、TNF-α；记录手术时间、出血量、术后住院时间。结果显示，七氟烷预处理组 T2~T5 ALT、AST、IL-6、TNF-α、SOD 水平较七氟烷后处理组、七氟烷全程吸入组升高，MDA 水平降低。该研究表明，七氟烷预处理可显著减轻肝部分切除术患者肝缺血再灌注损伤。

（邓　萌　杨夏敏）

参 考 文 献

[1]* 付春梅，林武万，陈新勇，等. 七氟烷对老年患者围术期炎症反应及脑保护的研究. 中国实验诊断学，2018，22（3）：416-418.

[2] 刘宗玉，熊国强，姜贺，等. 七氟烷复合右美托咪定或丙泊酚对耳鼻咽喉手术老年患者局部脑氧饱和度及术后认知功能的影响. 临床医药实践，2018，27（12）：915-917.

[3] 朱利斌，胡晓斌. 七氟烷吸入麻醉对老年腹腔镜胆囊切除术患者术后认知功能障碍及应激反应影响的研究. 浙江创伤外科，2018，23（1）：184-185.

[4] 李亚明，张伟. 吸入不同浓度七氟烷麻醉对高龄骨科患者术后认知功能的影响. 世界最新医学信息文摘，2018，18（102）：200-202.

[5] 祁恩耀，陈传宇，周颖. 用七氟烷对老年糖尿病患者实施吸入维持麻醉对其术后早期认知功能的影响. 当代医药论丛，2018，16（14）：66-68.

[6]* Liang LQ, Jiao YQ, Guo SL. Effect of sevoflurane inhalation anesthesia on cognitive and immune function in elderly patients after abdominal operation. Eur Rev Med Pharmacol Sci, 2018, 22 (24): 8932-8938.

[7] 刘庆辉. 七氟烷持续吸入麻醉在早期周围型肺癌患者胸腔镜肺叶楔形切除术中的应用效果. 慢性病学杂志，2018，19（4）：491-495.

[8] 常建华，张世平，王臻，等. 丙泊酚联合七氟烷对扁桃体切除术患儿麻醉苏醒期血流动力学及躁动情绪影响研究. 陕西医学杂志，2018，47（7）：908-911.

[9] 张勇，雷晓鸣，吕建瑞，等. 经食道超声心动图监测下地氟烷对小儿血流动力学的影响. 实用临床医学，2018，19（3）：33-35.

[10] 韦玲, 尚游. 七氟烷吸入麻醉在小儿下肢骨折手术中对血流动力学及应激水平的影响. 解放军预防医学杂志, 2018, 36 (6): 775-777.

[11]* Fan CH, Peng B, Zhang FC. The postoperative effect of sevoflurane inhalational anesthesia on cognitivefunction and inflammatory response of pediatric patients. Eur Rev Med Pharmacol Sci, 2018, 22 (12): 3971-3975.

[12] Wang CH, Luo J, Li J, et al. Efficacy of inhalational sevoflurane anesthesia induction on inhibiting thestress response to endotracheal intubation in children with congenital heart disease. Eur Rev Med Pharmacol Sci, 2018, 22 (4): 1113-1117.

[13]* Zhou X, Lu D, Li WD, et al. Sevoflurane affects oxidative stress and alters apoptosis status in children and cultured neural stem cells. Neurotox Res, 2018, 33 (4): 790-800.

[14] 陈蒙蒙, 徐芳, 陈贤梅, 等. 七氟醚预防垂体后叶素诱发心血管不良反应的效果研究. 中国现代医学杂志, 2018, 28 (29): 74-78.

[15] 朱志峰, 徐锦娟, 雷超, 等. 七氟烷联合丙泊酚对非小细胞肺癌胸腔镜切除术后患者血清炎性因子及氧化应激情况的影响. 中国医院用药评价与分析, 2018, 18 (4): 517-521.

[16] 石崇来, 陈敏, 邓洁, 等. 七氟烷联合丙泊酚麻醉对腹腔镜全子宫切除患者呼吸力学及血清炎性因子与补体的影响. 贵州医科大学学报, 2018, 43 (12): 1466-1470.

[17] 石奎, 贾洪峰. 七氟烷吸入麻醉对开胸手术病人术后血清 cTnI 及心肌酶水平的影响作用探讨. 临床外科杂志, 2018, 26 (11): 871-873.

[18]* 吴言悟, 蔡畅. 不同时程七氟烷吸入对肝脏部分切除术患者肝脏缺血-再灌注损伤的影响. 中华全科医学, 2018, 16 (7): 1100-1103.

第四节 神经肌肉阻滞药

一、罗库溴铵

本年度关于罗库溴铵的研究多集中于药效学方面。李爱军等[1]探讨糖尿病和非糖尿病患者应用罗库溴铵对肌肉松弛效应的影响。研究选取 45 例行结直肠手术的糖尿病患者纳入糖尿病组，另外选取 45 例该院同期行结直肠手术的非糖尿病患者纳入非糖尿病组。麻醉诱导为单次静脉注射罗库溴铵 0.6 mg/kg，观察两组患者罗库溴铵起效时间、30 min 至 4 h 静脉滴注速率；并持续进行肌肉松弛监测至手术结束，观察并比较两组患者肌肉松弛恢复指数（recovery index，RI）和恢复时间。结果显示，糖尿病组患者 30 min 至 4 h 持续静脉滴注速率逐渐下降，且与非糖尿病组比较具有显著性差异；两组患者罗库溴铵持续静脉滴注后起效时间和恢复指数 T1 25%～75% 对比均无显著差异。停止输注后，糖尿病组患者 T1 恢复至 90% 的时间长于非糖尿病组。该研究证实罗库溴铵对糖尿病和非糖尿病患者均有肌肉松弛效应，但糖尿病患者的肌肉松弛效果更加明显。

崔晓岗等[2]探讨氨茶碱对七氟烷麻醉下罗库溴铵残余肌松恢复的影响。试验选择妇科和腹部外科腔镜手术女性患者 60 例，随机分成氨茶碱组和生理盐水组，前者术毕静脉泵注氨茶碱 3 mg/kg，生理盐水组则泵注等量生理盐水，记录 4 个成串刺激（TOF）比值从 25% 恢复到 60%、75%、80% 和

90%的时间。结果发现，与生理盐水组相比，氨茶碱组TOF比值从25%恢复到60%、75%、80%和90%的时间有所延长，但差异无统计学意义，提示氨茶碱不能促进七氟烷麻醉下罗库溴铵术后残余肌松作用的消退。

王斌等[3]研究年龄对持续输注罗库溴铵后肌肉张力恢复的影响，该研究纳入60例全身麻醉手术患者，按不同年龄段分成4组：≤44岁组（12例）、45~59岁组（18例）、60~74岁组（15例）与≥75岁组（15例）。各组均采用全凭静脉麻醉，应用4个成串刺激监测肌肉松弛（肌松）深度。诱导采用罗库溴铵0.6 mg/kg，术中静脉泵注罗库溴铵0.3~0.6 mg/（kg·h），维持T1在10%~20%，记录各组恢复指数（RI）、TOF比值为70%和TOF比值为90%恢复时间、平均用药量。结果表明，≥75岁组患者RI、TOFr 90%恢复时间、TOFr 70%恢复时间较其余3个年龄组均延长；持续输注罗库溴铵后肌张力时间较单次注射延长，但仍具有一定规律。研究认为在维持相同的肌松深度下，老年患者单位时间所需用的药量应减少。

廖飞等[4]比较不同剂量罗库溴铵用于关腹的临床疗效，评价全身麻醉下行腹部手术关腹时追加不同剂量罗库溴铵对手术肌松的影响。研究纳入全凭静脉麻醉下行择期开腹手术患者90例，根据关腹时追加剂量随机分为A、B、C组，3组分别于关腹时追加1ED_{95}（0.3 mg/kg）、0.5ED_{95}（0.15 mg/kg）、0.2ED_{95}（0.06 mg/kg）的罗库溴铵量，记录给药后TOF值恢复至25%、75%、90%时间，患者睁眼的时间，抬头>5 s的时间，拔出气管导管的时间，拔管后上呼吸道梗阻及手术医师对关腹时肌松满意度评分等指标。结果发现，与其他两组相比，追加0.06 mg/kg罗库溴铵组在给药后TOF值显著延长，TOF恢复至25%、75%、90%的时间点明显缩短，在给药后至患者睁眼的时间、抬头>5 s的时间、气管拔管的时间差异有统计学意义；肌松满意评分3组差异无统计学意义。该研究证明关腹时给予0.2倍的ED_{95}罗库溴铵可以产生有效的临床肌松作用，无明显不良反应。

郭春燕等[5]探讨结核病患者脊柱手术时对罗库溴铵药效学的影响及其机制。研究选取择期行脊柱全身麻醉手术患者60例，结核病组（TB组）与非结核病组（N组）各30例。各组患者麻醉诱导均按体表面积计算给予2倍ED_{95}罗库溴铵，待TOF T1下降至最低值时行气管插管。记录各组起效时间、最大抑制程度、临床作用时间、恢复指数、药理作用时间、气管插管条件以及麻醉诱导前（T0）、给予肌松药后5 min（T1）、15 min（T2）、30 min（T3）、45 min（T4）、60 min（T5）时的平均动脉压和心率。测定两组患者肝功能指标，血清胆碱酯酶浓度以及注射罗库溴铵后2 min（T1）、30 min（T2）、60 min（T3）和术毕3 h（T4）、术毕12 h（T5）不同时间段的罗库溴铵的血药浓度。该研究表明按体表面积给予结核病患者罗库溴铵会缩短临床作用时间，但其他药效学参数无显著改变。为保持适宜的肌松程度，需要在间隔时间内加大肌松药的用量。

王海斌等[6]观察罗库溴铵对急诊饱胃全身麻醉患者食管反流的影响。选择急诊饱胃全身麻醉患者90例分为正压通气组（Ⅰ组）、非正压通气1组（Ⅱ组）和非正压通气2组（Ⅲ组）。诱导时，Ⅰ组正压辅助通气，给予2倍ED_{95}罗库溴铵0.6 mg/kg；Ⅱ组面罩自主呼吸并给予2倍ED_{95}罗库溴铵0.6 mg/kg（10%预先注射0.06 mg/kg，后注射0.54 mg/kg），Ⅲ组面罩自主呼吸并给予3倍ED_{95}罗库溴铵0.9 mg/kg。记录插管10 min后食管反流气体、液体容积（ml）和食管反流液体酸碱度（pH）。结果表明，与Ⅰ组患者比较，Ⅱ组和Ⅲ组患者食管反流气体和液体容积减少，pH显著增加（$P<0.05$）。

与Ⅱ组比较，Ⅲ组患者食管反流液体明显减少，pH增加。提示高剂量罗库溴铵（0.9 mg/kg）以及罗库溴铵预处理明显缩短诱导时间，能有效减少胃食管反流。

张艳静等[7]*比较肥胖患者罗库溴铵按去脂肪体重与实际体重间断给药的药效学差异。研究选择择期行颅脑外科手术患者40例，BMI18～25 kg/m²作为正常体重入组，BMI 30～35 kg/m²作为肥胖体重入组。根据体重和给药方式的不同，分为4组：正常体重组按实际体重给药组（NR组）、正常体重组按去脂肪体重给药组（NL组）、肥胖体重组按实际体重给药组（OR组）和肥胖体重组按去脂肪体重给药组（OL组）。手术全程行肌松监测，分别按2倍实际体重或去脂肪体重的ED_{95}静脉注射罗库溴铵行全身麻醉诱导，当4个成串刺激（TOF）第1个肌颤搐反应（T1）达到最大抑制（T1＝0）进行气管插管，T1恢复至5%时，间断追加0.5倍ED_{95}剂量，直至手术结束前30 min停药。记录起效时间、临床作用时间、恢复指数和恢复时间。结果显示与NR组相比，OR组在平均加药间隔时间、注药结束到T1＝25%的时间和注药结束到TOF＝0.9的时间上均明显延长；与OR组相比，OL组的起效时间延长，而平均加药间隔时间、注药结束到T1＝25%的时间和注药结束到TOF＝0.9的时间均缩短。该研究证实在长时间手术中，肥胖患者按去脂肪体重ED_{95}给药模式重复使用罗库溴铵可以避免出现药物蓄积，对肌松拮抗药给药时机、降低肥胖患者肌松残余的发生率有临床指导作用。

在基础研究方面，张建友等[8]探讨急性腹膜炎对大鼠罗库溴铵腹肌肌松效应和腹直肌功能的影响。选择雄性SD大鼠36只随机分为假手术组、胃穿孔1 h组、胃穿孔2 h组。腹腔内注入气体并于压力稳定后注入2倍ED_{95}的罗库溴铵，记录1 min、5 min、10 min腹腔压力变化，呼吸恢复时间。并测定血浆IL-6、TNF-α、IL-13的表达量。取左侧腹直肌条测定单刺激肌颤搐、半舒张时间、收缩时间、最大强直收缩力和疲劳指数，给予肌条10 Hz、20 Hz、40 Hz、60 Hz、80 Hz、100 Hz和120 Hz定时刺激时的膈肌张力，绘制频率－张力曲线。该研究结果表明，罗库溴铵对急性腹膜炎大鼠腹直肌的肌肉松弛效应下降，急性腹膜炎大鼠腹直肌对直接电刺激引起的收缩性增强且易疲劳，舒张时间延长，频率－张力曲线上升。

在药动学研究方面，Wang等[9]采用离体实验探讨γ-乙酰胆碱受体（γ-AChR）介导的去神经支配的骨骼肌对罗库溴铵抵抗的动态变化。研究者应用膜片钳和Western blotting技术分别检测神经支配和去神经支配的肌细胞在去神经后不同时间点罗库溴铵和γ-AChR蛋白表达的IC_{50}值。使用线性Pearson相关分析罗库溴铵的IC_{50}值与γ-AChR表达之间的关系。结果发现，与神经支配对照组相比，罗库溴铵和γ-AChR表达的IC_{50}值在骨骼肌去神经支配后第4天、第7天和第14天均显著增加。此外，罗库溴铵的γ-AChR蛋白和IC_{50}值表现出显著的正相关。由此认为，非去极化肌松药抵抗性的动态变化可能是由于骨骼肌去神经支配后γ-AChR表达的改变。

二、顺阿曲库铵

王薇等[10]研究不同年龄段婴幼儿静脉－吸入复合麻醉中应用顺阿曲库铵的肌松时效，探讨顺阿曲库铵的合理使用剂量。选择行择期手术的婴幼儿100例，根据年龄段分为A组（3～6个月）和B组（7～36个月），再根据负荷剂量各平均分成2个亚组，即3～6个月患儿顺阿曲库铵负荷剂量 0.10 mg/kg，3~6 个月患儿顺阿曲库铵负荷剂量 0.15 mg/kg，7~36 个月患儿顺阿曲库铵负荷剂量 0.10 mg/kg，7~36 个月患儿顺阿曲库铵负荷剂量 0.15 mg/kg。观察肌松时效指标（起效时间、临床作用时间、恢复指数、肌颤搐时间与 4 个成串刺激恢复时间）和不良反应情况。结果 3~6 个月患儿顺阿曲库铵的起效时间明显短于 7~36 个月患儿，高负荷剂量组（0.15 mg/kg）的起效时间明显短于低负荷剂量组（0.10 mg/kg）；4 组患儿临床作用时间、TOF 恢复时间比较，差异无统计学意义。该研究证明婴幼儿的年龄与顺阿曲库铵的负荷剂量是影响肌松时效的关键因素。

张晓东等[11]对比米库氯铵和顺阿曲库铵用于耳鼻喉科的短时手术中时组胺释放水平、对循环系统的影响以及相关的不良反应。该研究选取择期行耳鼻喉短时手术治疗的患者 120 例，随机分为米库氯铵组和顺阿曲库铵组，分别给予米库氯铵 0.2 mg/kg、顺阿曲库铵 0.15 mg/kg 后插管；分别在注射肌松药之前（T1）和给予肌松药之后 4 min（T2）、7 min（T3）3 个时间点测定血浆中组胺的浓度以及患者的心率、平均动脉压、血氧饱和度、相关不良反应。该研究结果提示在耳鼻喉科短时手术麻醉过程中，与顺阿曲库铵比较，米库氯铵可导致更高水平的组胺释放，但两者严重不良反应发生情况无明显差异。

汪辉德等[12]探讨不同肌松程度对老年子宫肌瘤患者手术条件的影响。该研究选取择期行腹腔镜子宫肌瘤剔除手术的老年患者 86 例，随机分为对照组和观察组，两组患者目标肌松程度分别为 PTC1-2 和 TOF1-2，所有患者均在肌松监测下持续静脉输注顺阿曲库铵，比较两组手术操作条件、手术医师评分、气管插管条件、肌张力恢复情况和不良反应发生率。结果显示，与对照组相比，观察组患者平均气腹压力增高，拔管时间、TOF 比值恢复至 0.7 和 0.9 的时间缩短，两组手术医师评分及不良反应总发生率的差异均无统计学意义。研究表明，使老年子宫肌瘤患者达到 TOF1-2 肌松程度可获得较好的手术操作和气管插管条件，且肌张力恢复时间短，无明显不良反应，值得临床推广应用。

张园园等[13]探讨脊髓脊柱手术中持续静脉泵注顺阿曲库铵对运动诱发电位（MEPs）的影响，为术中行 MEPs 监测合理使用肌松药提供依据。选取 50 例需 MEPs 监测的择期脊髓脊柱手术患者，随机分为对照组及试验组，所有患者均行 MEPs 监测。试验组在麻醉诱导后持续静脉泵注顺阿曲库铵，维持肌松使 4 个成串刺激后单次颤搐 100% 被抑制的时间在 45%~55%。对照组在麻醉诱导后于 5 s 内单次静脉注射 0.15 mg/kg 顺阿曲库铵，术中不再使用。记录清醒时和术中整个过程两组 MEPs 波幅与潜伏期变化情况，麻醉前即基础值（T0）、气管插管即刻（T1）、手术 30 min（T2）和手术 120 min（T3）平均动脉压、心率，手术时间、术中脑电双频指数（bispectral index，BIS）值、气道压、术后苏醒时间、拔管时间。结果认为脊髓脊柱手术中全身麻醉维持阶段不持续静脉泵注顺阿曲库铵对 MEPs 的影响小，更有利于 MEPs 监测。

黄井林等[14]比较顺阿曲库铵经闭环肌松输注系统和传统间断给药用于老年患者的效果。研究选择 30 例年龄≥60 岁全身麻醉下行择期骨科手术的患者，随机分为对照组与闭环组。分别采用传统间断静脉注射给药和闭环组经闭环肌松输注系统自动给药。所有患者均采用静脉－吸入复合全身麻醉。观察两组肌松起效、维持和恢复时间。结果表明，两组患者肌松起效和维持时间差异无统计学意义，闭环组 TOF 比值恢复至 0.2、0.5、0.7、0.9 的时间明显短于对照组，差异有统计学意义。

结论认为与传统间断注射相比，闭环输注用于老年患者起效时间和维持时间相当，但术后肌松早期恢复比间断静脉注射快。

卢煜等[15]探讨不同肌松程度对脑肿瘤切除术患者经颅电刺激运动诱发电位（TES-MEP）和血流动力学的影响。研究纳入76例择期行TES-MEP监测的脑肿瘤切除术患者，根据术中维持TOFR1的程度不同随机分为A、B、C 3组，分别维持TOFR1在5%～10%、10%～15%和15%～20%。比较3组入室时（T0）、插管时（T1）、监测TOFR1 30 min时（T2）的平均动脉压、心率、BIS值和MEP波幅，评定肌松效果。结果表明，脑肿瘤切除术中维持TOFR1为10%～15%时，可减少肌松药物对TES-MEP监测质量的影响，同时能达到手术要求的肌松效果，维持血流动力学稳定。

王喻平等[16]探讨预注不同剂量顺阿曲库铵对其起效时间的影响。选择80例择期全身麻醉手术患者，随机均分为4组，即对照组（C组）预注生理盐水3 ml，C1组、C2组、C3组分别预注顺阿曲库铵15 μg/kg、30 μg/kg、50 μg/kg，1 min后再分别静脉注射剩余剂量顺阿曲库铵0.15 mg/kg、0.135 mg/kg、0.12 mg/kg、0.10 mg/kg。采用4个成串刺激（TOF）监测，记录静脉注射剩余插管剂量后T4/T1=0的时间及发生不良反应的情况。结果表明，C3组起效时间明显短于C2组、C1组和C组。4组患者均未见呼吸困难、荨麻疹、心律失常等不良反应。结论认为，与顺阿曲库铵15 μg/kg和30 μg/kg比较，顺阿曲库铵50 μg/kg预注能明显缩短肌松起效时间。

许晴琴等[17]探讨顺阿曲库铵在插管型喉罩辅助纤维支气管镜诊疗中的应用效果。选取60例行纤维支气管镜检查患者，随机分为观察组和对照组，所有患者均给予插管型喉罩辅助通气，观察组在对照组全身麻醉的基础上加用低剂量顺阿曲库铵，记录麻醉前（T1）、置入喉罩时（T2）、纤维支气管镜过声门时（T3）、检查完毕时（T4）的平均动脉压、心率、脉搏氧饱和度、呼吸末二氧化碳分压和脑电双频指数等，记录两组患者的镜检时间、自主呼吸恢复时间、呼之睁眼时间、拔除喉罩时间及麻醉后恢复室停留时间。该研究结果表明低剂量顺阿曲库铵在插管型喉罩辅助纤维支气管镜诊疗中血流动力学更平稳，同时能减少镇静药和镇痛药的用量，不增加PACU停留时间。

Zhang等[18]比较不同肌肉松弛程度对胸腔镜手术的影响。60例择期行胸腔镜手术的患者随机被分为中度肌松组（TOF1-2）和深度肌松组（TOF0，PTC 1～5）。记录手术期间使用额外的肌肉松弛药（顺阿曲库铵）的用量以及外科医师满意度，停药后各阶段的恢复时间从停药至TOF恢复至20%、25%、75%、90和100%的时间，血气分析，拔管后VAS疼痛评分，患者在术后开始活动所需的时间，术后并发症和住院时间。结果发现，中度肌松组中，8例患者因为发生术中体动，5例患者因呛咳需要额外使用顺阿曲库铵；深度肌松组的外科满意度显著高于中度肌松组。比较停药后各阶段的肌松恢复时间，两组平均相差10 min。结论认为，深度肌松可减少胸腔镜肺叶切除术中额外肌肉松弛药的使用并提高外科医师的满意度。

Xuan等[19]观察喉罩气道插入麻醉诱导期间校正QT（QTc）间期延长的发生率以及顺阿曲库铵给药对QTc间期的影响。研究将88例患者分为顺阿曲库铵给药组（$n=45$）和非顺阿曲库铵给药组（$n=43$）。从病房直到麻醉诱导后12导联动态心电图连续记录QTc。结果显示，顺阿曲库铵给药组患者到达手术室后QTc间隔明显延长，休息15 min后明显减少；丙泊酚和芬太尼注射后，再次显著增加。然而，顺阿曲库铵注射后QTc间期缩短。在非顺阿曲库铵给药组患者中，QTc间期最初表现出与顺阿曲库铵组患者相似的变化，直到注射芬太尼和丙泊酚。该研究表明，在患者到达手术室和丙泊酚和芬太尼注射后，QTc间期显著延长。无论顺阿曲库铵的给药如何，喉罩插入对QTc间期均无明显变化。

三、米库氯铵

马振等[20]观察不同剂量米库氯铵对不同年龄患儿肌松时效和血流动力学的影响。选取100例择期行气管内插管全身麻醉的腹股沟疝修补术患儿，年龄0.5～6.0岁。根据年龄将患儿分为低龄组（0.5～3.0岁）和高龄组（3.1～6.0岁）；再依据米库氯铵诱导剂量将每组患儿分为低剂量组（0.2 mg/kg）和高剂量组（0.25 mg/kg），即低龄低剂量组、低龄高剂量组、高龄低剂量组和高龄高剂量组。记录麻醉诱导前（T0）及给予诱导剂量米库氯铵后1 min（T1）、3 min（T2）、5 min（T3）、10 min（T4）的平均动脉压和心率；肌松起效时间即首次静脉注射米库氯铵即刻至肌颤搐阻滞75%（ThD_{75}）、90%（ThD_{90}）、最大阻滞（ThD_{max}）所需的时间；恢复指数（RI）；肌松恢复时间即末次静脉注射米库氯铵至肌颤搐出现即刻（Th）、恢复10%（ThR_{10}）、恢复25%（ThR_{25}）、恢复75%（ThR_{75}）、恢复90%（ThR_{90}）的时间，第4个肌颤搐与第1个肌颤搐比值（TOFR）恢复至75%（$TOFR_{75}$）和90%（$TOFR_{90}$）的时间。研究结论认为米库氯铵在0.5～3.0岁患儿中起效显著，快于3.1～6.0岁患儿。与0.20 mg/kg米库氯铵相比，0.25 mg/kg米库氯铵肌松起效时间更短。米库氯铵肌松恢复时间不受年龄及诱导剂量影响且对血流动力学无明显影响。

周文涛等[21]观察单次静脉注射米库氯胺在小儿扁桃体摘除术中的应用及临床效果。选择150例ASA Ⅰ～Ⅱ级的择期行扁桃体摘除术患儿作为研究对象，按照就诊先后顺序分为A组（米库氯铵＋瑞芬太尼）和B组（罗库溴铵＋瑞芬太尼），观察两组患儿入室、麻醉诱导后、术中、手术结束、拔除气管插管时和拔管后5 min各时间点血流动力学变化，比较停药后呼之睁眼时间、拔管时间、离开术后恢复室时间，并记录术后发生不良反应的情况。结果显示，两组患儿各时间点的血流动力学比较，差异无统计学意义；米库氯铵组患儿呼之睁眼时间、拔管时间、离开PACU时间均短于罗库溴铵组。结论认为米库氯胺联合瑞芬太尼应用于小儿扁桃体摘除术效果确切，自主呼吸恢复较快，麻醉苏醒时间短，较适合应用于小儿扁桃体摘除术的麻醉。

罗钧升等[22]探讨2型糖尿病对妇科腹腔镜手术患者美维库铵肌肉松弛效果的影响。选取126例因良性疾病择期行腹腔镜微创手术的患者为研究对象，根据是否患2型糖尿病将患者分为A组（合并糖尿病）和B组（未合并糖尿病）。根据不同的静脉注射剂量将两组分别随机均分为3个亚组，即A1、A2、A3组及B1、B2、B3组，术中分别静脉注射美维库铵20 μg/kg、50 μg/kg、80 μg/kg。记录各组的起效时间（注药结束至最大肌松程度的时间）、临床作用时间（最大肌松程度的维持时间）、恢复时间（注药结束至T1恢复至75%的时间）、恢复指数（T1恢复到25%～75%的时间差）。结果发现，A1、A2、A3组的起效时间、临床作用时间、恢复时间和恢复指数分别高于同剂量的B1、B2、B3组。因此，对于接受妇科腹腔镜手术患者而言，2型糖尿病能明显增加美维库铵的肌松效果，延长其起效时间、作用时间和恢复时间。

（王　浩）

参 考 文 献

[1] 李爱军, 白艳辉, 张世明. 糖尿病和非糖尿病患者应用罗库溴铵对肌肉松弛效应的影响. 中国医学前沿杂志（电子版）, 2018, 10（2）: 74-76.

[2] 崔晓岗, 冉红, 王永宏, 等. 氨茶碱对七氟醚麻醉下罗库溴铵肌松恢复的影响. 实用医学杂志, 2018, 34（19）: 127-130.

[3] 王斌, 周俊飞, 张欢. 年龄对持续输注罗库溴铵后肌松弛恢复的影响. 中华老年医学杂志, 2018, 37（4）: 441-444.

[4] 廖飞, 屈启才, 黄青青, 等. 比较不同剂量罗库溴铵用于关腹的临床疗效. 昆明医科大学学报, 2018, 39（5）: 56-60.

[5] 郭春燕, 吴莉. 结核病患者脊柱手术对罗库溴铵药效动力学的影响及其机制的研究. 中国实验诊断学, 2018, 22（2）: 276-280.

[6] 王海斌, 张强, 杨自娟, 等. 罗库溴铵对急诊饱胃全身麻醉患者食管反流的影响. 山西医药杂志, 2018, 47（13）: 1513-1517.

[7]* 张艳静, 邢祖民, 磨凯, 等. 肥胖患者罗库溴铵按去脂肪体重与实际体重间断给药的恢复期药效学比较. 广东医学, 2018, 39（9）: 1287-1290.

[8] 张建友, 李士通, 龚园, 等. 急性腹膜炎对大鼠罗库溴铵腹肌松弛和腹直肌功能的影响. 上海医学, 2018, 41（3）: 139-144.

[9] Wang H, Fu W, Chen L H, et al. Gamma-acetylcholine receptor mediating dynamic changes of resistance to rocuronium in the denervated skeletal muscle. Pharmacology, 2018, 102, (3-4): 190-195.

[10] 王薇, 杨鹏. 不同年龄段婴幼儿静吸复合麻醉中应用顺苯磺酸阿曲库铵的肌肉松弛时效研究. 国际麻醉学与复苏杂志, 2018, 39（7）: 645-649.

[11] 张晓东, 王惠铭, 齐姣, 等. 米库氯铵与顺苯磺酸阿曲库铵在耳鼻喉科短时手术麻醉中对组胺释放的影响. 中国医药导报, 2018, 15（25）: 100-103.

[12] 汪辉德, 钟庆, 翁艳. 肌松程度对老年子宫肌瘤患者手术条件的影响. 医学临床研究, 2018, 35（8）: 1505-1507.

[13] 张园园, 董江涛, 张振英. 脊髓脊柱手术中持续静脉泵注顺式阿曲库铵对运动诱发电位影响研究. 中国全科医学, 2018, 21（2）: 155-159.

[14] 黄井林, 辜敏, 邹恒婧, 等. 顺式阿曲库铵闭环肌松输注与传统间断给药对老年患者肌松恢复的影响. 实用医院临床杂志, 2018, 15（2）: 38-40.

[15] 卢煜, 叶霞. 不同肌松程度对脑肿瘤切除术患者 TES-MEP 和血流动力学的影响. 西南国防医药, 2018, 28（11）: 1070-1072.

[16] 王喻平, 周慧轩, 钱燕宁, 等. 预注不同剂量顺式阿曲库铵对其起效时间的影响. 临床麻醉学杂志, 2018, 34（1）: 54-56.

[17] 许晴琴，杜耘，李国庆，等. 顺式阿曲库胺在插管型喉罩辅助纤支镜诊疗中的应用. 重庆医科大学学报，2018，43（9）：1243-1247.

[18] Zhang XF, Li DY, Wu JX, et al. Comparison of deep or moderate neuromuscular blockade for thoracoscopic lobectomy: a randomized controlled trial. BMC Anesthesiol, 2018, 18 (1): 195.

[19] Xuan C, Wu N, Li Y, et al. Corrected QT interval prolongation during anesthetic induction for laryngeal mask airway insertion with or without cisatracurium. J Int Med Res, 2018, 46 (5): 1990-2000.

[20] 马振，迟晓慧，王晓微，等. 不同剂量米库氯铵对不同年龄患儿肌松时效和血流动力学的影响. 中国医师进修杂志，2018，41（7）：585-589.

[21] 周文涛，王芳茹. 米库氯胺在小儿扁桃体摘除术中的应用. 中国临床研究，2018，31（11）：1535-1537.

[22] 罗钧升，程鹏. 糖尿病对妇科腹腔镜手术患者美维库铵肌肉松弛效果的影响. 检验医学与临床，2018，15（19）：2970-2972.

第五节　局部麻醉药

一、利多卡因

本年度对利多卡因的研究除了围绕麻醉镇痛作用外，也有一些研究显示局部麻醉药具有一定的抗癌活性，例如，抑制特定肿瘤细胞的增殖、侵袭和迁移，有可能为癌症的治疗提供新的途径。

Wang 等[1]*发现瑞芬太尼诱导的痛觉过敏（RIH）可能与初级躯体感觉皮质神经元（S1）的活化有关，而利多卡因可以抑制瑞芬太尼诱导的这种痛觉过敏。他们通过动物实验建立瑞芬太尼静脉镇痛模型，探讨痛觉过敏中 S1 皮质氨基酸类神经递质的释放及利多卡因对其的抑制作用。SD 大鼠被随机分为 4 组：丙泊酚（Pro）组、瑞芬太尼（Remi）组、利多卡因（Lido）组和瑞芬太尼联合利多卡因（Remi＋Lido）组。Wang 等通过 Von Frey 试验评估机械性痛觉过敏；采用高效液相色谱（HPLC）荧光法检测 S1 区微透析液中的氨基酸类神经递质；Western blotting 法测定全细胞裂解液和膜脂筏（MLRs）中蛋白激酶 C（cPKC）γ 水平。Von Frey 试验表明利多卡因联合给药显著缩短 Remi 组在输注瑞芬太尼 2 h 后的缩足反应阈值。利多卡因输注 5 h 后，可以抑制瑞芬太尼诱导的 S1 兴奋性和抑制性氨基酸的释放。Western blotting 法显示瑞芬太尼诱导的膜脂筏（MLR）中 cPKCγ 表达量增高也可被利多卡因抑制。研究结果提示 S1 神经元的活化造成氨基酸类神经递质的释放增加和 cPKCγ 的 MLRs 转位是痛觉过敏的潜在机制，利多卡因抗痛觉过敏的机制可能正是抑制瑞芬太尼诱导的 S1 神经元中氨基酸神经递质的释放和 cPKCγ 的 MLRs 转位来发挥作用。

倪勇等[2]评价不同剂量利多卡因在星状神经节阻滞中的效果。该研究将行星状神经节阻滞患者 60 例随机分为 3 组（n＝20）。根据利多卡因不同剂量分为 L1 组、L2 组及 L3 组。3 组分别注入 1% 利多卡因 8 ml、6 ml 和 4 ml 行星状神经节阻滞。记录星状神经节阻滞前和阻滞后 10 min 时颈动脉血流速度；阻滞后出现霍纳（Horner）综合征即为阻滞成功，记录阻滞成功情况；记录药物跨越动脉中线和不良反应（臂丛神经阻滞、喉返神经阻滞、气胸、血肿、局部麻醉药中毒等）的发生情况。研究显示，3组患者行星状神经节阻滞均成功。与L1组比较，L2组和L3组喉返神经阻滞发生率和跨越动脉中线发生率降低（$P<0.05$）；L2组和L3组喉返神经阻滞发生率和跨越动脉中线发生率差异无统计学意义（$P>0.05$）。与星状神经节阻滞前比较，3组星状神经节阻滞后10 min时颈动脉血流速度升高（$P<0.05$）；3组间各时点颈动脉血流速度比较，差异无统计学意义（$P>0.05$）。研究结果提示，1%利多卡因4 ml行星状神经节阻滞的效果更佳。

Qu等[3]研究利多卡因对结直肠癌细胞（CRC）增殖和凋亡的作用。发现利多卡因可以通过上调mir-520a-3p和靶向表皮生长因子受体（EGFR）抑制结直肠癌细胞增殖并诱导其凋亡。微小RNA（miRNA）被证明参与直肠癌的发生，miR-520a-3p可以抑制直肠癌细胞迁移，通过靶向EGFR促进细胞凋亡。在该研究中，使用定量RT-PCR进行测量miR-520a-3p和EGFR表达水平，以及Western blotting法进行测量直肠癌细胞中的EGFR表达。荧光素酶报告基因测定法用于验证miR-520a-3p直接靶向EGFR。细胞增殖和凋亡测定用于分析利多卡因的作用靶向在直肠癌细胞中。研究结果表明，24 h内与对照组相比，500 μmol/L和1000 μmol/L利多卡因抑制CRC细胞的增殖和诱导细胞凋亡。利多卡因（500 μmol/L）抑制直肠癌细胞EGFR的表达。此外，miR-520a-3p可直接靶向CRC细胞中的EGFR利多卡因（500 μmol/L）增加miR-520a-3p的表达，并可以拯救由抑制剂引起的miR-520a-3p的减少。结果表明，利多卡因诱导细胞凋亡，其抑制细胞增殖的分子机制是通过上调miR-520a-3p从而抑制EGFR的表达。该研究提示利多卡因可作为结直肠癌的潜在治疗方案。

Chen等[4]研究利多卡因对黑素瘤细胞的抗增殖作用和潜在机制。在体外实验中，用利多卡因或维罗非尼处理黑素瘤细胞系A375。通过细胞计数、组织学染色、流式细胞仪分析、免疫组织化学染色及Western blotting法测试利多卡因和维罗非尼对A375细胞的作用。体内实验通过对BALB/C-nu/nu小鼠腹膜内注射A375黑素瘤细胞，用利多卡因治疗，然后计算肿瘤体积和重量。研究发现，利多卡因完全表现出类似维罗非尼的作用：利多卡因以剂量和时间依赖性方式抑制A375黑素瘤细胞增殖，并且集落形成也显示剂量依赖性抑制。利多卡因治疗导致DNA合成前期（G1期）细胞周期进展停滞，并以剂量依赖性方式抑制Ki-67表达。这种作用与细胞外信号调节激酶（ERK）磷酸化有关，通过抑制ERK信号传导途径的下游分子，以剂量和时间依赖性方式抑制黑素瘤细胞增殖。因此，利多卡因可以为黑素瘤的治疗提供一定帮助。

本年度有关利多卡因的临床研究主要涉及利多卡因的全身应用方面。Zhao等[5]进行一项荟萃分析综合评价静脉注射利多卡因用于腹腔镜胆囊切除术（LC）后的疼痛控制的效果和安全性。系统检索了在PubMed（1966年8月至2017年8月）、Medline（1966年8月至1970年8月）、Embase（1980年8月至2017年8月）、ScienceDirect（1985年8月至2017年8月）和Cochrane图书馆发表的随机对照试验（RCT）。使用Stata. 11.0软件进行Meta分析。最终共检索到5项随机对照试验，涉及274名患者。荟萃分析表明，视觉模拟评分在术后12 h[加权平均差（WMD）-0.743，95% CI -1.246~-0.240，$P=0.004$]、24 h（WMD -0.712，95%CI -1.239~-0.184，$P=0.008$）和48 h（WMD -0.600，95%CI -0.972~-0.229，$P=0.002$）存在显著差异，阿片类药物消耗量在术后12 h[（WMD -3.136，95%CI -5.591~-0.680，$P=0.012$）、24 h（WMD -4.739，95%CI -8.291~-1.188，$P=0.009$）和48 h（WMD -3.408，95%CI -5.489~-1.326，$P=0.001$）也存在显著差异。分析结果提示静脉注射利多卡因可显著降低术后疼痛评分和腹腔胆囊切除术后阿片类药物的摄入量。此外，利多卡因组的不良反应较少。

刘子嘉等[6]研究胸腔镜肺叶切除术持续静脉泵入利多卡因对患者术中阿片类药物用量及改善术后恢复的影响。此研究为单中心随机对照研究，入选择期行胸腔镜肺癌切除术的患者60例。采用随机数字法将患者随机分为利多卡因静脉泵入组及对照组。患者气管插管，术中全静脉维持。利多卡因组诱导给予利多卡因1 mg/kg，后予利多卡因2 mg/（kg·h）持续泵入，至手术结束拔管前停药。比较两组患者的一般情况、术前检查、术中情况及用药，以及术后恢复情况。研究结果发现，两组患者的一般情况与术前检查差异无统计学意义（$P>0.05$）。利多卡因组患者术中舒芬太尼的用量明显减少[（32.3±7.5）μg vs.（40.9±10.2）μg,$P<0.001$]，对照组术中更多患者使用艾司洛尔（$P=0.010$），利多卡因组术后24 h内恶心发生率明显降低（$P=0.045$）。两组患者术后恢复情况差异无统计学意义（$P>0.05$）。研究结果提示，胸腔镜肺叶切除术患者术中持续静脉泵入利多卡因，可减少术中阿片类药物的用量，并减少术后恶心的发生，无不良反应及中毒现象。

Xing等[7]研究静脉注射利多卡因缓解丙泊酚注射痛的机制。该研究分为两部分：第一部分涉及717名患者，被随机分为5组：PR组、RL20组和RL40组（分别接受生理盐水或含有20 mg或40 mg利多卡因的盐水，通过右手静脉注射）、LL20组和LL40组（接受20 mg或40 mg利多卡因，通过左侧静脉注射）。第二部分研究378名患者，被随机分为5组：RL40组、RL1.2组和RL1.5组（接受40 mg、1.2 mg/kg和1.5 mg/kg利多卡因，通过右手静脉注射）、LL1.2组和LL1.5组（接受1.2 mg/kg或1.5 mg/kg利多卡因，通过左侧静脉注射）。2 min后，通过右手静脉给予丙泊酚2 mg/kg，记录注射疼痛和患者满意度。结果发现RL40组疼痛发生率低于PR组，LL1.2组的疼痛发生率高于其他组。研究结果提示，40 mg是利多卡因缓解同一静脉内丙泊酚注射疼痛的合适剂量，当剂量达到1.5 mg/kg时，利多卡因通过局部麻醉作用和中枢镇痛作用减少丙泊酚注射疼痛。这项研究明确了利多卡因是通过静脉注射部位的局部麻醉作用还是通过对中枢神经系统的全身作用达到缓解丙泊酚注射痛的目的。

二、布比卡因

Zhao等[8]研究鞘内注射布比卡因对大鼠脊髓N-甲基-D-天冬氨酸受体2B亚基/钙-钙调蛋白依赖性蛋白激酶IIα/cAMP反应元件结合蛋白（NR2B/CaMKIIα/CREB）信号通路的影响。NR2B/CaMKIIα/CREB信号通路在调节外周伤害性刺激脊上神经区域中起重要作用。动物实验采用36只雄性Sprague-Dawley大鼠，将其随机分配到生理盐水（NS）组或布比卡因治疗组，分别给予20 μl生理盐水或0.5%布比卡因鞘内注射。通过Western blotting法、反转录-定量聚合酶链反应和免疫组织化学（IHC）检测脊髓中NR2B、CaMKIIα/p-CaMKIIα和CREB/p-CREB的表达水平。在布比卡因处理后，Western blotting法分析表明，与对照组大鼠相比，治疗组脊髓中NR2B、p-CaMKIIα和p-CREB的蛋白表达水平分别降低约54%、56%和33%。IHC分析也观察到类似的表达改变。另外，在鞘内施用布比卡因之后，NR2B、CaMKIIα和CREB的mRNA表达水平也下调。因此，布比卡因对蛛网膜下腔阻滞的镇静作用可能通过去传入发生，这可能通过在体内下调脊髓NR2B/CaMKIIα/CREB信号传导途径来减少皮质觉醒。然而，这一点还需要进一步研究来证实。

Zheng等[9]研究发现抑制EZH2（H3K27甲基转移酶）减少布比卡因诱导的小鼠脊髓背根神经

节细胞凋亡。取小鼠脊髓背根神经节（DRG）用 5 mmol/L 布比卡因处理诱导神经细胞凋亡（TUNEL 法检测）。Western blotting 法和 qRT-PCR 检测布比卡因处理对 DRG 中 EZH2 蛋白质和 mRNA 表达水平的影响。在布比卡因处理的 DRG 中，用 siRNA 下调 EZH2，检测其在保护布比卡因诱导的神经细胞凋亡中 caspase-9 和 EZH2 相关信号传导途径和原肌球蛋白受体激酶 C（TrkC）的表达变化。研究发现布比卡因诱导 DRG 神经细胞凋亡的同时，也上调 EZH2 的蛋白质和 mRNA 水平。通过 Western blotting 法和 qRT-PCR 测定证实，SiRNA 转染成功下调 EZH2。TUNEL 法测定显示，下调 EZH2 能挽救布比卡因诱导的 DRG 神经元凋亡。此外，在布比卡因损伤的 DRG 中，下调 EZH2 降低 caspase-9 d，但上调 TrkC 和磷酸化的 TrkC（p-Trk）的表达。因此，布比卡因诱导脊髓 DRG 神经元中 EZH2 的表达上调，EZH2 抑制的下游靶基因可能与 caspase 和 TrkC 信号传导途径存在相互作用。

马富强等[10]采用 RNA 干扰（RNAi）腺病毒感染法评价糖原合成酶激酶 3β（GSK-3β）在脂肪乳抑制布比卡因诱导大鼠心肌细胞凋亡中的作用。研究通过 H9c2 大鼠心肌细胞复苏培养后，以 1×10^5 个/ml 细胞密度接种于 96 孔板上，采用随机数字表法分为 8 组（$n=10$）：空白对照组（C 组）、布比卡因组（B 组）、脂肪乳组（LE 组）、布比卡因+脂肪乳组（B+LE 组）、空白对照+GSK-3βRNAi 腺病毒（GSK-3βi）组（C+GSK-3βi 组）、布比卡因+GSK-3βi 组（B+GSK-3βi 组）、脂肪乳+GSK-3βi 组（LE+GSK-3βi 组）、布比卡因+脂肪乳+GSK-3βi 组（B+LE+GSK-3βi 组）。B 组、LE 组、B+LE 组分别用终浓度为 1 mmol/L 布比卡因、1% 脂肪乳、1 mmol/L 布比卡因＋1% 脂肪乳的培养基孵育。C+GSK-3βi 组、B+GSK-3βi 组、LE+GSK-3βi 组、B+LE+GSK-3βi 组经 GSK-3βi 腺病毒感染后第二天给予以上药物孵育。药物孵育 24 h 后采用 Western blotting 法检测 Bax 和 Bcl-2 的表达，采用 DAPI 法确定细胞凋亡率。结果发现，与 C 组比较，B 组 Bax 表达上调，Bcl-2 表达下调，细胞凋亡率升高（$P<0.05$）。与 B 组比较，B+LE 组 Bax 表达下调，Bcl-2 表达上调，细胞凋亡率降低（$P<0.05$）。与 B+LE 组比较，B+LE+GSK-3βi 组 Bax 表达上调，Bcl-2 表达下调，细胞凋亡率升高（$P<0.05$）。该研究提示脂肪乳抑制布比卡因诱导大鼠心肌细胞凋亡的机制与 GSK-3β 有关。

Dan 等[11]研究布比卡因对胃癌细胞活动的影响并发现其分子机制不依赖于钠通道阻滞。该研究采用增殖、迁移与凋亡实验研究布比卡因对各种胃癌细胞活动的影响。分析潜在的机制，重点是线粒体功能和 Rho 家族成员的活性。低浓度布比卡因（0.01 mmol/L 和 0.05 mmol/L）抑制人胃癌细胞的迁移，而仅在高浓度（1 mmol/L 和 5 mmol/L）下抑制两种人胃癌细胞系的生长和存活。布比卡因还显著增强氟尿嘧啶抑制胃癌细胞的生长和存活，但不影响迁移。此外，布比卡因对生长和存活的作用机制与迁移的机制不同：①布比卡因通过抑制线粒体呼吸复合物Ⅰ和Ⅱ抑制胃癌细胞生长和存活，导致线粒体氧化和 ATP 产生减少；②相反，布比卡因通过降低 RhoA 和 Rac1 活性（但不影响它们的表达）来抑制胃癌细胞迁移。研究证明布比卡因通过抑制 RhoA/ROCK/MLC 途径抑制胃癌细胞迁移。研究数据进一步证明，布比卡因对线粒体功能、RhoA 和 Rac1 活性的作用与钠通道阻滞无关。布比卡因具有直接的抗癌活性，对胃癌的迁移具有显著的抑制作用。研究结果对局部麻醉药影响癌症患者的预后原因提供了分子机制。

Yu 等[12]研究 Lin-28 同源基因（*Lin28a*）在布比卡因诱导的脊髓背根神经节神经元（DRGNs）凋亡过程中的分子机制，通过激活神经营养因子（TrkA）调节布比卡因诱导的背根神经节细胞凋亡。

0.1 mmol/L 布比卡因诱导体外培养 DRGNs 中度凋亡，5 mmol/L 则诱导显著凋亡。Lin28a mRNA 和蛋白质均被布比卡因上调，呈浓度依赖性。功能测定显示 Lin28a 下调挽救 5 mmol/L 布比卡因诱导的神经细胞凋亡，而 Lin28a 上调加重 DRGN 中 0.1 mmol/L 布比卡因诱导的神经细胞凋亡。Western blotting 法显示 Lin28a 下调减少 caspase-3、caspase-9 蛋白并且磷酸化激活 TrkA。因此，Lin28a 是布比卡因诱导 DRGNs 凋亡的有效调节因子，抑制 Lin28a 可能通过激活 TrkA 信号通路发挥凋亡保护作用。

三、罗哌卡因

作为新一代酰胺类局部麻醉药，罗哌卡因已被广泛用于临床环境中的疼痛管理。越来越多的证据表明罗哌卡因也会引起细胞毒性和细胞凋亡，但其中的分子机制仍需要阐明。Niu 等[13] 研究临床相关剂量的罗哌卡因对神经元细胞中线粒体生物发生和功能的影响。罗哌卡因可以导致主要线粒体调节因子 PGC-1α 及其下游转录因子 NRF1 和 TFAM 的表达水平降低。罗哌卡因治疗通过减少线粒体质量、mtDNA 与 nDNA（mtDNA/nDNA）的比率、细胞色素 C 氧化酶活性和环氧合酶 COX-1 表达量来诱导线粒体生物发生的损伤。此外，罗哌卡因治疗会削弱线粒体呼吸速率和腺苷三磷酸（ATP）产生，导致"线粒体功能丧失"。在机制上，由 PGC-1α 引起的减少罗哌卡因暴露需要灭活环磷腺苷效应元件结合蛋白（CREB），而重新引入 PGC-1α 可完全挽救罗哌卡因诱导的线粒体异常。总之，该研究的结果揭示线粒体损伤是罗哌卡因介导神经毒性的关键事件，并且 PGC-1α 及其下游信号的减少可能是其细胞毒性背后的分子机制。

Tao 等[14] 研究 0.5% 罗哌卡因在确定超声引导内收肌管阻滞（ACB）的中位有效剂量。32 名患者接受超声引导下 ACB 治疗膝关节镜下半月板切除术。成功 ACB 的标准是隐静脉区域（膝部、腿和足的内侧）的针刺感丧失。每次阻滞罗哌卡因的体积计算使用上下方法测定并用于计算中位有效剂量。患者的平均年龄、体重和身高分别为（28.6±7.1）岁、（68.2±10.6）kg 和（172.5±6.4）cm。在接受 18 ml 和 15 ml 剂量的患者中，ACB 在所有 4 例患者中均获得成功。在接受 12 ml 剂量的患者中，ACB 在 8 例中有效，在 2 例中无效。在接受 10 ml 剂量的患者中，ACB 在 6 例中成功，在 7 例中未成功。在接受 8 ml 剂量的患者中，ACB 在所有 5 例患者中均无效。罗哌卡因 0.5% 的中位有效体积为 10.4 ml（95%CI 9.1～11.4 ml）。在所有有效病例中，股四头肌中位数强度为 5 级。结论为超声引导下 ACB 的 0.5% 罗哌卡因的中位有效体积为 10.4 ml。

Gong 研究[15] 罗哌卡因对乳腺癌细胞的生物学作用及机制。罗哌卡因显著抑制两种人乳腺癌细胞系的生长、存活和不依赖贴壁的集落形成。它还与乳腺癌细胞中的氟尿嘧啶协同作用。在机制上，罗哌卡因通过抑制线粒体呼吸复合物 I 和 II 活性来抑制线粒体呼吸，导致能量耗尽、氧化应激和损伤。在线粒体呼吸缺陷的 ρ0 细胞中罗哌卡因对乳腺癌细胞的抑制作用被消除，表明线粒体呼吸对罗哌卡因的抗肿瘤作用至关重要。罗哌卡因抑制乳腺癌细胞中蛋白激酶 B（Akt）、西罗莫司（雷帕霉素）靶蛋白（mTOR）、核糖体亚基 S6（rS6）和 EBP1 的磷酸化，提示罗哌卡因与 Akt/mTOR 之间的关联以及在乳腺癌信号通路和线粒体功能。这项研究的结果有助于理解局部麻醉药如何降低肿瘤复发的风险，并且支持使用罗哌卡因进行手术并控制乳腺癌患者的疼痛。

Zhang 等[16] 发现罗哌卡因抑制食管癌细胞的迁移并不通过钠通道，而是依赖于抑制异戊二烯化的 Rac1/JNK/桩蛋白/FAK。首先，临床相关浓度的罗哌卡因显著抑制食管癌细胞迁移，但该浓度的罗哌卡因对食管癌细胞的生长和存活没有抑制作用。Zhang 等进一步发现罗哌卡因显著降低 GTP 酶的活性，包括 RhoA、Rac1 和 Ras，并抑制食管癌细胞中的异戊二烯化。此外，在香叶基香叶醇和法呢醇存在下，罗哌卡因对 GTP 酶活性和迁移的抑制作用被消除，表明罗哌卡因通过异戊二烯化抑制 GTP 酶活性。最后，Zhang 等证明罗哌卡因对食管癌细胞的抑制不依赖钠通道，而是通过抑制 Rac1/JNK/桩蛋白/FAK 途径发挥作用。本研究表明罗哌卡因减弱依赖于异戊二烯化的信号途径发挥抗食管癌作用。这些发现为局部麻醉药可能对转移产生负面影响的潜在机制提供了重要的见解。局部麻醉药的直接抗增殖和促凋亡作用已在各种癌症中得到充分证明。然而，局部麻醉药是否影响癌症转移及其潜在的分子机制尚不清楚。

Yan 等[17]发现罗哌卡因调节血红素加氧酶-1（HO-1）的表达和功能。罗哌卡因处理导致人 SHSY5Y 细胞中 HO-1 的 mRNA 和蛋白水平显著上升。HO-1 mRNA 和蛋白质的表达水平分别在罗哌卡因处理后 1 h 和 18 h 达到峰值，并且罗哌卡因呈现出剂量依赖性增强 HO-1 活性。罗哌卡因诱导 p38 磷酸化；采用特异性抑制剂 SB203580 阻断 p38 磷酸化或转染 p38 siRNA 可以抑制罗哌卡因刺激的 HO-1 表达。此外，罗哌卡因还促进核因子 Nrf2 核转位并增强 ARE 启动子活性，而沉默 Nrf2 可以消除罗哌卡因诱导的 HO-1 表达。值得注意的是，抑制 HO-1 的活性促进罗哌卡因诱导的活性氧（ROS）产生、还原型谷胱甘肽（GSH）缺失和乳酸脱氢酶（LDH）释放，提示罗哌卡因诱导 HO-1 起代偿性的作用。

Zheng 等[18]的研究表明罗哌卡因通过抑制 PI3K/Akt/mTOR 靶向慢性粒细胞白血病（CML）。罗哌卡因呈现出剂量和时间依赖性阻滞 CML 细胞系在 DNA 合成后期（G2/M 期），抑制 CML 细胞系的增殖。虽然罗哌卡因还可以诱导 CML 细胞凋亡，但是罗哌卡因的抗 CML 活性主要是通过抑制细胞增殖而非诱导凋亡。进一步证明罗哌卡因诱导细胞凋亡并抑制急性暴发期的 CML 患者 CD34 祖细胞或干细胞的克隆形成。更重要的是，与单独使用化疗药物伊马替尼或达沙替尼（Bcr-Abl 酪氨酸激酶抑制药）相比，罗哌卡因与伊马替尼或达沙替尼的组合使用在靶向 CML 细胞系以及急性期 CD34 的祖细胞疗效更显著。研究进一步证明罗哌卡因抑制 CML 细胞中 PI3K/Akt/mTOR 信号传导通路关键分子的磷酸化。Akt 过表达能逆转罗哌卡因的作用，进一步证实罗哌卡因通过抑制 PI3K/Akt/mTOR 作用于 CML 细胞。总体而言，该研究发现了罗哌卡因的抗 CML 作用及其分子机制，为在 CML 患者使用局部麻醉药的临床试验提供了理论依据。

张维峰等[19]探讨不同浓度罗哌卡因切口局部浸润对肝炎肝硬化行脾切除断流术患者术后切口疼痛及康复的影响。该研究对择期行脾切除断流术的肝炎肝硬化患者 60 例（男 38 例，女 22 例，年龄 35～65 岁，ASA Ⅱ级或Ⅲ级，Child-Pugh A 或 B 级）采用随机数字表法分为 3 组（每组 20 例）。3 组患者分别于关腹前给予 0.5% 罗哌卡因 10 ml（R1 组）、0.375% 罗哌卡因 10 ml（R2 组）和生理盐水 10 ml（C 组）行切口两侧局部浸润。3 组患者术毕均给予地佐辛 0.8 mg/kg 与昂丹司琼 8 mg，行 PCIA。记录术后 0 h、2 h、6 h、12 h、24 h 和 48 h VAS 疼痛评分，记录首次追加镇痛药物时间；记录术后 6 h、24 h、48 h 镇痛泵实际按压次数和有效按压次数；记录术后首次排气排便、下床活动时间和术后住院时间；记录不良反应发生情况。张维峰等发现，与 C 组比较，R1、R2 组术后 0 h、2 h、6 h 的 VAS 疼痛评分明显降低，首次追加镇痛泵药物时间明显延长，6 h 按压次数明显减少，首次排气、排便和下床活动时间明显提前，总住院时间明显缩短（$P<0.05$）。R1 组首次追加镇痛药时间明显迟于 R2 组（$P<0.05$），其余指标两组差异无统计学意义。3 组患者术后不良反应发生率差异无统计学意义。因此，行脾切除断流手术的肝炎肝硬化患者于术毕给予切口局部浸润 0.5% 或 0.375% 罗哌卡因可加强术后镇痛效果、促进患者康复且不增加不良反应。

田雪等[20]测定全身麻醉复合肌间沟臂丛神经阻滞用于肩关节镜手术拔除气管插管后伤口镇痛的罗哌卡因半数有效浓度（EC_{50}）。该研究选择择期行肩关节镜手术的患者 22 例（其中男 9 例、女 13 例，BMI 18～28 kg/m²，ASA Ⅰ级或Ⅱ级）在超声和神经刺激器辅助下在 C6 脊髓水平以罗哌卡因 5 ml 行臂丛神经阻滞，其浓度由上下序贯法确定，起始浓度为 0.5%，间隔浓度比值 1.2。研究终点为 7 个上-下周期或罗哌卡因浓度≤0.1% 或≥1% 并持续 7 例。按照 Dixon-Massey EC_{50} 序贯法计算公式计算罗哌卡因的 EC_{50} 及其 95%CI。统计术后患者的膈神经阻滞率，使用配对 t 检验分析患者术前、拔管后的肺功能指标的变化。罗哌卡因行肌间沟臂丛神经阻滞镇痛的 EC_{50} 为 0.21%（95%CI 0.18%～0.25%）。膈神经阻滞率为 9 例（40.9%）。拔管后用力肺活量（FVC）、第一秒用力呼气容积（FEV_1）/FVC 明显低于术前（$P<0.05$），但术前、拔管后 FEV_1 差异无统计学意义。

（王　浩）

参 考 文 献

[1]* Wang S, Cui W, Zeng M, et al. The increased release of amino acid neurotransmitters of the primary somatosensory cortical area in rats contributes to remifentanil-induced hyperalgesia and its inhibition by lidocaine. J Pain Res, 2018, 11: 1521-1529.

[2] 倪勇，程东群，谢红. 不同剂量利多卡因星状神经节阻滞效果的比较. 中华麻醉学杂志，2018，38（4）：399-402.

[3] Qu X, Yang L, Shi Q, et al. Lidocaine inhibits proliferation and induces apoptosis in colorectal cancer cells by upregulating mir-520a-3p and targeting EGFR. Pathol Res Pract, 2018, 214 (12): 1974-1979.

[4] Chen J, Jiao Z, Wang A, et al. Lidocaine inhibits melanoma cell proliferation by regulating ERK phosphorylation. Cell Biochem, 2018. doi: 10.1002/jcb. 27927.

[5] Zhao JB, Li YL, Wang YM, et al. Intravenous lidocaine infusion for pain control after laparoscopic cholecystectomy: A meta-analysis of randomized controlled trials. Medicine (Baltimore), 2018, 97 (5): e9771. doi: 10.1097/MD. 0000000000009771.

[6] 刘子嘉，张良燕，郑旭光，等. 术中利多卡因持续静脉泵入对胸腔镜肺叶切除术患者阿片类用量及术后恢复的影响. 中华麻醉学杂志，2018，38（3）：336-338.

[7] Xing J, Liang L, Zhou S, et al. Intravenous lidocaine alleviates the pain of propofol injection by local anesthetic and central analgesic effects. Pain Med, 2018, 19 (3): 598-607.

[8] Zhao L, Zhang Y, Yang F, et al. Effects of intrathecal bupivacaine on the NR2B/CaMKIIα/CREB signaling pathway in the rat lumbar spinal cord. Mol Med Rep, 2018, 17 (3): 4508-4514.

[9] Zheng J, Chen J, Wu G, et al. Inhibiting EZH2 rescued bupivacaine-induced neuronal apoptosis in spinal cord dorsal root ganglia in mice. J Anesth, 2018, 32 (4): 524-530.

[10] 马富强，吕丹妮，摆志霞，等. GSK-3β 在脂肪乳抑制布比卡因诱导大鼠心肌细胞凋亡中的作用：RNA 干扰腺病毒感染法. 宁夏医科大学学报，2018，40（2）：160-164.

[11] Dan J Gong X, Li D, et al. Inhibition of gastric cancer by local anesthetic bupivacaine through multiple mechanisms independent of sodium channel blockade. Biomed Pharmacother, 2018, 103: 823-828.

[12] Yu L, Jiang Y, Tang B, et al. Lin28a functionally modulates bupivacaine-induced dorsal root ganglion neuron apoptosis through TrkA activation. Biomed Pharmacother, 2018, 98: 63-68.

[13] Niu Z, Tang J, Ren Y, et al. Ropivacaine impairs mitochondrial biogenesis by reducing PGC-1α. Biochem Biophys Res Commun, 2018, 504 (2): 513-518.

[14] Tao Y, Zheng SQ, Xu T, et al. Median effective volume of ropivacaine 0.5% for ultrasound-guided adductor canal block. J Int Med Res, 2018, 46 (10): 4207-4213.

[15] Gong X, Dan J, Li F, et al. Suppression of mitochondrial respiration with local anesthetic ropivacaine targets breast cancer cells. J Thorac Dis, 2018, 10 (5): 2804-2812.

[16] Zhang Y, Peng X, Zheng Q. Ropivacaine inhibits the migration of esophageal cancer cells via sodium-channel-independent but prenylation-dependent inhibition of Rac1/JNK/paxillin/FAK. Biochem Biophys Res Commun, 2018, 501 (4): 1074-1079.

[17] Yan X, Li Y, Han X, et al. Ropivacaine regulates the expression and function of heme oxygenase-1. Biomed Pharmacother, 2018, 103: 284-289.

[18] Zheng Q, Peng X, Yu H. Local anesthetic drug inhibits growth and survival in chronic myeloid leukemia through suppressing PI3K/Akt/mTOR. Am J Med Sci, 2018, 355 (3): 266-273.

[19] 张维峰，殷国平，王佳，等. 不同浓度罗哌卡因局部浸润对肝炎肝硬化患者术后切口疼痛及康复的影响. 国际麻醉学与复苏杂志，2018，39（9）：846-851.

[20] 田雪，孟园园，安海燕，等. 全麻复合肌间沟臂丛神经阻滞镇痛时罗哌卡因的半数有效浓度. 临床麻醉学杂志，2018，34（2）：149-152.

第三章 麻醉方法研究进展

第一节 气道管理

一、影像学技术用于气道管理

(一)超声气道评估

Ji 等[1]通过已发表的研究报告评估放射性测量技术在困难气道预测中的正确率及比较放射性测量技术与改良的 Mallampati 评分间的诊断价值。他们对 PubMed、Embase、Cochrane 图书馆和 CNKI 发表的相关文献进行全面的电子检索。数据分析选择 Meta-Disk 1.4、Stata 12.0 和 QUADAS-2 工具用于评估所包含的研究文献的质量。此研究将困难气道的标准定义为 Cormack-Lehane Ⅲ~Ⅳ级。把选定研究中收集的数据汇集在一起得出摘要的敏感度、特异度、阳性似然比(PLR)、阴性似然比(NLR)、诊断优势比(DOR)以及综合受试者操作特征曲线。结果显示,截至 2017 年 11 月,共有 17 项针对 8779 人的研究被录入此研究。异质性存在于非阈值效应中,而不存在于阈值效应中。集合诊断特征的 CT 亚组如下:敏感度 0.75(95%CI 0.64~0.84),特异度 0.75(95%CI 0.68~0.81),PLR 3.19(95%CI 1.91~5.32),NLR 0.38(95%CI 0.23~0.64)、DOR 11.74(95%CI 4.19~32.86)和 AUC(曲线下面积)0.842 4,Q* 指数为 0.774 1。在 X 线亚组中,敏感度为 0.78(95%CI 0.73~0.82),特异性为 0.88(95%CI 0.87~0.89),PLR 为 5.03(95%CI 2.44~10.37),NLR 为 0.27(95%CI 0.22~0.33),DOR 为 23.18(95%CI 8.81~60.95),AUC 为 0.8970,Q* 指数为 0.828 0。超声亚组的相应值为敏感度 0.69(95%CI 0.63~0.74),特异度 0.84(95%CI 0.82~0.85),PLR 为 6.25(95%CI 3.81~10.27),NLR 为 0.36(95%CI 0.27~0.47),DOR 为 22.26(95%CI 10.45~47.41),AUC 为 0.894 2,Q* 指数为(0.825 1)。改良 Mallampati 评分的敏感度、特异度和 PLR 为 0.61(95%CI 0.56~0.66)、0.63(95%CI 0.61~0.64)和 2.11(95%CI 1.71~2.61),明显低于放射学方法。结果表明,CT、X 线和超声的诊断价值明显优于改良的 Mallampati 评分。在预测困难气道方面,CT、X 线和超声诊断预测的精确性相似。在这种情况下,考虑到方便、容易获得、成本低和无放射性危害,可将超声视为先期诊断策略。

Wang 等[2]以超声下根据甲状软骨突起的位置测量的甲颏距离(thyromental distance,TMD)为标准,研究根据甲状腺体表标志物测量 TMD 的准确性。有 29 名麻醉住院医师作为志愿者参加该项研究,包括 10 名一年资质住院医师,9 名二年资质住院医师,10 名三年资质住院医师。每名住院医师测量其他 28 名住院医师的 TMD。之后,在超声下以声带与甲状软骨交界处为标志定位的甲状软骨突起测量每名住院医师的 TMD 准确值。与超声波测量相比,TMD 测量的误差是由最小可检测差异

（minimum detectable difference，MDD）导致的。若两种测量方法测得的 TMD 差距＞5.4 mm 则被定义为测量误差。结果：女性 TMD 的测量误差发生率明显高于男性（50% vs. 10%，$P<0.001$）。第一年、第二年、第三年麻醉科住院医师误差率分别为 34%、27% 和 31%，无显著性差异。研究表明，表面标志识别法测量 TMD 的误差通常见于女性患者，并且更多的临床经验并不能降低误差发生率。

（二）超声评估气管导管位置

全身麻醉气管插管位置不正确有可能导致声音嘶哑、咽喉疼痛甚至声带损伤等严重的并发症。Chen 等[3] 评估超声下测量用盐水填充的气囊上缘与声带间距的可行性。该研究纳入 105 名需要进行全身麻醉气管插管的成年人，用超声定位每人的声带。全身麻醉插管后，所有气管导管插入深度均调整为男性距门齿 23 cm，女性距门齿 21 cm，通过可视喉镜检查插入深度的准确性，随后通过超声测量盐水填充气囊上缘与声带之间的距离。理想上缘-声带距离为 1.9~4.1 cm。结果显示，105 名患者当中，有 2 人距离过近，1 人距离过远，超声探测结果与可视喉镜检查结果一致，超声测量结果的准确性为 100%。该研究认为超声下测量气管内插管后盐水填充气囊上缘与声带间的距离是一种可信赖的方法，可避免插管位置错误导致的声带损伤。

（三）超声引导穿刺治疗

Cheng 等[4] 观察研究 1 例因为一个巨大的纵隔囊肿引起的快速进行性呼吸功能损伤患者的紧急外科手术方法。为了缓解其气道阻塞症状，紧急行超声引导经皮细针抽吸操作，此操作立即改善了患者的气道阻塞情况，并且更有利于行双腔气管插管。同时可通过穿刺针将亚甲基蓝注射到囊肿内，准确标记囊肿的边缘。这个囊肿在胸腔镜下被完全切除，气道阻塞的症状得到改善，1 年内定期随访无复发。

（四）CT 引导气管导管插入深度

Liu 等[5] 进行关于胸部计算机断层扫描影像（CT）是否能精确预测左侧双腔气管导管最佳插入深度的研究。该研究选取 60 名需要通过双腔气管插管行单肺通气接受胸科手术的患者为研究对象，随机分为两组：盲法插管组（B 组，$n=30$）或胸部 CT 引导组（C 组，$n=30$），并通过相应方法完成左侧双腔支气管导管（left-sided double lumen endobronchial tube，LDLT）的放置。插管后，一名独立于本实验之外的麻醉医师要对双腔气管导管的位置、气管隆嵴的位置以及由于纤维支气管镜操作造成的小气道损伤进行评估。分别记录到达最佳插管位置的数量，LDLT 插管的时间，以及使用纤维支气管镜确认时长及气管隆嵴和支气管的损伤程度。结果显示，B 组 30 例插管中 16 例处于最佳位置，而 C 组 30 例插管中有 27 例处于最佳位置。双腔气管导管的插管时间在 B 组为（118.0±26.2）s，在 C 组为（71.5±8.7）s。利用纤维支气管镜进行位置确认的时长 B 组为（40.8±15.8）s，C 组为（18.7±7.9）s。气管隆嵴和支气管损伤的发生率 C 组（30 例中有 3 例）明显低于 B 组（30 例中的 11 例）。以上指标差异均有统计学意义。而术后咽喉痛、声音嘶哑的发生率两组无显著性差异。本研究证明了与盲法气管插管相比，根据胸部 CT 测量的声带和气管隆嵴间距离为指导行 LDLT 插管的方法更加有效和准确。

二、插管工具

（一）GlideScope 视频喉镜

GlideScope 视频喉镜可以更好地暴露声门，现已被广泛用于成人和儿童患者气管插管中。目前，尚未有报道将 GlideScope 视频喉镜用于新生儿气管插管。因此，Tao 等[6]进行一项前瞻性研究，用于比较 GlideScope 视频喉镜在新生儿气管插管中的优势。该研究纳入 70 名计划在全身麻醉下行择期手术的新生儿（ASA Ⅰ级和Ⅱ级），随机分为两组（$n=35$）：GlideScope 组（GS 组）和直接喉镜组（DL 组），GS 组与 DL 组得到的声门视图由 Cormack 和 Lehane（C&L）等级描述。主要观察指标：插管时间（TTI）、首次插管成功率、尝试插管次数以及不良事件发生率等。结果显示，所有 C&L 新生儿插管时间（TTI）无明显差异（95%CI -7.36~4.44）；在 C&L 分级Ⅰ级和Ⅱ级的新生儿亚组中也无差异（$n=30$，95%CI -0.51~5.04）。然而，GS 组明显缩短了 C&L 分级Ⅲ和Ⅳ级新生儿的插管时间（TTI）（$n=5$，95%CI 4.94~46.67）。另外，虽然 GS 组气管插管总次数较 DL 组少（36 vs. 41），但差异无统计学意义（$P=0.19$）。以上结果提示，对于 C&L 分级Ⅰ级和Ⅱ级的新生儿，GlideScope 视频喉镜与直接喉镜比较无明显优势，但在 C&L 分级Ⅲ级和Ⅳ级的新生儿中，GlideScope 视频喉镜可显著缩短新生儿插管时间。可见，GlideScope 视频喉镜在新生儿困难气道中更具优势。

在小儿麻醉中，GlideScope Cobalt 是最常用的可视喉镜之一。虽然与直接喉镜相比，此喉镜能实现气道可视化，但是使用者需要学习新的插入气管导管的间接方法。学习这种间接方法需要专门的实践和指导。在气管插管期间识别特定的位点，有助于对临床医师有针对性的教育。Zhang 等[7]进行前瞻性观察性研究，以确定 GlideScope 喉镜出现使用困难的位点及其发生率、使用各种纠正动作后的成功率以及技术难度对成功率的影响。此项研究将 2014 年 2—8 月、<6 岁且需要气管内插管的患儿纳入研究对象，观察 200 个 GlideScope 喉镜指导插管并记录与插管相关的关键结果。实验记录了气管插管前所需的练习次数，发生技术困难的位置，用于解决困难的动作的类型以及气管插管成功率。结果显示，在排除无经验临床医师的尝试后，Zhang 等在 87 例患者中做了 225 次尝试，其中 58%（225 例中的 131 例，bootstrap CI 51.6%~64.6%）的插管过程遇到技术困难。当将气管导管插入杓状软骨和声带之间的位置时最可能发生插管困难，而顺时针旋转导管是成功通过此位置最常见的纠正动作。气管插管总成功率为 98%（CI 95%~99%），然而第一次尝试成功率仅为 80%（CI 74%~86%）。相较于那些没有插管技术难度的患者［中位数（四分位数间距），1（1~1）］，有技术难度的患者尝试的次数更多［中位数 2（1~3），$P<0.01$］。通过此研究得出：在儿童 GlideScope 可视喉镜运用中，各级临床医师都会遇到技术上的困难。而因此导致的更多气管插管的尝试次数是出现插管相关并发症一个重要的风险因素。对临床医师有针对性的教育可能会减少插管困难的发生率。

（二）视频喉镜用于清醒气管插管

清醒气管插管是临床麻醉常见的插管方式，可视喉镜下清醒插管是一项新颖的技术，目前在临床上越来越多地用于替代纤维支气管镜引导的清醒插管。Jiang 等[8]进行的一项 Meta 分析对两种清醒插管的引导方式进行对比。Jiang 等检索 Cochrane Central Register of Controlled Trials、PubMed、Embase 和 Web of science 等网站 2017 年 10 月 30 日前发表的关于对比可视喉镜与纤维支气管镜引导清醒插管的随机对照试验，对比其总体成功率，最后将 6 项试验（446 名患者）纳入研究。通过汇总分析（pooled analysis）发现，可视喉镜和纤维支气管镜在总体成功率方面并没有明显差异，所有纳入的研究没有异质性，亚组分析没有发现经口插管与经鼻插管任何差异；可视喉镜清醒插管所需时间比纤维支气管镜引导短（平均减少 40.4 s；$P<0.01$，低质量证据），其他结果无明显差别。因此，该分析认为，对于清醒插管，可视喉镜所需时间短，有效性与安全性与纤维支气管镜相同，可视喉镜引导清醒插管可替代纤维支气管镜引导的清醒插管。

张隆盛等[9]比较帝视内镜（Disposcope，DS）和纤维支气管镜（FOB）用于口腔颌面骨折手术患者经鼻气管插管的临床效果。该研究选择择期行口腔颌面骨折手术患者 60 例（男/女：32/28 例，年龄 18～65 岁，ASA Ⅰ级或Ⅱ级），随机分为 DS 组和 FOB 组。记录插管时间、首次插管成功率、插管总成功率、术后 24 h 患者声音嘶哑、咽痛、黏膜损伤、牙齿松动等不良反应发生情况。结果显示，两组患者首次插管成功率和插管总成功率相似，但 DS 组插管时间明显短于 FOB 组（$P<0.05$）。两组患者术后 24 h 声音嘶哑、咽痛、黏膜损伤、牙齿松动发生率等无明显区别。可见，帝视内镜和纤维支气管镜均有助于口腔颌面骨折手术患者经鼻气管插管，两者插管成功率和插管相关并发症相似，但使用 DS 插管时间较 FOB 缩短，且操作和维护方便。

（三）纤维支气管镜模拟教学

气道管理是麻醉医师的工作重点，与麻醉相关的死亡事件中，约有 1/3 为无法管理的困难气道所致。纤维支气管镜插管技术是处理困难气道的"金标准"，在麻醉学操作指南中被推荐应用于预期或非预期的困难气道处理。然而，漫长的学习曲线提示学习者在进行插管操作的实践初期很可能面临失败，从而对患者造成伤害，使这种传统的临床教学方法陷入伦理困境中。

模拟训练已经被广泛应用于纤维支气管镜插管的教学之中，其教学成果可有效地转化为实际临床能力，是纤维支气管镜教学的发展方向。Jiang 等[10]比较虚拟现实的仿真（VRS）模型与高保真人体模型用于训练新手纤维支气管镜操作的效果。该研究将 46 名无纤维支气管镜操作经验的麻醉住院医师分为 2 组：VRS 组和高保真人体模型组（M 组）。标准的教学课程后，VRS 组在 VRS 上训练 25 次，M 组在高保真人体模型上进行相同次数的训练。训练结束，参与者连续 5 次在人体模型上进行评估，将训练期间的处理时间记录分析，并构建学习曲线。结果显示，VRS 组在 19（95% CI 15～26）次训练后达到学习曲线中的高点，而 M 组需要 24（95% CI 20～32）场次训练。两组操作时间相似。另外，参与者训练后信心增加 [VRS 组：1.8（0.7）vs. 3.9（0.8），$t=8.321$，$P<0.001$；M 组：2.0（0.7）vs. 4.0（0.6），$t=13.948$，$P<0.001$]，但是组间无显著差异。可见，虚拟现实仿真模拟比高保真人体模型更有利于新手纤维支气管镜操作训练，但是经过适当的训练后，两种方式都可以达到类似的效果。

三、喉罩

(一) 喉罩在甲状腺手术中的应用

传统的观念认为喉罩不适用于上胸部以及头面部的手术，随着可弯曲喉罩（FLMA®）的问世，这一观念逐渐在改变。目前，可弯曲喉罩在甲状腺手术中越来越受欢迎，它可减轻患者术后咽喉痛、声音嘶哑、吞咽困难等并发症，并且避免了气管套囊对喉返神经的压迫。但是，潜在的漏气和发生移位的风险始终令麻醉医师担忧。Gong 等[11]设计一项随机、单盲、非劣效性对照试验，他将择期行根治性甲状腺切除术的患者随机分成气管插管（ETT）组和可弯曲喉罩（FLMA）组，主要记录漏气量、峰值气道压力和呼气末二氧化碳分压，在术前、术后评估可弯曲喉罩的位置，并记录气道相关并发症。该研究共纳入 132 例患者：ETT 组 65 例，FLMA 组 67 例。结果显示，两组相比，气体泄漏量、峰值气道压力和 $PetCO_2$ 的差值（FLMA 组减去 ETT 组）分别为 2.09 ml（98.3%CI -6.46～10.64）、-0.60 cmH_2O（98.3%CI -2.15～0.96）和 1.02 mmHg（98.3%CI 0.04～1.99）；术后可弯曲喉罩位置的纤维支气管镜评分显著高于术前，但 FLMA 组并未出现严重的气体泄漏、位移，也未发生反流误吸等严重的并发症。另外，FLMA 组中有一名患者发生短暂但易于控制的喉痉挛。可见，尽管手术操作期间 FLMA 喉罩可能发生轻度至中度的移位，FLMA 喉罩仍可安全地用于甲状腺手术。

(二) 喉罩在胸腔镜手术中的应用

传统观念认为，胸腔镜辅助（VATS）NUSS 手术须采用全身麻醉下气管插管，单肺通气或行 CO_2 人工气胸以暴露术野。然而由于漏斗胸本身的病理生理特点，患者往往在术前存在反复的呼吸道感染、肺功能不全等症状，气管插管可增加这些并发症的发生。对此，Mao 等[12]研究评估喉罩通气应用于 VATS-NUSS 手术的可行性和安全性。该研究纳入 60 例成人漏斗胸拟行 VATS-NUSS 手术的患者，随机分成 2 组：气管插管组（ETT 组）和喉罩组（LMA 组）。结果显示，两组患者在麻醉时间、手术时间、术中呼气末二氧化碳峰值、麻醉满意度、失血量及出院时间无明显差异（$P>0.05$）。LMA 组术后白细胞、中性粒细胞百分比升高幅度和 MAP 变化幅度显著低于 ETT 组（$P<0.05$）；LMA 组术后复苏时间、开始进食时间更短，胃肠道反应、咽部不适感、声音嘶哑发生率更低（$P<0.05$）。可见，LMA 可安全用于 VATS-NUSS 手术，较气管内插管有一定优势。

(三) 喉罩应用的相关并发症

首次尝试的喉罩（LMA）置入失败会增加喉痉挛、低氧血症和术后咽喉痛的风险。Wang 等[13]进行一项关于首次尝试插入喉罩失败情况的预测风险因素的试验。此试验招募 461 例使用 Supreme 喉罩（上海的 Teleflex 医疗公司）的全身麻醉患者作为试验对象（ASA I-III）。麻醉诱导后插入 LMA。记录插管条件、年龄、ASA 状态、体重、BMI、麻醉持续时间、LMA 型号和气囊压力；麻醉医师的工作经验；是否使用利多卡因凝胶润滑等。其中 438 例（95.10%）患者第一次置入 Supreme 喉罩成功，但是有 23 例（4.99%）患者喉罩置入失败。研究指出，高龄、肥胖、BMI<20 kg/m^2 和插

管时没有使用利多卡因凝胶是首次尝试插入Supreme喉罩失败的主要危险因素。

李博等[14]采用观察风箱法来判断喉罩漏气的可行性，该研究选择喉罩通气下全身麻醉患者816例，低流量新鲜气体下分别应用观察风箱法和听诊触诊法判断是否发生喉罩漏气，记录两种判断方法所用时间及结果，计算两种方法各自的漏判率和误判率。结果显示，首次置入喉罩后漏气发生率为3.68%。观察风箱法判断为漏气共33次，无漏判、误判；听诊触诊法判断为漏气共35次，其中33次确为漏气，2次误判，误判率0.25%，无漏判。两种方法误判率、漏判率比较差异无统计学意义（$P=0.5$）。对于两种方法均判断为漏气的（32次），观察风箱法较听诊触诊法用时长[（5.3±0.9）s vs.（4.0±1.1）s]。对于两种方法均判断为无漏气的（814次），观察风箱法较听诊触诊法用时短[（23.2±3.9）s vs.（47.2±6.9）s]。综上所述，低流量新鲜气体下观察风箱法判断喉罩漏气操作简单，评估无漏气时明显较听诊触诊法耗时短，结果可靠且便于连续观察。此种判断喉罩漏气的方法适用于在术中不方便触诊和听诊的患者，但此方法对麻醉机有一定要求，对于一些风箱内置的麻醉机可能无法使用。

（四）喉罩套囊内压

喉罩作为一种声门上通气工具，通过套囊与声门周围的咽喉部组织结构相匹配，形成密封结构，从而进行通气。适当的套囊内压（intracuff pressure，ICP）不仅能实现喉罩对气道的有效密封，而且可减少术后咽喉部并发症的发生。因此，选择适当的套囊内压尤为重要。王茂华等[15]根据气道峰压（peak pressure，P_{peak}）个体化选择合适的ICP，观察喉罩通气过程中以P_{peak}为指导，行气道封闭的最小ICP设置的效果。该研究选择全身麻醉下择期行妇科腹腔镜手术患者60例，年龄18～65岁，ASA Ⅰ级或Ⅱ级，随机分为压力调控组（P组）和对照组（C组），每组30例。全身麻醉诱导后置入4号Supreme喉罩，向套囊内注入空气，使ICP达60 cmH_2O。行容量控制通气，记录P_{peak}。P组将喉罩套囊内气体抽净后，向套囊内充气至ICP达P_{peak}水平，如漏气，每次增加5 cmH_2O，直至无气体从口咽部漏出。气腹建立后，P组套囊充气恢复至60 cmH_2O，再次记录P_{peak}后重复以上操作，并以此作为封闭气道的最小ICP直至手术结束。C组ICP保持为60 cmH_2O。记录气腹前和气腹后P_{peak}、ICP和套囊充气容量；测定呼气相和吸气相ICP；记录吸气V_T（V_{Ti}）和呼气V_T（V_{Te}），计算漏气率[漏气率=（$V_{Ti}-V_{Te}$）/$V_{Ti}\times100\%$]；记录术后24 h咽喉部并发症情况。结果显示，与气腹前比较，气腹后两组漏气率均明显升高（$P<0.05$）；P组在气腹前和气腹后呼气相和吸气相ICP均明显降低（$P<0.05$），气腹前和气腹后P组套囊充气容量明显低于C组（$P<0.05$），并且P组术后咽喉痛及吞咽不适的发生率明显降低（$P<0.05$）。以上结果提示，根据气道峰压P_{peak}设置ICP可获取良好的临床效果，能有效密封气道，同时减少气道相关并发症的发生。

张莉等[16]将喉罩联合肺保护性通气策略用于全身麻醉开腹手术患者。该研究选择择期全身麻醉下行开腹手术患者87例（年龄18～64岁，ASA Ⅱ级或Ⅲ级），随机分为2组：气管插管+常规通气组（IC组，$n=43$）和喉罩+保护性通气组（LP组，$n=44$）。IC组插入单腔气管导管行常规通气：吸入纯氧2 L/min，潮气量8～10 ml/kg，频率8～12次/分钟，吸呼比1∶2；LP组置入ProSeal喉罩行保护性通气：吸入纯氧2 L/min，潮气量6～8 ml/kg，通气频率12～16次/分钟，吸呼比1∶2，PEEP 5 cmH_2O，术中每30分钟手控肺复张1次。两组均维持$PetCO_2$在35～45 mmHg。主要观察指标为术后 7 d 内肺部并发症（肺炎、胸腔积液、肺不张、气胸、支气管痉挛和急性呼吸衰竭）的发生情况。结果显示，两组患者均未见肺不张、气胸和急性呼吸衰竭的发生。LP 组术后肺炎、胸腔积液和支气管痉挛的发生率较 IC 组明显降低（$P>0.05$），术后肺部并发症总发生率降低（$P<0.05$）。以上结果提示，与气管插管常规通气相比，喉罩联合肺保护性通气可减少全身麻醉开腹手术患者术后肺部并发症。

四、肥胖患者的气道管理

（一）肥胖与困难气道

肥胖可能给围术期气道管理带来许多困难。Wang 等[17]对使用直接喉镜气管插管发生困难插管与体重指数的关系做了 Meta 分析。数据来源于 PubMed、Embase 和 Cochrane。其中，BMI≥30 kg/m² 的患者被认为是肥胖。首要的评价标准是在插管过程中出现插管困难的情况，次要标准是喉镜检查出现困难和 Mallampati 分级≥3 级。结果：该回顾包括 16 项研究中的 204 303 名参与者。肥胖与气管插管困难风险之间存在显著相关性（pooled $RR=2.04$，95%CI 1.16~3.59，$P=0.01$；$I^2=71\%$，$P=0.008$，Power=1.0）。肥胖与喉镜显露困难风险之间存在显著相关性（pooled $RR=1.54$，95%CI 1.25~1.89，$P<0.000\ 1$；$I^2=45\%$，$P=0.07$，Power=1.0），肥胖和 Mallampati 分级≥3 级也存在显著相关性（pooled $RR=1.83$，95%CI 1.24~2.69，$P=0.002$；$I^2=81\%$，$P<0.000\ 01$，Power=0.93）。然而在队列研究中，与非肥胖相比，肥胖与气管插管困难的风险并无关联（pooled $RR=3.41$，95%CI 0.88~13.23，$P=0.08$；$I^2=50\%$，$P=0.14$），和嗅物位喉镜显露困难风险增加也无相关性（pooled $RR=2.00$，95%CI 0.97~4.15，$P=0.06$；$I^2=67\%$，$P=0.03$）。研究显示，成年患者在接受一般外科手术时，肥胖与插管困难风险增加、困难喉镜显露和 Mallampati 评分≥3 有关。

（二）视频喉镜在鼾症患者中的应用

鼾症患者多为肥胖体型，常伴有扁桃体和腺样体肥厚、颈部短粗、腭垂肥大等情况，造成气管插管困难。视频喉镜因其特有的优势，常被推荐用于解决这类患者困难气道。但在临床应用中，不同的视频喉镜使用效果不尽相同。丁瑞文等[18]探讨 Clarus 可视喉镜、HPHJ-A 视频喉镜和 Airtraq 可视喉镜在鼾症患者经口气管插管中的应用价值。该研究选择拟行择期手术的鼾症患者 90 例（男／女：39/51 例，年龄 22~55 岁，BMI 25~29 kg/m²，ASA Ⅰ~Ⅲ级），随机分为 3 组（$n=30$）：Clarus 可视喉镜组（C 组）、HPHJ-A 视频喉镜组（H 组）和 Airtraq 可视喉镜组（A 组）。记录插管时间、首次插管成功率，麻醉诱导前（T0）、插管前（T1）、插管后即刻（T2）、插管后 1 min（T3）、3 min（T4）时的 HR、MAP、心率－收缩压乘积（RPP），并记录咽喉损伤和出血情况。结果显示，C 组均成功插管，H 组插管失败 2 例，A 组插管失败 1 例，后经 Clarus 可视喉镜均插管成功。C 组插管完成时间明显长于 H 组和 A 组（$P<0.05$），3 组插管尝试次数无明显区别。与 T0 时比较，T1 时 3 组 HR 明显减慢，MAP、RPP 明显降低（$P<0.05$）。与 T1 时比较，T2 时 3 组 HR 明显增快、MAP、RPP 明显升高（$P<0.05$），T3 时 H 组和 A 组 HR 明显增快，3 组 MAP 和 RPP 明显升高（$P<0.05$）。T2 时 C 组 HR

明显慢于 H 组和 A 组，RPP 明显低于 H 组和 A 组（$P<0.05$）。3 组咽喉损伤和出血情况等不良反应差异无统计学意义。该研究认为，对于鼾症患者行经口气管插管时，与 HPHJ-A 视频喉镜和 Airtraq 可视喉镜比较，Clarus 可视喉镜对张口度要求低，血流动力学影响小，但插管所需时间较长，在预防咽喉损伤上并无明显优势。

五、通气模式选择

妇科腹腔镜手术要求 Trendelenburg 体位，CO_2 气腹压力要求达到 11～15 mmHg，两者均可引起一系列呼吸、循环病理生理改变：肺和胸壁的顺应性降低、气道阻力增加、功能残气量降低，最终导致肺通气/血流比例失调、动脉氧合下降、肺萎陷等并发症。压力控制容量保证通气（pressure-controlled ventilation-volume guaranteed，PCV-VG）模式是一种新型智能化模式，以最低的压力和减速流量输送预设的潮气量，兼具容量控制和压力控制的优势，且可根据患者肺顺应性变化而自动调整气道压力，防止正压通气时气压伤的发生。

白洁等[19]研究将压力控制容量保证通气（PCV-VG）模式和容量控制通气（volume-controlled ventilation，VCV）模式进行比较，探讨两种通气模式对妇科腹腔镜手术中血流动力学、血气分析、呼吸力学指标的影响。结果显示，PCV-VG 通气模式能够有效降低妇科腹腔镜手术患者 P_{peak} 和 P_{plat}，提高肺顺应性，提供足够氧合，降低机械通气性肺损伤的风险。

六、单肺通气

（一）双腔管型号的选择

目前，在选择双腔支气管导管型号方面的证据及指导十分有限，因为亚洲女性身材往往更加瘦小，在选择合适的双腔支气管导管方面没有明显的证据指导临床实践。Shiqing 等[20]研究亚洲女性在进行双腔支气管导管型号选择时，根据环状软骨和左主支气管直径联合分析与单纯根据左主支气管直径选择两种方式的准确性。80 名女性患者被随机分为两组，联合分析组和左主支气管（LMB）组。分别比较两组的整体准确性，以及气管段与支气管段选择的准确性，并应用盲法评估术后声音嘶哑与咽喉痛的情况。与 LMB 组相比，联合分析组整体准确性（87.5% *vs.* 60.0%，$P=0.01$）与气管段准确性（92.5% *vs.* 67.5%，$P=0.01$）均较高，两组在支气管段的选择准确性方面没有明显差异（95.0% *vs.* 86.1%，$P=0.246$）。单纯 LMB 组术后声音嘶哑与咽喉痛的发生率明显高于整体分析组（$P=0.001$）。因此，该研究认为亚洲女性在选择双腔支气管导管型号时，应根据环状软骨直径与左主支气管直径联合分析。

近期较多研究报道借助超声测定声门周围的解剖结构，指导导管型号的选择。2017 年曾有根据超声测定小儿环状软骨横径来作为选择带套囊气管导管型号的研究文献。Shiqing 等[21]通过测量亚洲成年患者的环状软骨和左主支气管的直径来评估依据环状软骨和左主支气管的直径挑选最适双腔管大小的准确性。Shiqing 等以全身麻醉行下肺手术的 87 名男性和 94 名女性术前 CT 扫描为观察对象，根据倾斜修正后的胸部CT图像来测量环状软骨和左主支气管直径，通过比较左主支气管、环状软骨的直径和双腔管的直径确定双腔管"最匹配"的尺寸。男性环状软骨和左主支气管直径均显著高于女性（$P<0.0001$）。不同性别间的环状软骨的形状存在差异（$P<0.0001$），而左主支气管的形状则无显著性差异（$P=0.343$）。关于最匹配的尺寸，对于男性，环状软骨的大小、左主支气管大小和身高的符合率分别为100%、100%和94.3%。而对于女性，环状软骨的大小、左主支气管大小和身高的符合率分别为94.7%、63.8%和51.1%。结果显示，双腔管的最佳匹配尺寸应结合左主支气管和环状软骨的直径来联合决定。

（二）双腔气管插管喉镜的选择

张丽媛等[22]比较可视喉镜与直接喉镜在双腔支气管插管中的临床效果。该研究纳入80例患者（男：女为50:30，年龄18~70岁，ASA Ⅰ~Ⅲ级），将患者随机分为2组（$n=40$）：可视喉镜组和直接喉镜组。观察比较两组声门显露（C-L）分级、插管时间、第一次插管成功率、插管反应阳性例数和术后24 h咽喉痛发生率；记录口腔损伤出血情况以及气管壁及气管隆嵴损伤情况。结果显示，直接喉镜组声门显露C-L分级和第一次插管成功率明显高于可视喉镜组，插管时间明显缩短，插管反应阳性发生率和术后24 h咽喉痛发生率明显降低（$P<0.05$）。两组口腔损伤出血情况和气管壁及气管隆嵴损伤情况无明显区别。综上所述，对无预计困难气道的患者，直接喉镜更适用于双腔支气管插管。

（三）双腔可视气管导管的应用

对于单肺通气下行胸腔镜肺叶切除术的患者，持续性可视气管导管内监测在确定气管导管位置方面，具有一定的优势。Liu等[23]进行一项研究，将全部83名患者分为3组，分别行双腔气管插管可视气管导管内监测（VDT）、单腔气管插管可视气管导管内监测（VST）和传统双腔气管插管单肺通气（DT）。成功实现单肺通气的时间，VDT组为（58.5±21.5）s，VST组为（38.2±10.1）s，DT组为（195.5±40）s。手术过程中，可视气管导管内监测始终可见持续性气道内图像，在VDT和VST组中各有24名和25名患者可持续产生优质视野。研究表明，对于行胸腔镜下肺叶切除术患者，可视气管导管有助于持续监测导管在支气管内定位，与双腔支气管导管比较，单腔可视支气管导管并发症较少。

（四）儿童单肺通气

儿童单肺通气（one lung ventilation，OLV）主要是通过双腔气管导管或支气管阻塞管技术来实现。双腔气管导管的外径粗而有效管腔小，对位困难，气道压力高，最小型号为26号导管，只适用于8岁以上的患儿。美国Cook公司的Arndt支气管阻塞管在单腔气管导管内应用，也只适用于2岁以上患儿。肖婷等[24]评估5F Arndt支气管阻塞管在婴幼儿单腔气管导管外单肺通气的可行性和安全性。此研究回顾性分析2岁以内需单肺通气的胸科手术患儿22例。所有患儿均在Cook导丝引导下置入5F Arndt支气管阻塞管，再置入小于标准型号0.5F气管导管，通过阻塞管的转化接头连接麻醉机维持通气的同时，在纤维支气管镜明视下定位阻塞管到目标支气管，分析支气管阻塞管移位例数、OLV前后气道压、肺萎陷的程度来评价支气管阻塞管的效果。结果：22例患儿（4个月至2岁，体重5.6～11.0 kg）中，20例患儿获得满意的单肺隔离。1例患儿OLV后SpO_2下降。2例患儿术中出现支气管阻塞管移位，OLV后气道压力明显增高（$P<0.05$）。研究认为，Arndt支气管阻塞管可用于婴幼儿OLV肺隔离，但存在移位安全隐患。

（五）单肺通气相关并发症

不同FiO_2在胸腔镜手术对肺萎陷以及术后恢复的影响如何？张梦等[25]研究不同FiO_2对于胸腔镜手术肺萎陷及术后恢复的影响。选择择期行胸腔镜下肺癌根治术的患者，采用随机数字表法分为A组（29例）和B组（30例），A组自麻醉诱导至OLV前吸入50%氧气，B组自麻醉诱导至OLV前吸入100%氧气，OLV后两组均吸入50%氧气。于开胸膜后1 min（T0）及OLV开始后10 min（T1）、20 min（T2）、30 min（T3）时使用肺萎陷评分以及Campos肺萎陷分级评定肺萎陷程度。在入室时，双肺通气时，T1、T2、T3时测血气记录PaO_2；记录术后第3天胸部CT检查肺不张的发生率、术后住院时间及肺部浸润影的发生率。结果：T0时两组肺萎陷评分及Campos评级差异无统计学意义（$P>0.05$），T1和T2时B组肺萎陷评分及评级高于A组（$P<0.05$），T3时两组差异无统计学意义（$P>0.05$）。B组的氧分压在双肺通气及T1时高于A组（$P<0.05$），T2、T3时两组PaO_2差异无统计学意义（$P>0.05$）。术后肺不张发生率、术后住院时间及术后肺部浸润影发生率两组之间差异无统计学意义（$P>0.05$）。以上结果显示，OLV之前吸入100%氧气能够使OLV时肺萎陷效果更好，而且对术后恢复情况无影响。

七、特殊阻断装置

支气管封堵器

Lu等[26]比较应用左侧双腔气管导管（DLT）与支气管封堵器（BB）在右胸腔镜手术（VAT）中的单肺通气质量。实验选取在胸腔镜下接受食管肿瘤手术并采取右肺萎陷的45名成年患者，随机分为DLT（左侧双腔气管导管）组或BB（支气管封堵器）组，在纤维支气管镜的引导下将气道设备正确定位。评估的变量包括：正确放置气道设备并达到肺萎陷所需的时间；置入气道设备位置不正的次数；外科医师对萎陷肺质量的评价；基础状态（T1）、插管前（T2）、插管后（T3）和插管后1 min（T4）的血压和心率；在单肺通气（OLV）期间发生低氧血症（$SpO_2<90\%$）患者的数量；术后声音嘶哑、咽喉痛或肺部感染的患者数量。两组正确放置气道装置所需的时长相似。BB组达到右肺萎陷所需的时间明显延长（MD：3.232，95% CI 1.993～4.471，$P=0.003$）。萎陷肺的质量、单肺通气持续时间、装置放置不正的患者数量和低氧血症发生率相似。在DLT组有更多的患者发生声音嘶哑（OR 4.85，95%CI 1.08～21.76，$P=0.034$）、咽喉痛（OR 4.29，95%CI 1.14～16.18，$P=0.03$），两组患者均未出现术后肺部感染。与T1相比，T2时的收缩压、舒张压和心率在DLT组较高（$P<0.05$）。与T2相比，DLT组收缩压和舒张压在T3、T4时较高，DLT组心率在T3时较高（$P<0.05$）。该研究表明，在右胸腔镜手术中采用左肺单肺通气时，BB是一种可供选择的有效方式，但是BB达到肺萎陷的时长较长。同时，使用BB可以减少血流动力学的波动，减少术后声音嘶哑和咽喉痛的发生。

掌握围术期气道管理技术是安全实施小儿麻醉的关键。Guo 等[27]以 2 岁以下的儿童为研究对象，通过测量腔内距离研究支气管内封堵器置入技术（ICEB）的临床经验及 ICEB 是否能减少封堵器置入期间低氧血症发作的次数。Guo 等回顾性分析从 2015 年 7 月到 2016 年 7 月所有 2 岁以下使用 5F 或 4F 封堵器行胸外科单肺通气的儿童的医疗记录。2015 年 11 月之后的案例均使用 ICEB 技术实现单肺通气，而 2015 年 11 月之前的案例则采用腔外封堵器放置方法实现单肺通气。比较两组患者封堵器置入成功率、肺萎陷的质量、低氧血症的发生次数、封堵器移位及移位后能否成功复位的情况。结果显示，ICEB 组低氧血症的发生率较腔外置管组低。此外，ICEB 术中封堵器复位成功率较高，优于腔外置管组。封堵器置入成功率在两组间相似。可见，在 2 岁以下儿童中，ICEB 法是一种可行的肺隔离方法，可以减少低氧血症的发生。

八、药物干预气道反应

相关研究已表明，右美托咪定能减轻炎性反应并改善肺氧合，但是否能降低单肺通气所致炎性反应仍有争议。文春雷等[28]采用 Meta 分析方法评价右美托咪定减轻单肺通气患者炎性反应和提高肺氧合的有效性。通过计算机检索 The Cochrane Library、PubMed、EMBASE、CNKI 和 Wan fang Data 数据库，同时手工检索图书馆馆藏期刊，收集有关右美托咪定对单肺通气患者炎性反应和氧合指数影响的随机对照试验（randomized controlled trail，RCT）。由两位研究者按照纳入与排除标准筛选文献、提取资料和评价质量，采用 RevMan 5.3 软件进行 Meta 分析。最终纳入 23 个 RCT，共 1082 例患者。Meta 分析结果显示，与对照组比较，右美托咪定降低患者 TNF-α 水平［单肺通气 30 min，标准化均数差（standardized mean difference，SMD）=−0.53，95%CI −1.02~−0.05，P=0.03；单肺通气 60 min，SMD=−1.90，95%CI −2.19~−1.60，P<0.05］，IL-6 水平［单肺通气 30 min，SMD=−0.64，95%CI −0.86~−0.42，P<0.05；单肺通气 60 min，SMD=−1.30，95%CI −1.56~−1.04，P<0.05］和 IL-8 水平［单肺通气 30 min，SMD=−0.80，95%CI −1.14~−0.46，P<0.05；单肺通气 60 min，SMD=−1.32，95%CI −1.73~−0.91，P<0.05］；与对照组比较，右美托咪定降低患者 PaO_2/FiO_2［单肺通气 60 min，均数差（mean difference，MD）=52.69，95%CI：25.89~79.49，P<0.05］。综上所述，右美托咪定能够有效减轻围术期单肺通气患者的炎性反应并改善氧合指数。

九、小儿气道管理

（一）小儿气管导管套囊

气管插管是全身麻醉中的必要手段，在小儿全身麻醉的实施过程中，对于选择是否带套囊气管导管仍存在不同的观点。小儿患者的病理及生理特点与成人有较大的区别，如小儿咽喉部直径较小，组织脆弱，富含血管及淋巴组织，因此在气管插管中更容易损伤出血，甚至发生喉头水肿等严重并发症。我国《现代麻醉学》第 3 版中指出"6 岁以下患儿导管不加套囊，6 岁以上患儿导管可加套囊。"但是，在长期的临床实践中发现，患儿声门下的解剖特征存在较大的个体差异，无套囊气管导管与环状软骨往往难以匹配，气管插管时难以准确选择合适的气管导管，导致术中换管概率大大增加。

对此，一项 Meta 分析比较带套囊气管导管和无套囊气管导管在儿科患者中的应用，该 Meta 分析纳入 6 项研究，共 4141 例患者。结果显示，在插管时间、再次插管发生率、意外拔管率、哮喘发生率、拔管后喉痉挛和喘鸣的发生率，带套囊气管导管与不带套囊气管导管两组之间没有差别。但是，无套囊气管导管患者组需要更换导管的次数明显高于带套囊气管导管组（OR 0.07，95%CI 0.05~0.10，$P<0.000\ 01$）。可见，带套囊气管导管可安全地用于小儿外科手术，插管时间以及相关并发症与无套囊气管导管之间没有差别，并且带套囊气管导管术中换管率更低[29]。

（二）SLIPA 喉罩的应用

SLIPA 喉罩在小儿麻醉中是一种很受欢迎的声门上气道管理工具。但是，基于儿科患者的解剖特征，实习住院医师在进行此操作时经常遇到困难。Chen 等[30]为改善新手对 SLIPA 喉罩的使用，观察实习医师为儿童置入 SLIPA 喉罩的不同方法。将 134 名儿童随机分为两组：常规插入组（C 组）和改良插入组（M 组），改良组（M 组）通过使用管芯在密封桥接处形成一个 120° 的弯曲。主要评价指标为插入成功率。次要评价指标包括插入时间、并发症及插入时的血流动力学反应。结果：M 组插入成功率明显高于 C 组（94% $vs.$ 73%，$\chi^2=10.659$，$P=0.001$）。M 组 [29.31（25.91~35.60）s] 的插入时间短于 C 组 [34.72（26.81~42.58）s，$Z=-2.381$，$P=0.017$]。两组间心率（$F=0.260$，$P=0.794$）和平均动脉压（$F=0.167$，$P=0.683$）的趋势随时间变化无显著差异。在并发症方面，两组间也无显著性差异（$P>0.05$）。以上结果表明，120° 弯曲角度的置入方法能改善新手插入 SLIPA 喉罩的成功率，插入时间短。

张竞泾等[31]对小儿拔除喉罩时的反应进行研究，选择行短小手术的患儿 26 例（性别不限，年龄 1~5 岁，体重指数 15~20 kg/m^2，ASA Ⅰ级）。面罩吸入纯氧，吸入 8% 七氟烷，静脉注射地佐辛 0.1 mg/kg 麻醉诱导后置入喉罩（丁卡因胶浆涂抹喉罩背面）；吸入七氟烷、靶控输注瑞芬太尼维持麻醉。手术结束前 5 min 时停止输注瑞芬太尼，术毕维持七氟烷呼气末浓度稳定在目标浓度至少 10 min 后拔除喉罩。采用 Dixon 序贯法确定呼气末七氟烷浓度，第 1 例患儿呼气末七氟烷浓度设定为 0.8%，根据喉罩拔除反应确定下一例患儿的七氟烷呼气末浓度，浓度梯度为 0.1%。结果显示，七氟烷抑制小儿喉罩拔除反应的 EC_{50} 是 0.59%，95%CI 0.55~0.63。

（三）小儿插管深度

朱波等[32]探讨使用中指长度预测不同年龄段患者经口气管插管深度的准确性。选择择期行气管插管全身麻醉手术患者 120 例作为试验对象，ASA Ⅰ~Ⅲ级，性别不限，并根据年龄分为成年（18~84 岁）组（$n=98$）和儿童（5~14 岁）组（$n=22$）。麻醉诱导后使用纤维支气管镜经口测量主气管长度，并完成气管插管术；以 3 倍左手中指长度为气管插管深度，固定导管后测量导管尖端距隆突距离，计算最佳气管插管深度，计算气管插管深度合适的概率，3 倍左手中指长度与最佳气管插管深度行直线相关分析。结果：成年组气管插管深度合适的概率为 88%，7% 的患者气管插管过深，5% 的患者气管插管过浅；儿童组气管插管深度合适的概率为 90%，10% 的患者气管插管过深，无气管插管过浅发生。两组气管导管尖端和套囊全部位于主气管内。成年组最佳气管插管深度与 3

倍左手中指长度呈正相关（$r=0.774$，$P<0.01$），儿童组最佳气管插管深度与3倍左手中指长度亦呈正相关（$r=0.911$，$P<0.01$）。由此得出，3倍左手中指长度可预测18~84岁、5~14岁患者经口气管插管深度。

十、体位及其他

（一）杓状软骨脱位

在全身麻醉气管插管术中，杓状软骨脱位（AD）是一种罕见但严重的并发症。Wu等[33]对发生在2004—2016年的26例杓状软骨脱位患者进行回顾性研究，杓状软骨脱位的患者按性别、年龄、手术类型以1:3比例配对。结果显示，平均每年发生2例杓状软骨脱位，其发生率为0.904/100 000（约0.001%）。参与该研究的26名杓状软骨脱位患者和78名匹配的对照组患者全部接受气管插管术，其中38.5%（10/26）的杓状软骨脱位患者使用管芯辅助气管插管，64.1%（50/78）对照组患者使用管芯辅助气管插管（$OR=0.23$，95% CI 0.07~0.74）。另外，手术时间延长与杓状软骨脱位发生率有显著的相关性（$OR=1.74$，95% CI 1.23~2.47）。以上结果提示，在行气管插管术中，应用管芯可降低杓状软骨脱位的发生率，延长手术时间会增加杓状软骨脱位的风险。

（二）套囊压力与插管相关并发症

赵桂华等[34]调查新疆地区全身麻醉患者气管插管套囊压力及术后插管相关并发症的现状，并分析引起不适套囊压力的影响因素。该研究采用整群抽样和单纯随机抽样方法，抽取2017年2—5月新疆地区3家三级甲等医院拟行全身麻醉气管插管并符合纳入标准的患者作为研究对象。登记相关信息，于气管插管后采用一次性压力换能器测量套囊压力，拔管后24 h内随访患者，记录术后气管插管相关并发症的发生情况。根据测压结果将患者分为套囊压力正常组（压力20~30 cmH$_2$O）与套囊压力异常组（压力<20 cmH$_2$O或>30 cmH$_2$O），通过Logistic回归分析引起套囊压力过高或过低的危险因素。共纳入研究对象430例，气管导管套囊压力为（53.3±20.5）cmH$_2$O，仅有82例（19.1%）患者套囊压力在推荐范围。术后气道并发症主要有：咽喉痛305例（70.9%）、声音嘶哑159例（37.0%）、咳嗽147例（34.2%）、血丝痰145例（33.7%）。Logistic回归分析显示，BMI≥27 kg/m^2（$OR=11.000$，95%CI 1.064~113.731）、术前气道特殊情况（吸烟、哮喘等，$OR=2.809$，95%CI 1.300~6.070）、麻醉科医师职称（住院医师，$OR=60.224$，95%CI 18.853~192.380；主治医师，$OR=7.364$，95%CI 3.112~17.426）和工龄（≤5年，$OR=68.500$，95%CI 15.253~307.619；6~10年，$OR=10.400$，95%CI 4.430~24.417）是导致患者出现不适套囊压力升高的危险因素。以上结果显示，临床工作中套囊压力远高于推荐值，插管相关并发症发生率高，而术前患者肥胖、有吸烟史或合并哮喘、气管炎，麻醉医师职称较低、工作时间较短是导致气管导管套囊压力异常的危险因素。

（三）困难气道

目前用于预测喉镜显露困难的主要指标有改良Mallampati评分（MMT）、张口度、甲颏距离、颞下颌关节活动度及头颈部活动度，但均有一定局限性。杨扬等[35]评价改良甲颏高度预测患者困难喉镜显露的准确性。试验选择择期气管插管全身麻醉患者263例，年龄>17岁，BMI<33 kg/m²，性别不限，ASA Ⅰ级或Ⅱ级。入室后分别进行改良Mallampati评分（MMT）、甲颏高度（TMH）、改良甲颏高度（"嗅物位"甲颏高度，MTMH）测定。设定MMT Ⅲ级或Ⅳ级为阳性预测指标。麻醉诱导后常规喉镜下显露声门，使用喉外压迫技术后Cormack-Lehane分级仍然为Ⅲ级或Ⅳ级确定为困难喉镜显露。采用受试者工作特征曲线下面积（AUC）评价MMT、TMH和MTMH预测困难喉镜显露的准确性。结果：困难喉镜显露患者24例，非困难喉镜显露患者239例，困难喉镜显露发生率10.0%，无气管插管失败患者。MTMH预测困难喉镜显露的AUC及其95% CI 为0.966（0.936～0.984），最佳临界点为46.83 mm，Youden指数为0.845 6。MTMH预测困难喉镜显露的敏感度为91.67%、特异度为92.89%，OR 值为143.647。与MMT和TMH比较，MTMH预测患者困难气道的AUC增大（$P<0.05$）。综上所述，改良甲颏高度有助于准确预测患者喉镜显露困难。

困难气道的处理一直是麻醉医师最具挑战的工作之一，充分的术前预见和准备是处理困难气道的重中之重。杨芳芳等[36]研究LEMON法预测患者困难气道的临床效果。该试验选择择期行全身麻醉下喉镜暴露气管插管的手术患者1528例，其中男性680例，女性848例，年龄18～83岁，ASA Ⅰ级或Ⅱ级。麻醉前进行LEMON法评分，采用受试者工作特征曲线（receiver operating characteristic curve，ROC）及曲线下面积（area under the curve，AUC）评价LEMON法预测困难气道的临床效果。结果：困难气管插管患者37例，发生率为2.4%。困难喉镜暴露患者106例，发生率为6.9%。LEMON法预测困难喉镜暴露及困难气管插管的AUC分别为0.884（95%CI 0.867～0.899）和0.934（95%CI 0.921～0.946）。实验结果表明，LEMON法在患者困难气道预测中有较好的临床效果。

（四）套囊内注射利多卡因抑制小儿拔管反应

儿童患者麻醉恢复期常在深麻醉状态下气管拔管，以预防气管拔管反应，但易发生气道梗阻、呼吸抑制和苏醒延迟等不良反应。董俊莉等[37]评价气管导管套囊内注射碱化利多卡因对患儿气管拔管反应的影响。气管导管套囊内注射碱化利多卡因是用利多卡因填充套囊，凭借其脂溶性，缓慢透过套囊壁，从而起到表面麻醉作用。选择择期行经口气管插管全身麻醉下腹部手术患儿126例，年龄3～13岁，ASA Ⅰ级或Ⅱ级，采用随机数字表法分为3组（$n=42$）：对照组（C组）套囊内注射空气；生理盐水组（NS组）套囊内注射生理盐水；碱化利多卡因组（L组）套囊内注射碱化利多卡因溶液；术中监测气管导管套囊压力并维持在20 cmH$_2$O以下。计算停止吸入麻醉药即刻与拔除气管导管后即刻MAP、HR的差值（ΔMAP、ΔHR），ΔMAP或ΔHR>基础值的20%和（或）发生中重度呛咳、躁动为发生气管拔管反应。记录PACU期间和出PACU至气管拔管后8 h咳嗽、声音嘶哑和咽喉痛的发生情况。结果：与C组和NS组比较，L组气管拔管反应发生率和咽喉痛发生率降低（$P<0.05$），咳嗽、声音嘶哑发生率差异无统计学意义（$P>0.05$）。L组套囊内碱化利多卡因溶液的容积为（4.2±2.3）ml [（60±33）mg]。3组均未发现套囊破损。因此，气管导管套囊内注射碱化利多卡因可安全、有效地抑制患儿气管拔管反应，并有助于减少术后咽喉痛的发生率。

（田首元　王　鑫）

参 考 文 献

[1] Ji C, Ni Q, Chen W, et al. Diagnostic accuracy of radiology (CT, X-ray, US) for predicting difficult intubation in adults: A meta-analysis. J Clin Anesth, 2018, 45: 79-87.

[2] Wang B, Peng H, Yao W, et al. Can thyromental distance be measured accurately? J Clin Monit Comput, 2018, 32 (5): 915-920.

[3] Chen X, Zhai W, Yu Z, et al. Determining correct tracheal tube insertion depth by measuring distance between endotracheal tube cuff and vocal cords by ultrasound in Chinese adults: A prospective case-control study. BMJ open, 2018, 8 (12): e023374.

[4] Cheng L, Huang A, Jiang K, et al. Urgent surgical approach to mediastinal cyst causing life-threatening tracheal obstruction. Ann Thorac Surg, 2018, 105 (3): e125-e128.

[5] Liu Z, Zhao L, Jia Q, et al. Chest computed tomography image for accurately predicting the optimal insertion depth of left-sided double-lumen tube. J Cardiothorac Anesth, 2018, 32 (2): 855-859.

[6] Tao B, Liu K, Wang D, et al. Comparison of glideScope video laryngoscopy and direct laryngoscopy for tracheal intubation in neonates. Anesth Analg, 2018, [Epub ahead of print].

[7] Zhang B, Gurnaney HG, Stricker PA, et al. A prospective observational study of technical difficulty with glide scope-guided tracheal intubation in children. Anesth Analg, 2018, 127 (2): 467-471.

[8] Jiang J, Ma DX, Li B, et al. Videolaryngoscopy versus fiberoptic bronchoscope for awake intubation - a systematic review and meta-analysis of randomized controlled trials. Ther Clin Risk Manag, 2018, 14: 1955-1963.

[9] 张隆盛, 张欢楷, 罗琪琛, 等. 帝视内镜和纤维支气管镜用于口腔颌面骨折手术患者经鼻气管插管的比较. 临床麻醉学杂志, 2018, 34（8）: 760-763.

[10] Jiang B, Ju H, Zhao Y, et al. Comparison of the efficacy and efficiency of the use of virtual reality simulation with high-fidelity mannequins for simulation-based training of fiberoptic bronchoscope manipulation. Simul Healthc, 2018, 13 (2): 83-87.

[11] Gong Y, Wang J, Xu X, et al. Performance of air seal of flexible reinforced laryngeal mask airway in thyroid surgery compared with endotracheal tube: a randomized controlled trial. Anesthesia and analgesia, 2018, [Epub ahead of print].

[12] Mao S, Du X, Ma J, et al. A comparison between laryngeal mask airway and endotracheal intubation for anaesthesia in adult patients undergoing NUSS procedure. Journal of Thoracic DAZWisease, 2018, 10 (6): 3216-3224.

[13] Wang J, Shi X, Xu T, et al. Predictive risk factors of failed laryngeal mask airway insertion at first attempt. J Int Med Res, 2018, 46 (5): 1973-1981.

[14] 李博, 李秀娟, 季锋, 等. 低流量新鲜气体下观察风箱法用于判断喉罩漏气的有效性和安全性. 国际麻醉学与复苏杂志, 2018, 39（5）: 418-421.

[15] 王茂华，周炜，陈茂桂，等．依据气道峰压设置喉罩套囊内压的临床效果．临床麻醉学杂志，2018，34（3）：234-237．

[16] 张莉，罗晨禹，胡宇，等．喉罩联合保护性肺通气对全麻开腹手术患者术后肺部并发症的影响．中华麻醉学杂志，2018，38（5）：529-532．

[17] Wang T, Shen S, Huang S. The association of body mass index with difficult tracheal intubation management by direct laryngoscopy: A meta-analysis. BMC Anesthesiol, 2018, 18 (1): 79.

[18] 丁瑞文，贾振华，欧阳惠碧，等．鼾症患者使用三种不同可视喉镜行经口气管插管的比较．临床麻醉学杂志，2018，34（3）：263-266．

[19] 白洁，马磊，孟丽华，等．压力控制容量保证通气模式对妇科腹腔镜手术患者呼吸力学的影响．国际麻醉学与复苏杂志，2018，39（10）：934-937．

[20] Shiqing L, Wenxu Q, Yuqiang M, et al. Predicting the size of a left double-lumen tube for Asian women based on the combination of the diameters of the cricoid ring and left main bronchus: A randomized, prospective, controlled trial. Anesth Analg, 2018, [Epub ahead of print]. doi: 10.1213/ANE.0000000000003839.

[21] Shiqing L, Wenxu Q, Jin Z, et al. The combination of diameters of cricoid ring and left main bronchus for selecting the "best Fit" double-lumen tube. J Cardiothorac Vasc Anesth, 2018, 32 (2): 869-876.

[22] 张丽媛，丛旭晖，孙铭阳，等．可视喉镜与直接喉镜在双腔支气管插管中的应用．临床麻醉学杂志，2018，34（1）：25-28．

[23] Liu HH, Dong F, Liu JY, et al. The use of ETView endotracheal tube for surveillance after tube positioning in patients undergoing lobectomy, randomized trial. Medicine, 2018, 97 (49): e13170.

[24] 肖婷，颜璐璐，裴冬杰，等．支气管阻塞管在婴幼儿单肺通气中的应用．国际麻醉学与复苏杂志，2018，39（5）：431-433．

[25] 张梦，董有静，韩念娇，等．不同吸入氧浓度对胸腔镜手术肺萎陷及术后恢复的影响．国际麻醉学与复苏杂志，2018，39（10）：948-951，965．

[26] Lu Y, Dai W, Zong Z, et al. Bronchial blocker versus left double-lumen endotracheal tube for one-lung ventilation in right video-assisted thoracoscopic surgery. J Cardiothorac Vasc Anesth, 2018, 32 (1): 297-301.

[27] Guo X, Song X, Chen X, et al. A novel technique for endobronchial blocker placement for one-lung ventilation in children under 2 years. Acta Anesthesiol Scand, 2018, 62 (6): 765-772.

[28] 文春雷，高鸿，刘艳秋，等．右美托咪定对单肺通气患者炎性反应和氧合指数影响的Meta分析．国际麻醉学与复苏杂志，2018，39（1）：39-46．

[29] Chen L, Zhang J, Pan G, et al. Cuffed versus uncuffed endotracheal tubes in pediatrics: A Meta-analysis. Open Med (Warsaw, Poland), 2018, 13: 366-373.

[30] Chen Y, Bai J, Wang RJAAS. Insertion methods comparison for the streamlined liner of the pharynx airway in children by novice. Acta Anesthesiol Scand, 2018, 62 (3): 319-327.

[31] 张竞泾，卞谦，张晓颖，等．临床综合条件下七氟烷抑制小儿喉罩拔除反应的半数有效浓度．中华麻醉学杂志，2018，38（1）：59-61．

[32] 朱波，周清河，严敏，等．中指长度预测不同年龄段患者经口气管插管深度的准确性．中华麻醉学杂志，

2018，38（2）：212-214.

[33] Wu L, Shen L, Zhang Y, et al. Association between the use of a stylet in endotracheal intubation and postoperative arytenoid dislocation: a case-control study. BMC Anesthesiol, 2018, 18 (1): 59.

[34] 赵桂华，翟晶雯，徐江叶，等. 全麻患者气管插管套囊压力和术后气道并发症的现况调查及影响因素分析. 临床麻醉学杂志，2018，34（8）：733-738.

[35] 杨扬，陈觅，史静，等. 改良甲颏高度预测困难喉镜显露的准确性. 中华麻醉学杂志，2018，38（4）：466-469.

[36] 杨芳芳，王茗芳，王斌，等. LEMON 法预测患者困难气道的临床效果. 临床麻醉学杂志，2018，34（4）：331-335.

[37] 董俊莉，金泉英，朱昌娥. 气管导管套囊内注射碱化利多卡因对患儿气管拔管反应的影响. 中华麻醉学杂志，2018，38（4）：399-402.

第二节 麻醉维持

麻醉维持是麻醉医师关注的重点问题，适宜的麻醉维持方法和合理的麻醉管理策略才能保证麻醉工作的安全，也才能有助于改善患者的预后及转归。2018 年度有关麻醉维持的研究内容主要涉及麻醉维持方法、通气管理、液体治疗、血液保护和凝血功能调控、麻醉与肿瘤、麻醉与睡眠、麻醉和中医学以及麻醉相关不良反应等方面。

一、麻醉维持方法

（一）一般麻醉方法

麻醉维持方法按照选用的全身麻醉药物可分为静脉麻醉、吸入麻醉和静脉-吸入复合麻醉，临床工作中具体依据手术类型和患者状况等选择适当的麻醉方法。许丽明等[1]评价低流量七氟烷麻醉对患者术后早期肾功能的影响。该研究选取择期全身麻醉下行非泌尿系统手术患者 60 例，ASA Ⅰ级或Ⅱ级，年龄 18~64 岁，预计手术时间＞4 h，随机分为 2 组：中等流量组（Ⅰ组，$n=30$）和低流量组（Ⅱ组，$n=30$）。采取咪达唑仑、舒芬太尼、丙泊酚和苯磺酸顺阿曲库铵行诱导麻醉，气管插管后行机械通气，以纯氧为载体，氧流量 4~5 L/min，吸入七氟烷 10~15 min，随后将氧流量降为 2 L/min（Ⅰ组）和 0.5 L/min（Ⅱ组），维持 $PetCO_2$ 为 35~45 mmHg，吸入七氟烷呼气末浓度 2.0%~2.4%，静脉输注瑞芬太尼和苯磺酸顺阿曲库铵，间断静脉注射舒芬太尼或丙泊酚维持麻醉。分别于不同时间点留取血标本和尿标本，比较两组患者血清氟离子浓度、血肌酐（Cr）、尿素氮（BUN）和胱抑素 C（Cys-c）及血清、尿 $β_2$-微球蛋白的浓度。研究结果显示，与Ⅰ组比较，Ⅱ组患者各时间点血清氟离子浓度均升高，部分时间点血清 Cr、BUN、血清和尿 $β_2$-MG 浓度升高，血清 Cys-C 浓度升高，尿 $β_2$-MG 浓度升高。该研究结论为低流量七氟烷麻醉对患者术后早期肾功能无明显影响。田英杰等[2]观察丙泊酚和七氟烷对单肺通气患者氧化应激反应的影响。该研究选取择期行胸腔镜肺叶切除术的肺癌患者80例，年龄42~53岁，体重52~83 kg，ASA Ⅰ级或Ⅱ级，随机分为2组：丙泊酚组（$n=40$）和七氟烷组（$n=40$）。麻醉维持方法分别为丙泊酚组患者静脉输注丙泊酚4~10 mg/（kg·h），七氟烷组吸入1%~3%七氟烷。术后24 h时测定用力呼气容积、用力肺活量、FEV_1、用力呼气容积/用力肺活量和最高呼气流速，肘正中静脉取血检测血浆MDA、CAT和SOD水平，采用Western blotting法检测含NOX2和NOX4亚基NADPH氧化酶、SP-D和CC16的表达。该研究结果显示，与七氟烷组比较，丙泊酚组患者用力呼气容积、用力肺活量、FEV_1、用力呼气容积/用力肺活量、最高呼气流速、血浆SOD和CAT活性升高，MDA浓度降低，含NOX2和NOX4亚基NADPH氧化酶和SP-D表达下调，CC16表达上调，最后结论为丙泊酚对单肺通气患者肺功能保护效果优于七氟烷，与抑制氧化应激反应程度不同有关。Ji等[3]评估不同麻醉维持方法是否有助于缓解开腹胃癌根治术患者的术后疼痛程度。该研究纳入行开腹胃癌根治术患者60例，随机分为丙泊酚组（$n=30$）和七氟烷组（$n=30$）。所有患者采取术中靶控输注丙泊酚或吸入七氟烷的麻醉维持方法，维持BIS在40~60，术后均采用标准化多模式镇痛方案。分别评估血流动力学指标、疼痛评分、阿片类药物用量、不良反应及术后1个月和3个月慢性疼痛的发生率。研究结果显示，所有患者术后疼痛均得到满意控制，丙泊酚组术后48 h的静息和咳嗽时VAS评分低于七氟烷组，但两组间不良反应和术后慢性疼痛的发生率没有差异。该研究的结论为选择丙泊酚麻醉的患者术后早期的镇痛效果会更好。刘佳等[4]观察丙泊酚与七氟烷两种麻醉方法对行胸腺切除术的老年重症肌无力（myasthenia gravis，MG）患者术中及术后相关临床指标的影响。该研究选取行胸腺切除术的老年MG患者59例，根据麻醉方法分为丙泊酚组及七氟烷组。分别评价两组气管插管优良率、血流动力学变化、血气分析、麻醉时间、手术时间、手术当天是否拔管、术后麻醉相关并发症等指标，得出结论为采用丙泊酚或七氟烷均可在不使用肌松药的情况下对行胸腺切除术的老年MG患者进行安全有效的麻醉，但七氟烷对患者术后自主呼吸功能的恢复更有帮助。

麻醉医师在"舒适化诊疗"中具有重要地位。Quan等[5]观察咪达唑仑联合舒芬太尼相较于联合羟考酮对肝硬化合并食管静脉曲张患者接受内镜下硬化剂注射治疗（endoscopic injection sclerotherapy，EIS）的麻醉疗效。该研究将行EIS治疗的肝硬化患者分为两组：咪达唑仑/舒芬太尼组（$n=63$）和咪达唑仑/羟考酮组（$n=64$）。研究的主要观察指标为术中低氧血症发生率，次要观察指标为术中体动反应、镇痛补救、镇静补救、术后不良反应（肌阵挛、恶心、呕吐、头晕和嗜睡）以及医师和患者对术后镇痛的满意度。通过比较两组患者的主要观察指标和次要观察指标，得出结论为咪达唑仑复合羟考酮可为EIS患者提供更为满意的麻醉和镇痛，具有术中低氧血症发生风险低、镇痛和镇静等补救措施更少的优势。Niu等[6]观察丙泊酚用于预防和治疗剖宫产患者分娩后恶心、呕吐的作用。该研究纳入了腰硬联合麻醉下接受剖宫产手术的产妇80例，随机分为两组：试验组（$n=40$），在夹闭脐带后靶控输注丙泊酚，其血浆浓度为1 μg/ml；对照组（$n=40$），在夹闭脐带后输注等量生理盐水。术中分别观察患者分娩后恶心呕吐发生率、镇吐药物补救、BIS值、镇静评分和低血压的发生率。术后分别评估患者和医师满意度及新生儿行为神经学表现。通过比较术中及术后的各观察指标，该研究得出结论为丙泊酚可降低患者恶心的发生率，但不改善呕吐的发生率。丙泊酚对于呕吐患者具有治疗作用，也会提高医师和患者的满意度，也不会对血压和新生儿行为神经学造成不利影响。

（二）麻醉深度监测

准确的评估麻醉深度是临床麻醉的重要内容，有研究显示基于样本熵（sample entropy，SampEn）的监测方法比 BIS、状态熵和反应熵等更好地反映患者意识状态的改变。付阳等[7]观察基于 SampEn 的麻醉深度指数（depth of anesthesia index，Ai）在全凭静脉麻醉中反映意识状态的情况。该研究将 Ai 和 BIS 的电极片随机贴于同一患者前额左、右两侧。靶控输注丙泊酚以每分钟增加 0.5 mg/L 的速度增加直至患者意识消失（loss of consciousness，LOC）。记录麻醉诱导和麻醉苏醒过程中丙泊酚效应室浓度（Ce）、Ai 和 BIS 数值并比较分析。结果显示 LOC 时 Ai 为 61±12、BIS 为 62±11，LOC 后 1 min 内 Ai 减少 15.0%、BIS 减少 9.3%；意识恢复（ROC）时 Ai 为 74±14、BIS 为 76±8，ROC 后 1 min 内 Ai 增加 15.0%、BIS 增加 7.0%。95%LOC 时 Ai 为 48.3、BIS 为 52.3；5%ROC 时 Ai 为 55.7、BIS 为 63.1。该研究的结论是 Ai 和 BIS 在判断麻醉深度上没有差别，但在意识的变化过程中，Ai 的改变比 BIS 更明显，更能反映意识的改变。

（三）右美托咪定的临床应用

右美托咪定具有多种药理学特性，在麻醉学领域应用广泛。Wang 等[8]观察右美托咪定气管内给药对妇科腹腔镜手术患者全身麻醉恢复的影响。该研究纳入接受择期妇科腹腔镜手术的患者 90 例，年龄 18~60 岁，体重 40~80 kg，ASA Ⅰ级或Ⅱ级。所有患者随机分为 3 组：气管内注射右美托咪定组（DT 组）、静脉注射右美托咪定组（DV 组）和静脉注射生理盐水组（CON 组）。主要观察指标为患者术后的咳嗽程度，次要观察指标为睁眼时间、拔管时间、术后 VAS 评分和 Steward 评分。研究结果显示 DT 组和 DV 组患者咳嗽发生率均低于 CON 组，且 DT 组患者的睁眼时间和拔管时间均短于 DV 组。DT 组患者早期的全身麻醉恢复质量更佳，患者也经历更少的痛苦。此外，右美托咪定气管内给药还有助于提高患者血流动力学的稳定性且没有明显的不良反应。该研究结论为右美托咪定气管内给药有助于妇科腹腔镜手术患者的麻醉恢复。Mei 等[9]观察右美托咪定和丙泊酚对接受髋关节置换老年患者术中镇静效果的比较。该研究选择行全髋关节置换术的老年患者（≥65 岁），麻醉方式为腰骶丛阻滞+T_{12}椎旁阻滞，术中联合丙泊酚或右美托咪定进行镇静。该研究以术后谵妄的发生率为主要观察指标，还比较术后认知功能障碍发生率、下床活动时间、出院时间和术后 30 d 的并发症。共计 296 例患者随机接受丙泊酚或右美托咪定镇静，使用右美托咪定镇静的患者术后谵妄和术后认知功能障碍发生率较低，并且下床时间和出院时间更早。而两组患者术后并发症发生率的差异没有统计学意义，该研究结论为右美托咪定镇静效果优于丙泊酚。Lu 等[10]评估右美托咪定和瑞芬太尼联合用药在经内镜逆行胰胆管造影（endoscopic retrograde cholangio-pancreatography，ERCP）清醒镇静中的麻醉效果和安全性。该研究选取 189 例患者随机分为咪达唑仑组和右美托咪定组，咪达唑仑组患者静脉注射咪达唑仑 0.05 mg/kg，右美托咪定组患者静脉泵注负荷量右美托咪定 1 μg/kg，随后两组患者均泵入瑞芬太尼。分别记录患者的循环和呼吸指标的变化、Ramsay 镇静评分、VAS 评分、不良反应、恢复时间和出室时间及医师和患者的满意度。结果显示，右美托咪定组患者的满意度更高，而咪达唑仑组患者低氧血症发生率高，手术时间也更长。该研究的结论为右美托咪定复合瑞芬太尼可作为 ERCP 安全有效的麻醉方法。Qiu 等[11]观察右美托咪定治疗瑞芬太尼诱导的痛觉过敏与性别差异的关系。该研究纳入择期接受甲状腺手术的患者48例,ASA Ⅰ级或Ⅱ级,其中男性24例,女性24例。将患者随机分为6组:男性对照组(MC)、女性对照组(FC)、男性低剂量右美托咪定组(MD1)、女性低剂量右美托咪定组(FD1)、男性高剂量右美托咪定组(MD2)和女性高剂量右美托咪定组(MD2),每组8例。研究结果显示,VAS评分与其他同性别组相比,MC组和FC组吗啡给药频率明显增高。低剂量和高剂量的右美托咪定均显著降低瑞芬太尼导致的痛觉过敏而增强的术后疼痛强度和吗啡用量增多的风险。该研究结论为右美托咪定预防痛觉过敏的这种药理药效在性别间无显著差异。李岩等[12]*评价不同剂量右美托咪定对肩关节镜手术肌间沟入路臂丛神经阻滞效果的影响。选择90例择期行肩关节镜手术患者,随机分为3组:R组($n=30$)为对照组;D1组($n=30$)为静脉输注右美托咪定0.2 μg/(kg·h);D2组($n=30$)为静脉输注右美托咪定0.7 μg/(kg·h)。超声引导下行肌间沟臂丛阻滞,注入0.375%罗哌卡因10 ml,评价臂丛阻滞效果后进行全身麻醉。D1组和D2组先静脉输注右美托咪定1.0 μg/kg,10 min内输注完毕后分别以0.2 μg/(kg·h)和0.7 μg/(kg·h)持续输注至手术结束前30 min停药。记录各组臂丛阻滞的镇痛持续时间、感觉阻滞持续时间、术后首次疼痛时VAS评分、24 h内补救镇痛次数,同时记录各组给予右美托咪定前(T0)、给药后10 min(T1)、给药后30 min(T2)、停药时(T3)、术毕时(T4)及气管拔管时(T5)的血压和心率。结果显示,与R组相比,D1组和D2组的镇痛持续时间和感觉阻滞持续时间显著延长($P<0.01$),但D1和D2组之间差异无统计学意义($P>0.05$);D1组和D2组T1~T5各时点的心率、收缩压明显降低($P<0.01$)。与D1组比较,D2组低血压和心动过缓的发生率差异有统计学意义($P<0.05$)。该研究结论为静脉输注右美托咪定可延长臂丛神经阻滞的效果,低剂量右美托咪定安全性更高,临床效果更佳。

(四)外周神经阻滞复合麻醉的临床应用

全身麻醉复合外周神经阻滞会减少全身麻醉药物的用量,提高麻醉的安全性,有利于患者术后的早期康复。王蕾等[13]*观察胸椎旁神经阻滞联合全身麻醉对乳腺癌手术患者术后早期康复的影响。该研究纳入择期行乳腺癌手术的患者201例,年龄18~69岁,BMI<35 kg/m²,ASA Ⅰ级或Ⅱ级,随机分为两组:全身麻醉组(GA组,$n=102$)和胸椎旁神经阻滞联合全身麻醉组(TGA组,$n=99$)。TGA组术前30 min在超声引导下行胸椎旁神经阻滞,T1~5每个穿刺点注射0.75%罗哌卡因5 ml。所有患者静脉注射芬太尼、丙泊酚和罗库溴铵进行麻醉诱导,GA组吸入七氟烷,TGA组靶控输注丙泊酚,均间断静脉注射芬太尼和罗库溴铵行麻醉维持,维持BIS值40~60。分别记录术后疼痛程度、补救镇痛、恶心、干呕或呕吐和术后早期康复质量。研究结果显示,TGA组术后康复质量评分升高,术后恶心发生率降低。该研究结论认为相对于单纯全身麻醉而言,胸椎旁神经阻滞联合全身麻醉用于乳腺癌手术患者,有利于术后早期康复。王强等[14]观察竖脊肌平面阻滞(erector spinae plane block,ESPB)联合全身麻醉用于胸腔镜肺癌根治术的麻醉效果。该研究纳入择期行胸腔镜肺癌根治术的患者40例,年龄30~64岁,BMI 18~24 kg/m²,ASA Ⅰ级或Ⅱ级,随机分为两组:ESPB联合全身麻醉组(EG组,$n=20$)和全身麻醉组(G组,$n=20$)。EG组诱导前行ESPB,20 min后确定阻滞效果。采用静脉注射咪达唑仑、丙泊酚、舒芬太尼和顺阿曲库铵进行麻醉诱导,七氟烷和瑞芬太尼维持麻醉,维持BIS值40~60。术毕行患者静脉自

控镇痛（patient controlled intravenous analgesia，PCIA），静脉注射氟比洛芬酯 100 mg 进行补救镇痛，维持 VAS 评分≤3 分。记录术中麻醉药用量、苏醒时间、拔管时间，记录术后 48 h 内不良反应发生情况、住院时间、补救镇痛情况以及患者对术后总体镇痛效果的满意度评分。通过比较围术期各指标的比较，该研究结论为 ESPB 联合全身麻醉用于胸腔镜肺癌根治术可减少围术期阿片类药物用量，有助于改善患者预后。Zhong 等[15]观察髂筋膜阻滞联合喉罩全身麻醉在儿童股骨手术中的临床应用。该研究选择 80 例接受股骨手术的患儿，随机接受髂筋膜阻滞联合喉罩全身麻醉（试验组）和单纯的气管插管全身麻醉（对照组），所有患儿吸入七氟烷和氧化亚氮维持麻醉。分别记录术中血流动力学指标、术后疼痛程度、拔管时间、恢复室停留时间和麻醉相关不良反应。研究结果显示，相较于对照组，试验组患儿术中血流动力学平稳，术后疼痛程度轻，拔管时间和恢复室停留时间短，麻醉相关不良反应发生风险也低，该研究结论为髂筋膜阻滞联合喉罩全身麻醉可以作为患儿接受股骨手术时一种适宜的麻醉方法。Zheng 等[16]观察腹横肌平面阻滞（transversus abdominis plane，TAP）在结直肠手术加速康复外科（enhanced recovery after surgery，ERAS）中的应用。该研究选择 80 例结直肠癌行手术治疗的患者，随机分为 4 组：帕瑞昔布组，术前注射帕瑞昔布联合术后 PCIA；TAP 组，TAP 联合术后 PCIA；帕瑞昔布＋TAP 组，术前注射帕瑞昔布、TAP 联合术后 PCIA；对照组，单纯采用术后 PCIA。分别记录 VAS 评分、手术时间、下床时间、排气时间、住院时间和并发症的发生情况。研究结果显示，帕瑞昔布＋TAP 组患者的下床时间、排气时间和住院时间均短于其他组，对照组的并发症发生风险高于其他组。该研究结论为联合使用帕瑞昔布、TAP 和 PCIA，可以显著缓解结直肠癌患者的术后疼痛，有利于加速术后康复。

二、通气管理

王婷等[17]评价手法复张的肺保护性策略对于多模式监测下机器人辅助腹腔镜前列腺癌根治术患者肺功能的影响。该研究选取 120 例择期行机器人辅助腹腔镜下前列腺癌根治术的患者，ASA Ⅰ～Ⅲ级，随机分为 4 组（每组 30 例）：多模式监测＋手法复张组（Mm 组）、多模式监测组（M 组）、常规麻醉＋手法复张组（m 组）和常规麻醉组（C 组）。Mm 组和 M 组以 BIS 值 45～55 为目标靶控输注丙泊酚，用肌松监测仪闭环输注顺阿曲库铵，用 Vigileo 监测调控液体输注；m 组和 C 组根据麻醉经验进行麻醉深度的维持和管理。M 组和 C 组维持气道峰压（peak airway pressure，P_{peak}）≤ 30 cmH_2O 和 $PetCO_2$ 35～40 mmHg。Mm 组和 m 组从建立气腹后，每 30 分钟行手法肺复张 1 次，直至术毕。分别于麻醉诱导前（T1）、插管后 15 min（T2）、气腹后 10 min（T3）、气腹后 30 min（T4）、Trendelenburg 体位 60 min（T5）、气腹停止后 10 min（T6）及拔管后 5 min（T7），采集桡动脉血行血气分析，并记录相应时间点 P_{peak}、气道平台压（airway platform pressure，P_{plat}）、$PetCO_2$、呼气末正压（end-expiratory positive pressure，PEEP）和潮气量（tidal volume，V_T），计算各时间点动态肺顺应性（dynamic lung compliance，C_{dyn}）、呼吸指数（spiro-index，RI）、死腔率（dying cavity rate，V_D/V_T）、氧合指数（oxygenation index，PaO_2/FiO_2）和肺泡－动脉血氧分压差（alveolar arterial PO_2 difference，$A-aDO_2$）。研究结果显示，T3、T4 时 Mm 组、m 组 P_{peak} 较 M 组、C 组更稳定；T3、T5 时 Mm、m

组 P_{plat} 较 M 组、C 组更稳定；Mm、m 组在 T5～T7 时 PaO_2/FiO_2 较 M 组、C 组升高；在 T4、T5、T7 时 A-aDO_2、RI 较 M 组、C 组降低；在 T4～T6 时 C_{ydn} 较 M 组、C 组升高。该研究结论是手法复张的肺保护性通气策略可以改善多模式监测下机器人辅助腹腔镜前列腺癌根治术患者术中肺功能。Li 等[18]观察吸入 N-乙酰半胱氨酸（N-acetylcysteine，NAC）对肝移植患者肺功能的影响。该研究选取 60 例肝移植患者随机分为两组，每组 30 例。分别在术前 30 min 和肝再灌注后 3 h 吸入 NAC（NAC 组）或无菌注射用水（对照组）。分别比较两组患者的术后肺部并发症的发生率、生存率和生物标记物（TNF-α、IL-8、CC16、ICAM-1、SOD）等指标，得出结论为吸入 NAC 可以降低肝移植患者术后早期的肺部并发症，降低有害生物标记物的水平，并改善患者转归。Liu 等[19]观察肺保护性通气策略在合并冠心病肺癌患者接受胸腔镜下肺癌切除术中的应用。该研究选取合并冠心病行胸腔镜下肺癌切除术的肺癌患者 60 例，随机分为常规通气组（C 组，$n=30$）和保护性通气组（P 组，$n=30$）。C 组通气参数设置为 V_T 10 ml/kg，PEEP 0～20 cmH_2O；P 组通气参数设置为 V_T 6 ml/kg，PEEP 6 cmH_2O，通过比较主要观察指标（TNF-α、IL-6、IL-8、CRP）和次要观察指标（呼吸力学及血流动力学指标）得出结论为合并冠心病的肺癌患者接受胸腔镜下肺癌切除术中，肺保护性通气策略可以有效降低气道阻力，改善肺的动态顺应性和 PaO_2，以及降低 IL-6 和 CRP 的水平。Wei 等[20]观察重复肺复张（alveolar recruitment maneuver，ARM）伴有或不伴有 PEEP 的通气策略在减肥手术中的应用。该研究纳入择期行腹腔镜胃袖状切除的肥胖（BMI>40 kg/m^2）患者 36 例，随机分为 3 组，每组 12 例。对照组：术中不采用 ARM 通气策略；ARM+ZEEP 组：术中每 30 分钟重复实施 ARM 通气策略，不给予额外 PEEP；ARM+PEEP 组：术中每 30 分钟重复实施 ARM 通气策略，给予额外 8 cmH_2O 的 PEEP。分别比较 3 组患者的动脉氧合、呼吸力学、血流动力学和术后结局等指标，得出结论为重复 ARM 伴有或不伴有 PEEP 的通气策略均能改善术后早期患者的氧合功能、缩短拔管时间。而重复 ARM 不伴有 PEEP 的通气策略可以有效地降低气道压力，维持更稳定的血流动力学状态。Zhu 等[21]回顾性分析重度气管狭窄患者行急诊气管支架置入术的通气策略和麻醉管理。该研究回顾 22 例严重气管狭窄急诊行内镜下气管支架置入术患者的临床资料，评估依据气管狭窄原因和部位实施个体化通气策略和体外膜肺氧合（extracorporeal membrane oxygenation，ECMO）技术的有效性和安全性。所有患者术中均成功地实施通气，其中 ECMO 应用于 5 例气管中段狭窄的患者，该部分患者均不能耐受常规气管插管；喉罩通气用于 5 例上段气管狭窄的患者；带套囊的气管导管用于 8 例下段气管狭窄的患者；硬质支气管镜低频喷射通气用于 4 例中、下段气管狭窄的患者。当采用喉罩或带套囊的气管导管通气时，患者均出现 $PaCO_2$ 明显增高，但手术过程中无缺氧发生。该研究的结论是对于严重气管狭窄患者，有效气道的建立是基于气管狭窄的部位、原因和严重程度等而确定，若预估患者不能耐受常规气管插管或喷射通气，则可以考虑 ECMO 技术。

三、液体治疗

液体治疗在麻醉维持过程中占有重要地位。丁妮等[22]探讨每搏量变异度（stoke volume variation，SVV）指导的目标导向液体治疗（goal-directed fluid therapy，GDFT）对胃肠道肿瘤手术患者胃肠功能的影响。该研究选取择期行胃肠道肿瘤根治术的患者 60 例，男 31 例，女 29 例，年龄60～85岁，ASA Ⅱ级或Ⅲ级，随机将患者分为以中心静脉血氧饱和度（$ScvO_2$）指导的液体治疗组（C组，$n=30$）和以SVV指导的目标导向液体治疗组（G组，$n=30$）。分别比较两组患者的动、静脉血气结果、乳酸、脂多糖（LPS）、降钙素原（PCT）、晶体液量、胶体液量、总液量、出血量、腹腔冲洗液量、多巴胺使用率以及患者术后PACU停留时间、术后排气、进食和住院时间等。该研究得出的结论是对于行胃肠道肿瘤手术患者，采用以SVV指导的目标导向液体治疗更有利于维持患者的酸碱平衡，降低感染的发生率，促进术后胃肠功能的恢复，减少住院时间。Jin等[23]也观察GDFT在择期胃肠道手术患者液体治疗中的临床应用价值。该研究分为三阶段进行，第一阶段时长为5个月，回顾性收集并分析接受常规液体管理患者的围术期数据；第二阶段时长为1个月，培训研究人员熟悉并掌握GDFT方案；第三阶段时长为5个月，按照GDFT方案收集患者的围术期数据。通过比较主要研究指标（术后30 d并发症的发生率）和次要研究指标（住院费用、住院时间和术后30 d死亡率），得出结论为GDFT液体治疗方案可以降低胃肠手术患者术后并发症的发生风险，但并不增加住院费用。Wang等[24]*观察人工胶体液替代新鲜冷冻血浆在患儿体外循环手术中应用的可行性，并探寻与术后胸腔引流相关的因素。该研究回顾性分析2013年1月至2014年4月间体外循环下接受心脏手术的患儿1164例，所有患儿（婴儿和儿童）体外循环管路分别使用明胶或血浆作为预充液，记录两种预充液对患儿术后凝血功能（凝血药物、胸腔引流和输血需求）、恢复指标（机械通气时间、ICU停留时间和住院时间）以及住院期间死亡率和并发症的影响，多元线性回顾分析术后胸腔引流相关的危险因素。研究结果显示，选用明胶或血浆为体外循环管路的预充液的两组患儿术后并发症和死亡率的差异无统计学意义。在婴儿患者，相较于血浆，以明胶为预充液术后胸腔引流量会增加，但是输血需求减少，气管插管的带管时间和住院时间等指标也下降；而在儿童患者，以明胶为预充液，则仅表现为术后输血需求减少。进一步的多元线性回归分析显示影响患儿心脏术后胸腔引流量的独立危险因素为预充液的类型（$\beta=1.941$，95%CI 1.057～2.823，$P<0.001$）、体外循环时间（$\beta=0.024$，95%CI 0.013～0.036，$P<0.001$）和患儿的年龄（$\beta=-0.257$，95%CI -0.422～-0.090，$P=0.002$）。最后该研究结论认为接受择期心脏手术的普通患儿选择明胶作为体外循环管道的预充液是可行的。Zhu等[25]观察急性超容量液体填充（acute hypervolemic fluid infusion，AHFI）技术对老年患者手术期间内脏灌注的影响。该研究选取择期腹腔镜下结直肠手术的老年患者70例，随机分为乳酸林格液组（R组）、琥珀酰明胶组（G组）和高渗氯化钠羟乙基淀粉组（H组）。麻醉诱导完成后30 min，患者分别接受3种液体的目标输注剂量，分别记录血流动力学指标、动脉血气和胃黏膜$PaCO_2$。研究结果显示，3组患者的胃黏膜-动脉CO_2分压差是先逐渐降低后又逐渐升高，胃黏膜pH在CO_2气腹建立后逐渐降低。该研究得出结论为琥珀酰明胶（12 ml/kg）的AHFI可以改善接受腹腔镜手术治疗结直肠癌老年患者的内脏灌注，即使是长时间的气腹（60 min）后仍保持良好的内脏灌注。

四、血液保护和凝血功能调控

自体血回输技术广泛应用于出血量大的手术中，但其在剖宫产手术中的应用多持谨慎态度。Yan等[26]*评价剖宫产术中针对出血高风险产妇实施术中目标导向血液回输技术的安全性。该研究纳入妊娠>28周接受剖宫产手术的所有产妇。应用中断时间序列分析的方法对实施术中回收式自体输血前（2010年1月至2012年8月，11 322例患者）和实施回收式自体输血后（2012年9月至2015年6月，17 456例患者）的输血状况进行对比研究。在研究项目实施后，对临床考虑输血可能性大的产妇实施术中自体血回收1601例（9.2%）。研究的主要观察指标为异体浓缩红细胞的月输注率和急性不良输血反应发生率。研究结果显示，在目标导向血液回输项目实施前后异体浓缩红细胞的月输注率为2.7%±0.9%和2.2%±0.7%，差异无统计学意义（$P=0.22$）；异体浓缩红细胞的人均月输注量为（4.1±0.4）U和（3.9±0.9）U，差异也无统计学意义（$P=0.69$）。在目标导向血液回输项目实施后，术中异体浓缩红细胞的月输注率降低（$P=0.03$），然而产后异体浓缩红细胞的月输注率没有变化（$P=0.56$）以及急性不良输血反应的发生率也没有变化（$P=0.55$）。通过比较异体红细胞月输注率和急性输血反应发生率的差异，该研究结论为术中目标导向血液回输技术显著降低剖宫产患者术中异体浓缩红细胞的输注需求，但对于术后异体红细胞输注量无影响，也未改变整个围术期（术前除外）的异体红细胞输注需求。同时该研究未发现自体血回输相关不良反应，也证实该技术在剖宫产术中应用的安全性。韩侨宇等[27]观察CO_2气腹在腹腔镜手术中对术野回收自体血携氧功能和电解质的影响。该研究选取2016年5月至2017年8月择期行CO_2气腹手术（CP组，腹腔镜肝血管瘤手术）和非CO_2气腹手术（NCP组，脊柱手术）的患者各20例，男性18例，女性22例，年龄27~79岁，BMI 21.64~24.46 kg/m^2，ASA Ⅰ级或Ⅱ级。两组患者均采用全身麻醉，术中监测HR、NBP、IBP、SpO_2、ECG、$PetCO_2$、CVP、BIS和体温，采集术野区出血并回输。分别检测两组患者储血器过滤前1 min（过滤前1 min）、储血器过滤后1 min（过滤后1 min）、回输洗涤血前10 min（回输前10 min）和回输洗涤血后10 min（回输后10 min）各血样的pH、PCO_2、PO_2、SO_2、Hct、Hb、Lac和Na^+、K^+、Ca^{2+}、Cl^-、Mg^{2+}等电解质浓度，并记录患者手术时间、血液离体时间、出血总量、回收和回输血液总量。研究结果显示，与过滤前1 min和过滤后1 min比较，CP组回输前10 min和回输后10 min pH、PO_2、SO_2明显升高；NCP组回输前10 min和回输后10 min pH明显降低，PCO_2和PO_2明显升高。与NCP组比较，CP组过滤前1 min和过滤后1 min pH、PO_2和SO_2明显降低，PCO_2明显升高。与过滤后1 min比较，CP组过滤前1 min、回输前10 min和回输后10 min Na^+和Cl^-浓度明显降低，K^+、Ca^{2+}和Mg^{2+}浓度明显升高；NCP组回输前10 min和回输后10 min Na^+和Cl^-浓度明显降低，K^+、Ca^{2+}和Mg^{2+}浓度明显升高。得出结论为CO_2气腹手术回收自体血过酸，携氧较低，回输后改变患者酸碱平衡，增加酸中毒风险，临床应用价值有待进一步探讨。Wang等[28]评估不同失血量的不停搏冠状动脉旁路移植（off-pump coronary artery bypass grafting，OPCABG）患者术中使用血液回收技术的安全性、有效性和成本效益。该研究回顾性分析321例接受OPCABG患者的临床资料，依据失血量将接受术中血液回收（intraoperative blood salvage，IBS）和同种异体血（allogeneic blood，AB）治疗的患者进行分组，当失血量为400~600 ml时，分为IBS1组和AB1组；当失血量为600~1000 ml时，分为IBS2组和AB2组；当失血量为1000~1500 ml时，分为IBS3组和AB3组。分别记录患者术中和术后的状况、输血量、临床和血液学结果及输血费用。研究结果显示，同种异体红细胞的输注量IBS组显著低于AB组。此外，IBS3组患者术后24 h引流量和术后2 d白细胞计数均高于AB3组。该研究的结论为：当OPCABG失血量为 600～1000 ml 时，IBS 可以显著降低对同种异体血的需求，并且表现出较好的成本效益。氨甲环酸（tranexamic acid，TXA）临床应用广泛，人们普遍认为其可以减少外科大手术的失血量。Hui 等[29]系统性回顾分析氨甲环酸用于脊柱外科手术在血液保护及节省手术时间中的作用。该研究利于 Medline 和 Embase 数据库检索 2000 年 1 月至 2017 年 3 月发表的相关文献，评价指标包括术中、术后和围术期失血量，异体血输血率，自体血输血量，手术时间和术后血栓事件。共纳入 18 项 RCT 研究和 18 项非 RCT 研究，涉及 2572 例患者，比较静脉注射氨甲环酸与安慰剂或非治疗组的疗效，得出结论为静脉注射氨甲环酸是血液保护和节省脊柱外科手术时间的重要措施。大剂量氨甲环酸可以显著降低围术期异体血输注率和节省手术时间，而小剂量氨甲环酸未表现出上述优势。未来仍需要前瞻性研究确定氨甲环酸的最佳给药剂量和验证其使用过程中的安全性。

五、麻醉与肿瘤

有研究显示，以丙泊酚为基础的全凭静脉麻醉（total intravenous anesthesia，TIVA）对肿瘤患者预后的影响要优于七氟烷为基础的吸入麻醉（inhalational anesthesia，INHA）。Zheng 等[30]探讨接受胃癌切除术患者麻醉方法选择和长期生存率之间的关系。该研究回顾性分析 2007—2012 年当地接受胃癌切除术的患者，所有患者麻醉方法为 TIVA 或 INHA，术后接受 PCIA 72～120 h。在研究期间有 2856 例患者采用 TIVA 或 INHA，采用倾向性评分匹配后，每组 897 例。Kaplan-Meier 生存分析显示 TIVA 的使用与胃癌患者术后生存率提高密切相关，单因素分析结果显示 TIVA 与患者术后死亡相关（RR 0.67，95%CI 0.58～0.77）；多因素分析结果也表明 TIVA 与患者术后死亡密切相关（RR 0.65，95%CI 0.56～0.75）。除了麻醉方式的影响，肿瘤分期和分化程度也与患者术后生存率相关。该研究结论为在行胃癌切除术的患者中，TIVA 可能与患者术后生存率提高有关。Huang 等[31]*观察肺癌手术治疗患者术后长期生存的预测因素。该研究回顾性分析 2006 年 1 月至 2009 年 12 月接受手术治疗的非小细胞肺癌患者，共计 588 例患者完成术后随访，中位随访时间为 5.2［四分位数间距（IQR）2.0～6.8］年。该研究的主要观察指标为患者的术后存活时间，随访结束时有 291 例患者（49.5%）存活，中位生存期 64.3［（IQR）28.5～48.6］个月，术后 1 年、3 年和 5 年患者的总体生存率分别为 90.8%、70.0% 和 57.1%。研究结果显示，局部切除（RR 1.46，95%CI 1.08～1.98，P=0.013）和肿瘤的瘤体大（RR 1.29，95%CI 1.17～1.42，P<0.001）与患者术后生存期短相关；而体重质量指数高（RR 0.82，95%CI 0.69～0.97，P=0.021）、肿瘤分化程度高（RR 0.59，95%CI 0.37～0.93，P=0.024）、纵隔淋巴结清扫（RR 0.45，95%CI 0.30～0.67，P<0.001）和术中使用地塞米松（RR 0.70，95%CI 0.54～0.90，P=0.006）与患者术后长期生存相关。氟比洛芬酯的使用与患者术后长期生存无关（RR 0.80，95%CI 0.62～1.03，P=0.086），然而，氟比洛芬酯和地塞米松联合使用与患者术后长期生存有关（与未使用两种药物相比，调整后 RR 0.57，95%CI 0.38～0.64，P=0.005）。最后，该研究结论为围术期地塞米松和氟比洛芬酯的使用可以改善非小细胞肺癌患者手术后的长期生存。但考虑到研究的样本量较小，应谨慎看待上述发现，并需要进一步的随机临床研究进行验证。Fu 等[32]观察麻醉方法对行肺癌根治术患者免疫功能的影响。该研究选择行肺癌根治术的患者 122 例，随机分为联合麻醉组（静脉麻醉＋硬膜外麻醉）和静脉麻醉组（单纯静脉

麻醉），每组 61 例。分别于麻醉前（T0）、麻醉后（T1）、手术开始后（T2）、术后 24 h（T3）和术后 72 h（T4）检测 $CD3^+$、$CD4^+$ 和 $CD4^+CD25^+$ 的水平。研究结果显示，联合麻醉组在 T1、T2、T3 和 T4 时 $CD3^+$、$CD4^+$ 和 $CD4^+CD25^+$ 的水平均高于静脉麻醉组。麻醉后两组患者的 $CD3^+$、$CD4^+$ 和 $CD4^+CD25^+$ 的水平均出现下降，在 T1 和 T2 时 $CD3^+$、$CD4^+$ 和 $CD4^+CD25^+$ 的水平均低于 T0，且 T2 低于 T1。在 T3 后，两组患者的 $CD3^+$、$CD4^+$ 和 $CD4^+CD25^+$ 的水平开始升高，T3 和 T4 时 $CD3^+$、$CD4^+$ 和 $CD4^+CD25^+$ 的水平均高于 T1 和 T2，且 T4 高于 T3，但是，T3 和 T4 时 $CD3^+$、$CD4^+$ 和 $CD4^+CD25^+$ 的水平低于 T0。该研究结论为静脉麻醉联合硬膜外麻醉相较于单纯的静脉麻醉可更好地维持稳定的免疫状态。血管内皮生长因子（vascular endothelial growth factor，VEGF）和转化生长因子-β（transforming growth factor-β，TGF-β）参与肿瘤的生长和转移，研究表明丙泊酚具有抗血管生成作用，而七氟烷则具有促血管生成作用。Yan 等[33] 观察丙泊酚/瑞芬太尼全凭静脉麻醉和七氟烷吸入麻醉对乳腺癌患者的 VEGF-C 和 TGF-β 及无瘤生存率的影响。该研究募集 80 例接受乳腺癌切除术的女性患者，随机分为七氟烷吸入麻醉组（SEV 组）和丙泊酚/瑞芬太尼全凭静脉麻醉组（TIVA 组），分别测量两组患者术前和术后 24 h 血清 VEGF-C 和 TGF-β 的浓度，并分析两组患者随访期间的无瘤生存率。同时，还采用 VAS 评估术后疼痛状况以及计算围术期阿片类药物的用量。研究结果显示，两组患者 VAS 评分相近，但 TIVA 组术后接受芬太尼治疗的患者多于 SEV 组，分别为 16 例（40%）和 4 例（15%）。SEV 组患者手术后 VEGF-C 血清浓度从 105（87～193）pg/ml 增加到 174（111～281）pg/ml（$P=0.009$），但在 TIVA 组中血清浓度保持几乎不变，分别为 134（80～205）pg/ml 和 140（92～250）pg/ml。SEV 组患者术前至术后 VEGF-C 变化率显著高于 TIVA 组，差异具有统计学意义（$P<0.05$）。两组患者术前和术后 TGF-β 血清浓度差异没有统计学意义（$P>0.05$），术后两年随访无瘤生存率分别为 78% 和 95%（$P=0.221$）。该研究结论为丙泊酚/瑞芬太尼 TIVA 可以有效地抑制术后血清 VEGF-C 的释放，但似乎对于乳腺癌的短期复发率没有益处。

六、麻醉与睡眠

Jiang 等[34]* 观察羟考酮和右美托咪定联合用药对腹腔手术后患者睡眠质量和内脏痛的影响。该研究选取全身麻醉下行腹腔镜辅助胃肠手术的患者 99 例，依据术后镇痛方案随机分为 3 组，每组 33 例。C 组镇痛方案：羟考酮 0.6 mg/kg，采用生理盐水稀释至 100 ml；D1 组和 D2 组镇痛方案：羟考酮 0.6 mg/kg 复合右美托咪定 2.4 μg/kg 和 4.8 μg/kg，采用生理盐水稀释至 100 ml，PCIA 的参数设置均为背景剂量 3 ml/h，负荷（Bolus）剂量 1 ml，锁定时间为 12 min。所有患者术前 1 晚、术后第 1 晚和第 2 晚均行多导睡眠功能监测，研究的主要观察指标为非快速动眼睡眠 2 期（N2）占总睡眠的比例。该研究结果显示有 97 例患者纳入统计分析，相较于 C 组，D1 组和 D2 组患者在术后第 1 晚和第 2 晚 N2 占比高（54%±9% 和 53%±10%；55%±7% 和 56%±8%，P 值均<0.001），但 D1 组和 D2 组之间 N1、N2 占总睡眠的比例无显著差异（$P>0.05$）。C 组患者术后第 1 晚和第 2 晚 N1 占比为 37%±5% 和 33%±3%，均高于 D1 组和 D2 组（P 值均<0.001）。在镇痛效果方面，D1 组和 D2 组镇痛补救和有效按压次数均低于 C 组（$P<0.05$）；在术后不良反

应方面，D2组低血压发生率较高（$P<0.05$），但无明显的心动过缓（$P>0.05$）。该研究结论为羟考酮和右美托咪定联合用药可以改善患者睡眠质量并对内脏痛有良好效果。但较大剂量的右美托咪定不会进一步改善睡眠质量，反而增加低血压的风险。Li等[35]观察右美托咪定和吗啡联合用药对行开腹手术老年患者术后镇痛和睡眠质量的影响。该研究选取行开腹手术的老年患者58例，年龄≥58岁，随机将患者分为两组：右美托咪定组，为接受右美托咪定和吗啡联合用药行术后镇痛，配方为右美托咪定2 μg/kg和吗啡0.5 mg/kg用生理盐水稀释至100 ml；对照组，为接受单纯吗啡行术后镇痛，配方为吗啡0.5 mg/kg用生理盐水稀释至100 ml。所有患者接受术后72 h镇痛，PCIA的参数设置均为背景剂量1 ml/h，Bolus剂量2 ml，锁定时间为8 min。主要观察指标为术后72 h吗啡用量，次要观察指标为疼痛强度、睡眠质量、术后30 d并发症和死亡率。通过对主要观察指标和次要观察指标的比较，该研究结论为：对于行开腹手术的老年患者而言，右美托咪定联合用药可以减少吗啡用量，改善镇痛效果和睡眠质量，而不会增加不良事件的风险。陈春茹等[36]探讨不同麻醉方式对中、老年患者术后首夜睡眠质量的影响。该研究选取择期行单侧下肢静脉曲张手术的患者60例，年龄50～70岁，ASA Ⅰ级或Ⅱ级，随机分为两组（$n=30$）：全身麻醉组和蛛网膜下腔阻滞组。术前1 d使用匹兹堡睡眠质量指数（PSQI）量表评估患者近1个月的睡眠情况，监测患者术后首夜在病房的生命体征，通过BIS监测患者术后首夜20：00至第2天6：00间总睡眠时间和觉醒时间，并于第2天18：00时记录患者的阿森斯睡眠量表评分。研究结果显示，蛛网膜下腔阻滞组患者术后首夜总睡眠时间为（275.1±64.8）min，显著低于全身麻醉组的（357.2±83.4）min。蛛网膜下腔阻滞组患者术后易醒、总睡眠时间、总体睡眠质量、对白天情绪和白天身体功能的影响率分别为51.7%、51.7%、55.2%、48.3%和44.8%，显著高于全身麻醉组的25.9%、22.2%、25.9%、18.5%和18.5%，最后得出的结论为全身麻醉具有更佳的睡眠质量和更少的不良反应。

七、麻醉与中医学

范学明等[37]观察经皮穴位电刺激（transcutaneous electrical acupoint stimulation，TEAS）对腹腔镜结直肠癌根治术患者术后恢复的影响。该研究选取择期全身麻醉下行腹腔镜结直肠癌根治术的患者84例，年龄35～64岁，体重指数18～25 kg/m²，ASA Ⅱ级或Ⅲ级，随机分为3组（$n=28$）：全身麻醉组（G组）、TEAS联合全身麻醉组（TG组）和硬膜外阻滞联合全身麻醉组（EG组）。TG组于麻醉诱导前30 min至术毕采用经皮电刺激双侧内关、合谷、足三里及上巨虚、下巨虚穴位。EG组经L1/2间隙行硬膜外穿刺，注入0.375%罗哌卡因6～10 ml，调整麻醉平面至T6水平，随后硬膜外腔输注0.375%罗哌卡因5 ml/h至术毕。全身麻醉诱导气管插管后行机械通气，采用静脉-吸入复合维持麻醉。记录术前1 d、术后1～3 d时恢复质量（QoR-15）评分，观察术后3 d内恶心呕吐、术后认知功能下降和补救镇痛的发生情况，记录术中麻醉药物用量、血管活性药物的使用情况、拔除气管导管时间、PACU停留时间、肛门排气时间和术后住院时间。研究结果显示，与G组比较，TG组与EG组瑞芬太尼用量减少，术后1～3 d时QoR-15评分较高，恶心吐呕、认知功能下降的发生率降低，拔除气管导管时间、肛门排气时间和术后住院时间缩短。与 TG 组比较，EG 组术中血管活性药物的使用率增加。该研究结论为全身麻醉联合 TEAS 或硬膜外阻滞对促进腹腔镜结直肠癌根治术后恢复的影响无明显差异，而前者术中血流动力学较稳定。Tu 等[38]观察 TEAS 对行胸腔镜辅助肺叶切除术的肺癌患者围术期免疫功能的影响。该研究选取全身麻醉下行胸腔镜辅助肺叶切除术患者 144 例，随机分为 TEAS 组和假 TEAS 组。TEAS 组患者在手术期间连续刺激双侧的肺俞、合谷和足三里穴。研究的主要观察指标为不同时间点的自然杀伤（NK）细胞数量，次要观察指标为不同时间点的血清 TNF-α 和 IL-6 水平、血流动力学参数、麻醉药物用量、不良反应和住院时间。该研究结论为 TEAS 的使用可以有效地逆转 NK 细胞的减少，降低血清中 TNF-α 和 IL-6 的水平，还能维持稳定的血流动力学状态，减少麻醉药的用量，缩短患者的住院时间。Zhou 等[39]观察 TEAS 对剖宫产患者术后胃肠功能恢复的影响。该研究选取行剖宫产术的孕妇 150 例，随机分为 TEAS 组、假 TEAS 组和对照组。研究的主要观察指标为胃肠功能恢复的征象，次要观察指标为首次活动时间、住院时间、术后 1 周的日常活动、术后不良反应和血清胃肠激素水平。通过比较主要观察指标和次要观察指标，该研究结论为 TEAS 通过减少住院时间，改善术后的日常生活，加快患者术后胃肠功能的恢复，而这种作用部分是通过调节胃肠道激素水平来实现的。Wang 等[40]*观察全身麻醉联合针灸疗法对接受胃大部切除术的老年胃癌患者术后免疫功能和认知功能的影响。该研究选取全身麻醉下行胃大部切除术的老年胃癌患者 96 例，随机分为对照组（$n=48$）和试验组（$n=48$）。对照组接受全身麻醉，试验组接受全身麻醉复合针灸疗法。记录麻醉诱导前、术后的血流动力学参数，观察手术前、术后的免疫功能。该研究结果显示两组患者围术期 HR、SpO_2 和 $PetCO_2$ 均无显著差异（P 值均>0.05），试验组 MAP 低于对照组（$P<0.05$），在某些时间点试验组免疫功能标记物水平也高于对照组（$P<0.05$）。在不良反应方面，两组患者术后恶心呕吐和低氧血症风险无显著差异（P 值均>0.05），但试验组术后苏醒延迟和躁动风险低于对照组（P 值均<0.05）。术后 1 d 试验组患者认知功能优于对照组。最后，该研究认为，对于接受胃大部切除术的老年胃癌患者，全身麻醉复合针灸疗法可提供更稳定的血流动力学状态，手术应激反应也更少。因此，全身麻醉复合针灸疗法可缩短麻醉恢复时间，对免疫功能不良影响较小，降低患者术后认知功能障碍的发生风险。

八、麻醉相关不良反应

阿片类药物介导的咳嗽（opioid-induced cough，OIC）是麻醉诱导过程中最常见的并发症，He 等[41]观察不同静脉给药途径与 OIC 之间的关系。该研究选取全身麻醉下行择期手术的患者 102 例，ASA Ⅰ级或Ⅱ级，随机分为中心静脉组（CV 组，$n=51$）和外周静脉组（PV 组，$n=51$）。分别记录诱导期注射舒芬太尼 1 min 内 OIC 发生率、发作时间、严重程度和血流动力学指标。研究结果显示，CV 组 OIC 发生率（20.4%）显著低于 PV 组（32.0%），OIC 的严重程度也低于 PV 组。但两组患者 OIC 的发生时间和血流动力学指标没有显著性差异。该研究认为，舒芬太尼经中心静脉途径给药降低 OIC 的发生率和严重程度，对血流动力学指标也没有显著影响。Wang 等[42]观察羟考酮在预防依托咪酯诱发的肌阵挛中的作用。该研究纳入 162 例患者，ASA Ⅰ级或Ⅱ级，随机分为 3 组：O 组（$n=54$），在注射依托咪酯 0.3 mg/kg 前 2 min 给予 0.1 mg/kg 羟考酮；F 组（$n=54$），在注射依托咪酯 0.3 mg/kg 前 2 min 给予 1 μg/kg 芬太尼；S 组（$n=54$），在注射依托咪酯 0.3 mg/kg 前 2 min 给予等量生理盐水。分别评估依托咪酯给药 2 min 后肌阵挛的发生率和严重程度、生命体征和不良反应等情况。得出结论，在依托咪酯给药前 2 min 给予患者羟考酮 0.1 mg/kg 预防肌阵挛的效果显著优于芬太尼 1 μg/kg。

（魏 滨 宗亚楠 郭向阳）

参 考 文 献

[1] 许丽明，何荷番，张良成，等. 低流量七氟烷麻醉对患者术后早期肾功能的影响. 中华麻醉学杂志，2018，38（12）：1426-1429.

[2] 田英杰，尹立军，陈学军，等. 丙泊酚和七氟烷对单肺通气患者氧化应激反应影响的比较. 中华麻醉学杂志，2018，38（8）：981-984.

[3] Ji FH, Wang D, Zhang J, et al. Effects of propofol anesthesia versus sevoflurane anesthesia on postoperative pain after radical gastrectomy: A randomized controlled trial. J Pain Res, 2018, 11: 1247-1254.

[4] 刘佳，谢磊，白芸，等. 两种不同麻醉方式对老年重症肌无力患者的临床效果. 中国老年学杂志，2018，38（4）：851-853.

[5] Quan Z, Luo C, Chi P, et al. Analgesic effects of oxycodone relative to those of sufentanil, in the presence of midazolam, during endoscopic injection sclerotherapy for patients with cirrhosis and esophageal varices. Anesth Analg, 2018, 127 (2): 382-386.

[6] Niu K, Liu H, Chen RW, et al. Use of propofol for prevention of post-delivery nausea during cesarean section: a double-blind, randomized, placebo-controlled trial. J Anesth, 2018, 32 (5): 748-755.

[7] 付阳，许涛，谢克亮，等. 麻醉深度指数和脑电双频指数在静脉麻醉中判断意识变化的多中心比较研究. 国际麻醉学与复苏杂志，2018，39（11）：1005-1009.

[8] Wang F, Zhong H, Xie X, et al. Effect of intratracheal dexmedetomidine administration on recovery from general anaesthesia after gynaecological laparoscopic surgery: A randomised double-blinded study. BMJ Open, 2018, 8 (4): e020614.

[9] Mei B, Meng G, Xu G, et al. Intraoperative sedation with dexmedetomidine is superior to propofol for elderly patients undergoing hip arthroplasty: a prospective randomized controlled study. Clin J Pain, 2018, 34 (9): 811-817.

[10] Lu Z, Li W, Chen H, et al. Efficacy of a dexmedetomidine-remifentanil combination compared with a midazolam-remifentanil combination for conscious sedation during therapeutic endoscopic retrograde cholangio-pancreatography: a prospective, randomized, single-blinded preliminary trial. Dig Dis Sci, 2018, 63 (6): 1633-1640.

[11] Qiu H, Sun Z, Shadhiya F, et al. The influence of dexmedetomidine on remifentanil-induced hyperalgesia and the sex differences. Exp Ther Med, 2018, 16 (4): 3596-3602.

[12]* 李岩，王辉，邓莹，等. 静脉输注右美托咪定对臂丛阻滞效果的随机对照研究. 北京大学学报（医学版），2018，50（5）：845-849.

[13]* 王蕾，白冰，裴丽坚，等. 胸椎旁神经阻滞联合全身麻醉对乳腺癌手术患者术后早期康复的影响. 中华麻醉学杂志，2018，38（3）：320-323.

[14] 王强，郑晖，张国华，等. 胸腔镜肺癌根治术麻醉的优化策略：竖脊肌平面阻滞联合全身麻醉. 中华麻醉学杂志，2018，38（11）：1325-1327.

[15] Zhong HY, Deng XB, Wang Z. Effects of fascia iliaca compartment block combined with general laryngeal mask airway anesthesia in children undergoing femoral fracture surgery: A randomized trial. J Pain Res, 2018, 11: 2821-2826.

[16] Zheng J, Feng Z, Zhu J. Effect of preintravenous injection of parecoxib, combined with transversus abdominis plane block in strategy of enhanced recovery after radical resection of colorectal cancer. J Cancer Res Ther, 2018, 14 (7): 1583-1588.

[17] 王婷，陈珂，王义桥，等. 机器人辅助腹腔镜前列腺癌根治术患者肺功能保护的临床研究. 国际麻醉学与复苏杂志，2018，39（11）：1010-1015.

[18] Li X, Wei X, Chen C, et al. N-Acetylcysteine inhalation improves pulmonary function in patients received liver transplantation. Biosci Rep, 2018, 38 (5): 1-11.

[19] Liu W, Huang Q, Lin D, et al. Effect of lung protective ventilation on coronary heart disease patients undergoing lung cancer resection. J Thorac Dis, 2018, 10 (5): 2760-2770.

[20] Wei K, Min S, Cao J, et al. Repeated alveolar recruitment maneuvers with and without positive end-expiratory pressure during bariatric surgery: a randomized trial. Minerva Anestesiol, 2018, 84 (4): 463-472.

[21] Zhu JH, Lei M, Chen EG, et al. Ventilation strategy and anesthesia management in patients with severe tracheal stenosis undergoing urgent tracheal stenting. Acta Anaesthesiol Scand, 2018, 62 (5): 600-607.

[22] 丁妮，张冬梅，高玉华，等. 每搏量变异度指导的目标导向液体治疗对胃肠肿瘤患者术中、术后胃肠功能的影响. 临床麻醉学杂志，2018，34（1）：45-49. doi: 10.12089/jca. 2018.01.011.

[23] Jin J, Min S, Liu D, et al. Clinical and economic impact of goal-directed fluid therapy during elective gastrointestinal surgery. Perioper Med (Lond), 2018, 7: 22.

[24]* Wang T, Wang X, Liu J, et al. Substitution of artificial colloids for fresh frozen plasma in pediatric cardiopulmonary bypass surgery. Paediatr Anaesth, 2018, 28 (10): 914-923.

[25] Zhu QL, Deng YX, Yu BW, et al. Acute hypervolemic infusion can improve splanchnic perfusion in elderly patients during laparoscopic colorectal surgery. Med Sci Monit, 2018, 24: 614-622.

[26]* Yan H, Hu LQ, Wu Y, et al. The association of targeted cell salvage blood transfusion during cesarean delivery with allogeneic packed red blood cell transfusions in a maternity hospital in China. Anesth Analg, 2018, 127 (3): 706-713.

[27] 韩侨宇，冯艺，梁汉生. 二氧化碳气腹手术回收自体血的临床价值. 临床麻醉学杂志，2018，34（3）：258-262.

[28] Wang H, Zheng W, Fang W, et al. Safety, efficacy, and cost-effectiveness of intraoperative blood salvage in

OPCABG with different amount of bleeding: a single-center, retrospective study. J Cardiothorac Surg, 2018, 13 (1): 109.

[29] Hui S, Xu D, Ren Z, et al. Can tranexamic acid conserve blood and save operative time in spinal surgeries? A meta-analysis. Spine J, 2018, 18 (8): 1325-1337.

[30] Zheng X, Wang Y, Dong L, et al. Effects of propofol-based total intravenous anesthesia on gastric cancer: a retrospective study. Onco Targets Ther, 2018, 11: 1141-1148.

[31]* Huang WW, Zhu WZ, Mu DL, et al. Perioperative management may improve long-term survival in patients after lung cancer surgery: a retrospective cohort study. Anesth Analg, 2018, 126 (5): 1666-1674.

[32] Fu S, Qu PS, Cai SN. Effect of anesthetic methods on postoperative CD3 (+), CD4 (+) and CD4 (+) CD25 (+) in patients with lung cancer undergoing radical operation. Oncol Lett, 2018, 16 (5): 6547-6551.

[33] Yan T, Zhang GH, Wang BN, et al. Effects of propofol/remifentanil-based total intravenous anesthesia versus sevoflurane-based inhalational anesthesia on the release of VEGF-C and TGF-beta and prognosis after breast cancer surgery: A prospective, randomized and controlled study. BMC Anesthesiol, 2018, 18 (1): 131.

[34]* Jiang Z, Zhou G, Song Q, et al. Effect of intravenous oxycodone in combination with different doses of dexmedetomdine on sleep quality and visceral pain in patients after abdominal surgery: a randomized study. Clin J Pain, 2018, 34 (12): 1126-1132.

[35] Li HJ, Li CJ, Wei XN, et al. Dexmedetomidine in combination with morphine improves postoperative analgesia and sleep quality in elderly patients after open abdominal surgery: A pilot randomized control trial. PLoS One, 2018, 13 (8): e0202008.

[36] 陈春茹，郑晋伟，孟波，等. 两种麻醉方式对中老年患者下肢静脉曲张手术后首夜睡眠质量影响的研究. 中华医学杂志，2018，98（46）：3773-3777.

[37] 范学明，章放香，黄玲，等. TEAS 联合全麻与硬膜外阻滞联合全麻对腹腔镜结直肠癌根治术患者术后恢复影响的比较. 中华麻醉学杂志，2018，38（9）：1053-1057.

[38] Tu Q, Yang Z, Gan J, et al. Transcutaneous electrical acupoint stimulation improves immunological function during the perioperative period in patients with non-small cell lung cancer undergoing video-assisted thoracic surgical lobectomy. Technol Cancer Res Treat, 2018, 17 (7): 153303381880647. doi: 10.1177/1533033818806477.

[39] Zhou D, Hu B, He S, et al. Transcutaneous electrical acupoint stimulation accelerates the recovery of gastrointestinal function after cesarean section: a randomized controlled trial. Evid Based Complement Alternat Med, 2018, 2018: 7341920.

[40]* Wang N, Ou Y, Qing W. Combined acupuncture and general anesthesia on immune and cognitive function in elderly patients following subtotal gastrectomy for gastric cancer. Oncol Lett, 2018, 15 (1): 189-194.

[41] He J, Zhu L, Zhu H, et al. Dose selection of central or peripheral administration of sufentanil affect opioid induced cough?: a prospective, randomized, controlled trial. BMC Anesthesiol, 2018, 18 (1): 38.

[42] Wang W, Lv J, Wang Q, et al. Oxycodone for prevention of etomidate-induced myoclonus: a randomized double-blind controlled trial. J Int Med Res, 2018, 46 (5): 1839-1845.

第三节 区 域 麻 醉

2018年，区域麻醉仍然是临床研究关注的热点，全年发表的相关文献英文论著有41篇，中文文献241篇，文献多是对已有区域阻滞的进一步研究，以及不同药物如右美托咪定等对区域阻滞的影响，新颖的、创新的神经阻滞方法相对较少。本章将文献按椎管内阻滞、外周神经阻滞、小儿区域阻滞等进行归类摘选，以方便大家掌握相关进展。

一、椎管内阻滞

Xia等[1]采用前瞻性对照双盲的方法研究复合右美托咪定对剖宫产蛛网膜下腔阻滞高比重布比卡因需要剂量的影响。90例行剖宫产的患者随机分为右美托咪定组和对照组，右美托咪定组在布比卡因中加入5 μg右美托咪定，对照组加入等剂量生理盐水，每组的第1例患者蛛网膜下腔阻滞给予5 mg布比卡因，下一患者剂量根据之前患者麻醉效果决定，以确定各组布比卡因剂量的ED_{95}和$95\%CI$。结果发现，右美托咪定组和对照组的ED_{95}和$95\%CI$分别为8.4 mg（$95\%CI$ 6.5～13.8 mg）和12.1 mg（$95\%CI$ 8.3～312.8 mg），感觉阻滞持续时间右美托咪定组（110.3±35.3）min长于对照组（67.5±26.2）min，镇痛时间右美托咪定组（224.9±45.4）min也长于对照组（155.1±31.6）min。研究认为，剖宫产患者蛛网膜下腔阻滞时复合5 μg右美托咪定可以增加高比重布比卡因31%的镇痛效果。

Ni等[2]采用观察性研究，探讨剖宫产产妇腹内压、脊柱长度对脊椎麻醉扩散的影响。临床上经常会观察到在生理性腹内压（IAP）升高和身材矮小的产妇中，脊髓麻醉时相同剂量的布比卡因更容易向头侧扩散。因此，Ni等设计这项前瞻性研究，以探讨IAP和脊柱长度（VCL）是否是剖宫产产妇脊椎麻醉扩散的影响因素。选择择期行单次脊椎麻醉的剖宫产手术患者113例，采用0.5%布比卡因2 ml单次脊椎麻醉，穿刺间隙为$L_{3\sim4}$。T_4温度感觉消失后，患者平卧位左侧倾斜10°，通过膀胱导管测量腹内压。记录患者年龄、身高、体重、腹内压、脊柱长度等指标，进行线性回归及多因素分析。结果显示身高、体重、体重指数、IAP、VCL等与脊椎麻醉向头端扩散范围呈明显相关。多元线性回归分析显示IAP和VCL是影响脊椎麻醉扩散的主要决定因素（两者$P<0.0001$），然而，体重、身高并不影响结果（两者$P>0.209$）。研究表明，腹内压和脊柱长度是影响布比卡因脊椎麻醉扩散的主要因素，腹内压与产妇腹部周长呈正相关。

李连红等[3]研究胸段硬脊膜外腔阻滞复合胸内迷走神经阻滞对胸腔镜下肺大疱切除术患者临床疗效的影响。选择择期行胸腔镜下单侧肺大疱切除术的患者30例，均行胸段硬脊膜外腔阻滞复合胸内迷走神经阻滞。记录手术开始即刻（0 min）、每5分钟的心率和平均动脉压，分别于麻醉前、肺复张前、手术结束时抽取患者桡动脉血行血气分析，检测动脉血氧分压（PaO_2）和动脉血二氧化碳分压（$PaCO_2$）；记录麻醉效果，术后随访麻醉方式满意度。结果：28例患者于胸段硬脊膜外腔阻滞复合胸内迷走神经阻滞麻醉下顺利完成手术，平均手术时间为（51.32±6.69）min。各时点心率和平均动脉压均在正常生理范围内波动。患者在肺复张前的 PaO_2 显著低于麻醉前和手术结束时（P 值均<0.05），$PaCO_2$ 显著高于麻醉前和手术结束时（P 值均<0.05）。因此得出结论：胸段硬脊膜外腔阻滞复合胸内迷走神经阻滞麻醉可满足胸腔镜下肺大疱切除术的手术要求，效果确切。

董慧等[4]比较超声脊柱旁正中短轴扫描（PMTS）和长轴扫描（PMSS）引导平面内腰段椎管内穿刺的效果。董慧等选择择期行脊柱-硬膜外联合麻醉下行下肢手术患者 50 例，随机分为 2 组（$n=25$）：PMSS 组和 PMTS 组，分别在超声脊柱旁正中长轴和短轴扫描下行腰段（L3～4）脊柱-硬膜外穿刺。记录超声图像上黄韧带、腹背侧硬膜和背侧硬膜外间隙的可辨识情况及成像质量评分、穿刺操作时间和穿刺深度；记录空气声学造影征、脑脊液回流的发生情况。记录术后 2 d 感觉异常、运动减退等不良反应的发生情况。结果显示，与 PMSS 组比较，PMTS 组穿刺操作时间缩短，穿刺深度减浅（$P<0.05$），椎管结构可辨识率和成像质量评分、空气声学造影征和脑脊液回流发生率无差异（P 值均>0.05）。两组患者术后均未见感觉异常、运动减退等不良反应发生。研究认为，PMTS 引导平面内腰段椎管内穿刺成像清晰，与 PMSS 比较，操作更简单、方便，值得临床推广。

Miao 等[5]用 Meta 分析及试验序列分析研究脊椎麻醉中应用右美托咪定预防剖宫产患者术后寒战的效果。目前临床在椎管内应用右美托咪定来预防剖宫产脊椎麻醉后的寒战，本研究想探讨脊椎麻醉中加入右美托咪定是否同样可以抑制寒战。研究者检索了 PubMed、Embase 和 Web of Scienc 中的随机对照研究（RCTs），比较剖宫产患者脊椎麻醉后椎管内应用右美托咪定与安慰剂相比，对寒战、术后恶心呕吐（postoperative nausea and vomiting，PONV）、低血压和心动过缓等的影响。同时对这些 RCTs 研究中右美托咪定和安慰剂进行试验序列分析（TSA）。本研究共纳入 6 项研究的 360 名患者。研究表明，与安慰剂相比，椎管内应用右美托咪定明显降低寒战的发生（$RR=0.40$，95% CI 0.26～0.62，$P<0.0001$），PONV（$RR=1.34$，95% CI 0.82～2.18，$P=0.24$）、低血压（$RR=1.09$，95% CI 0.84～1.42，$P=0.50$）、心动过缓（$RR=1.55$，95% CI 0.54～4.42，$P=0.42$）发生率无明显差异。然而，基于以上结果的试验序列分析（TSA）并没有得出明确的结论。Meta 分析显示椎管内应用右美托咪定可以预防剖宫产术脊椎麻醉后寒战，同时并不会出现术后恶心呕吐、低血压和心动过缓。确切的结论还需要进一步研究。

二、外周神经阻滞

（一）头部区域阻滞

2018 年没有头部区域阻滞相关的英文论著，中文文献约有 15 篇。主要集中在星状神经节阻滞、喉上神经阻滞及耳大神经阻滞等对围术期的影响。

李宇等[6]研究超声引导星状神经节阻滞对患者全身麻醉期间血流动力学的影响。研究选择择期行眼眶下壁骨折修复手术患者 60 例，随机分为 3 组，每组 20 例。A 组和 B 组分别给予超声引导和盲探星状神经节阻滞后行全身麻醉诱导经口气管插管术，C 组无操作仅行全身麻醉诱导经口气管插管术。3 组患者采用相同的麻醉诱导药物及剂量，观察并记录 3 组患者入室（基础值，T0）、全身麻醉诱导、插管、切皮、气管导管拔除后的收缩压（SBP）、舒张压（DBP）、平均动脉压（MAP）、心率

(HR)、心率与收缩压乘积(RPP)及血氧饱和度(SpO_2)。记录A、B两组行星状神经节阻滞后出现霍纳综合征的例数及血管损伤、声音嘶哑等并发症的发生情况。结果显示，与A、B组比较，C组各时点SBP、DBP、MAP、RPP明显升高，HR明显增快（$P<0.05$）。B组星状神经节阻滞后出现霍纳综合征15例，并发症4例，其中声音嘶哑3例，血管损伤1例。研究结论为超声引导星状神经节阻滞在眼眶下壁骨折患者全身麻醉期间可有效减少麻醉诱导、术中及拔管过程中血流动力学波动，较盲探星状神经节阻滞成功率高，安全、并发症少。

王丹凤等[7]研究超声引导下喉上神经内支（iSLN）阻滞联合气道内表面麻醉对七氟烷吸入诱导气管插管EC_{50}的影响。研究选择择期行气管插管全身麻醉患者96例，ASA Ⅰ～Ⅱ级，将患者随机分为2组（每组48例）；超声引导下iSLN阻滞组（iSLN组）和超声引导下iSLN阻滞联合气道内表面麻醉组（联合组），分别接受超声引导下iSLN阻滞或iSLN联合气道内表面麻醉，采用区组随机法将各组患者分为4个亚组（每组12例），分别在0.7、1.0、1.4、2.0 MAC七氟烷麻醉深度下行可视喉镜引导气管插管。记录插管前及插管后5 min内SBP、DBP和HR的峰值，以插管5 min内峰值SBP和（或）HR增加≥30%基础值为有显著临床意义的插管应激，采用非线性拟合模型绘制两组患者气管插管七氟烷的量效曲线，并计算其气管插管的EC_{50}及其95%CI。结果超声引导下iSLN阻滞七氟烷吸入诱导气管插管的EC_{50}为1.330MAC（95%CI 1.197～1.478 MAC）、EC_{95}为1.999 MAC，超声引导下iSLN阻滞联合气道内表面麻醉七氟烷吸入诱导气管插管的EC_{50}为1.214 MAC（95%CI 0.997～1.479 MAC）、EC_{95}为1.545 MAC。结论为超声引导下iSLN阻滞及其联合气道内表面麻醉均可有效控制气管插管的应激反应，且联合应用对插管应激的控制更佳。

刘金升等[8]探索应用高频超声引导单独阻滞耳大神经的临床实践方法，并对耳大神经阻滞的临床效果进行评价。研究选取60例鼓室乳突手术患者随机分为对照组（A组）与耳大神经阻滞组（B组），每组30例，两组均在全身麻醉下完成鼓室乳突手术。B组全身麻醉诱导前应用超声引导平面内技术以0.25%罗哌卡因2 ml阻滞患侧耳大神经。注药10 min后以针刺法测试耳部各分区阻滞效果。术后随访患者，以针刺法判断耳大神经阻滞消退时间，并记录患者术后24 h的VAS评分。结果显示，B组30例患者的耳大神经在超声下均可探查确认并成功阻滞。100%阻滞有效的区域为乳突区、耳郭背面、耳轮、耳轮尾、对耳屏、耳垂、下颌角，而耳轮脚、对耳轮、耳甲腔、耳屏、下颌缘、颊部、耳前区域则存在阻滞无效的可能。0.25%罗哌卡因2 ml对耳大神经的阻滞时长为（11.70±1.95）h。术后0～12 h，B组术后中、重度疼痛（VAS≥4分）发生率明显低于A组（2例 vs. 20例，$P<0.01$）。研究认为应用高频超声探头可以明确探查并成功阻滞耳大神经，耳大神经阻滞范围可以覆盖耳部绝大部分神经支配区。0.25%罗哌卡因2 ml对耳大神经的阻滞时长为（11.70±1.95）h。耳大神经阻滞可以缓解鼓室乳突手术患者的术后疼痛。

（二）胸椎旁和肋间神经阻滞

Zhang等[9]探讨椎旁阻滞时右美托咪定作为罗哌卡因的辅助药物，对单肺通气时肺损伤的保护作用。选取120例择期行肺癌根治肺叶切除患者随机分为6组，每组20例，分为对照组（C组）、罗哌卡因组（R组）、静脉注射右美托咪定组（Div组）、右美托咪定0.5 μg/kg加罗哌卡因组（RD0.5组）、右美托咪定1.0 μg/kg加罗哌卡因组（RD1.0组）、右美托咪定2.0 μg/kg加罗哌卡因组（RD2.0组），各组均行胸椎旁神经阻滞，C 组应用同等剂量生理盐水。肿瘤肺组织切除后，立即收取肺叶标本周围肺组织。肺损伤评分通过肺组织的显微镜下组织学检查及通过 TUNEL 分析细胞凋亡情况，同时检测 TNF-α、IL-6、miRNA-210、HIF-1α、Tom20 和 ISCU2。结果为，静脉和胸椎旁神经阻滞应用右美托咪定均可以减轻肺损伤，可能的机制是下调 HIF-1α 和 miRNA-210，上调 Tom20 和 ISCU2。Div 组和 RD0.5 组之间无统计学差异，增加右美托咪定剂量（RD1.0 组、RD2.0 组），并未增加保护的效果。与静脉应用右美托咪定相似，右美托咪定作为罗哌卡因的辅助药物在胸椎旁神经阻滞时也可以减轻单肺通气时的肺损伤。

李旭等[10]评价胸椎旁神经阻滞联合全身麻醉对乳腺癌手术患者远期生存质量的影响。研究选取乳腺癌手术患者 156 例，ASA Ⅰ级或Ⅱ级，随机分为 2 组（$n=78$）：胸椎旁神经阻滞联合全身麻醉组（TPVB+GA 组）和全身麻醉组（GA 组）。TPVB+GA 组靶控输注丙泊酚（效应室浓度 2.5～4.0 μg/ml），全身麻醉诱导前 30 min，超声引导下给予单次、多点（T_1～T_5）胸椎旁神经阻滞；GA 组吸入 2.0%～2.5% 七氟烷。于术后 6 个月和 12 个月时采用改良版简明疼痛调查量表评估术后慢性疼痛及其影响日常生活的发生情况，采用简明神经病理性疼痛量表评估神经病理性疼痛发生情况，采用生活质量量表评估患者远期健康相关生存质量。结果显示，两组患者术后 6 个月和 12 个月慢性疼痛及其影响日常生活的发生率、神经病理性疼痛发生率、生活质量量表评分比较差异无统计学意义（$P>0.05$）。结论为胸椎旁神经阻滞联合全身麻醉对乳腺癌手术患者远期生存质量无显著影响。

夏玉中等[11]通过与胸椎旁神经阻滞比较，评价超声引导竖脊肌平面（ESP）阻滞用于胸腔镜肺叶切除术患者术后镇痛的效果。研究选择择期行胸腔镜肺叶切除术患者 90 例。随机分为 2 组（$n=45$）：超声引导胸椎旁神经阻滞组（P 组）和超声引导 ESP 阻滞组（E 组）。术毕前 30 min，静脉注射吗啡 0.1 mg/kg、帕瑞昔布 40 mg。麻醉诱导结束后，P 组和 E 组分别行超声引导患侧胸椎旁神经阻滞和 ESP 阻滞，均注入 0.5% 罗哌卡因 20 ml。术毕接自控静脉镇痛泵，配方为 0.1% 吗啡 100 ml 无背景剂量，PCA 1 ml、锁定时间为 8 min，每 8 小时静脉注射帕瑞昔布 40 mg。记录手术时间、麻醉时间和术中瑞芬太尼总用量；记录患者神经阻滞操作时间及操作时刺破胸膜和血管损伤的发生情况。于术后 2 h、4 h、6 h、24 h 和 48 h 时记录患者吗啡累计用量。记录患者术后恶心呕吐、皮肤瘙痒和呼吸抑制的发生情况。VAS 评分>3 分时肌内注射曲马多 100 mg 进行补救镇痛。结果发现，与 P 组比较，E 组患者神经阻滞操作时间缩短（$P<0.05$），两组患者术中瑞芬太尼总用量、吗啡累计用量、恶心呕吐发生率及补救镇痛率差异无统计学意义（$P>0.05$）。两组患者均未发生刺破胸膜、血管损伤、皮肤瘙痒及呼吸抑制。研究认为，超声引导 ESP 阻滞用于胸腔镜肺叶切除术患者术后镇痛效果优于胸椎旁神经阻滞。

程龙等[12]探讨超声引导下胸椎旁阻滞联合蛛网膜下腔阻滞在经皮肾镜碎石术中的可行性。选择经皮肾镜碎石术患者 60 例，根据麻醉方式不同分为胸椎旁阻滞组（P 组）和腰硬联合组（E 组）各 30 例。P 组患者实施超声引导下胸椎旁阻滞联合蛛网膜下腔阻滞；E 组实施蛛网膜下腔阻滞联合第 11、第 12 胸椎（T11～12）硬膜外间隙置管，比较两组患者麻醉操作时间、麻醉成功率、各时间点平均动脉压（MAP）及平均动脉压变化率（ΔMAP）。结果发现，P 组患者麻醉操作时间 [（17.1±3.2）min] 明显短于 E 组 [（18.7±2.3）min]（$P<0.05$）。两组患者麻醉完成时 MAP 比较，

差异无显著性，但 P 组 ΔMAP 明显低于 E 组（−0.25%±1.69% vs. −1.50%±2.27%，$P<0.05$），而手术开始和结束时两组 MAP 及 ΔMAP 比较均无显著性差异（$P>0.05$）。研究认为，胸椎旁阻滞联合蛛网膜下腔阻滞在经皮肾镜碎石术中的镇痛效果较好，且术中血流动力学更稳定。

胡胜红等[13]探讨超声引导下胸神经阻滞对腔镜辅助乳腺癌手术患者术后恢复的影响。选择择期行单侧乳腺癌手术的女性患者 40 例，ASA Ⅰ级或Ⅱ级，随机分为超声引导下胸神经阻滞组（P组）和对照组（C组），每组 20 例。全身麻醉诱导后，P 组患者在超声引导下实施胸神经阻滞，给予 1% 利多卡因与 0.375% 罗哌卡因混合液 25 ml，而 C 组患者不实施胸神经阻滞。记录两组术后苏醒即刻（T0）、术后 2 h（T1）、术后 4 h（T2）、术后 8 h（T3）、术后 12 h（T4）和术后 24 h（T5）静息状态下的疼痛 VAS 评分；记录两组术中瑞芬太尼和术后舒芬太尼的用量；记录两组术后恶心呕吐和皮肤瘙痒等并发症的发生情况；记录两组 PACU 的停留时间和术后住院总时间。结果为术后各时间点，P 组静息状态下的疼痛 VAS 评分明显低于 C 组（$P<0.05$）；与 C 组比较，P 组术中瑞芬太尼和术后舒芬太尼的用量明显减少（$P<0.05$）；与 C 组比较，P 组恶心呕吐及皮肤瘙痒的发生率降低（$P<0.05$）；与 C 组比较，P 组 PACU 的停留时间和术后住院总时间缩短（$P<0.05$）。研究显示，超声引导下胸神经阻滞用于腔镜辅助乳腺癌手术，可以减轻术后疼痛，降低相关并发症的发生率，缩短术后住院时间，有利于术后恢复。

谢海辉等[14]探讨胸椎旁神经阻滞联合全身麻醉对老年开胸手术患者术后认知功能和血清基质金属蛋白酶-9（MMP-9）、脂联素（ADP）的影响。选择行开胸手术老年患者 80 例：男性 52 例，女性 28 例，年龄 65~80 岁，ASA Ⅱ级或Ⅲ级。随机分为两组：胸椎旁神经阻滞联合全身麻醉组（PG组）和单纯全身麻醉组（GA组），每组 40 例。PG 组采用连续胸椎旁神经阻滞联合全身麻醉，GA 组采用单纯全身麻醉。记录两组患者麻醉前即刻（T0）、诱导插管后（T1）、切皮后 15 min（T2）、拔管前即刻（T3）的 HR 和 MAP。采用酶联免疫吸附法于麻醉前即刻、切皮后 15 min、术后 1 d 和术后 7 d 分别采集静脉血样检测血清 MMP-9、ADP 浓度。采用 MMSE 于术前 1 d 和术后 7 d 对两组患者认知功能进行评估并记录，记录两组患者术后 7 d POCD 情况。结果为：与 T0 时比较，T2~T4 时 GA 组 HR 明显增快、MAP 明显升高（$P<0.05$）。与 GA 组比较，T2~T4 时 PG 组 HR 明显减慢、MAP 明显降低（$P<0.05$）。与麻醉前即刻比较，切皮后 15 min、术后 1 d 和术后 7 d 两组血清 MMP-9 浓度明显升高（$P<0.05$），ADP 浓度明显降低（$P<0.05$）。与 GA 组比较，切皮后 15 min、术后 1 d 和术后 7 d PG 组血清 MMP-9 浓度明显降低（$P<0.05$），ADP 浓度明显升高（$P<0.05$）。术后 7 d PG 组发生 POCD 4 例（10.8%），明显低于 GA 组 8 例（22.2%）（$P<0.05$）。结论：胸椎旁神经阻滞联合全身麻醉能改善老年开胸手术患者早期术后认知功能，该麻醉方式同时也可抑制 MMP-9 和促进 ADP 表达。

（三）腹部神经阻滞

Chen 等[15]研究老年患者腹腔镜直肠癌根治术中腹横肌平面阻滞（TAPB）的最佳罗哌卡因浓度。老年患者局部麻醉药耐受性差而容易发生中毒反应，研究者希望找到最佳的局部麻醉药浓度，即可以减少中毒发生的同时加快患者康复。选取 120 例择期行腹腔镜直肠癌根治术的患者，年龄>65 岁，均采取全身麻醉，随机分为 3 组。A 组：0.25% 罗哌卡因 TAPB；B 组：0.50% 罗哌卡因 TAPB；C 组

0.75% 罗哌卡因 TAPB；D 组：仅全身麻醉，不行 TAPB。检测基础、切皮、腔镜探查及拔管后各时点的血中肾上腺素、皮质醇、IL-6、TNF-α；检测基础和术后第 1 天、第 3 天 $CD4^+$ 和 $CD4^+/CD8^+$ 细胞比例。结果显示，TAPB 明显减少术后 VAS 评分和阿片类药物需要量，从而降低交感神经兴奋性、加快胃肠道恢复。然而，B 组和 C 组之间没有明显统计学差异。研究显示，TAPB 在腹腔镜直肠癌根治手术术后快速恢复（ERAS）中，起着很重要的作用。0.5% 罗哌卡因可以不影响镇痛效果的同时，减少局部麻醉药的毒性作用。

Su 等[16] 研究 TAPB 对肝棘球蚴病患者术后镇痛及恢复的影响。肝棘球蚴病是一种寄生虫相关的疾病，推荐的根治性方法是手术治疗。本研究以 ERAS 理念为基础，探讨应用 TAPB 对术后镇痛及患者恢复的影响。选择西藏地区 58 例择期行手术治疗的患者随机分为 TAP 组和对照组，两组均为同一术者以 ERAS 为指导进行手术及围术期管理。TAP 组关腹前行 TAPB。结果为：与对照组相比，TAP 组舒芬太尼用药量明显降低，首次排气时间明显缩短。研究认为，TAP 阻滞降低镇痛药的需要量，提升患者的恢复治疗，是 ERAS 理念下的重要组成部分。

Guo 等[17] 研究肋下腹横筋膜阻滞（OSTAP）在开腹肝切除中的镇痛效果。选取 126 例择期行肝部分切除的患者，随机分为两组。OSTAP 组：0.375% 罗哌卡因行双侧肋下腹横肌平面阻滞；C 组（对照组）：0.9% 生理盐水肋下腹横肌平面阻滞。两组患者均行 PCIA 镇痛，并且术后 3 d 内帕瑞昔布 40 mg/12 h 静脉注射。记录术中及术后舒芬太尼的用量。结果为：术中和拔管后 5 min、2 h、4 h、24 h 舒芬太尼用量，术后 2 h、4 h 静息时镇痛评分，OSTAP 组明显低于 C 组。咳嗽时疼痛评分除拔管后 5 min，OSTAP 组明显低于 C 组。研究结论为超声引导肋下腹横筋膜阻滞应用于开腹肝切除患者，可以减少阿片类药的用量，并无明显并发症。

黄春燕等[18] 探讨联合罗哌卡因脊神经后支阻滞多模式镇痛方案在老年人后路腰椎椎间融合术（PLIF）围术期镇痛中的应用。选择行 PLIF 的老年患者（年龄≥65 岁）60 例，随机分为对照组（A 组，$n=20$）、常规多模式镇痛组（B 组，$n=20$）和脊神经后支阻滞多模式镇痛组（C 组，$n=20$），记录 3 组术前 6 h 和术后 6 h、12 h、24 h、48 h、72 h 及 1 周时疼痛视觉模拟量表（VAS）评分，术后 1 d、3 d、7 d 及出院时的运动阻滞（Bromage）评分，统计不良反应发生率和额外使用镇痛药物的例数。结果发现，术前 6 h，VAS 评分 B、C 组低于 A 组（$P<0.05$）；术后 6 h、12 h、24 h，C 组低于 A、B 组（$P<0.05$）；术后 48 h，各组间差异无统计学意义（$P<0.05$）；术后 72 h 及 1 周，B、C 组低于 A 组（$P<0.05$）。术后 1 d，Bromage 评分 C 组低于 A、B 组（$P<0.05$）。B、C 组不良反应发生率低于 A 组（$P<0.05$）；额外使用镇痛药物例数 C 组<B 组<A 组（$P<0.05$）。研究结论为，联合应用罗哌卡因脊神经后支阻滞的多模式镇痛方案能有效缓解老年人 PLIF 围术期疼痛，且不影响运动功能。

单涛等[19] 评价超声引导腰方肌阻滞对剖宫产术后镇痛效果的影响。选择择期行蛛网膜下腔阻滞下行剖宫产术产妇 60 例，随机分为 2 组（$n=30$）：腰方肌阻滞组（Q 组）和对照组（C 组）。Q 组于术毕行超声引导双侧腰方肌阻滞，将药液注入腰方肌与腰大肌之间筋膜间隙内，每侧注射 0.25% 罗哌卡因 1.25 mg/kg。术后均行静脉自控镇痛（PCIA）。于术后 2 h、4 h、6 h、12 h、24 h 和 48 h 时行 BCS 舒适度评分和 Ramsay 镇静评分；记录术后 24 h 内 PCIA 中舒芬太尼用量、镇痛补救情况、镇痛满意度评分、有效按压次数（D1）和实际按压次数（D2），计算 D1/D2；记录镇痛期间呼吸抑制、镇静过度等的发生情况；记录腰方肌阻滞不良反应及术后恶心呕吐、胸闷、皮肤瘙痒等的发生情况。结果为与 C 组比较，Q 组 BCS 舒适度评分升高，舒芬太尼用量减少，D1/D2 升高，镇痛补救率降低，镇痛满意度评分升高（P<0.05），Ramsay 镇静评分差异无统计学意义（P<0.05）。两组患者均未见呼吸抑制、镇静过度、恶心呕吐、胸闷、皮肤瘙痒等不良反应发生。Q 组术后未见穿刺部位血肿、感染、局部麻醉药中毒等不良反应发生。因此，研究认为，超声引导腰方肌阻滞可增强剖宫产术后镇痛效果，减少术后阿片类药物用量，提高产妇舒适度。

（四）上肢神经阻滞

Liu 等[20]通过随机对照研究，探讨罗哌卡因复合右美托咪定在臂丛神经阻滞中的镇痛作用。选择 114 例臂丛神经阻滞下行上肢手术的患者，随机分为两组：罗哌卡因组（对照组）和罗哌卡因复合右美托咪定组（右美托咪定组）。记录两组感觉和运动阻滞效果、VAS 评分、HR、MAP、SpO$_2$ 和不良反应。结果发现，右美托咪定组感觉阻滞起效时间和运动阻滞起效时间明显短于对照组（分别为 8.9 min vs. 12.4 min，7.5 min vs. 12.8 min，P 值均<0.05），右美托咪定组阻滞持续时间明显延长（590.2 min vs. 532.1 min，P<0.05）。VAS 评分两组手术后即刻和术后 4 h 无差异，术后 8 h、12 h、24 h 右美托咪定组明显低于对照组（分别为 2.4 vs. 3.0，2.2 vs. 4.2，2.1 vs. 5.4，P 值均<0.05）。麻醉后 MAP、HR 右美托咪定组明显低于对照组（78 mmHg vs. 84 mmHg，72 次/分 vs. 79 次/分，P 值均<0.05）。不良反应的发生率右美托咪定组明显低于对照组（3.6% vs. 7.2%，P<0.05）。研究得出结论，无论术中还是术后，罗哌卡因复合右美托咪定在臂丛神经阻滞中的镇痛作用，要优于单独应用罗哌卡因。

Zhang 等[21]探讨建立除坐骨神经阻滞外的适用于镇痛药动学研究的新的局部麻醉或镇痛的模型，以适应上肢手术刺激干预。研究者在大鼠模型中探索神经刺激器引导的臂丛神经阻滞（BPB）。Zhang 等在大鼠尸体上描绘臂丛神经的解剖结构，并对各种 BPB 进行检查。阻滞穿刺点位于锁骨外侧 1/3 以下 0.5～1.0 cm 处。Zhang 等给 16 只活体动物注射 2% 利多卡因或 0.5% 布比卡因，以评价神经系统引导的 BPB 的有效性和安全性。应用神经系统引导技术成功定位了大鼠的双侧臂丛神经。两种经典局部麻醉药应用后大鼠出现感觉阻滞（伤害性评估）和运动阻滞（抓取和矫正试验），这种改变在生理盐水中没有出现。布比卡因诱导的运动阻滞和感觉阻滞比利多卡因诱导的持续时间更长（P<0.05）。所有大鼠均顺利从全身麻醉和 BPB 中恢复。病理学以及行为学检查均未见异常。由此得出结论，Zhang 等建立一个由神经系统引导的 BPB 大鼠模型，并且这种 BPB 诱导的胸支的感觉阻滞和运动阻滞可以完全恢复。有效性和安全性评价表明，这种模型是可行的、可重复和安全的。

谢淑华等[22]研究超声引导下臂丛与颈深丛联合神经阻滞在肩关节镜手术中应用的效果。选择 60 例择期行肩关节镜手术患者随机分为全身麻醉组（GA 组）和神经阻滞组（NA 组），每组 30 例。GA 组患者常规全身麻醉，NA 组患者采用超声引导下肌间沟入路臂丛神经阻滞＋颈深丛神经阻滞。观察记录两组患者术中血流动力学情况，术后首次进食、水时间，首次下地活动时间，麻醉总费用，平均住院时间，患者麻醉满意度评分，手术医师麻醉满意度评分，术后 2 h、4 h、8 h、12 h 时视觉模拟评分（VAS），需要额外镇痛药物患者比例，术后 24 h 不良反应。结果发现，NA 组患者术中收缩压、舒张压和平均动脉压、心率最高值均低于 GA 组，术后首次进食水时间、首次下地活动时间明显短于 GA 组，术后不良反应发生率显著低于 GA 组，麻醉总费用和平均住院时间显著低于 GA 组，术后 2 h、4 h、8 h VAS 评分≤3 分比例显著高于 GA 组，需要额外应用镇痛药物患者比例显著低于 GA 组（均 $P<0.05$）。研究得出结论：超声引导下完善的臂丛神经阻滞联合颈深丛神经阻滞是肩关节镜手术麻醉的一种可靠选择，能够促进患者快速康复。

李静等[23]研究超声引导下肋锁间隙（CCS）臂丛神经阻滞与超声引导下喙突入路锁骨下臂丛神经阻滞在前臂或手部术中临床麻醉效果。选取拟行前臂或手部手术患者 58 例，随机分为超声引导下 CCS 臂丛神经阻滞组（A 组）和超声引导下喙突入路锁骨下臂丛神经阻滞组（B 组）。分别给予 0.5% 罗哌卡因 20 ml，记录臂丛神经深度、神经阻滞操作时间和注射局部麻醉药后 5 min、10 min、20 min、30 min 臂丛神经分支（正中神经、尺神经、桡神经、肌皮神经）感觉阻滞和运动阻滞情况，神经阻滞持续时间，以及麻醉相关不良反应等。结果发现，A 组臂丛神经深度［(2.0±1.2) cm］明显浅于 B 组［(3.5±1.8) cm］（$P<0.05$）；A 组神经阻滞操作时间［(2.0±1.5) min］明显短于 B 组［(4.0±1.5) min］（$P<0.05$）；注射局部麻醉药后 5 min、10 min A 组正中神经、尺神经、桡神经、肌皮神经的感觉阻滞率均明显高于 B 组（P 值均<0.05）；注药后 10 min A 组尺神经、桡神经、肌皮神经的运动阻滞率明显高于 B 组（P 值均<0.05），其余时点两组运动阻滞率差异无统计学意义。研究得出结论：超声引导下肋锁间隙臂丛神经阻滞较喙突入路锁骨下臂丛神经阻滞深度浅，神经阻滞穿刺操作时间更短，其感觉阻滞和运动阻滞起效更快。

田雪等[24]研究测定全身麻醉复合肌间沟臂丛神经阻滞用于肩关节镜手术拔除气管插管后伤口镇痛的罗哌卡因半数有效浓度（EC_{50}）。选择择期行肩关节镜手术的患者 22 例，在超声和神经刺激器辅助下在 C_6 水平以罗哌卡因 5 ml 行臂丛神经阻滞，其浓度由上下序贯法确定，始浓度为 0.5%，间隔浓度比值为 1.2。研究终点为：7 个上 - 下周期，或者罗哌卡因浓度≤0.1% 或≥1%，并持续 7 例。按照 Dixon-Massey EC_{50} 序贯法计算公式计算罗哌卡因的 EC_{50} 及其 95%CI。研究结果为，罗哌卡因行肌间沟臂丛神经阻滞镇痛的 EC_{50} 为 0.21%（95%CI 0.18%～0.25%）；膈神经阻滞率为 9 例（40.9%）。拔管后 FVC、FEV_1/FVC 明显低于术前（$P<0.05$）。术前、拔管后 FEV_1 差异无统计学意义。研究认为，全身麻醉复合罗哌卡因行肌间沟臂丛神经阻滞镇痛时的 EC_{50} 为 0.21%，95%CI 0.18%～0.25%。

（五）下肢神经阻滞

Shi 等[25]探讨慢诱导浅全身麻醉复合神经阻滞在老年髋关节手术中的有效性及安全性。选择 30 例髋关节手术患者，随机分为两组：慢诱导浅全身麻醉气管插管组（M 组）和喉罩浅全身麻醉组（H 组）。所有患者全身麻醉诱导后，均行坐骨神经、腰丛和椎旁神经阻滞。记录血流动力学情况、麻醉用量、清醒和拔管（或拔出喉罩时间）以及麻醉诱导中呼吸不良反应的发生率。结果为：与基础值相比，两组插管 / 摘除喉罩后各时间点平均动脉压（MAP）的值无统计学差异（$P>0.05$）。与 H 组相比，M 组清醒时间、拔管 / 拔除喉罩时间明显缩短，麻醉药用量明显减少（$P<0.05$）。在不良反应发生率方面，M 组密封不良、缺氧发生率明显低于 H 组（$P<0.05$），H 组咽喉痛发生率明显低于 M 组（$P<0.05$）。研究结论为，下肢神经阻滞复合慢诱导浅全身麻醉气管插管，能减少麻醉药用量、缩短拔管 / 摘除喉罩时间。

Xu 等[26]采用前瞻性随机对照研究,探讨骶管麻醉中罗哌卡因复合右美托咪定在痔切除患者中的起效时间、持续时间以及术后镇痛的效果。选取 50 例择期行痔切除术患者随机分为两组:0.3% 罗哌卡因 18 ml+生理盐水 2 ml(R 组);0.3% 罗哌卡因 18 ml+1 μg/kg 右美托咪定 2 ml(RD 组)。记录心率、平均动脉压、感觉阻滞起效时间和持续时间、镇痛持续时间。研究结果为:与 R 组相比,RD 组感觉阻滞起效时间缩短[(9.2±1.3)min vs.(7.2±1.2)min],阻滞持续时间延长[(3.0±0.7)h vs.(3.8±0.8)h],镇痛持续时间延长[(3.9±0.7)h vs.(5.3±0.8)h](P 值均<0.05)。RD 组的心率和平均血压均低于 R 组($P<0.05$)。两组均无心动过缓和低血压发生。研究结论为,在痔切除术中右美托咪定作为罗哌卡因的辅助药物,延长骶管阻滞的持续时间,增加术后镇痛效果,并且无明显不良反应。

Yu 等[27]研究不同剂量右美托咪定(DEX)复合局部麻醉药在罗哌卡因(ROP)腰丛、坐骨神经阻滞中的应用。选取 80 例在腰丛、坐骨神经阻滞(LSB)下行踝关节手术的患者,随机分为 R 组(30 ml,5% 罗哌卡因)、DEX1 组(30 ml,5% 罗哌卡因+1 μg/kg 右美托咪定)、DEX2 组(30 ml,5% 罗哌卡因+1.5 μg/kg 右美托咪定)和 DEX3 组(30 ml,5% 罗哌卡因+2 μg/kg 右美托咪定),每组 20 例。记录 4 组患者入室(T1)、阻滞后即刻(T2)、阻滞后 10 min(T3)、阻滞后 30 min(T4)、阻滞后 1 h(T5)、手术结束时(T5)感觉阻滞和运动阻滞的起效时间和持续时间、平均动脉压(MAP)、心率(HR)、血氧饱和度、Ramsay 评分、血清血管内皮生长因子(VEGF)水平及不良反应。结果发现,R 组感觉阻滞和运动阻滞时间短于 DEX1~3 组($P<0.01$),DEX1<DEX2<DEX 组($P<0.05$)。T2~T5 时点 DEX1~3 组的 MAP 和 HR 显著低于 R 组($P<0.01$),T3、T4 时点 DEX3 组的 HR 显著低于 DEX1 和 DEX2 组($P<0.05$)。T2~T4 时点 DEX1~3 组的 Ramsay 评分明显高于 R 组($P<0.05$)。T2~T5 时点 DEX2 组和 DEX3 组血清 VEGF 水平明显高于 R 组($P<0.01$)。DEX3 组过度镇静、心动过缓、口干等发生率明显高于其他组。研究得出结论:1.5 μg/kg 右美托咪定复合罗哌卡因在腰丛、坐骨神经阻滞中表现出较好的效果。

Chen 等[28]研究在膝关节下骨折手术中,脂肪乳剂预处理是否可以降低股神经、坐骨神经阻滞中左布比卡因最大总量和自由血浆浓度。静脉注射脂肪乳剂已被证明是局部麻醉中毒的有效治疗药物,但将脂肪乳剂作为预处理药物研究其影响其他局部麻醉药的药动学的数据较少。将 12 例膝关节下骨折患者随机分为两组(每组 6 例):1.5 ml/kg 脂质输注组(脂质组)和生理盐水输注组(对照组),随后用 0.375% 左布比卡因(2.5 mg/kg)行股神经、坐骨神经阻滞。测定脂质组血浆总的和游离(非蛋白结合)的左布比卡因浓度和血浆三酰甘油的浓度。结果为脂质组的总血浆和游离最大血浆左布比卡因浓度低于对照组[(865±98)μg/L vs.(1145±177)μg/L,(56.8±7.5)μg/L vs.(78.2±13.7)μg/L,P 值均<0.01]。脂质组表观分布容积和清除率高于对照组[(211±35)L vs.(170±21)L,(35.1±8.0)L/h vs.(25.8±2.6)L/h,P 值均<0.05]。脂质组输注结束时三酰甘油水平明显高于基础值[(7.59±1.32)mmol/L vs.(1.34±0.39)mmol/L,$P<0.01$]。研究结论为,脂肪乳剂预处理增加表观分布容积和清除率,降低左布比卡因的最大总浓度和游离血浆浓度,从而为脂肪乳剂治疗局部麻醉药中毒提供了合理的解释。在本研究中,快速脂肪乳剂输注除了可导致高三酰甘油血症外,无其他明显风险。

Yu 等[29]研究持续股神经阻滞(cFNB)和患者自控静脉镇痛(PCIA)在膝关节成形术中镇

痛效果的比较及对 Th1/Th2 水平的影响。选择择期行膝关节成形术患者 46 例，随机分为两组：cFNB 组和 PCIA 组。两组患者均使用喉罩进行全身麻醉。cFNB 组，全身麻醉诱导后行股神经阻滞和导管置入：给予单次负荷剂量 0.375% 盐酸罗哌卡因 20 ml。手术结束后，连接电子自控镇痛泵。PCIA 组给予芬太尼 0.05 mg 负荷剂量，之后连接自控镇痛泵。于麻醉前（T0）、术后 1 h（T1）、术后 24 h（T2）和术后 48 h（T3）采集静脉血。用流式细胞仪对 Th1/Th2 进行计算和分析，并记录这些时间点的其他指标。结果为，两组患者血压、心率和 Ramsay 镇静评分无统计学差异（$P>0.05$）。T0、T1、T2 时刻，两组的 Th1 百分比（Th1%）、Th2 百分比（Th2%）和 Th1/Th2 比值（Th1/Th2）无统计学差异（$P>0.05$），而 T3 时刻 PCIA 组的 Th1%、Th2% 和 Th1/Th2 比值低于 cFNB 组（$P<0.05$）。研究认为，cFNB 比 PCIA 具有更好的术后镇痛效果，对 TH1/TH2 平衡的影响较小，可改善患者的预后。

Lu 等[30]采用随机对照试验探讨经横突水平和关节突水平入路短轴平面内法进行腰丛神经阻滞的差异。短轴平面内法行腰丛神经阻滞的安全性和有效性已得到证实，但操作难度较大，并且常规经关节突水平入路更易发生硬膜外扩散。因此，Lu 等设计了一种新的平面内经横突水平入路的方法，称为"沙滩椅"法。在这项随机对照临床试验中，Lu 等比较"沙滩椅"法和对照法（经关节突水平入路）的操作难度和硬膜外扩散的发生率。研究选择择期行单侧关节镜膝关节手术患者 60 例，随机分为两组："沙滩椅"法组和对照组，每组 30 例，分别采用不同入路穿刺阻滞腰丛，均给予 0.5% 盐酸罗哌卡因 30 ml。同时，所有患者均采用 1% 利多卡因 10 ml 和 0.5% 罗哌卡因 10 ml 行坐骨神经阻滞。结果为，"沙滩椅"组腰丛阻滞后硬膜外扩散的发生率明显低于对照组［3.3%（1 例）vs. 30%（9 例），$P=0.006$］；此外，成像时间［（34.2±16.7）s vs.（48.9±16.8）s，$P=0.001$］，穿刺时间［（85.0±45.3）s vs.（131.4±88.2）s，$P=0.013$］，穿刺次数［（2.7±1.3）次 vs.（4.5±2.1）次，$P=0.000$］，"沙滩椅"组明显低于对照组；超声显像图像评分，"沙滩椅"组高于对照组。研究结论为，"沙滩椅"法腰丛阻滞穿刺更容易，且硬膜外扩散发生率更低。因此，"沙滩椅"法（经横突水平入路）为非肥胖患者腰丛阻滞提供了另一个可行的选择。

三、小儿神经阻滞

2018 年小儿神经阻滞相关的研究较 2017 年明显较少，没有相关英文文献报道，中文文献约有 6 篇。

杜真等[31]探讨全身麻醉联合超声引导硬膜外阻滞用于婴儿腹腔镜手术的效果。研究选取腹腔镜下巨结肠根治术的婴儿 60 例，年龄 20~60 d，ASA Ⅰ级或Ⅱ级，随机分为两组（$n=30$）：全身麻醉组（Ⅰ组）和全身麻醉+超声引导下硬膜外阻滞组（Ⅱ组）。吸入 8% 七氟烷麻醉诱导。麻醉维持：Ⅰ组静脉注射舒芬太尼 0.2 μg/kg、顺阿曲库铵 0.1 mg/kg，此后每小时追加舒芬太尼 0.1 μg/kg、顺阿曲库铵 0.05 mg/kg，并吸入 2%~3% 七氟烷；Ⅱ组吸入 2%~3% 七氟烷，于 $L_{1~2}$ 椎间隙行硬膜外穿刺，在超声引导下向尾侧置管，注入 0.8% 利多卡因 6 mg/kg 负荷量，并观察局部麻醉药在硬膜外腔扩散的情况，每 30 分钟经硬膜外导管追加 0.8% 利多卡因 3 mg/kg。记录气腹前 5 min 和气腹期间、拔除气管导管时和拔除气管导管后 HR 和 MAP；记录气管拔管时间和恢复室停留时间，气管拔管后辅助通气的发生情况；于出恢复室前 5 min 时进行疼痛评分；记录Ⅱ组硬膜外阻滞相关并发症的发生情况。结果发现，与Ⅰ组比较，Ⅱ组气腹期间和气管拔管后 MAP 降低，气管拔管时间和恢复室停留时间缩短，气管拔管后需要辅助通气率下降（$P<0.05$），疼痛评分降低（$P<0.01$）。Ⅱ组未见硬膜外阻滞相关并发症发生。研究得出结论：全身麻醉联合超声引导下硬膜外阻滞用于婴儿腹腔镜手术安全有效，有利于术后恢复。

熊虹飞等[32]观察超声引导下腹横肌平面阻滞（TAPB）在新生儿下腹部手术中的麻醉效果。研究选择拟行下腹部手术的新生患儿 30 例，男 19 例，女 11 例，出生 118 d，体重 2.84 kg，ASA Ⅰ级或Ⅱ级，将患儿随机分为超声引导下 TAPB 联合全身麻醉组（T 组）和单纯全身麻醉组（G 组），每组 15 例。T 组患儿在超声引导下行双侧 TAPB，注入 0.15% 罗哌卡因 0.5 ml/kg。两组均采用静脉-吸入复合全身麻醉，吸入 3% 七氟烷，持续泵注瑞芬太尼 0.1～0.3 μg/（kg·min），维持 BIS 值为 50～60。记录患儿术中阿片类药物用量，入室后、切皮时和拔管后 30 min 血浆皮质醇（Cor）浓度，苏醒时间，术后烦躁、呼吸抑制及需要补救镇痛情况。结果发现，与 G 组比较，T 组术中瑞芬太尼用量明显降低（$P<0.05$）。与入室后比较，切皮时和拔管后 30 min，G 组血浆 Cor 浓度明显升高（$P<0.05$）；与 G 组比较，切皮时和拔管后 30 min，T 组血浆 Cor 浓度明显降低（$P<0.05$）；T 组苏醒时间明显短于 G 组（$P<0.05$）；G 组有 4 例（27%）需要补救镇痛，3 例（20%）呼吸抑制及 4 例（27%）躁动，T 组无 1 例发生不良反应。结论：超声引导下 0.15% 罗哌卡因 TAPB 可以安全有效地用于全身麻醉下新生患儿下腹部手术。

（孙喜家　王赟）

参 考 文 献

[1] Xia F, Chang X, Zhang Y, et al. The effect of intrathecal dexmedetomidine on the dose requirement of hyperbaric bupivacaine in spinal anaesthesia for caesarean section: a prospective, double-blinded randomized study. BMC Anesthesiol, 2018; 18 (1): 74.

[2] Ni TT, Zhou Y, Yong AC, et al. Intra-abdominal pressure, vertebral column length, and spread of spinal anesthesia in parturients undergoing cesarean section: An observational study. PLoS One, 2018, 13 (4): e0195137. doi: 10.1371/journal.pone.0195137.

[3] 李连红, 郭丰, 郭君, 等. 硬脊膜外腔阻滞复合迷走神经阻滞对胸腔镜下肺大泡切除术的临床疗效. 上海医学, 2018, 41 (9): 533-536.

[4] 董慧, 王云, 利雪阳, 等. 超声脊柱旁正中短轴扫描引导平面内腰段椎管内穿刺的效果：与脊柱旁正中长轴扫描的比较. 中华麻醉学杂志, 2018, 38 (4): 474-476.

[5] Miao S, Shi M, Zou L, et al. Effect of intrathecal dexmedetomidine on preventing shivering in cesarean section after spinal anesthesia: a meta-analysis and trial sequential analysis. Drug Des DevelTher, 2018, 12: 3775-3783.

[6] 李宇, 马虹, 等. 超声引导星状神经节阻滞对患者全身麻醉期间血流动力学的影响. 中国医科大学学报, 2018, 47 (12): 1093-1097.

[7] 王丹凤，戴东升，林莹，等．超声引导下喉上神经内支阻滞联合气道内表面麻醉对七氟烷吸入诱导气管插管半数有效浓度的影响．国际麻醉学与复苏杂志，2018，39（10）：977-981，991．

[8] 刘金升，潘楚雄，周洪玲，等．超声引导耳大神经阻滞在鼓室乳突手术的临床应用与效果评价．中华麻醉学杂志，2018，38（5）：555-557．

[9] Zhang W, Zhang S, Li B, et al. Paravertebral dexmedetomidine as an adjuvant to ropivacaine protects against ndependent lung injury during one-lung ventilation: a preliminary randomized clinical trial. BMC Anesthesiol, 2018, 18 (1): 67.

[10] 李旭，裴丽坚，谭刚，等．胸椎旁神经阻滞联合全身麻醉对乳腺癌手术患者远期生存质量的影响．中华麻醉学杂志，2018，38（3）：324-327．

[11] 夏玉中，卜慧莲，张洁，等．超声引导竖脊肌平面阻滞用于胸腔镜肺叶切除术患者术后镇痛的效果：与胸椎旁神经阻滞比较．中华麻醉学杂志，2018，38（3）：332-335．

[12] 程龙，周雁，许莉，等．超声引导下胸椎旁阻滞联合蛛网膜下隙阻滞在经皮肾镜碎石术中的应用．中国临床医生杂志，2018，46（7）：836-838．

[13] 胡胜红，王胜斌，徐四七，等．超声引导下胸神经阻滞对腔镜辅助乳腺癌手术患者术后恢复的影响．广东医学，2018，39（19）：2928-2930，2935．

[14] 谢海辉，杜巍，周建平，等．胸椎旁神经阻滞联合全麻对老年患者术后认知功能和血清 MMP-9、ADP 的影响．临床麻醉学杂志，2018，34（7）：655-659．

[15] Chen P, Lin QS, Lin XZ, et al. Optimal concentration of the transversus abdominis plane block in enhanced recovery after surgery protocols for patients of advanced age undergoinglaparoscopic rectal cancer surgery. J Int Med Res, 2018, 46 (11): 4437-4446.

[16] Su W, Deng X, Li X, et. al. Effect of the transversus abdominis plane block on postoperative pain and recovery in patients with hepatic echinococcosis. J Int Med Res, 2018, 46 (9): 3563-3569.

[17] Guo JG, Li HL, Pei QQ, et al. The analgesic efficacy of subcostal transversus abdominis plane block with Mercedes incision.. BMC Anesthesiol, 2018, 18 (1): 36.

[18] 黄春燕，黄凯，王晓瑛，等．脊神经后支阻滞在老年人腰椎后路椎间融合术多模式镇痛方案中的应用．脊柱外科杂志，2018，16（3）：152-156．

[19] 单涛，孟庆胜，石莉，等．超声引导腰方肌阻滞对剖宫产术后镇痛效果的影响．中华麻醉学杂志，2018，38（4）：435-438．

[20] Liu Z, Jiang M, Xu T, et al. Analgesic effect of ropivacaine combined with dexmedetomidine on brachial plexus block. BMC Anesthesiol, 2018, 18 (1): 107.

[21] Zhang Y, Cui B, Gong C, et. al. A rat model of nerve stimulator-guided brachial plexus blockade. Lab Anim, 2018, 23677218779608. doi: 10.1177/0023677218779608.

[22] 谢淑华，丁玲，魏颖，等．超声引导下臂丛与颈深丛联合神经阻滞在肩关节镜手术中的应用．天津医药，2018，46（7）：751-754．

[23] 李静，赵玲，韩彬，等．超声引导下肋锁间隙和喙突入路锁骨下臂丛神经阻滞在前臂或手部术中效果的比较．天津医药，2018，46（7）：751-754．

[24] 田雪，孟园园，安海燕，等．全麻复合肌间沟臂丛神经阻滞镇痛时罗哌卡因的半数有效浓度．临床麻醉学

[25] Shi ZY, Jiang CN, Shao G, et al. Application of lower limb nerve block combined with slow induction of light general anesthesia and tracheal induction in elderly hip surgery. Medicine (Baltimore), 2018, 97 (40): e12581. doi: 10.1097/MD.0000000000012581.

[26] Xu D, Xiu M, Zhang X, et al. Effect of dexmedetomidine added to ropivicaine for caudal anesthesia in patients undergoing hemorrhoidectomy: A prospective randomized controlled trial. Medicine (Baltimore), 2018, 97 (34): e11731. doi: 10.1097/MD.0000000000011731.

[27] Yu J, Shan S, Nie Y, et al. Impact of local administration of various doses of dexmedetomidine on ropivacaine-induced lumbar plexus-sciatic nerve block. Exp Ther Med, 2018, 16 (2): 711-717.

[28] Chen Y, Zhang J, Chen Z, et al. Lipid emulsion pretreatment decreased the maximum total and free plasma concentration of levobupivacaine for femoral and sciatic nerve block in below-knee fracture surgery. Reg Anesth Pain Med, 2018, 43 (8): 838-843.

[29] Yu YL, Cao DH, Chen B, et al. Continuous femoral nerve block and patient-controlled intravenous postoperative analgesia on Th1/Th2 in patients undergoing total knee arthroplasty. J Biol RegulHomeost Agents, 2018, 32 (3): 641-647.

[30] Lu R, Shen C, Yang C, et al. Comparison of lumbar plexus block using the short axis in-plane method at the plane of the transverse process and at the articular process: a randomized controlled trial. BMC Anesthesiol, 2018, 18 (1): 17.

[31] 杜真，屈双权，张溪英，等. 全麻联合超声引导硬膜外阻滞用于婴儿腹腔镜手术的效果. 中华麻醉学杂志，2018，38（2）：173-176.

[32] 熊虹飞，李思远，刘鸿涛，等. 超声引导下腹横肌平面阻滞在新生儿下腹部手术中的应用. 临床麻醉学杂志，2018，34（8）：785-787.

第四节 术 中 监 测

在所有手术中，对患者的生命体征和各系统的功能进行监测是非常重要的。目前，监测设备不断升级，监测方法不断优化，监测技术不断发展，麻醉医师能在舒适、快速、精准的前提下，为每一位患者选择个体化的监测方案，为患者的术中安全保驾护航。2018 年，针对各系统功能的监测方法和理念产生了许多高质量的研究，其成果对指导临床实践有重要意义。

一、循环系统监测

近年来，对患者容量状态的精准评估和调控受到越来越多的关注。FloTrac/Vigileo 监测系统、超声技术、漂浮导管、PICCO 监测技术等已成熟应用于临床，目标导向的液体治疗理念深入人心。2019 年循环系统监测研究的热点在于寻找更容易获取、敏感性和准确性更高的监测指标，以及在不同患者中目标导向液体治疗的应用。

杨琳等[1]探讨脉搏灌注变异指数（pulse perfusion variability index，PVI）在患者从平卧位改为俯卧位后引起的心排血量（cardiac output，CO）下降中的预测作用。选取全身麻醉下行腰椎手术的患者40例，全身麻醉后记录平卧位及俯卧位时的相关血流动力学数据，比较两个时间点各血流动力学数据的差异并计算俯卧位前后心排血量差值 ΔCO，ΔCO≤15% 为容量负荷足以减轻俯卧位后CO的下降。绘制各指标的受试者工作特征性（receiver operating characteristic，ROC）曲线，计算其诊断阈值，并计算俯卧位前后每搏量变异度（stroke volume variation，SVV）与 PVI 的相关性。结果发现，俯卧位前后 PVI 与 SVV 均呈线性正相关，俯卧位前相关系数 $r=0.712$（$P<0.05$）高于俯卧位后 $r=0.440$（$P<0.05$）。据此得出结论：通过 PVI 能判断仰卧位患者的容量负荷状态，并预测俯卧位后引起的 CO 下降程度。李林佶等[2]选择全身麻醉下拟行择期肠道手术的患者25例，全身麻醉诱导后使用经胸超声心动图监测左心室流出道血流的速度时间积分（velocity time integral，VTI），手术开始前输注 7 ml/kg 胶体液，若输液后 VTI 增加的百分比（ΔVTI%）≥10%，则用 50 ml 空针推注胶体液 200 ml，直至 ΔVTI%<10%。分别记录每次输液前后平均动脉压（MAP）、中心静脉压（CVP）、心率（HR）、灌注指数（PI）、VTI、PVI 等血流动力学指标。对补液前 PVI 的基础值与 ΔVTI% 行 Pearson 相关性分析，并绘制 ROC 曲线。发现 PVI 能够预测肠道手术患者的容量反应性，PVI 值>13.51 提示患者可能处于低血容量状态，需要进行容量治疗。田复波等[3]*研究心率与脉搏灌注变异指数（PVI）与蛛网膜下腔阻滞后低血压的相关性，探讨 HR 和 PVI 对剖宫产蛛网膜下腔阻滞后低血压的预测作用。共有80例行择期蛛网膜下腔阻滞下剖宫产的患者被纳入。从麻醉前开始监测患者的心率、血压、平均动脉压、氧饱和度和心电图，并使用盲法测量脉搏灌注变异指数，记录患者低血压的发生情况。结果共有58例产妇发生低血压，发生低血压和未发生低血压的产妇年龄、体重、体重指数、ASA 分级和血压、平均动脉压基础值、麻醉后 10 min 时的温度觉感觉阻滞平面和液体总量差异均无统计学意义。与未发生低血压的产妇比较，发生低血压的产妇心率基础值明显较快，脉搏灌注变异指数基础值明显增大（$P<0.05$）。使用 ROC 曲线评估心率基础值和脉搏灌注变异指数基础值预测低血压的能力和最优阈值。HR 基础值联合 PVI 基础值预测低血压的 ROC 曲线下面积为 0.86（$P<0.05$），最佳阈值为 HR≥86 次/分或 PVI≥21%，预测低血压的敏感度和特异度分别为 82.8% 和 86.4%，阳性预测值和阴性预测值分别为 92.5% 和 66.7%。可以认为脊椎麻醉前较大的心率和 PVI 与剖宫产蛛网膜下腔阻滞后低血压相关，联合使用这两个指标可以预测剖宫产蛛网膜下腔阻滞后低血压的发生。徐娜等[4]观察以脉压变异率（pulse pressure variation，PPV）为目标的液体导向治疗（goal-directed fluid therapy，GDFT）对脊柱手术的老年患者预后的影响。选择择期行全身麻醉下脊柱手术的老年患者520例。采用随机数字法分为两组：目标导向液体治疗组（G组，$n=260$）和常规输液组（C组，$n=260$）。G组以 PPV 为目标，根据 GDFT 方案对患者进行容量管理，C组麻醉科医师根据经验进行液体管理。记录 HR、MAP、PPV、晶体溶液、胶体溶液输入量、输液总量、自体血回输量、出血量、尿量、麻黄碱使用例数和去甲肾上腺素使用例数。记录术后住院时间、恶心呕吐、头晕、伤口感染、肺部感染和发热等术后并发症情况。结果发现，以 PPV 为目标导向的液体治疗可以减少脊柱手术老年患者术中晶体溶液的输入，血流动力学稳定性好，减少术后并发症的发生，缩短术后住院时间。姚忠岩等[5]比较颈内静脉内径和肱动脉峰流速变异率（VVp）评估患者容量反应性的准确性。选择择期全身麻醉下行胃肠手术患者60例，麻醉诱导后以 0.4 ml/(kg·min) 的速率静脉输

注 6% 羟乙基淀粉 130/0.4 氯化钠注射液 7 ml/kg，将扩容后每搏量变异度变化率（ΔSVV）≥15% 的患者纳入有反应组，<15% 的患者纳入无反应组。分别于扩容即刻（T0）和扩容后 3 min（T1）时记录 MAP、CVP 和 HR，采用超声仪测量颈内静脉吸气末最大直径（IJV_{max}）、呼气末最小直径（IJV_{min}）和肱动脉峰流速，并计算颈内静脉呼吸变异率（VIJV）和 VVp。采用 ROC 曲线评价 IJV_{max}、IJV_{min}、VIJV 和 VVp 预测容量反应阳性的准确性。IJV_{max}、IJV_{min}、VIJV 和 VVp 受试者工作特征曲线下面积（AUC）分别为 0.753、0.948、0.837、0.832，与 AUC_{IJVmin} 比较，AUC_{IJVmax}、AUC_{VIJV} 和 AUC_{VVp} 较低（P 值均<0.05）。结论为 IJV_{min} 评估术中患者容量反应性的准确性高于 VVp。王骁颖等[6]探讨颈动脉峰值流速变异率（respirophasic variation in carotid artery blood flow peak velocity, ΔVpeak-CA）评估腹腔镜手术患者容量反应性的准确性和可行性。选择择期行腹腔镜下手术患者 55 例，在气腹压稳定于 13～15 mmHg 后，20 min 内快速静脉输注羟乙基淀粉 130/0.4 氯化钠注射液 7 ml/kg。以心排血指数（cardiac index，CI）的增长量（ΔCI）≥15% 作为液体反应阳性的判定标准，分为有反应组（R 组，$n=32$）和无反应组（NR 组，$n=23$），并绘制 ΔVpeak-CA 判断容量变化的 ROC 曲线，计算诊断阈值、AUC 和 95%CI。记录麻醉诱导后 5 min（T1）、气腹压上调稳定于 13～15 mmHg 后 5 min（T2）、补液后 5 min（T3）的 SVV、ΔVpeak-CA 和 CI。发现气腹下补液前 ΔVpeak-CA 与 CI 呈高度负相关（$r=-0.843$，$P<0.001$）。ΔVpeak-CA 评估容量反应性的 ROC 曲线的 AUC 为 0.884（95%CI0.793～0.975），诊断阈值为 17.85%，判断液体反应性的敏感度为 81.3%，特异度为 91.3%。ΔVpeak-CA 可作为腹腔镜手术患者评估容量反应性的可靠指标。斯妍娜等[7]探讨以下腔静脉塌陷指数（IVC-CI）为指标指导输液对预防蛛网膜下腔阻滞后低血压的效果。选择择期实施蛛网膜下腔阻滞的手术患者 60 例。所有患者按随机数字表法分为 3 组：对照组（C 组）、下腔静脉塌陷指数指导输液方案 1 组（IVC-1 组）和 2 组（IVC-2 组）。麻醉前对照组不进行超声检查和液体预补充。IVC-1 组或 IVC-2 组进行下腔静脉超声监测，分别以 IVC-CI 超过 50% 或 40% 为液体反应阳性指导蛛网膜下腔阻滞前输液。记录蛛网膜下腔阻滞后低血压发生率和血管活性药物使用率、蛛网膜下腔阻滞前输液量和总输液量。结果发现，与 C 组比较，IVC-1 组和 IVC-2 组的蛛网膜下腔阻滞后低血压发生率、血管活性药物使用率明显减少，蛛网膜下腔阻滞前输液量和总输液量明显增加（$P<0.05$）。与 IVC-1 组比较，IVC-2 组低血压发生率、血管活性药物使用率明显减少，蛛网膜下腔阻滞前输液量明显增加（$P<0.05$）。据此得出结论：IVC-CI 阈值 50% 和 40% 为液体反应性指导蛛网膜下腔阻滞前输液均可有效预防蛛网膜下腔阻滞后低血压。40% 阈值效果更佳。梁冰等[8]探讨每搏量变异度（SVV）与校正左心室射血时间（LVETc）用于不停搏冠状动脉旁路移植术（OPCABG）中容量管理指标的效果。选择择期 OPCABG 手术患者 40 例，随机分为两组，每组 20 例。分别使用 SVV 和 LVETc 作为容量管理目标。记录打开心包时（T0）、进行左前降支旁路移植（T1）、钝缘支（T2）和后降支旁路移植（T3）心脏位置固定后 5 min 的每搏量（SV）、心排血指数（CI）、每搏量指数（SVI）、全身血管阻力（SVR）和 SVV。记录液体总量、手术时间、术中尿量、拔除气管导管时间，记录乳酸（Lac）、血糖，计算氧供指数（DO_2I）、氧耗指数（VO_2I）。术毕记录血管活性药物总用量、心血管事件。通过比较以上资料，最终得出结论：对于 OPCABG 术，SVV 和 LVETc 都能够有效指导围术期容量治疗，防止心脏不良事件的发生。但以 LVETc 为容量管理目标可以减少输液总量，在维持灌注目标的同时，减少组织间隙液体负荷，对更快恢复脏器及肠道功能以及快速康复有利。黄艰等[9]探讨基于 SVV 为导

向的容量管理策略对梗阻性黄疸患者围术期麻醉管理临床应用价值。纳入接受手术治疗的恶性梗阻性黄疸患者50例，随机分为对照组和SVV组（$n=25$）。对照组依据经验进行液体输注和血管活性药物使用，SVV组根据FloTrac/Vigileo分析得到的SVV值指导液体输注和血管药物的使用，维持SVV在13%以下。对比分析两组患者术中血流动力学指标、血气分析指标、术中液体及血管活性药物的使用情况、术后肾功能、PACU及ICU停留时间，发现SVV指导的容量管理策略能优化梗阻性黄疸患者术中循环状态，减少容量过负荷和血管活性药物滥用的潜在危害，改善微循环灌注，降低呼吸系统并发症的发生率及ICU停留时间。丁妮等[10]对比基于SVV指导的目标导向液体治疗和以中心静脉血氧饱和度（$ScvO_2$）指导的液体治疗对择期行胃肠道肿瘤根治术患者的影响。记录麻醉诱导前（T0）、肿瘤摘除即刻（T1）、术毕（T2）和术后6 h（T3）时动、静脉血pH、BE、HCO_3^-、Lac。抽取T0、T3时静脉血测定脂多糖（LPS）、降钙素原（PCT）的浓度。记录术中所输注的晶体溶液量、胶体溶液量、总液量、出血量、腹腔冲洗液量、多巴胺使用率等。记录患者术后PACU时间、术后排气、进食及住院时间。发现采用以SVV指导的目标导向液体治疗更有利于维持患者的酸碱平衡，降低感染的发生，促进术后胃肠功能的恢复，减少住院时间。杨梦等[11]探讨FloTrac/Vigileo系统在单肺通气患者术中血流动力学监测的可行性。选取全身麻醉胸腔镜下肺叶切除术患者25例，分别同时采用FloTrac/Vigileo系统与TEE监测并记录侧翻身后（开胸前，T0）、开胸单肺通气即刻（T1）、单肺通气15 min（T2）、单肺通气30 min（T3）、单肺通气45 min（T4）、单肺通气60 min（T5）的SV、CO、SVV（FloTrac/Vigileo系统）或下腔静脉塌陷指数（IVC-CI，TEE监测）。其中由FloTrac/Vigileo系统所测的SV和CO等记作SVF、COF；由TEE所测的记作SVT、COT。结果发现T0~T5时，SVF和SVT差异无统计学意义，COF和COT差异亦无统计学意义。SVV和IVC-CI整体相关性分析结果显示呈正相关，相关系数$r=0.80$，$P<0.01$。认为FloTrac/Vigileo系统可在胸科手术中作为术中血流动力学监测的方法。赵栋等[12]观察选择性肺叶隔离通气（SLC）和单肺通气（OLV）对胸腔镜手术患者每搏量变异度（SVV）的影响。分别在麻醉后平卧位双肺通气10 min（T1）、转侧卧位后双肺通气10 min（T2）、进胸后行单肺通气或选择性肺叶隔离通气10 min（T3）和术毕关胸前双肺通气10 min（T4）记录单肺通气对照组（OLV组，$n=30$）和选择性肺叶隔离通气组（SLC组，$n=30$）的SVV、心排血量（CO）、每搏输出量（SV）、收缩压（SBP）、舒张压（DBP）、心率（HR）、心排血指数（CI）等。经统计对比后发现，在胸腔镜手术中OLV和SLC下对Vigileo监测的SVV无明显差别，SVV可以用来动态监测SLC通气时的容量状况。姚红爱等[13]观察目标导向性液体治疗对凶险性前置胎盘患者围术期液体容量及凝血功能的影响。纳入行择期凶险性前置胎盘剖宫产术患者80例，随机分为：常规补液组（N组，$n=40$），目标管理补液组（G组，$n=40$）。G组连接FloTrac/Vigileo监测系统观察ΔSV、CI等指标指导输液。分别记录患者术中不同时期血流动力学、凝血指标及血液乳酸含量等。结果发现，与N组比较，G组患者晶体溶液输注量、HR、ΔSV、术中去氧肾上腺素的用量、PT、APTT、TT明显减少，而尿量、术中各时间点CVP、CI及纤维蛋白原（FIB）值增加（P值均<0.05），两组患者术毕乳酸均明显高于术前，且N组明显高于G组（$P<0.05$）。应用FloTrac/Vigileo监测系统行目标指导液体管理，可以保证血流动力学稳定，改善患者术后凝血功能，优于常规补液。

还有部分研究讨论血管活性药物的选择，卜心怡等[14]比较静脉泵注甲氧明和去氧肾上腺素对老年冠状动脉旁路移植术患者心肺转流停机经容量治疗后仍低血压的疗效及对冠状动脉血流的影响。选择择期行冠状动脉旁路移植术心肺转流停机,经容量治疗后仍低血压(MAP低于基础血压的70%)的老年患者40例,随机分为甲氧明组(M组)和去氧肾上腺素组(P组),每组20例。患者出现低血压后即开始静脉泵注相应药物,M组起始速度为3 μg/(kg·min),P组起始速度为0.24 μg/(kg·min),根据患者血压调整泵速,单次递增、递减速度均为起始速度的1/3,使MAP波动幅度不超过基础值的20%。分别在泵药前和泵药后3 min、5 min、10 min、15 min、30 min经食管超声心动图(TEE)测量冠状动脉脉窦收缩期血流速度时间积分(SVTI)和舒张期血流速度时间积分(DVTI),并计算冠状动脉脉窦血流量(CSBF)。结果与泵药前比较,泵药后不同时点M组和P组SVTI、DVTI、CSBF明显升高(P值均<0.01)。与P组比较,泵药后5 min、10 min、15 min、30 min M组DVTI和CSBF明显升高(P值均<0.05或P<0.01)。M组术后发生心房颤动2例,频发室性期前收缩1例,P组术后发生心动过缓1例,频发室性期前收缩1例。结论认为静脉泵注甲氧明和去氧肾上腺素均可纠正老年冠状动脉旁路移植患者心肺转流后低血压状态,但甲氧明增加冠状动脉血流量更明显,可能对冠心病患者更有利。方英伦等[15]采用压力波形分析技术(pressure recording analytical method, PRAM)分析非心肺转流冠状动脉旁路移植术(OPCABG)中心脏循环效率(cardiac cycle efficiency, CCE)等血流动力学参数:包括CCE、最大压力梯度(dp/dt)、MAP、HR、CI、SVI、SVV、外周血管阻力指数(SVRI)的变化趋势。发现在靶血管吻合过程中,尽管CI、SVI、SVRI等参数仍在正常范围,但CCE却有明显降低,且恢复较其他血流动力学参数缓慢。

二、超声监测

近年来,得益于其无创、便捷以及成像清晰的优点,超声技术在麻醉科的应用越来越广泛,在循环状态、心脏结构和功能的监测上和临床操作的引导上发挥巨大作用。

Wang等[16]以问卷的形式对全国的心血管医院进行综合调查,以评估2018年经食管超声心动图(TEE)技术的相关情况。结果发现约90%的医院都购置了TEE机器,大部分机器由超声科使用。在45%的医院中,麻醉医师进行TEE的术中操作,但只有15%的医院拥有符合基本TEE培训要求的麻醉医师。大多数麻醉医师(68%)认为TEE对心血管手术期间的患者管理有显著贡献。93%接受调查的医院工作人员表示,他们计划在未来继续或开始进行术中TEE检查。提示目前急需开展标准化的TEE培训,并建立正式的认证授权流程。这充分体现了TEE技术在我国手术室内越来越重要的地位。蒋雪丽等[17]评价采用经食管超声多普勒监测纠正左心室射血时间(LVETc)和每搏量(SV)指导单肺移植术中容量治疗的效果。选取行单肺移植术患者26例,采用随机数字表法分为对照组(C组,$n=13$)和LVETc+SV组(LS组,$n=13$)。C组根据CVP指导术中补液,维持CVP 6~12cmH$_2$O,LS组根据LVETc和SV指导术中补液,维持LVETc 0.35~0.40 s,SV波动幅度小于补液前水平的10%。分别于单肺通气前5 min(T1)、单肺通气30 min(T2)、肺动脉阻断30 min(T3)、肺动脉开放30 min(T4)及手术结束即刻(T5)时,采取桡动脉血样进行血气分析,记录乳酸水平并计算氧和指数,记录单肺通气后至肺动脉阻断前、肺动脉阻断期间和肺动脉开放期间(自开放心房钳至手术结束)的液体出入量,记录术中间羟胺和呋塞米的用量、术后咽部黏膜损伤、食管穿孔、出血或局部血肿的发生情况。结果与 C 组比较，LS 组 T3~T5 时氧合指数升高，血乳酸水平降低，肺动脉阻断前和肺动脉阻断期间晶体溶液和胶体溶液的用量增加，肺动脉开放期间晶体溶液和胶体溶液的用量减少，各时段尿量增加，术中间羟胺用量减少（$P<0.05$）。据此认为经食管超声多普勒监测的 LVETc 和 SV 用于单肺移植术患者指导输液不仅能维持有效的循环血容量和组织灌注，还能维持术中血流动力学相对稳定。

超声技术亦被用于空腔脏器的观察。Chen 等[18]观察 24 例妊娠女性空腹和连续 4 次分别摄入 50ml 水后胃窦面积和胃容积的关系。结果发现胃窦面积和液体摄入体积之间具有高度相关性（$r=0.90$，$P<0.01$），并据此建立了一个胃容积值预测公式：$V_{胃}=270.76+13.68×$胃窦面积$-1.20×$胎龄。

三、呼吸和氧合监测

2015 年在呼吸和氧合监测的研究集中于新的监测技术和优化通气策略。Geng 等[19]采集 308 例行胃肠镜检查患者的人口学资料、同期慢性病资料、麻醉剂量、修改后的观察人警觉性/镇静（MOAA/S）评分，并进行统计学分析。多因素 Logistic 回归分析表明年龄（$OR1.04$，$95\%CI1.01$~1.08）、体重指数（BMI）（$OR1.12$，$95\%CI1.02$~1.21）和习惯性打鼾（$OR3.71$，$95\%CI1.62$~8.48）与低氧血症独立相关。以以上 3 个因素为参数，建立预测低氧血症的 Logistic 回归函数模型。该模型的 ROC 曲线下面积为 0.76。Li 等[20]*对术中肌肉组织氧饱和度（muscular tissue oxygen saturation，$SmtO_2$）与术后恶心呕吐（postoperative nausea and vomiting，PONV）的关系进行研究。有 106 例进行机器人子宫切除术的患者被纳入。在术中连续监测患者前臂桡侧肌的 $SmtO_2$，比较术后发生恶心呕吐的患者和未发生恶心呕吐患者之间肌氧饱和度的变化情况，并确定相关阈值。结果 106 例患者中有 35 例发生术后恶心呕吐，对比有无 PONV 的患者，其在年龄、麻醉技术、阿片类药物使用和静脉输液方面无明显差异。以术前平静呼吸室内空气时的 $SmtO_2$ 绝对值为基线（85% 的患者肌氧饱和度基线值在 70% 以上）系统设置多个针对 $SmtO_2$ 绝对值和 $SmtO_2$ 相对变化[（实测值－基线值）/基线值)×100%]的阈值，采用单因素和多因素 Logistic 回归分析发现，$SmtO_2$ 高于基线 20% 与术后较低的恶心呕吐发生率相关（$P=0.034$），而 $SmtO_2$ 低于基线 5%（$P=0.007$）、低于基线 20%（$P=0.001$），绝对值<70%（$P=0.021$）、<60%（$P=0.038$）则均与术后较高的恶心呕吐发生率显著相关。结论认为预防术后恶心呕吐的潜在治疗目标可能是将 $SmtO_2$ 维持在 70% 以上且高于基线水平。张梦等[21]选择择期行胸腔镜下肺癌根治术的患者，采用随机数字表法为 A 组（$n=29$）和 B 组（$n=30$）。A 组自麻醉诱导至单肺通气（OLV）前吸入 50% 氧气，B 组自麻醉诱导至 OLV 前吸入 100% 氧气，OLV 后两组均吸入 50% 氧气。于开胸膜后 1 min（T0）及 OLV 开始后 10 min（T1）、20 min（T2）、30 min（T3）时使用肺萎陷评分以及 Campos 肺萎陷分级评定肺萎陷程度。在入室时，双肺通气时，T1、T2、T3 时测血气记录 PaO_2，记录术后第 3 天胸部 CT 检查肺不张的发生率、术后住院时间及肺部浸润影的发生率。结果 T0 时两组肺萎陷评分及 Campos 评级差异无统计学意义（$P>0.05$），T1 和 T2 时 B 组肺萎陷评分及评级高于 A 组（$P<0.05$），T3 时两组差异无统计学意义（$P>0.05$）。B 组的氧分压在双肺通气及 T1 时高于 A 组（$P<0.05$），T2、T3 时两组 PaO_2 差异无统计学意义（$P>0.05$）。术后肺不张发生率、术后住院时间及术后肺部浸润影发生率两组之间差异无统计学意义（$P>0.05$）。结论认为，单肺通气之前吸入100%氧气能够使单肺通气时肺萎陷效果更好,而且对术后恢复情况无影响。肖文等[22]探讨微创二尖瓣置换术中不同肺通气策略对呼吸功能和呼吸力学的影响。纳入120例择期行微创二尖瓣手术的患者,分为容量控制性单肺通气组（A组,$n=60$）及保护性单肺通气+肺复张组（B组,$n=60$）。A组采用传统容量控制性通气策略（6~8 ml/kg）,B组采用低潮气量（5 ml/kg）+5 cmH_2O PEEP肺通气+肺复张技术。结果发现B组患者体外循环停用后15 min、30 min及术后双肺通气3个时间点的氧合指数明显高于A组（$P<0.05$）,体外循环停用后15 min及30 min时,B组患者的肺顺应性明显增加,气道阻力明显降低（$P<0.05$）,并且B组患者术后低氧血症、肺不张及延迟拔除气管导管的发生率均明显降低（$P<0.05$）。肺部感染两组比较未见统计学差异（$P=0.68$）。提示微创二尖瓣手术中采用低潮气量（5 ml/kg）+5 cmH_2OPEEP+肺复张保护性肺通气策略是安全可行的。

患者的呼吸管理涉及许多方面,减少插管相关并发症,使患者的带管过程尽量平稳,离不开麻醉医师对细节的把控,2018年有部分研究着眼于这些细节,为临床的工作提供参考。董俊莉等[23]评价气管导管套囊内注射碱化利多卡因对患儿气管拔管反应的影响。选择择期行经口气管插管全身麻醉下腹部手术患儿126例,采用随机数字表法分为3组（$n=42$）:对照组（C组）套囊内注射空气,生理盐水组（NS组）套囊内注射生理盐水,碱化利多卡因组（L组）套囊内注射碱化盐酸利多卡因溶液。术中监测气管导管套囊压力并维持在20 cmH_2O以下。计算停止吸入麻醉药即刻与拔除气管导管后即刻MAP、HR的差值（ΔMAP、ΔHR）,ΔMAP或ΔHR>基础值的20%和（或）发生中重度呛咳、躁动为发生气管拔管反应。记录PACU期间和出PACU至气管拔管后8 h咳嗽、声音嘶哑和咽喉痛的发生情况。发现与C组和NS组比较,L组气管拔管反应发生率和咽喉痛发生率降低（$P<0.05$）,咳嗽、声音嘶哑发生率差异无统计学意义（$P>0.05$）。L组套囊内碱化利多卡因溶液的容积为（4.2±2.3）ml[（60±33）mg]。3组均未发现套囊破损。得出结论:气管导管套囊内注射碱化利多卡因可安全、有效地抑制患儿气管拔管反应,有助于改善预后。赵桂华等[24]调查新疆地区全身麻醉患者气管插管套囊压力及术后插管相关并发症的现状,并分析引起不适套囊压力的影响因素。发现临床工作中套囊压力远高于推荐值,插管相关并发症发生率高。通过Logistic回归分析引起套囊压力过高或过低的危险因素为患者肥胖、有吸烟史或合并哮喘、气管炎,麻醉科医师职称较低、工作时间较短。

四、脑功能监测

脑功能监测一直是麻醉领域的热点,新的监测方法和技术层出不穷。2018年脑功能监测的研究热点主要在影响麻醉深度监测的各种因素的作用,以及依据监测的麻醉深度来指导临床工作的尝试。Zhou等[25]纳入81例接受结肠癌根治手术的患者,随机分为BIS组（$n=41$）:依据BIS值调整麻醉深度,使BIS值维持在40~60;非BIS组（$n=40$）:参照血流动力学指标,依据经验调整麻醉深度。主要终点是术前、术后第1天和第5天使用ANT评估警觉、定向和执行功能,次要终点是在术后的最初5 d出现谵妄。结果BIS组丙泊酚、瑞芬太尼剂量明显低于对照组（$P<0.001$）。两组患者术前的警觉性、方向性和执行功能无明显差异,但术后第1天与术前相比,两组患者的警觉性、方向性和执行功能均有所下降（$P<0.001$）。术后第5天,BIS组患者的警觉（$P=0.607$）和定向（$P=$

0.851）功能恢复，而非 BIS 组患者的功能仍未恢复（$P<0.001$）。BIS 组谵妄发生率明显低于非 BIS 组（17.5% vs. 27.5%，$P<0.001$）。据此认为 BIS 监护下可减少麻醉暴露，术后早期恢复警觉和定向功能，减少术后谵妄。Gao 等[26]在 2017 年 2 月之前发表的在线文献数据库中，对所有 BIS 与术中知晓的相关性有关的研究进行全面搜索。共纳入 5 项研究。在整体分析中，BIS 监测与术中知晓发生率的相关性不显著（$OR=0.58$，95%CI 0.22～1.58，$P=0.29$）。分层分析通过比较不同的麻醉方法，静脉麻醉中 BIS 监测组术中知晓率较非 BIS 监测组低。（$OR=0.20$，95%CI 0.08～0.49，$P=0.0004$），而在吸入麻醉的患者中，术中知晓的发病率 BIS 监测组和非 BIS 监测组之间没有统计上的显著差异（$OR=1.13$，95%CI 0.56～2.26，$P=0.73$）。显示 BIS 监测在降低吸入麻醉术中知晓发生率方面没有明显优势，而在静脉麻醉中表现出明显优势。Li 等[27]*通过一项前瞻性观察研究评估接受腹部大手术的高血压患者区域脑氧饱和度（regional cerebral oxygen saturation，rSO_2）降低的发生率以及影响其改变的围术期因素。研究共纳入 41 例高血压患者，按其高血压情况分为控制型和非控制型。患者常规进行麻醉和手术，收集术中生命体征数据，并采用盲法测量 rSO_2。术前和术后 4 d 分别进行认知功能测试。rSO_2 下降超过基线值的 20% 定义为脑氧去饱和。结果术中发生脑氧去饱和的患者 20 例，即去饱和组（D 组），余下 21 例患者没有发生脑氧去饱和，即正常组（N 组）。两组患者的一般情况及手术参数（手术时间、输液量、尿量、出血量、血红蛋白起始值或最低）无显著差异。两组的监测数据包括心率、氧饱和度、呼气末二氧化碳分压、体温、麻醉趋势指数无明显差异。综合临床病史及临床，D 组高血压平均病程长于 N 组［(9.1±3.1) 年 vs. (7.0±2.4) 年，$P=0.017$］，D 组高血压控制不良个体数多于 N 组（12 vs. 4，$P=0.007$）。基线 rSO_2 值在两组间无显著性差异，但术中 rSO_2 的变化有显著性差异。D 组 rSO_2 均值和最小 rSO_2 值显著降低。绘制 D 组和 N 组 rSO_2 平均值随手术时间变化的曲线，$rSO_2<$ 基线 90% 的时间和 $rSO_2<$ 基线 80% 的时间在 D 组［(6264.9±1832.3) min，(4486.5±1664.9) min］较 N 组［(2752.4±1453.3) min，0 min］更长（$P<0.001$）。两组患者术中平均动脉压的变化情况表现出与 rSO_2 类似的趋势，分析显示平均动脉压的相对下降与 rSO_2 的相对下降具有显著的相关性（$r^2=0.495$，$P<0.001$）。术后 4 d 的认知功能评分较基线值下降≥2 分被定义为术后早期认知功能下降。D 组术后早期认知功能下降 9 例（45%），N 组认知功能下降 3 例（14.3%）（$P=0.031$）。术后早期认知功能下降与脑氧饱和度降低也有显著相关。总的来说，大部分高血压患者在腹部大手术中发生脑氧去饱和，而高血压未经良好控制的患者更容易发生脑氧去饱和。rSO_2 的降低与平均动脉压的降低有显著的相关性，可能导致术后第 4 天早期认知功能下降。李林等[28]观察近红外光谱（near infrared spectroscopy，NIRS）联合选择性顺行性脑灌注（selective antegrade cerebral perfusion，SACP）对主动脉弓部手术后中枢神经系统并发症发生率的影响。纳入行主动脉弓置换术的患者 95 例，随机分为两组：NIRS 监测组（A 组，$n=48$）和传统经验组（B 组，$n=47$）。中低温停循环期间，调节脑灌注流量及压力，维持 rSO_2 60%～80%。A 组当 $rSO_2<55$% 时行双侧脑灌注，B 组通过控制目标灌注压 40～60 mmHg 来调节脑灌注流量。采集围术期临床资料，比较两组术中、术后临床指标及术后并发症情况。与 B 组比较，A 组手术时间、CPB 时间、主动脉阻断时间、停循环时间、术后机械通气时间、ICU 留观时间和术后住院时间缩短，但差异无统计学意义。A 组术后永久神经系统并发症发生率和术后脑血栓新发率明显低于 B 组（$P<0.05$），A 组术后短暂神经系统并发症发生率低于 B 组，但差异无统计学意义。得出结论：NIRS 监测联合 SACP 可降低

主动脉弓置换术后永久神经系统并发症发生率。常建华等[29]探讨七氟烷及丙泊酚对在脑电双频指数监测（BIS）下行颅内肿瘤切除术患者血流动力学及氧代谢的影响。选取于BIS监测下行颅内肿瘤切除术的122例患者，按照随机数字表法均分为试验组与对照组，试验组采用七氟烷进行麻醉维持，对照组采用丙泊酚进行麻醉维持，比较两组患者在T1（BIS＝50时）、T2（气管插管时）、T3（手术开始15 min）、T4（手术结束）4个时间点的心率（HR）、血氧饱和度（SpO_2）、平均脉压（MAP）、左右两侧大脑前动脉时间平均流速（Vm）、脑动静脉血氧含量差（Ca-vO_2）、脑氧摄取率（$CERO_2$），并对比患者清醒后2 h内不良反应的发生率。发现七氟烷及丙泊酚对BIS监测下行颅内肿瘤切除术的患者均有较好麻醉效果，对患者血流动力学影响较小，但七氟烷能降低脑氧代谢，效果更佳。代世韬等[30]观察右美托咪定对全身麻醉患者脑状态指数的影响。选择择期行上腹部手术的全身麻醉患者80例，随机分为4组：丙泊酚组（P组），靶控输注丙泊酚血浆浓度3.0～4.0 μg/ml；丙泊酚＋右美托咪定组（PD组），靶控输注丙泊酚血浆浓度1.5～2.5 μg/ml，右美托咪定0.5 μg/kg，输注5 min，再持续输注0.6 μg/(kg·h)；七氟烷组（S组），吸入1.5%～2.5%七氟烷；七氟烷＋右美托咪定组（SD组）：吸入1%～1.5%七氟烷，右美托咪定0.5 μg/kg，输注5 min，再持续输注0.6 μg/(kg·h)。术中所有患者镇静指数维持在45～55。分别于麻醉前和右美托咪定持续输注30 min、60 min测定脑状态指数（记忆加工指数、谵妄指数）。结果显示麻醉前4组脑状态指数差异无统计学意义。右美托咪定持续输注30 min、60 min时PD组记忆加工指数和谵妄指数均明显低于P组（$P<0.05$），SD组均明显低于S组（$P<0.05$）。研究认为，全身麻醉中复合应用右美托咪定能够降低患者的脑状态指数。

钟超超等[31]应用倾向性评分匹配探讨急性等容血液稀释（acute normovolemic hemodilution，ANH）对胃肠手术患者术后谵妄的影响。回顾分析484例消化道肿瘤手术的患者资料，包括患者的一般资料、围术期资料以及实验室检查结果等，根据是否应用ANH将患者分为ANH组（$n=158$）和对照组（$n=326$），应用倾向性评分匹配分析两组患者苏醒延迟、谵妄以及二次插管的发生率。通过倾向性评分匹配，152例对照组患者与152例ANH组患者配对成功，性别、体重、血容量、吸烟和酗酒比例两组差异无统计学意义。ANH组有13例（8.5%）输注红细胞悬液，明显低于对照组的22例（14.4%）（$P<0.05$），对照组谵妄发生率17例（11.3%），明显高于ANH组的10例（6.8%）（$P<0.05$）。研究认为，胃肠手术患者围术期应用急性等容血液稀释技术，异体输血量少，苏醒期谵妄发生率低。

五、肌松监测

在肌松监测方面，选择合适的肌松程度以及筛选合适的肌松观测指标依旧是研究的热点。王戡等[32]*观察全身麻醉患者术后残余肌松的发生情况，对比未发生残余肌松的全身麻醉患者，筛选出残余肌松相关危险因素，初步建立预警评分系统。共观察到369例全身麻醉术后拔除气管导管后返回恢复室观察时发生残余肌松的患者，并随机匹配740例未发生残余肌松的患者，对比发现，两组患者在性别、ASA分级、顺阿曲库铵总用量、术后肌松拮抗药使用率、术中入液量和尿量、手术时间和末次给肌松药物距手术结束时间等因素上的差别有统计学意义（$P<0.05$）。将这些因素通过后退法多因素Logistics回归分析筛选独立危险因素，发现顺阿曲库铵用量>0.4 mg/(kg·h)、末次给肌松药距手术结束时间<60 min和术中入液量>20 ml/kg是全身麻醉患者术后出现残余肌松的独立危险因素，β值分别为2.87、2.48、2.48。经计算，以上3项因素的评分分别是3分、2分、2分。建立术后残余肌松的风险度评估模型，绘制ROC曲线，曲线下面积为0.82，标准误为0.015。Cut-off值为1.5，提示预测术后残余肌松的最佳界值为1.5，即在建设的术后残余肌松预警及危险分层标准中，评分≤1分预示低危风险，评分≥2分预示高危风险。卢煜等[33]探讨不同肌松程度对脑肿瘤切除术患者经颅电刺激运动诱发电位（TES-MEP）和血流动力学的影响。选择76例择期行TES-MEP监测的脑肿瘤切除术患者，随机分为A、B、C组。首次推注顺阿曲库铵后，连续监测TOFR1（4个成串刺激的第1次刺激的肌颤搐反应值/正常状态下的肌颤搐反应值×100%），其中A组维持TOFR1为5%～10%，B组TOFR1为10%～15%，C组TOFR1为15%～20%。比较3组入室时（T0）、插管时（T1）、监测TOFR1 30 min时（T2）的平均血压（MAP）、心率（HR）、脑电双频指数（BIS）值和MEP波幅，评定肌松效果。研究认为，脑肿瘤切除术中维持TOFR1为10%～15%时，可减小肌松药物对TES-MEP监测质量的影响，同时能够达到手术要求的肌松效果，维持血流动力学稳定。吴雪梅等[34]使用超声测量膈肌厚度，并将膈肌厚度变化与TOF相关性进行研究。共纳入30例拟在全身麻醉下择期行四肢手术的患者，分别在麻醉诱导前、肌松药完全起效（TOF为0）和TOF开始恢复至25%、50%、75%、90%、100%时超声测量呼气末膈肌厚度（Tdi），计算相应时间点膈肌厚度恢复率ΔTdi=呼气末Tdi/诱导前呼气末Tdi×100%。与肌松药完全起效时比较，麻醉诱导前和TOF开始恢复至75%、90%、100%时Tdi和ΔTdi明显增加（$P<0.05$），TOF开始恢复至25%、50%时，Tdi和ΔTdi差异无统计学意义。提示伴随TOF的逐渐恢复，呼气末膈肌厚度和呼气末膈肌厚度恢复率也呈一定比例的恢复，两者呈正相关。因而超声下膈肌厚度变化可作为指导全身麻醉术后拔管的一个临床指标。

六、体温监测

患者的体温是其麻醉手术过程中重要的生命体征。Pei等[35]*通过一个3×2的阶乘随机设计试验，研究环境温度和使用空气加温仪对患者术中核心体温的影响。292位行择期手术的成年患者被随机平均分配至环境温度19℃、21℃或23℃的手术间，并以1∶1的比例随机进行被动保温（仅覆盖长毯和手术铺单）或空气加温（在皮肤和长毯之间铺盖空气加温毯）。记录患者和手术的一般情况和诱导前舌下温度，并每隔10 min记录室温和患者的核心体温（温度探头置于食管远端或鼻咽部）。研究的主要结果为全身麻醉诱导后患者核心温度的变化，并在整理相关数据的基础上，使用线性混合效应模型评估环境温度、加温方式及其相互作用的影响。结果6组患者的一般情况差异无统计学意义。在麻醉诱导后的第1小时内（再分配阶段），患者的核心体温均出现不同程度的下降。在被动保温组，估计环境温度每升高1℃，可使患者核心体温降低0.07℃（98.3%CI 0.01～0.13，$P=0.004$）。在空气加温组，则提示患者体温的变化与环境温度无明显相关（$P=0.046$）。在诱导后1～3 h，各组患者体温的变化基本呈线性，采用曲线的斜率来代表术中核心温度变化的速率。被动保温组患者的核心体温变化斜率为负，且随着环境温度每升高1℃，核心温度变化的斜率就增加0.03（98.3%CI 0.01～0.06，$P<0.001$）。而在空气加温组，患者核心体温变化曲线的斜率为正，但在不同的环境温度中，各组斜率的差异无统计学意义（$P=0.398$）。最终，在平均3.4 h的手术后，空气加热组的平均核心体温（36.5℃）高于被动保温组（35.6～36.1℃），被动保温组患者的

核心体温随环境温度的升高而升高，环境温度每升高 1℃，被动保温患者的最终核心温度升高 0.13℃（98.3%CI 0.07～0.20，P<0.001）。空气保温组的核心体温未表现出明显的随环境温度变化的趋势，提示使用空气加温措施的患者，环境温度的变化对其核心体温无明显影响。而在被动保温的患者中，室温 23℃组的平均核心体温仅比室温 19℃组的高 0.5℃，提示环境温度对无强化保温措施的患者的核心体温的影响虽然存在统计学差异，但其影响仍然十分有限。Sun 等[36]观察术中体温波动对肝移植患者预后的影响。共纳入 107 例患者，记录其术中体温。发现肝移植手术时，患者体温最低点为开放肝门 5 min 后。共有 40 例患者出现体温<35℃且持续时间长于 5 min，余下的 67 例患者体温均>35℃或<35℃时间不超过 5 min，对比两组患者发现，体温过低时间与出血量、插管时间、输血量、重症监护时间呈正相关，与尿量呈负相关。体温过低时间越长，预后越差。Yi 等[37]探讨患者术中体温与出血的关系。选择符合条件的患者 62 名，随机分为两组：被动保温组（PW 组，$n=32$）（加棉毯保温）和主动加温组（AW 组，$n=30$）（使用空气加温系统）。主要观察终点是术中出血量，次要终点是手术部位感染、心血管事件、手术后 ICU 住院时间和手术后总住院时间。结果显示主动加温组的患者术中全部体温正常，而被动保温组患者术中体温过低的发生率为 21/32（71.8%），差异有统计学意义（$P=0.000$）。PW 组出血量[（682±426）ml]较 AW 组出血量[（464±324）ml]更多（$P<0.021$）。得出结论：维持正常的体温能有效减少出血，使用空气加温系统能有效维持正常体温。

王春等[38]研究小儿臂丛神经阻滞后皮肤温度变化及其对臂丛神经阻滞效果的评估价值。选择择期行肱骨髁上骨折切开复位内固定的患儿 30 例，喉罩全身麻醉后在超声引导下用 0.33% 罗哌卡因行腋路臂丛神经阻滞。在入手术室后（T0）、全身麻醉后（T1），以及神经阻滞后 0 min（T2）、5 min（T3）、10 min（T4）、15 min（T5）、20 min（T6）各时间点，测定患侧和健侧第一掌骨外侧的皮肤温度。在 T0、T1、T4、T6、切皮（T7）、手术结束（T8）和出麻醉复苏室（T9）各时间点，记录平均动脉压（MAP）和心率。术后 4 h、6 h、8 h、12 h、16 h 采用小儿疼痛 VAS 评分评估疼痛程度。计算用皮肤温度变化评估阻滞效果的敏感度、特异度、阳性预测值、阴性预测值，以及阳性似然比和阴性似然比。设定阻滞后 15 min 时双手皮肤温度差≥1℃为皮肤温度变化阳性，术后 4 h 疼痛 VAS 评分<3 分为阻滞有效。结果发现小儿臂丛神经阻滞后 5 min 阻滞侧第一掌骨外侧皮肤温度即升高，约 15 min 达最大值。用皮肤温度变化评估阻滞效果的敏感度为 96%，特异度为 67%，阳性预测值为 92%，阴性预测值为 80%，阳性似然比为 2.9，阴性似然比为 0.06。这种皮肤温度升高可作为评估小儿神经阻滞效果的一种简单、有效的方法，有助于患儿术中和术后的镇痛管理。

七、血药浓度监测

在血药浓度监测的研究方面，Liu 等[39]使用意识指数（IOC）监测探究瑞芬太尼用于胃镜下息肉切除术的最佳剂量。选择 120 例计划行胃镜下息肉切除的患者，随机分为瑞芬太尼 2 ng/ml（R2 组）、4 ng/ml（R4 组）、6 ng/ml（R6 组），每组 40 例。麻醉期间，瑞芬太尼维持在初始浓度，丙泊酚根据 IOC1 进行调整。主要结果是丙泊酚和瑞芬太尼的剂量。次要结果为 IOC1 和 IOC2 的变化，患者苏醒时间，围术期不良反应如低血压、高血压、心动过缓、心动过速、肢体运动、低氧血症、治疗中断、恶心、呕吐、误吸、术中知晓。观察到随着瑞芬太尼用量的增加，丙泊酚用量及患者苏醒时间明显减少，高血压及肢体运动的发生率也有所下降，但低血压、心动过缓、低氧血症的发生率有所上升。R2 组治疗期间，IOC2 值保持在 50 以上。但 R6 组胃镜检查时 IOC2 降至 30 以下。结论认为瑞芬太尼 4 ng/ml 的靶浓度在胃镜下息肉切除患者中较为理想。吴迷迷等[40]比较不同剂量右美托咪定对冠状动脉旁路移植术患者麻醉诱导期间血流动力学的影响。选择拟行非心肺转流冠状动脉旁路移植术患者 75 例，采用随机数字表法将患者随机分为 3 组：右美托咪定 0.3 μg/kg 组（D3 组）、右美托咪定 0.6 μg/kg 组（D6 组）和右美托咪定 0.9 μg/kg 组（D9 组），分别于麻醉诱导前 10 min 静脉输注右美托咪定 0.3 μg/kg、0.6 μg/kg、0.9 μg/kg，输注时间 10 min。麻醉诱导后，BIS≤55 时行气管插管后机械通气。记录右美托咪定输注前（T0）、输注 5 min（T1）、输注完毕（T2）、气管插前即刻（T3）、气管插管后 1 min（T4）、气管插管后 3 min（T5）、气管插管后 5 min（T6）时的 HR、SBP、DBP，记录麻醉诱导期间的低血压、高血压、心动过缓和呼吸抑制等不良事件发生情况。通过统计分析发现与右美托咪定 0.3 μg/kg 和 0.9 μg/kg 的负荷量比较，麻醉诱导前 10 min 静脉输注 0.6 μg/kg 右美托咪定更有助于稳定冠状动脉旁路移植术患者麻醉诱导期间的血流动力学，有利于维持心肌氧供需平衡。

张竞泾等[41]观察临床综合条件下七氟烷抑制小儿喉罩拔除反应的半数有效浓度。择期短小手术患儿 26 例。手术结束前 5 min 时停止输注瑞芬太尼，术毕维持七氟烷呼气末浓度稳定在目标浓度至少 10 min 后拔除喉罩。采用 Dixon 序贯法确定呼气末七氟烷浓度，第 1 例患儿呼气末七氟烷浓度设定为 0.8%，根据喉罩拔除反应确定下一例患儿的七氟烷呼气末浓度，浓度梯度为 0.1%。结果临床综合条件下七氟烷抑制小儿喉罩拔除反应的 EC_{50} 是 0.59%，95%CI 为 0.55%～0.63%。罗颖等[42]确定复合丙泊酚时羟考酮抑制成年女性患者喉罩置入反应的半数有效剂量（ED_{50}）。采用序贯法进行试验。靶控输注丙泊酚行麻醉诱导，血浆靶浓度设定为 3.0 μg/ml，血浆靶浓度与效应室靶浓度达平衡时静脉注射羟考酮，初始剂量为 0.11 mg/kg，注射完毕 5 min 时置入喉罩，发生喉罩置入反应时，下一例患者升高一个剂量梯度，否则降低 1 个剂量梯度。相邻剂量差值为 0.02 mg/kg。采用 Probit 法计算复合丙泊酚时羟考酮抑制喉罩置入反应的 ED_{50} 为 0.095（95%CI 0.080～0.108）mg/kg。范婷等[43]通过序贯法测定羟考酮用于显微血管减压手术术终镇痛衔接的半数有效剂量。选择全身麻醉下行经乙状窦入路显微血管减压手术的面肌痉挛患者 23 例，手术结束前 30 min 给予羟考酮，手术结束后连接相同配方的镇痛泵。根据序贯法设定浓度，当出现第 7 个交叉点时终止试验。术后 30 min 患者镇痛口述分级（verbal rating score，VRS）评分 1 分为阴性。使用 Dixon-Mood 法和 Probit 回归模型计算羟考酮用于显微血管减压手术的术终镇痛衔接的 ED_{50} 为 0.054 mg/kg。

李红等[44]评价年龄因素对丙泊酚闭环靶控输注用于妇科腹腔镜手术患者镇静效果的影响。选择择期行妇科腹腔镜手术患者 100 例，根据年龄分为两组（$n=50$）：中年组（45～64 岁）和老年组（65～75 岁）。采用丙泊酚闭环靶控输注，自动调节血浆靶浓度，维持 BIS 值目标范围 45～55，靶控输注瑞芬太尼，血浆靶浓度为 2～6 ng/ml 维持麻醉，间断注射顺阿曲库铵维持肌肉松弛。记录丙泊酚和瑞芬太尼的总用量、丙泊酚调整频率、BIS 40～60 时间比率和反映闭环系统整体性能的总体评分、苏醒时间、气管拔管时间。发现与中年组比较，老年组 BIS 40～60 时间比率升高，总体评分降低，丙泊酚和瑞芬太尼的总用量降低，丙泊酚调整频率升高（$P<0.05$），苏醒时间和气管拔管时间差异无统计学意义（$P>0.05$）。据此认为丙泊酚闭环靶控输注用于妇科腹腔镜手术患者的镇静效果受年龄因素的影响，用于老年患者的稳定性优于中年患者。罗雪晶等[45]观察患者体脂率及 BMI 对丙泊酚麻醉用量的影响。选择择期行腹腔镜手术患者104例，男性46例，女性58例，根据BMI和体脂率将患者分为4组：A组，BMI<25.0 kg/m^2，体脂率<25%（男）或<35%（女）；B组：BMI<25.0kg/m^2，体脂率≥25%（男）或≥35%（女）；C组：BMI≥25.0 kg/m^2，体脂率<25%（男）或<35%（女）；D组：BMI≥25.0 kg/m^2，体脂率≥25%（男）或≥35%（女）。所有患者均采用统一的麻醉方案，BIS闭环靶控目标值设为45~55。记录患者麻醉诱导、麻醉维持时丙泊酚使用量以及拔管时间。纳入所有患者的性别、BMI和体脂率等构建多元线性回归模型。计算发现D组丙泊酚麻醉诱导剂量明显高于A、B、C组（$P<0.05$），B组和D组的前1 h和前2 h每千克体重丙泊酚用量均明显低于A组（$P<0.05$），A组和C组的每千克体重丙泊酚用量差异无统计学意义，B组和D组的每千克体重丙泊酚用量差异无统计学意义，4组拔管时间差异无统计学意义。获得回归公式：前1 h丙泊酚用量（mg/kg）=7.715+1.900×性别（男=0，女=1）-0.125×体脂率。研究认为，BMI或体脂率越高的患者在维持麻醉状态时每千克体重丙泊酚使用量越少，当BMI与体脂率衡量肥胖发生矛盾时，体脂率与患者每千克体重丙泊酚麻醉用量相关性更好。

八、凝血功能监测

2018年关于凝血功能的监测的研究主要目的是要探寻各种手术因素对凝血功能的影响、改善凝血功能的方法，以及自体富血小板血浆（autologous platelet-rich plasma，aPRP）的应用。宋玉洁等[46]探讨使用不同液体稀释及应用人纤维蛋白原（human fibrinogen，Fg）或人凝血因子Ⅷ（human coagulation factor Ⅷ，F Ⅷ）对凝血的影响和纠正作用。选择择期行外科手术患者18例，采用随机数字表法将其分为乳酸钠林格注射液（lactated ringer's solution，RL）组、琥珀酰明胶注射液（succinylated gelatin，GEL）组、羟乙基淀粉130/0.4氯化钠注射液（hydroxyethyl starch 130/0.4，HES）组，每组6例。采集静脉血，37℃恒温下，每组保留部分全血后，余按分组给予相应液体进行50%稀释，并应用不同剂量的Fg、FⅧ。使用血栓弹力图仪（thrombelastography，TEG）分析凝血变化。结论认为RL稀释对凝血的影响最轻，GEL次之，HES影响最明显。Fg对液体稀释引起的凝血功能异常有纠正作用，但其纠正效果与液体种类有关，其中HES对凝血功能的影响需要大剂量Fg才能被完全纠正。F Ⅷ不能纠正血液稀释造成的凝血功能障碍。沈社良等[47]比较血栓弹力图（TEG）和大量输血方案（MTP）指导脊柱手术患者围术期容量治疗的效果。选择全身麻醉下行脊柱侧凸矫形术或腰椎管减压术患者72例，均预计围术期总出血量>1500 ml，采用随机数字表法分为两组（$n=36$）：TEG组（T组）及MTP组（M组）。T组按TEG结果输入新鲜冰冻血浆（FFP）、血小板（PLT）及纤维蛋白原（FIB）或给予鱼精蛋白、氨甲环酸。M组按异体RBC 1 U（或自体血液200 ml）：FFP 100 ml：PLT 1 U比例，在输入异体RBC或自体血液后，输入FFP及PLT，当ACT>基础值110%时给予鱼精蛋白，按医师经验给予氨甲环酸。于麻醉诱导前（T0）、手术结束时（T1）及术后24 h（T2）时取静脉血标本，检测血红蛋白及凝血功能。记录围术期出血量、输液量、异体血（RBC、FFP及PLT）、FIB、鱼精蛋白及氨甲环酸用量、术中自体血用量、首次输注FFP及PLT时间。记录术后24 h内因出血过多再次手术、死亡情况，记录异体输血费用、TEG检测费用、综合费用（异体输血费用与TEG检测费用之和）和住院时间。结果与 M 组比较，T 组 T1 时 PLT 计数和 FIB 浓度降低，围术期 FFP 及 PLT 用量减少，首次输注时间延长，异体输血费用降低，综合费用升高（P 值均 <0.05），围术期出血量、输液量、自体血用量及异体 RBC、FIB、鱼精蛋白和氨甲环酸用量、再次手术率、死亡率及住院时间差异无统计学意义（P 值均 >0.05）。结论认为，TEG 指导脊柱手术患者围术期容量治疗的效果优于 MTP。

徐诚实等[48]探讨富血小板血浆（platelet-rich plasma，PRP）分离回输技术在双侧全髋关节置换手术中的节血效果及对凝血功能的影响。选取行双侧全髋关节置换术的患者 60 例，采用随机数字表法随机分为 PRP 组（$n=30$，实施术前血小板分离并术中回输）和对照组（$n=30$，不实施血小板分离）。记录输液量、失血量、自体血回收量、异体血输注量、尿量、术后引流量及围术期凝血功能检查结果、血红蛋白含量及血气分析结果等，同时应用血栓弹力图（TEG）分析患者围术期凝血功能的变化。结果两组患者手术时间、输液量、失血量及自体血回收量等差异均无统计学意义（$P>0.05$），异体血输注量明显少于对照组（$P=0.024$）。PRP 组纤维蛋白原含量明显高于对照组（$P=0.008$）。TEG 检查结果显示 PRP 组活化凝血时间及凝固时间明显低于对照组（$P=0.038$、$P=0.002$），PRP 组血块形成最大幅度明显高于对照组（$P=0.002$）。两组患者血气分析结果差异无统计学意义（$P>0.05$）。结论认为：富血小板血浆分离回输技术可以减少双侧全髋关节置换围术期异体血输注量，且对凝血功能有积极保护作用。田文智等[49]观察自体富血小板血浆（aPRP）对深低温停循环（deep hypothermic circulatory arrest，DHCA）下的 Stanford A 型主动脉夹层手术中输血量和术后短期转归的影响。选择接受手术治疗的急性 Stanford A 型主动脉夹层患者 83 例，根据是否制备 aPRP 将患者分为观察组（$n=35$）和对照组（$n=48$）。两组患者于麻醉诱导插管后经右侧颈内静脉置入三腔中心静脉导管和 Swan-Ganz 导管外鞘。随后，观察组于手术开始前完成 aPRP 制备，对照组开始手术。记录麻醉、手术、心肺转流、主动脉阻断和 DCHA 时间。记录血栓弹力图反应时间（R）、α 角和最大振幅（MA），记录术中出血量和红细胞、血浆、冷沉淀和血小板用量，记录术后机械通气时间、ICU 留观时间、30 d 内严重并发症（神经系统并发症、需要持续肾替代治疗的急性肾功能不全、二次插管或气管切开、胸骨后感染或胸骨愈合不良、开胸止血）发生率和死亡率。结果观察组手术时间明显短于对照组（$P<0.05$）。麻醉、心肺转流、主动脉阻断时间差异无统计学意义。观察组 DCHA 时间明显短于对照组（$P<0.05$）。观察组 TEGα 角和 MA 明显大于对照组（$P<0.05$）。观察组术中红细胞、血浆和冷沉淀用量明显少于对照组（$P<0.05$）。两组术后机械通气时间、ICU 留观时间、术后 30 d 严重并发症发生率和死亡率差异无统计学意义。研究认为，在 DCHA 下的 Stanford A 型主动脉夹层手术，aPRP 可减少术中红细胞、血浆和冷沉淀的用量，但对术后机械通气时间、ICU 时间、术后 30 d 内严重并发症发生率和死亡率无明显影响。

（戴茹萍　赵玉菁）

参 考 文 献

[1] 杨琳, 孙来保, 江伟航, 等. 脉搏灌注变异指数预测俯卧位引起的心排血量下降的研究. 中国现代医学杂志, 2018, 28（34）: 97-102.

[2] 李林佶, 谢颖, 冯麟, 等. 脉搏灌注变异指数监测肠道手术患者容量反应性的临床研究. 重庆医学, 2018, 47 (14): 1874-1877.

[3]* 田复波, 何智勇, 孙申, 等. 心率和脉搏灌注变异指数对剖宫产脊麻后低血压的预测作用. 临床麻醉学杂志, 2018, 34 (09): 869-872.

[4] 徐娜, 兰飞, 姚东旭, 等. 目标导向液体治疗对脊柱手术老年患者预后的影响. 临床麻醉学杂志, 2018, 34 (07): 647-650.

[5] 姚忠岩, 刘问宾, 瞿敏, 等. 颈内静脉内径和肱动脉峰流速变异率预测患者容量反应性的比较. 中华麻醉学杂志, 2018, 38 (2): 215-218.

[6] 王晓颖, 张扬, 高巨, 等. 颈动脉峰值流速变异率评估腹腔镜手术患者容量反应性的价值. 临床麻醉学杂志, 2018, 34 (02): 109-113.

[7] 斯妍娜, 鲍红光, 张晨, 等. 下腔静脉塌陷指数的不同阈值指导输液对预防腰麻后低血压的效果. 临床麻醉学杂志, 2018, 34 (09): 837-840.

[8] 梁冰, 曹阳, 罗建华, 等. 每搏量变异度与校正左室射血时间作为不停跳冠脉搭桥手术容量管理指标的效果比较. 广东医学, 2018, 39 (10): 1488-1491.

[9] 黄艰, 杨贞, 高宪, 等. 基于每搏量变异的容量管理策略在梗阻性黄疸患者手术麻醉管理中的应用. 第三军医大学学报, 2018, 40 (10): 918-922.

[10] 丁妮, 张冬梅, 高玉华, 等. 每搏量变异度指导的目标导向液体治疗对胃肠肿瘤患者术中、术后胃肠功能的影响. 临床麻醉学杂志, 2018, 34 (01): 45-49.

[11] 杨梦, 解雅英, 都义日. FloTrac/Vigileo系统用于单肺通气血流动力学的监测. 临床麻醉学杂志, 2018, 34 (03): 267-270.

[12] 赵栋, 吕华燕, 徐军, 等. 选择性肺叶隔离通气与单肺通气对每搏量变异度影响的比较. 中国内镜杂志, 2018, 24 (04): 28-32.

[13] 姚红爱, 王波, 马世颖, 等. 目标导向性液体治疗对凶险性前置胎盘患者围术期容量及凝血功能的影响. 实用医学杂志, 2018, 34 (03): 446-449.

[14] 卜心怡, 王亭亭, 葛亚力, 等. 甲氧明对心肺转流冠状动脉搭桥后老年低血压患者冠脉血流的影响. 临床麻醉学杂志, 2018, 34 (05): 436-440.

[15] 方英伦, 李会芳, 吕誉芳, 等. 非心肺转流冠状动脉旁路移植术中心脏循环效率变化趋势的分析. 临床麻醉学杂志, 2018, 34 (10): 979-983.

[16] Wang S, Wei J, Yuan S, et al. Intraoperative transesophageal echocardiography during cardiovascular surgery in China. J Cardiothorac Vasc Anesth, 2019, 33 (5): 1343-1350.

[17] 蒋雪丽, 王志萍. 纠正左室射血时间和每搏量指导单肺移植术中容量治疗的效果: 经食道超声多普勒监测. 中华麻醉学杂志, 2018, 38 (3): 363-366.

[18] Chen X, Chen F, Zhao Q, et al. Ultrasonographic measurement of antral area for estimating gastric fluid volume in pregnant women. J Clin Anesth, 2019, 53: 70-73.

[19] Geng W, Jia D, Wang Y, et al. A prediction model for hypoxemia during routine sedation for gastrointestinal endoscopy. Clinics (Sao Paulo), 2018, 73: e513.

[20]* Li G, Lin L, Dai F, et al. Muscular tissue oxygen saturation during robotic hysterectomy and postoperative nausea and vomiting: exploring the potential therapeutic thresholds. J Clin Monit Comput, 2018.

[21] 张梦，董有静，韩念娇，等. 不同吸入氧浓度对胸腔镜手术肺萎陷及术后恢复的影响. 国际麻醉学与复苏杂志，2018，39（10）：948-951，965.

[22] 肖文，刘锴，高扬，等. 微创二尖瓣置换术中单肺通气策略. 中国心血管病研究，2018，16（6）：542-545.

[23] 董俊莉，金泉英，朱昌娥. 气管导管套囊内注射碱化利多卡因对患儿气管拔管反应的影响. 中华麻醉学杂志，2018，38（4）：399-402.

[24] 赵桂华，翟晶雯，徐江叶，等. 全麻患者气管插管套囊压力和术后气道并发症的现况调查及影响因素分析. 临床麻醉学杂志，2018，34（08）：733-738.

[25] Zhou Y, Li Y, Wang K. Bispectral index monitoring during anesthesia promotes early postoperative recovery of cognitive function and reduces acute delirium in elderly patients with Colon carcinoma: A prospective controlled study using the attention Network Test. Med Sci Monit, 2018, 24: 7785-7793.

[26] Gao WW, He YH, Liu L, et al. BIS monitoring on intraoperative awareness: a meta-analysis. Curr Med Sci, 2018, 38 (2): 349-353.

[27]* Li H, Fu Q, Wu Z, et al. Cerebral oxygen desaturation occurs frequently in patients with hypertension undergoing major abdominal surgery. J Clin Monit Comput, 2018, 32 (2): 285-293.

[28] 李林，张铁铮，刁玉刚. 脑氧饱和度监测指导脑灌注对主动脉弓置换术后神经系统并发症的影响. 临床麻醉学杂志，2018，34（10）：941-944.

[29] 常建华，王臻，张世平，等. 七氟烷及丙泊酚对脑电双频指数监测下行颅内肿瘤切除术患者血流动力学及氧代谢的影响. 实用临床医药杂志，2018，22（21）：9-12.

[30] 代世韬，郭曲练，徐志鹏，等. 右美托咪定对丙泊酚或七氟醚全麻患者脑状态指数的影响. 临床麻醉学杂志，2018，34（08）：782-784.

[31] 钟超超，徐兴国，曹苏. 基于倾向性评分匹配的急性等容血液稀释对胃肠手术患者术后谵妄的影响. 临床麻醉学杂志，2018，34（09）：857-860.

[32]* 王戬，赵晶，尹毅青. 全麻患者术后残余肌松的危险因素. 中华麻醉学杂志，2018，38（2）：133-137.

[33] 卢煜，叶霞. 不同肌松程度对脑肿瘤切除术患者TES-MEP和血流动力学的影响. 西南国防医药，2018，28（11）：1070-1072.

[34] 吴雪梅，邓岩军，朱紫薇，等. 全麻手术肌松恢复过程中超声下膈肌厚度变化和与四个成串刺激的相关性. 临床麻醉学杂志，2018，34（1）：84-85.

[35]* Pei L, Huang Y, Xu Y, et al. Effects of ambient temperature and forced-air warming on intraoperative core temperature: A factorial randomized trial. Anesthesiology, 2018, 128(5): 903-911.

[36] Sun Y, Jia LL, Yu WL, et al. The changes of intraoperative body temperature in adult liver transplantation: A retrospective study. Hepatobiliary Pancreat Dis Int, 2018, 17(6): 496-501.

[37] Yi J, Liang H, Song R, et al. Maintaining intraoperative normothermia reduces blood loss in patients undergoing major operations: a pilot randomized controlled clinical trial. BMC Anesthesiol, 2018, 18(1): 126.

[38] 王春，曹译匀，王爱忠. 皮肤温度用于评估超声引导下小儿臂丛神经阻滞麻醉效果的可行性. 上海医学，2018，41（08）：468-471.

[39] Liu M, Wu H, Yang D, et al. Effects of small-dose remifentanil combined with index of consciousness monitoring on gastroscopic polypectomy: a prospective, randomized, single-blinded trial. Trials, 2018, 19 (1): 392.

[40] 吴迷迷，王世端，夏婧，等. 不同剂量右美托咪定对冠状动脉搭桥术患者麻醉诱导期间血流动力学的影响. 临床麻醉学杂志，2018，34（09）：882-885.

[41] 张竞泾，卞谦，张晓颖，等. 临床综合条件下七氟醚抑制小儿喉罩拔除反应的半数有效浓度. 中华麻醉学杂志，2018，38（1）：59-61.

[42] 罗颖，于洋，周小莲，等. 复合丙泊酚时羟考酮抑制成年女性患者喉罩置入反应的半数有效剂量. 中华麻醉学杂志，2018，38（5）：562-564.

[43] 范婷，王培. 羟考酮用于血管减压手术术终镇痛衔接的半数有效剂量. 临床麻醉学杂志，2018，34（06）：542-544.

[44] 李红，刘叶，吴军娜，等. 年龄因素对丙泊酚闭环靶控输注用于妇科腹腔镜手术患者镇静效果的影响. 中华麻醉学杂志，2018，38（5）：565-567.

[45] 罗雪晶，刘丽，章扬，等. 体脂率及体重指数与丙泊酚麻醉用量的相关性. 临床麻醉学杂志，2018，34（08）：752-755.

[46] 宋玉洁，徐振东，薛庆生，等. 离体应用促凝药对液体稀释后凝血功能的影响. 国际麻醉学与复苏杂志，2018，39（8）：732-735，750.

[47] 沈社良，胡双飞. 脊柱手术患者围术期容量治疗策略：血栓弹力图与大量输血方案的比较. 中华麻醉学杂志，2018，38（1）：83-87.

[48] 徐诚实，曲智杰，周海滨，等. 富血小板血浆分离回输在双侧全髋关节置换手术中的节血效果及对凝血功能的影响. 中国医刊，2018，53（01）：68-74.

[49] 田文智，耳建旭，韩建阁，等. 自体富血小板血浆对 Stanford A 型主动脉夹层手术中输血和短期转归的影响. 临床麻醉学杂志，2018，34（10）：974-978.

第五节　超声应用

2018年涉及超声在麻醉中应用入选文章共计17篇，其中12篇为超声在神经阻滞镇痛方面的应用，2篇为超声引导的椎管内麻醉阻滞的研究，2篇涉及超声在血管穿刺定位中的应用，1篇应用到肺血管容量评估。纳入标准兼顾临床意义、文章来源以及先进性。

以往的超声技术主要应用于术前临床疾病的筛查诊疗，随着超声设备和技术的普及，逐渐被应用到临床麻醉中。超声在围术期可用于快速检查、评估患者的状态，神经阻滞定位以及有创操作定位，在降低围术期相关并发症、提高围术期安全方面尤为重要。

一、超声技术与椎管内麻醉

目前，我国椎管内麻醉穿刺 90% 以上使用解剖定位、盲法穿刺并依靠阻力消失感来判断是否到位。随着超声的普及，是否可以通过超声引导定位进行椎管内穿刺以减少相关的并发症并增加成功率呢？Liu 等[1]通过新发现的一种实时超声引导下的旁正中入路引导下椎管内穿刺方法，此方法在左侧卧位、右侧卧位以及坐位都可以使用优势手进行穿刺。在 42 位骨科和肥胖患者的预试验中，这种方法可以提高穿刺的首次成功率，为了证实这种方法的有效性及安全性，后续还会进行其与传统穿刺方法以及其他入路的超声引导穿刺法之间的盲法随机对照试验。Li 等[2]选取 BMI≥30 kg/m² 择期剖宫产的产妇 80 例，随机分为传统体表标志定位组和穿刺前超声定位组，两组行椎管内穿刺，主要结果为首次穿刺成功率，次要结果为皮肤穿刺次数、穿刺时间、患者满意度、改变椎间隙和并发症发生率。结果发现，超声引导的穿刺定位可以提高肥胖产妇（35 kg/m²≤BMI≤43 kg/m²）侧卧位脊髓麻醉产妇的首次成功率，减少针刺次数和穿刺次数，缩短穿刺时间，提高患者满意度。

二、超声技术与血管穿刺定位

围术期动、静脉血管穿刺置管测压力常见，多数靠解剖定位、盲法穿刺。在穿刺前实施检查、定位、穿刺引导以及判断穿刺置管成功与否，超声均具有不可替代的优势。Liu 等[3]随机抽取 60 例接受腹部大手术的足月新生儿，分为超声组和触诊组，超声组使用超声引导下行桡动脉插管，触诊组则使用传统的触诊动脉并行桡动脉插管，记录第一次尝试成功率，完全成功速率和总穿刺程序持续时间，并发症（血肿和血栓形成）的发生率。研究对比发现，改良的短轴，平面外超声引导定位技术在新生儿桡动脉插管中能提高首次尝试和总成功率，减少总置管时间和插管相关并发症的发生率。Miao 等[4]则通过对超声引导下斜轴平面内进针颈内静脉穿刺的 Meta 分析评估其安全性和有效性，通过检索 EMBASE、PubMed、Cochrane 图书馆和中国知网，搜索关于超声引导下斜轴与短轴平面内颈内静脉穿刺相关的随机临床试验。结果得出：超声引导下经斜轴平面进行颈内静脉穿刺可降低动脉穿刺的风险，但在第一次成功率、穿刺总成功率和所需尝试次数方面没有发现差异。

三、超声技术与肺循环评估

肺充血是儿童先天性心脏病最常见的并发症，发生率在 48%～60%。评估肺充血程度，对于评估患者对手术耐受程度、预后，甚至术式选择都尤为重要。Wu 等[5]选取 59 例儿童患者，在仰卧位状态下，CT 分别扫描前胸部上部、下部以及侧胸部上部和后胸部下部，并记录每个区域的 A 线和 B 线，并选取 4 个区域中异常最明显的视频片段代表检查区域。肺超声和胸部 X 线片之间的比较使用 CT 作为标准，比较其敏感度、特异度、阳性预测值和阴性预测值以及诊断准确性。其结果显示，对于<1 岁的先天性心脏病儿童肺充血的诊出率，超声有突出优势，手术室中超声是一项无创、有效的诊断和评估先天性心脏病患儿肺充血的手段，比胸部 X 线片有更高的敏感度和特异度，与 CT 相差无几。

四、超声技术与神经阻滞镇痛

完善的镇痛是麻醉永恒的主题。超声引导下的神经阻滞则提供了静脉镇痛所不具有的优势。Wu 等[6]回顾性分析 26 例进行超声引导下 C2 神经根低温消融的患者,并对其有效性及可行性进行分析,结果显示,C2 神经根低温消融为大多数患者提供了为期至少 24 周以上的疼痛缓解。而且超声引导增加低温消融的准确性。

Zhu 等[7]选取 24 位 ASA 分级在 I~Ⅲ级的进行择期腕关节、手以及前臂手术的患者,随机分为手臂组和腋窝组,比较超声引导下选择性远端神经阻滞与近端腋窝阻滞对肘部运动影响程度。手臂组进行超声引导下正中神经、尺神经、前臂内侧皮神经(手臂上中 1/3 水平)、桡神经、肌皮神经(手臂下中 1/3 水平)阻滞,腋窝组进行超声引导下腋路臂丛神经阻滞,两组均复合全身麻醉。研究表明,超声引导下上臂选择性神经阻滞能够提高肘关节运动功能保留程度,并且为手部或前臂手术术后患者提供相同的镇痛效果,提高了患者的满意度。Bao 等[8]选取 30 例择期手腕部手术患者随机分为两组:罗哌卡因组和生理盐水组,两组患者先在超声引导下,使用 1.5% 利多卡因 20 ml 行锁骨上臂丛神经阻滞,罗哌卡因组联合使用 0.75% 罗哌卡因 15 ml,而生理盐水组使用生理盐水(每根神经 5 ml)阻滞前臂正中神经、桡神经和尺神经。使用数字评分表盲法记录术后 1 h、2 h、6 h、12 h、24 h 和 48 h 的疼痛评分。记录感觉阻滞和运动阻滞持续的时间、患者满意度、术后补救性镇痛所使用吗啡的量,以及不良事件。结果显示,超声引导下,使用加 0.75% 罗哌卡前臂神经阻滞可显著降低手腕部术后中、重度疼痛的发生率,提供持久的术后镇痛,利于上肢运动功能的恢复。Wang 等[9]选择 111 例择期行肩关节手术患者,随机分为单点法组(SI 组)和三点法组(TI 组),1% 罗哌卡因 15 ml 行肌间沟臂丛神经阻滞,记录操作时间、操作相关的疼痛评分、成功率和并发症的发生率。评估感觉阻滞和运动阻滞的持续时间。结果显示,单点法的起效时间更快,更成功地阻断尺神经。临床上,此方法可能是一种更有效的肌间沟臂丛神经阻滞的方法。Liu 等[10]通过比较 1~3 岁儿童中使用超声引导下正中神经阻滞和参照体表标志的传统神经阻滞的麻醉效果,发现相比于参照体表标志组,超声引导组患者镇痛效果更好,麻醉成功率更高,麻醉药物的用量也更少。

Zhu 等[11]通过对在麻醉后监护室内减轻食管切除术后患者进行超声引导下肋间神经阻滞评估此法对减轻术后中、重度疼痛的可行性、有效性和安全性。该研究纳入 Ivor-Lewis 食管切除术后诉中、重度疼痛患者 81 例,随机分为两组:舒芬太尼治疗组(A 组,$n=41$)和肋间神经阻滞治疗组(B 组,$n=40$)。在治疗后 1 h、2 h、4 h、12 h、24 和 48 h 的静息和咳嗽是行视觉模拟量表疼痛评分。记录治疗 2 h 后的心率、血压和脉搏氧饱和度及在麻醉术后恢复室的停留时间,同时患者术后自控静脉镇痛药物的消耗量和恶心、呕吐及其他不良反应的发生率。结论得出:超声引导下肋间神经阻滞可有效、安全地缓解食管切除术后的患者在 PACU 内中度至重度疼痛。Wang 等[12]在乳腺癌改良根治术后立即行重建的患者中进行全身麻醉配合 Ⅱ 型胸壁神经阻滞与仅全身麻醉的围术期镇痛效果和不良反应的比较后发现,配合 Ⅱ 型胸壁神经阻滞的全身麻醉患者术中及术后的镇痛药物的需求均低于仅接受全身麻醉的患者,术后恶心呕吐的发生率更低,视觉疼痛评分也低于未接受神经阻滞患者,且研究中未见神经阻滞相关并发症。

Li 等[13]对接受腹膜透析置管术的终末期肾病患者则进行双盲随机对照研究后发现，相比于局部浸润麻醉，接受腹横肌平面阻滞患者的疼痛视觉模拟评分、转为全身麻醉的概率以及术中补救性镇痛药物的使用均更低，患者满意率更高，这提示无既往腹部手术史的、接受腹膜透析置管术的患者中，超声引导下腹横肌平面阻滞效果优于局部麻醉。Dai 等[14]选择 30 例择期行腹膜透析管置入术的终末期肾病患者，超声引导下行左侧腹横肌平面阻滞和腹直肌鞘阻滞，分别给予 0.5% 罗哌卡因 15 ml 和 0.5% 罗哌卡因 10 ml，采用口头评分量表评定术中疼痛强度，分类量表评定患者和外科医师的满意度，结论认为，超声引导的左侧腹横肌平面阻滞联合腹直肌鞘阻滞的麻醉方式可以作为腹膜透析管置入术有效的麻醉方式。

Jin 等[15]通过一项对 61 名正中开腹的经腹妇科手术患者进行的随机双盲对照试验发现，在术后 48 h 内，接受术前和术后神经阻滞的患者在疼痛等级、羟考酮用量以及术后初次使用患者自控静脉镇痛药时间上没有显著差异。术前神经阻滞患者睡眠质量优于术后组，这可能与术前神经阻滞患者 IL-6 水平较低有关。Lu 等[16]系统回顾包含 437 名胰腺癌患者在内的 6 项研究数据，发现在短期疼痛缓解和治疗反应度方面，单侧与双侧腹腔神经阻滞没有明显差异，然而与单侧阻滞相比，双侧神经阻滞能显著减少术后镇痛药物的使用。

Ma 等[17]选入 98 位超高龄髋骨骨折患者，且至少有心血管疾病、神经系统疾病和肺部疾病中的一种合并症，根据以上条件，排除了 10 名患者，剩下的 88 名患者分为两组：①对照组，接受传统的镇痛包括曲马多 50 mg 和对乙酰氨基酚 500 mg 每天 3 次口服；②试验组，接受超声引导下连续的髂筋膜间隙阻滞，单次 0.4% 罗哌卡因 50 ml 注射，连续输注 0.2% 罗哌卡因，剂量为 5 ml/h。两组镇痛时间均为从入院至术日。术前和术后 48 h 使用视觉模拟评分（VAS）评估疼痛缓解或疼痛强度的主要结果指标。研究表明，超声引导下髂筋膜间隙阻滞对于超高龄老人（≥80 岁）是一种有效的镇痛方式。

（王　晟）

参 考 文 献

[1] Liu Y, Qian W, et al. Real-time ultrasound-guided spinal anesthesia using a new paramedian transverse approach. Curr Med Sci, 2018, 38 (5): 910-913.

[2] Li M, Ni X, Xu Z, et al. Ultrasound-Assisted Technology Versus the Conventional Landmark Location Method in Spinal Anesthesia for Cesarean Delivery in Obese Parturients: A Randomized Controlled Trial. Anesth Analg, 2019, 129(1): 155-161.

[3] Liu L, Tan Y, Li S, et al. "Modified Dynamic Needle Tip Positioning" Short-Axis, Out-of-Plane, Ultrasound-Guided Radial Artery Cannulation in Neonates: A Randomized Controlled Trial. Anesth Analg, 2019, 129(1): 178-183.

[4] Miao S, Wang X, Zou L, et al. Safety and efficacy of the oblique-axis plane in ultrasound-guided internal jugular vein puncture: Ameta-analysis. J Int Med Res, 2018, 46 (7): 2587-2594.

[5] Wu L, Hou Q, et al. Feasibility of lung ultrasound to assess pulmonary overflow in congenital heart disease children.

Pediatr Pulmonol, 2018, 53 (11): 1525-1532.

[6] Wu B, Yue L, et al. The feasibility and efficacy of ultrasound-guided C2 Nerve root coblation for cervicogenic headache. Pain Medcine, 2018, 0 (0): 1-8.

[7] Zhu W, Zhou R. The ultrasound-guided selective nerve block in the upper arm: an approach of retaining the motor function in elbow. BMC Anesthesiol, 2018, 18 (1): 143.

[8] Bao N, Chen L, Xia Y, et al. Effect of ultrasound-guided nerve block with 0.75% ropivacaine at the mid-forearm on the prevalence of moderate to severe pain after hand surgery. Clin Ther, 2018, 40 (6): 1014-1022.

[9] Wang CJ, Ge YL, Gao J, et al. Comparison of single-and triple-injection methods for ultrasound-guided interscalene brachial plexus blockade. Exp Ther Med, 2018, 15 (3): 3006-3011.

[10] Liu W, Liu J, Tan X, et al. Ultrasound-guided lower forearm median nerve block in open surgery for trigger thumb in 1- to 3-year-old children: A randomized trial. Paediatr Anaesth, 2018, 28 (2): 134-141.

[11] Zhu M, Gu Y, Sun X, et al. Ultrasound-guided intercostal nerve block following esophagectomy for acute postoperative pain relief in the postanesthesia care unit. Pain Pract, 2018, 18(7):879-883.

[12] Wang K, Zhang X, Zhang T, et al. The efficacy of ultrasound-guided type Ⅱ pectoral nerve blocks in perioperative pain management for immediate reconstruction after modified radical mastectomy: A prospective, randomized study. Clin J Pain, 2018, 34(3):231-236.

[13] Li Q, Tang X, Tao T, et al. A randomized controlled trial of comparing ultrasound-guided transversus abdominis plane block with local anesthetic infiltration in peritoneal dialysis catheter implantation. Blood Purif, 2018, 45(1-3):8-14.

[14] Dai W, Lu Y, Liu J, et al. Ultrasound-guided left lateral transversus abdominis plane block combined with rectus sheath block in peritoneal dialysis catheter placement. J Aneth, 2018, 32 (4): 645-648.

[15] Jin F, Li Z, Tan WF, et al. Preoperative versus postoperative ultrasound-guided rectus sheath block for improving pain, sleep quality and cytokine levels in patients with open midline incisions undergoing transabdominal gynecological surgery: a randomized-controlled trial. BMC Anesthesiol, 2018, 18(1):19.

[16] Lu F, Dong J, Tang Y, et al. Bilateral vs. unilateral endoscopic ultrasound-guided celiac plexus neurolysis for abdominal pain management in patients with pancreatic malignancy: a systematic review and meta-analysis. Support Care Cancer, 2018, 26(2):353-359.

[17] Ma Y, Wu J, et al. Ultrasound-guided continuous fasciailiaca compartment block for pre-operative pain control in very elderly patients with hip fracture: A randomized controlled trial. Exp Ther Med, 2018, 16 (3):1944-1952.

第四章 麻醉并发症与麻醉安全

临床麻醉的基本任务是消除手术所引起的疼痛和不适感,保障手术患者的生命安全并为手术创造良好的条件,但有时不可避免的也会出现一些麻醉相关的并发症。麻醉相关并发症仍是每个麻醉科医师在临床工作中都尽可能想去避免的问题,也是需全力攻克的难关。统计 2018 年中国学者发表的文献中涉及麻醉并发症及麻醉安全的文章约 600 篇,其中中文文献约 500 篇,英文文献约 70 篇,文献数量较 2017 年稍有减少。

本章将所选文献归为以下几个类别:神经系统并发症、呼吸系统并发症、消化系统并发症、围术期体温管理及凝血功能并发症及其他并发症。与往年相比,本章节还加入了麻醉安全的内容,在关注麻醉相关并发症的同时,又进一步探讨了麻醉安全问题,内容更加完善。在围麻醉期各阶段都有发生麻醉并发症的可能,麻醉科医师想要完全避免麻醉并发症的发生是困难的,倘若能提高安全防范意识并做出相应防范措施,则可大大减少麻醉并发症的发生,提高麻醉质量。

第一节 神经系统并发症

一、中枢神经系统并发症

中枢神经系统并发症包括术后认知功能障碍(postoperative cognitive dysfunction,POCD)、术后谵妄(postoperative delirium,POD)、术中知晓及术后行为改变,其中 POCD 和 POD 仍是我国研究者的研究热点,发表相关文献数量在麻醉并发症方面位居首位。

(一)术后认知功能障碍

1. 临床研究 影响 POCD 发生的因素众多,但老龄是唯一明确的危险因素,而目前国内学者对 POCD 的研究对象也主要集中在老年患者,其中许多研究比较不同麻醉方式对老年患者 POCD 发生率的影响。近年来,右美托咪定在 POCD 中的作用及机制研究比例不断攀升,2018 年共有 40 多篇研究关注于此。

阮云[1]对比不同麻醉药物对于老年髋关节置换术患者术后发生 POCD 的概率。将老年髋关节置换术患者 120 例进行随机分组,分别给予瑞芬太尼麻醉(A 组)和芬太尼麻醉(B 组),每组 60 例,对比临床效果。结果 A 组患者的拔管时间和睁眼时间分别为(7.96±1.40)h、(6.13±0.98)h,均短于 B 组,且 A 组在术后 24 h、1 个月、3 个月的简易精神状态检查表(MMSE)评分分别为

（19.75±3.73）分、（22.90±2.15）分、（25.49±3.30）分，均较 B 组更高（$P<0.05$）；随访显示，A 组患者在术后 24 h、1 个月、3 个月的认知功能障碍发生率分别为 5.00%、1.67%、1.67%，均显著低于 B 组（$\chi^2=5.93$，4.72，4.10，$P<0.05$）。得出结论：瑞芬太尼和芬太尼均可能导致老年患者术后短期的认知功能障碍，但瑞芬太尼麻醉后的恢复情况更快，长期效果更佳，安全性更高。

凌泉等[2]为探究全身麻醉联合硬膜外阻滞对老年患者腹腔镜结肠癌根治术 POCD 的影响，将 106 例接受腹腔镜结肠癌根治手术的老年患者随机分为观察组和对照组。对照组行常规全身麻醉，观察组行硬膜外阻滞复合全身麻醉，使用简易精神状态量表（MMSE）评价认知功能，ELISA 法检测患者外周血 S-100β 蛋白表达水平。结果显示，两组患者的麻醉、自主呼吸恢复、苏醒和拔管时间，瑞芬太尼用量、术中出血量及补液量均无统计学意义；对照组的丙泊酚用量高于观察组（$P<0.05$）；术后 6 h、12 h、24 h，对照组的 MMSE 评分低于观察组患者（$P<0.05$）；观察组术后 1 d 和 3 d 的 S-100β 水平均低于对照组（$P<0.05$）；观察组的 POCD 发生率均低于对照组（$P<0.05$）。研究得出结论：全身麻醉联合硬膜外阻滞比单纯全身麻醉时老年腹腔镜结肠癌根治对术后认知功能的影响要小，减少 POCD 的发生。

牛伟[3]研究七氟烷全凭吸入麻醉和丙泊酚全凭静脉复合麻醉两组麻醉方案疗效差异。选取 120 例老年手术患者随机分为两组，其中接受七氟烷全凭吸入麻醉的设为对照组，接受丙泊酚全凭静脉复合麻醉的设为试验组，对患者术前、术后不同时间点进行 MMSE 评分。研究数据显示，试验组和对照组都能够取得一定的麻醉效果，但和对照组相比，试验组患者的术后 MMSE 评分恢复至术前水平用时更短，且两组比较差异具有统计学意义。得出结论：老年手术患者术中无论采取丙泊酚全凭静脉复合麻醉还是采取七氟烷全凭吸入麻醉，都可能引发 POCD，但丙泊酚全凭静脉复合麻醉方式术后患者苏醒用时更短，利于术后恢复，不至于严重影响意识，值得推广和应用。

殷荣等[4]探讨右美托咪定对老年患者全身麻醉腹部手术后认知功能的影响。研究选取 103 例全身麻醉腹部手术后老年患者，随机分为右美托咪定组和对照组。记录两组患者术后 24 h、48 h、72 h 的 POCD 发生率；分别于术前和术后 2 h、24 h、48 h、72 h 各时间点，记录患者的收缩压（SBP）、心率和 IL-6、皮质醇稳定蛋白（Cort）、巨噬细胞炎性蛋白 -2（MIP-2）、S100 钙结合蛋白（S-100β）水平；记录两组患者的术后镇痛效果和与治疗相关的不良事件发生情况。结果显示，右美托咪定组术后 24 h、48 h 的 POCD 发生率均显著低于对照组同时间点，两组间术后 72 h 的 POCD 发生率无明显差异。右美托咪定组除术后 2 h 的 Cort 和术后 72 h 的 IL-6、Cort、MIP-2，其他术后各时间点的 IL-6、Cort、MIP-2 和 S-100β 水平均显著高于同组术前；对照组术后各时间点的 IL-6、Cort、MIP-2 和 S-100β 水平均显著高于同组术前；除术后 2 h 的 MIP-2，其他术后各时间点右美托咪定组的 IL-6、Cort、MIP-2 和 S-100β 水平均显著低于同时间点的对照组。右美托咪定组术后 2 h、24 h、48 h 的 SBP 均显著低于同组术前和对照组同时间点。术后 48 h 内，右美托咪定组的平均疼痛视觉模拟评分、镇痛泵按压次数和芬太尼用量均显著低于对照组。研究得出结论：右美托咪定可以通过减轻术后应激反应和减少 IL-6、Cort、MIP-2 及 S-100β 血清释放降低老年患者全身麻醉腹部手术后的 POCD 发生率，且具有良好的镇痛作用，安全、有效、不良反应少，值得临床推广应用。

何花丽等[5]探讨不同深度麻醉对老年腹部手术患者 POCD 及炎症反应的影响。研究选取行 90 例腹部手术的老年患者，根据麻醉深度分为观察组和对照组，每组 45 例。两组患者均采取静脉－吸入复合麻醉，观察组患者术中脑电双频指数（BIS）维持在30~39，对照组BIS维持在50~59。记录两组患者入手术室时（T0）、气管插管后5 min（T1）、开腹时（T2）、关腹时（T3）、气管插管拔管时（T4）的平均动脉压（MAP）、心率（HR）变化；分别于术前及术后第1、第3、第7天对两组患者行MMSE评分，并统计POCD发生率；分别于术前、术毕及术后第1、第3天检测血清IL-6、S-100β蛋白水平。结果显示两组患者T1和T2时MAP显著低于T0时；两组患者术后第1、第3天MMSE评分显著低于术前及术后第7天；术后第1、第3天，观察组患者MMSE评分显著高于对照组。术后第1、第3天观察组患者POCD发生率均显著低于对照组（第1天$\chi^2=3.934$，第3天$\chi^2=4.949$，P值均<0.05）。术毕及术后第1、第3天时两组患者血清IL-6及S-100β蛋白水平均显著高于术前；术毕及术后第1、第3天观察组患者血清IL-6及S-100β蛋白水平均显著低于对照组。研究得出结论：深度麻醉（BIS维持在30~39）可降低老年腹部手术患者术后炎性因子水平和POCD发生率。

孔岚等[6]观察右美托咪定对老年胃癌患者围术期脑氧代谢及术后认知功能的影响。研究将患者分为A组、B组，A组诱导前给右美托咪定并术中维持，B组给生理盐水。在T0~T4点采血，测动脉血氧饱和度、血氧分压、颈内静脉球部血氧饱和度、血氧分压及血红蛋白。计算$CERO_2$、$Daj O_2$，并用MMSE对患者评分。结果显示两组T1~T4时间点$CERO_2$及$Daj O_2$比T0时间点均降低（$P<0.05$）；A组T2~T4时间点$CERO_2$、$Daj O_2$比B组均降低（$P<0.05$）；B组术后各时间点MMSE评分比术前均减低（$P<0.05$）；A组术后各时间点MMSE评分比B组均升高（$P<0.05$）。由此得出结论：右美托咪定可降低老年胃癌患者围术期脑氧代谢及减少POCD的发生。

刘梅等[7]探讨七氟烷复合麻醉对老年关节置换患者术后氧代谢及S100β、脑源性神经营养因子（BDNF）、β淀粉样蛋白（Aβ）-42/tau的影响。研究选取84例全身麻醉下行髋关节置换患者并随机分为丙泊酚复合麻醉组（丙泊酚组）和七氟烷复合麻醉组（七氟烷组），每组42例。收集两组患者的临床资料，分析比较降压前即刻（T1）、降压后20 min（T2）、手术开始后60 min（T3）、手术结束时（T4）不同时间点的认知功能评分、脑氧代谢及S100β、BDNF、Aβ-42/tau水平。结果与术前相比，两组术后1 d MMSE评分、蒙特利尔认知评估量表（MoCA）评分均明显下降（$P<0.05$）。术后1 d、7 d七氟烷组MMSE评分、MoCA评分均明显低于丙泊酚组（$P<0.05$）。与七氟烷组相比，丙泊酚组各时点脑氧耗/脑糖耗比值、脑血流量/脑氧耗比明显升高（$P<0.05$）。与七氟烷组相比，丙泊酚组手术后1 d、3 d的血清S100β水平明显降低，而血清BDNF及脑脊液Aβ-42/tau水平明显增高（$P<0.05$）。研究得出结论：针对老年髋关节置换手术患者，采用七氟烷复合静脉麻醉术后存在明显的认知功能下降，可能与机体脑氧代谢及S100β水平升高，BDNF、Aβ-42/tau水平降低有关。

董俏等[8]观察针刺联合右美托咪定对骨科老年患者髋关节置换手术POCD临床疗效的影响。将60例髋关节置换术患者随机分为对照组（C组）20例、右美托咪定组（D组）20例、针刺联合右美托咪定组（A组）20例。D组在麻醉诱导前给予右美托咪定0.5 μg/kg，15 min静脉泵入，A组术前1 h针刺患者百会、内关、合谷、太冲、足三里，麻醉诱导前给予右美托咪定0.5 μg/kg，15 min静脉泵入，C组为空白对照，3组均采用静脉－吸入静吸复合全身麻醉，术后患者均行静脉自控镇痛（PCIA）。分别于术前1 d及术后1 d对3组患者进行简易智力状态检查量表（MMSE）评分，评估POCD发生情况。结果发现，右美托咪定组及针灸联合右美托咪定组对于髋关节置换手术患者，术后MMSE评分均高于对照组，POCD发生率均低于对照组，且针灸联合右美托咪定组POCD发生率低于单纯使用右美托咪定组（$P<0.05$）。得出结论：针灸联合右美托咪定能有效降低髋关节置换手术患者术后POCD发生率。

杨林等[9]观察布托啡诺经鼻腔给药超前镇痛对行鼻内镜手术老年患者早期POCD的影响。研究将204例在全身麻醉下行鼻内镜手术的老年患者随机分为布托啡诺经鼻腔给药超前镇痛组（A组）、经静脉给药超前镇痛组（B组）、对照组（C组），每组68例。统计术中舒芬太尼的用量。分别于术后1 h（T1）、6 h（T2）、12 h（T3）、18 h（T4）、24 h（T5）、30 h（T6）及36 h（T7）进行镇痛及舒适度评分，观察并记录3组术后恶心呕吐等不良反应。分别于术前1 d和术后1 d、术后3 d及术后7 d采用MMSE量表行痴呆筛查评分。研究数据显示，T2～T5时，A、B两组VAS评分明显低于C组，舒适度评分明显高于C组；T6、T7时点A组VAS评分明显低于B、C两组，舒适度评分明显高于B、C两组；术后镇痛时间A组[（47.6±6.4）h]明显长于B组[（25.8±2.5）h]；术后恶心呕吐的发生率A、B两组显著低于C组。舒芬太尼用量A、B两组明显少于C组。术后1 d、3 d，MMSE评分A、B两组明显高于C组，且A组明显高于B组，而POCD的发病率A、B两组明显低于C组，且A组明显低于B组。得出结论：布托啡诺经鼻腔给药超前镇痛可显著降低行鼻内镜手术的老年患者早期POCD的发病率，优于静脉给药途径。

POCD是心脏手术和体外循环后的一个常见神经并发症，但目前还没有一个很好的血清标记物能够预测POCD。Duan等[10]*探讨术后血清胶质细胞源性神经营养因子（glial cell line-derived neurotrophic factor，GDNF）水平对风湿性心脏病心脏瓣膜置换术患者POCD的预测价值。研究对2015年6月至2016年6月在东南医科大学附属医院接受择期心脏瓣膜置换术的80名患者进行观察，于手术前1 d和术后第7天评估患者的认知功能；并检测术前（T1）和术后第1（T2）、第2（T3）、第7（T4）天血清GDNF水平。结果发现术后7 d有38例患者（47.5%）发生POCD，且该组患者术后第2天和第7天GDNF水平低于同一时间点非POCD组患者（$P<0.001$）。由此得出结论：GDNF可能是POCD的良好预测因子。

何庆标等[11]探讨体外循环（cardiopulmonary bypass，CPB）心脏瓣膜置换术老年患者血浆谷氨酸（Glu）和γ-氨基丁酸（GABA）水平的变化与POCD发生的关系。研究选取60例择期CPB下心脏瓣膜置换术老年患者，分别于麻醉诱导前（T0）、手术结束时（T1）和术后24 h（T2）、48 h（T3）、72 h（T4）时取颈内静脉球部血样检测血浆Glu和GABA水平。采用MMSE于术前1 d和术后第1、第2、第3天评估所有患者认知功能。术后根据MMSE评分分为正常组（N组）、认知功能障碍组（POCD组）。研究数据显示，术后3 d，22例患者（37%）发生POCD。与T0比较，T1～T3各时点POCD组血浆Glu、GABA浓度显著升高（$P<0.01$），T4时恢复；与N组比较，T1～T3各时点POCD组血浆Glu、GABA浓度显著升高（$P<0.01$）。POCD组血浆Glu、GABA浓度与MMSE评分均呈显著负相关（分别为$r=-0.97$，$r=-0.87$，P值均<0.01）。研究得出结论：CPB心脏瓣膜置换术老年患者围术期血浆Glu、GABA水平升高可能与POCD发病有关。

Zhang等[12]通过研究与POCD患者相关的lncRNAs和mRNAs，探讨POCD的分子机制及其潜在的调控途径。这项研究共纳入200名行髋关节或膝关节置换的患者，分别于术前1 d和术后30 d两个时间点进行神经功能评定。同时收集患者的血清标本，分析mRNA和lncRNAs的差异表达谱，并进行基因本体论（GO）、mRNAs和lncRNA-mRNA相互作用网络通路分析。结果显示，与非POCD

组相比，POCD 组有 68 个 lncRNA 和 115 个 mRNAs 表达异常。其中，10 个上调的 lncRNAs 和 10 个下调的 lncRNAs 被列为富集分析的指标。这些 lncRNAs 和 mRNAs 除参与多种信号通路外，还参与 POCD 的生物学过程、分子功能和细胞成分。lncRNAs 和 mRNAs 的差异表达有助于更好地了解 POCD 的发病机制，为 POCD 的诊断和监测提供新的生物标志物，并为 POCD 的治疗提供潜在的治疗靶点。

刘佩蓉等[13]观察围术期电针"四关"穴对老年髋关节置换术患者术后认知功能以及血清炎症因子、肾上腺应激和免疫功能的影响。选取 120 例择期行髋关节置换术的老年患者随机分为对照组和电针组。测量两组患者血清 IL-1β、TNF-α、皮质醇、肾上腺素和去甲肾上腺素水平，以及外周血 T 淋巴细胞亚群和 NK 细胞水平。结果显示，电针组 POCD 发生率明显低于对照组（$P<0.05$）。与对照组比较，电针组血清 IL-1β、TNF-α 蛋白、皮质醇、肾上腺素和去甲肾上腺素水平于术后 6 h、12 h 和 24 h 均显著低于对照组（$P<0.05$）。电针组的 $CD3^+$、$CD4^+$、$CD8^+$、$CD16^+$ 和 $CD56^+$T 细胞及 $CD4^+/CD8^+$ 比值在术后 1 d、3 d 和 7 d 显著高于对照组（$P<0.05$）。研究得出结论：围术期电针刺激"四关"穴能改善老年髋关节置换术患者术后认知功能，可能与抑制炎症反应和肾上腺应激、增强免疫功能相关。

曾科学等[14]探讨电针刺激对老年患者全身麻醉术后认知功能的临床疗效。研究选取 100 例老年全身麻醉手术患者并随机分为 A、B 两组，全部患者均采取连续蛛网膜下腔阻滞复合全身麻醉方式，其中 A 组于手术结束后连续 3 d 行电针刺激，B 组空白对照。对比两组患者脑脊液血浆乙酰胆碱含量、术后 MMSE 评分以及最终 POCD 发病率。结果全身麻醉手术后各组均有患者出现 POCD 症状；两组患者术前 MMSE 评分无显著差异，术后 A 组患者 MMSE 评分均高于 B 组（$P<0.05$）；A 组患者哮鸣音发生率较 B 组更低（$P<0.05$）；术后 A 组患者脑脊液乙酰胆碱含量明显高于 B 组（$P<0.05$），A 组脑脊液胆碱酯酶活力低于 B 组（$P<0.05$）；A 组患者 POCD 发病率明显低于 B 组患者（$P<0.01$）。由此得出结论：针对老年全身麻醉手术患者采取电针刺激，可以有效控制患者 POCD 的发生，降低哮鸣音发生率，抑制患者脑内胆碱酯酶活性的同时增加脑内乙酰胆碱含量，恢复胆碱能神经功能。

穆珊珊等[15]为筛选老年患者发生 POD 及 POCD 的相关危险因素，探索 POD 与 POCD 之间的联系。研究选取 220 例择期行非心脏手术患者，年龄≥60 岁，ASA Ⅰ～Ⅲ级，于术前 1 d 及术后第 1、第 2、第 3、第 7 天用意识混乱评估法对患者进行 POD 的诊断，于术前 1 d 及术后第 7 天行 POCD 神经心理量表测试。根据患者 POD 和 POCD 患病与否将患者分为 POD 组和非 POD 组、POCD 组和非 POCD 组，比较两组患者的围术期临床资料，采用向后逐步法引入备选危险因素进行 Logistic 回归分析，筛选可能引起 POCD 或 POD 的独立危险因素。按 POD 患病与否分组后统计两组患者 POCD 发生率差异。结果显示，术后患者 POD 发生率为 12.8%，POCD 发生率为 44.1%。ASA 分级高、患者术后第 1 天视觉模拟疼痛评分（VAS）高是老年患者 POCD 发生的危险因素。性别（男性）、ASA 分级高、BMI 和合并糖尿病是老年患者 POD 发生的危险因素。POD 组的 POCD 发生率为 80%，高于非 POD 组（38.8%）（$P<0.05$）。由此得出结论：ASA 分级高、患者术后第 1 天 VAS 高是老年患者 POCD 发生的危险因素，男性、ASA 分级高、低 BMI 和糖尿病是老年患者 POD 发生的危险因素，POD 患者更容易发生 POCD。

2. 基础研究　神经炎症在 POCD 发病中的作用机制一直是研究的热点。

Li 等[16]研究 CX3CL1-CX3CR1 信号通路在手术引起的认知障碍和神经炎症与年龄相关的差异中

的作用。研究对成年和老年雄性大鼠分别行肝部分切除或肝部分切除加侧脑室注射CX3CL1。术后第3、第7、第14天行旷场实验和Morris水迷宫实验。另外，检测海马IL-1b、CX3CL1、CX3CR1、脑源性神经营养因子（BDNF）、离子化钙结合受体分子1（Iba-1）和精氨酸酶-1（Arg1）水平。结果表明，老龄加重术后认知功能障碍和神经炎症。手术可引起CX3CL1和CX3CR1蛋白表达的降低并伴随小胶质细胞活化的增加，如Iba-1的表达增加。Arg1和BDNF的表达水平也相应降低。手术引起的CX3CL1和CX3CR1表达降低加重POCD，引起过度的神经炎症反应。外源性给予CX3CL1通过调节小胶质细胞功能增强BDNF表达，抑制炎症反应，这与老年大鼠手术应激后认知功能的改善有关。因此，增强CX3CL1-CX3CR1相互作用可为预防和（或）治疗POCD提供一种有效的治疗方法。

何毅等[17]观察并比较胫骨骨折手术后老年大鼠的外周血炎性介质以及脑内海马组织Toll样受体4（TLR4）通路相关蛋白的表达量变化。建立大鼠胫骨骨折手术模型（手术组），对照组大鼠仅行单纯麻醉、镇痛处理。于术前、术后1~5 d行水迷宫测试。测定大鼠术前和术后第1、第3及第5天的外周血白介素-1β（IL-1β）、肿瘤坏死因子-α（TNF-α）以及白介素-10（IL-10）的表达量，术后第5天海马区TLR4通路关键蛋白核转录因子-κB（NF-κB）和生存素（survivin）的含量。结果与对照组相比，手术组大鼠术后第3天潜伏期时间延长，寻找平台的游泳路径延长，第3象限停留时间延长（$P<0.05$），手术组大鼠外周血IL-1β、TNF-α及IL-10的含量较对照组明显升高（$P<0.05$）。与对照组大鼠相比，术后5 d，手术组大鼠海马NF-κB和Survivin蛋白表达水平明显降低（$P<0.05$）。得出结论：海马TLR4通路的关键蛋白的抑制与胫骨骨折手术后老年大鼠认知功能障碍有关。

一直以来，相对于麻醉，各研究都倾向认为手术对认知功能的影响更大。用于POCD研究的手术模型众多，例如脾切除术、剖腹探查术、肝叶切除术等。有不少研究针对不同的手术模型对认知功能影响的大小、持续时间长短给出了结论，对深入细化研究POCD有一定的参考价值。

郭正纲等[18]采取左肝外叶切除术建立老年小鼠POCD模型，并分析手术创伤对老年小鼠行为学的影响。选取15月龄C57BL/6老年小鼠80只，分为手术组、假手术组、麻醉处理组以及空白对照组。手术实施前5 d，老年小鼠每天进行3次Morris水迷宫训练，第6天进行左肝外叶切除术。手术后1 d、3 d、7 d应用空间探索实验评价老年小鼠空间记忆能力，记录老年小鼠穿台次数以及目标象限停留时间百分比。研究观察到术前训练期间，各组老年小鼠的空间记忆能力持续提高（$P<0.05$），第5天趋向稳定。与空白对照组比较，麻醉处理组老年小鼠术后1 d、3 d、7 d的穿台次数和目标象限停留百分比无明显变化，假手术组术后1 d、3 d以及手术组术后各观察时间点都明显下降（$P<0.05$）。与假手术组比较，手术组上述指标各时间点下降更为明显（$P<0.05$）。与本组术后1 d比较，麻醉处理组以及空白对照组在手术后3 d以及7 d的变化无显著性差异（$P>0.05$）；假手术组在术后3 d降至最低，至7 d恢复正常；而手术组在术后3 d以及7 d仍明显降低（$P<0.05$）。研究得出结论C57BL/6老年小鼠左肝外叶切除术后认知功能下降；采用这一方法能有效建立POCD动物模型。

李佩军等[19]探讨不同手术方式对老年大鼠术后认知功能和对海马区炎症因子水平的影响。研究将80只雄性老年大鼠随机分为假手术组、胫骨骨折髓内固定组、部分肝叶切除组和剖腹探查组，采用Morris水迷宫分别于术后1 d（P1）、3 d（P3）、7 d（P7）、14 d（P14）测定老年大鼠的学习和记忆能力，测定各时间点海马区炎症因子TNF-α、IL-6和IL-1β的表达变化。结果显示，与假手术组相比，老年大鼠在3种手术术后均不同程度出现认知功能下降和海马区炎症因子表达升高；与胫骨骨折髓内固定组和剖腹探查组相比，部分肝叶切除组认知能力下降和炎症因子表达升高持续时间最长。得出结论：胫骨骨折髓内固定、部分肝叶切除和剖腹探查3种手术方式均能成功诱导出老年大鼠POCD模型。胫骨骨折髓内固定术和剖腹探查术诱导出现认知功能障碍和炎症因子表达的持续时间短，更适于早期POCD的研究造模，部分肝叶切除术诱导出现认知功能障碍和炎症因子表达的持续时间长，更适用于中、远期POCD的研究造模。

陈云芳等[20]则探讨肝切除术对年幼和成年两种不同鼠龄小鼠长期术后记忆功能的影响。研究将21日龄或4月龄的雄性小鼠，分别随机分为两组：对照组（假手术组）、手术组：麻醉后15 min内行1/3肝切除术。35 d后进行Morris水迷宫实验。研究观察发现在21日龄的小鼠中，手术组的逃避潜伏期和游泳距离在训练日内显著长于对照组，游泳速度明显慢于对照组。在空间探针测试中，手术组在目标象限中花费的时间显著少于对照组。在4月龄的小鼠中，两组各项指标数据之间差异均无统计学意义。研究得出结论：部分肝切除术对4月龄小鼠的记忆功能没有显著的长期影响，但显著损害21月龄的小鼠记忆功能。

杨宁等[21]探讨丙泊酚麻醉对老年大鼠术后认知功能的影响及自噬在其中的作用。研究将72只老年大鼠随机分为4组：对照组、丙泊酚组、西罗莫司（雷帕霉素）组、丙泊酚+西罗莫司组。西罗莫司组及丙泊酚+西罗莫司组于麻醉前5 d腹腔注射西罗莫司10 mg/kg，每天1次，麻醉当日为麻醉前1 h注射，共6 d。丙泊酚组及丙泊酚+西罗莫司组以20 mg/kg丙泊酚诱导麻醉，并以54 mg/（kg·h）维持4 h。研究观察到与对照组比较，丙泊酚组第1~3天逃避潜伏期显著延长，目标象限探索时间明显缩短，穿平台次数减少；麻醉后24 h、6 d海马区自噬相关蛋白LC3B、Beclin-1蛋白表达减少，P62蛋白表达明显增多。与丙泊酚组比较，丙泊酚+西罗莫司组第1~3天逃避潜伏期缩短，目标象限探索时间显著延长，穿平台次数增加；麻醉后24 h、6 d海马区自噬相关蛋白LC3B、Beclin-1表达增多，P62表达明显减少。研究得出结论：丙泊酚连续麻醉4 h可导致老年大鼠空间学习记忆能力损伤，其机制可能与抑制海马区自噬有关。

张锦曦等[22]则关注到亚麻醉剂量氯胺酮介导N-甲基-D-天冬氨酸受体（NMDA）-一氧化氮（NO）通路在小鼠POCD中的作用。研究将30只昆明小鼠随机分为空白组（A组）、手术组（B组）、手术+亚麻醉剂量氯胺酮组（C组），每组10只。A组不做任何处理，B、C两组行左颈动脉分离术，C组术中腹腔注射氯胺酮0.1 mg，3组小鼠于术后第1、第3、第5、第7天行水迷宫实验。研究结果发现B组潜伏期在术后第1、第3天明显延长，目标象限百分比在术后第1、第3天明显降低，A、C两组术后7 d的潜伏期及目标象限百分比比较，差异无统计学意义。免疫组化结果显示NMDAR2B蛋白主要表达于海马CA1区，A组NMDAR2B蛋白表达呈中等阳性（++），B组NMDAR2B蛋白表达呈强阳性（+++），C组NMDAR2B蛋白表达呈弱阳性（+），B组免疫组化染色评分（IRS评分系统）显著高于A组和C组，而A组和C组比较差异无统计学意义。B组海马组织NMDAR1、NMDAR2A、NMDAR2B蛋白表达、NOS活力及IL-6、TNF-α含量均较A组和C组显著升高（$P<0.05$），而A组和C组比较差异无统计学意义。研究得出结论：亚麻醉剂量氯胺酮能拮抗NMDA受体蛋白表达，抑制NOS活性，减少信号通路下游神经炎症因子释放，从而有效抑制小鼠POCD的发生。

罗声臻等[23]探讨细胞焦亡及炎性小体在大鼠POCD中的作用。将24只雄性SD大鼠，随机分成

4组：NS组、POCD 2周组、POCD 4周组、POCD 6周组，每组6只。采用海马区注射Aβ1-40法制备大鼠POCD模型，NS组大鼠注射等量的生理盐水进行对照。分别于术后2、4、6周行水迷宫行为学测试后处死各组大鼠。检测各组大鼠海马内半胱氨酸天冬氨酸蛋白酶1（caspase-1）和凋亡相关斑点样蛋白（ASC）表达情况，测定大鼠海马IL-1β和IL-18的含量及海马内细胞焦亡情况。结果显示与NS组相比，POCD 2周组大鼠上台前路程和逃避潜伏期变化差异均无统计学意义，而POCD 4周组和POCD 6周组大鼠上台前路程和逃避潜伏期均延长；与NS组和POCD 2周组相比，POCD 4周组和POCD 6周组大鼠海马内ASC、IL-1β和IL-18表达显著增强。与NS组、POCD 2周组和POCD 4周组相比，POCD 6周组大鼠海马内caspase-1表达增强，OD值升高。由此得出结论：大鼠术后POCD的发生机制可能与海马内炎性小体激活后所致的细胞焦亡有关。

朱红花等[24]观察老年小鼠在异氟烷暴露或阑尾切除术后学习和记忆能力变化及海马区血-脑屏障通透性变化情况。研究将30只18月龄老年小鼠随机分为3组：对照组（C组），不给予任何干预；手术组（S组），接受阑尾切除术；吸入组（I组），吸入异氟烷。采用伊文思蓝（EB）透过率检测各组海马区血-脑屏障通透性的改变，并检测紧密连接蛋白occludin和claudin-5蛋白的含量变化，以及MMP-2和MMP-9的改变情况。结果发现，相比于吸入组及对照组，手术组的潜伏期延长，平台穿越次数减少，EB透过率增加，紧密连接蛋白occludin表达减少，MMP-2和MMP-9表达增加。研究得出结论：手术通过增加MMP-2和MMP-9的表达，引起紧密连接蛋白occludin表达的减少，并导致血-脑屏障破坏，最终引起POCD的发生。

滕培兰等[25]通过异氟烷麻醉＋腹腔探查术建立POCD模型，探讨海马RhoA-ROCK2通路在老年小鼠POCD中的作用机制。实验将48只18月龄雄性小鼠随机均分为4组：对照＋生理盐水组（CS组）、对照＋法舒地尔（Rho激酶抑制剂）组（CF组）、异氟烷麻醉＋腹腔探查术＋生理盐水组（SS组）及异氟烷麻醉＋腹腔探查术＋法舒地尔组（SF组）。结果显示水迷宫训练阶段，4组游泳速度及逃避潜伏期差异无统计学意义。与CS组和CF组比较，术后第1、第3、第7天SS组逃避潜伏期明显延长，术后第7天平台象限停留时间明显缩短，原平台穿越次数明显减少，海马内RhoA活性及ROCK2蛋白含量明显增加，Rho-GDIα蛋白含量、p-cofilin/coflin、F-actin/G-actin及CA1区神经元树突棘数目明显减少；与SS组比较，术后第1、第3、第7天SF组逃避潜伏期明显缩短，术后第7天平台象限停留时间明显延长，原平台穿越次数明显增加，海马内RhoA活性及ROCK2蛋白含量明显降低，Rho-GDIα蛋白含量、p-cofilin/coflin、F-actin/G-actin及CA1区神经元树突棘数目明显增多（$P<0.05$）。研究得出结论：发生POCD的老年小鼠海马内RhoA-ROCK2通路活性增加；法舒地尔可改善术后老年小鼠空间记忆损害，其作用机制可能与抑制RhoA-ROCK2通路，增强actin动力学和突触重塑有关。

余高锋等[26]探讨程序性死亡受体1/程序性死亡受体配体1（PD-1/PD-L1）通路在七氟烷致大鼠POCD中的作用。研究将18只雄性SD大鼠随机分为3组，生理盐水组（NS组）于海马区注射生理盐水2 μl，七氟烷致POCD组（POCD组）则注射β-淀粉样蛋白1-40（Aβ1-40）2 μl，PD-1/PD-L1通路阻断组（B组）注射Aβ1-40 2 μl的同时给予PD-L1单克隆抗体。POCD组和B组大鼠于术后30 d给予七氟烷麻醉4 h，NS组给予同等时长的空气对照。研究发现，与NS组比较，POCD组与B组大鼠上台前路程增加、逃避潜伏期延长；与POCD组比较，B组大鼠上台前路程减少、逃避潜伏期缩短。

与NS组比较，POCD组大鼠海马内PD-1和PD-L1表达增强、IL-1β含量增加、IL-10含量减少、神经元细胞凋亡率升高；与POCD组比较，B组大鼠海马内PD-L1表达减弱、IL-1β含量减少、IL-10含量增加、神经元细胞凋亡率降低；POCD组与B组大鼠海马内PD-1比较差异无统计学意义。从而得出结论：PD-1/PD-L1通路在七氟烷致大鼠POCD中起关键作用，阻断PD-1/PD-L1通路可抑制POCD大鼠海马内免疫炎症反应，降低神经元细胞凋亡率。

方四通等[27]评价沉默信息调节因子1（SIRT1）信号通路在右美托咪定（DEX）减轻老龄大鼠POCD中的作用。将72只18月龄雄性SD大鼠随机分为4组，正常对照组（Control组）：未经处理正常老龄大鼠；POCD组：手术处理建立POCD模型；DEX组：术前行DEX预处理；SIRT1抑制剂组（EX527组）：术前行DEX和EX527预处理。术后行Morris水迷宫实验，记录逃避潜伏期和穿越平台次数以测定认知功能，同时测定大鼠海马组织中TNF-α、IL-6的含量和海马神经元SIRT1与NF-κB的表达。结果显示，与Control组相比，POCD组和EX527组逃避潜伏期延长，穿越平台次数减少，TNF-α、IL-6含量升高，海马神经元SIRT1表达下调，NF-κB表达升高；与POCD组相比，DEX组逃避潜伏期缩短，穿越平台次数增加，TNF-α、IL-6含量降低，海马神经元SIRT1表达上调，NF-κB表达降低，EX527组与POCD组相比，上述指标差异无统计学意义；与DEX组相比，EX527组逃避潜伏期延长，穿越平台次数减少，TNF-α、IL-6含量升高，海马神经元SIRT1表达下调，NF-κB表达升高。研究得出结论：右美托咪定可能通过SIRT1信号通路发挥作用减轻老龄大鼠POCD。

肠道菌群对麻醉手术引起的认知障碍也受到越来越多的关注。Yang等[28]等采用8月龄成年大鼠用水或益生元［低聚半乳糖（B-GOS）］补充剂喂养3周，然后在异氟烷麻醉下行剖腹探查；并使用新物体识别实验测试认知功能，小胶质细胞激活相关标志物（M1型：iNOS、CD68、CD32，M2型：Ym1、CD206、SOCS3）、炎症因子（IL-4、IL-6）等评估中枢神经炎症情况。结果显示，益生元处理可显著减轻麻醉手术引起的认知障碍，减少小胶质细胞活化，降低M1相关基因以及SOCS3和IL-6的表达。粪便菌群测序结果显示：益生元处理组大鼠的肠道菌群更具多样性，双歧杆菌等潜在抗炎菌群比例增加。因此，研究认为，益生元可通过肠道微生物调节神经炎症从而减轻术后认知功能障碍。

Liang等[29]*探究围术期使用抗生素对术后认知功能及炎症反应的影响。该研究首先通过细胞实验发现头孢唑林可减轻LPS诱导的IL-1β、IL-6释放增加。1.5%异氟烷麻醉下剖腹手术后7d行为学检测发现小鼠认知功能下降，而应用头孢唑林的小鼠认知功能未见明显下降。在术后24h分别检测中枢、结肠与血清的炎症因子，术后24h海马、皮质中IL-6含量显著增加，皮质中IL-1β显著增加，结肠与血清中IL-6和IL-1β均显著增加。应用头孢唑林能显著减轻外周炎症反应，但不能影响中枢的炎症反应。且单独使用头孢唑林组与头孢唑林+手术组结肠IL-6、IL-1β均显著增加，表明反复应用头孢唑林可诱导结肠炎症。对肠道菌群丰度进行检测发现，无论是否手术，使用头孢唑林都会引起肠道菌群失调。但单独使用头孢唑林引起的菌群失调可在19d后恢复，而手术会延迟菌群丰度恢复速度。因此，该研究得出结论：围术期使用头孢唑林可改善术后认知功能障碍，但会诱导小鼠肠道炎症。

钟江等[30]分析EFEMP1甲基化水平在小鼠POCD发生前后的变化。研究将18月龄小鼠进行七氟烷麻醉制备并鉴定POCD模型，取海马组织提取DNA并进行亚硫酸盐处理后进行甲基化PCR，采用焦磷酸测序检测EFEMP1各位点甲基化；提取RNA检测转录水平的变化。结果显示，48只小鼠经七氟烷麻醉后 7 d 内进行水迷宫实验和旷场实验,确定有 15 只发生 POCD,另 25 只小鼠吸入正常空气作为正常对照。第 7 天 POCD 小鼠海马组织 EFEMP1 整体甲基化水平高于未出现 POCD 小鼠和正常对照小鼠,其中启动子、转录起始位点和 3'UTR 区域的甲基化水平则升高,而外显子和内含子则没有差异,而 mRNA 则下降。同时 EFEMP1 启动子 −335($r=-0.824$, $P<0.01$),−329($r=-0.216$, $P=0.034$),−265($r=-0.224$, $P=0.047$)、转录起始位点 +60($r=-0.618$, $P<0.01$)和 3'UTR 区域 +71 792($r=-0.193$, $P=0.048$)的甲基化水平与 EFEMP1 的转录水平存在负相关作用。研究得出结论:EFEMP1 的甲基化水平在 POCD 发生过程中的变化有统计学意义,可作为实验室诊断 POCD 的参考指标之一。

宋丹丹等[31]观察银杏叶提取物对老年大鼠肝叶部分切除术 POCD 及大脑海马 CA3 区凋亡影响。将 60 只雄性 SD 老年大鼠随机分为 3 组:对照组(C 组)、模型组(M 组)和银杏叶提取物治疗组(T 组),每组 20 只。C 组未进行任何处理,M 组行肝叶部分切除术,T 组术前连续 5 d 每天腹腔注射 100 mg/kg 银杏叶提取物+肝叶部分切除术。实验观察到相比于 C 组,M 组大鼠术后第 1、第 2、第 3、第 5、第 7 天逃避潜伏期延长,平台象限探索时间缩短,穿越平台次数减少,海马 CA3 区凋亡增加,Bax 表达上调,Bcl-2 表达下调,Bcl-2/Bax 值降低。相比于 M 组,T 组大鼠术后第 3、第 5、第 7 天逃避潜伏期缩短,平台象限探索时间延长,穿越平台次数增加,海马 CA3 区凋亡减少,Bax 表达下调,Bcl-2 表达上调,Bcl-2/Bax 值升高。由此得出结论:银杏叶提取物可抑制海马细胞凋亡,从而改善大鼠术后认知功能障碍。

邓福谋等[32]观察 β-淀粉样蛋白(Aβ)在老龄大鼠 POCD 中的作用及石杉碱甲的干预效果。实验选取 72 只 20 月龄老年雄性 SD 大鼠随机分为对照组(C 组)、术后认知功能障碍组(P 组)和石杉碱甲组(H 组),每组 24 只。P 组和 H 组采用脾切除术建立老龄大鼠术后认知功能障碍模型,C 组不行手术。H 组和 C 组在手术前给予石杉碱甲 0.15 mg/(kg·d)灌胃,连续 3 周,P 组按体重给予等容量生理盐水。研究结果发现,与 C 组比较,P 组和 H 组大鼠逃避潜伏期延长(H 组 T2、T3 时点除外),穿越平台次数减少,血清 TNF-α、IL-6 及 IL-10 浓度升高,海马 Aβ 表达上调;与 P 组比较,H 组大鼠逃避潜伏期缩短,穿越平台次数增加,血清 TNF-α 及 IL-6 浓度降低,IL-10 浓度升高,海马 Aβ 表达下调。得出结论:石杉碱甲可减轻老龄大鼠 POCD,可能与其降低炎性反应及下调海马组织 Aβ 表达有关。

补体调节在认知和神经退行性变方面显示出良好的治疗效果。Xiong 等[33]*研究补体激活(C3/C3a 受体信号通路)在小鼠围术期神经认知障碍(perioperative neurocognitive disorders,PND)发生中的作用机制。研究选取 14 M 雄性 C57 小鼠,在全身麻醉和镇痛条件下行胫骨骨折内固定术。术后检测不同时间点海马和脉络丛中补体活化(C3a/C3aR)激活情况,以及脉络膜血-脑脊髓液屏障完整性(BCSFB)。同时腹腔注射 C3a 受体阻滞剂和激动剂,鼻腔给药小鼠重组 C3a 进行干预,再次评估海马神经炎症(IL-6 和 IL-1beta)、突触数量、BCSFB 和学习记忆功能的变化。结果显示,术后海马星形胶质细胞中 C3 水平和小胶质细胞中 C3a 受体表达明显增加;术后 1 d 发生 BCSFB 功能障碍;手术组表现出学习和记忆功能下降。C3aR 阻断剂可减轻海马神经炎症和突触数量的减少以及 BCSFB 功能障碍,改善海马依赖的学习和记忆功能;而给予 C3aR 激动剂和腹腔注射外源性 C3a 则可加重上述表现。得出结论:麻醉/手术激活中枢补体信号通路(C3a/C3aR),加重中枢 BCSFB 功能障碍和神经炎症，引起 PND 的发生，C3a 受体阻断有助于减轻神经炎症和 PND 的发生。

（二）术后谵妄

刘刚等[34]探讨高浓度氢气（67%）吸入对老年患者髋部骨折术 POD 的影响。研究选择 80 例在椎管内麻醉下行髋部骨折手术的老年患者随机分为两组：氢气吸入组（H 组）和对照组（C 组），每组 40 例。H 组患者分别在麻醉前和手术结束后即刻给予含 67% 氢气和 33% 氧气的混合气体吸入 60 min，C 组患者给予 33% 氧气吸入。于氢气吸入前、吸入 30 min 和 60 min 测定患者动脉血气。于氢气吸入前（T1）、术后即刻（T2）、术后 3 h（T3）和 6 h（T4）采集患者动脉血，测定 IL-6 浓度和超氧化物歧化酶（SOD）活性。采用 CAM 评定术后 7 d POD 的发生情况。结果显示，与 T1 时比较，T3、T4 时两组患者 IL-6 浓度明显升高，SOD 活性明显减弱；与 C 组比较，T2~T4 时 H 组患者 IL-6 浓度明显降低，SOD 活性明显增强。C 组患者 POD 发生 12 例（30%），明显多于 H 组的 3 例（7.5%）。得出结论：氢氧（2:1）混合气体吸入明显降低老年患者髋部骨折 POD 的发生率，其机制可能与调控炎症反应和氧化应激反应有关。

王健等[35]探讨超声引导下持续收肌管阻滞（ACB）联合喉罩全身麻醉对老年患者全膝关节置换术（TKA）POD 的影响。研究将 60 例行 TKA 的老年患者随机分成收肌管复合喉罩全身麻醉组（GA 组）和单纯喉罩全身麻醉组（G 组），每组 30 例。GA 组在麻醉诱导前在超声引导下行持续 ACB，阻滞平面完善者行常规麻醉诱导。G 组直接行麻醉诱导。记录切皮前 10 min（T1）、切皮即刻（T2）、切皮后 30 min（T3）、切皮后 60 min（T4）、出室（T5）、出 PACU 时（T6）的 MAP 和 HR。记录两组术中舒芬太尼用量。记录术后 6 h、12 h、24 h、48 h 股四头肌肌力情况。记录两组术后 4 个时间点 VAS 的评分情况。计算术后 3 d 谵妄发生例数。结果显示，与 G 组比较，GA 组在 T2、T5、T6 时间点时，MAP 明显降低，HR 明显减慢（$P<0.05$）。GA 组术中舒芬太尼总的用量明显减少，GA 组术后 6 h、12 h、24 h、48 h 的 RVAS、AVAS、PVAS 评分明显较低。术后各观察点股四头肌肌力，两组差异无统计学意义；POD 发生的总例数，GA 组明显少于 G 组。得出结论：ACB 联合喉罩全身麻醉可降低老年患者 TKA 后 POD 的发生率且不影响股四头肌的肌力，有效缓解患者的疼痛。

田芳玲等[36]研究股神经阻滞与常规全身麻醉及术后镇痛对髋关节置换术的老年患者 POD 的影响。研究选择 60 例全膝关节置换手术患者随机分为试验组和对照组，各 30 例。试验组全身麻醉诱导后行股神经阻滞，给予 1% 罗哌卡因 20 ml 注入；术后股神经阻滞处安置镇痛泵；对照组常规全身麻醉及术后采用静脉自控镇痛连续镇痛。术后第 1、第 2、第 3 天进行静息及运动 VAS 评分。术前 1 d 和术后第 1、第 3 天检测血糖、皮质醇和儿茶酚胺等应激反应指标。结果显示，试验组 VAS 评分低于对照组，静息 VAS 评分低于运动 VAS 评分。术后每天两组间 CAM-ICU 评分有显著性差异。两组血糖、儿茶酚胺、皮质醇术后均较术前升高，术后第 1 天最为明显，第 2、第 3 天逐渐恢复。术后第 1 天，试验组儿茶酚胺和皮质醇均较对照组明显升高；术后 3 d，试验组血糖明显高于对照组。得出结论：试验组较对照组术后镇痛效果好，术后谵妄程度明显减轻，与疼痛和应激反应的结果一致，是股神经阻滞抑制疼痛反应和应激反应后的直接结果。

徐兴国等[37]探讨腰方肌阻滞对老年患者腹腔镜直肠癌根治术 POD 的影响。研究选择 240 例行腹腔镜直肠癌根治术的老年患者将其随机分为两组：腰方肌阻滞联合全身麻醉组（Q 组）和单纯全身麻醉组（G组），每组120例。Q组于全身麻醉诱导后手术前行超声引导下双侧腰方肌阻滞，每侧给予0.375%罗哌卡因20 ml，G组行单纯全身麻醉。所有患者术前1 d采用MMSE评估患者基础认知状态。术中记录手术时间、术中失血量、术中输液量、瑞芬太尼和丙泊酚消耗量、术中输血和使用阿托品的患者例数。术后记录PCIA有效按压次数，使用意识紊乱测试法评估患者是否发生POD。记录术后恶心呕吐（PONV）、苏醒期躁动、苏醒延迟及呼吸抑制等不良事件的发生情况。结果显示，与G组比较，Q组术中瑞芬太尼和丙泊酚消耗量明显减少，术后0～6 h、6～12 h和12～24 h时段PCIA有效按压次数明显减少，术后2 d、3 d发生谵妄明显减少，PONV发生例数明显减少。Q组无一例患者出现苏醒期躁动、苏醒延迟和呼吸抑制。得出结论：腰方肌阻滞联合全身麻醉可明显减少老年患者腹腔镜直肠癌根治术后全身麻醉药物用量，术后镇痛效果满意，并减少老年患者POD的发生。

郭亮等[38]探讨术前睡眠质量对老年患者POD发生的影响。研究选择择期全凭静脉麻醉下经腹行肿瘤根治术患者。术前根据匹兹堡睡眠质量指数（PSQI）分为睡眠障碍组（≥5分，D组）和睡眠正常组（<5分，C组），每组50例。两组均采用丙泊酚、舒芬太尼和罗库溴铵进行麻醉诱导和维持，麻醉深度维持在BIS值40～60。记录术中丙泊酚、舒芬太尼、血管活性药等使用情况，记录麻醉时间、手术时间、PACU停留时间和术后住院时间，记录术后1～5 d数字疼痛（NRS）评分和恢复质量评分量表-40（QoR-40）总分。采用谵妄评定法（CAM）于术前1 d和术后1～5 d进行谵妄评估。结果显示，D组术前PSQI评分明显高于C组。两组患者术中丙泊酚、舒芬太尼用量和血管活性药使用例数无明显差异，麻醉时间、手术时间和PACU停留时间无明显差异。D组术后住院时间明显长于C组。术后1 d、2 d和3 d，D组NRS评分明显高于C组，QoR-40总分明显低于C组。术后1～5 d D组POD发生率明显高于C组，且D组谵妄持续时间明显长于C组。得出结论：术前睡眠障碍可增加老年患者POD发生率，并对术后早期恢复质量产生负面影响。

李伟等[39]研究老年脊柱手术POD发生率及高危因素，为老年脊柱手术POD的预防提供理论依据。研究将行脊柱手术的280例老年胸椎、颈椎、腰椎手术患者根据是否发生谵妄分为观察组和对照组，通过单因素以及Logstic多因素回归分析判断老年脊柱手术POD的独立危险因素。结果显示，280例患者术后发生谵妄30例，发生率10.71%，谵妄出现平均时间（1.24±0.15）d；单因素分析显示两组年龄、手术时间、术中低氧血症、苏醒时间、术前焦虑、手术部位、术中低血压、术前睡眠障碍差异具有统计学意义；Logstic多因素回归分析显示年龄>70岁、手术时间>150 min、术前焦虑、术中低氧血症、苏醒时间>60 min是老年脊柱手术术后谵妄发生的独立危险因素。研究得出结论：老年脊柱手术POD发生率较高，年龄>70岁、手术时间>150 min、术前有焦虑、术中出现低氧血症、苏醒时间>60 min均会增加术后谵妄的发生风险。

王根保等[40]探讨肺功能不全对全身麻醉腹部手术老年患者术后谵妄的影响。研究选取全身麻醉下行腹部手术且能配合肺功能测定的老年患者330例，分为肺功能正常组234例、肺功能轻、中度异常组76例及肺功能重度异常组20例。比较3组术中出血量、术中补液量、血管活性药用量、手术时间、自主呼吸时间、苏醒时间、拔管时间、麻醉恢复室观察时间；术前1 d，术中和术后第1、第2、第3天行动脉血气分析，记录低氧血症发生情况。结果与肺功能正常组比较，肺功能轻、中度异常组和重度异常组术后拔管时间和入住麻醉恢复室时间延长；与肺功能轻、中度异常组比较，肺功能重度异常组苏醒时间、拔管时间、入住麻醉恢复室时间延长。肺功能正常组、肺功能轻中度异常组、肺功能重度异常组低氧血症发生率分别为22.6%、38.1%、50.0%，两两相比，P均<0.05；3组术后谵妄发生率分别为26.1%、34.2%、45.0%，两两相比，P均<0.05。由此得出结论：肺功能不全是全身麻醉腹部手术老年患者POD发生的危险因素；老年全身麻醉腹部手术患者术前应常规行肺功能监测。

张义等[41]探讨右美托咪定对老年髋部骨折患者术后谵妄的预防作用。研究选取80例行髋部骨折术的老年患者，随机分为试验组（$n=40$）和对照组（$n=40$）。试验组患者自术后第0天至术后第1天6:00给予右美托咪定[$0.2\ \mu g/(kg\cdot h)$]静脉输注，对照组给予0.9%氯化钠注射液静脉输注。比较两组患者术后谵妄发病率、术后疼痛和睡眠质量NRS评分，术后镇痛药地佐辛使用量及药物不良反应发生情况。结果显示，试验组术后谵妄发病率、睡眠质量NRS评分、地佐辛使用量及低氧血症发生率均显著低于对照组（$P<0.05$）。由此得出结论：右美托咪定可有效预防老年髋部骨折术后谵妄的发生。

黄真锋等[42]分析急性主动脉夹层弓部手术后谵妄的危险因素。研究回顾2014年5月至2017年5月心外科成功实施弓部置换手术的A型主动脉夹层患者资料，采用意识错乱评估方法进行谵妄诊断，根据有无POD分为两组（谵妄组$n=32$、非谵妄组$n=76$），并结合临床资料分析POD的危险因素。结果显示，主动脉夹层弓部置换术手术后谵妄的发生率为29.6%。多因素Logstic回归分析结果表明手术后低氧血症、术中平均动脉压谷值<50 mmHg及椎动脉缺血是POD的危险因素。由此得出结论：手术后低氧血症、术中平均动脉压谷值<50 mmHg及椎动脉缺血是夹层围术期谵妄的独立危险因素。

易莉莎等[43]探讨冠状动脉旁路移植术（CABG）术后患者认知功能障碍的危险因素。研究纳入80例行CABG治疗的患者，收集患者术前、术中及术后恢复情况。用重症监护室意识模糊评估法（CAM-ICU）评价CABG患者术前1 d和术后1~3 d的谵妄情况，用MMSE评价患者术前1 d和术后第7天的认知功能情况。研究数据显示，术后3 d共有17例患者（21.25%）发生谵妄，单因素分析显示，年龄、卒中史、停搏时间、术后视觉模拟评分（VAS）、低心排血量综合征和术前MMSE是术后谵妄发生的危险因素，多因素Logistic回归分析表明，年龄>65岁、有卒中史、停搏时间过长、术后VAS评分较高、低心排血量综合征和术前MMSE评分较低是CABG患者发生POD的独立危险因素。术后7 d共有25例（31.25%）患者发生POCD，单因素分析显示，年龄、高血压病史、糖尿病病史、停搏时间、术中氧饱和度、术后VAS评分、低心排血量综合征和术前MMSE是POCD的危险因素，多因素Logistic回归分析表明，年龄>65岁、停搏时间过长、糖尿病、术后VAS评分较高、低心排血量综合征和术前MMSE评分较低是CABG患者发生POCD的独立危险因素。得出结论：年龄>65岁、有卒中史、停搏时间过长、糖尿病、术后VAS评分较高、低心排血量综合征和术前MMSE评分较低等因素对CABG患者发生谵妄和认知障碍有预测价值。

于超等[44]研究复方麝香注射液对非体外循环冠状动脉旁路移植术（OPCABG）患者POD发生率的影响。将96例OPCABG患者随机分为两组：对照组给予生理盐水治疗，干预组给予复方麝香注射液治疗，比较两组谵妄发生率、持续时间及术前、术后1 d和3 d血清S100β蛋白水平。结果显示，干预组谵妄发生率低于对照组，持续时间短于对照组（$P<0.05$）。干预组术后1 d、3 d血清S100β蛋白表达水平低于对照组（$P<0.05$）。得出结论：复方麝香注射液可降低OPCABG患者术后谵妄发生率，缩短谵妄持续时间，降低S100β蛋白表达。

陈志冲等[45]探讨围术期养心汤干预治疗老年髋部骨折术POD的疗效。研究将120例老年髋部骨折患者随机分为观察组（n=60）和对照组（n=60），对照组患者仅实施围术期对症支持治疗，观察组患者加以中药养心汤进行治疗。分别于术后 24 h、48 h、72 h 评估患者 POD 的发生率、持续发病时间以及对药物不良反应情况进行比较。结果显示，两组患者的术后 24 h、48 h 及术后 72 h 的谵妄总发生率比较，差异有统计学意义（$P<0.05$）。观察组 POD 持续时间达 72 h 以上患者发生率明显低于对照组（$P<0.05$）。得出结论：在老年髋部骨折围术期应用养心汤，可以减少 POD 发生率，缩短 POD 持续时间。

赵婷等[46]分析帕瑞昔布钠超前镇痛对老年髋骨骨折患者术后应激反应、镇痛和谵妄的影响。研究回顾性分析 2014 年 5 月至 2016 年 8 月收治的 78 例老年髋骨骨折手术患者的临床资料，根据镇痛方式将患者分为观察组和对照组，每组 39 例。观察组给予帕瑞昔布钠超前镇痛治疗，对照组采取传统的镇痛方式。观察两组术后 6 h、12 h、18 h、24 h 的 VAS 评分，分别于术前及术后 12 h、18 h、24 h 检测血浆血管紧张素Ⅱ（ATⅡ）和皮质醇水平，并记录两组 POD 的发生率及不良反应情况。结果显示，术后各时间点观察组 VAS 评分均低于对照组（$P<0.01$）。术后 12 h、18 h、24 h，观察组 ATⅡ和皮质醇水平明显低于对照组（$P<0.05$）。观察组谵妄的发生率明显低于对照组（$P<0.01$）。得出结论：对老年髋骨骨折手术患者，采取帕瑞昔布钠超前镇痛，可有效地降低术后应激反应，提高术后镇痛效果，降低 POD 的发生率。

刘大为等[47]探讨血浆中磷酸化神经纤维丝蛋白（pNF-H）对 POD 的诊断预测价值。试验采用单臂队列研究，纳入 100 例老年腹腔镜结直肠癌根治术患者，测定患者术前、拔除气管导管后和术后 24 h、72 h 的血浆 pNF-H 浓度，根据 CAM-ICU 量表诊断 POD，分为谵妄组 30 例和非谵妄组 70 例，观察两组患者围术期各项指标和血浆 pNF-H 变化，并制定血浆 pNF-H 变化的受试者工作特征（ROC）曲线。结果显示，谵妄组患者术后血浆 pNF-H 浓度较术前明显升高，术后 24 h 达到峰值，非谵妄组术后各时间点血浆 pNF-H 浓度明显低于谵妄组（$P<0.01$）。拔管时血浆 pNF-H 浓度 ROC 曲线下面积（AUC）为 0.626，术后 24 h 血浆 pNF-H 浓度的 AUC 为 0.801，术后 72 h 血浆 pNF-H 浓度的 AUC 为 0.728。得出结论：老年腹腔镜结直肠癌根治术患者术后拔管时和术后 24 h、72 h 血浆 pNF-H 浓度可能有助于 POD 的诊断或预测。

Zhang 等[48]采用一系列的行为学检测方法探究氧化应激在术后谵妄发生中的作用。研究采用 8 周的小鼠在 1.4% 异氟烷麻醉下接受剖腹探查术后，进行旷场实验、高架十字迷宫、埋藏食物实验等行为学测试，并检测活性氧（ROS）、三磷酸腺苷（ATP）、超氧化物歧化酶（SOD）、过氧化氢酶（CAT）、谷胱甘肽过氧化物酶（GSH-Px）等氧化应激相关指标。结果显示，麻醉手术后海马 ROS 含量增加，而 SOD、CAT、GSH-Px 等氧化应激相关酶类较对照组显著减少。运用氧化应激抑制剂环孢素后，小鼠行为学得到明显改善，海马 ROS 增加被抑制，SOD、GSH-Px 和 CAT 的降低水平较单纯麻醉手术组减少。由此得出结论：异常激活的氧化应激可能是 POD 的潜在机制，靶向抑制氧化应激的新型治疗药可为 POD 治疗提供可行的策略。

（三）术中知晓

段波等[49]分析采用相应干预措施对术中知晓发生率的影响。研究选择 5496 例行气管插管全身麻醉患者进行观察。根据情况分别采取麻醉前沟通、防止听见措施、不同剂量诱导用药（0.05 mg/kg、

0.10 mg/kg、0.15 mg/kg 咪达唑仑量静脉注射诱导）、不同维持用药方法［吸入 0.3 最低肺泡有效浓度（MAC）或 0.6 MAC 七氟烷维持麻醉］等干预措施。采用改良 Brice 问卷于术后第 1、第 5 天对患者进行调查，判断有无发生术中知晓。结果显示，术中知晓发生率为 0.93%，主要发生于创伤导致的胸内手术或头颈部手术。术前进行必要的有关术中知晓沟通、给予耳塞预防听见措施、采用较大剂量咪达唑仑（0.15 mg/kg）诱导麻醉、使用镇静剂量（0.6 MAC）七氟烷吸入麻醉患者术中知晓发生率明显低于未术前沟通、未使用耳塞、使用小剂量咪达唑仑、未使用吸入麻醉患者。研究得出结论：术前予以相关沟通、采用预防听见的措施、静脉注射较大剂量的咪达唑仑及吸入镇静剂量的七氟烷可以明显减少术中知晓的发生。

杨燕等[50]评价脑电双频指数（BIS）监测在指导靶控输注丙泊酚复合瑞芬太尼用于全身麻醉脑血管动脉瘤介入术中的价值。研究将 68 例行脑动脉瘤介入术患者随机分为两组：常规监测下靶控输注丙泊酚复合瑞芬太尼组（A 组，$n=34$），BIS 监测下靶控输注丙泊酚复合瑞芬太尼组（B 组，$n=34$）（维持 BIS 值 45～60）。记录两组的麻醉时间、术毕丙泊酚总用量、苏醒时间、拔除气管导管时间、麻醉恢复期低氧血症等发生情况，于术后 24 h 回访，记录术中知晓及 24 h 内恶心呕吐等的发生情况。结果显示，B 组丙泊酚总用量减少明显（$P<0.05$），停药后苏醒时间及拔管时间均显著缩短（$P<0.05$）。在意识、潮气量和呼吸频率恢复方面 B 组患者更迅速，且低氧血症发生率低（$P<0.05$）。得出结论：BIS 监测用于介入手术麻醉能提高手术安全性，精确预测麻醉效果、指导合理用药，对提高麻醉质量有较好的指导意义。

王芳茹等[51]也探讨 BIS 监测对全身麻醉患者术后苏醒、术中知晓及并发症发生的影响。研究选取行全身麻醉下手术的 146 例患者为研究对象随机分入 A、B 两组，每组各 73 例。A 组患者由麻醉医师根据临床经验进行麻醉药物的应用，B 组患者根据脑电双频指数监测情况进行麻醉药物的应用。比较两组患者术后呼唤睁眼时间、言语指令恢复时间、拔除喉罩时间、定向力恢复时间，改良警觉镇静评分达 1 分、2 分、3 分、4 分的时间，术中知晓发生率，以及并发症发生率。结果显示，B 组患者上述时间均短于 A 组，术中知晓发生率、并发症发生率也低于 A 组（$P<0.05$）。得出结论：脑电双频指数监测指导麻醉药物的应用能够显著缩短患者术后苏醒时间，并降低术中知晓和并发症的发生率。

曹洁[52]探讨丙泊酚联合瑞芬太尼靶控输注全凭静脉麻醉患者术中知晓的发生情况。研究选取 98 例患者作为研究对象，随机分为观察组和对照组，每组 49 例。观察组应用丙泊酚联合瑞芬太尼靶控输注全凭静脉麻醉，对照组应用丙泊酚联合瑞芬太尼静脉-吸入复合麻醉，观察麻醉情况，分析靶控输注麻醉应用效果。结果显示，两组均无患者发生术中知晓；观察组不良反应发生率比对照组低（$P<0.05$）；观察组苏醒时间、呼吸恢复时间、拔管时间比对照组短（$P<0.05$）。得出结论：丙泊酚联合瑞芬太尼靶控输注全凭静脉麻醉对术中知晓的发生无显著影响，能降低麻醉不良反应的发生。

（四）术后行为改变

喻超等[53]探讨七氟烷和丙泊酚全身麻醉对小儿术后躁动影响。研究选取 98 例行手术的患儿，随机分为观察组、对照组，对照组给予丙泊酚全身麻醉，观察组给予七氟烷全身麻醉，对比两组患者的临床麻醉效果。研究数据显示，观察组患儿的拔管时间为（11.25±2.11）min，恢复正常呼吸时间为（4.86±1.73）min，苏醒时间为（9.12±4.24）min，小儿麻醉苏醒期躁动量表（PEAD）评分为为（5.19±1.74）分，对照组患儿的拔管时间为（16.11±3.24）min，恢复正常呼吸时间为（8.66±2.15）min，苏醒时间为（17.32±5.13）min，PEAD指标得分为（11.51±3.85）分，观察组患儿的拔管时间、恢复正常呼吸时间、苏醒时间以及PEAD评分明显低于对照组（$P<0.05$）。得出结论：对小儿术后躁动采取七氟烷的效果可靠，使拔管时间和苏醒时间明显缩短，加速患儿恢复正常的呼吸时间，具有临床推广价值。

潘军里等[54]评价右美托咪定对唇腭裂修复术患儿苏醒期躁动的影响。研究选取220例全身麻醉下行唇腭裂修复术的患儿随机分为右美托咪定组（D组）和生理盐水组（C组）。D组患者于麻醉诱导后泵注右美托咪定0.5 μg/（kg·h）。C组患者泵注等量生理盐水。记录两组患儿麻醉诱导前（T0）、麻醉诱导后即刻（T1）、手术开始后15 min（T2）、手术结束即刻（T3）的平均动脉压和心率。记录患儿术中低血压、心动过缓发生数及拔管时间。使用PAED评分评价患儿苏醒期躁动情况。结果显示，两组患者各时点MAP、HR和术中低血压、心动过缓发生率均无明显差异。C组患者苏醒期躁动发生率和苏醒期躁动评分显著高于D组患者。D组患者拔管时间显著低于C组患者；D组患者切口出血发生率显著低于C组患者。得出结论：术中泵注右美托咪定显著降低小儿唇腭裂手术患儿苏醒期躁动发生率，并且对术中血流动力学无明显影响。

魏会霞等[55]探讨地佐辛与右美托咪定预防小儿术后躁动的效果及安全性。研究选取90例行包皮套扎术患儿随机分为地佐辛组、右美托咪定组和对照组，均采用全身麻醉联合阴茎背神经阻滞麻醉。地佐辛组麻醉诱导后静脉泵注地佐辛0.1 μg/kg；右美托咪定组麻醉诱导后静脉泵注盐酸右美托咪定0.5 μg/kg；对照组麻醉诱导后静脉泵注等剂量0.9%氯化钠注射液。观察患儿躁动发生率、术后苏醒时间、手术中追加丙泊酚的量及手术结束后6 h内的不良反应。结果显示，3组患儿术后苏醒时间差异无统计学意义；地佐辛组、右美托咪定组和对照组手术后躁动发生率分别为3.33%、0和46.67%，3组患儿术中均未追加丙泊酚，术后6 h内均未见明显不良反应。得出结论：地佐辛与右美托咪定均可有效预防患儿术后躁动，无明显不良反应，临床可安全使用。

王聿加等[56]探讨在术中采用体温保护对行胃癌根治术的老年患者术后躁动及谵妄的影响。研究选择60例拟行胃癌根治术老年患者，随机分为对照组（C组）和保温组（T组）。C组运用常规术中保温措施；T组除以上措施之外，采用充气式升温毯、输入加温液体等进行综合保温。连续测量两组患者术中的核心体温变化情况；记录患者在恢复室的躁动评分（RS）；采用意识紊乱评估法（CAM）评估两组术后谵妄的发生率。结果显示，T组术中核心体温明显高于C组，并较少发生低体温（$P<0.05$）。T组术后躁动评分和躁动例数明显低于C组（$P<0.05$）。T组有1例（3.3%）发生术后谵妄，明显少于C组有8例（26.7%）；与C组相比，T组POD的持续时间明显缩短（$P<0.05$）。由此得出结论：采取综合性体温保护可以有效降低老年胃癌根治术患者低体温的发生率，降低术后躁动和谵妄的发生率。

李礼等[57]研究机器人根治性全膀胱切除手术的麻醉特点，寻找影响麻醉复苏时间及术后躁动的危险因素，探索其改善措施。研究选择2016年1月至2018年8月行机器人根治性全膀胱切除术的患者，采用气管内插管静脉-吸入复合全身麻醉。随机分为呋塞米（速尿）组和对照组；呋塞米组在手术结束前给予呋塞米20 mg静脉注射，对照组给予生理盐水2 ml静脉注射；对比两组患者的麻醉苏醒时间及术后躁动发生率。结果显示，机器人根治性全膀胱切除术的全身麻醉具有麻醉苏醒时间长的特点，手术时间长的患者其术后躁动的发生率也进一步增加。呋塞米组患者麻醉苏醒时间较对照组显著缩短，且术后躁动的发生率低于对照组。研究得出结论：机器人根治性全膀胱切除手术中，术毕时使用呋塞米或可改善麻醉复苏质量。

吴功名[58]探讨盐酸纳布啡对剖宫产术后产妇的镇痛效果和产后抑郁的预防效果。研究选取286例足月妊娠剖宫产产妇，将其分为纳布啡组与对照组。纳布啡组术后给予盐酸纳布啡静脉自控镇痛，对照组术后予以舒芬太尼静脉自控镇痛。比较两组产妇术后6 h、12 h、24 h、48 h VAS和RSS评分，产前焦虑抑郁量表（HADS）评分、产后抑郁量筛查表（PDSS）评分、产后抑郁率，产前和产后24 h、48 h血清IL-17水平，乳汁麻醉药物含量和产后呕吐情况。结果显示，术后6 h、12 h、24 h、48 h，纳布啡组产妇VAS评分和RSS评分低于对照组。两组产妇术后不同时间点VAS评分与RSS评分组内比较，差异有统计学意义（$P<0.05$）。产后3 d，纳布啡组PDSS评分、产后抑郁率低于对照组。产后24 h、48 h，纳布啡组血清IL-17水平低于对照组。纳布啡组产妇乳汁麻醉药物含量、产后呕吐发生率低于对照组。得出结论：盐酸纳布啡用于剖宫产术后镇痛的效果优于舒芬太尼，不仅可降低产妇产后抑郁风险，还可降低疼痛因子分泌，降低乳汁麻醉药物含量，更加安全可靠。

二、周围神经系统并发症

（一）椎管内麻醉相关并发症

吕英兵等[59]观察剖宫产术患者椎管内麻醉后短暂神经症状（transient neurologic symptom，TNS）的发生情况。研究选取行剖宫产术椎管内麻醉的患者，观察3种椎管内麻醉方式（腰椎麻醉、硬膜外麻醉、腰硬联合麻醉）、腰椎麻醉脑脊液中给予不同比重药物、硬膜外是否额外追加利多卡因患者的TNS的发生率和治愈情况。结果显示，在蛛网膜下腔给药的患者中，给予重比重药物者TNS发生率高于给予等比重和轻比重药物者；腰硬联合麻醉中硬膜外追加给药者比未给药者TNS发生率高，追加的药物均为利多卡因；3种麻醉方式镇痛效果相当；TNS的总康复率为100%。由此得出结论：与椎管内麻醉有关的TNS发生率较高，硬膜外麻醉者TNS的发生率最少；蛛网膜下腔注入重比重药物者更容易发生TNS；腰硬联合麻醉硬膜外追加利多卡因容易引起椎管内麻醉TNS的发生。TNS的发生是短暂的、可以治愈的。

（二）区域神经阻滞在围术期的应用

黄以庭等[60]探讨超声引导下行腹横筋膜平面（transversus abdominis plane，TAP）阻滞的术中镇痛效果和持续镇痛时间。研究选取40名同种异体肾移植手术患者，随机分为TAP组和对照组（N组）。TAP组患者于全身麻醉诱导后行超声引导下双侧TAP阻滞，N组不进行操作。观察切皮前后两组患者的收缩压（SBP）、舒张压（DBP）和心率（HR）的变化，记录术中芬太尼用量。所有患者术后使用舒芬太尼进行镇痛，记录两组患者术后疼痛（VAS）评分以及镇痛药物使用量，比较两组患者对于镇痛的满意度。结果显示，切皮前后HR、SBP和DBP比较TAP组明显小于N组。TAP组术中芬太尼及术后 24 h PCIA 药物用量明显少于 N 组；TAP 组患者拔管时间、术后躁动及苏醒延迟发生率及术后 VAS 评分低于 N 组，但对术后镇痛方式的满意度明显高于 N 组。得出结论：超声引导下双侧 TAP 阻滞复合全身麻醉，对同种异体肾移植手术患者具有较好的围术期镇痛效果，减少镇痛药物用量及不良反应，促进恢复。

余建英等[61]探讨不同麻醉方式对老年髋骨骨折患者术后感染以及免疫功能的影响。研究选取 86 例髋部骨折老年患者分为对照组（42 例）和研究组（44 例）；对照组患者采取常规腰丛复合坐骨神经阻滞麻醉，研究组患者采取超声引导下腰丛复合坐骨神经阻滞麻醉，对患者术后发生感染情况进行统计，同时监测术后 6 h、24 h、72 h 患者的 T 淋巴细胞亚群（$CD3^+$、$CD4^+$、$CD8^+$）比率变化和血清免疫球蛋白（IgG、IgM、IgE）水平变化。结果显示，研究组患者术后感染率为 9.09%，对照组术后感染率为 42.86%，两组比较差异有统计学意义；研究组患者术后 6 h、24 h、72 h 的 T 淋巴细胞亚群（$CD3^+$、$CD4^+$、$CD8^+$）比率均优于对照组；研究组患者术后 6 h、24 h、72 h 的血清免疫球蛋白（IgG、IgM、IgE）水平明显高于对照组患者。得出结论：老年髋部骨折患者手术采取超声引导下腰丛复合坐骨神经阻滞麻醉方式，有利于降低患者术后感染率，能有效维持 T 淋巴细胞亚群浓度和血清免疫球蛋白含量水平，对老年患者的免疫功能影响较轻。

张立立等[62]探讨右美托咪定辅助臂丛神经阻滞麻醉对老年高血压患者术后康复期影响。研究选取 60 例行上肢手术高血压老年患者随机分为右美托咪定组（D 组）和咪达唑仑组（M 组）。D 组患者于神经阻滞麻醉前 15 min 内静脉泵入右美托咪定（总量为 1 μg/kg）。M 组患者于同样时间点泵注咪达唑仑（总量为 0.05 mg/kg）。分别记录两组患者入室后（T0）、麻醉操作即刻（T1）、手术开始（T2）、手术后 15 min（T3）、手术后 30 min（T4）、术毕（T5）的警觉/镇静评分（OAA/S 评分），并相应记录各时点 HR、MAP、SpO_2 以及血糖水平。术前 1 d、术后 1 d、术后 3 d 进行 MMSE 评估，术后 7 d 用 QOM 量表评价术后生活质量。结果显示，D 组患者在 T1、T2、T5 时的 MAP 显著高于 M 组，在 T2、T3 时点的血糖水平显著低于 M 组。两组患者术后的 MMSE 评分均显著低于术前，且 D 组明显高于 M 组。D 组的 POCD 发生率显著低于 M 组。与 M 组比较，D 组术后 QOL 量表评分升高。得出结论：右美托咪定辅助臂丛神经阻滞麻醉，围麻醉期血压更平稳，减少了 POCD 的发生率，提高了老年患者的术后生活质量。

第二节　呼吸系统并发症

围术期呼吸系统并发症是麻醉科医师关注的重点，2018 年度呼吸系统并发症相关文献较少，关注点主要在肺保护性通气策略、机械通气肺损伤和喉罩在气道管理方面的应用等几个方面。

机械通气相关性肺损伤（VILI）是麻醉中常见并发症，该类肺损伤常表现为严重的肺水肿。水通道蛋白（AQP）是肺水肿和肺损伤的重要标记物。瞿敏等[63]等观察甲泼尼龙（Mp）预先注射对于机械通气相关性肺损伤大鼠肺组织 AQP5 表达的影响，并对其可能的机制进行探讨。研究将 100 只 SD 大鼠随机分为 5 组：正常组（C 组）、机械通气组（V 组）和不同剂量甲泼尼龙组（Mp1、Mp2、Mp3 组）。C 组：自然呼吸；V 组：大潮气量机械通气 4 h，吸入氧浓度为 21%；Mp1、Mp2、Mp3 组：

机械通气前10 min 分别静脉注射10 mg/kg、30 mg/kg Mp 2。检测机械通气时股动脉血气、血氧合指数、肺通透指数（LPI）与肺湿干重（W/D）比，同时检测 p38 丝裂原活化蛋白激酶（p38MAPK）、磷酸化 p38 丝裂原活化蛋白激酶（p-p38MAPK）和水通道蛋白5（AQP5）的表达水平。得出结论：Mp 可减轻大鼠机械通气相关性肺损伤，其机制与抑制 p38MAPK 磷酸化、上调 AQP5 表达有关，且中等剂量甲泼尼龙为较合适的肺保护剂量。

Chen 等[64]回顾分析双腔管（DLT）和自主呼吸胸部麻醉后的咳嗽发病率情况，比较麻醉和手术因素对其影响程度。研究选取1162例胸腔镜手术患者分为双腔气管导管麻醉组（T组，$n=925$）和自主呼吸麻醉组（S组，$n=456$），S组进一步分为静脉复合肋间神经阻滞麻醉组（SB组，$n=157$）和静脉复合硬膜外麻醉组（SE组，$n=299$）。记录术后第1天（T1）、第2天（T2）、第3天（T3）、第1个月（T4）、第3个月（T5）、第6个月（T6）和第12个月（T7）咳嗽的发生情况，以及莱斯特咳嗽问卷（LCQ）调查结果，VAS 评分和咳嗽症状评分。结果显示，咳嗽发生率随术后时间的延长而降低。SE组与SB组咳嗽的发生率相似。T组咳嗽的发生率在任何时间点均显著高于其他组；且T组咳嗽症状最严重，LCQ 的生理、心理和社会部分得分最低，VAS 评分最高，但 SE 组和 SB 组无明显差异。S组的抗生素使用时间、胸腔引流管留置天数和住院天数均低于T组。得出结论：肺科手术与术后咳嗽之间存在相关性。术后3个月咳嗽的发生率为27%~36%，术后1年内为2.6%~7.9%。手术和麻醉方法的结合使术后3个月咳嗽的发生率从48.9%增加到65.1%，术后1年咳嗽的发生率从20.5%增加到22.8%。自主呼吸麻醉可以显著降低咳嗽的发生率，改善术后恢复和生活质量。

第三节 消化系统并发症

关于麻醉后胃肠道并发症的研究中，仍以术后恶心呕吐的研究为主，同时还关注到术后胃肠功能的恢复以及反流误吸等方面。

一、术后恶心呕吐

蒋烨等[65]观察亚临床剂量右美托咪定预防腹腔镜下子宫肌瘤切除术术后恶心呕吐（postoperative nausea and vomiting，PONV）的效果。研究选择120例患者随机分为右美托咪定组、雷莫司琼组、甲氧氯普胺组。右美托咪定组诱导前输注右美托咪定，背景剂量为0.4 μg/kg，缓慢输注完毕（3~5 min），并以0.25 μg/（kg·h）术中维持至拔管；雷莫司琼组手术结束前30 min给予雷莫司琼静脉注射0.3 mg；甲氧氯普胺组于手术结束前30 min给予甲氧氯普胺20 mg。观察3组拔管后0~1 h、>1~3 h、>3~6 h、>6~12 h发生恶心呕吐的情况。结果显示，术后3 h内3组患者PONV的发生率无显著差异，术后3 h后右美托咪定组和雷莫司琼组患者PONV发生率明显低于甲氧氯普胺组，且右美托咪定组和雷莫司琼组之间无显著差异。得出结论：诱导前静脉注射一定剂量的右美托咪定并术中小剂量维持输注或手术结束前30 min给予一定剂量的雷莫司琼、甲氧氯普胺，在术后3 h内预防腹腔镜下子宫肌瘤切除术PONV发生率相同，3 h后使用右美托咪定和雷莫司琼的效果优于甲氧氯普胺，且前两者的效果相同。

贾秀男等[66]探讨芬太尼注射后诱发的咳嗽（FIC）是否为PONV发生的危险因素。研究选取360例全身麻醉下行宫腔镜手术的女性患者，麻醉诱导采用咪达唑仑0.05 mg/kg、芬太尼3 μg/kg在5 s内注射，芬太尼注射后观察1 min，再顺序给予顺阿曲库铵0.15 mg/kg、丙泊酚1.5 mg/kg，记录注射芬太尼1 min内患者咳嗽的发生情况，记录术后患者24 h内恶心呕吐的发生率，根据芬太尼诱导后是否出现咳嗽，将患者分为有呛咳组和无呛咳组。结果显示，两组患者的年龄、BMI、手术时间、芬太尼总量、ASA分级比较差异无统计学意义。FIC组PONV发生率高于无FIC组（32.7% vs.18.3%，P=0.004）。由此得出结论：FIC是可预测PONV的一项危险因素。

高洁等[67]评估帕洛诺司琼或昂丹司琼与地塞米松联用行腹腔镜子宫切除术患者PONV的疗效。研究将60例行腹腔镜子宫切除术患者随机分为两组（n=30）。观察组给予帕洛诺司琼0.075 mg与8 mg地塞米松；对照组给予4 mg昂丹司琼与8 mg地塞米松。术中监测患者的血压、心率和SpO_2。记录术后早期或延迟呕吐，需要药物镇吐和不良反应的次数。结果显示，两组患者术后24 h均未发生PONV，术后6 h、12 h PONV发生率差异显著；对照组患者需药物镇吐的比数多于观察组（20%vs.6.7%）。得出结论：帕洛诺司琼与地塞米松联用显著降低行腹腔镜子宫切除术患者术后PONV的发生率，其效果好于昂丹司琼。

二、麻醉对胃肠功能的影响

邵安民等[68]观察耳穴贴压对全身麻醉妇科腹腔镜术患者镇痛效果及胃肠功能的影响。研究选取104例患者随机分为观察组和对照组。观察组采用耳穴贴压法，于耳穴神门、胃、交感及皮质下用胶布将王不留行籽贴在耳穴处，按压3~5 min，连续2 d。对照组采用安慰疗法，只在相应耳穴上粘贴外观相同的胶布，但不进行王不留行籽粘贴及按压，连续2 d。于术后1 h、24 h、48 h，采用VAS评估两组患者疼痛程度。观察两组患者首次肛门排气时间、排便时间、肠鸣音恢复时间、术后24 h内恶心呕吐发生率。结果显示，术中麻醉时间、手术时间、气腹压力及丙泊酚和舒芬太尼用量两组比较，差异均无统计学意义。VAS评分随着时间的增长，两组患者均持续降低；各时间点观察组均低于同期对照组。术后首次肛门排气时间、排便时间及肠鸣音恢复时间观察组均少于对照组。恶心呕吐发生率观察组（19.23%）低于对照组（48.08%）。由此得出结论：对于接受全身麻醉妇科腹腔镜术患者，耳穴贴压可明显缓解疼痛，改善胃肠功能，降低恶心呕吐发生率。

三、反流误吸

王海斌等[69]观察罗库溴铵对急诊饱胃全身麻醉患者食管反流的影响。研究将90例急诊饱胃全身麻醉患者分为3组：正压通气组（Ⅰ组）、非正压通气1组（Ⅱ组）和非正压通气2组（Ⅲ组）。诱导时，Ⅰ组正压辅助通气，给予罗库溴铵0.6 mg/kg；Ⅱ、Ⅲ组面罩自主呼吸，Ⅱ组给予罗库溴铵0.6mg/kg（分2次给予：0.06 mg/kg、0.54 mg/kg），Ⅲ组给予罗库溴铵0.9 mg/kg。记录插管10 min后食管反流气体、液体容积（ml）和食管反流液体酸碱度（pH）。结果显示，与Ⅰ组患者［气体

(93±29)ml，液体（59±10）ml)]比较，Ⅱ组患者[气体（73±23）ml，液体（45±8）ml]和Ⅲ组患者[气体（70±19）ml，液体（40±7）ml]食管反流气体和液体容积减少，液体酸碱度（pH）显著增加。与Ⅱ组比较，Ⅲ组患者食管反流液体明显减少，液体酸碱度（pH）增加。由此得出结论：高剂量罗库溴铵（0.9 mg/kg）以及罗库溴铵预处理明显缩短诱导时间，能有效减少胃食管反流。

第四节　围术期低体温及凝血功能并发症

围术期低体温是引起寒战、凝血功能障碍、药物代谢缓慢及苏醒延迟的重要原因之一。围术期凝血功能的监测是重大手术患者或血液病患者围术期安全的重要保证，对指导成分输血、合理使用凝血与抗凝血药物具有指导意义。因此，围术期低体温及凝血功能并发症同样是围术期医学不可忽略的一部分。

一、围术期低体温及寒战

吴海萍等[70]研究静脉输注加温液体在预防术中低体温中的价值。研究选取50例在全身麻醉下行大肠癌根治术的患者，随机分为研究组和对照组。对照组于手术中采用体外暖风加温的方式预防术中低体温，研究组于手术中使用静脉输注加温液体的方式预防术中低体温，比较两组患者术中出血量、术后凝血酶原时间（PT）、活化部分凝血活酶时间（APTT）及围术期体温、术后寒战发生率等指标。结果显示，研究组术中出血量显著少于对照组；术后研究组PT、APTT均短于对照组；两组患者术前、麻醉苏醒后10 min、麻醉苏醒后60 min的体温无明显差异，研究组麻醉后15 min、麻醉后90 min、手术结束时的体温明显高于对照组；研究组的寒战发生率低于对照组。得出结论：术中采用静脉输注加温液体可有效预防患者术中低体温，降低术中低体温对患者凝血功能的影响，减少术后寒战发生率。

刘文博等[71]探讨麻醉期间低体温状态对发育期大鼠学习记忆能力及海马凋亡率的影响。研究采用出生7 d的SD新生大鼠40只，随机分为4组：对照组（C组）、麻醉保温组（A组）、麻醉低温组（AH组）、物理低温组（H组）。C组腹腔注射0.1 ml生理盐水并保持大鼠体温38～39℃；A组以25 mg/kg腹腔注射丙泊酚0.1 ml，麻醉维持2 h，同方法保持体温38～39℃；AH组麻醉方式及时间与A组相同，控制室温为23℃，使体温下降；H组大鼠腹腔注射0.1 ml生理盐水，同条件使体温下降。苏醒即刻，采用流式细胞术检测海马凋亡率；30日龄时行水迷宫实验并检测海马凋亡率。结果显示，AH组、H组大鼠体温明显下降。7日龄时，AH组、H组海马凋亡率增高。36日龄时，4组大鼠凋亡率及行为学检测差异无统计学意义。得出结论：在该研究低体温范围内，麻醉期间体温降至25℃时可短期诱导新生大鼠海马组织凋亡率增高，而对其远期学习记忆能力无明显影响。

二、围术期凝血功能并发症

李勇等[72]讨论全身麻醉对腹部手术患者凝血功能、应激反应及其他相关因子水平的影响。研究选取 94 例行腹部腔镜手术的患者随机分为对照组和观察组。在相同前处理的基础上，对照组实施硬膜外麻醉，观察组实施静脉 - 吸入复合全身麻醉，对两组凝血功能、应激反应以及其他相关因子水平进行检测和比较。结果显示，T1 时，两组凝血功能（D-Dimer、APTT、PT、PLT）、应激反应（COR、ACTH、CRP、ET-1）以及其他相关因子（IL-23、IL-32、M-CSF、PRL、PCT、NO、TNF-α）水平之间不存在统计学差异；T2 和 T3 时，两组应激反应（COR、ACTH、CRP、ET-1）以及其他相关因子（IL-23、IL-32、M-CSF、PRL、PCT、NO、TNF-α）水平之间存在统计学差异。得出结论：在腹部腔镜手术中应用静脉 - 吸入复合全身麻醉，与硬膜外麻醉相比对患者的凝血功能不会有显著的改变，能够维持稳定的凝血功能状态，但其对于患者的应激反应指标以及其他相关因子 IL-23、IL-32、M-CSF、PRL、PCT、NO、TNF-α 具有更好的稳定作用，值得临床上进一步研究。

易思杨等[73]探究全身麻醉复合硬膜外麻醉对腹腔镜结肠癌切除术患者麻醉术中及术后应激反应、炎症反应及凝血功能的影响。研究选取 98 例行结肠癌根治术患者随机分为对照组与观察组。对照组使用全身静脉麻醉，观察组使用全身静脉麻醉复合硬膜外麻醉。分别于麻醉前、麻醉后 30 min 和术后 2 h 采集患者静脉血检测应激反应指标促肾上腺皮质激素（ACTH）、肾上腺素（AD）、去甲肾上腺素（NE）、皮质醇（Cor）和炎症反应指标 TNF-α、血清降钙素原（PCT）、C 反应蛋白（CRP）；以及凝血功能指标 PT、APTT、凝血酶时间（TT）、纤维蛋白原（FBG）检测。结果显示，麻醉后 30 min 及术后 2 h，观察组患者的各项应激反应和炎症反应指标水平均低于同时间点对照组；观察组患者的凝血功能指标 PT、APTT、TT 水平均高于同时间点对照组，而 FBG 含量则低于同时间点对照组。研究得出结论：全身麻醉复合硬膜外麻醉可有效降低腹腔镜结肠癌切除术患者术中和术后早期的应激反应和炎症反应，并改善患者凝血功能异常，减轻血液高凝状态。

第五节 其他并发症

一、术后疼痛及痛觉过敏

肖艺敏等[74]评估全身麻醉联合超声引导下椎旁神经阻滞（USG-PVB）在胸 - 腹腔镜食管癌根治术（TLE）中的应用效果。研究选择 48 例行 TLE 的患者随机分为两组：全身麻醉联合 USG-PVB 组（P 组）和全身麻醉组（G 组）。两组全身麻醉方法相同，P 组于全身麻醉诱导前行椎旁神经阻滞（PVB）。记录术中麻醉药、血管活性药和 PACU 用药情况；记录拔管时间、PACU 停留时间、苏醒期躁动情况；记录苏醒时、出 PACU 时以及术后第 1、第 2、第 3、第 5 天静息和咳嗽时 VAS 评分；测试患者术前 1 d 和术后 7 d MMSE 评分；记录术后住院时间和术后 7 d POCD 发生率。结果显示，与 G 组比较，P 组术中丙泊酚、瑞芬太尼、舒芬太尼用量明显减少，去氧肾上腺素用量明显增多；拔管时间明显缩短，苏醒期躁动发生率明显降低，PACU 舒芬太尼用量明显减少，PACU 停留时间和术后住院时间明显缩短；苏醒时、出 PACU 时和术后第 1、第 2、第 5 天静息和咳嗽时 VAS 评分、术后 3 d 咳嗽时 VAS 评分均明显降低。术后 7 d，两组 POCD 发生率无明显差异。研究得出结论：全身麻醉联合 USG-PVB 可减少围术期镇痛药物用量，减轻患者术后早期疼痛及躁动，缩短住院时间，有利于患者术后快速康复。

范胜等[75]探讨纳布啡预防瑞芬太尼诱发妇科手术患者术后痛觉过敏和寒战的临床效果。研究选取120例行妇科手术的患者随机分为生理盐水组、帕瑞昔布钠组、纳布啡低剂量组、纳布啡中等剂量组、纳布啡高剂量组，于麻醉前5 min分别注入3 ml生理盐水、40 mg帕瑞昔布钠、0.1 mg/kg纳布啡、0.2 mg/kg纳布啡、0.3 mg/kg纳布啡，比较各组瑞芬太尼用量，采取VAS评分对各组患者苏醒后0.5 h、1 h、2 h的疼痛情况进行评定，并记录各组术后寒战、恶心呕吐发生情况。结果显示，与生理盐水组比较，其余各组瑞芬太尼用量均减少，且VAS评分降低。纳布啡低剂量组、中等剂量组、高剂量组术后寒战、恶心呕吐发生率均低于生理盐水组，且纳布啡高剂量组的术后不良反应发生率最低。研究得出结论：妇科手术前静脉注射0.2～0.3 mg/kg纳布啡能减少瑞芬太尼诱发的痛觉过敏，同时能预防术后寒战发生，具有良好的临床效果。

二、术后炎症反应及免疫功能抑制

咸峰等[76]探讨地佐辛复合布托啡诺术后镇痛对老年腹腔镜胃癌根治术患者麻醉质量及免疫功能的影响。研究将72例腹腔镜胃癌根治术患者随机分为观察组和对照组。对照组术后给予布托啡诺镇痛，观察组术后给予地佐辛复合布托啡诺镇痛。比较两组疼痛程度、舒适程度、免疫功能、神经功能、不良反应等指标。研究数据表明，术后24 h、48 h，观察组VAS评分明显低于对照组，术后6 h、12 h，观察组布氏舒适评分（BCS）明显低于对照组；术后24 h、48 h，观察组血清IL-2含量明显高于对照组，IL-6含量明显低于对照组；术后6 h、12 h、24 h，观察组MMSE评分明显高于对照组；恶心呕吐等不良反应明显低于对照组。研究得出结论：地佐辛复合布托啡诺有助于缓解老年腹腔镜胃癌术后患者疼痛程度，调节免疫功能，降低术后并发症发生率。

三、肝肾功能损伤

李红霞等[77]探讨右美托咪定辅助麻醉对亲体肝移植术患儿肾功能损伤的影响。研究将40例行亲体肝移植术的先天性胆道闭锁患儿随机分为观察组、对照组。对照组单纯全身麻醉；观察组右美托咪定辅助全身麻醉，麻醉诱导与维持同对照组，麻醉诱导后中心静脉给予右美托咪定负荷剂量1 μg/kg持续输液泵泵注10 min，随后以0.3 μg/(kg·h)持续泵注直至术毕。两组分别于切皮即刻（T1）、无肝期30 min（T2）、新肝期1 h（T3）、关腹即刻（T4）和术后24 h（T5）时，采集中心静脉血，检测血清胱抑素C（Cys C）、TNF-α、IL-6、IL-10。记录手术期间患儿尿液总量。结果两组T3～T5时血清Cr、BUN、Cys C水平均明显高于T1时；除T3时血清BUN水平外，观察组T3～T5时血清Cr、BUN、Cys C水平均低于对照组同期。两组T2～T5时血清TNF-α、IL-6、IL-10水平均明显高于T1时；除T2时血清IL-6水平外，观察组T2～T5时血清TNF-α、IL-6水平均低于对照组同期，血清IL-10水平均高于对照组同期。观察组手术期间尿液总量明显高于对照组。得出结论：右美托咪定辅助麻醉可在一定程度上减轻亲体肝移植患儿肾功能损伤，其原因可能与抑制全身炎症反应、改善尿量有关。

曹桂珍等[78]研究右美托咪定复合丙泊酚对颅脑损伤患者肝功能、肾功能、血气分析的影响。研究选取80例颅脑损伤患者（肝功能、肾功能正常者40例，异常者40例）行回顾性研究。将肝功能、肾功能正常患者随机分为A组、B组，肝功能、肾功能异常患者分为C组、D组。A组、C组使用右美托咪定复合丙泊酚诱导麻醉，B组、D组单独使用丙泊酚诱导麻醉。统计患者的一般资料，术前（T1）、术后12 h（T2）、术后24 h（T3）的肝功能（AST、ALT）、肾功能（Cr、BUN）、血气分析（PaO_2、$PaCO_2$）结果。结果显示，术后12 h、24 h各组患者AST及ALT无明显变化。术后12 h、24 h各组患者BUN及SCr均明显升高。术后同时间点对比，患者血BUN及Cr水平A组明显低于B组，C组明显低于D组。术后各组患者PaO_2均明显降低、$PaCO_2$均明显升高。术后同时间点患者PaO_2值A组高于B组、C组明显高于D组，$PaCO_2$值A组明显低于B组、C组明显低于D组。得出结论：右美托咪定复合丙泊酚能改善颅脑损伤患者术后肾功能和血气分析结果，但对肝无明显保护作用，对肝功能影响小。

四、麻醉药物应用及不良反应

孙桂珍[79]分析静脉注射帕瑞昔布钠对瑞芬太尼复合麻醉术后早期疼痛和阿片类药物不良反应发生率的影响。研究选取120例全身麻醉胃大部分切除手术患者，将其分为静脉麻醉研究组、吸入麻醉研究组、静脉麻醉对照组和吸入麻醉对照组，患者均接受罗库溴铵、咪达唑仑、长托宁诱导麻醉，手术结束前，静脉麻醉研究组和吸入麻醉研究组接受静脉注射帕瑞昔布钠，比较其术后疼痛状况和不良反应。结果显示，研究组不良反应总发生率为6.67%，对照组不良反应总发生率为8.33%，差异无统计学意义；吸入麻醉组术后1 h、6 h、12 h、24 h的VAS评分、阿片类药物使用量均高于静脉麻醉组；术后6 h吸入麻醉对照组的VAS评分、阿片类药物使用量高于静脉麻醉组和吸入麻醉研究组。得出结论：术毕前静脉注射帕瑞昔布钠，可降低瑞芬太尼麻醉切口疼痛程度。与吸入麻醉进行对比，静脉麻醉在减少镇痛药物使用方面更具优势。

吴跃坤[80]观察超声引导腋路臂丛神经阻滞麻醉中不同剂量局部麻醉药的应用效果。研究选择84例采用超声引导腋路臂丛神经阻滞麻醉手术的患者，依据局部麻醉药物使用剂量，将患者分为小剂量组、中剂量组、大剂量组，观察麻醉效果。结果显示，小剂量组各神经分支麻醉起效时间高于中剂量组、大剂量组，麻醉持续时间低于中剂量组、大剂量组；但中剂量组不同神经分支麻醉起效时间、麻醉持续时间与大剂量组相近；3组均未发生明显的不良反应，没有误刺血肿、穿刺部位血肿等现象。得出结论：行超声引导腋路臂丛神经阻滞麻醉时，小剂量局部麻醉药物所能获得的麻醉效果并不理想，而中剂量局部麻醉药物的麻醉效果基本相同于大剂量，因此麻醉药物剂量可选择中剂量。

五、远期并发症

现如今全身麻醉药物对未成熟期的神经发育和学习记忆的影响正受到广泛的关注。张敬等[81]研究丙泊酚合并低氧对未成熟大鼠认知功能的影响及其与p38通路、tau蛋白的关系。研究将90只7日龄（P7）SD大鼠随机分为丙泊酚低氧组、丙泊酚空气组、丙泊酚氧气组、脂肪乳低氧组、脂肪乳空气组、脂肪乳氧气组。有丙泊酚各组连续7 d腹腔注射丙泊酚50 mg/kg，脂肪乳各组腹腔注射脂肪乳

5.0 ml/kg。每次注射完毕后分别放入氧浓度为 18%、21%、50% 的暖箱（38℃），待幼鼠翻正反射完全恢复后放回鼠笼。另取 90 只 P7 大鼠各组在腹腔注射 p-p38 阻滞剂 15 mg/kg 后进行同样处理。通过检测海马组织磷酸化 tau 蛋白、总 tau 蛋白、p-p38 含量和大鼠空间学习和记忆能力变化情况，得出结论：丙泊酚合并低氧可通过 p38 通路影响 tau 蛋白表达，从而损伤未成熟大鼠的认知功能，氧气在该过程中可发挥一定的保护作用。

为探讨围术期使用阿司匹林与接受冠状动脉旁路移植术（CABG）患者长期生存率之间的关系，Ding 等[82] 对 9584 名接受此手术的患者进行一项回顾性队列研究。4132 名患者符合纳入标准，根据术前、术后是否使用阿司匹林分别分为 4 组。结果显示，尽管术前服用阿司匹林的患者合并症较多，然而，与术前未使用阿司匹林相比，该组患者术后 30 d 死亡风险显著下降。此外，与不服用阿司匹林的患者相比，术前或术后服用阿司匹林的患者术后 4 年死亡率显著降低。由此得出结论：围术期（术前和术后）使用阿司匹林与 30 d 死亡率显著降低相关且无明显出血并发症，改善了 CABG 患者的长期生存率。

六、复苏质量

术中导尿经常在复苏期间引起术后导管相关的膀胱不适（catheter related bladder discomfort，CRBD）。Li 等[83] 的研究评估具有毒蕈碱受体拮抗剂特性的曲马多用于治疗 CRBD 的效果。研究将 90 例接受择期妇科手术并在 PACU 中发生 CRBD 的患者随机分为 3 组：A 组给予生理盐水，B 组给予 1 mg/kg 曲马多，C 组给予 1.5 mg/kg 曲马多。从 Murphy 滴管缓慢滴注给药，并在 0 h、0.5 h、1 h、2 h 和 6 h 后评估 CRBD（无、轻度、中度和重度）和术后疼痛的严重程度。结果显示，C 组 CRBD 的严重程度在 1 h 降低，C 组和 B 组在 2 h 的 CRBD 的严重程度比 A 组降低；且 C 组 CRBD 在 2 h 的发生率低于 A 组和 B 组，6 h C 组 CRBD 发生率低于 A 组。同时 C 组的视觉模拟评分（VAS）也降低。由此得出结论：曲马多 1.5 mg/kg 比曲马多 1 mg/kg 治疗 CRBD 和减少术后疼痛更有效，且没有明显的不良反应。

Liu 等[84] 比较分别接受全凭静脉麻醉（TIVA）和地氟烷（DES）麻醉的患者之间的复苏情况。研究对 80 名接受鼻内镜手术的患者（20~65 岁）进行前瞻性随访，将其随机分为 TIVA 组（丙泊酚和瑞芬太尼输注）和 DES 组（地氟烷吸入和瑞芬太尼输注）。在手术前、术后 6 h 和术后第 1 天（POD1）进行复苏质量-40 问卷（QoR-40）调查。记录恶心和呕吐、瑞芬太尼使用量、失血量和疼痛治疗的发生率，并评估损伤程度［Lund-Mackay（LM）评分］对复苏质量的影响。TIVA 组术后 6 h 的 QoR-40 评分显著高于 DES 组，表明 TIVA 组的复苏质量较好。TIVA 组的失血量减少。高 LM 分数（≥12）与术后 6 h 和 POD1 的低 QoR-40 评分相关。结论认为，TIVA 下行鼻内镜手术患者的复苏质量优于地氟烷麻醉。较高的 LM 分数与较差的复苏质量有关。

张卉颖等[85] 比较观察地氟烷与七氟烷用于小儿斜视矫正术术中维持时的术毕苏醒时间及苏醒质量。研究选择 80 例行小儿斜视矫正术的患儿随机分为地氟烷组（D 组）和七氟烷组（S 组），每组 40 例。D 组给予初始吸入 4%~6%（体积百分比）地氟烷麻醉维持，S 组给予初始吸入 1.75%~2.5%（体积百分比）七氟烷麻醉维持，对比两组患儿瑞芬太尼用量、血流动力学参数、自主呼吸恢复时间、拔管时间，随访拔管后 12 h 内头晕、恶心呕吐、低血压、流涎咳嗽、呼吸抑制、心律失常、术后谵妄等不良反应。研究数据显示，与 S 组比较，D 组自主呼吸恢复时间 [（1.9±0.8）min] 明显短于 S 组（$P<0.05$），D 组拔管时间 [（2.7±0.6）min] 亦明显短于 S 组（$P<0.05$）。得出结论：小儿斜视矫正术中应用地氟烷进行麻醉维持，苏醒时间短于七氟烷且未见明显不良反应，临床应用安全有效，值得推广。

赵俊等[86]探讨右美托咪定对老年患者术后苏醒与认知功能的影响。研究选取 100 例全身麻醉下行腹腔镜卵巢癌根治术的老年患者，随机分为观察组和对照组，每组 50 例。对照组患者使用咪达唑仑麻醉镇静，观察组患者使用右美托咪定麻醉镇静，比较麻醉拔管时两组患者的血浆 S-100B 蛋白、NSE 水平，术后 6 h ESS 评分、MMSE 评分、麻醉苏醒时间、麻醉拔管时间、复苏室停留时间及围麻醉期术中知晓、术后认知功能障碍的发生情况。结果发现，麻醉拔管时，观察组患者的血浆 S-100B 蛋白、NSE 水平均明显低于对照组；术后 6 h，观察组患者的 ESS 评分、MMSE 评分均明显高于对照组；观察组麻醉苏醒时间、麻醉拔管时间、复苏室停留时间均明显短于对照组。观察组患者术中知晓、术后认知功能障碍的发生率均低于对照组。得出结论：右美托咪定可以有效地促进老年腹腔镜卵巢癌根治术患者的麻醉苏醒，减少认知功能障碍的发生率。

第六节 麻 醉 安 全

黄永军等[87]对基层医院手术室外全身麻醉的安全策略进行总结。研究对 15 129 例手术室外全身麻醉患者出现的麻醉并发症进行回顾性分析，总结经验和教训。结果发现，2010 年 10 月至 2013 年 3 月共实施手术室外全身麻醉 5414 例，发生并发症 744 例（13.74%），其中术中呼吸抑制（$SpO_2 \leqslant 70\%$）23 例（0.42%），术中躁动 721 例（13.32%），设备故障、围术期风险评估不足相关并发症 4 例（0.07%）。2013 年 4 月，根据上述并发症发生情况，完善和优化手术室外全身麻醉的安全策略，此后共实施手术室外全身麻醉 9715 例，发生并发症 203 例（2.09%），其中呼吸抑制 6 例（0.06%），术中躁动 197 例（2.03%），无仪器设备故障、围术期风险评估不足相关并发症发生。两个时期内并发症发生率比较，差异有显著性（$P<0.05$）。由此得出结论：对手术室外全身麻醉并发症进行风险评估，改进安全策略，有助于减少麻醉意外及并发症的发生。

王雅端[88]探讨罗哌卡因用于腰硬联合阻滞麻醉分娩镇痛的效果及对母婴安全的影响。研究将 120 例分娩产妇随机分为两组。对照组未开展任何的分娩镇痛，观察组进行罗哌卡因腰硬联合阻滞麻醉分娩镇痛。比较两组分娩疼痛程度、新生儿窒息等并发症发生率、干预前后产妇疼痛 VAS 评分、新生儿 Apgar 评分、缩宫素使用总量、产后出血量、第二产程时间。结果显示，观察组分娩疼痛程度低于对照组，观察组新生儿窒息等并发症发生率与对照组之间无显著差异，镇痛前两组疼痛 VAS 评分相近，宫口开全时观察组疼痛 VAS 评分明显低于对照组。观察组新生儿 Apgar 评分、缩宫素使用总量、产后出血量、第二产程时间与对照组相比，无显著差异。研究得出结论：罗哌卡因腰硬联合阻滞麻醉分娩镇痛在分娩麻醉中的效果确切，可有效维持生命体征稳定的同时，减轻产妇的产痛程度，且对于妊娠结局无明显不良影响。

（苏殿三　黄莉莉　蒋旭亮　祁思忆）

参 考 文 献

[1] 阮云. 不同麻醉药物对老年患者髋关节置换术后发生认知功能障碍的影响对比. 当代医学, 2018, 24（01）: 113-115.

[2] 凌泉, 陈勇, 李斌飞, 等. 全麻联合硬膜外阻滞减少老年腹腔镜结肠癌根治术后认知功能障碍发生. 麻醉安全与质控, 2018, 2（01）: 18-21.

[3] 牛伟. 七氟醚全凭吸入麻醉和异丙酚全凭静脉复合麻醉下老年患者术后认知功能障碍（POCD）的发生情况分析. 海峡药学, 2018, 30（05）: 185-186.

[4] 殷荣, 王珊娟, 杭燕南, 等. 右美托咪定对全身麻醉腹部手术后老年患者认知功能的影响. 上海医学, 2018, 41（02）: 115-120.

[5] 何花丽, 鲁小红, 赵晓娟. 不同深度麻醉对老年腹部手术患者术后认知功能障碍及炎症反应的影响. 新乡医学院学报, 2018, 35（03）: 207-211.

[6] 孔岚, 章云飞, 卢锡华. 右美托咪定对老年患者脑氧代谢及术后认知功能的影响. 中国现代医学杂志, 2018, 28（08）: 52-56.

[7] 刘梅, 何秀丽, 胡彬, 等. 七氟醚复合麻醉对老年关节置换病人术后氧代谢及认知功能的影响. 实用老年医学, 2018, 32（04）: 335-339.

[8] 董俏, 刘春, 杨翠萍. 针刺联合右美托咪定对髋关节置换术后认知功能障碍的影响. 世界中西医结合杂志, 2018, 13（01）: 63-65+9.

[9] 杨林, 孙德峰, 韩俊, 等. 布托啡诺经鼻腔给药超前镇痛对行鼻内镜手术老年患者早期术后认知功能障碍的影响. 中国老年学杂志, 2018, 38（15）: 3679-3682.

[10]* Duan X, Zhu T, Chen C, et al. Serum glial cell line-derived neurotrophic factor levels and postoperative cognitive dysfunction after surgery for rheumatic heart disease. The Journal of thoracic and cardiovascular surgery, 2018, 155 (3): 958-965. e1.

[11] 何庆标, 黄威, 王育明, 等. 体外循环心脏瓣膜置换术老年患者血浆谷氨酸和γ-氨基丁酸水平与术后认知障碍的关系. 中国老年学杂志, 2018, 38（23）: 5726-5728.

[12] Zhang Y, Liu YX, Xiao QX, et al. Microarray expression profiles of lncRNAs and mRNAs in postoperative cognitive dysfunction. Frontiers in neuroscience, 2018, 12: 694.

[13] 刘佩蓉, 韩振祥, 张瑜, 等. 电针对老年髋关节置换术患者免疫功能、肾上腺应激和认知功能的影响. 中医药导报, 2018, 24（08）: 95-98, 105.

[14] 曾科学, 王刚. 电针刺激对老年患者全麻术后认知障碍的作用研究. 云南中医中药杂志, 2018, 39（06）: 54-56.

[15] 穆珊珊, 吴延, 吴安石, 等. 非心脏手术老年患者术后谵妄及术后认知功能障碍相关危险因素研究. 首都医科大学学报, 2018, 39（03）: 366-372.

[16] Li Z, Cao X, Ma H, et al. Surgical trauma exacerbates cognitive deficits and neuroinflammation in aged rats: the role of

CX3CL1-CX3CR1 signaling. J Neuropathol Exp Neurol, 2018, 77 (8): 736-746.

[17] 何毅, 于婵娟, 刘亚华. 老年大鼠海马 TLR4 通路在胫骨手术导致的术后认知功能障碍中的作用研究. 新疆医科大学学报, 2018, 41（03）: 330-333.

[18] 郭正纲, 张昌盛, 王沛齐, 等. 应用左肝外叶切除术建立老年小鼠术后认知功能障碍动物模型的可行性研究. 感染、炎症、修复, 2018, 19（01）: 23-26.

[19] 李佩军, 张兴, 邓菲, 等. 三种不同手术对老年大鼠术后认知功能的影响. 世界最新医学信息文摘, 2018, 18（28）: 33-34.

[20] 陈云芳, 钱自亮. 部分肝切除术对不同鼠龄小鼠长期记忆功能的影响. 广东医学, 2018, 39（07）: 986-990.

[21] 杨宁, 李伦旭, 刘涛涛, 等. 自噬在丙泊酚麻醉致老年大鼠术后认知功能障碍中的作用. 药物评价研究, 2018, 41（05）: 761-766.

[22] 张锦曦, 潘灵辉. 亚麻醉剂量氯胺酮介导 NMDA-NO 通路在小鼠术后认知功能障碍机制中的研究. 广西医科大学学报, 2018, 35（05）: 652-656.

[23] 罗声臻, 盛福庭, 徐建立, 等. 细胞焦亡及炎性小体在大鼠术后认知功能障碍中的作用. 实用药物与临床, 2018, 21（05）: 508-511.

[24] 朱红花, 方浩. 老年小鼠血脑屏障在术后认知功能障碍中的作用. 复旦学报（医学版）, 2018, 45（03）: 391-396.

[25] 滕培兰, 贾敏, 李斌, 等. 海马 RhoA-ROCK2 通路在老年小鼠术后认知功能障碍中的作用. 临床麻醉学杂志, 2018, 34（06）: 574-578

[26] 余高锋, 李会仁, 金尚怡. PD-1/PD-L1 通路在七氟醚致大鼠术后认知功能障碍中的作用. 新医学, 2018, 49（07）: 507-510.

[27] 方四通, 陈勇, 姚鹏, 等. 右美托咪定可能通过 SIRT1 信号通路减轻老龄大鼠的术后认知功能障碍. 南方医科大学学报, 2018, 38（09）: 1071-1075.

[28] Yang XD, Wang LK, Wu HY, et al. Effects of prebiotic galacto-oligosaccharide on postoperative cognitive dysfunction and neuroinflammation through targeting of the gut-brain axis . BMC anesthesiology, 2018, 18(1): 177.

[29]* Liang P, Shan W, Zuo Z. Perioperative use of cefazolin ameliorates postoperative cognitive dysfunction but induces gut inflammation in mice . Journal of neuroinflammation, 2018, 15(1): 235.

[30] 钟江, 朱红花, 徐威, 等. Efemp1 的 DNA 甲基化在老年小鼠术后认知功能障碍发生过程中的变化. 老年医学与保健, 2018, 24（05）: 506-510.

[31] 宋丹丹, 陈雨涵, 罗一, 等. 银杏叶提取物对老年大鼠肝叶部分切除术后认知功能障碍及大脑海马 CA3 区凋亡影响. 临床和实验医学杂志, 2018, 17（21）: 2265-2268.

[32] 邓福谋, 罗晓东, 郎海丽, 等. β-淀粉样蛋白在老龄大鼠术后认知功能障碍中的作用及石杉碱甲的干预作用. 中国老年学杂志, 2018, 38（24）: 6034-6036.

[33]* Xiong C, Liu J, Lin D, et al. Complement activation contributes to perioperative neurocognitive disorders in mice. lournal of Neuroinflammation, 2018, 15 (1): 254.

[34] 刘刚, 王如意, 于泳浩, 等. 氢气吸入对老年患者髋部骨折术后谵妄的影响. 临床麻醉学杂志, 2018, 34

（07）：643-646.

[35] 王健，张建欣，李志英，等. 超声引导下收肌管阻滞联合喉罩全麻对老年患者全膝关节置换术后谵妄的影响. 实用医药杂志，2018，35（04）：312-316.

[36] 田芳玲，吴安石. 股神经阻滞对全膝关节置换的老年患者术后谵妄的影响. 中国临床医生杂志，2018，46（06）：726-728.

[37] 徐兴国，钟超超，陈永林，等. 腰方肌阻滞对老年患者腹腔镜直肠癌根治术后谵妄的影响. 临床麻醉学杂志，2018，34（07）：685-688.

[38] 郭亮，林飞，于美刚，等. 术前睡眠质量对老年患者术后谵妄发生的影响. 临床麻醉学杂志，2018，34（07）：673-677.

[39] 李伟，罗江洪. 老年脊柱手术术后谵妄发生率及高危因素分析. 颈腰痛杂志，2018，39（05）：584-586.

[40] 王根保，吴论，朱小兵，等. 肺功能不全对全麻腹部手术老年患者术后谵妄的影响. 山东医药，2018，58（40）：62-64.

[41] 张义，侯敬，谷锐，等. 右美托咪定对老年髋部骨折患者术后谵妄的预防作用. 承德医学院学报，2018，35（06）：460-463.

[42] 黄真锋，法宪恩，王宏山，等. 急性主动脉夹层弓部手术后谵妄的临床研究. 东南大学学报（医学版），2018，37（02）：259-262.

[43] 易莉莎，姚尚龙，陈向东，等. 冠状动脉旁路移植术后病人谵妄和认知功能障碍的危险因素分析. 临床外科杂志，2018，26（12）：925-928.

[44] 于超，郭昌云，伍育旗. 复方麝香注射液对冠状动脉旁路移植术后谵妄发生率的影响. 中国社区医师，2018，34（16）：89-90.

[45] 陈志冲，李彬，刘建卫，等. 围手术期养心汤干预预防老年髋部骨折术后谵妄. 中医临床研究，2018，10（22）：114-115.

[46] 赵婷，肖春龙. 帕瑞昔布钠超前镇痛对老年髋骨骨折患者术后应激反应、镇痛和谵妄的影响. 解放军医药杂志，2018，30（06）：105-108.

[47] 刘大为，陈堃，吴帅. 血浆pNF-H浓度对老年患者术后谵妄预测诊断价值. 中国老年学杂志，2018，38（23）：5741-5744.

[48] Zhang J, Gao J, Guo G, et al. Anesthesia and surgery induce delirium-like behavior in susceptible mice: The role of oxidative stress. American journal of translational research, 2018, 10 (8): 2435-2444.

[49] 段波，黄立，杨晓丹，等. 影响术中知晓发生干预措施临床分析. 现代医药卫生，2018，34（04）：561-563.

[50] 杨燕，胡泉. BIS监测下靶控输注异丙酚复合瑞芬太尼在全麻脑血管动脉瘤介入栓塞治疗中的临床观察. 实用医学杂志，2018，34（10）：1705-1707+11.

[51] 王芳茹，李永宏. 脑电双频指数监测对全身麻醉患者术后苏醒、术中知晓及并发症发生影响. 临床军医杂志，2018，46（09）：1099-1100.

[52] 曹洁. 丙泊酚联合瑞芬太尼靶控输注全凭静脉麻醉患者术中知晓的发生情况. 黑龙江医药,2018,31（05）：1047-1048.

[53] 喻超, 张小雪, 徐慧楠, 等. 七氟醚和丙泊酚全身麻醉对小儿术后躁动的影响评价. 中国医药指南, 2018, 16 (33): 116-117.

[54] 潘军里, 李均, 林洁. 右美托咪定预防小儿唇腭裂手术术后苏醒期躁动的临床研究. 浙江创伤外科, 2018, 23 (06): 1250-1251.

[55] 魏会霞, 罗向红. 地佐辛与盐酸右美托咪定预防小儿术后躁动的效果比较. 医药导报, 2018, 37 (01): 67-70.

[56] 王聿加, 王敏欢, 马丙强. 体温保护对老年胃癌根治术患者术后躁动和谵妄的影响. 世界最新医学信息文摘, 2018, 18 (58): 38-39+41.

[57] 李礼, 曾剑锋, 罗建伟, 等. 机器人根治性全膀胱切除手术的麻醉特点——速尿或可改善麻醉复苏质量. 岭南急诊医学杂志, 2018, 23 (06): 567-569.

[58] 吴功名. 盐酸纳布啡对剖宫产术后产妇的镇痛效果和产后抑郁的预防效果. 临床合理用药杂志, 2018, 11 (12): 76-77.

[59] 吕英兵, 于秀燕, 丁璐, 等. 短暂神经症状: 椎管内麻醉神经并发症的临床研究. 世界最新医学信息文摘, 2018, 18 (02): 82-83.

[60] 黄以庭, 冯雅薇, 沈宁, 等. 超声引导下腹横筋膜平面阻滞应用于肾移植围术期的镇痛效果评价. 现代医院, 2018, 18 (12): 1833-1836.

[61] 余建英, 王充, 邵亮, 等. 超声引导下腰丛复合坐骨神经阻滞对老年髋部骨折患者术后感染及免疫功能的影响. 中华医院感染学杂志, 2018, 28 (02): 229-232.

[62] 张立立, 夏登云, 何丽姝, 等. 右美托咪定辅助臂丛神经阻滞麻醉对老年高血压患者术后康复期的影响. 黑龙江医学, 2018, 42 (02): 125-128.

[63] 瞿敏, 茅顺洪, 缴宝杰, 等. 甲泼尼龙对机械通气相关性肺损伤大鼠肺组织水通道蛋白5表达的影响. 医药导报, 2018, 37 (12): 10-14.

[64] Chen Z, Dong Q, Liang L. Effect of different thoracic anesthesia on postoperative cough. Journal of thoracic disease, 2018, 10 (6): 3539-3547.

[65] 蒋烨, 王清秀, 何虹. 右美托咪定预防腹腔镜子宫肌瘤切除术后恶心呕吐的效果. 武警医学, 2018, 29 (05): 473-475, 9.

[66] 贾秀男, 王虹丹, 马雯, 等. 芬太尼诱发咳嗽在预测术后恶心呕吐中的意义. 实用药物与临床, 2018, 21 (10): 1177-1179.

[67] 高洁, 毕翻利, 党璐, 等. 帕洛诺司琼/昂丹司琼与地塞米松联用对腹腔镜子宫切除术后恶心呕吐比较. 湖南师范大学学报 (医学版), 2018, 15 (06): 45-46.

[68] 邵安民, 翁建东, 俞灵, 等. 耳穴贴压对全麻妇科腹腔镜术患者镇痛效果及胃肠功能的影响. 西部中医药, 2018, 31 (10): 102-105.

[69] 王海斌, 张强, 杨自娟, 等. 罗库溴铵对急诊饱胃全身麻醉患者食管反流的影响. 山西医药杂志, 2018, 47 (13): 1513-1517.

[70] 吴海萍, 王思思, 何艳玲. 静脉输注加温液体预防术中低体温价值分析. 泰山医学院学报, 2018, 39 (11): 1313-1314.

[71] 刘文博, 熊兴龙, 杨剑, 等. 麻醉期间低体温对发育期大鼠学习记忆能力及海马凋亡率的影响. 实用医学杂志, 2018, 34 (11): 1834-1838.

[72] 李勇, 赵玲, 段锦玉. 全身麻醉对腹部手术患者凝血功能、应激反应及其他相关因子水平的影响. 海南医学院学报, 2018, 24 (23): 2045-2049.

[73] 易思杨, 张先杰, 周裕凯, 等. 全麻复合硬膜外麻醉对结肠癌患者术后应激反应、炎症反应水平及凝血功能的影响. 海南医学院学报, 2018, 24 (18): 1678-1682.

[74] 肖艺敏, 李元海, 高之心. 全麻联合超声引导下椎旁神经阻滞在胸-腹腔镜食管癌根治术中的应用. 临床麻醉学杂志, 2018, 34 (06): 529-533.

[75] 范胜. 纳布啡预防瑞芬太尼诱发妇科手术患者术后痛觉过敏和寒颤的效果观察. 临床合理用药杂志, 2018, 11 (01): 113-114, 53.

[76] 咸峰, 洪涛. 地佐辛复合布托啡诺术后镇痛对老年腹腔镜胃癌根治术患者麻醉质量及免疫功能的影响. 中国老年学杂志, 2018, 38 (06): 1383-1385.

[77] 李红霞, 喻文立, 翁亦齐, 等. 右美托咪定辅助麻醉对亲体肝移植患儿肾功能损伤的影响. 山东医药, 2018, 58 (20): 63-65.

[78] 曹桂珍, 殷乐, 陈建均. 右美托咪定复合丙泊酚对颅脑损伤患者肝肾功能血气分析的影响. 河北医学, 2018, 24 (01): 38-43.

[79] 孙桂珍. 静注帕瑞昔布钠对瑞芬太尼复合麻醉术后早期疼痛和阿片类药物不良反应发生率的影响研究. 中外医学研究, 2018, 16 (02): 131-132.

[80] 吴跃坤. 不同剂量局部麻醉药对超声引导腋路臂丛神经阻滞效果的临床价值. 医疗装备, 2018, 31 (09): 124-125.

[81] 张敬, 于晴, 刘阳, 等. 丙泊酚合并低氧通过p38通路损伤未成熟大鼠的认知功能. 南方医科大学学报, 2018, 38 (11): 6.

[82] Ding Q, Liu H, Zhang Z, et al. Perioperative aspirin and long-term survival in patients undergoing coronary artery bypass graft. Scientific reports, 2018, 8 (1): 17051.

[83] Li S, Song L, Ma Y, et al. Tramadol for the treatment of catheter-related bladder discomfort: a randomized controlled trial. BMC anesthesiology, 2018, 18 (1): 194.

[84] Liu T, Gu Y, Chen K, et al. Quality of recovery in patients undergoing endoscopic sinus surgery after general anesthesia: total intravenous anesthesia vs desflurane anesthesia. International forum of allergy & rhinology, 2019, 9 (3): 248-254.

[85] 张卉颖, 何绮月, 卢光奎. 地氟烷与七氟烷用于小儿斜视矫正术术中维持的效果比较. 广东医学, 2018, 39 (06): 927-930.

[86] 赵俊, 张曼, 刘成赟, 等. 右美托咪定对老年腹腔镜卵巢癌根治术患者术后苏醒与认知功能的影响研究. 癌症进展, 2018, 16 (05): 626-628, 57.

[87] 黄永军, 郭志彬, 范华荣. 基层医院手术室外全身麻醉安全策略的回顾性分析. 中国医刊, 2018, 53 (07): 819-821.

[88] 王雅端. 罗哌卡因在腰硬联合阻滞麻醉分娩镇痛中的应用效果及对母婴安全的影响分析. 中国现代医生, 2018, 56 (30): 127-129.

第五章　围术期器官保护研究进展

第一节　器官保护的基础研究

一、脑和脊髓保护

（一）脑保护

脑缺血再灌注时，miRNAs 在中枢神经系统受损神经的再生和修复中执行大量的生物学功能。Zhao 等[1]研究电针通过上调 miR-132 减轻脑卒中导致的神经损伤的作用及 miR-132 的潜在作用靶点。结果表明，miR-132 在大脑中动脉缺血后表达有明显的下调，而电针可以上调其表达。电针通过上调 miR-132 抑制脑缺血后机体内 SOX2 的表达，促进轴突的生长和神经功能的恢复，得出结论：电针通过 miR-132 作用于 SOX2 介导的轴突再生，促进缺血性卒中患者的神经功能的恢复。

Fang 等[2]既往报道过胱抑素 C（CysC）是高压氧（HBO）预处理诱导的神经保护的关键介质，在 2018 年报道的研究中，Fang 等又发现脑缺血再灌注 3 h 后，CysC 表达升高，在高压氧预处理后，升高则更为明显。同时，自噬相关标志物 LC3-Ⅱ和 Beclin-1 表达升高，而 CysC 的敲除可以阻断这种改变。此外，高压氧预处理对自噬溶酶体膜形成的促进作用在 CysC 敲除大鼠中被抑制。而且，该研究发现外源性 CysC 降低脑缺血损伤后的神经功能缺损和梗死体积，而 3-甲基腺嘌呤可部分逆转这种神经保护作用。该研究证实 CysC 在生物化学和形态学上对促进神经细胞自噬功能的重要作用，提示 HBO 预处理和 CysC 在卒中治疗中的转化医学潜力。

He 等[3]探讨双氢青蒿素对大鼠颈动脉球囊损伤后新生内膜形成的影响及机制。该研究在雄性 SD 大鼠尾静脉注射双氢青蒿素溶液以建立大鼠颈动脉球囊损伤模型。在体外实验中，用双氢青蒿素预处理大鼠原代血管平滑肌细胞（VSMCs），再将细胞培养于脂多糖（LPS）中。结果发现，双氢青蒿素能改善大鼠颈动脉球囊损伤后的新生内膜形成和纤维化，但会促进大鼠颈动脉细胞的凋亡。在体外实验中，双氢青蒿素可抑制经 LPS 处理的原代 VSMCs 的迁移并促进其凋亡。此外，在球囊损伤的大鼠和 LPS 处理的 VSMCs 中，双氢青蒿素显著抑制包括 TL-1β 和 TNF-α 在内的炎性细胞因子，并抑制 Iκb/NF-κb 通路的表达。研究认为，双氢青蒿素能显著抑制大鼠颈动脉球囊损伤后的新生内膜形成，其机制可能与抑制 IκB/NF-κB 信号通路有关。

Zhang 等[4]研究 TLR4/MYD88/NF-κB 信号通路在 α-硫辛酸预处理和缺血预处理协同神经保护和抗炎中的作用。实验将 150 只雄性大鼠随机分为 5 组，脑缺血再灌注 2 h 后，评估梗死面积、神经功能缺损评分、脑水肿、氧化应激、炎症和凋亡。结果显示，α-硫辛酸预处理和缺血预处理均能减轻缺血再灌注诱导的神经元损伤，表现为梗死面积、神经功能缺损评分、脑水肿、乳酸脱氢酶释放、炎症反应减少，HMGB1、TLR4、MYD88、p65、c-caspase 3 和 bax 表达降低，以及 IKB-α、HO-1、SOD-2、Bcl-2 表达增加。结论为：这两种策略的结合具有协同的抗炎和抗氧化应激作用，通过抑制 TLR4/MYD88/NF-κB 信号通路对缺血再灌注损伤产生神经保护作用。

缺氧缺血性脑损伤（hypoxic-ischemic brain damage，HIBD）是新生儿急性死亡和慢性神经系统损伤的主要原因。近年来，人们发现长链非编码RNA（lncRNAs）在HIBD的发病机制中起着重要作用。Zhou 等[5] 探讨母体 lncRNAs 基因 MEG3 在右美托咪定通过调节 microRNA-129-5p（miR-129-5p）治疗新生小鼠 HIBD 中的作用。该研究通过建立新生小鼠 HIBD 模型，对 MEG3 与 miR-129-5p 的靶向关系进行预测和验证，并用右美托咪定、Ad-shmeg3、miR-129-5p 的类似物和抑制剂注射新生小鼠，观察 MEG3 和 miR-129-5p 在右美托咪定对新生小鼠神经细胞凋亡和损伤、脑萎缩、学习记忆能力的影响中的作用。结果发现，MEG3 直接抑制 miR-129-5p 的表达，MEG3 的沉默或 miR-129-5p 的上调可有效地增强右美托咪定对 HIBD 新生小鼠的治疗作用。MEG3 的沉默或 miR-129-5p 的上调可降低 HIBD 新生小鼠的神经元凋亡率和脑萎缩程度，增强其学习记忆能力。该研究表明 MEG3/miR-129-5p 在右美托咪定对 HIBD 新生小鼠的治疗作用中发挥重要作用。

Wang 等[6] 研究在七氟烷预处理对大鼠短暂脑卒中的神经保护中硫氧还蛋白-1（Trx-1）硝化的作用。该实验用 2% 七氟烷或氧气暴露，每天 1 h，连续 5 d 预处理成年雄性 SD 大鼠。在最后一次暴露后 24 h，阻塞大脑中动脉（MCAO）导致局灶性脑缺血 90 min，然后再灌注 72 h。预处理后 24 h 和大脑中动脉闭塞后 2 h、8 h、24 h、72 h 检测 Trx-1 的表达和活性，检测硝化 Trx-1、神经评分、脑梗死体积和凋亡。结果发现缺血性脑卒中可降低 Trx-1 活性，但不影响半暗区组织 Trx-1 的表达。MCAO 后硝酸酪氨酸含量升高。七氟烷预处理可提高 MCAO 后 8 h 的 Trx-1 活性并降低其硝化作用。Trx-1 活性的降低与其硝化水平有关，外源性给予硝化 Trx-1 可降低 Trx-1 活性，逆转七氟烷预处理诱导的脑缺血耐受，加重脑梗死、神经行为缺陷和凋亡。结论为：缺血性脑卒中可通过翻译后硝化降低大鼠 Trx-1 活性，而七氟烷预处理通过抑制硝化作用部分保留 Trx-1 活性，诱导脑缺血耐受和抗凋亡。

N-甲基-D-天冬氨酸受体（NMDAR）在缺血性脑损伤中起着重要作用。然而，NMDAR 拮抗剂对脑卒中患者没有保护作用，这可能是因为拮抗剂损害了 NMDAR 的重要生理功能。α2δ-1 在许多脑区有很强的表达。Luo 等[7] 测定 α2δ-1 对缺血再灌注引起的脑损伤和 NMDAR 活性升高的作用。研究将小鼠大脑中动脉闭塞 90 min，再灌注 24 h，通过检测神经功能缺损、脑梗死体积和脑组织中钙蛋白酶/半胱天冬酶-3 的活性、体外缺血模型中海马 CA1 神经元的 NMDAR 活性等，得出结论：α2δ-1 在脑缺血诱导的神经元 NMDAR 活性升高中起重要作用，α2δ-1 结合的 NMDAR 可介导脑缺血引起的脑损伤。针对 α2δ-1 结合的 NMDARs 治疗，可能是治疗缺血性脑卒中的一种新的策略。

神经炎症在老年患者术后认知功能障碍（POCD）的发病机制中起关键作用。受体相互作用蛋白激酶 1（RIPK1）是调节炎症和细胞凋亡的关键分子开关。Duan 等[8] 探讨 necrostatin-1（Nec-1）是否通过抑制 RIPK1 减轻老年小鼠的神经炎症并防治 POCD。该研究对小鼠实施肝部分切除术，并在麻醉和手术前 1 h 注射 necrostatin-1，术后 24 h 测试认知功能和运动功能，并检测海马组织中神经炎症、坏死性凋亡、神经可塑性等相关指标。结果发现麻醉和手术导致老年小鼠在空间记忆、简单任务记忆方面出现显著缺陷。通过 necrostatin-1 抑制 RIPK1 可明显减轻认知功能障碍，减轻术后的神经炎症、神经细胞凋亡和海马 GluA1 缺失。这表明 necrostatin-1 靶向 RIPK1 可能成为预防老年患者 POCD 的有效治疗方法。

右美托咪定可保护脊髓缺血再灌注（I/R）损伤，但其潜在机制尚不完全清楚。Sun 等[9]探讨右美托咪定对脊髓缺血再灌注损伤后 Toll 样受体 4（TLR4）介导的核因子 κB（NF-κB）炎症系统和 caspase-3 依赖性细胞凋亡的影响。研究将 24 只兔子分成 3 组：I/R 组、右美托咪定组和假手术组。通过评估后肢运动功能、腹侧灰质中的运动神经元存活和凋亡，测定离子化钙结合衔接分子 1、TLR4、NF-κB 和半胱天冬酶 -3 的表达与定位等。得出结论：右美托咪定通过抑制脊髓炎症和神经细胞凋亡，减轻脊髓缺血再灌注导致的神经损伤，其作用机制与小胶质细胞活化的减少、TLR4 介导的 NF-κB 信号传导通路和 caspase-3 依赖的细胞凋亡有关。

张敬等[10]探讨丙泊酚合并低氧对未成熟大鼠认知功能的影响及与 p38 通路、tau 蛋白的关系。研究将 90 只 7 日龄（P7）SD 大鼠随机分为丙泊酚低氧组、丙泊酚空气组、脂肪乳低氧组、脂肪乳空气组等。分别给予腹腔注射丙泊酚和脂肪乳，注射完毕后分别放入氧浓度为 18%、21%、50% 的暖箱，待幼鼠翻正反射完全恢复后放回鼠笼。另取 90 只 P7 大鼠为阻滞剂组，腹腔注射 p-p38 阻滞剂 30 min 后分别进行同样处理。通过检测海马组织磷酸化 tau 蛋白、总 tau 蛋白、p-p38 含量，水迷宫实验评估大鼠空间学习和记忆能力。得出结论：丙泊酚合并低氧可通过 p38 通路影响 tau 蛋白表达，从而损伤未成熟大鼠的认知功能，氧气在该过程中可发挥一定的保护作用。

何亮等[11]观察缺血后适应（PC）对树鼩脑缺血时海马 HIF-1α/iNOS 信号通路的调控作用，探讨抑制星形胶质细胞（AS）代谢加重脑损伤的机制。研究通过光化学法建立血栓性脑缺血动物模型，以氟代柠檬酸盐（FC）作为 AS 代谢抑制剂，于脑缺血后 4 h 闭 / 开缺血侧颈总动脉 5 min 共 3 个循环以建立缺血 PC 模型。将 67 只雄性树鼩随机分为对照组、缺血组、缺血 PC 组、FC 预处理组。检测树鼩脑梗死体积的变化、海马神经元病理学改变、缺血区区域性脑血流（rCBF）、海马 iNOS 表达、海马 NO 产量、海马 HIF-1α 水平的变化。得出结论认为，缺血后适应通过调控 HIF-1α 和 iNOS 表达而减轻缺血性脑损伤，抑制 AS 功能可削弱缺血后适应介导的保护效应而加重脑损伤。

段尚春等[12]观察抑制受体相互作用蛋白 1（RIP1）对慢性应激导致的小鼠认知功能障碍的影响。研究将 C57BL/6J 雄性小鼠随机分为对照组、对照＋腹腔注射 necrostatin-1 组、应激＋腹腔注射 DMSO 组、应激＋腹腔注射 Nec-1 组。检测小鼠认知功能、海马组织神经炎症、程序性坏死、突触可塑性、糖皮质激素受体、盐皮质激素受体。结果显示，给予 Nec-1 干预后，应激 Nec-1 组小鼠空间记忆改善，炎症因子 IL-1α、IL-1β、TNF-α 水平显著降低，RIP1 和 NF-κB 表达量明显减少，p-CREB 和 GluA1 表达明显增加。得出结论：抑制 RIP1 活性可显著改善慢性应激导致的小鼠脑认知功能损害及其病理改变，抑制神经炎症可能是其重要机制。

赵敏等[13]探讨二十二碳六烯酸（DHA）通过抑制氧化应激反应减轻七氟烷所致神经元损伤的作用。研究将 HT22 小鼠海马神经元分为对照组、DHA 组、七氟烷组（Sevo 组）和 DHA＋Sevo 组，药物处理各组细胞 24 h 后，在倒置相差显微镜下拍照记录各组细胞形态改变，采用 MTT 法检测神经元存活情况，检测各组培养基中 LDH、NO、SOD 及丙二醛（MDA）的含量。结果显示，DHA 处理可改善细胞形态，增加细胞存活率，减轻氧化应激。结论认为 DHA 通过抗氧化应激反应减轻七氟烷对 HT22 细胞的损伤。

方四通等[14]评价沉默信息调节因子1（SIRT1）信号通路在右美托咪定（DEX）减轻老龄大鼠术后认知功能障碍（POCD）中的作用。研究取雄性SD大鼠72只，18～20月龄，体重500～700 g，随机分为正常对照组、POCD组、DEX组、SIRT1抑制剂组（EX527组）。DEX组和EX527组术前30 min腹腔注射右美托咪定25 μg/kg，对照组和POCD组腹腔注射等量的生理盐水。30 min后POCD组、DEX组及EX527组行剖腹探查术，维持手术时间30 min。EX527组术前5 min静脉注射EX527 1 μg/kg。大鼠进行Morris水迷宫实验，记录逃避潜伏期和穿越平台次数以测定认知功能，之后立即处死大鼠并取其海马，采用ELISA法测定各组大鼠海马组织中TNF-α、IL-6的含量，Western blotting法分别检测海马神经元SIRT1和NF-κB的表达。得出结论：右美托咪定减轻老龄大鼠术后认知功能障碍可能通过SIRT1信号通路发挥作用。

（张　涛）

参 考 文 献

[1] Zhao X, Bai F, Zhang E, et al. Electroacupuncture improves neurobehavioral function through targeting of SOX2-mediated axonal regeneration by MicroRNA-132 after ischemic stroke. Front Mol Neurosci, 2018, 11: 471.

[2] Fang Z, Feng Y, Li Y, et al. Neuroprotective autophagic flux induced by hyperbaric oxygen preconditioning is mediated by Cystatin C. Neurosci Bull, 2019, 35 (2): 336-346.

[3] He Y, Sun B, Chen G, et al. Dihydroartemisinin ameliorates balloon injury-induced neointimal formation in rats. J Cell Physiol, 2019, 234 (7): 11545-11554.

[4] Zhang J, Xiao F, Zhang L, et al. Alpha-lipoic acid preconditioning and ischaemic postconditioning synergistically protect rats from cerebral injury induced by ischemia and reperfusion partly via inhibition TLR4/MyD88/ NF-κB signaling pathway. Cell PhysiolBiochem, 2018, 51 (3): 1448-1460.

[5] Zhou XM, Liu J, Wang Y, et al. Silencing of long noncoding RNA MEG3 enhances cerebral protection of dexmedetomidine against hypoxic-ischemic brain damage in neonatal mice by binding to miR-129-5p. J Cell Biochem, 2018, doi: 10.1002/jcb.28075.

[6] Wang S, Li Y, Wei J, et al. Sevoflurane preconditioning induces tolerance to brain ischemia partially via inhibiting thioredoxin-1 nitration. BMC Anesthesiol, 2018, 18 (1): 171.

[7] Luo Y, Ma II, Zhou JJ, et al. Focal cerebral ischemia and reperfusion induce brain injury through α2δ-1-Bound NMDA receptors. Stroke, 2018, 49 (10): 2464-2472.

[8] Duan S, Wang X, Chen G, et a; . Inhibiting RIPK1 limits neuroinflammation and alleviates postoperative cognitive impairments in D-Galactose-Induced aged mice. Front BehavNeurosci, 2018, 12: 138.

[9] Sun Z, Zhao T, Lv S, et al. Dexmedetomidine attenuates spinal cord ischemia-reperfusion injury through both anti-inflammation and anti-apoptosis mechanisms in rabbits. J Transl Med, 2018, 16 (1): 209.

[10] 张敬，于晴，刘阳，等. 丙泊酚合并低氧通过p38通路损伤未成熟大鼠的认知功能. 南方医科大学学报，2018，（11）：1294-1299.

[11] 何亮，谭树芬，张富荣，等. 氟代柠檬酸抑制缺血后适应对树鼩脑缺血后海马 HIF-1α/iNOS 信号通路调控的脑损伤机制. 中国病理生理杂志，2018，34（11）：2017-2024.

[12] 段尚春，卿文祥，王雪琴，等. 抑制受体相互作用蛋白1可改善慢性应激小鼠的认知功能损害. 解剖学杂志，2018，41（5）：547-552.

[13] 赵敏，赵品，葛娜，等. DHA通过抑制氧化应激反应减轻七氟烷所致神经元损伤. 现代生物医学进展，2018，18（19）：3618-3622.

[14] 方四通，陈勇，姚鹏，等. 右美托咪定可能通过SIRT1信号通路减轻老龄大鼠的术后认知功能障碍. 南方医科大学学报，2018，38（9）：1071-1075.

（二）脊髓保护

2018年度，关于脑和脊髓损伤的保护效应及其分子机制的研究主要集在神经炎症领域，神经胶质细胞功能调控是该领域的热点。在新型吸入麻醉药物——氙气，以及尼古丁、大麻素、组氨酸应用，丰富环境，小胶质细胞调控等方面都取得了许多新的研究成果，为临床脑和脊髓损伤的保护治疗提供了新的思路。

作为新型的吸入麻醉药物——氙气对于脊髓缺血损伤的保护作用存在时效性特点。Yang等[1]的动物实验发现氙气延迟后处理方式与再灌注后的早期即刻后处理方式相互比较，前者能够通过调节小胶质细胞激活和炎症因子释放，从而更好地改善脊髓损伤（spinal cord injury，SCI）所导致的实验兔后肢运动功能损伤。Yang等在比较氙气对于SCI兔的后处理保护效应时，主要将SCI兔分为两组，第1组为早期即刻后处理组，即再灌注损伤后即刻吸入50%氙气1 h；第2组为延迟后处理组，即再灌注损伤2 h后吸入50%氙气并维持1 h。研究发现，与即刻后处理比较，氙气延迟后处理能够明显增强SCI兔的后肢运动功能，增加脊髓损伤处的神经细胞数量，降低Iba1水平，抑制IL-6和IL-10的表达。关于氙气保护脊髓损伤的时效性特点对于临床脊髓损伤治疗新策略的建立具有指导价值。

Ma等[2]学者发现大麻素1型受体对脑缺血损伤保护作用的机制在于抑制线粒体通透转运孔（mitochondrial permeability transition pore，MPTP）的开放，Ma等采用小鼠双侧颈总动脉结扎的在体脑缺血模型和培养神经细胞缺氧缺糖的离体脑缺血模型，均证实CB1受体激动剂ACEA具有显著的保护作用，但是，这种保护作用能够被MPTP开放剂Atr逆转。

Deng等[3]通过建立小鼠的全脑缺血模型和星形胶质细胞单独或与神经细胞共培养的缺氧缺糖离题脑缺血模型，研究发现星形胶质细胞N-Myc下游调节基因-2（NDRG2）在脑缺血后表达增加，并且参与NF-κB介导的脑缺血炎症反应。NF-κB抑制剂Pyrrolidinedithiocarbamate能够通过降低NDRG2的表达而改善脑缺血损伤，并改善脑缺血导致的认知功能损伤，该研究提示NDRG2可能成为改善脑缺血损伤的新的药物治疗靶点。

对于脑缺血后的治疗，Zhang等[4]研究发现脑缺血后给予维持4周的丰富环境刺激，能够促进大脑中动脉阻断和再灌注损伤的脑缺血模型小鼠星形胶质细胞内NF-kB/p65转录因子从胞质进入细胞核，促进IL-17A基因的表达和蛋白水平提高，后者促进脑室旁区域神经细胞再生，从而促进脑缺血恢复和脑功能的改善。

星形胶质细胞的激活在脑缺血和炎症损伤机制中发挥重要作用。Xu等[5]通过培养的星形胶质细胞研究发现，作为脑内主要的氨基酸类神经递质——组氨酸能够通过刺激星形胶质细胞上表达的组氨酸受体1、2、3，从而促进星形胶质细胞的激活，提高胶质细胞源性神经营养因子（GDNF）的表达，抑制促炎症因子TNF-α和IL-1β的分泌，该研究提示组氨酸能够通过星形胶质细胞表达的组氨酸受体而激活该胶质细胞，从而发挥神经炎症的保护作用。

手术后的脑功能损伤也是脑保护研究的关注焦点。通过调控神经炎性因子的表达，也能够起到干预大型手术后脑功能损伤的效应。Wei等[6]通过建立全身麻醉下部分肝切除手术的老年大鼠术后认知功能损伤（POCD）动物模型，采用尼古丁皮下注射的方式，发现尼古丁能够显著地改善老年大鼠POCD症状，降低炎症因子IL-1β、TNF-α、NF-κB和HMGB1的表达，手术会导致大鼠海马BDNF和其受体p-TrkB的表达，而尼古丁皮下注射能够减轻手术导致的海马神经细胞凋亡和BDNF及p-TrkB的表达。该研究结果提示尼古丁可能通过增加BDNF/TrkB信号系统，抑制NF-κB信号通路，从而减轻由于手术麻醉所导致的老年大鼠术后脑认知功能损伤。

2型髓系细胞触发受体（TREM2）和它的配体DAP12能够调节小胶质细胞的功能，从而起到抑制炎症因子释放和降低神经炎症反应的作用。Jiang等[7]把TREM2领入POCD的神经炎症机制中，通过经典的AD转基因模型小鼠（Appswe/PS1dE9）和野生型小鼠的全身麻醉肝切除手术模型，采用慢病毒注射的方式，转染*TREM2*基因，考察TREM2对于小胶质细胞功能的调节作用。研究发现，手术能够降低AD小鼠的术后认知功能，增加脑内炎症因子IL-1β等的表达，通过慢病毒转染*TREM2*基因能够改善AD模型小鼠术后认知功能，降低中枢炎症因子表达，抑制GSK-3β的活化，增加Arg1和突触素的表达。该研究揭示TREM2和它的配体DAP12对小胶质细胞功能的调控作用，这为POCD的治疗提供了新的思路。

（薛庆生）

参 考 文 献

[1] Yang YW, Wang YL, Lu JK. et al. Delayed xenon post-conditioning mitigates spinal cord ischemia/reperfusion injury in rabbits by regulating microglial activation and inflammatory factors. Neural Regen Res, 2018, 13(3): 510-517.

[2] Ma L, Niu W, Yang S. et al. Inhibition of mitochondrial permeability transition pore opening contributes to cannabinoid type 1 receptor agonist ACEA-induced neuroprotection. Neuropharmacology, 2018, 135: 211-222.

[3] Deng YL, Ma YL, Zhang ZL, et al. Astrocytic N-Myc downstream-regulated Gene-2 is involved in nuclear transcription factor κB-mediated inflammation induced by global cerebral ischemia. Anesthesiology, 2018, 128(3): 574-586.

[4] Zhang Y, Xu D, Qi H. et al. Enriched environment promotes post-stroke neurogenesis through NF-κB-mediated secretion of IL-17A from astrocytes. Brain Res, 2018, 15;1687: 20-31.

[5] Xu J, Zhang X, Qian Q, et al. Histamine upregulates the expression of histamine receptors and increases the neuroprotective effect of astrocytes. J Neuroinflammation, 2018, 13;15(1): 41.

[6] Wei P, Zheng Q, Liu H, et al. Nicotine-induced neuroprotection against cognitive dysfunction after partial hepatectomy involves activation of BDNF/TrkB signaling pathway and inhibition of NF-κB signaling pathway in aged rats. Nicotine

Tob Res, 2018, 6;20(4): 515-522.

[7] Jiang Y, Li Z, Ma H. et al. Upregulation of TREM2 ameliorates neuroinflammatory responses and improves cognitive deficits triggered by surgical trauma in Appswe/PS1dE9 mice. Cell Physiol Biochem, 2018, 46(4): 1398-1411.

二、心血管保护

2018年度围绕心肌缺血再灌注损伤的保护机制取得新的突破，为临床缺血性心脏病的预防和治疗提供了依据和思路。

在心肌缺血再灌注损伤发病机制中，关于小分子RNA（miRNAs）的研究值得关注。Liu等[1]从谷歌学术网站上提取17个有代表性的心肌缺血再灌注损伤miRNA数据集，进行系统的生物信息学分析。研究发现10种与心肌缺血再灌注损伤相关的特征性miRNAs，包括8种显著上调的miRNAs（miR-let-7b-3p、miR-let-7c-3p、miR-15b-3p、miR-195-3p、miR-21-5p、miR-214-5p、miR-24-3p和miR-320a）和2种显著下调的miRNAs（miR-126-5p和miR-499a-5p）。靶基因表达的特征性信使RNA（mRNA）上调主要参与GO：0000122的转录调控过程、核糖核酸聚合酶Ⅱ启动子转录的负调控等，下调则主要参与GO：0070534、蛋白K63连接泛素化等。研究认为转录因子如MYC、SP1、CTNNB1、CREB1和TP53对miRNA靶基因有很强的调节作用。该研究为利用特征性miRNA作为生物标志物预防心肌缺血再灌注损伤提供理论依据，并为心肌缺血再灌注损伤提供潜在的新的治疗靶点。

新的靶向治疗方法以及各类药物，尤其是麻醉药物对于心肌缺血再灌注损伤的保护作用仍是研究热点。将纳米技术应用于治疗心肌缺血再灌注损伤是近期新的研究成果。Xue等[2]*基于聚乙二醇化的树状多聚赖氨酸（DGL），构建一种锚定有血管紧张素Ⅱ1型（AT_1）靶向肽的新的纳米载体（AT_1-PEG-DGL），用于递送小分子RNA-1抑制剂（AMO-1）以减轻心肌梗死模型中心肌细胞凋亡。研究表明，AT_1-PEG-DGL结构稳定，可以保护AMO-1免于降解。体内试验和体内成像结果表明，静脉注射后30 min，AT_1-PEG-DGL在小鼠心肌梗死模型的心脏中快速累积，在1 h快速达到峰值，注射24 h后，AT_1-PEG-DGL@AMO-1组小鼠左心室组织中的miR-1水平显著下调，而抗凋亡蛋白Bcl-2和PKCε水平与心肌梗死组相比则上调，注射7 d后，AT_1-PEG-DGL@AMO-1显著减少梗死边缘区的心肌细胞凋亡，注射2周后，AT_1-PEG-DGL@AMO-1组心肌梗死面积比心肌梗死组减少64.1%，比对照组减少42.6%。综上所述，基于纳米技术开发的早期靶向治疗方法为未来心肌梗死的有效治疗提供了广阔的前景。

各类麻醉药物对心肌缺血再灌注损伤的保护作用及其机制研究在2018年度仍不断深入。Chen等[3]*观察到吗啡后处理（MpostC）通过上调lncRNA UCA1减轻心肌缺血再灌注损伤中的自噬。该研究通过结扎大鼠心脏左前降支建立心肌缺血再灌注损伤模型，通过10 min内吗啡（3.0 μmol/L）给药进行MpostC。MpostC组心肌梗死面积显著减少，UCA1、热休克蛋白70（HSP70）表达显著增加，miR-128表达降低，自噬蛋白LC3-Ⅱ/LC3-I的比例和Beclin 1表达降低，体内试验说明UCA1对缺血再灌注损伤心肌有重要的保护作用。缺氧－复氧处理H9c2细胞，用于模拟在体缺血再灌注损伤。MpostC H9c2细胞中，UCA1、HSP70、miR-128、LC3-Ⅱ/LC3-I和Beclin 1的表达显示出和体内试验相同的变化，进一步验证MPostC减轻缺血再灌注损伤与UCA1的表达有关。体外实验表明UCA1直接调节 miR-128 的表达，而 miR-128 负调节热休克蛋白 70 的表达，MPostC 增加 HSP70 表达及减轻细胞自噬的作用是通过 UCA1/miR-128 介导的。体内、体外实验研究提示 MpostC 对心肌缺血再灌注损伤的保护作用是通过调节 UCA1/miR-128/HSP70 实现的。Chen 等[4]在之前的研究中发现 HDAC3 参与瑞芬太尼后处理（RPC）对缺血再灌注损伤的心脏保护作用，利用体外缺氧－复氧模型对其可能的作用机制进行再探讨。研究发现，RPC 和 HDAC 抑制剂均可以通过增加细胞活性及抑制细胞凋亡来保护心肌细胞免受缺血再灌注损伤，其减轻细胞凋亡的作用通过恢复 GSK-3β Ser9 位点磷酸化，抑制 HDAC3 的表达实现。HDAC3 过度表达对心肌细胞缺氧－复氧损伤并无明显影响，但可削弱 RPC 的心脏保护作用，同时可减弱 RPC 对 GSK-3β 磷酸化的影响。RPC 对缺血再灌注损伤的心脏保护作用可能与通过 HDAC3/GSK-3β 途径抑制细胞凋亡有关，该研究为缺血再灌注损伤中 RPC 有效性的作用机制提供了一种新的见解。

右美托咪定仍是 2018 年的研究热点。Cheng 等[5]探讨右美托咪定对糖尿病心脏心肌缺血再灌注损伤的保护作用及其机制。研究利用高脂高糖喂养后注射链脲菌素（STZ）建立糖尿病大鼠模型，将糖尿病大鼠分为 5 组：糖尿病对照组（DM-S 组）、糖尿病缺血再灌注损伤组（DM-I/R 组）、糖尿病右美托咪定处理组（DM-D 组）、糖尿病＋右美托咪定＋渥曼青霉素处理组（DM-DW 组）和糖尿病渥曼青霉素处理组（DM-W 组），同时建立正常大鼠对照组（S 组）和缺血再灌注损伤组（I/R 组）。结果显示，DM-I/R 和 I/R 组血浆 MDA、CK-MB、LDH 水平明显升高而 SOD 活性下降，使用右美托咪定后处理可逆转上述结果，表明右美托咪定可以通过减少氧化应激对抗缺血再灌注引起的心肌损伤。与 I/R 组相比，DM-D 组 Akt 和 GSK-3β 磷酸化增加，Bcl-2 mRNA 和 Bcl-2/Bax 比值增加，Bax mRNA 减少，提示右美托咪定可能通过激活 PI3K/Akt 信号通路磷酸化其下游靶点 GSK-3β 抑制心肌细胞凋亡，从而发挥对心肌缺血再灌注损伤的保护作用，使用 PI3K 抑制剂渥曼青霉素可以减弱右美托咪定的保护作用，增加缺血再灌注时心肌细胞的凋亡。上述研究结果表明，右美托咪定后处理可通过激活 PI3K/Akt 信号通路增加 GSK-3β 的磷酸化，抑制心肌细胞凋亡和氧化应激，从而对糖尿病大鼠缺血再灌注心肌起到保护作用。张世平等[6]*探讨右美托咪定（DEX）预处理对糖尿病大鼠心肌缺血再灌注损伤（MIRI）的作用和机制。本研究假设 DEX 预处理对 MIRI 心肌的保护作用与 α_2 受体激动和血浆 NO 浓度升高。研究建立糖尿病大鼠模型，将大鼠分为假手术组（S 组）、缺血再灌注组（IR 组），缺血再灌注＋DEX 给药组（IRD 组）、缺血再灌注＋育亨宾（α_2 受体阻滞剂）与 DEX 复合给药组（IRYD 组）。与 S 组、IR 组和 IRYD 组较，在缺血前（T0）、结扎 30 min（T1）、再灌注 1 h（T2）和再灌注 2 h（T3）时 IRD 组 HR 明显减慢。与 IR 组和 IRYD 组比较，T3 时 IRD 组 LVSP、$+dp/dt_{max}$ 和 $-dp/dt_{max}$ 明显升高，LVEDP 明显降低，IRD 组缺血坏死区/缺血危险区（AN/AAR）明显缩小，cTnI 含量明显降低，NO 浓度明显升高。研究结果表明，右美托咪定预处理对糖尿病大鼠 MIRI 心肌确有保护作用，表现在 MIRI 期间收缩和舒张功能的改善、左心室心肌梗死面积的缩小、血 cTnI 含量的下降和血 NO 浓度的升高，其作用机制可能与其特异性激动 α_2 受体、降低交感活性和增加血中 NO 浓度有关，但右美托咪定预处理导致 NO 浓度升高的具体机制尚需进一步研究。

体内和体外实验均已证实七氟烷预处理可以诱导缺血耐受，从而对缺血再灌注损伤心脏具有保护作用，Li 等[7]对七氟烷预处理在心脏保护中的潜在机制进行探讨。研究将 H9c2 心肌细胞分为 3 组：对照组、缺氧－复氧（H/R 组）和七氟烷预处理组（sev-PC 组），研究发现与 H/R 组相比，sev-PC

组突触融合蛋白1A（STX1A）表达明显增加而miR-34a-5p表达显著降低，STX1A可能受到miR-34a-5p的直接调节，双荧光素酶报告分析证实STX1A是miR-34a-5p在心肌细胞中的作用靶点。研究进一步发现，在sev-PC组中miR-34a-5p过度表达抑制细胞增殖和促进细胞凋亡，而抑制miR-34a-5p，则提高细胞增殖和减少细胞凋亡，说明miR-34a-5p参与调节七氟烷对H/R诱发心肌细胞损伤的保护作用。综上所述，研究表明miR-34a-5p靶控STX1A介导七氟烷预处理对心肌细胞缺氧-复氧损伤的抑制，为缺血再灌注损伤心脏的麻醉保护提供潜在的治疗靶点。李璟等[8]*对七氟烷预处理对大鼠离体心脏缺血再灌注时心肌细胞肌质网功能的影响进行研究。研究使用Langendorff离体心脏灌注模型，将制备成功的大鼠心脏分为对照组（C组）、缺血再灌注组（I/R组）和七氟烷预处理组（SP组）。与C组相比，I/R组于再灌注5 min、10 min、15 min、30 min和60 min时左心室舒张压（LVDP）降低，左心室终末舒张压（LVEDP）升高，心肌梗死体积增加，冠脉流出液LDH和cTnI水平升高，Bax表达上调，Bcl-2表达下调，SERCA2a表达下调且活性降低，而SP组与I/R组相比，再灌注5 min、10 min、15 min、30 min和60 min各点LVDP升高，LVEDP降低，心肌梗死体积减小，冠状动脉流出液LDH和cTnI水平降低，Bax表达下调，Bcl-2表达上调，SERCA2a表达上调且活性增加，心肌病理学损伤减轻，说明七氟烷预处理使离体心脏缺血再灌注时心肌纤维结构和心脏功能均得到改善。SERCA2a是调控肌质网功能的关键蛋白，其表达或活性的降低是导致心脏舒缩功能障碍的重要原因。SERCA2a表达和活性降低是影响肌质网功能的重要原因。本研究发现I/R组心肌SERCA2a表达和活性降低，而SP组SERCA2a表达和活性升高，提示七氟烷预处理减轻大鼠离体心脏缺血再灌注损伤的机制可能与改善心肌细胞肌质网功能有关。

盐酸戊乙奎醚（PHC）对心肌缺血再灌注损伤的保护作用依然受到关注。Lin等[9]探讨PHC预处理减轻心肌缺血再灌注损伤的机制。先前的研究证实PHC预处理可减轻心肌缺血再灌注损伤，预防缺血再灌注介导的心肌细胞凋亡。本研究发现在心肌缺血再灌注过程中，与单纯心肌缺血再灌注损伤（I/R）大鼠相比，左心室心肌过度表达电压依赖性阴离子通道1（VDAC1）时I/R大鼠左心室射血分数（EF）、缩短分数（FS）、左心室终末收缩压（LVSP）降低，左心室终末舒张压（LVEDP）升高，心肌线粒体cyt-c降低而细胞质cyt-c增高，凋亡蛋白裂解caspase-3及Bax水平增高而Bcl-2水平降低，说明VDAC1水平升高可加重缺血再灌注后心肌损伤和心脏功能障碍，并增强线粒体依赖性凋亡的激活。在PHC预处理的心肌缺血再灌注损伤大鼠模型中，VDAC1过度表达可消除PHC在缺血再灌注损伤期间的心脏保护作用，部分逆转心肌缺血再灌注后PHC介导的凋亡蛋白调节，阻断其抑制心肌细胞凋亡的作用。心肌细胞实验结果再次证实VDAC1过度表达增强心肌细胞线粒体依赖性凋亡。本研究进一步证明PHC在心肌缺血再灌注期间的心脏保护作用可能与抑制VDAC1的表达有关。

血管活性药物对心肌缺血再灌注损伤的保护作用及机制研究也取得了新的进展。Yuan等[10]探讨血管紧张素（vaspin）对心肌缺血再灌注损伤（MIRI）的影响及其机制。在建立MIRI模型后，测量不同剂量vaspin下MIRI大鼠血流动力学、心肌梗死面积、心肌细胞凋亡数量、血清LDH和CK-MB水平、心肌中性粒细胞浸润情况、血清炎性细胞因子（IL-1β、IL-18、TNF-α）含量、心脏组织TLR4/NF-κB信号通路相关蛋白表达及血浆Vaspin浓度的变化。结果显示，vaspin呈剂量依赖性增强大鼠心肌再灌注后的收缩和舒张功能，减少心肌梗死面积及心肌细胞凋亡数量，增加LDH和CK-MB活性，减少中性粒细胞募集，降低炎性细胞因子水平，从而发挥心脏保护作用，同时，vaspin 以剂量依赖的方式显著下调 TLR4 的蛋白表达和 NF-κB 的磷酸化，提示 vaspin 可能抑制 TLR4/NF-κB 信号通路的激活。此外，血清 vaspin 水平提示 vaspin 可能是一个预测急性心肌梗死的生物标志物。体外实验中，vaspin 可减少 H9c2 缺氧－复氧心肌细胞中炎性因子的含量，下调 TLR4 的蛋白表达和 NF-κB 的磷酸化，再次印证体内试验的结果。因此，vaspin 可通过抗炎作用发挥对 MIRI 的保护作用，其机制可能是通过 TLR4/NF-κB 信号通路介导的。vaspin 可能是一种针对 MIRI 的新的潜在的药物，TLR4/NF-κB 信号通路是 vaspin 在 MIRI 发挥作用的主要治疗靶点。

在心肌缺血再灌注损伤机制的传统领域——氧化应激方面也有新的发现。Zhang 等[11] 发现胎盘生长因子（PlGF）通过激活血管内皮生长因子受体 1（VEGFR1）减少氧化应激，从而减轻心肌缺血再灌注损伤。PlGF 可减少缺血再灌注（I/R）后心肌梗死面积，使射血分数（EF）和缩短分数（FS）增加，心脏功能明显改善；同时，炎性细胞因子 TNF-α、IL-1β 和 IL-6 表达降低，心肌酶 CK-MB 和 cTnT 水平降低。PlGF 通过增加 VEGFR1 磷酸化，从而增加 AKT 的磷酸化，随后增加 GSK3β 和 FoxO3a 的磷酸化，并能够降低 caspase-3 裂解，改善 I/R 后心肌细胞凋亡。在体外实验中也发现 PlGF 能够提高细胞活性并减少心肌细胞凋亡，通过激活 VEGFR1 从而抑制心肌细胞和线粒体内活性氧（ROS）的产生。在体内和体外实验中还发现 VEGFR1 中和单克隆抗体（MF-1），阻止 PlGF 与 VEGFR1 结合，可阻断 PlGF 在 I/R 后的心肌保护作用。研究证明 PlGF 可通过激活 VEGFR1 减少氧化应激和细胞凋亡，可能为心脏缺血再灌注损伤患者提供一个更好的治疗办法。Leng 等[12]* 在体内及体外实验研究中发现抑制组蛋白去乙酰化酶 6（HDAC6）活性可减轻糖尿病大鼠心肌缺血再灌注缺血再灌注损伤。该研究发现糖尿病大鼠心脏中 HDAC6 活性升高和乙酰化－抗氧化蛋白 peroxiredoxin 1（Prdx1）水平降低更易受到缺血再灌注损伤，高选择性 HDAC6 抑制剂 tubastatin A（TubA）可改善糖尿病缺血再灌注损伤大鼠的心脏功能，减少心肌梗死面积，减少活性氧自由基（ROS）产生和增加乙酰化 -Prdx1 水平。通过 H9c2 心肌细胞的体外研究进一步证实上述结果。研究还发现在暴露于高葡萄糖（HG）培养的 Prdx1 乙酰沉默突体（K197R）转染 H9c2 心肌细胞中，TubA 仅轻微减弱缺氧－复氧（H-R）诱导的细胞凋亡和 ROS 生成。以上发现表明抑制 HDAC6 活性可减少 ROS 的产生，并通过调节 K197 位点的 Prdx1 乙酰化对缺血再灌注或缺氧－复氧损伤心脏实现保护作用。

2018 年度对缺血处理在减轻心肌缺血再灌注损伤中的作用机制有了新的认识。Yan 等[13] 对缺血预处理（IPC）对缺血再灌注损伤心脏保护作用的机制进行深入研究。研究建立犬双循环体外循环（CPB）模型，将 42 只成年雄性比格犬随机分为 7 组：对照组、缺血再灌注组（I/R 组）、缺血预处理组（IPC 组）、缺氧预处理组（HPC 组）、累积代谢物预处理组（MPC 组）以及氧合及脱氧红细胞预处理组（OxyEPC 组和 DeoxyEPC 组）。预处理后，对犬进行 2 h 心搏骤停和 2 h 再灌注。研究发现和 IPC 组一样，低氧相关预处理 HPC 组及 DeoxyEPC 组停搏后左心室收缩/舒张功能得到明显改善，肺血管阻力降低，心脏氧利用率增加，表现为心脏氧耗（VO$_2$）和摄氧指数（O$_2$EI）增加而乳酸水平降低，MPC 组及 OxyEPC 并无上述变化。进一步的研究表明，缺氧相关预处理的保护作用与缺血再灌注后心肌酶释放减少、促炎细胞因子分泌减少及激活线粒体呼吸链复合物 -Ⅰ（complex-Ⅰ）改善线粒体功能有关。研究结果证明低氧是 IPC 对缺血再灌注损伤保护作用的触发因素，其机制与减轻心脏炎症及改善 complex-Ⅰ 相关的线粒体功能有关。Guo 等[14] 在之前的研究基础上发现降钙素基因相关肽（CGRP）在缺血后处理（IPost）减轻心肌缺血再灌注损伤中的作用机制。研究首先评估在发生心肌缺血再灌注损伤时 IPost 对血流动力学、梗死面积的影响及心肌和血清中 CGRP 的变化，发现 IPost 明显上调心肌和血清中的 CGRP 水平，减小心肌梗死的面积，并观察到此种变化和血压下降无关，CGRP 受体特异性拮抗剂 $CGRP_{8-37}$ 明显逆转上述变化，说明内源性 CGRP 在 IPost 对心肌缺血再灌注损伤的保护作用中扮演重要的角色。体外实验进一步证明，在 H9c2 缺氧－复氧心肌细胞中 CGRP 能有效减少细胞溶质活性氧的增加和心肌细胞凋亡，部分逆转线粒体膜电位的降低，显著减轻缺氧－复氧引起的心肌细胞损伤。上述结果表明 CGRP 介导 IPost 的心脏保护和血管活性作用，细胞溶质活性氧和线粒体膜电位的稳态可能是 CGRP 心脏保护作用的基础。缺血后处理是否能够保护衰老的心脏免受缺血再灌注引起的损伤仍有争议，Zhang 等[15]对缺氧后处理（HPost）对老年心肌细胞缺氧－复氧的影响及其机制进行研究。以 D-半乳糖诱导原代心肌细胞衰老，成功模拟老年心肌细胞，流式细胞分析、细胞活力分析及相关凋亡蛋白表达测定结果表明 HPost 可保护正常心肌细胞免受缺氧－复氧损伤，而对老年心肌细胞并无保护作用，长链非编码 RNA H19（lncRNA H19）在老年心肌细胞中的低表达可能是造成这种变化的原因，敲除 H19 后，HPost 的老年心肌细胞活力下降，凋亡增加，Bcl-2/Bax 蛋白表达率下降，缺氧－复氧损伤加剧。通过生物信息学分析发现，H19 参与 miR-29b-3p 的调控，miR-29b-3p 调节 HPost 对老年心肌细胞缺氧－复氧的影响，Luciferase 分析显示细胞凋亡蛋白 1 抑制剂（cIAP-1）是 miR-29b-3p 的作用靶点，其表达受 miR-29b-3p 和 H19 的调控，敲除 cIAP-1 减弱 HPost 对老年缺氧－复氧损伤心肌细胞的保护作用。H19/miR-29b-3p/cIAP-1 轴在老年心肌细胞凋亡中起重要作用，H19 通过抑制 miR-29b-3p 表达介导的抗凋亡作用可能是 HPost 对抗老年心肌细胞缺氧－复氧损伤的作用机制。该研究为老年患者细胞凋亡相关心脏疾病提供了新的治疗思路，但仍需进一步的体内试验证实。

（杨建军　王　莹）

参 考 文 献

[1] Liu K, Ma L, Zhou F, et al. Identification of microRNAs related to myocardial ischemic reperfusion injury. J Cell Physiol, 2019, 234 (7): 11380.

[2]* Xue X, Shi X, Dong H, et al. Delivery of microRNA-1 inhibitor by dendrimer-based nanovector: An early targeting therapy for myocardial infarction in mice. Nanomedicine (Lond), 2018, 14 (2): 619-631.

[3]* Chen Z, Liu R, Niu Q, et al. Morphine postconditioning alleviates autophage in ischemia-reperfusion induced cardiac injury through up-regulating lncRNA UCA1. Biomed Pharmacother, 2018, 108:1357-1364.

[4] Chen M, Qin L, Chen L, et al, Gu E. HDAC3 mediates cardioprotection of remifentanil post-conditioning by targeting GSK-3β in H9c2 cardiomyocytesin hypoxia/reoxygenation injury. Shock, 2017, 50: 1.

[5] Cheng X, Hu J, Wang Y, et al. Effects of dexmedetomidine postconditioning on myocardial ischemia/reperfusion injury in diabetic rats: role of the PI3K/Akt-dependent signaling pathway. J Diabetes Res, 2018:1-10.

[6]* 张世平，沈鑫，李会玲，等．右美托咪定预处理对糖尿病大鼠心肌缺血－再灌注损伤的作用和机制．临床麻

醉学杂志，2018，34（7）：707-711.

[7] Li W, Xia Z, Lei S, et al. MiR-34a-5p mediates sevoflurane preconditioning induced inhibition of hypoxia/reoxygenation injury through STX1A in cardiomyocytes. Biomed Pharmacother, 2018, 102: 153-159.

[8]* 李璟，张丽娜，郝海智，等. 七氟醚预处理对大鼠离体心脏缺血再灌注时心肌细胞肌质网功能的影响. 中华麻醉学杂志，2018，38（3）：287-291.

[9] Lin D, Cui B, Ren J, et al. Regulation of VDAC1 contributes to the cardioprotective effects of penehyclidine hydrochloride during myocardial ischemia/reperfusion. Exp Cell Res, 2018, 367(2): S0014482718302167.

[10] Yuan L, Dai X, Fu H, et al. Vaspin protects rats against myocardial ischemia/reperfusion injury (MIRI) through the TLR4/NF-kappaB signaling pathway. Eur J Pharmacol, 2018, 835: 132-139.

[11] Zhang Y, Cao C, Xin J, et al. Treatment with placental growth factor attenuates myocardial ischemia/reperfusion injury. PLoS One, 2018, 13(9): e0202772.

[12]* Leng Y, Wu Y, Lei S, et al. Inhibition of HDAC6 activity alleviates myocardial ischemia/reperfusion injury in diabetic rats: potential role of peroxiredoxin 1 acetylation and redox regulation. Oxid Med Cell Longev, 2018, 2018: 9494052.

[13] Yan D, Guo C, Ronghua Z, et al. Direct evidence that hypoxia triggers the cardioprotective response of ischemic preconditioning in a dog double-circuit cardiopulmonary bypass model. Life Sci, 2018, 209:395-402.

[14] Guo Z, Liu N, Chen L, Zhao X, Li MR. Independent roles of CGRP in cardioprotection and hemodynamic regulation in ischemic postconditioning. Eur J Pharmacol, 2018, 828: 18-25.

[15] Zhang X, Cheng L, Xu L, et al. The lncrna, H19 mediates the protective effect of hypoxia postconditioning against hypoxia-reoxygenation injury to senescent cardiomyocytes by targeting microRNA-29b-3p. Shock, 2018: 1.

三、肺保护

肺缺血再灌注损伤（lung ischemia-reperfusion injury，LIRI）是肺组织氧供障碍后恢复灌注所产生的严重的病理并发症，常见于肺移植和心肺转流术（cardiopulmonary bypass，CPB）后。内源性大麻素如2-花生酰甘油三酯（2-arachidonoyl glycerol，2-AG）是调节炎症反应的重要因子。单酰甘油脂肪酶（monoacyl glycerol lipase，MAGL）是2-AG的主要降解酶，其下游代谢产物在炎症反应中也发挥重要作用。Xiong等[1]将小鼠分为5组，分别为对照组（Sham组）、假手术组（URB602＋Sham组）、缺血再灌注组（IR组）、预防组（URB602＋IR）和治疗组（IR＋URB602组）来观察MAGL抑制剂URB602对小鼠肺缺血再灌注（IR）损伤的影响。通过夹闭雄性C57BL/6小鼠肺门60 min而后恢复灌注120 min来制造IR模型。预防组和治疗组分别在夹闭或再灌注前5 min给予MAGL抑制剂URB602。通过评估肺组织湿/干比、肺组织损伤评分、氧合指数，检测代谢因子花生四烯酸（AA）、前列腺素I_2（PGI_2）、血栓素B_2（TXB_2）和白三烯B_4（LTB_4）以及炎症反应因子白介素6（IL-6），肿瘤坏死因子α（TNF-α）。得出结论：缺血前预防性给予URB602可降低肺组织炎症反应和IR相关肺损伤。URB602可通过升高肺组织内2-AG水平并下调其下游代谢物AA、PGI_2、TXB_2、LTB_4的含量来抑制LIRI和炎症反应。

作为新型抗胆碱能药物，盐酸戊乙奎醚（penehyclidine hydrochloride，PHC）在实验模型中对心脏和脑缺血以及 IR 损伤具有保护性作用。Wang 等[2] 将 PHC 分别以 0.1 mg/kg、0.3 mg/kg、1 mg/kg、3 mg/kg 在 IR 前 30 min 给予大鼠来探讨 PHC 预处理对缺血再灌注损伤大鼠肺和全身的保护作用。结果发现，PHC 预处理可明显减轻肺组织病理学改变，下调 Toll 样受体 4(TLR4)、核因子 kappa B(NF-κB) 及其磷酸化抑制剂 p-IκB 的表达，减少支气管肺泡灌洗液（bronchoalveolar lavage, BAL）和血浆中炎症因子与中性粒细胞的含量。降低肺组织中活性氧（ROS）、过氧化物酶（MPO）和丙二醛（MDA）水平，减少肺水肿的形成，升高 SOD 活性。进而得出结论：PHC 预处理可明显改善肺功能，降低凋亡率。其可能机制为 PHC 预处理可抑制活性氧的产生并抑制 TLR4/NF-κB 信号通路，进而抑制炎症因子的产生。

人参皂苷 Rg1 为三七的主要活性成分，可保护缺血再灌注后的肺损伤。二硫氨基甲酸（Pro-DTC）为选择性核受体 κB（NF-κB）抑制剂。为探讨人参皂苷 Rg1 保护缺血再灌注的机制，Ye 等[3] 将大鼠分为 4 组，分别为：假手术组（SM 组）、后肢缺血再灌注组（IR 组）、后肢缺血再灌注＋Rg1 组（Rg1 组）和后肢 IR＋二硫氨基甲酸（Pro-DTC）组（PD 组）。SM 组大鼠进行 3 h 的缺血后复苏 6 h。Rg1 组和 PD 组分别在缺血前静脉注射 Rg1 或 Pro-DTC。结果发现，与 SM 组相比，IR 组的湿／干比，肺组织定量评分（index of quantitative assessment of histologic lung injury, IQA）、凋亡指数（apoptosis index, AI）、MPO 活性和 6-酮-前列腺素 F1α（6-keto-PGF1α）／血栓素 B_2（TXB_2）比值升高，NF-κB p65 和环氧化酶-2（COX-2）蛋白表达升高，SOD 和过氧化物酶（CAT）的表达下调。上述变化均可被 Rg1 或 Pro-DTC 预处理逆转。由此得出结论，人参皂苷 Rg1 可通过调节 NF-κB/COX-2 信号通路减轻因后肢缺血再灌注造成的肺损伤。

为探讨丙泊酚预处理对油酸引起的急性肺损伤（acute lung injury, ALL）大鼠肺形态和血红素氧合酶-1 表达的影响，Tan 等[4] 将大鼠分为 4 组：对照组（C 组）、OA 组、OA＋PR 组以及 OA＋IX 组。4 组的 PaO_2、PCO_2、PaO_2/FiO_2，肺湿／干比以及 HO-1 蛋白表达均不相同。OA＋PR 组的 HO-1 表达明显较其他组升高，其肺组织病理性改变较轻微。OA 组 II 型肺泡上皮细胞超微结构呈不规则、变性、解体、胞质片层体空泡样变化。OA＋PR 组的变化较 OA 组轻微，而 OA＋IX 较 OA 组严重。由此得出结论，丙泊酚可上调肺组织 HO-1 的表达，防止 ALL 大鼠肺形态变化。

脂联素（adiponectin, APN）与急性脑损伤、急性肝损伤的病理学改变有关。为研究 APN 球形区域（APN globular domain, gAPN））与 2 型糖尿病患者 LIRI 的关系，Li 等[5] 通过建立缺血再灌注模型评估 APN 对 2 型糖尿病大鼠肺功能和形态的影响。结果显示，与正常组（NIR 组）相比，糖尿病＋I/R 组（DIR 组）大鼠 TNF-α、IL-6、肺湿／干比、肺损伤评分、氧化应激和细胞凋亡水平升高，肺氧化水平下降。上述症状在 NIR＋gAPN 组和 DIR＋gAPN 组均有改善。与 NIR 组比较，DIR 组的磷酸化腺苷酸活化蛋白激酶（phosphorylated 5' adenosine monophosphate-activated protein kinase, p-AMPK）、内皮型一氧化氮合酶（endothelial nitric oxide synthase, eNOS）明显下调，诱导型一氧化氮合酶（inducible nitric oxide synthase, iNOS）上调。给予 APN 后可激活 AMPK，上调 eNOS 表达，降低 iNOS 表达。由此得出结论，APN 可通过其抗炎、抗氧化、抗凋亡作用对 LIRI 肺组织产生保护作用。在 2 型糖尿病大鼠，上述保护作用消失，LIRI 恶化。APN 或可成为治疗 2 型糖尿病 LIRI 的潜在药物。

肺血管生成是肝肺综合征（hepatopulmonary syndrome, HPS）重要的病理改变。干细胞衍生因子

1/C-X-C 趋化因子受体 4（stromal cell-derived factor 1/C-X-C chemokine receptor type 4，SDF-1/CXCR4）轴可通过介导 c-kit$^+$ 的聚集参与肺血管疾病的发生发展。为探讨 CXCR4 抑制剂 AMD3100 在肺血管生成中的作用，Shen 等[6] 给予胆总管结扎（common bile duct ligation，CBDL）大鼠 3 周 AMD3100［1.25 mg/（kg·d），腹腔注射］或 0.9% 生理盐水。对照组大鼠未结扎胆管。结果发现，CBDL 大鼠 SDF-1/CXCR4、Akt、Erk 及 VEGF/VEGFR2 显著激活，循环和肺组织中的 c-kit$^+$ 细胞增多。c-kit$^+$ 细胞血管生成相关功能和肺微血管计数也增高。AMD3100 可减少 CBDL 大鼠肺 c-kit$^+$ 细胞数和肺微血管数，改善肺部氧合，下调 c-kit$^+$ 细胞肺复苏和血管生成能力。总体来说，AMD3100 可通过减少 c-kit$^+$ 细胞数目并抑制其功能减轻 CBDL 大鼠肺血管生成，阻止 HPS 的进一步发展。

抑制性有丝分裂原激活蛋白激酶类（mitogen-activated protein kinases，MAPKs）如 c-JunNH2- 末端蛋白激酶（c-Jun NH2-terminal protein kinase，JNK）、p38 蛋白激酶（p38）和细胞外信号调节蛋白激酶 1/2（ERK1/2）均对肺移植术后的 IRI 有重要作用。为探讨抑制大鼠肺微血管内皮细胞（pulmonary microvascular endothelial cells，PMVECs）的 MAPK 对肺移植术后 IRI 的治疗作用，Wang 等[7] 将大鼠 PMVECs 转染小干扰 RNA（small interfering RNAs，siRNAs）来抑制 JNK、p38 或 ERK1/2。转染组分为 J+p 组（抑制 JNK 和 p38）、J+E 组（抑制 JNK 和 ERK1/2）、p+E 组（抑制 p38 和 ERK1/2）、J+p+E 组（抑制 JNK、p38 和 ERK1/2）。与对照组相比，沉默 MAPKs 可减轻炎症反应、凋亡和氧化磷酸化。与其他组比较，J+p 组和 J+p+E 组的 IL-1β、IL-6 和丙二醛含量下降，早期凋亡细胞减少，SOD 活性升高。J+p 组和 J+p+E 组内的上述指标无差异。这表明，抑制 JNK 和 p38 可通过抗炎、抗氧化、抗凋亡进而很大程度减轻 IRI 大鼠 PMVECs 损伤。

肺损伤病人常需要进行机械通气，但机械通气又可导致机械通气相关性肺损伤（ventilator-induced lung injury，VILI）。Zhu 等[8] 探讨 α1- 抗胰蛋白酶（α1-antitrypsin，AAT）对 VILI 的治疗作用。将成年男性分为对照组、通气+生理盐水组、通气+AAT 组。通气组出现肺组织异常，PaO_2/FiO_2、肺湿/干比、BALF 中的蛋白浓度升高。给予 AAT 可显著改善肺功能状态并减少机械通气相关炎症反应，升高抗炎因子 IL-10，抑制 NF-κB、Bax 及 caspase-3 的表达，促进 Bcl-2 的表达。由此可见，AAT 治疗可通过抑制炎症反应和凋亡减轻 VILI。AAT 或可成为治疗 VILI 的新药物。

青蒿琥酯（artesunate，AS）是一种蒿属的半合成衍生物，具有广泛的药理作用，如抗炎和抗氧化功能。为探讨其在 RIR 导致的 ALI 中的作用，Liu 等[9] 利用 IRI 来刺激大鼠产生 ALI。在 RIR 刺激 1 h 前按照 15 mg/kg 剂量腹腔注射 AS。结果发现，RIR 刺激后，大鼠血液和肺组织中的 NO、MDA、IL-6、巨噬细胞炎症蛋白-2（MIP-2）和前列腺素 E_2（PGE_2）水平上调，肺湿/干比升高，MPO 活性增强 BALF 中的蛋白和总细胞数升高。AS 可减轻上述症状，降低肺湿/干比和 MPO 活性，减少 BALF 内的细胞和蛋白含量。抑制 RIR 刺激引起的 NF-κB 磷酸化。抑制 HO-1 通路后，AS 的上述作用可被逆转。但是，RIR 刺激引起的动脉血气变化、肺组织病理学改变仍可被 AS 逆转。总体来说，AS 可通过激活 HO-1 抑制 RIR 刺激引起的肺组织炎症反应。

（许平波　花　晴）

参 考 文 献

[1] Xiong Y, Yao H, Cheng Y, et al. Effects of monoacylglycerol lipase inhibitor URB602 on lung ischemia-reperfusion injury in mice. BiochemBiophys Res Commun, 2018, 506 (3): 578-584.

[2] Wang Y, Lin D, Tan H, et al. Penehyclidine hydrochloride preconditioning provides pulmonary and systemicprotection in a rat model of lung ischaemia reperfusion injury. Eur J Pharmacol, 2018, 839: 1-11.

[3] Ye Y, Shan Y, Bao C, et al. Ginsenoside Rg1 protects against hind-limb ischemia reperfusion induced lunginjury via NF-κB/COX-2 signaling pathway. Int Immunopharmacol, 2018, 60: 96-103.

[4] Tan Z, Wang H, Sun J, et al. Effects of propofol pretreatment on lung morphology and heme oxygenase-1expression in oleic acid-induced acute lung injury in rats. Acta Cir Bras, 2018, 33 (3): 250-258.

[5] Li D, Song LL, Wang J, et al. Adiponectin protects against lung ischemia-reperfusion injury in rats with type 2diabetes mellitus. Mol Med Rep, 2018, 17 (5): 7191-7201.

[6] Shen CC, Chen B, Gu JT, et al. AMD3100 treatment attenuates pulmonary angiogenesis by reducing the c-kit（+）cells and its pro-angiogenic activity in CBDL rat lungs. BiochimBiophys Acta Mol Basis Dis, 2018, 1864 (3): 676-684.

[7] Wang J, Tan J, Liu Y, et al. Amelioration of lung ischemia-reperfusion injury by JNK and p38 small interferingRNAs in rat pulmonary microvascular endothelial cells in an ischemia-reperfusion injury lung transplantation model. Mol Med Rep, 2018, 17 (1): 1228-1234.

[8] Zhu H, He J, Liu J, et al. Alpha 1-antitrypsin ameliorates ventilator-induced lung injury in rats byinhibiting inflammatory responses and apoptosis. Exp Biol Med (Maywood), 2018, 243 (1): 87-95.

[9] Liu Z, Zhang J, Li S, et al. Artesunate inhibits renal ischemia reperfusion-stimulated lung inflammation in rats by activating HO-1 pathway. Inflammation, 2018, 41 (1): 114-121.

四、肾保护

肾缺血再灌注（renal ischemic-reperfusion，RIR）损伤是造成急性肾损伤的主要原因，其死亡率和发展为慢性肾损伤的概率也在不断升高。氧化应激、炎症反应和细胞凋亡都是造成肾损伤的常见原因。甲烷由肠道微生物产生，伴随着活性氧（reactive oxygen species，ROS）的生成，在多个器官组织中可缓解炎症和氧化应激反应，减少细胞凋亡。为探讨甲烷在RIR中的作用及其可能机制，Meng等[1]将小鼠分为对照组和富甲烷组，结果发现，给予甲烷后，可显著改善RIR小鼠血肌酐和尿素氮（BUN）水平，减少肾组织病理改变。降低炎症因子水平，减少细胞凋亡。这表明，甲烷可对小鼠RIR损伤产生保护作用。这也为甲烷的临床应用提供了依据。

阻塞性黄疸病人术后发生急性肾衰竭依旧是棘手的临床问题。肾素－血管紧张素－醛固酮系统（renin-angiotensin-aldosterone system，RAAS）在肾病进展过程中发挥重要作用。RAAS作用靶点血管转化素酶-2（angiotensin-converting-enzyme-2，ACE2）可进行肾保护调节。Kong等[2]探讨ACE2和螺内酯对梗阻性黄疸大鼠肾损伤的影响。随着胆总管结扎时间的延长，总胆红素（TBil）和血肌酐（SCr）升高，ACE2 水平下降。螺内酯干预后，ACE2、肾素、血管紧张素Ⅱ（angiotensin Ⅱ，Ang Ⅱ）、醛固酮、细胞间黏附分子1（intercellular adhesion molecule 1, ICAM-1）升高，肾组织坏死、炎症水平、纤维化水平下降。ACE2 的 mRNA 表达与 TBil/Scr 负相关。这表明，RAAS 在梗阻性黄疸导致的肾损伤中发挥重要作用。螺内酯干预后不仅可减少肾损伤，还可上调 ACE2 表达，改善肾功能。

缺血再灌注引起的急性肾损伤（acute kidney injury, AKI）可发展为慢性肾病（chronic kidney disease, CKD）。DEX 是选择性 α_2 肾上腺受体激动剂（selective α_2 adrenergic receptor, α_2-AR），可保护缺血再灌注引起的肾损伤。Li 等[3]探讨在 AKI 进展为 CKD 过程中，DEX 对肾纤维化的作用。分别给予肾缺血再灌注模型小鼠 DEX、AR 抑制剂 BRL-44408 或细胞衰老抑制药西罗莫司，结果发现：给予 DEX 可减轻肾缺血再灌注引起的 AKI 和慢性肾间质纤维化。与西罗莫司作用相同，预给予 DEX 也可减少衰老的肾小管细胞，下调衰老相关标记 p53、p21 和 p16 的表达。炎症反应因子水平也降低。给予 AR 抑制剂 BRL-44408 可逆转上述作用。由此得出，注射 DEX 可保护缺血再灌注后的肾组织，减少其发展为 AKI 和 CKD。DEX 可抑制肾小管细胞衰老，抑制炎症反应，改善肾组织纤维化，避免 AKI 向 CKD 转变。这可能对临床上治疗高危险的肾缺血再灌注损伤患者提供帮助。

肾组织纤维化是 CKD 常见和特征性的症状。TGF-β 活化激酶 1（TGF-β-activated kinase 1，TAK1）与 TGF-β 相互作用，在组织纤维化进程中发挥重要作用。Zhou 等[4]探讨 TAK1 在缺血再灌注引起的肾组织纤维化中的作用。结果发现，小鼠缺氧－富氧处理后，与对照组相比，给予 TAK1 抑制剂的小鼠血肌酐降低，肾小管损伤减少，缺血再灌注引起的 AKI 肾组织纤维化更轻微。TAK1 抑制剂也可减少 p38 磷酸化，下调 Bax 和 caspase-3 的表达，减少肾组织凋亡细胞数量。TAK1 过表达的小鼠肾组织细胞凋亡和纤维化增多，p38 磷酸化增强。肾小管上皮细胞 p38 抑制剂结合 TAK1 过表达也验证了 TAK1/p38 信号通路在凋亡和纤维化中的作用。这表明，TAK1 可通过调节 p38 介导的细胞凋亡，在缺血再灌注后肾组织纤维化中发挥重要作用。

顺铂的药物毒性引起的 AKI 引起广泛关注。p38、促分裂素原活化蛋白激酶（mitogen-activated protein kinase, MAPK）及 ERK 调节的自噬反应是一种分解代谢反应，与多种急性和慢性损伤有关。Zhou 等[5]发现给予顺铂的小鼠肾组织内的 TAK1 升高。给予 BALB/c 小鼠 TAK1 抑制剂后，分别给予生理盐水或顺铂 20 mg/kg。结果发现，给予 TAK1 抑制剂的小鼠血肌酐降低，肾小管损伤减少。抑制 TAK1 可减少 p38 和 Erk 磷酸化，减少 LC3Ⅱ表达，逆转顺铂引起的 P62 表达下调。给予 p38 或 ERK 抑制剂可减弱顺铂和 TAK1 过表达的肾小管上皮细胞的自噬反应，降低细胞活力。总体来说，顺铂可激活 TAK1、磷酸化 p38 和 ERK，导致肾小管上皮细胞产生广泛的自噬反应，恶化肾损伤。

为探索表皮生长因子（vascular endothelial growth factor, VEGF）是否对体外循环（cardiopulmonary bypass, CPB）相关 AKI 具有保护作用，Bai 等[6]将猎兔犬分为 3 组：对照组（C 组）、CPB 组和 VEGF 组。C 组仅接受胸骨切开术，CPB 组仅进行 CPB，VEGF 组在 CPB 前 1 h 注射 VEGF。结果发现，VEGF 组的肾微循环灌注较 CPB 组高、较 C 组低。CPB 组和 VEGF 组的 SCr 和 BUN 均升高，但 VEGF 组升高幅度较 CPB 组低。VEGF 组的肾组织病理评分和凋亡系数和炎症因子 TNF-α、IL-6 水平均较 CPB 组低。VEGF、p-Akt、磷酸化的内皮一氧化氮合酶（endothelial nitric oxide synthase, eNOS）和 Bcl-2 较 CPB 组升高。总体来说，CPB 相关的肾微循环灌注降低可诱导 AKI 的产生。VEGF 可通过改善肾组织微循环对肾产生保护作用。

（许平波　花　晴）

参 考 文 献

[1] Meng Y, Jiang Z, Li N, et al. Protective effects of methane-rich saline on renal ischemic-reperfusion injury in a mouse model. Med Sci Monit, 2018, 31; 24: 7794-7801.

[2] Kong EL, Zhang JM, An N, et al. Spironolactone rescues renal dysfunction in obstructive jaundice rats by upregulating ACE2 expression. J Cell Commun Signal, 2019, 13(1): 17-26. doi: 10.1007/s12079-018-0466-2.

[3] Li Q, Chen C, Chen X, et al. Dexmedetomidine attenuates renal fibrosis via α2-adrenergic receptor-dependen tinhibition of cellular senescence after renal ischemia/reperfusion. Life Sci, 2018, 207: 1-8.

[4] Zhou J, Zhong J, Huang Z, et al. TAK1 mediates apoptosis via p38 involve in ischemia-induced renal fibrosis. Artif Cells Nanomed Biotechnol, 2018, 46(sup1): 1-10.

[5] Zhou J, Fan Y, Zhong J, et al. TAK1 mediates excessive autophagy via p38 and ERK in cisplatin-induced acute kidney injury. J Cell Mol Med, 2018, 22(5): 2908-2921.

[6] Bai Y, Zhang Y, Yang S, et al. Protective effect of vascular endothelial growth factor against cardiopulmonary bypass-associated acute kidney injury in beagles. Exp Ther Med, 2018, 15(1): 963-969.

五、肝保护

2018年度有关于肝保护的文章主要还是集中在肝缺血再灌注损伤（hepatic ischemia-reperfusion injury，HIRI）的保护，探讨药物或治疗的保护作用及其机制。Yao 等[1]*研究静脉麻醉药在肝移植中对活性氧诱导的肝细胞凋亡的作用。该研究将 48 只大鼠随机分为 6 组：大鼠在使用丙泊酚（高剂量和低剂量）后处理或脂肪乳对照或 VAS2870（Nox2 特异性抑制剂）的情况下接受假手术或原位自体肝移植（orthotopic autologous liver transplantation，OALT）。在 OALT 或假手术后 8 h，评估器官损伤、氧化应激、炎症和 NADPH 相关蛋白。结果发现，丙泊酚后处理可使因肝移植升高的血清 AST 和 ALT 降低，尤其是高剂量的丙泊酚后处理可减少 TNF-α、IL-1β、IL-6、TLR4 和 NF-κB 炎症通路，减少中性粒细胞弹性蛋白酶活性、MPO 活性、8-异前列腺素及 $p47^{phox}$、$gp91^{phox}$ 蛋白表达，增加 SOD 活性。VAS2870 抑制 Nox2 在肝移植中具有类似的保护作用。因此，该文认为丙泊酚后处理通过抑制 NADPH 氧化酶 Nox2 及随后的炎症和氧化应激，部分减轻肝移植后 HIRI 损伤。Gao 等[2] 研究肢体缺血后处理（limb ischemic post-conditioning，LIPOC）经 PI3K/ERK 通路对肝缺血大鼠模型及肝癌患者的保护作用。研究发现 LIPOC 对大鼠 HIRI 肝有保护作用，减少超氧化物歧化酶的消除，从而增加清除氧自由基，减少脂质过氧化，抑制中性粒细胞聚集，以及减少 TNFα、IL-1β 和其他炎性细胞因子，还可以抑制缺血再灌注损伤诱导的肝细胞凋亡，降低 Bax/Bcl-2 比值，促进 Akt 和 ERK1/2 的磷酸化。此外，使用 PI3K 抑制剂 LY294002 和 ERK1/2 阻滞剂 PD98059 抑制 LIPOC 引起的 Akt 和 ERK1/2

的磷酸化，并抑制其对缺血再灌注肝的损伤，发挥保护作用。研究认为，在肝切除术后早期，短期 LIPOC 治疗可显著抑制 ALT、AST 和总胆红素的升高，减少 HIRI，PI3K/ERK 通路可能参与其中。肝损伤可导致诸多下游器官的功能障碍，除了肝缺血再灌注损伤，肝病引起的肺损伤也同样值得关注。Yang 等[3]研究 miR-144 在肝肺综合征血管生成中的作用以及其潜在的机制。该研究检测 miR-144-3p 在肺微血管内皮细胞（PMVECs）和肝肺综合征大鼠肺组织中的表达水平，预测了 miR-144-3p 的潜在靶点，酪氨酸激酶 2（Tie2）是 miR144-3p 的靶基因，在肺血管生成过程中起着重要作用，还检测了 miR-144-3p 调控对 Tie2 的影响，miR-144-3p 的上调和下调可影响 PMVECs 增殖。研究发现，在 HPS 组织和细胞系中 miR-144-3p 的水平常下调，miR-144-3p 过表达显著抑制 PMVECs 增殖和细胞周期，并进一步证实 Tie2 是 miR-144-3p 在肝肺综合征中的一个新的直接靶点。因此，该研究认为 miR-144-3p 通过 Tie2 表达负调控 PMVECs 增殖，miR-144-3p 过表达可能是肝肺综合征的一种有益的治疗靶点。钟炜昕等[4]研究 HSP70 在臭氧预处理减轻大鼠肝缺血再灌注损伤中的作用。将 24 只大鼠随机分为 4 组（$n=6$）：假手术组（S 组）、缺血再灌注组（I/R 组）、臭氧预处理组（OP 组）和 HSP70 抑制剂槲皮素组（Q 组）。检测血清 ALT、AST 活性，以及 IL-1β、IL-6 和 TNF-α 浓度，并确定凋亡指数（apoptotic index，AI）。该研究发现，臭氧预处理大鼠 HIRI 组血清 ALT、AST 活性和血清 IL-1β、IL-6、TNF-α 浓度及 AI 降低，肝组织活化的 caspase-3 表达下调，而相比之，使用 HSP70 抑制剂槲皮素加臭氧预处理组的血清 ALT、AST 活性和血清 IL-1β、IL-6、TNF-α 浓度及 AI 升高，肝组织活化的 caspase-3 表达上调。故而该研究认为，臭氧预处理减轻大鼠肝缺血再灌注损伤与激活 HSP70 后抑制炎症反应和细胞凋亡有关。

（易 斌 白雪红 鲁开智）

参 考 文 献

[1]* Yao WF, Han X, Zhang YH, et al. Intravenous anesthetic protects hepatocyte from reactive oxygen species-induced cellular apoptosis during liver transplantation in vivo. Oxid Med Cell Longev, 2018, 2018: 4780615.

[2] Gao YF, Zhou S, Wang FF, et al. Hepatoprotective effects of limb ischemic post-conditioning in hepatic ischemic rat model and liver cancer patients via PI3K/ERK pathways. Int J Biol Sci, 2018, 14(14): 2037-2050.

[3] Yang CW, Lv KY, Chen B, et al. miR144-3p inhibits PMVECs excessive proliferation in angiogenesis of hepatopulmonary syndrome via Tie2. Exp Cell Res, 2018, 365(1): 24-32.

[4] 钟炜昕，李粮辉，王兰兰，等. HSP70 在臭氧预处理减轻大鼠肝缺血再灌注损伤中的作用，中华麻醉学杂志，2018，38（4）：493-496.

六、肠保护

2018 年度肠保护相关研究主要集中在肠缺血再灌注损伤，Yang 等[1]研究比较肠缺血预处理（intestinal ischemic preconditioning，IIPC）和肢体缺血预处理（limb ischemic preconditioning，LIPC）

对肠缺血再灌注（I/R）损伤的保护作用，探讨两者的联合保护作用及其机制。该研究采用ⅡPC、LIPC或ⅡPC＋LIPC（联合）对雄性Sprague-Dawley大鼠进行预处理，并进行肠缺血再灌注或假手术，再灌注后2 h、24 h处死动物，采集血液和组织标本进行进一步分析。在另一组动物中，进行为期7 d的生存研究。结果表明，缺血预处理（IPC）提高小鼠的存活率，减轻肠道水肿、损伤和凋亡。IPC可降低TNF-α、IL-6、丙二醛和髓过氧化物酶，并增加肠缺血再灌注后血清以及肠道中超氧化物歧化酶的活性，IPC还下调TLR4和NF-κB的表达。联合预处理在后期（24 h）效果优于单独预处理，但在前期（2 h）效果不明显。因此，该文认为IPC可通过抑制炎症、氧化应激和凋亡，显著减轻I/R引起的肠道损伤，在保护肠I/R损伤的早期阶段ⅡPC和LIPC没有协同作用，但在后期阶段两者共同预处理效果明显更强，且与激活的TLR4 / NF-κB信号通路被抑制有关。刘志慧等[2]研究帕瑞昔布钠对脓毒症大鼠肠黏膜屏障功能的影响。该研究采用盲肠结扎穿孔法（cecal ligation and puncture，CLP）诱导脓毒症大鼠肠损伤模型。72只Wistar大鼠按随机数字表法分为4组（每组18只）：假手术组（Sham组）、假手术＋10 mg/kg帕瑞昔布钠组（SP组）、脓毒症组（CLP组）、脓毒症＋10 mg/kg帕瑞昔布钠组（CP组）。于假手术或CLP后24 h，检测血浆二胺氧化酶（diamine oxidase，DAO）和D-乳酸的浓度，检测各组大鼠肠组织紧密连接蛋白-1（zonula occludens-1，ZO-1）和Claudin-1的蛋白表达，检测肠组织髓过氧化物酶（MPO）的活性水平。光镜检测肠组织的病理学变化。发现CP组脓毒症大鼠血浆中DAO和D-乳酸水平降低，MPO活性下降，肠组织ZO-1和Claudin-1表达上调，Chiu's评分降低。因此，该研究认为10 mg/kg帕瑞昔布钠治疗脓毒症大鼠能够减轻肠组织损伤和炎症反应，有效降低肠黏膜的通透性，改善肠屏障功能。

（易　斌　李小军　顾健腾）

参 考 文 献

[1] Yang B, Chen Y, Long YH, et al. Intestinal and limb ischemic preconditioning provides a combined protective effect in the late phase, but not in the early phase, against intestinal injury induced by intestinal ischemia–reperfusion in rats. Shock, 2018, 49 (5): 596-603.

[2] 刘志慧，于泳浩，李佩铂，等. 帕瑞昔布钠对脓毒症大鼠肠黏膜屏障功能的影响，国际麻醉学与复苏杂志，2018，39（5）：395-399.

七、其他器官保护

2018年度其他器官保护的研究涵盖周围神经肌肉功能障碍、胰岛素和瘦素抵抗、内质网应激、高血糖诱导炎症及全膝关节置换术后缺血再灌注损伤等诸多领域。其中Li等[1]*的研究主要探讨lncRNA盲肌样1反义RNA 1（lncRNA muscle blind-like 1 antisense RNA 1，MBNL1-AS1）对七氟烷预处理小鼠全膝关节置换术（total knee arthroplasty，TKA）后缺血再灌注损伤的保护作用及其可能的机制。该研究利用从GEO数据库中提取的微阵列数据集GSE21164对差异表达lncRNA进行识别，通过多重实验确定 lncRNA 的靶基因。结果表明，MBNL1-AS1 在小鼠骨骼肌细胞中过表达，而 cGMP-PKG 信号通路中富集的 KCNMA1 受 MBNL1-AS1 负调控，并且缺血再灌注小鼠表现出严重的炎症反应。下调 MBNL1-AS1 可上调 KCNMA1、PKG Ⅱ、VASP、VEGF、Bcl-2、Cyclin D1、Cyclin D3、Cdc 42 的表达，而下调 Bax、cleaved-caspase-3、cleaved-PARP 的表达，MBNL1-AS1 上调后，细胞凋亡率升高，细胞增殖率降低。故而认为，下调 lncRNA MBNL1-AS1 可能通过激活 cGMP-PKG 信号通路上调 KCNMA1 表达，促进骨骼肌细胞增殖，抑制细胞凋亡，从而保护七氟烷预处理小鼠 TKA 后的缺血再灌注损伤。李涛等[2]研究院前适度低压复苏对严重创伤出血患者器官功能保护作用观察。该研究将急救部收治的 63 例严重创伤患者（ISS 16～25），随机分为常压复苏组（MAP 80 mmHg，38 例）和低压复苏组（MAP 60 mmHg，25 例），观察止血前分别采用常压复苏或低压复苏处理对患者输血输液量、血流动力学、血气、凝血功能以及器官功能的影响。研究发现，与常压复苏组相比，手术止血前低压复苏可降低患者运输和手术过程中的输血、输液量，增加血细胞比容，稳定血流动力学参数和改善氧饱和度，同时低压复苏组患者的器官（肝、肾）功能和凝血功能明显优于常压复苏组。因此认为适度低压复苏可保护严重创伤患者的器官功能，MAP 60 mmHg 是较理想的目标复苏压力。

（易 斌 李 鹏 鲁开智）

参 考 文 献

[1]* Li XF, Wang ZQ, Li LY, et al. Downregulation of the long noncoding RNA MBNL1-AS1 protects sevoflurane pretreated mice against ischemia-reperfusion injury by targeting KCNMA1. Exp Mol Med, 2018, 50 (9): 115.
[2] 李涛，胡平，胡弋，等. 院前适度低压复苏对严重创伤出血患者器官功能保护作用观察. 创伤外科杂志，2018, 20（8）: 595-599.

第二节　器官保护的临床研究

一、脑保护

2018 年发表的关于脑保护的临床研究，除药物的脑保护作用之外，还有关于非药物的脑保护作用的研究。探索术后谵妄和认知功能障碍原因的研究也成了新的研究热点。

（一）麻醉药物

右美托咪定是一种高选择性、高效的肾上腺素受体 α_2 受体激动药，其脑保护作用仍然是研究的热点之一。Zhang 等[1]探讨右美托咪定对缺血性脑血管疾病患者认知功能的保护作用以及改善大脑网状系统的功能。此研究选择患有缺血性脑血管疾病行脑动脉支架的患者 58 例，随机分为右美托咪定组和对照组。右美托咪定组在麻醉诱导前给予右美托咪定，对照组给予相同容量的生理盐水；相同年龄的健康志愿者作为正常组。术后检测血清S100β、神经生长因子（nerve growth factor，NGF）及脑源性神经营养因子（BDNF），同时进行蒙特利尔认知功能评估（MoCA）和注意力网络系统测试（attention network test，ANT）。右美托咪定组的S100β和神经生长因子浓度水平要低于对照组（$P<0.01$）。对照组的血清BDNF水平要高于对照组（$P<0.01$）。另外，MoCA和ANT显示右美托咪定组的视觉空间和行为能力评分、注意力评分、延迟记忆评分等评分都明显高于对照组（$P<0.01$）。因此，认为缺血性脑血管疾病对患者的认知功能和注意力网络功能有损害，术前应用右美托咪定能有效地改善患者术后的认知功能障碍和注意力网络系统的功能。

王鹤昕等[2]探讨右美托咪定对体外循环下老年冠状动脉旁路移植术（CABG）患者术后认知功能的影响。此研究纳入体外循环下择期行CABG的老年患者88例，随机分为对照组、低剂量右美托咪定组和高剂量右美托咪定组。分别记录各时间点的心率、平均动脉压、中心静脉压，并在诱导后和术毕检测IL-6、IL-8、S100β蛋白及神经元特异性烯醇化酶（NSE）水平；于术后1 d、术后2 d检测NSE、S100β蛋白；于术前1 d、术后1 d、术后3 d行蒙特利尔认知评估量表（MoCA）评分。结果显示，高剂量右美托咪定组术中的心率明显低于对照组和低剂量右美托咪定组，且低剂量右美托咪定组术中的心率明显低于对照组（$P<0.05$）。3组患者在体外循环停机后IL-6、IL-8、S100-β蛋白和NSE水平较诱导后明显增加，术后S100-β蛋白和NSE水平较体外循环停机后明显减少（$P<0.05$）。与对照组比较，低剂量组和高剂量组体外循环停机后及术后的IL-6、IL-8、S100-β蛋白和NSE水平明显降低，高剂量右美托咪定组降低更明显（$P<0.05$）。与低剂量组比较，高剂量组术后1 d MoCA评分更高（$P<0.05$）。因此认为，右美托咪定对体外循环下老年CABG患者可以发挥神经系统的保护作用，减少术后认知功能障碍发生，且可能呈剂量依赖型关系。魏晓永等[3]将右美托咪定用于80例老年腹腔镜宫颈癌根治术的患者，随机分为右美托咪定组和常规组。右美托咪定组于麻醉诱导后即刻静脉输注右美托咪定0.5 μg/（kg·d）至术毕，常规组给予等容量生理盐水。结果显示，与常规组比较，右美托咪定组术后谵妄发生率降低，术后血清S100β蛋白、NSE及TNF-α浓度降低，术后IL-1β浓度降低（$P<0.05$）。因此，可以认为麻醉诱导后静脉持续输注右美托咪定0.5 μg/（kg·h），可有效预防腹腔镜宫颈癌根治术老年患者术后谵妄的发生，其机制可能与抑制中枢炎症反应有关。

韩明明等[4]比较不同麻醉药物对颅内动脉瘤栓塞术后患者神经功能恢复的影响。选取动脉瘤性蛛网膜下腔出血拟于全身麻醉下行动脉瘤栓塞术的患者100例，随机分为丙泊酚组（P组）和七氟烷组（S组）。麻醉诱导后P组静脉输注丙泊酚100~300 μg/（kg·min），S组维持呼气末七氟烷浓度1.4%~3.5%。检测两组患者术前和术后的血浆NSE和S100β蛋白的浓度。同时，记录患者术后脑血管痉挛（CVS）和迟发性缺血性神经功能障碍（DIND）的发生情况。术后随访，记录患者术后6个月格拉斯哥预后评分（GOS评分）和新发脑梗死的发生情况。结果显示，两组患者各时点血浆NSE和S100β蛋白浓度、术后CVS和DIND发生率、术后6个月GOS评分及新发脑梗死发生率差异无统计学意义（$P>0.05$）。因此认为，丙泊酚和七氟烷对颅内动脉瘤栓塞术后患者神经功能恢复的影响无差异。

王欣等[5]探讨异氟烷预处理对体外循环心脏瓣膜置换术后患者脑损伤的影响。该研究纳入择期体外循环下行心脏瓣膜置换术患者40例，随机分为两组：对照组（C组）和异氟烷预处理组（P组）。麻醉诱导后P组吸入1.5%异氟烷30 min，洗脱15 min，洗脱结束时呼气末异氟烷浓度<0.1%。测定各个时间点的血清S100β蛋白浓度，同时测定血清谷氨酸浓度。分别于术前1 d和术后7 d记录MMSE评分，记录术后认知功能障碍的发生情况。结果显示，与对照组比较，异氟烷组术后的血清S100β蛋白浓度降低，血清谷氨酸浓度降低（$P<0.05$）。两组均未见术后认知功能障碍的发生。因此，可以认为异氟烷预处理可减轻体外循环心脏瓣膜置换术后患者脑损伤，其机制可能与抑制谷氨酸释放有关。

（二）非麻醉药物

李亚南等[6]研究尼莫地平对老年腔隙性脑梗死患者术后谵妄（POD）的影响。选择择期全身麻醉下拟行脊柱手术术前合并腔隙性脑梗死的患者60例，随机分为对照组和尼莫地平组。尼莫地平组于麻醉诱导前30 min开始静脉输注尼莫地平7.5 μg/（kg·h）至术毕。于术前和术后进行动脉及颈静脉球部血气分析，并计算颈静脉球部血氧含量、动脉-颈静脉球部血氧含量差、脑氧摄取率及颈静脉-动脉血乳酸浓度差。测定颈静脉球部血清S100β蛋白和脑源性神经营养因子（BDNF）的浓度。记录术后3 d内谵妄的发生情况。结果显示，与对照组比较，尼莫地平组术后颈静脉球部血氧含量升高，动脉-颈静脉球部血氧含量差及脑氧摄取率降低，术后血清S100β蛋白浓度降低，脑源性神经营养因子浓度升高，术后谵妄发生率降低（$P<0.05$）。各时点颈静脉-动脉血乳酸浓度差的差异无统计学意义（$P>0.05$）。因此认为，尼莫地平可减少老年腔隙性脑梗死患者术后谵妄的发生，其机制可能与改善术中脑氧代谢及减轻脑损伤有关。

刘刚等[7]研究高浓度氢气（67%）吸入对老年患者髋部骨折术后谵妄的影响。选择在椎管内麻醉下行髋部骨折手术的老年患者80例，随机分为两组：氢气吸入组和对照组。氢气组患者在麻醉前和手术结束后即刻分别给予含67%氢气和33%氧气的混合气体吸入60 min，对照组患者给予33%氧气吸入。于氢气吸入前、吸入30 min和吸入60 min测定患者动脉血气。于氢气吸入前、术后即刻、术后3 h和术后6 h采集患者动脉血，测定IL-6浓度和SOD活性。采用意识错乱评估法（CAM）评定术后7 d POD的发生情况。结果显示，两组患者术后IL-6浓度明显升高，SOD活性明显减弱（$P<0.05$）；与对照组比较，术后氢气组患者IL-6浓度明显降低，SOD活性明显增强（$P<0.05$）。对照组患者POD发生12例（30%），明显多于氢气组的3例（7.5%）（$P<0.05$）。两组血气分析差异无统计学意义。因此认为，氢氧（2:1）混合气体吸入明显降低老年患者髋部骨折POD的发生率，其机制可能与调控炎症反应和氧化应激反应有关。

张高峰等[8]评价围术期连续股神经阻滞对股骨颈骨折老年患者术后认知功能障碍的影响。该研究纳入蛛网膜下腔联合硬膜外麻醉下行股骨头置换术病人60例。采用随机数字表法分为两组：患者自控股神经镇痛组（PCNA组）和患者自控静脉镇痛组（PCIA组）。患者入院后确诊为股骨颈骨折后即实施镇痛，PCNA组采用罗哌卡因行患者自控股神经阻滞镇痛，PCIA组采用芬太尼行静脉自控镇痛，持续至术后48 h。蛛网膜下腔穿刺成功后取2 ml脑脊液，检测Aβ-42和tau蛋白浓度，计算二者比值。分别于镇痛前和术后7 d，采用MMSE评估认知功能，记录认知功能障碍的发生情况。结果显示，与PCNA组相比，PCIA组脑脊液Aβ-42/tau蛋白比值降低，术后

7 d 时术后认知功能障碍发生率升高（$P<0.05$）。结论认为，围术期连续股神经阻滞可降低老年股骨颈骨折患者术后认知功能障碍的发生。

二、心脏保护

良好的心肌保护是手术成功的保证，如何对心脏手术进行心肌保护仍然是 2018 年研究的热点。

（一）麻醉药物

丁孟瑶等[9]研究七氟烷对体外循环下双瓣膜置换术患者心肌的保护作用。该研究纳入 23 例在体外循环下行双瓣膜置换术的患者为研究对象。将所有患者随机分为观察组和对照组。观察组 12 例患者，手术过程中采用七氟烷进行麻醉维持；对照组有 11 例患者采用丙泊酚进行麻醉维持。记录所有患者手术前、体外循环前、体外循环后，进入 ICU 时、ICU 6 h、ICU 12 h 的平均动脉压（MAP）、心排血指数（CI）、心率（HR）、每搏指数（SVI）、中心静脉压（CVP）、心脏自动复搏率等指标。并收集所有患者各时间点的静脉血，测定血清肌钙蛋白 I（cTnI）、肌酸激酶同工酶（CK-MB）和 C 反应蛋白（CRP）的浓度水平。比较两组患者各时段、各项指标水平的差异。结果显示，两组患者的 MAP、HR、CVP 在各时段内差异均不具有统计学意义（$P>0.05$）；但是观察组患者的 CI、SVI、心脏自动复搏率均明显高于对照组，具有统计学意义（$P<0.05$）。观察组患者进入 ICU 后各时段的血清 cTnI、CK-MB 和 CRP 的浓度水平均低于对照组，具有统计学意义（$P<0.05$）。结论认为，体外循环下双瓣膜置换术中使用七氟烷能够有效地保护患者的心功能，减轻手术后心肌细胞的损伤，降低血清 cTnI、CK-MB 和 CRP 的释放量，有效地保护心肌，效果显著。

（二）非麻醉药物

Zhang 等[10]等进行单中心的随机对照研究，探讨术前口服甲状腺素预防体外循环下行心脏手术患儿术后甲状腺功能减退症和减轻心肌缺血再灌注损伤的作用。选择 40 例择期在体外循环下行先天性心脏病手术的患儿，随机分为对照组和甲状腺素摄入组。甲状腺素摄入组于术前 4 d，每天口服 1 次甲状腺素片 0.4 mg/kg。结果显示，两组患儿在各个观察时间点的血流动力学指标没有显著差别，两组患儿在气管导管的拔管时间及在 ICU 的住院时间亦没有显著差异。两组患儿，术后甲状腺素水平较术前明显下降。与对照组相比，甲状腺素摄入组患儿术后甲状腺素水平显著升高。与对照组相比，甲状腺素摄入组在 ICU 中需要正性肌力药物的患儿数量、血清 CK-MB 的活性、血清阳性 cTnI 比率以及心肌细胞表达的 MHCβ mRNA 水平都显著降低。同时，甲状腺素摄入组的心肌细胞表达 HSP70 和 MHCα mRNA 的水平显著增加。因此，在体外循环下行心脏手术的患儿，术前口服小剂量甲状腺素片可能降低术后甲状腺功能减退症的严重程度以及通过增加 HSP70 和 MHCα 的表达减轻心肌缺血再灌注损伤。

除应用药物进行心肌保护外，其他的非药物方法也被应用到心肌保护中，张春雷等[11]研究应用心脏不停搏法对二尖瓣置换术患者心肌损伤时内质网应激及细胞凋亡的影响。该研究选取风湿性心脏病伴有二尖瓣狭窄并择期行二尖瓣置换术的患者 80 例，性别不限，随机分为心脏不停搏组和心脏停搏组。分别于切开右心房即刻、主动脉阻断后 30 min、体外循环开始后 30 min 和缝合右心房时抽取桡动脉血，检测血浆肌酸激酶同工酶（CK-MB）和心肌肌钙蛋白 T（cTnT）的浓度。结果显示，与心脏停搏组比较，心脏不停搏组的血浆 CK-MB、cTnT 浓度及心肌细胞凋亡率均降低（$P<0.05$）。心脏不停搏组主动脉阻断后 30 min 和体外循环后 30 min 时心肌 GRP78、CHOP 和 JNKmRNA 表达均低于心脏停搏组（$P<0.05$），心脏不停搏组主动脉阻断后 30 min 和体外循环后 30 min 时心肌 GRP78、CHOP 和 p-JNK 蛋白表达亦均低于心脏停搏组（$P<0.05$）。结论显示，心脏不停搏法可减轻心肌损伤时内质网应激，减少心肌细胞凋亡，从而减轻二尖瓣置换术患者的心肌损伤。

肖红等[12]评价电针技术对体外循环下心脏手术患者的心肌保护效应。选择择期行体外循环下心脏瓣膜置换术患者 40 例，随机分为对照组和电针组。电针组于麻醉诱导前 20 min 至手术结束时采用电针刺激双侧内关、郄门、神门、百会穴，频率为 2 Hz，电流强度依患者清醒时耐受程度为度。于术前和术后抽取中心静脉血标本，测定血浆心脏型脂肪酸结合蛋白（hFABP）和 cTnI 浓度，测定心肌收缩力评分，术后 24 h 进行心律失常评分。结果显示，与对照组比较，电针组停机后各时间点的血浆 MDA 浓度、术后 24 h 时血浆 cTnI 浓度和转机 30 min、术后 24 h 血浆 hFABP 的浓度降低，心律失常评分和术后 6 h、24 h 心肌收缩力评分均降低（$P<0.05$）。因此，结论认为，电针可能通过抑制体外循环心脏手术患者脂质过氧化反应，从而产生心肌保护效应。

三、肾保护

2018 年，对于围术期肾保护的研究不仅关注于药物的肾保护作用，而且也对其中一些类型手术的围术期肾损害的危险因素进行研究。王春蓉等[13]对左心功能中、重度不全患儿行左冠状动脉异常起源矫治术后发生急性肾损伤的危险因素进行分析。回顾性分析左冠状动脉异常起源于肺动脉（anomalous origin of the left coronary artery from the pulmonary artery, ALCAPA）伴左心功能中、重度不全的患儿行矫治术后发生急性肾损伤（AKI）的危险因素。该研究选择行 ALCAPA 矫治术伴术前左心室射血分数（left ventricular ejection fraction, LVEF）<50% 的患儿 43 例。根据 KIDGO 标准判断是否发生 AKI，将患儿分为两组：非 AKI 组和 AKI 组。采用多因素 Logistic 回归分析术后 AKI 的危险因素。结论显示，ALCAPA 伴左心功能中、重度不全的患儿行矫治术，术前血红蛋白含量升高和 LVEF 升高均是术后发生 AKI 的保护性因素，而术前肾小球滤过率（GFR）升高是术后 AKI 的独立危险因素。

武红会等[14]对高血压脑出血术后急性肾损伤相关危险因素进行分析。通过病例对照研究，分析发生高血压脑出血术后急性肾损伤的相关危险因素。选择高血压脑出血接受外科手术治疗的患者 211 例，根据术后是否发生 AKI 分为两组：AKI 组和非 AKI 组。结果显示，术后发生 AKI 38 例，AKI 发生率为 18%；与非 AKI 组比较，AKI 组术后 7 d 死亡率明显升高（$P<0.01$），术后 30 d 死亡率明显升高（$P<0.01$），术后 30 d GOS 评分明显降低（$P<0.01$），术后 ICU 留观时间明显延长（$P<0.01$）；两组住院时间、住院费用差异无统计学意义。多因素 Logistic 回归分析结果显示，术中输血和术中使用甘露醇是高血压脑出血术后 AKI 的独立危险因素。结论认为，高血压脑出血术后 AKI 的发生率为 18%，术中输血和使用甘露醇可能是高血压脑出血术后发生 AKI 的独立危险因素，并且术后 AKI 患

者术后 7 d 及术后 30 d 的死亡率明显升高。

樊珍等[15]探讨左西孟旦应用于冠状动脉旁路移植术合并瓣膜置换术患者对肾的保护作用。该研究选取行冠状动脉旁路移植术合并瓣膜置换术的严重心功能受损（左心室射血分数<50%）患者 30 例，随机分为观察组和对照组。观察组麻醉诱导后给予左西孟旦静脉泵注，对照组术中除常规应用血管活性药物外无特殊药物处理。术前和术后采集患者血液标本，检测乳酸、尿素氮、肌酐水平，并记录术中及术后相应时间的尿量。记录患者术后 24 h 引流量、机械通气时间、重症监护时间及住院时间。结果显示，观察组术中和术后 6 h、12 h、24 h 尿量明显多于对照组（$P<0.05$）；术后 12 h、24 h、48 h 血乳酸水平明显低于对照组；术后 6 h、12 h、24 h 血尿素氮水平明显低于对照组；术后 24 h、48 h 血肌酐水平明显低于对照组（$P<0.05$）。两组患者术后 24 h 引流量、机械通气时间、重症监护时间、住院时间差异均无统计学意义。结论认为，左西孟旦可以减轻冠状动脉旁路移植术合并瓣膜置换术患者围术期肾损伤程度。

四、肺保护

2018 年度有关于肺损伤和肺保护的临床研究多为麻醉药物、通气策略的方法，也有关于各种原因导致的肺损伤机制研究。

Gao 等[16]采用单中心随机对照双盲研究的方式对血必净治疗心肺转流导致的肺损伤的有效性。该研究选取 50 例在体外循环下行心脏手术的患者，随机分为对照组和血必净组。血必净组在术前 12 h、手术开始时以及第 2 次注射后 12 h 分别进行血必净静脉注射。研究结果显示，术后 12～72 h，血必净组的 PaO_2/FiO_2 明显高于对照组（$P<0.05$）。术后 12～72 h，血必净组 IL-1β、IL-8 及 CRP 的水平明显低于对照组（$P<0.05$）。相反，血必净组的抗炎因子 IL-10 水平显著高于对照组（$P<0.05$）。另外，对照组的患者术后有 4 例患者发生肺不张，而血必净组的患者术后均未发生肺不张。住院期间，对照组有 10 例患者合并轻度的急性呼吸窘迫综合征（acute respiratory distress syndrome, ARDS），而血必净组有 5 例患者合并轻度的 ARDS（$P<0.05$）。因此，可以认为，血必净可以减轻体外循环手术所导致的肺损伤，可能是通过降低促炎因子、减轻中性粒细胞的浸润以及上调 IL-10 有关。

魏红等[17]讨论盐酸戊乙奎醚注射液在主动脉夹层手术中对肺缺血再灌注的影响。该研究选取因主动脉夹层行全弓置换手术的患者 60 例，随机分为盐酸戊乙奎醚组和对照组。盐酸戊乙奎醚组患者，于入手术室后静脉注射盐酸戊乙奎醚注射液 0.05 mg/kg，对照组给予等量生理盐水静脉注射。两组患者分别在麻醉开始前，体外循环开始前、后，体外循环停机后，术后 4 h 及术后 24 h 测定血清 TNF-α、IL-6、IL-1 及氧合指数水平，同时记录患者术后呼吸机辅助时间及 ICU 驻留时间。结果显示，与对照组相比，盐酸戊乙奎醚组在体外循环停机后，术后 4 h 及 24 h 血清 TNF-α 及 IL-1 均明显降低，差异有统计学意义（$P<0.05$），与对照组相比，盐酸戊乙奎醚组在体外循环停机后，术后 4 h 及 24 h 氧合指数显著升高，差异具有统计学意义（$P<0.05$）；患者术后呼吸机辅助时间及重症监护病房（ICU）驻留时间盐酸戊乙奎醚组均较对照组明显缩短，差异均具有统计学意义（$P<0.05$）。因此，在全弓置换术中静脉给予盐酸戊乙奎醚注射液，能够降低术后血清 TNF-α、IL-1、IL-6 的释放，提高患

者氧合指数，缩短术后呼吸机辅助及重症监护病房（ICU）驻留时间，减少肺缺血再灌注损伤，改善预后。

吕帅国等[18]探讨应用不同剂量帕瑞昔布钠对胸腔镜下肺叶切除术老年患者血清肺表面活性蛋白 A（surfactant protein A，SP-A）和炎症反应的影响。择期全身麻醉下行胸腔镜下肺叶切除术老年患者 62 例，随机分为帕瑞昔布钠 0.3 mg/kg 组（P1 组）、帕瑞昔布钠 0.6 mg/kg 组（P2 组）和对照组（C 组）。P1、P2 组患者在麻醉诱导前即刻和术后 12 h 分别静脉注射帕瑞昔布钠 0.3 mg/kg、0.6 mg/kg，C 组静脉注射同容量生理盐水。分别于麻醉诱导前即刻（T0）、手术结束（T1）、术后 12 h（T2）、术后 24 h（T3）测定血清 SP-A、TNF-α、IL-6 和 IL-8 浓度。记录术后 72 h 内肺部并发症的发生情况。结果显示，与 T0 时比较，T1～T3 时 3 组患者血清 SP-A、TNF-α、IL-6、IL-8 浓度明显升高（$P<0.05$）；T1～T2 时 P1 组和 P2 组血清 SP-A、TNF-α、IL-6、IL-8 浓度明显低于 C 组（$P<0.05$）。3 组患者术后 72 h 肺部并发症发生率差异无统计学意义。结论认为，胸腔镜下肺叶切除术老年患者围术期应用帕瑞昔布钠 0.3 mg/kg 可明显抑制血清 SP-A 浓度升高，减轻炎症反应。

朱媛媛等[19]评价肢体缺血预处理对肺叶切除术患者的肺保护作用，并进一步探讨其可能存在的机制。该研究选取择期行胸腔镜肺叶切除术患者 40 例，随机分为肢体缺血预处理组，左下肢根部绑止血带，充气阻断下肢血流 5 min，再放气恢复血流 5 min，如此循环 3 次；对照组，左下肢绑止血带未充气 30 min。分别于入室时和术后 6 h、12 h、24 h 检测 Toll 样受体 4（TLR4）的表达，并于上述各时点计算肺泡-动脉氧分压差（A-aDO$_2$）、呼吸指数（RI）和氧合指数（OI），记录术后 48 h 内肺部并发症和肢体缺血与处理组的左下肢不良反应。结果显示，与入室时比较，术后 6 h、12 h、24 h 两组 TLR4 表达均明显上升，但肢体缺血预处理组明显低于对照组（$P<0.05$）；与入室时比较，术后 6 h、12 h、24 h 两组 A-aDO$_2$、RI 明显升高，OI 明显降低（$P<0.05$）；与对照组比较，肢体缺血预处理组 A-aDO$_2$、RI 明显降低，OI 明显升高（$P<0.05$）。术后两组患者肺炎和肺不张发生率差异无统计学意义，两组均未见呼吸衰竭。肢体缺血预处理组患者未见肢体皮肤破溃、血栓栓塞、神经损伤等不良反应。因此，可以认为肢体缺血预处理对肺叶切除术患者肺具有保护作用，与下调血液单核细胞 TLR4 的表达、减轻全身炎症反应有关。

张连芹等[20]评价肢体远隔缺血预处理（remote ischemic preconditioning，RIPC）对心肺转流（cardiopulmonary bypass，CPB）心脏瓣膜置换术后患者肺功能的影响。该研究选择在 CPB 下行心脏瓣膜置换术患者 70 例，随机分为两组。肢体远隔缺血预处理组于气管插管后 10 min 采用测压袖带在患者右上肢上臂，给予 3 个循环的 5 min 缺血（袖带充气，压力≥200 mmHg）及 5 min 再灌注（袖带放气至 0 mmHg）处理。对照组将袖带绑于患者右上肢，但不进行充气及放气操作。分别于气管插管后 10 min 和主动脉开放后 1 h、术后 6 h、术后 12 h、术后 24 h 进行血气分析，计算氧合指数（PaO$_2$/FiO$_2$）和肺泡-动脉血氧分压差（A-aDO$_2$），动态肺顺应性（C$_{dyn}$）和静态肺顺应性（C$_{st}$）。记录出院时肺部不良事件情况。结果显示，与气管插管后 10 min 时比较，主动脉开放后 1 h、术后 6 h、术后 12 h、术后 24 h 两组 PaO$_2$/FiO$_2$ 明显降低，A-aDO$_2$ 明显降低；与对照组比较，肢体远隔缺血预处理组肺部不良事件发生率明显降低（$P<0.05$）。因此，认为肢体远隔缺血预处理能够改善心脏瓣膜置换术患者的肺顺应性，减少术后肺部不良事件的发生。

张莉等[21]探讨喉罩联合肺保护性通气对全身麻醉开腹手术患者术后肺部并发症的影响。该研究选择全身麻醉下行开腹手术患者 87 例，随机分为 2 组：气管插管＋常规通气组和喉罩＋保护性通气组。气管插管＋常规通气组插入单腔气管导管行常规通气：吸入纯氧 2 L/min，潮气量 8～10 ml/kg，通气频率为 8～12 次 / 分钟，吸呼比 1∶2。喉罩＋保护性通气组置入 ProSeal 喉罩行保护性通气：吸入纯氧 2 L/min，潮气量 6～8 ml/kg，通气频率 12～16 次 / 分钟，吸呼比 1∶2，PEEP 5 cmH$_2$O，术中每 30 分钟手控肺复张 1 次。两组患者均维持 PetCO$_2$35～45 mmHg。记录术后 7 d 内肺部并发症（肺炎、胸腔积液、肺不张、气胸、支气管痉挛和急性呼吸功能衰竭）的发生情况。结果显示，两组患者均未见肺不张、气胸和急性呼吸衰竭。与气管插管＋常规通气组比较，喉罩＋保护性通气组术后肺炎、胸腔积液和支气管痉挛的发生率差异无统计学意义（$P>0.05$），术后肺部并发症总发生率降低（$P<0.05$）。因此，研究认为，与气管插管常规通气相比，喉罩联合保护性通气可减少全身麻醉开腹手术患者术后肺部并发症发生率。

五、肝保护

2018 年对于围术期肝保护的临床研究相对较少，还是集中于药物对肝的保护作用。

丁海涛等[22]分析右美托咪定在左半肝切除术中对肝缺血再灌注损伤的作用。该研究选择 60 例行左半肝切除术的患者，随机分为试验组和对照组。试验组在麻醉诱导前给予右美托咪定，以 1 μg/（kg·h）的速度静脉泵入 10 min，然后以 0.5 μg/（kg·h）的速度静脉持续泵入至手术结束。对照组予以同等剂量的 0.9% 氯化钠注射液。分别于肝门阻断前（T0）、肝门开放后（T1）、关腹前（T2）和术后第 1 天（T3）检测患者的肝功能和细胞因子水平。结果显示，试验组平均手术时间（243.6±59.1）min，肝门阻断时间（24.7±10.3）min。肝门阻断后，肝功能各项指标和 IL-6、IL-10、丙二醛（MDA）较阻断前逐渐上升，SOD 逐渐下降（$P<0.05$）。术后第 1 天试验组肝功能指标谷丙转氨酶（ALT）、天冬氨酸转氨酶（AST）、碱性磷酸酶（ALP）和总胆红素（TB）均低于对照组（$P<0.05$）；试验组细胞因子指标 IL-6 和 MDA 均低于对照组；试验组 IL-10 和 SOD 均高于对照组（$P<0.05$）。结论认为，右美托咪定能减少氧自由基和促炎性细胞因子的产生，从而对缺血再灌注损伤肝具有一定的保护作用。喻君等[23]观察急性等容血液稀释（ANH）和术前急性高容血液稀释（AHH）用于老年肝癌患者肝肿瘤切除术时对围术期血常规、凝血功能及肝功能的影响。该研究选择全身麻醉下行肝肿瘤切除术老年患者 45 例，随机分为试验组 ANH 组（A 组）、AHH 组（B 组）和对照组（C 组）。A、B 组患者分别在麻醉诱导后实施 ANH 和 AHH，C 组常规补液输血。观察患者在麻醉诱导前（T1）、血液稀释后 30 min（T2）、术毕（T3）和术后 24 h（T4）的血常规、凝血功能和肝功能指标的变化。结果显示，A 组术前平均采血量为（740.00±134.99）ml；3 组患者围术期出血量相近（$P>0.05$），A 组和 B 组术中分别有 3 例需输入异体血（20%），C 组术中有 8 例需输入异体血（53.3%），A 组和 B 组异体血需求量比 C 组明显减少（$P<0.01$）；A 组和 B 组患者血红蛋白（Hb）、血细胞比容（Hct）在血液稀释后各时点与 T1 比较明显降低（$P<0.01$），与 C 组比较差异有统计学意义（$P<0.05$）；与 T1 比较，3 组的 TP、白蛋白（ALB）在 T2 后逐渐降低，组间比较差异有统计学意义（$P<0.05$）；3 组肝功能 ALT、AST 在 T2 以后逐步升高（$P<0.05$），在 T3、T4 时点 C 组显著高于 A 组（$P<0.05$）；A 组在等容血液稀释后血浆凝血酶原时间（PT）、活化部分凝血活酶时间（APTT）值

与术前比较明显延长，但仍在正常范围内，回输自体血后指标得到一定改善；3组血浆凝血酶时间（TT）、D-二聚体（D-D）值水平各时点在组内及组间比较，差异无统计学意义。结论认为，ANH及AHH用于老年肝癌切除手术进行血液保护对血常规、凝血功能和肝功能无明显影响，可明显减少异体输血量。

六、胃肠道保护

张颖等[24]研究右美托咪定对体外循环（CPB）下心脏瓣膜置换术患者应激反应与肠黏膜屏障功能的影响。该研究选取40例行心脏瓣膜置换术的风湿性心脏病患者，随机分为对照组和右美托咪定处理组。麻醉诱导前，右美托咪定组静脉输注右美托咪定1 μg/kg持续10 min，随后以0.3 μg/（kg·h）速率输注至术毕；对照组输注等容量生理盐水。采集给药前、CPB开始前、CPB 50 min、停CPB即刻、术后4 h、术后24 h动脉血样，检测血糖浓度、血浆皮质醇含量以及二胺氧化酶（diamine oxidase，DAO）活性。结果显示，与基础比较，两组患者在CPB开始前、CPB过程中、CPB后血糖及皮质醇浓度显著增高（$P<0.05$），CPB过程中及CPB后DAO活性显著增强（$P<0.05$）。与对照组比较，右美托咪定组在CPB开始前、CPB过程中及CPB后血浆皮质醇、血糖浓度显著降低（$P<0.05$），CPB过程中及CPB后DAO活性显著降低（$P<0.05$）。因此认为，右美托咪定可以改善CPB下心脏瓣膜置换术患者肠黏膜屏障功能，且可能与减轻应激反应有关。

李雨霏等[25]探讨不同的CO_2气腹压力对妇科腹腔镜手术患者术后胃肠道功能的影响。该研究选取择期行妇科腹腔镜手术患者120例，将患者随机分为3组，每组40例。3组患者的气腹压力分别为6~8 mmHg、9~11 mmHg和12~14 mmHg。所有患者检测术前6 h、术后6 h空腹血清D-乳酸含量，记录麻醉诱导前、气腹前、气腹后1 h、气腹后2 h及停止气腹后1 h的动脉血pH、$PaCO_2$和PaO_2。记录术中气腹时间，术后首次排气时间、进食时间、排便时间、术后住院时间。结果显示，3组患者术后6 h的血清D-乳酸含量较术前6 h明显升高（$P<0.05$）；与低气腹压力组比较，中气腹压力组和高气腹压力组术后6 h的血清D-乳酸含量明显升高（$P<0.05$）。3组患者PaO_2差异无统计学意义。与低气腹压力组比较，气腹后1 h、2 h中气腹压力组和高气腹压力组pH明显降低（$P<0.05$）；与低气腹压力组比较，中气腹压力组和高气腹压力组的患者首次排气时间、进食时间、排便时间及术后住院时间明显延长（$P<0.05$）。因此，可以认为低CO_2气腹压力可减轻CO_2气腹对患者胃肠道功能的损伤，有利于患者术后早期胃肠道功能的恢复。

丁妮等[26]探讨基于每搏量变异度（SVV）指导的目标导向液体治疗（goal-directed fluid therapy，GDFT）对胃肠肿瘤手术患者术中、术后胃肠功能的影响。该研究选取择期行胃肠道肿瘤根治术患者60例，将患者随机分为以中心静脉血氧饱和度（$ScvO_2$）指导的液体治疗组和以SVV指导的目标导向液体治疗组。结果显示，术中和术后GDFT组动脉血BE明显高于对照组，术中动脉血Lac、动/静脉血Lac明显低于对照组（$P<0.05$）；目标导向液体治疗组脂多糖、降钙素原（PCT）明显低于对照组（$P<0.05$）；目标导向液体治疗组胶体溶液输注量明显多于对照组，晶体溶液输注量和总液量明显少于对照组（$P<0.05$）；目标导向液体治疗组术后PACU驻留时间、排气时间、进食时间、术后住院时间明显短于对照组（$P<0.05$）。结论认为，对于行胃肠肿瘤手术患者，采用以SVV指导的目标

导向液体治疗更有利于维持患者的酸碱平衡,降低感染的发生率,促进术后胃肠功能的恢复,缩短住院时间。

七、维护免疫系统功能

孔岚等[27]观察右美托咪定对胸腔镜肺癌根治术患者围术期炎症反应及免疫功能的影响。该研究纳入全身麻醉单肺通气行胸腔镜肺癌根治术患者120例。随机分为右美托咪定组和对照组,每组60例。右美托咪定组麻醉诱导前20 min静脉注射右美托咪定负荷量1 μg/kg,15 min内输完,随后给予维持量0.5 μg/(kg·h),手术结束前20 min停药。对照组以相同方法输注等量生理盐水;在麻醉诱导前T0(30 min)、T1(完成手术时)、T2(手术后12 h)、T3(手术后24 h)时测定血清TNF-α、IL-6、IL-8的浓度,并在T0~T3分别测定$CD3^+$、$CD4^+$、$CD8^+$的表达水平和自然杀伤(NK)细胞的含量,并依据数值计算$CD4^+/CD8^+$比值。结果显示,与麻醉诱导前30 min相比,手术完成后两组血清TNF-α、IL-6及IL-8的浓度升高,差异均有统计学意义($P<0.05$);$CD3^+$、$CD4^+$含量以及$CD4^+/CD8^+$比值、NK细胞水平均降低,差异均有统计学意义($P<0.05$)。手术完成后,右美托咪定组血清TNF-α、IL-6及IL-8的浓度较对照组降低得更明显($P<0.05$)。对照组$CD3^+$、$CD4^+$含量以及$CD4^+/CD8^+$比值、NK细胞水平较右美托咪定组降低得更显著($P<0.05$)。结论认为,右美托咪定能减轻胸腔镜肺癌根治术患者围术期的炎症反应,并且可以减少患者术后的免疫抑制。周循等[28]观察储存式自体成分输血与异体输血对胃肠恶性肿瘤患者围术期细胞免疫和体液免疫的影响。该研究选择择期全身麻醉下行胃肠肿瘤根治手术患者60例,术中出血200~400 ml,Hb 70 g/L时启动输血,将患者随机分为两组。储存式自体成分输血组(P组):术中输血时采用贮存式自体成分输血;异体输血组(A组):输血时采用异体输血。测定入室时、术毕即刻、术后1 d、术后3 d、术后7 d外周血中T淋巴细胞亚群、NK细胞百分比和IL-2、IL-10、TNF-α、穿孔素(perforin, PF)浓度。结果显示,与入室时比较,术毕即刻至术后7 d A组$CD3^+$、$CD4^+$、NK细胞百分比和$CD4^+/CD8^+$比值明显降低($P<0.05$);术后3 d、术后7 d A组$CD3^+$、$CD4^+$、NK细胞百分比和$CD4^+/CD8^+$比值明显低于P组($P<0.05$);术后1~7 d A组IL-2浓度明显低于,IL-10浓度明显高于P组($P<0.05$)。与入室时比较,术毕即刻至术后3 d A组IgG、IgA含量明显降低($P<0.05$);术毕即刻P组IgG、IgA含量明显降低($P<0.05$),术后1 d、术后3 d恢复至术前水平。结论认为,围术期异体输血可降低肿瘤患者T细胞亚群和NK细胞百分比,并延长其恢复时间,也可一过性降低血浆中免疫球蛋白IgG、IgA含量,从而影响患者的免疫功能,而储存式自体成分输血对肿瘤患者术后免疫功能的影响轻微。

(王月兰　吕　蒙)

参 考 文 献

[1] Zhang J, Wang G, Zhang F, et al. Improvement of postoperative cognitive dysfunction and attention network function of patients with ischemic cerebrovascular disease via dexmedetomidine. Exp Ther Med, 2018, 15 (3): 2968-2972.

[2] 王鹤昕, 王洪武. 右美托咪定对体外循环下老年冠状动脉旁路移植术患者术后认知功能的影响. 中华老年心脑血管病杂志, 2018, 20 (11): 1164-1168.

[3] 魏晓永, 王涛, 吴艳玲, 等. 右美托咪定对老年患者腹腔镜宫颈癌根治术后谵妄的预防效果. 中华麻醉学杂志, 2018, 38 (3): 283-286.

[4] 韩明明, 黄祥, 唐朝亮, 等. 不同麻醉药物对颅内动脉瘤栓塞术后患者神经功能恢复影响的比较. 中华麻醉学杂志, 2018, 38 (3): 351-354.

[5] 王欣, 章放香. 异氟醚预处理对体外循环心脏瓣膜置换术患者脑损伤的影响. 中华麻醉学杂志, 2018, 38 (1): 88-91.

[6] 李亚南, 刘祥, 杨淑红, 等. 尼莫地平对老年腔隙性脑梗死患者术后谵妄的影响. 中华麻醉学杂志, 2018, 38 (3): 262-265.

[7] 刘刚, 王如意, 于泳浩, 等. 氢气吸入对老年患者髋部骨折术后谵妄的影响. 临床麻醉学杂志, 2018, 34 (7): 643-646.

[8] 张高峰, 杨佩, 王强, 等. 围术期连续股神经阻滞对老年股骨颈骨折病人术后认知功能障碍的影响. 中华麻醉学杂志, 2018, 38 (1): 66-69.

[9] 丁孟瑶, 武勇. 七氟烷对体外循环下双瓣膜置换术患者心肌的保护作用. 中国体外循环杂志, 2018, 16 (2): 96-100.

[10] Zhang JQ, Yang QY, Xue FS, et al. Preoperative oral thyroid hormones to prevent euthyroid sick syndrome and attenuate myocardial ischemia-reperfusion injury after cardiac surgery with cardiopulmonary bypass in children: A randomized, double-blind, placebo-controlled trial. Medicine (Baltimore), 2018, 97 (36): e12100.

[11] 张春雷, 张加强, 林洪启, 等. 心脏不停跳法对二尖瓣置换术患者心肌损伤时内质网应激及细胞凋亡的影响. 中华胸心血管外科杂志, 2018, 34 (4): 210-215.

[12] 肖红, 吴大庆, 章放香, 等. 电针对体外循环心脏手术患者的心肌保护效应. 中华麻醉学杂志, 2018, 38 (2): 146-149.

[13] 王春蓉, 王越夫, 晏馥霞, 等. 左心功能中重度不全患儿行左冠状动脉异常起源矫治术后发生急性肾损伤的危险因素分析. 临床麻醉学杂志, 2018, 34 (10): 953-957.

[14] 武红会, 张鹏, 刘金东. 高血压脑出血术后急性肾损伤相关危险因素分析. 临床麻醉学杂志, 2018, 34 (10): 958-962.

[15] 樊珍, 林培容, 赵丽云, 等. 左西孟旦对冠状动脉旁路移植术合并瓣膜置换术患者的肾脏保护作用. 中国医药, 2018, 13 (2): 196-199.

[16] Gao W, Li N, Cui XG. Efficacy of xuebijing injection on cardiopulmonary bypass-associated pulmonary injury: A prospective, single-center, randomized, double blinded trial. Chin J Integr Med, 2018, 24 (11): 815-821.

[17] 魏红, 董铁立, 杨现会. 盐酸戊乙奎醚注射液在主动脉夹层手术中对肺缺血再灌注的影响. 中华医学杂志, 2018, 98 (10): 777-780.

[18] 吕帅国, 卢锡华, 董铁立, 等. 帕瑞昔布钠对胸腔镜下肺叶切除术老年患者血清肺表面活性蛋白A和炎症反应的影响. 临床麻醉学杂志, 2018, 34 (1): 50-53.

[19] 朱媛媛, 韩登阳, 丛丽, 等. 肢体缺血预处理对肺叶切除术患者肺的保护作用. 临床麻醉学杂志, 2018,

34（3）：226-229.

[20] 张连芹，石梦竹，顾天楚，等. 肢体远隔缺血预处理对心肺转流心脏瓣膜置换术患者肺功能的影响. 临床麻醉学杂志，2018，34（4）：352-355.

[21] 张莉，罗晨禹，胡宇，等. 喉罩联合保护性肺通气对全麻开腹手术患者术后肺部并发症的影响. 中华麻醉学杂志，2018，38（5）：529-532.

[22] 丁海涛，刘紫琪，贾晓鹏，等. 右美托咪定在左半肝切除术中对肝缺血再灌注损伤作用的分析. 解放军医学院学报，2018，39（8）：695-698.

[23] 喻君，金孝岠，郭建荣，等. 不同血液稀释法对老年肝癌手术患者凝血及肝脏功能的影响. 中国临床药理学与治疗学，2018，23（3）：308-312.

[24] 张颖，赵其宏，张运淳，等. 右美托咪定对心瓣膜置换术患者应激反应与肠黏膜屏障功能的影响. 中华全科医学，2018，16（7）：1078-1080.

[25] 李雨霏，王胜斌，居霞，等. 不同压力CO_2气腹对妇科腹腔镜手术患者术后胃肠道功能的影响. 临床麻醉学杂志，2018，34（4）：359-362.

[26] 丁妮，张冬梅，高玉华，等. 每搏量变异度指导的目标导向液体治疗对胃肠肿瘤患者术中、术后胃肠功能的影响. 临床麻醉学杂志，2018，34（1）：45-49.

[27] 孔岚，卢锡华. 右美托咪定对胸腔镜肺癌根治术患者围手术期炎症反应及细胞免疫功能的影响. 中华医学杂志，2018，98（36）：2929-2932.

[28] 周循，王欢，刘小倩，等. 储存式自体成分输血对胃肠肿瘤患者围术期免疫功能的影响. 临床麻醉学杂志，2018，34（2）：144-148.

第六章 危重症医学研究进展

第一节 危重症医学基础研究

一、肺

本年度研究了阿米洛利、血必净注射液、毒毛花苷G（哇巴因）、盐酸戊乙奎醚、顺阿曲库铵、黄杞苷、柴胡皂苷a、右美托咪定、异氟烷、羟考酮、厄洛替尼等药物，以及电针等治疗方法对肺损伤的影响，并对肺损伤相关机制进行了研究。

（一）药物及治疗方法对肺损伤的影响

Zhang等[1]研究阿米洛利对脂多糖（LPS）诱导的大鼠急性肺损伤（acute lung injury，ALI）的保护作用。研究采用6 mg/kg LPS静脉注射诱导无病原雄性大鼠急性肺损伤。给予LPS前30 min，给予大鼠静脉注射10 mg/kg阿米洛利预处理。而对照组接受10 mg/kg生理盐水。采用湿/干重比（W/D）和肺组织学检查评价急性肺损伤程度，同时测定肺组织中的髓过氧化物酶（MPO）活性及支气管肺泡灌洗液（bronchoalveolar lavage fluid，BALF）中总蛋白（TP）、肿瘤坏死因子α（TNF-α）和巨噬细胞炎症蛋白-2（MIP-2）的浓度。通过Western blotting法分析评价NHE-1和丝裂原活化蛋白激酶（MAPK）、p38、p-p38、ERK和P-ERK的表达。结果表明，NHE-1抑制剂阿米洛利可以通过逆转ERK作用减轻脂多糖诱导的大鼠急性肺损伤。

Shi等[2]探讨"血必净注射液"（XBJ）在治疗脓毒症所致急性肺损伤中的疗效。研究将27只小鼠随机分为3组：一组在假手术前服用生理盐水；脓毒症组仅行盲肠结扎穿刺术；脓毒症+XBJ组在CLP术前72 h、48 h和24 h分别注射XBJ。采集肺组织进行UHPLC-Q-TOF/MS成像分析、生物标志物鉴定和通路分析。通过分析，发现肺组织中45个嘌呤、氨基酸和鞘脂代谢产物被鉴定为脓毒症诱导的急性肺损伤的潜在生物标志物，其中22个在脓毒症+XBJ组明显逆转。以上结果表明，嘌呤代谢途径、谷胱甘肽代谢途径、鞘磷脂代谢途径、花生四烯酸代谢途径和磷脂代谢途径可能是克服脓毒症急性肺损伤的潜在治疗途径，并可能是XBJ对抗急性肺损伤的潜在保护机制。

Wang等[3]探讨毒毛花苷G对脂多糖（LPS）致小鼠急性肺损伤的治疗作用。实验采用雄性C57BL/6J小鼠，每天腹腔注射毒毛花苷G1次（0.1 mg/kg），连续3 d，于最后一次注射毒毛花苷G后1 h，经鼻滴入LPS（5 mg/kg）诱导ALI。研究发现毒毛花苷G可减轻肺组织病理改变，降低TNF-α、IL-1β和IL-6生成，抑制中性粒细胞和巨噬细胞浸润，改善肺水肿和肺通透性；另外，研究还发现毒毛花苷 G 上述作用与其抑制肺组织中核因子 -κB（NF-κB）和丝裂原活化蛋白激酶（MAPK）信号通路有关。结果表明，毒毛花苷 G 对 LPS 所致的 ALI 的严重程度具有负调节作用。

Zheng 等[4] 测定盐酸戊乙奎醚（PHC）对培养的人肺微血管内皮炎症损伤的影响，并通过含 β-arrestin-1 mRNA 的质粒转染人肺微血管内皮细胞，检测 PHC 对 LPS 诱导的内皮细胞损伤的影响是否依赖于 β-arrestin-1 的上调。研究发现 PHC 通过增加 β-arrestin-1 表达和 NF-κB 激活减少，降低对 LPS 刺激的炎症反应，降低乳酸脱氢酶（LDH）、TNF-α、IL-6、血管细胞黏附分子（VCAM-1）和细胞间黏附分子 1（ICAM-1）的表达，而在含 β-arrestin-1 mRNA 的质粒转染的人肺微血管内皮细胞中，上述结果均被逆转。结果表明，PHC 有保护肺免受 LPS 诱导的肺微血管内皮炎症损伤作用，这可能与 PHC 能够增加 β-arrestin-1 表达从而减少 NF-κB 的激活有关。

Wu 等[5] 探讨盐酸戊乙奎醚（PHC）对大鼠胸部创伤－伴失血性休克（THS）复苏致急性肺损伤（ALI）中的分子作用机制。在钝性胸部创伤后 6 h，抽取动脉血进行血气和促炎因子分析，并采集肺组织标本，检测肺组织病理改变、湿/干重比、髓过氧化物酶活性、Toll 样受体 4（TLR 4）、p-p38 MAPK 的蛋白表达水平，NF-κB 和激活蛋白 -1（AP-1）。除 TLR 4 的表达外，THS 还可显著降低心率和平均动脉压，并与肺组织中 TNF-α、IL-6、IL-1β、p-p38MAPK、NF-κB 和 AP-1 活化显著相关。PHC 能有效地抑制 TLR 4 的表达，降低 p-p38MAPK、NF-κB 和 AP-1 的活性，下调促炎介质的表达。综上所述，本研究结果表明，PHC 可能通过抑制 TLR 4 信号通路发挥抗炎作用，减少急性肺损伤的发生。

He 等[6] 研究顺阿曲库铵联合通气对脓毒症大鼠炎症因子和免疫变化的影响。实验将 54 只健康雄性 SD 大鼠随机分为 3 组：假手术组（$n=6$）、模型组（$n=24$）和实验组（$n=24$）。采用 CLP 制备大鼠脓毒症模型，实验组大鼠用顺阿曲库铵联合通气进行治疗。手术后 6 h、12 h、24 h 检测 TNF-α、IL-1β、IL-6 和降钙素原（PCT）水平，以及外周血白细胞和中性粒细胞比值。手术后 24 h，检测肺组织中高迁移率族蛋白 B1（HMGB1）的表达和 T 淋巴细胞亚群中 $CD4^+$ 和 $CD8^+$ 的表达，并测定肺湿/干重比。与模型组相比，实验组炎症因子水平明显降低，细胞免疫测定指标明显升高。治疗后外周血白细胞与中性粒细胞的比率明显降低。结果显示，顺阿曲库铵联合通气可通过抑制炎症反应和调节免疫功能减轻脓毒症大鼠器官的炎症损伤，对指导临床诊断和治疗具有新的意义。

Jiang 等[7] 评估黄杞苷对 LPS 诱导的 ALI 的保护和治疗作用。研究采用 Western blotting 法检测过氧化物酶体增殖物激活受体 γ（PPAR-γ）、NF-κB 和 IκBα；检测并观察肺组织中 MPO 活性、肺湿/干重比和组织病理学改变；采用 ELISA 检测 TNF-α、IL-1β 和 IL-6 水平。研究发现，黄杞苷降低 MPO 活性和肺湿/干重比，减少支气管肺泡灌洗液（BALF）中炎症细胞数量和炎症因子水平；黄杞苷能上调 PPAR-γ 的表达，抑制 NF-κB 活性。结果表明，黄杞苷通过激活 PPAR-γ 保护肺免受脂多糖诱导的急性肺损伤作用保护，并能发挥治疗作用，是治疗肺损伤潜在的有效药物。

Chen 等[8] 探究柴胡皂苷 a（SSa）是否能保护小鼠免受香烟烟雾（CS）诱导肺部炎症，以及其保护机制。在小鼠暴露于 CS 前 1 h，通过腹腔注射 SSa 进行治疗，连续 5 d。研究显示，SSa 能抑制 BALF 中 CS 诱导的炎症细胞浸润和 NO、TNF-α 和 IL-1β 的产生，减少肺组织中 MPO 和 MDA 的含量，另外，SSa 还能抑制 NF-κB 的水平，上调 Nrf2 和 HO-1 的表达。结果表明，SSa 在 CS 诱导的肺部炎症中具有治疗潜力。

Meng 等[9]* 研究评价右美托咪定（DEX）对脂多糖（LPS）所致 ALI 的保护作用，并探讨其通过 HMGB 1 介导的可能机制。在体实验，观察肺病理和髓过氧化物酶（MPO）活性，评价 DEX 对肺的保护作用。检测大鼠支气管肺泡灌洗液（BALF）、血清和肺组织中 TNF-α、IL-6 和 IL-1β 水平。测定血清超氧化物歧化酶（SOD）、丙二醛（MDA）、谷胱甘肽过氧化物酶（GSH-Px）等氧化指标。同时测定 LPS 诱导的 Beas-2b 细胞培养上清液中 NO、TNF-β、IL-6 和 IL-1β、MDA、SOD 和 GSH-Px 的含量。此外，还检测高迁移率族蛋白 1（HMGB1）、Toll 样受体 4（TLR4）、髓系分化因子 88（Myd 88）、NF-κB 抑制剂（IκBα）、p-IκBα、NF-κB、p-NF-κB、磷脂酰肌醇 3 激酶（PI3K）的表达。P-PI3K、蛋白激酶 B（Akt）、p-Akt、哺乳动物西罗莫司（雷帕霉素）靶点（mTOR）和 p-mTOR 在 LPS 诱导的 ALI 大鼠和 LPS 诱导的 BEAS-2B 细胞中的作用。用免疫组织化学和免疫荧光法检测 HMGB 1 在肺组织 BEAS-2B 细胞中的表达，探讨 DEX 的发生机制。结果表明，DEX 能有效减轻肺组织病理改变，改善 LPS 刺激大鼠和 BEAS-2B 细胞 MPO、SOD、MDA、GSH-Px、TNF-α、IL-6、IL-1β 和 NO 水平。此外，DEX 还能抑制 HMGB1、TLR4、MyD 88、p-Iκb、p-nf-κb、p-PI3K、p-AKT 和 p-mTOR 在体和离体表达。免疫组织化学和免疫荧光分析也显示 DEX 抑制肺组织切片和 BEAS-2B 细胞中 HMGB 1 的水平。HMGB 1 抑制剂甘草酸处理证实 HMGB 1 参与 DEX 对 LPS 所致 ALI 的作用机制。转染 HMGB1siRNA 也证实了这些结果。综上述所，DEX 可能通过 HMGB 1 介导的 TLR 4/NF-κB 和 PI3K/AKT/mTOR 途径对 LPS 诱导的 ALI 大鼠有保护作用。

张琳等[10] 探究右美托咪定对脓毒症大鼠肺损伤时高迁移率族蛋白 B1（HMGB1）/Toll 样受体（TLRs）信号通路的影响。实验将 24 只 SPF 级健康成年雄性 Wistar 大鼠，采用随机数字表法分为 3 组（$n=8$）：假手术组（S 组）、脓毒症组（Sep 组）和右美托咪定组（D 组）。D 组腹腔注射右美托咪定 25 μg/kg，S 组和 Sep 组腹腔注射等容量生理盐水。Sep 组和 D 组采用盲肠结扎穿孔术（CLP）制备大鼠脓毒症模型。结扎后 24 h 处死大鼠取右侧肺。通过光镜下观察病理学结果，进行肺损伤评分；采用 ELISA 法检测 MPO 活性和 IL-1β、IL-6 及 TNF-α 含量；计算肺湿/干重比值，采用 Western blotting 法检测 HMGB1、TLR2 和 TLR4 表达水平。以上结果表明，右美托咪定通过抑制 HMGB 1/TLRs 信号通路减轻脓毒症大鼠肺损伤。

姜远旭等[11] 研究右美托咪定（DEX）对脂多糖（LPS）诱导的急性肺损伤（ALI）大鼠肺泡内液体清除率（AFC）的影响。实验将 48 只健康雄性 Wistar 大鼠随机分为 3 组：生理盐水对照组（NS 组）、LPS 模型组（LPS 组）、DEX 治疗组（LPS+DEX 组）。采用静脉注射 LPS 复制 ALI 模型。NS 组股静脉给予 5 ml/kg 生理盐水，即刻股静脉持续输注 5 μg/（kg·h）生理盐水；LPS 组股静脉给予 10 mg/kg LPS，即刻股静脉持续输注 5 μg/（kg·h）生理盐水；LPS+DEX 组股静脉给予 10 mg/kg LPS，即刻股静脉持续输注 5 μg/（kg·h）DEX；分别在注射 LPS 或生理盐水后 6 h 处死动物。光镜下观察肺组织病理学变化并计算肺组织湿/干重比。检测 PaO_2、白蛋白的浓度和 AFC、TNF-α、IL-1β 的浓度及 Na^+-K^+-ATP 酶）、肺泡上皮细胞钠离子通道（ENaC）的表达。上述结果表明，DEX 通过上调 Na^+-K^+-ATP 酶、ENaC 的表达，促进肺泡内液体清除，从而减轻 LPS 诱导的 ALI 大鼠肺水肿。

杨湾湾等[12] 探究亚麻醉剂量异氟烷复合 60% 氧对脓毒症老龄大鼠急性肺损伤的影响。实验将 90 只雄性 SD 大鼠，采用随机数字表法分为 3 组（$n=30$）：假手术组（Sham 组）、脓毒症组（S 组）、脓毒症+氧烷治疗组（S+I+O组）。S组和S+I+O组采用盲肠结扎穿孔法制备脓毒症模型。S+I+O组分别于术后1 h和6 h时吸入0.7%异氟烷和60%氧气混合气1 h。每组取18只大鼠，记录术后7 d生存情况。术后24 h时每组取6只大鼠，收集支气管肺泡灌洗液（BALF），采用BCA蛋白定量法测定蛋白浓度；采集股动脉血样，行血气分析，记录PaO_2，计算氧合指数。术后24 h时每组处死6只大鼠，取左侧肺组织，HE染色后光镜下观察病理学结果；取右侧肺组织，测定湿/干重比；右心房取血，采用ELISA法测定血清IL-1β、IL-6、TNF-α、HMGB1和IL-10的浓度。结果表明，亚麻醉剂量异氟烷复合60%氧吸入可减轻脓毒症老龄大鼠急性肺损伤，其机制可能与抑制全身炎症反应有关。

李心怡等[13]评价羟考酮对大鼠内毒素性急性肺损伤的影响。实验将36只健康雄性SD大鼠采用随机数字表法分为3组（$n=12$）：假手术组（S组）、内毒素性急性肺损伤组（A组）和羟考酮组（O组）。A组和O组采用静脉注射LPS制备大鼠内毒素性急性肺损伤模型，S组注射等容量生理盐水。O组于注射LPS前10 min静脉注射羟考酮，S组和A组分别注射等容量生理盐水。于注射LPS后6 h处死大鼠，收集BALF，测定TNF-α和IL-1β的浓度，计算肺组织湿/干重比，并进行病理学损伤评分，检测TLR4表达的水平。结果表明，羟考酮可减轻大鼠内毒素性急性肺损伤，其机制与下调肺组织TLR4表达，抑制炎症反应有关。

陶欢等[14]探讨厄洛替尼在脂多糖（LPS）诱导的小鼠急性肺损伤（ALI）中的作用及对肺表面活性物质相关蛋白A（SP-A）表达的影响。实验将C57BL/6小鼠随机分为对照组（Control组）、厄洛替尼灌胃组（ER组）、ALI组（LPS组）和厄洛替尼灌胃1 h后再用LPS处理的药物组（ER+LPS组），24 h后收集肺组织及肺泡灌洗液。观察并进行肺组织病理损伤评分，肺湿/干重比、肺泡灌洗液总蛋白浓度及细胞计数测定肺水肿程度，检测肺组织中SP-A的表达。各组间采用单因素方差分析，组间两两比较采用LSD-t检验。结果表明厄洛替尼能够保护LPS诱导的肺损伤小鼠，并且可能与其调节SP-A的表达相关。

Chen等[15]评估星状神经节阻滞术（SGB）对脓毒症诱导的大鼠急性肺损伤的影响。实验将90只健康雄性SD大鼠随机分为3组：假手术组（S组）、脓毒症组（Sep组）和SGB组。采用盲肠结扎穿孔术（CLP）制备脓毒症模型，检测血清中TNF-α、IL-6和IL-10水平，以及肺组织湿/干重比、病理学评分、髓过氧化物酶（MPO）活性和NF-κB p65的表达。与S组相比，Sep组TNF-α、IL-6和IL-10水平升高，肺组织湿/干重比、病理学评分、MPO活性和NF-κB p65的表达均上升；与Sep组相比，SGB组TNF-α和IL-6水平降低，肺组织湿/干重比、病理学评分、MPO活性和NF-κB p65的表达均下降，而IL-10水平上升。结果表明，SGB减轻脓毒症大鼠急性肺损伤。

Wang等[16]*探讨电针治疗是否与体外循环所致急性肺损伤（ALI）有关。大鼠经足三里穴（ST 36）、肺俞穴（BL 13）电针5 d后行体外循环造模。体外循环后2 h，取血浆、支气管肺泡灌洗液（BALF）和肺组织进行相关指标检测。结果表明，体外循环后肺组织中α7烟碱乙酰胆碱受体（α7nAChR）的表达显著降低。电针预处理可防止在体外循环后BALF中α7nAChR降低，可减少肺水肿、抑制血清和肺中炎症细胞因子的释放以及HMGB1的释放。结果表明，电针预处理在体外循环引起的ALI中起保护作用，并通过α7 nAchR激活抑制HMGB 1的释放。

张圆等[17]为评价电针对内毒素休克诱发急性肺损伤线粒体融合-分裂的影响。实验将60只雄性新西兰大白兔随机分为4组（n=15）：对照组（C组）、急性肺损伤组（ALI组）、非穴位电针刺激+急性肺损伤组（SEAM+ALI组）和穴位电针刺激+急性肺损伤组（EAM+ALI组）。ALI组、SEAM+ALI组、EAM+ALI组经耳缘静脉注射LPS 5 mg/kg制备内毒素休克诱发急性肺损伤模型。静脉注射LPS前4 d、3 d、2 d、1 d和30 min时，EAM+ALI组选取足三里和肺俞穴，SEAM+ALI组选取双侧足三里和肺俞穴旁开1 cm非经非穴部位，进行持续电针刺激30 min。注射LPS 6 h时，处死动物取肺组织，光镜下观察病理学结果，电镜观察线粒体超微结构，测定ATP和ROS含量，检测线粒体融合蛋白1（Mfn1）、Mfn2、视神经萎缩蛋白I（OPA1）和动力相关蛋白1（Drp 1）的mRNA的表达水平以及Drp1、Mfn1、Mfn2和OPA1的表达水平。结果表明，电针减轻内毒素休克诱发兔急性肺损伤的机制可能与促进线粒体融合、抑制线粒体分裂有关。

（二）机械通气与肺损伤

Ding等[18]*探讨中等潮气量机械通气（MTV）对肺外脓毒症的影响。研究首先建立盲肠结肠穿孔术（CLP）模型，12 h进行MTV（10 ml/kg；6 h），通过对比野生型和TLR4$^{-/-}$小鼠的肺泡毛细血管通透性、组织病理学和肺内WNT诱导的分泌蛋白1（WISP）及整合素β5水平，明确非损伤性MTV对CLP诱导的ALI的影响；研究还测定血浆中细胞因子和趋化因子（TNF-α、IL-6、MIP-2、MCP-1）的水平和肺内中性粒细胞浸润水平；以及通过JNK、P38和ERK激活的其他肺内炎症信号。对照组小鼠使用WISP1、整合素β5或IgG的中和抗体气管内吸入进行预处理，其余与实验组一致。从野生型和TLR4$^{-/-}$、MyD88$^{-/-}$和TRIF$^{-/-}$小鼠分离的腹膜巨噬细胞（PM）被用来鉴定WISP1-TLR4-整合素β5途径；并通过siRNA处理检测整合素β5在WISP1诱导的LPS启动的PM细胞因子和趋化因子产生中的作用。结果表明，非损伤性机械通气可加重肺外脓毒症导致的急性肺损伤，并阐明WISP1-TLR4-整合素β5通路在脓毒症和机械通气的潜在作用。

Ding等[19]*探讨IL-33-ST2通路与脓毒症中机械通气（MV）相关的肺损伤之间的关系。实验对小鼠行盲肠结扎穿孔术（CLP），6 h后进行等潮气量机械通气（MTV）（10 ml/kg）或小潮气量机械通气（LTV）（6 ml/kg）4 h。MTV和LTV单独通气4 h对肺损伤没有影响。MTV明显加重脓毒症小鼠的肺损伤和炎症，而LTV则明显抑制这些参数。仅进行CLP 10 h后，肺和血浆IL-33ST2水平显著升高。MTV可使IL-33-Sst 2水平进一步显著升高，而LTV则显著抑制CLP诱导的血清IL-33-Sst 2水平。IL-33-ST2的缺失可防止MTV致脓毒症小鼠肺损伤和炎症的加重，而重组IL-33在气道中的应用则逆转LTV对小鼠肺损伤和炎症的保护作用。以上结果表明，IL-33-ST2通路与机械通气引起的促炎性变化有关，机械通气导致腹腔内脓毒症以潮气量依赖的方式造成肺损伤。

Zhu等[20]探讨铁螯合剂预处理对肺泡巨噬细胞线粒体活性氧（ROS）种类和机械通气相关性肺损伤（VILI）的影响。Zhu等将24只健康雄性SD大鼠随机分为3组，分别为对照组（NC组）、大容量机械通气组（HV组）和治疗组［HV+去铁胺（DFO）组］。HV和HV+DFO组大鼠接受40 ml/kg剂量的大容量机械通气，在过度通气前15 min，以200 mg/kg的剂量给予DFO去铁胺；对照组大鼠采用自主呼吸麻醉。大容量通气或自主呼吸4 h后处死动物，从支气管肺泡灌洗液（BALF）和肺组织中收集纯化的肺泡巨噬细胞，通过光学显微镜和流式细胞仪进行分析。与NC组相比，HV组大鼠出现典型的肺水肿和肺组织学损伤，肺泡巨噬细胞和线粒体的ROS明显增加。此外，DFO预处理大鼠 VILI 的各项指标均有显著性差异。DFO 能改善机械通气 SD 大鼠肺损伤。以上结果表明，DFO 预处理有助于减轻肺损伤，同时降低肺泡巨噬细胞和线粒体中的 ROS 水平，提示肺泡巨噬细胞中的铁代谢可能参与 VILI。

Lv 等[21]* 探究机械通气引起的肺纤维化与其相关内皮-间质转化的潜在机制。采用野生型小鼠和原代培养小鼠肺血管内皮细胞随机对照进行研究。对 NLRP3 敲除组和野生型组小鼠采用机械通气（20 mL/kg）2 h，小鼠肺血管内皮细胞循环拉伸 24 h。结果显示，小鼠接受机械通气增加肺组织胶原蛋白沉积、羟脯氨酸和 I 型胶原蛋白含量以及转化生长因子 β1 通气诱导的肺纤维化，与间充质标志物（α 平滑肌肌动蛋白和波形蛋白）的表达增加以及内皮标志物（血管内皮-钙黏蛋白 CD31）的表达降低相关。免疫荧光染色显示 CD 31/α 平滑肌肌动蛋白、CD 31/波形蛋白和 CD 31/成纤维细胞特异性蛋白 -1 在肺组织中共定位，提示内皮-间质过渡形成。机械通气还可引起肺组织 NLRP 3 炎症小体的活化。体外直接机械拉伸原代小鼠肺血管内皮细胞后，NLRP 3 的激活和内皮-间充质转换的形成受到 *NLRP 3* 基因敲除的抑制。此外，与野生型小鼠相比，NLRP 3 敲除使小鼠机械牵张诱导的内皮-间充质转换和肺纤维化得到改善。综上所述，机械拉伸可能通过 NLRP 3 依赖途径促进内皮-间充质过渡和肺纤维化，而 NLRP 3 抑制内皮-间充质转换可能是治疗机械通气所致肺纤维化的一种可行的治疗策略。

Song 等[22] 研究 Stim1/Orai1 通路在机械通气相关性肺损伤（VILI）中的作用。研究对对照组小鼠及实验组小鼠分别采用低潮气量（7 ml/kg）或高潮气量（40 ml/kg）通气；并对对照组及实验组人肺微血管内皮细胞（HULEC）进行 8% 或 18% 的循环拉伸（CS），并进行 BTP2 的预处理。研究测量小鼠肺湿/干重比、肺损伤组织学变化及支气管肺泡灌洗液（BALF）蛋白，并评价人血管内皮细胞的通透性和细胞内钙浓度。研究发现，高潮气量机械通气诱导肺损伤，而 BTP 2 预处理可保护肺免受损伤。高潮气量组 STIM 1、Orai 1 和 PKCα 的表达、肺湿/干重比、BALF 蛋白水平均显著高于对照组和低潮气量组，BTP 2 预处理减轻上述效应。与 8%CS 暴露相比，18%CS 作用 4 h 后，HULECs 中 STIM 1、Orai 1 和 PKCα 的蛋白水平显著升高，而 BTP 2 预处理则显著抑制上述升高。BTP 2 预处理还可抑制 18% CS 诱导的内皮细胞通透性和细胞内钙的增加。结果表明，当暴露于高潮气量或大幅度的 CS 时，Stim1 和 Orai1 的表达上调进一步激活钙敏感性 PKCα 并导致钙超载，导致内皮透气性高，最后引起肺损伤。

（三）肺损伤治疗及其机制研究

1. Nrf 2 和 HO-1 相关机制　Chen 等[23]* 探讨 HO-1 活化在脓毒症期间内质网（ER）应激过程中的作用。研究采用盲肠结肠穿孔术（CLP）建立脓毒症模型，诱导感染性急性肺损伤。盲肠结肠穿孔术后 18 h 测量肺组织内质网应激。同时采用 HO-1 激动剂 Hemin 和拮抗剂 ZNPP 在体内研究 HO-1 对感染性急性肺损伤（ALI）时内质网应激的影响。与假手术组相比，盲肠结肠穿孔术后 18 h 脓毒性内质网应激显著升高，4-苯基丁酸酯（4-PBA）预处理可显著降低脓毒症肺组织的内质网应激。内质网应激抑制后，脓毒症大鼠肺损伤评分和肺 W/D 明显降低。同样，肺内质网应激相关基因（*perk、eIF2-α、ATF 4 和 CHOP*）水平在内质网应激抑制后也会降低。此外，血红素激活 HO-1 可降低 p-perk、p-eIF2-α 和 ATF 4 的表达，降低 CHOP 蛋白的表达，减少氧化应激和肺细胞凋亡；HO-1 拮抗剂还能聚集内质网应激相关 ALI。上述结果表明，在 CLP 诱导的急性肺损伤过程中，内质网应激被激活，这可能是 CLP 诱导急性肺损伤的机制之一。HO-1 激活能抑制 CLP 诱导的肺内质网应激，并能减轻 CLP 诱导的肺动脉损伤。

Wei 等[24]通过离体和在体实验证明 Nrf2 在巨噬细胞极化和急性呼吸窘迫综合征（ARDS）中起着至关重要的作用。实验使用小鼠肺泡巨噬细胞系和原代巨噬细胞进行体外实验，使用 LPS 或干扰素-γ 刺激模拟急性呼吸窘迫综合征，同时使用 Nrf2 活化剂叔丁基氢醌（tBHQ）处理其中一组细胞。通过 siRNA 敲低 Nrf2，证实 Nrf2 通过促进 M2 巨噬细胞极化和抑制 M1 巨噬细胞极化来抑制炎症反应。另外，tBHQ 激活 Nrf2 介导的 p65 NF-κB 通路抑制和 PPAR-γ 激活，在调节巨噬细胞极化中发挥重要作用。研究还进行了在体实验，并检测小鼠存活率，评估肺组织损伤，测定肺和血清中促炎细胞因子和抗炎细胞因子水平。用 tBHQ 激活 Nrf2 显著降低死亡率和肺损伤，下调促炎介质和上调抗炎介质。结果表明，Nrf2 可以通过促进巨噬细胞的 M2 极化来帮助预防急性呼吸窘迫综合征的进展，干扰 Nrf2 可能是重新编程巨噬细胞极化以治疗急性呼吸窘迫综合征的有效策略。

Yan 等[25]*为探讨血红素加氧酶-1（HO-1）对感染性休克所致的肺损伤的保护作用，使用细胞穿透肽 PEP-1 转导的外源性 HO-1 蛋白治疗脓毒症肺损伤，并观察其作用。实验使用 CLP 制备脓毒症模型，记实脓毒症肺损伤时肺 W/D 增加，氧化应激、炎症反应和细胞凋亡增加，而使用 PEP-1-HO-1 融合蛋白治疗后逆转上述改变，大鼠脓毒症肺损伤减轻。另外，脓毒性休克上调 TLR4 和 NF-κB 的表达，而 PEP-1-HO-1 融合蛋白治疗后降低 TLR4 和 NF-κB 的表达。结果表明，PEP-1-HO-1 融合蛋白能通过抗炎、抗氧化和抗凋亡作用使肺免受脓毒性休克导致的肺损伤。

Yan 等[26]*通过在体和离体实验研究 TLR4 和 Nrf2 对肠缺血再灌注诱导的肺损伤的影响。实验对肺泡灌洗液进行分析，并使用 Western blotting 法、免疫组化和 TUNEL 染色等方法对 Nrf2 基因敲除小鼠肺组织进行分析，发现 Nrf2 的缺乏能上调 TLR4，增加缺血再灌注诱导的肺组织损伤、凋亡、炎症反应和自噬，并增加缺血再灌注诱导的 Akt 失活。对小鼠肺泡上皮细胞进行氧和葡萄糖剥夺/再灌注（OGD/Rep）处理，发现 Nrf2 敲除增加 OGD/Rep 的 TLR4 与 MyD88 的上调和 HO-1 的下调，并加剧 OGD/Rep 诱导的凋亡、自噬和磷酸化 Akt 的下调。TLR4 沉默和 Akt 抑制实验表明，OGD/Rep 通过抑制 Akt 信号诱导细胞死亡，Nrf2 通过调节 TLR4 和 Akt 信号保护肺组织。结果表明，Nrf2/TLR4/Akt 轴在炎症相关肺损伤中起肺保护作用，可作为肺损伤治疗的潜在靶点。

巩红岩等[27]探究核转录因子 NF-E2 相关因子 2/血红素加氧酶-1（Nrf2/HO-1）信号通路在远端缺血预处理减轻小鼠内毒素性急性肺损伤中的作用，将 68 只健康雄性 C57BL/6 小鼠采取随机数字表法分为 4 组（$n=17$）：对照组（C 组）、急性肺损伤组（ALI 组）、远端缺血预处理组（RIPC 组）、鸦胆子苦醇+远端缺血预处理组（B+RIPC 组）。C 组气管内注入生理盐水；ALI 组气管内注入 LPS 制备急性肺损伤模型；RIPC 组于制备急性肺损伤模型前 1 h，施行远端缺血预处理：将止血带置于小鼠右后肢，充气 5 min 后放气 5 min，共 6 个循环；B+RIPC 组于制备急性肺损伤模型前 10 d 开始，隔天腹腔注射 Nrf2 抑制剂鸦胆子苦醇 2 mg/kg，模型制备前 1 h 时行远端缺血预处理。模型制备后 24 h 时，收集支气管肺泡灌洗液（BALF），测定蛋白浓度，并行中性粒细胞计数；然后处死小鼠，取肺组织，计算含水率，光镜下观察病理学结果，采用比色法测定 MPO 活性，检测 IL-1β、TNF-α 的含量及 Nrf2、HO-1 和高迁移率族蛋白 B1（HMGB1）的表达水平。结果表明，Nrf2/HO-1 信号通路的激活参与远端缺血预处理减轻大鼠内毒素性急性肺损伤。

贾浩娟等[28]探讨血红素氧合酶-1/一氧化碳（HO-1/CO）通路对脂多糖（LPS）诱导大鼠Ⅱ型肺泡上皮细胞（AECⅡ）线粒体融合的影响。实验将大鼠AECⅡ细胞株RLE-6TN传代培养，随机分为7组（$n=5$）：空白对照组细胞常规培养；LPS组加入10 mg/L的LPS制备内毒素攻击AECⅡ模型；外源性一氧化碳释放分子-2（CORM-2，体外CO释放剂）+LPS组（CL组）和氯高铁血红素（Hemin，HO-1诱导剂）+LPS组（HL组）分别加入100 μmol/L的CORM-2或20 μmol/L的Hemin预处理1 h，再加入10 mg/L LPS孵育；锌原卟啉-Ⅸ（ZnPP-Ⅸ，HO-1活性抑制剂）+LPS组（ZL组）加入10 μmol/L的ZnPP-Ⅸ预处理0.5 h，然后加入10 mg/L的LPS孵育；CORM-2+ZnPP-Ⅸ+LPS组（CZL组）和Hemin+ZnPP-Ⅸ+LPS组（HZL组）先分别加入100 μmol/L的CORM-2或20 μmol/L的Hemin预处理1 h，其余处理同ZL组。LPS孵育24 h后，通过测定细胞上清液中IL-6和TNF-α的含量，HO-1、线粒体融合蛋白1（Mfn1）和蛋白2（Mfn2）以及视神经萎缩蛋白1（OPA1）的蛋白表达。结果表明，HO-1/CO通路可上调LPS诱导的大鼠AECⅡ细胞线粒体融合蛋白表达，促进线粒体融合，从而减轻细胞炎症反应。

2. PI3K相关机制　Mo等[29]*探讨蛋白激酶与C相互作用蛋白1（PICK1）在脓毒症诱导急性肺损伤（ALI）中的相互作用。实验采用盲肠结扎穿孔术（CLP）建立脓毒症模型，发现在PICK1⁻ᐟ⁻脓毒症小鼠中，微管相关蛋白-1轻链3（LC3）-Ⅱ/LC3-Ⅰ的降低是由自噬功能障碍引起的。同样，来自PICK1⁻ᐟ⁻小鼠的骨髓源巨噬细胞（BMDMS）的透射电镜（TEM）也显示自噬体的积累。然而，实验证明PICK1缺乏引起的损伤更为严重，说明自噬通量的中断对败血症诱导的急性肺损伤有害。此外，研究还观察到介导自噬通量阻滞的溶酶体功能受损，自噬进展与PI3K-Akt-mTOR通路有关。这些发现为PICK1调控自噬在败血症治疗和预防中的应用提供证据。

Zhou等[30]*探讨保护素DX对脂多糖诱导的急性肺损伤大鼠肺泡液清除率的影响。在脂多糖（14mg/kg）处理后8 h，静脉注射保护素DX（5 μg/kg）并在活体大鼠（$n=8$）中检测肺泡液清除率。在大鼠原代ATⅡ上皮细胞培养过程中，将保护素DX（3.605×10^{-3} mg/L）添加到含LPS的培养基中处理6 h。发现保护素DX能提高肺泡液清除率，减少LPS诱导的大鼠ALI引起的肺水肿和肺损伤。研究还发现保护素DX通过调节钠通道和Na^+-K^+-ATP酶蛋白表达水平，调节肺泡液体清除率；保护素DX还能增加Na^+-K^+-ATP酶活性，通过抑制体内Nedd4-2上调P-Akt。另外，保护素DX增加原本特异性地定位于原代大鼠ATⅡ细胞的顶膜和基膜的钠通道和Na^+-K^+-ATP酶的亚细胞分布，而BOC-2、Rp-cAMP和LY294002阻断保护素DX增加肺泡液体清除率的作用。结果表明，保护素DX通过ALX/PI3K/Nedd4-2信号通路调节肺泡上皮钠通道和Na^+-K^+-ATP酶激活，进而增加肺泡液体清除率。

田婧等[31]评价脓毒症小鼠急性肺损伤时磷脂酰肌醇3-激酶/蛋白质丝氨酸苏氨酸激酶（PI3K/Akt）信号通路与细胞自噬的关系。实验将36只雄性C57BL/6小鼠，采用随机数字表法分为3组（$n=12$）：假手术组（SH组）、脓毒症组（S组）和PI3K抑制剂LY294002+脓毒症组（LY+S组）。S组和LY+S组采用盲肠结扎穿孔法制备脓毒症模型。LY+S组于术前2 h时腹腔注射LY294002。术后24 h时颈动脉取血样，行血气分析，记录PaO_2，计算氧合指数；取肺组织，光镜下行肺损伤评分，透射电镜下计数自噬小体，测定湿/干重比值，测定Akt、磷酸化Akt（p-Akt）、Beclin-1和微管相关蛋白1轻链3Ⅱ型（LC3Ⅱ）的表达水平，计算p-Akt/Akt比值。结果表明，PI3K/Akt信号通路激活可介导自噬，参与脓毒症小鼠急性肺损伤时的内源性保护机制。

曹涵冰等[32]评价内毒素攻击大鼠肺泡Ⅱ型上皮细胞时磷脂酰肌醇3-激酶/蛋白激酶B（PI3K/Akt）信号通路在线粒体分裂中的作用。实验将肺泡Ⅱ型上皮细胞随机分为6组（$n=10$）：空白对照组（C组）、LPS组（L组）、LPS+CORM-2组（L+CO组）、LPS+LY294002组（L+LY组）、LPS+无活性的CORM-2（iCORM-2）组（L+iCO组）、LPS+二甲基亚砜组（L+D组）。L组、L+CO组、L+LY组、L+iCO组和L+D组采用10 μg/ml LPS孵育24 h；于LPS孵育前1 h时，L+CO组、L+LY组、LPS+iCO组分别加入CORM-2 100 μmol、LY294002 25 μg、iCORM-2 100 μmol；L+D组于LPS孵育前1 h加入0.1%二甲基亚砜100 μmol。细胞孵育结束后，测定培养液TNF-α和IL-6浓度以及检测细胞p-Akt、HO-1、线粒体动力相关蛋白1（Drp1）、线粒体分裂相关蛋白1（Fis1）的表达。结果表明，内毒素攻击大鼠肺泡Ⅱ型上皮细胞时PI3K/Akt信号通路激活可抑制线粒体分裂。

3. P38 MAPK相关机制　Dong等[33]通过在体动物实验和离体细胞实验探讨CORM-2对脂多糖（LPS）诱导的肺损伤的保护作用以及对线粒体融合蛋白表达的影响。研究发现，在动物实验和细胞实验中预先服用CORM-2均能有效减轻LPS诱导的肺损伤，降低肺组织炎症细胞因子水平和氧化应激程度，增加线粒体融合蛋白的表达。另外，研究还发现使用LPS、CORM-2和SB203580同时处理细胞，能完全逆转CORM-2的保护作用，增加炎症细胞因子和丙二醛水平，降低髓过氧化物酶活性和线粒体融合蛋白表达以及p-p38 MAPK与p38 MAPK的比值。结果表明，CORM-2通过p38 MAPK通路调节线粒体融合蛋白的表达，减轻LPS诱导的肺损伤。

Gan等[34]*研究聚肌胞苷酸［poly（I：C）］诱导肺损伤中性粒细胞外陷（NETs）的作用。经poly（I：C）气管内接种后，对支气管肺泡灌洗中中性粒细胞浸润的液体（BALF），以及肺部炎症细胞因子IL-1β、IL-6和TNF-α的水平进行分析。研究发现，中性粒细胞耗竭可消除NETs，降低肺中的中性粒细胞浸润和IL-1β，而DNase I作为一种MPO和NADPH的抑制剂，可以减少肺部炎症和NETs；此外，阻断poly（I：C）受体TLR3可减少肺部炎症和NETs。当受到poly（I：C）的攻击时，MAPK激酶抑制剂p38减少网的形成并恢复小鼠肺中紧密连接蛋白Claudin-5的表达。总之，poly（I：C）诱导肺损伤中性粒细胞外陷和急性肺损伤（ALI）的形成，这可能与p38 MAPK的激活和Claudin-5的表达下降有关。

4. 其他机制　Dong等[35]*探讨了线粒体功能障碍和动力学在脓毒症引起的器官损伤中的重要作用。研究采用盲肠结扎穿孔术（CLP）制备脓毒症模型，并探讨2% H_2治疗脓毒症所致急性肺损伤（ALI）与线粒体功能和动力学的关系。将雄性小鼠随机分为4组：Sham组、Sham+H_2组、CLP组和CLP+H_2组。在CLP或假手术后24 h，用组织学检查和透射电镜（TEM）观察肺切片。同时使用试剂盒分析氧合指数（PaO_2/FiO_2）、线粒体膜电位（MMP）、三磷酸腺苷（ATP）水平、呼吸控制率（RCR）和线粒体呼吸复合物活性（Ⅰ和Ⅱ），并使用Western blotting法分析动态蛋白相关蛋白1（Drp1）和mitofusin-2（MFN2）。实验结果表明，吸入2% H_2调节线粒体功能和动力学可能是一种治疗脓毒症所致肺损伤的有效方法。

Wang等[36]探讨骨髓来源的M2巨噬细胞（M2 BMDMs）在脂多糖（LPS）诱导的急性肺损伤（ALI）中的作用。实验采用M-CSF和IL-4刺激骨髓细胞获取M2 BMDMs并于LPS处理小鼠3 h后将其经气管引入小鼠。研究发现M2 BMDMs能减少中性粒细胞浸润，抑制氧化应激，增加$CD3^+$T

淋巴细胞和 $CD4^+CD25^+$ 调节的 T 淋巴细胞计数，减少 TNF-α、IL-1β 和 IL-6 的产生，增加 IL-10 产生。另外，研究还发现阻断 PD-L1/PD-1 通路能逆转 M2 BMDMs 对细胞因子的影响。结果表明，M2 BMDMs 可能通过调节中性粒细胞和 T 淋巴细胞的反应来抑制氧化应激和炎症反应，是对 LPS 所致 ALI 的一种有效的治疗策略。

  Chen 等[37]* 探讨肌动球蛋白在脂多糖（LPS）诱导的急性肺损伤（ALI）中的动态变化和作用。研究发现肺上皮钙黏蛋白、血管内皮钙黏蛋白、紧密连接蛋白、肌球蛋白磷酸酶靶亚单位 1 和胸腺素 β4 水平下降；中性粒细胞数量和活性升高，以及肌动球蛋白、p-ρ 相关蛋白激酶、p-肌球蛋白轻链激酶和 profilin1 的水平在脂多糖给药后 3 d 内升高，在接下去 4 d 内恢复，而且上述变化与肺组织学、血管通透性、水肿、IL-6 和 TNF-α 水平的变化一致。对增加的肌动蛋白或肌球蛋白装配的直接或间接抑制改善细胞间连接分子的减少、中性粒细胞的活化和迁移以及肺损伤的程度。此外，中性粒细胞激活进一步促进肌动球蛋白的组装，加重肺损伤。结果表明，自组织肌动球蛋白的增强有助于肺泡毛细血管屏障的破坏和炎症反应中中性粒细胞的募集，这是急性肺损伤的潜在治疗靶点。

  Zou 等[38] 采用双侧股动脉阻断 3h 再灌注制备大鼠肢体缺血再灌注（LI/R）模型，探讨腹腔内注射富氢水（HRS）对 LI/R 大鼠急性肺损伤的影响。研究显示 HRS 能提高生存率，减轻肺水肿、肺损伤和细胞凋亡。HRS 能明显降低血清和肺组织中 TNF-α、IL-6、MPO 和 MDA 水平，而 SOD 活性升高。另外，HRS 能明显下调肺组织中趋化素（chemerin）和 NLRP3 的表达。结果表明，HRS 可通过抑制活化的 chemerin/NLRP3 信号通路显著减轻肺损伤。

  Cui 等[39] 探讨 NR4A1 在大肠埃希菌（E. coli）肺炎中的作用。研究分别从野生型（WT）小鼠、NR4A1 基因敲除（NR4A1 KO）小鼠和 NR4A1 抑制剂（DIM-C-pPhCO2Me）处理小鼠中提取肺泡巨噬细胞（AMs），并在体外检测 NR4A1 的表达和对大肠埃希菌的吞噬能力。研究还评估术后 0 h、4 h 和 18 h 的细菌负荷，肺损伤程度，炎性细胞浸润和细胞因子水平，以及 48 h 存活率。研究结果显示，在大肠埃希菌处理后 30 min，NR4A1 KO 组和 DIM-C-pPhCO2Me 处理组 AMs 的吞噬能力明显强于 WT 组；NR4A1 缺乏或抑制后，小鼠存活率明显升高，细菌负荷、炎症和肺损伤程度降低。结果表明，NR4A1 削弱 AMs 的吞噬能力，破坏宿主抵御入侵细菌的防御能力，使小鼠大肠埃希菌肺炎结局恶化。

  Zhang 等[40] 基于内分泌素具有抗炎特性，研究其在 LPS-诱导的 ALI 中的作用。实验将小鼠随机分为 4 组，雾化吸入 LPS 20 min 用于制备 ALI 模型，在 LPS 吸入前 30 min 腹腔注射内分泌素。研究测定 TNF-α、IFN-γ、IL-1β、IL-6 水平，MPO 活性，细胞凋亡率，ROS 和 MPTP 水平，氧消耗速率（OCR）和细胞外酸化率（ECAR）。研究发现，内分泌素能有效降低 TNF-α、IFN-γ、IL-1β、IL-6 水平，减少细胞凋亡，显著逆转脂多糖诱导的 UPRmt，促进细胞代谢重编程。结果表明，内分泌素通过减弱 UPRmt 相关凋亡和细胞生物能学的转换，可显著抑制急性肺损伤模型中的炎症反应，表明内分泌素可被看作是抗脂多糖诱导的急性肺损伤的一种有前途的化合物。

  Qian 等[41]* 研究蛋白激酶 C 相互作用蛋白 1（PICK 1）对脓毒症所致的急性肺损伤（ALI）的影响。实验采用 C57BL/6 野生型（WT）和 PICK 1-敲除（KO，PICK 1$^{-/-}$）小鼠行 CLP 制造脓毒症模型。分别于 24 h 和 72 h 取小鼠肺组织进行 Western blotting 法分析、qrt-PCR、BALF 分析、HE 染色、TUNEL 染色、马来酰亚胺染色、流式细胞仪分析和 γ-谷氨酰半胱氨酸连接酶（GCL）、谷胱甘肽（GSH）、氧化性谷胱甘肽（GSSG）和半胱氨酸水平测定。结果显示，肺组织 PICK 1 mRNA 和蛋白水平明显升高，同时活性氧（ROS）和活性氮（RNS）含量增加，谷胱甘肽消耗量增加。经尾静脉注射 N-乙酰半胱氨酸（NAC）、丁硫氨酸亚砜（BSO）和谷胱甘肽单乙酯（GSH-MEE），调节肺内谷胱甘肽水平，并观察 CLP 刺激后肺 GSH 含量变化及 PICK 1 水平的变化。PICK 1$^{-/-}$ 与 CLP 野生型小鼠相比，肺损伤和存活均明显加重。同时，CLP 诱导的 PICK 1$^{-/-}$ 小鼠肺细胞凋亡加剧。除 PKCα 外，PICK 1$^{-/-}$ 患者肺组织中胱氨酸/谷氨酸反向转运体（xCT）水平显著降低，而野生型患者肺组织中 xCT 水平无明显变化（$P>0.05$）。同时，主导 xCT 表达的 Nrf 2 激活在 PICK 1$^{-/-}$ 中也受到抑制，而在接受 CLP 手术的野生型小鼠中也不受抑制。此外，脓毒症患者的 PICK 1 水平高于健康对照组。综上所述，PICK 1 通过影响肺胱氨酸/谷氨酸转运体底物特异性亚基来调节谷胱甘肽合成，从而在脓毒症致 ALI 中发挥关键作用。

Shi 等[42]研究髓细胞触发受体-1（TREM-1）D 的抑制剂（LR12）是否能抑制脂多糖（LPS）诱导的急性肺损伤（ALI），并阐明其机制。将雄性 C57BL/6 小鼠随机分为 3 组：假手术组、LPS 组和 LPS LR12 组。造模后观察肺组织病理改变、肺湿/干重比、支气管肺泡灌洗液中巨噬细胞和中性粒细胞计数及肺组织髓过氧化物酶（MPO）活性的变化。采用酶联免疫吸附法检测炎性细胞因子，免疫组化法检测肺中性粒细胞浸润情况。采用 Western blotting 法分析核因子 NF-κB p65 和 TREM-1，电泳迁移率法检测 NF-κB 的活化。结果表明，TREM-1 抑制剂 LR 12 可明显减轻 LPS 所致的病理组织损伤、水肿和中性粒细胞浸润。促炎细胞因子（IL-6、IL-1β、TNF-α）和趋化因子（角质形成细胞趋化因子和单核细胞趋化蛋白-1）显著降低，抗炎细胞因子 IL-10 显著升高。LR 12 可显著降低 p65 的表达水平，抑制 NF-κB 的活性。综上所述，LR 12 通过降低 TREM-1 的表达，增加可溶性 TREM-1 的释放，抑制 NF-κB 信号通路的激活，减轻 LPS 诱导的 ALI。

Wu 等[43]探讨胞壁酰二肽（MDP）对热损伤后的肺损伤自噬和核苷酸结合寡聚化结构域蛋白 2（NOD2）/受体相互作用丝氨酸/苏氨酸蛋白激酶（RICK）信号传导途径的影响。研究采用雄性 SD 大鼠 40 只，随机分为 4 组：正常对照组（NC）、MDP 组、烫伤组和 MDP 烫伤组。烫伤组仅发生 20% 的体表面积三度（TBSA）热损伤。MDP 组仅经左股静脉给予 5.0mg/kg MDP，MDP 烫伤组于烫伤后 24 h 经左股静脉给予 5.0mg/kg MDP。结果显示：TBSA 热损伤（20%）不仅能显著增加血浆炎性细胞因子的产生，而且还能提高肺组织中 LC3-Ⅰ/Ⅱ的表达，增强肺组织中自噬的积累。与烫伤组相比，MDP 烫伤后炎症反应更严重，NOD2 mRNA、RICK、NF-κB p65、LC3-Ⅰ/Ⅱ表达增加，肺组织中自噬体增多。以上结果表明，MDP 可以增强热损伤诱导的大鼠肺损伤自噬和促炎细胞因子反应，其机制可能是通过激活 NOD2/RICK 信号通路来实现的。

Bian 等[44]*通过基于 iTRAQ 蛋白质组学分析评价氢气对脓毒症小鼠肺损伤的影响。实验使用雄性 ICR 小鼠经 CLP 法制造脓毒症模型，假手术组和 CLP 组于术后 1 h、6 h 吸入 2% 氢气 1 h。建立以基于 iTRAQ 的液相色谱－串联质谱（LC-MS/MS）分析方法研究肺蛋白质组学。研究结果显示，感染脓毒症的动物存活率降低，血液中细菌负担增加，腹腔灌洗和肺样本中细菌负担增加，而氢气治疗后明显改善。并且，共有 4472 个蛋白被定量，其中 192 个差异表达蛋白与氢气对脓毒症的保护机制有关。功能富集分析表明，与氢气相关的差异蛋白可能与肌肉收缩、氧转运、蛋白合成、胶原屏障膜、细胞黏附和凝血功能有关。这些蛋白在 4 种信号通路中显著富集，其中两种与凝血有关。此外，氢气通过下调 Sema 7A、OTULIN 和 MAP3K1 的表达，上调 Transferrin 的表达，减轻脓毒症小鼠

ALI。结果表明，蛋白质组学方法为研究氢气在脓毒症中的治疗机制提供了一种思路，这可能有助于氢气在临床脓毒症患者中得到应用。

Zou 等[45]* 观察纤维母细胞生长因子 14（Fn14）的阻断对肺微血管内皮细胞（PMVECs）对脓毒症所致急性肺损伤预后的影响。本研究采用 CLP 诱导感染性 ALI。术后 24 h 检测 PMVECs 上 Fn14 的表达。探究 Fn14 阻断剂对脓毒症 ALI 的体内外作用。结果显示，与假手术组相比，术后 24 h 脓毒症 PMVECs 中 Fn14 表达明显增加。Fn14 阻断后，脓毒症小鼠肺泡灌洗液中蛋白水平、肺湿/干重比、肺中性粒细胞或巨噬细胞浸润降低。同样，在肺或人肺微血管内皮细胞（HPMECs）中，Fn14 阻断或敲除后，ICAM-1 和 MCP-1 水平降低。此外，Fn14 沉默降低 caspase-3 水平并上调凋亡处理的 HPMECs 的 TNF 样弱诱导物中的跨内皮电阻水平。在 Fn14 阻断后，肺纤维化程度得到改善，CLP 小鼠的存活率显著提高。综上所述，PMVECs 上的 Fn14 在脓毒症 ALI 的发生发展中起重要作用，Fn14 阻滞可能被证明是治疗脓毒症 ALI 的一种创新性肺保护策略。

耿智隆等[46] 评价高渗氯化钠羟乙基淀粉 40 注射液（HSH40）混合辛二酰苯胺异羟肟酸（SAHA）复苏对初进高原致死性失血性休克大鼠肺组织氧化应激反应及组蛋白乙酰化程度的影响。实验将 45 只健康雄性 Wistar 大鼠从海拔 1500 m 养殖地运输到海拔 3780 m 实验地。采用随机数字表法分为 3 组（$n=15$）：假手术组（Sham 组）、失血性休克组（HS 组）和 HSH40＋SAHA 复苏组（HSH＋SAHA 组）。于放血前即刻、放血后即刻和复苏后 3 h 时取动脉血样，进行血气分析，记录 pH、$PaCO_2$、PaO_2 和 SaO_2。于复苏后 3 h 处死大鼠，光镜下观察肺组织病理学结果，并进行肺损伤评分，测定肺组织湿/干重比值、SOD 活性、MDA 含量以及肺组织乙酰化组蛋白 H3 赖氨酸 9 位（Ac-H3K9）表达水平。结果表明，HSH40 混合 SAHA 复苏对初进高原致死性失血性休克大鼠产生肺保护作用的机制可能与抑制肺组织氧化应激反应和组蛋白乙酰化程度有关。

二、大脑

脓毒症相关性脑病（SAE）是感染引起的全身炎症反应综合征导致的弥漫性脑功能障碍，而无中枢神经系统感染的临床或实验室证据。其病理生理学机制非常复杂，目前研究认为与大脑萎缩、神经炎症、脑灌注不足、血-脑屏障损伤等因素有关。本年度在脓毒症导致的脑损伤引起的认知功能障碍、血-脑屏障损伤、神经炎症和抑郁等方面取得有效进展，并对其治疗以及机制进行阐述。

（一）认知及神经功能障碍

Fu 等[47] 探讨 NLRP3/caspase-1 途径与 NLRP3 介导的细胞焦亡、炎症细胞因子的成熟和释放以及 SAE 的认知缺陷之间的关系。Fu 等将小鼠随机分为 6 组：假手术＋盐水组、假手术＋MCC950 组、假手术＋Ac-YVAD-CMK 组、CLP＋盐水组、CLP＋MCC950 组、CLP＋Ac-YVAD-CMK 组。使用 NLRP3 抑制剂 MCC550 和 caspase-1 抑制剂 Ac-YVAD-CMK 进行相应处理。存活小鼠接受行为测试或收集海马组织进行组织化学分析和生化分析。最终研究结果表明，NLRP3/caspase-1 路径诱导的细胞焦亡可调节 SAE 小鼠模型的认知缺陷。

Gao 等[48] 探讨西罗莫司对脂多糖诱导的空间学习记忆障碍的治疗作用，并试图阐明其与 mTOR

信号通路海马脑源性神经营养因子（BDNF）哺乳动物靶向作用的关系。对小鼠进行连续 7 d 的腹腔注射脂多糖，结果显示在 Morris 水迷宫实验（MWMT）中引起异常行为，而全身注射莱菔硫烷（SFN）显著逆转这种异常行为。此外，在脂多糖诱导的认知功能障碍过程中，海马区的炎性细胞因子、突触蛋白、BDNF 原肌球蛋白受体激酶 B（TrkB）和 mTOR 信号通路的水平也发生改变，并改变莱菔硫烷的治疗效果。研究还发现 ANA-12（一种 TrkB 抑制剂）或西罗莫司（一种 mTOR 抑制剂）可以阻断莱菔硫烷对脂多糖诱导的认知功能障碍的有益作用，并且海马突触蛋白水平、BDNF-TrkB 和 mTOR 信号通路也有显著改变。结果表明，莱菔硫烷对脂多糖诱导的空间学习记忆障碍具有改善作用，这可能与海马 BDNF-mTOR 信号通路的调节有关。

Ji 等[49]*探讨神经营养蛋白受体 p75（p75NTR）信号在脓毒症诱导的认知障碍调节中的作用。实验采用 CLP 制备脓毒症模型，通过旷场实验、新物体识别实验和条件恐惧实验测定神经行为学表现；通过 ELISA、Western blotting 法和免疫荧光检测海马中促炎细胞因子（TNF-α、IL-1β、IL-6、IL-10）、凋亡标记蛋白 caspase-3、离子钙化结合衔接分子 1（IBA1）、前体蛋白因子、p75NTR、c-Jun N 末端激酶（JNK）和 pJNK 的表达；通过高尔基染色评估海马 CA1 区突触情况。研究发现炎症导致认知功能障碍，并伴有海马 proBDNF 和 p75NTR 的表达增加。另外，LM11A-31（一种口服的血-脑屏障通透性小分子 p75NTR 信号调节剂）能显著逆转脓毒症诱导的认知障碍，并恢复大部分异常生化参数。结果表明，proBDNF/p75NTR 信号通路可能在脓毒症诱导的认知障碍的发展中起关键作用，而特异性 p75NTR 抑制剂可能为这种疾病和可能的其他神经退行性疾病提供新的治疗途径。

Ji 等[50]研究褪黑素对脓毒症所致神经功能障碍的保护作用。褪黑素在假手术或 CLP 后连续 3 d（早期治疗）或 7 d（延迟治疗），每天腹腔注射 10 mg/kg，然后在饮用水中进行额外治疗，直到行为测试结束。在指定时间点测定促炎细胞因子 TNF-α、IL-1β、IL-6、IL-10、MDA、超氧化物歧化酶（SOD）、活性氧（ROS）、脑源性神经营养因子（BDNF）和胶质细胞源性神经营养因子（GDNF）的浓度。结果显示，与 CLP 组相比，早期褪黑素治疗可以提高生存率，但不能改善神经行为指标，同时血浆 IL-1β 水平明显降低。另外，迟发性褪黑素治疗可以通过海马 BDNF 和 GDNF 的表达改善神经行为障碍。研究表明，早期和延迟的褪黑素治疗对脓毒症发展有益作用，其中褪黑素对脓毒症相关器官损害，包括脑功能障碍，具有潜在的治疗价值。

陈伟明等[51]探讨 NF-κB 在脓毒症老龄小鼠认知功能减退中的作用。实验将 45 只 SPF 级健康老年雌性 C57BL/6 小鼠，采用随机数字表法分为 3 组（$n=15$）：对照组（C 组）、脓毒症组（Sep 组）和 NF-κB 特异性抑制剂吡咯烷二硫代氨基甲酸酯（PDTC）组（PDTC 组）。Sep 组和 PDTC 组腹腔注射 LPS 250 μg/kg，每天 1 次，连续 7 d；PDTC 组于 LPS 注射前 30 min 腹腔注射 PDTC 50 mg/kg，每天 1 次，连续 7 d。末次给药 2 h 时每组随机取 5 只小鼠心脏穿刺取血，随后处死取海马。其余于末次给药 24 h 时行旷场实验、高架十字实验和 Morris 水迷宫实验。实验测定血浆和海马 TNF-α、IL-1β、IL-6 的水平，并通过旷场实验、高架十字实验和 Morris 水迷宫实验观察其行为学变化。上述结果表明，NF-κB 参与脓毒症老龄小鼠认知功能减退的过程。

（二）抑郁

Zhang 等[52]评估新的转运蛋白配体（YL-IPA08）对减轻炎症诱导的小鼠抑郁样行为的作用，并探讨其作用机制。分别用 1 ng、10 ng、100 ng 或 1000 ng 的脂多糖（LPS）在小鼠的脑内注射，并采用尾悬液实验和强迫游泳实验证实发现 100 ng 的脂多糖可诱导抑郁样行为。遂采用 100 ng 脂多糖心室内注射建立小鼠模型。在模型建立后的第 16～24 天，每天给小鼠灌胃 3 mg/kg YL-IPA08。采用免疫组化方法测定海马区 BrdU 和 NeuN 的表达。结果表明，YL-IPA08 可以通过促进海马神经元的形成来减弱脂多糖诱导的小鼠抑郁样行为。

Xia 等[53]研究免疫刺激对慢性不可预知温和应激（CUMS）引起的焦虑和抑郁样行为的影响。评估在 CUMS 前 1 d、CUMS 第 18 天和第 35 天不同时间点，通过小鼠腹腔注射 LPS（0.1 mg/kg）对 CUMS 引起的焦虑和抑郁样行为的影响。在相应的时间点进行神经行为和生化研究。结果显示，LPS 的累积刺激引起的焦虑和抑郁行为有不同的影响取决于刺激的时间。当在 CUMS 前 1 d 给予 LPS 时，LPS 恢复脑源性神经营养因子水平，并逆转焦虑和抑郁样行为。在 CUMS 开始后 18 h，LPS 似乎促进免疫反应，甚至引起神经行为表现的轻微恶化，但差异没有统计学意义。研究还发现，当在 CUMS 结束时，LPS 逆转一些类似焦虑和抑郁样行为。综上所述，本研究强调压力和免疫刺激之间复杂的相互作用，认为调节免疫反应的疗法应该根据个人的免疫状态而调整。

（三）神经炎症

Zhang 等[54]探讨右美托咪定（DEX）神经保护作用的相关机制。实验通过腹腔注射右美托咪定和（或）LPS 对大鼠进行处理，检测血清和海马组织中炎症细胞因子，以及脑组织中 NF-κB 的表达。另外，实验还研究 NF-κB 抑制剂能否降低 LPS 引起的大鼠炎症细胞因子的升高。与对照组相比，LPS 处理的大鼠出现明显的认知功能障碍，血清和海马组织中 TNF-α、IL-6 和 NF-κB 水平升高。DEX 处理抑制 TNF-α、IL-6 和 NF-κB 的升高。研究还发现吡咯烷二硫代氨基甲酸酯（PDTC）预处理或者联合使用 PDTC 和 DEX，也能抑制 LPS 诱导的 TNF-α 和 IL-6 的升高。结果表明，DEX 通过 NF-κB 途径抑制脓毒症大鼠海马炎症反应，发挥 LPS 诱导的认知功能障碍的神经保护作用。

Xing 等[55]研究金刚烷胺减轻脓毒症引起的神经炎症和学习记忆障碍，以及 Toll 样受体（TLRs）是否参与这种作用。采用 CLP 制作脓毒症模型，CLP 后 1 周开始接受 Barnes 迷宫和恐惧适应实验作为认知功能指标。结果显示，CLP 可以引起的神经炎症和认知功能障碍，增加了 CD-1 雄性小鼠脑组织中 TLR 2、TLR 4 和 TLR 9 3 种 TLRs 的表达。金刚烷胺可减轻 CLP 诱导的神经炎症和学习记忆障碍，但对 TLRs 的表达无明显影响。TLR1/TLR2 抑制剂 CU-CPT22 可减轻脓毒症引起的神经炎症和认知功能障碍。有趣的是脓毒症同样引起 *TLR 2* 基因敲除小鼠的神经炎症和认知功能障碍，金刚烷胺对其小鼠的神经炎症和认知功能障碍的影响仍然很明显。TLR 2 在脓毒症引起的神经炎症和认知功能障碍中起重要作用，抑制 TLR 2 可能不是金刚烷胺抑制脓毒症所致神经炎症和认知功能障碍的主要机制。综上所述，脓毒症可引起神经炎症和认知功能障碍，而金刚烷胺可减轻脓毒症。TLR2 介导这些脓毒症效应，但可能不是金刚烷胺减少这些作用的主要靶点。

（四）血-脑屏障

Wang 等[56]研究 LPS 诱导星形胶质细胞炎症反应的轻微 ER 应激调节。在 LPS 治疗前，将原代星形胶质细胞暴露于激活 ER 应激的化合物衣霉素（TM），有或无 ER 应激抑制剂 4-苯基丁酸钠（4-

PBA）。之后评估星形细胞活化、促炎因子的产生和内质网应激的程度。此外，在体内还测定轻度内质网应激对星形胶质细胞和血-脑屏障功能的影响。雄性 SD 大鼠在 LPS 给药前接受有或无腹膜内 4-PBA 的 TM 脑室内注射，治疗后测量星形细胞活化水平和血-脑屏障通透性。研究结果表明，轻度 ER 应激（"预处理"）可减轻 LPS 诱导的星形细胞活化和血-脑屏障破坏，轻度内质网应激对神经退行性疾病的治疗或许具有一定的治疗价值。

刘玲玲等[57]评价氢对脓毒症相关性脑病小鼠脑组织核因子 E2 相关因子 2/ 血红素氧合酶 -1（Nrf2/HO-1）信号通路的影响。研究将 90 只成年雄性 ICR 小鼠，采用随机数字表法分为 3 组（$n=30$）：假手术组（SH 组）、脓毒症相关性脑病组（SAE 组）和脓毒症相关性脑病＋氢组（SAE＋H 组）。采用盲 CLP 制备脓毒症模型。于 CLP 后 1 h 和 3 h 时 SAE＋H 组腹腔注射富氢盐水 10 ml/kg。通过测量海马 CA1 区神经元树突棘密度、神经细胞凋亡情况、海马核 Nrf2（N-Nrf2）和总蛋白 HO-1、高迁移率族蛋白 1（HMGB1）和 HMGB1mRNA 的表达。研究认为，氢减轻小鼠脓毒症相关性脑病的机制可能与激活脑组织 Nrf2/HO-1 信号通路有关。

熊波等[58]评价右美托咪定对内毒素性休克大鼠海马和齿状回 c-fos 表达的影响。实验将 35 只健康雄性 SD 大鼠采用随机数字表法分为 5 组（$n=7$）：生理盐水组（NS 组）、右美托咪定组（D 组）、内毒素性休克组（ES 组）、低剂量右美托咪定＋LPS 组（LD 组）和高剂量右美托咪定＋LPS 组（HD 组）。D 组和 LD 组分别尾静脉注射右美托咪定 0.5 μg/kg，HD 组注射右美托咪定 4.5 μg/kg，NS 组和 ES 组注射生理盐水 0.5 ml/kg，5 min 后，NS 组和 D 组注射生理盐水 0.5 ml/kg，其余组注射 LPS 5 mg/kg，注射时间均为 10 min。注射 LPS 后 6 h 时处死大鼠取脑组织，分离海马和齿状回，通过免疫组化法检测 c-fos 的表达，得出结论为右美托咪定产生脑保护作用的机制与抑制内毒素性休克大鼠海马和齿状回 c-fos 表达上调有关。

三、肝

本年度在药物治疗肝损伤，以及肝损伤治疗的机制方面取得一定成效。Jiang 等[59]* 研究同源结构域相互作用蛋白激酶 2（HIPK2）在脓毒症肝损伤分子机制中的作用。研究发现，HIPK2 在脓毒症肝损伤中的表达减少，HIPK2 过表达通过降低脓毒症小鼠血清和肝天冬氨酸转氨酶（AST）、谷丙转氨酶（ALT）和碱性磷酸酶（ALP）水平，提高存活率和改善 CLP 诱导的肝损伤。HIPK2 过表达显著降低 CLP 诱导炎性细胞因子释放到血清中，并减轻 CLP 诱导的肝损伤小鼠氧化应激相关指标，而 HIPK2 敲除则产生相反的结果，提示 HIPK2 是脓毒症的负调节因子。此外，HIPK2 过表达通过抑制 calpain 信号，抑制 LPS 诱导的原代肝细胞凋亡，增加自噬通量从而恢复 CLP 诱导小鼠肝自噬体和自溶体的形成。重要的是，HIPK2 的过度表达通过与 calpain 1 和 calmodulin 的相互作用降低 LPS 治疗的原代肝细胞中升高的细胞溶质 Ca^{2+} 浓度。此外，一些抗炎药物，包括白藜芦醇、阿司匹林、维生素 E 和熊果酸，通过调节启动子活性和 *HIPK2* 基因的 3′-UTR 稳定性，显著提高 HIPK2 的 mRNA 和蛋白质水平。研究认为，HIPK2 过表达可通过恢复自噬作用改善脓毒症诱导的肝损伤，从而成为脓毒症临床治疗的一个有希望的靶点。

Koutsogiannaki 等[60]采用 CLP 制备小鼠脓毒症肝损伤模型，观察异氟烷、白细胞功能相关抗

原 -1（LFA-1）和巨噬细胞 -1 抗原（Mac-1）在中性粒细胞的肝募集和脓毒症肝损伤中的作用，探讨异氟烷对实验性脓毒症肝损伤的影响。实验使用野生型（WT）小鼠和 LFA-1、Mac-1、细胞间黏附分子 -1（ICAM-1）基因敲除小鼠，CLP 诱导脓毒症后，4 组小鼠分别吸入异氟烷 2 h。研究发现，Mac-1 作为桥接分子与 ICAM-1 结合共同参与中性粒细胞在肝的募集有关，而 LFA-1 不参与这一过程；异氟烷能减轻 WT 小鼠和 LFA-1 KO 小鼠肝中性粒细胞募集和肝损伤，而在 Mac-1 KO 小鼠中无法发挥这一作用。结果表明，异氟烷吸入可通过 Mac-1 减轻中性粒细胞的募集和肝损伤。

Jiang 等[61]采用 LPS 刺激制备脓毒症肝损伤模型，观察槐果碱对 LPS 诱导的脓毒症小鼠的影响。研究发现槐果碱能提高小鼠存活率，肝组织病理改变和血清肝酶含量提示槐果碱能减轻肝损伤。研究还发现，槐果碱能改善肝组织氧化应激指标（H_2O_2、O_2^-和 NO），增加抗氧化分子如 SOD、过氧化氢酶（CAT）和谷胱甘肽（GSH）的表达，减轻局部或系统炎症反应，进一步减少肝细胞凋亡。在氧化应激过程中，槐果碱抑制 CYP2E/Nrf2 途经的肝表达，使 p38/JNK 级联和 NF-κB 途经失活，同时抑制 PI3K/AKT 途径以减少凋亡。结果表明，槐果碱在减轻脓毒症引起的炎症和肝损伤中具有良好作用，其机制可能与槐果碱抑制 CYP2R/Nrf2/ROS 和 PI3K/AKT 途经有关。

四、肠道

肠道是重症患者易受累的器官之一，本年度在脓毒症引起的肠道损伤、肠道炎症和失血性休克 - 复苏引起的肠道损伤方面获得有效进展。刘志慧等[62]探讨帕瑞昔布钠对脓毒症大鼠肠屏障功能的影响。研究采用盲肠结扎穿孔法（CLP）诱导脓毒症大鼠肠损伤模型，将 72 只 Wistar 大鼠随机分为 4 组：假手术组（Sham 组）、假手术＋10 mg/kg 帕瑞昔布钠组（SP 组）、脓毒症组（CLP 组）、脓毒症＋10 mg/kg 帕瑞昔布钠组（CP 组）。SP 组和 CP 组大鼠于手术后 20 min 腹腔注射帕瑞昔布钠 10 mg/kg，12 h 后重复注射 1 次。CLP 组和 Sham 组大鼠仅腹腔注射等量生理盐水。实验检测各组大鼠血浆二胺氧化酶（diamine oxidase，DAO）和 D- 乳酸的浓度，肠组织紧密连接蛋白（ZO-1）和 Claudin-1 的蛋白表达，髓过氧化物酶（MPO）的活性水平以及肠组织的病理学变化。发现与 CLP 组比较，CP 组脓毒症大鼠血浆中 DAO 和 D- 乳酸水平降低，MPO 活性下降，CP 组肠组织 ZO-1 和 Claudin-1 表达上调，CP 组 Chiu's 评分降低。研究认为 10 mg/kg 帕瑞昔布钠治疗脓毒症大鼠能够减轻肠组织损伤和炎症反应，有效降低肠黏膜的通透性，改善肠屏障功能。

蔡宇平等[63]探讨下胸段硬膜外阻滞对失血性休克 - 复苏大鼠肠黏膜上皮细胞凋亡的影响。实验将 64 只健康成年雄性 SD 大鼠硬膜外置管成功后随机分为 4 组：假手术组（Sham 组）、休克 - 复苏组（HSR 组）、下胸段硬膜外注射生理盐水＋休克 - 复苏组（NS 组）、下胸段硬膜外阻滞＋休克 - 复苏组（TEA 组）。Sham 组仅行硬膜外置管，不实施失血性休克，其余 3 组均采用改良 Chaudry 法制备失血性休克 - 复苏模型。研究发现，与 Sham 组比较，HSR 组、NS 组和 TEA 组肠黏膜 Chiu 评分、丙二醛（MDA）含量、Bax 蛋白含量、上皮细胞凋亡指数明显增高，SOD 活性明显降低。与 HSR 组和 NS 组比较，TEA 组 Chiu 评分、MDA 含量、Bax 蛋白含量、上皮细胞凋亡指数明显降低，SOD 活性和 Bcl-2 蛋白含量明显升高。结果表明，下胸段硬膜外阻滞可增强肠黏膜抗氧化、抗凋亡能力，从而抑制黏膜上皮氧化应激和细胞凋亡，保护肠黏膜屏障功能，以促进失血性休克 - 复苏后生存。

Gao 等[64]比较乳酸林格液（LR）和 6%羟乙基淀粉 130/0.4（HES）对小肠炎症反应和氧化应激的影响以及对肝细菌移位的影响，认为在失血性休克后 12 h 早期复苏中，乳酸林格液可能优于 6%羟乙基淀粉 130/0.4。实验利用 SD 大鼠建立失血性休克模型，分别利用 LR 和 HES 进行液体复苏，在复苏后 1 h、3 h、6 h、12 h、24 h 取肝组织计数细菌集落数，取小肠组织，检测 TNF-α、HO-1 和 MPO 水平，采用免疫组织化学、比色法和 HE 染色评价肠损伤。结果显示，LR 组 TNF-α 的表达水平在 1～6 h 稳定，12 h 后下降，24 h 后突然升高。LR 组 TNF-α 的表达水平明显低于对照组，尤其是在输液后 12 h 内，两组间有显著性差异（$P<0.05$）。MPO 活性在 3 h 降至最低水平，6～12 h 升高，24 h 两组间无显著性差异（$P>0.05$）。尽管 6 h 呈下降趋势，但 LR 组在 12 h 和 24 h 的 HO-1 表达水平仍高于 HES 组，特别是在 12 h。在最初 12 h，LR 组肝组织中的集落形成单位明显低于 HE 组。无论使用哪种复苏液，Chiu's 病理评分都下降。综上所述，在早期液体复苏过程中（12 h 内），LR 在减轻肠道损伤方面优于 HES 的原因，可能是其抑制炎症反应和氧化应激。

五、心脏

心脏是脓毒症最容易损伤的器官之一，脓毒症患者常并发心肌损伤，这种可逆性心功能不全可进一步加重器官衰竭，大大增加病死率。Chen 等[65]探讨 LncRNA MALAT 1 在脓毒症所致心脏炎症及功能障碍中的作用。采用 CLP 建立大鼠脓毒症模型，造模后检测左心室峰值压（LVPP）、左心室舒张末期压（LVEDP）、左心室压力最大升降速率（$\pm dp/dt_{max}$），以及血清 cTnI、CK 和 CK-MB 含量。同时检测血清 TNF-α、IL-6、IL-1β、IL-10、IL-17、IFN-γ 及补体蛋白的含量。此外，用荧光素酶报告法对 MALAT 1 的调控 miRNA 进行研究。用 Western blotting 法检测 p38MAPK、NF-κB、JAK 2 和 STAT 3 蛋白的表达。结果显示，在 CLP 所致脓毒症模型中 MALAT 1 的表达明显上调。*MALAT 1* 基因敲除可显著增加脓毒症大鼠 LVSP 和+dp/dt$_{max}$，降低 LVEDP 和 -dp/ds$_{max}$ 以及 cTn I、CK、CK-MB、TNF-α、IL-1β、IL-6、IL-10、IL-17、IFN-γ、C5 和 C5a 水平。MALAT 1 受 miR-125 b 调控，而 miR-125 b 过表达和 *MALAT 1* 基因敲除对脓毒症大鼠模型有相似的作用。MALAT 1 通过激活 p38MAPK/NF-κB 诱导 CLP 模型心脏功能障碍和炎症反应。综上所述，MALAT 1 加重脓毒症的心脏炎症和功能障碍，这是通过与 miR-125 b 和 p38MAPK/NFκB 相互作用实现的。MALAT 1 可作为脓毒症的诊断指标和治疗靶点。

周芹等[66]探讨神经调节蛋白-1（NRG-1）对脓毒症大鼠心肌的保护作用及其可能机制。实验将健康雄性 SD 大鼠随机分为 3 组。采用 CLP 建立脓毒症大鼠模型（CLP 组）。NRG-1 预处理组（NRG 组）于制模前 30 min 经尾静脉注射重组人神经调节蛋白-1（rhNRG-1）10 μg/kg；CLP 组和 Sham 组则给予等量生理盐水。研究发现，与 Sham 组比较，CLP 组和 NRG 组平均动脉压（MAP）、左心室收缩压（LVSP）、$\pm dp/dt_{max}$ 均明显降低，但 NRG 组血流动力学各指标均较 CLP 组明显升高；血清 cTnT 水平均明显升高，但 NRG 组 cTnT 明显低于 CLP 组；HE 染色显示，NRG 组大鼠心肌细胞病理形态学改变较 CLP 组有所改善；血清 TNF-α、IL-1β 及心肌巨噬细胞移动抑制因子（MIF）水平均明显升高，但 NRG 组各炎性介质水平均明显低于 CLP 组。研究结果显示，NRG-1 预处理可以明显降低脓毒症大鼠循环中炎性因子水平，调节心肌 MIF 水平，减轻心肌细胞损伤，从而改善心功能，对心肌起到保护作用。

六、肾

重症监护病房急性肾损伤（AKI）大都由脓毒症引起，AKI 的发生能增加脓毒症患者死亡率和住院时间，脓毒症 AKI 的病理生理变化是多因素参与的复杂过程，包括肾血流动力学、内皮功能障碍、肾实质炎性细胞浸润、肾小球内血栓形成以及坏死细胞的小管充血性变化等。陈牡林等[67]探讨姜黄素对内毒素休克兔急性肾损伤（AKI）的影响及其可能机制。实验将 40 只健康雄性新西兰大白兔随机分为 4 组：对照组（C 组）、姜黄素对照组（Cur 组）、内毒素休克组（L 组）和姜黄素预处理组（CurL 组）。给予脂多糖后 6 h 测定血尿素氮（BUN）和肌酐（Cr）浓度并处死兔。研究观察肾组织病理变化并进行肾损伤评分，采用黄嘌呤氧化酶法测定超氧化物歧化酶（SOD）活性，硫代巴比妥酸法测定丙二醛（MDA）浓度，RT-PCR 法检测肾组织 Nrf2 和 HO-1mRNA 表达量，采用 Western blotting 法检测肾组织中 Nrf2 总蛋白、Nrf2 核蛋白及 HO-1 蛋白含量。以上指标结果显示，姜黄素可以减轻内毒素休克诱发的 AKI，其机制可能与激活 Nrf2/HO-1 信号通路有关。

七、其他组织或器官损伤

（一）神经肌肉

Yu 等[68]*探讨血红素对脓毒症所致骨骼肌萎缩的影响及其作用机制。研究采用 CLP 建立脓毒症小鼠模型。将小鼠随机分为 4 组：对照组、CLP 组、CLP＋组和 CLP-Hemin-ZNPP（aHO-1 抑制剂）。对小鼠的比目鱼肌重量进行测定以及进行组织病理学检查，用免疫吸附试验对细胞因子进行测定，用实时定量反转录聚合酶链反应（qRT-PCR）和 Western blotting 法法测定 HO-1 和阿托品 -1 的表达水平，通过检测 MDA 水平和 SOD 活性来研究 HO-1 的抗氧化作用。结果提示，CLP 会导致骨骼肌明显无力和萎缩，但用血红素预处理可保护小鼠抵抗 CLP 介导的肌肉萎缩；血红素也能诱导高水平的 HO-1 表达，从而抑制促炎细胞因子和活性氧（ROS）的产生；此外，HO-1 水平的升高抑制 Murf1 和阿托品 -1 的表达；血红素介导的 HO-1 表达的增加部分通过抑制促炎细胞因子的表达、UPS 介导的蛋白水解和 ROS 活化对败血症诱导的骨骼肌萎缩小鼠起到保护作用。结果表明血红素可能成为治疗脓毒症引起的骨骼肌萎缩的新靶点。

Chen 等[69]*探讨自噬对抵抗脓毒症诱导的肌病的作用。研究发现在 CLP 后 24 h，雄性 SD 大鼠胫骨前肌出现神经肌肉功能障碍，CLP 导致胫前肌组织的全身和局部炎症增加。此外，由 LC3 Ⅱ 介导的自噬的启动阶段在 CLP 后立即激活，并持续到 24 h；降解阶段在 4 h 短暂增加（由 p62 显示）后抑制到 24 h。NRG-1 首先升高，然后降低到低于假手术组的水平。同时，在 CLP 后 8 h 和 16 h 检测到 γ-α7- 乙酰胆碱受体 γ-α7-nAChR 的表达水平持续上升，直到 24 h。研究发现 3- 甲基腺嘌呤是抑制自噬作用的经典药物，而西罗莫司激活自噬，在不影响局部炎症反应的情况下限制 CLP 诱导的全身促炎反应和血液细菌负荷，上调 NRG-1，下调 γ-α7-nAChR，提高 7 d 神经肌肉功能和存活率。相反，3- 甲基腺嘌呤增强局部炎症反应，抑制自噬，恶化 7 d 的神经肌肉功能。以上结果表明，自噬受损可能导致脓毒症诱导的年轻雄性大鼠神经肌肉功能障碍，西罗莫司增强自噬可减轻乙酰胆碱受体的质性变化，而不会触发局部抗炎反应，在脓毒症早期（24 h）和脓毒症慢性期（7 d）改善胫骨前肌功能。于脓毒症后不久增强自噬是治疗脓毒症诱导的肌病的一种潜在策略。

Wang 等[70]通过降低神经肌肉功能障碍大鼠模型中 r-α7-nAChR 的表达，验证胶质细胞源性神经营养因子（GDNF）可减轻脓毒症所致神经肌肉功能障碍的假说。将大鼠随机分为假手术组和脓毒症组。在给大鼠行盲肠结扎穿孔术（CLP）后，测炎症因子、肌肉功能和烟碱乙酰胆碱受体水平。CLP 后 24 h，在脓毒症大鼠坐骨神经周围注射 GDNF，ELISA 检测细胞因子，免疫荧光染色检测 nAChRs 的表达。采用 Western blotting 法检测 GDNF 及其下游效应物（ERK 1/2 和 GFR-α）、中性粒细胞调节素 -1（NRG-1）、γ-α7-nAChR 的表达。GDNF 的表达在 24 h 达到最低值。与假手术组相比，脓毒症组细胞因子的释放及 γ-α7-nAChR 的表达明显增加。GDNF 能明显减轻脓毒症所致的神经肌肉功能障碍，降低 γ-α7-nAChR 的表达。此外，GDNF 治疗后 ERK 1/2、GFR-α、NRG-1 的表达明显增加。因此，GDNF 可通过减少神经脱髓鞘和 γ-α7-nAChR 的表达来改善患者的预后。

（二）缺血再灌注

兰凯等[71]评价局部低温对失血性休克兔肢体缺血再灌注损伤的影响。实验将 18 只健康成年新西兰大白兔采用随机数字表法分为 3 组（$n=6$）：假手术组（S组）、肢体缺血再灌注组（I/R组）和局部低温组（RH组）。I/R 组和 RH 组使用滑膛枪钢珠弹射击左后肢大腿中下 1/3 肌肉丰富处。致伤后待血压稳定 30 min 时，经右股动脉以 2 ml/min 的速率抽血，直至 MAP 降至 45～50 mmHg，稳定 10 min 时，使用橡皮管止血带结扎左后肢根部。RH 组在使用止血带后对伤肢进行降温 4 h，维持皮下温度 9～11℃，止血带使用 4 h 后恢复灌注 6 h，分别于股动脉或股静脉置管术后即刻（T0）和再灌注 2 h、4 h、6 h（T1～T3）时，经右股动脉取血样，行血气分析，检测血清 TNF-α、IL-2 和 IL-6 的浓度。于 T3 时处死动物，光镜下观察肺部病理结果，并行肺损伤评分，测定肺组织湿/干重比。结果表明，局部低温可减轻失血性休克兔肢体缺血再灌注损伤，其机制可能与抑制全身炎症反应有关。

胡旭明等[72]评价失血性休克早期使用 6% 羟乙基淀粉 130/0.4（HES）的临床安全性。实验将 120 只健康雄性 SD 大鼠随机分为 12 组（$n=10$）：假手术组（S组）、无液体复苏组（NF组）、乳酸林格液复苏组（LR组）、HES复苏组（HES组）。同时 LR 和 HES 复苏组又分为 7.5 ml/（kg·h）、15 ml/（kg·h）、30 ml/（kg·h）、60 ml/（kg·h）和 90 ml/（kg·h）5 个亚组。采用放血加断尾法制作创伤未控制失血性休克模型，自放血开始 30 min 后进行液体复苏，持续 60 min 后输血 15 min，持续观察至 330 min。观察结束时处死所有大鼠并收集大鼠血液测定其血栓弹力图及最大振幅等相关参数以及血小板计数、血尿素氮、血肌酐、尿肾损伤分子、中性粒细胞明胶酶相关载脂蛋白水平，采集大鼠肺组织标本，称取其右肺湿重及经烘干后的干重。结果表明，失血性休克期间小到中等剂量地使用 HES130/0.4 相比使用同剂量的 LR 扩容效果更佳，并且安全性也较高。

（三）其他

Gui 等[73]*主要探讨急性胰腺炎（SAP）液体复苏诱导大鼠肠道屏障功能障碍的潜在机制。研究指出坏死在肠屏障损伤中的重要作用，在积极液体复苏前使用坏死特异性抑制剂 NEC-1 可减轻坏死，从而减少肠屏障损伤。研究还发现肠缺血再灌注后的胰腺损伤，指出高迁移率组蛋白B1在SAP和肠屏障损伤之间恶性循环中的作用。

Mei 等[74]探讨人脂肪组织源性间质细胞（HADCS）是否可以减轻机械通气（MV）和脓毒症诱导的器官损伤。实验将雄性C57BL/6小鼠随机分为5组：Sham组、MV组、CLP组、CLP+MV组和CLP+MV+hADSC组。麻醉小鼠后行CLP建造脓毒症模型，然后让所有小鼠接受机械通气（12 ml/kg）处理。检测各组小鼠存活率、肝肾器官损伤、支气管肺泡灌洗液（BALF）中总蛋白和细胞，以及肺和肝组织学变化。并采用酶联免疫吸附法测定BALF中IL-6的含量，采用PCR技术，对IL-6和TNF-α的mRNA进行分析。结果表明常规潮气量的机械通气会加重CLP引起的多器官损伤，而HADSC可能通过调节免疫反应来抑制复合损伤。

Niu 等[75]探究毒毛花苷G是否通过调节T细胞反应和相关途径缓解脓毒症。实验采用CLP后3 d注射LPS制备脓毒症模型，LPS刺激后，每天给小鼠施用毒毛花苷G（0.1 mg/kg），持续4 d。研究观察检测小鼠存活率、血清细胞因子水平、活化的T细胞百分比、T细胞凋亡情况以及可能相关基因的表达。研究发现，毒毛花苷G能提高生存率，增加促炎细胞因子水平，降低抗炎细胞因子水平。另外，毒毛花苷G治疗后脾内活化T细胞增加，凋亡T细胞减少，其变化可能与 Bcl-2、PUMA、IRAK-M 和 SOCS1 基因有关。结果表明，在脓毒症恢复过程中T细胞可能作为一种T细胞介质。

Xiu 等[76]探讨细胞内高迁移率族蛋白B1（HMGB1）在骨髓基质干细胞（BMSCs）治疗多器官功能障碍综合征（MODS）中的作用。实验将大鼠随机分为5组：假手术组、MODS组、MODS+BMSCs组、MODS+丙酮酸乙酯（EP）组和MODS+BMSCs+EP组。造模后24 h，观察组织病理学改变，检测细胞凋亡情况和炎症水平，评估器官功能；另外，使用RT-qPCR和Western blotting法测定HMGB1表达，同时，还测定RAGE/TLR2/TLR4和NF-κB在蛋白质水平上的表达。BMSCs和（或）EP通过改善细胞凋亡、炎症反应和器官功能障碍，对LPS诱导的组织病理学损伤具有显著的保护作用，但对BMSCs归巢至损伤部位没有影响。此外，BMSCs和（或）EP在蛋白质水平上抑制脂多糖诱导的HMGB1、RAGE、TLR2和TLR4表达的上调，并抑制多器官功能障碍综合征大鼠模型中p65的磷酸化。上述结果表明，HMGB1通过调节TLR2、TLR4介导的NF-κB信号通路参与BMSCs治疗MODS，这可能是开发新的MODS治疗策略的一个有吸引力的潜在目标。

Bao 等[77]探讨IL-33对脓毒症的保护作用及其机制。研究测定脓毒症小鼠在IL-33治疗后IFN-γ的产生情况。研究发现IL-33治疗能提高血液中IFN-γ水平，促进小鼠存活，因此IL-33的保护作用依赖于IFN-γ。IL-33治疗也促进脓毒症小鼠γδ T细胞和NK细胞的生长。结果表明，IL-33通过促进脓毒症时IFN-γ的产生降低死亡率。

Gu 等[78]*研究Maresin 1（MaR1）对CLP所致脓毒症和脓毒症患者线粒体功能的影响，探讨MaR1介导的线粒体活性氧（ROS）刺激的机制。结果发现，MaR1能明显抑制细胞因子的产生，降低腹腔灌洗液中的细菌负荷，减少中性粒细胞的数量，降低乳酸水平，升高环磷酸腺苷（cAMP）浓度，减轻CLP所致脓毒症的肺损伤。MaR1对降低非吞噬细胞氧化酶（NOX）活性、改善CAT和SOD活性以抑制线粒体ROS生成的作用依赖于脂氧素受体（ALX）和cAMP。小鼠经MaR1治疗后，存活率明显提高。在LPS刺激的骨髓来源的巨噬细胞（BMDM）中，MaR1抑制ROS的生成，降低酶活性，降低MTO2产生，增加线粒体膜电位，提高ATP含量和线粒体DNA（MtDNA）拷贝数。

最后，MaR 1 对 LPs 或脓毒症患者血液中 ROS 产生的影响与 ALX 和 cAMP 有关。综上所述，这些数据表明，MaR 1 的治疗可以减轻脓毒症期间的线粒体功能障碍，通过调节促肾上腺皮质激素的产生。

八、细胞

Song 等[79]*假设鞘氨醇-1-磷酸受体-2（S1PR2）信号增加 caspase-11 依赖的巨噬细胞焦亡，并恶化革兰阴性菌脓毒症的预后，并根据该假设进行实验。在体实验采用腹腔注射大肠埃希菌建立革兰阴性菌脓毒症模型；离体实验使用大肠埃希菌处理从野生型、S1pr2 缺陷型或核苷酸结合寡聚化结构域样受体蛋白-3 缺陷型小鼠中分离的原代腹膜巨噬细胞，并检测这些细胞中 caspase-11 活性、巨噬细胞焦亡和 Ras 同源基因家族成员 A-鸟苷三磷酸水平；另外，在革兰阴性菌脓毒症患者（$n=11$）中测定单核细胞 caspase-4（caspase-11 的类似物）表达及其与 S1PR2 表达的相关性。研究发现，S1PR2 的遗传缺陷显著提高野生型的存活率并降低腹膜巨噬细胞焦亡，S1PR2 缺乏细胞中 caspase-11 活化的减少有助于巨噬细胞焦亡的减少。另外，RhoA 抑制剂消除野生型或 S1PR2 过度表达细胞中扩增的 caspase-11 激活。在革兰阴性菌脓毒症患者中，单核细胞 caspase-4 与非脓毒症对照组相比显著升高，并与 S1PR2 呈正相关。结果表明，S1PR2 缺乏可降低大肠埃希菌败血症中巨噬细胞的焦亡并提高存活率，这些有益效果归因于 S1PR2 缺陷巨噬细胞 caspase-11 活化的降低，因此，S1PR2 和 caspase-11 可能是脓毒症治疗的新靶点。

Li 等[80]*在人巨噬细胞 Thp-1 细胞中发现棕榈酸酯（PA）是循环中最丰富的游离脂肪酸（FFA），它能诱导大量的反应性氧化物质产生，增加丙二醛浓度，降低三磷酸腺苷水平。此外，PA 治疗还会导致线粒体功能障碍，包括线粒体数量减少，呼吸道复合物Ⅳ和琥珀酸脱氢酶活性的损害，线粒体膜电位降低。观察到 PA 治疗后线粒体凋亡，包括细胞色素 C 释放减少，Bcl-2 下调，Bax 上调，caspase-3 活性升高。PA 处理可上调脂肪酸转运和脂代谢的关键调节因子脂肪细胞脂肪酸结合蛋白（A-FABP）的表达。一种小分子 A-FABP 抑制剂 BMS 309403 对 A-FABP 的抑制作用几乎完全逆转所有指标。研究结果提示，PA 介导的巨噬细胞凋亡通过 A-FABP 的上调，进而导致线粒体功能紊乱和氧化应激的发生，抑制 A-FABP 可能是巨噬细胞凋亡和延缓动脉粥样硬化进展的潜在治疗靶点。

Jiao 等[81]评价肺泡巨噬细胞衍生的外泌体对失血性休克后中性粒细胞坏死的影响。建立体内和体外失血性休克模型，研究证明失血性休克后激活的肺泡巨噬细胞释放的外泌体可诱导中性粒细胞内部 NADPH 氧化酶衍生的活性氧（ROS）产生并促进坏死性凋亡。研究发现并探索一个以前未知的肺泡巨噬细胞-中性粒细胞通信途径，该途径可促进增强中性粒细胞坏死性凋亡以及随后放大的失血性休克后肺部炎症反应。这种中性粒细胞死亡途径的靶向性治疗可能成为失血性休克后全身炎症反应的新治疗策略。

Bao 等[82]评价水杨酸钠在 LPS 刺激的 THP-1 细胞炎症样反应中的潜在影响。本研究采用 THP-1 细胞，在 5 mm NaSal 存在和不存在的情况下，分别用或不用 10 μg/ml LPS 刺激 24 h。采用 Annexin V/PI 染色流式细胞仪检测细胞凋亡，Western blotting 法检测 Bcl-2 抗凋亡蛋白，通过 Edu 合并和 Western blotting 法检测增殖细胞核抗原（PCNA）的细胞增殖。通过酶联免疫吸附测定法（ELISA）测定促炎细胞因子（TNF-α、IL-1β、IL-6）的分泌。研究结果显示，通过 NaSal 激活 AMPK 可伴随诱导细胞凋亡，抑制细胞增殖并增加 TNF-α 和 IL-1β 的分泌。AMPK 的抑制剂化合物 C 逆转这些作用。此外，NaSal/AMPK 活化抑制 LPS 诱导的 STAT3 磷酸化，其也可被化合物 C 逆转处理。研究得出结论，NaSal 调节炎症反应作用可通过 AMPK 的激活诱导细胞凋亡，从而减少细胞增殖、抑制 STAT3 活化和生成 TNF-α 与 IL-1β。

Qian 等[83] 探讨瞬时受体电位 2（TRPM2）在 TRPM 2 基因敲除（TRPM2-KO）小鼠中性粒细胞细菌清除中的作用及其可能机制。在暴露于大肠埃希菌后，TRPM2-KO 骨髓中性粒细胞（BMNs）增加细菌负荷并降低弹性蛋白酶的释放。对于具有降低的存活率的败血症 TRPM2-KO 小鼠也观察到相同的情况。在用趋化肽 N- 酰基 - 甲硫氨酰 - 亮氨酰 - 苯丙氨酸（fMLP）刺激后，TRPM2-KO BMN 中的弹性蛋白酶释放低于野生型（WT BMN）。p38MAPK 抑制剂预处理 WT BMNs 可降低 fMLP 诱导的弹性蛋白酶释放。与 WT BMNs 相比，TRPM2-KO BMNs 刺激 fMLP 后 p38MAPK 磷酸化降低。胞外 Ca^{2+} 的去除降低 fMLP 诱导的 p38MAPK 磷酸化和弹性蛋白酶的释放。fMLP 处理后，TRPM2-KO BMNs 细胞内 Ca^{2+} 浓度低于 WT BMNs。因此，TRPM 2 在中性粒细胞细菌清除中起着重要作用，可能是通过调节弹性蛋白酶的释放来实现的。TRPM 2 介导的 Ca^{2+} 内流通过 p38MAPK 磷酸化调节中性粒细胞弹性蛋白酶释放。

Li 等[84] 探讨 PKC-α/HO-1 信号通路是否是调节脂多糖（LPS）激活巨噬细胞线粒体动力学的潜在机制。研究采用 PKC-α 抑制剂 Go6976 或 PKC-α 激活剂 phorbol-12-myristate 13 醋酸盐预处理 NR8383 细胞 30 min，然后用 LPS 刺激 24 h，最后检测 PKC-α、HO-1、mitofusin 1（Mfn1）和 Mfn2、视神经萎缩蛋白 1（Opa1）、动态相关蛋白 1（Drp1）和裂变 1（Fis1）的表达。研究表明，激活 PKC-α/HO-1 信号通路对于平衡巨噬细胞的线粒体动力学和氧化应激是必要的，这为探索对抗脓毒症和其他疾病状态的有害影响的新策略提供了线索。

（谢克亮　王瑶琪　李　凯）

参 考 文 献

[1] Zhang Y, He H, Zhang BR, et al. Amelioration of lipopolysaccharide-induced acute lung injury in rats by Na-H exchanger-1 inhibitor amiloride is associated with reversal of ERK mitogen-activated protein kinase. Biomed Res Int, 2018, 2018: 3560234. doi: 10.1155/2018/3560234.

[2] Shi X, Chen GN, Wei J, et al. UHPLC-Q-TOF MS-Based metabolic analysis for the therapeutic efficacy of "Xuebijing injection" against sepsis-induced acute lung injury. Evid Based Complement Alternat Med, 2018, 2018: 8514619. doi:10.1155/2018/8514619.

[3] Wang C, Meng Y, Wang Y, et al. Ouabain protects mice against lipopolysaccharide-induced acute lung injury. Med Sci Monit, 2018, 24: 4455-4464.

[4] Zheng F, Xiao F, Yuan QH, et al. Penehyclidine hydrochloride decreases pulmonary microvascular endothelial inflammatory injury through a beta-arrestin-1-dependent mechanism. Inflammation, 2018, 41 (5): 1610-1620.

[5] Wu XJ, Liu HM, Song XM, et al. Penehyclidine hydrochloride inhibits TLR4 signaling and inflammation, andattenuates

blunt chest trauma and hemorrhagic shock-induced acute lung injury in rats. Mol Med Rep, 2018, 17 (5):6327-6336.

[6] He T, Tao J, Wang X, et al. Effects of cisatracurium in combination with ventilation on inflammatory factors and immune variations in sepsis rats. Exp Ther Med, 2018, 15 (5): 4414-4418.

[7] Jiang X, Chen L, Zhang Z, et al. Protective and therapeutic effects of engeletin on LPS-induced acute lung injury. Inflammation, 2018, 41 (4): 1259-1265.

[8] Chen RJ, Guo XY, Cheng BH, et al. Saikosaponin a inhibits cigarette smoke-induced oxidant stress and inflammatory Responses by activation of Nrf2. Inflammation, 2018, 41 (4):1297-1303.

[9]* Meng L, Li L, Lu S, et al. The protective effect of dexmedetomidine on LPS-induced acute lung injury throughthe HMGB1-mediated TLR4/NF-κB and PI3K/Akt/mTOR pathways. Mol Immunol, 2018, 94:7-17.

[10] 张琳，张加强，孟凡民，等．右美托咪定对脓毒症大鼠肺损伤时HMGB1/TLRs信号通路的影响．中华麻醉学杂志，2018，38（2）：238-241．

[11] 姜远旭，夏明珠，黄强，等．右美托咪定对脂多糖诱导急性肺损伤大鼠肺泡液体清除的影响．国际麻醉学与复苏杂志，2018，39（5）：400-404，413．

[12] 杨湾湾，张泽信，王晓霞，等．亚麻醉剂量异氟醚复合60%氧对脓毒症老龄大鼠急性肺损伤的影响．中华麻醉学杂志，2018，38（2）：242-244．

[13] 李心怡，吴会生，王成夭，等．羟考酮对大鼠内毒素性急性肺损伤的影响．中华麻醉学杂志，2018，38（3）：381-384．

[14] 陶欢，徐尤年，付丽莎，等．厄洛替尼在小鼠急性肺损伤中作用及对肺表面活性物质相关蛋白A表达的影响．中华急诊医学杂志，2018，27（8）：881-886．

[15] Chen Y, Guo L, Lang H, et al. Effect of a stellate ganglion block on acute lung injury in septic rats. Inflammation, 2018, 41 (5): 1601-1609. dio:10.1007/s10753-018-0803-x.

[16]* Wang Z, Hou L, Yang H, et al. Electroacupuncture pretreatment attenuates acute lung injury through α7 nicotinic acetylcholine receptor-mediated inhibition of HMGB1 release in rats after cardiopulmonary bypass. Shock, 2018, 50 (3):351-359.

[17] 张圆，余剑波．电针对内毒素休克诱发兔急性肺损伤时线粒体融合－分裂的影响．中华麻醉学杂志，2018，38（5）：631-634．

[18]* Ding XB, Tong Y, Jin SQ, et al. Mechanical ventilation enhances extrapulmonary sepsis-induced lung injury: role of WISP1-αvβ5 integrin pathway in TLR4-mediated inflammation and injury. Crit Care, 2018, 22: 302.

[19]* Ding X, Jin S, Shao Z, et al. The IL-33-ST2 pathway contributes to ventilator-induced lung injury in septic mice in a tidal volume-dependent manner. Shock, 2018. doi: 10.1097/SHK.0000000000001260.

[20] Zhu WL, Huang YS, Ye YQ, et al. Deferoxamine preconditioning ameliorates mechanical ventilation-induced lung injury in rat model via ROS in alveolar macrophages: a randomized controlled study. BMC Anesthesiol, 2018, 18: 116.

[21]* Lv Z, Wang Y, Liu YJ, et al. NLRP3 inflammasome activation contributes to mechanical stretch-induced endothelial-mesenchymal transition and pulmonary fibrosis. Crit Care Med, 2018, 46 (1):e49-e58.

[22] Song XM, Liu Y, Dong L, et al. Stromal-interacting molecule 1 (Stim1)/orai1 modulates endothelial permeability in ventilator-induced lung injury. MedSciMonit, 2018, 24: 9413-9423.

[23]* Chen XZ, Wang YL, Xie X, et al. Heme oxygenase-1 reduces sepsis-induced endoplasmic reticulum stress and acute lung injury. Mediators Inflamm, 2018, 2018: 9413876. doi: 10.1155/2018/9413876.

[24] Wei J, Chen G, Shi X, et al. Nrf2 activation protects against intratracheal LPS induced mouse/murine acute respiratory distress syndrome by regulating macrophage polarization. BiochemBiophys Res Commun, 2018, 500 (3): 790-796.

[25]* Yan XT, He XH, Wang YL, et al. Transduced PEP-1-heme oxygenase-1 fusion protein attenuates lung injury in septic shock vats. Oxid Med Cell Longev, 2018, 2018: 6403861. doi: 10.1155/2018/6403861.

[26]* Yan J, Li J, Zhang L, et al. Nrf2 protects against acute lung injury and inflammation by modulating TLR4 and Akt signaling. Free Radic Biol Med, 2018, 121: 78-85.

[27] 巩红岩，郑芳，贾志杰，等．Nrf2/HO-1信号通路在远端缺血预处理减轻小鼠内毒素性急性肺损伤中的作用．中华麻醉学杂志，2018，38（2）：245-249．

[28] 贾浩娟，史佳，董树安，等．血红素氧合酶-1/一氧化碳通路对脂多糖诱导大鼠Ⅱ型肺泡上皮细胞线粒体融合的影响．中华危重病急救医学，2018，30（3）：209-213．

[29]* Mo YC, Lou YY, Zhang AQ, et al. PICK1 deficiency induces autophagy dysfunction via lysosomal impairment and amplifies sepsis-induced acute lung injury. Mediators Inflamm, 2018, 2018: 6757368. doi: 10.1155/2018/6757368.

[30]* Zhou XJ, Hao Y, Cao F, et al. Protectin DX increases alveolar fluid clearance in rats with lipopolysaccharide-induced acute lung injury. Exp Mol Med, 2018, 50 (4):49.

[31] 田婧，陈亚军，张鹏，等．脓毒症小鼠急性肺损伤时PI3K/Akt信号通路与细胞自噬的关系．中华麻醉学杂志，2018，38（1）：114-117．

[32] 曹涵冰，史佳，宫丽荣，等．内毒素攻击大鼠肺泡Ⅱ型上皮细胞时PI3K/Akt信号通路在线粒体分裂中的作用．中华麻醉学杂志，2018，38（5）：618-621．

[33] Dong SA, Zhang Y, Yu JB, et al. Carbon monoxide attenuates lipopolysaccharide-induced lung injury by mitofusin proteins via p38 MAPK pathway. J Surg Res, 2018, 228: 201-210.

[34]* Gan TT, Yang YL, Hu Fan, et al. TLR3 regulated poly I:C-induced neutrophil extracellular traps and acute lung injury partly through p38 MAP kinase. Front Microbiol, 2018, 9: 3174.

[35]* Dong AL, Yu Y, Wang YY, et al. Protective effects of hydrogen gas against sepsis-induced acute lung injury via regulation of mitochondrial function and dynamics. Int Immunopharmacol, 2018, 65: 366-372.

[36] Wang F, Fu X, Zhang J, et al. Bone marrow derived M2 macrophages protected against lipopolysaccharide-induced acute lung injury through inhibiting oxidative stress and inflammation by modulating neutrophils and T lymphocytes responses. Int Immunopharmacol, 2018, 61: 162-168.

[37]* Chen B, Yang Z, Yang C, et al. A self-organized actomyosin drives multiple intercellular junction disruption and directly promotes neutrophil recruitment in lipopolysaccharide-induced acute lung injury. FASEB J, 2018: fj201701506RR. dio: 10.1096/fj.201701506RR

[38] Zou R, Wang MH, Chen Y, et al. Hydrogen-rich saline attenuates acute lung injury induced by limb ischemia/reperfusion via down-regulating chemerin and NLRP3 in Rats. Shock, 2018. dio: 10.1097/SHK.0000000000001194.

[39] Cui P, Wu S, Xu X, et al. Deficiency of the transcription factor NR4A1 enhances bacterial clearance and prevents lung injury during escherichia coli pneumonia. Shock, 2018. dio: 10.1097/SHK.0000000000001184.

[40] Zhang X, Zhuang R, Wu H, et al. A novel role of endocan in alleviating LPS-induced acute lung injury. Life Sci, 2018, 202:89-97.

[41]* Qian M, Lou Y, Wang Y, et al. PICK1 deficiency exacerbates sepsis-associated acute lung injury and impairs glutathione synthesis via reduction of xCT. Free Radic Biol Med, 2018, 118: 23-34.

[42] Shi R, Zhang J, Peng Z, et al. Expression level of 12-amino acid triggering receptor on myeloid cells-like transcript 1 derived peptide alleviates lipopolysaccharide-induced acute lung injury in mice. Int J Mol Med, 2018, 41 (4): 2159-2168.

[43] Wu XJ, Liang H, Zhang Y, et al. Muramyl dipeptide enhances thermal injury-induced autophagy and inflammatory cytokine response of lungs via activation of NOD2/Rick signaling pathway in rats. Shock, 2018, 50 (5): 606-612.

[44]* Bian Y, Qin C, Xin Y, et al. Itraq-based quantitative proteomic analysis of lungs in murine polymicrobial sepsis with hydrogen gas treatment. Shock, 2018, 49 (2): 187-195.

[45]* Zou Y, Bao S, Wang F, et al. FN14 blockade on pulmonary microvascular endothelial cells improves the outcome of sepsis-induced acute lung injury. Shock, 2018, 49 (2): 213-220.

[46] 耿智隆，张彦园，曹虹. HSH40 混合 SAHA 复苏对初进高原致死性失血性休克大鼠肺组织氧化应激反应及组蛋白乙酰化程度的影响. 中华麻醉学杂志，2018，38（2）：234-237.

[47] Fu Q, Wu J, Zhou XY, et al. NLRP3/caspase-1 pathway-induced pyroptosis mediated cognitive deficits in a mouse model of sepsis-associated encephalopathy. Inflammation, 2019, 42 (1): 306-318.

[48] Gao J, Xiong BR, Zhang B, et al. Sulforaphane alleviates lipopolysaccharide-induced spatial learning and memory dysfunction in mice: The role of BDNF-mTOR signaling pathway. Neuroscience, 2018, 388: 357-366.

[49]* Ji M, Yuan H, Yuan S, et al. The p75 neurotrophin receptor might mediate sepsis-induced synaptic and cognitive impairments. Behav Brain Res, 2018, 347:339-349.

[50] Ji MH, Xia DG, Zhu LY, et al. Short- and long-term protective effects of melatonin in a mouse model of sepsis-associated encephalopathy. Inflammation, 2018, 41 (2):515-529.

[51] 陈伟明，温博伦，陈晓彤，等. NF-κB 在脓毒症老龄小鼠认知功能减退中的作用. 中华麻醉学杂志，2018，38（4）：477-480.

[52] Zhang XY, Zhang LM, Mi WD, et al. Translocator protein ligand, YL-IPA08, attenuates lipopolysaccharide-induced depression-like behavior by promoting neural regeneration. Neural Regen Res, 2018, 13: 1937-1944.

[53] Xia J, Lu Z, Feng S, et al. Different effects of immune stimulation on chronic unpredictable mild stress-induced anxiety- and depression-like behaviors depending on timing of stimulation. Int Immunopharmacol, 2018, 58:48-56.

[54] Zhang X, Yan F, Feng J, et al. Dexmedetomidine inhibits inflammatory reaction in the hippocampus of septic rats by suppressing NF-κB pathway. PLoS One, 2018, 13 (5): e0196897. dio: 10.1371/journal.ponc.0196897.

[55] Xing W, Huang P, Lu Y, et al. Amantadine attenuates sepsis-induced cognitive dysfunction possibly not through inhibiting toll-like receptor 2. J Mol Med (Berl), 2018, 96 (5):391-402.

[56] Wang YW, Chen YN, Zhou Q et al. Mild endoplasmic reticulum stress protects against lipopolysaccharide-induced astrocytic activation and blood-brain barrier hyperpermeability. Front Cell Neurosci, 2018, 12: 222.

[57] 刘玲玲，张红涛，于泳浩，等. 氢对脓毒症相关性脑病小鼠脑组织 Nrf2/HO-1 信号通路的影响. 中华麻醉学杂志，2018，38（1）：101-104.

[58] 熊波，缪长虹. 右美托咪定对内毒素性休克大鼠海马及齿状回 c-fos 表达的影响. 中华麻醉学杂志，2018，38（2）：223-225.

[59]* Jiang ZY, Bo LL, Meng Y, et al. Overexpression of homeodomain-interacting protein kinase 2 (HIPK2) attenuates sepsis-mediated liver injury by restoring autophagy. Cell Death Dis, 2018, 9: 847.

[60] Koutsogiannaki S, Zha H, Yuki K. Volatile anesthetic isoflurane attenuates liver injury in experimental polymicrobial sepsis model. TranslPerioper Pain Med, 2018, 5 (3): 63-74.

[61] Jiang Z, Meng Y, Bo L, et al. Sophocarpine attenuates LPS-induced liver injury and improves survival of micethrough suppressing oxidative stress, inflammation, and apoptosis. Mediators Inflamm, 2018, 2018: 5871431. dio: 10.1155/2018/5871431.

[62] 刘志慧，于泳浩，李佩铂，等. 帕瑞昔布钠对脓毒症大鼠肠黏膜屏障功能的影响. 国际麻醉学与复苏杂志，2018，39（5）：395-399.

[63] 蔡宇平，肖锦容，郑婉静，等. 下胸段硬膜外阻滞对失血性休克－复苏大鼠肠黏膜上皮细胞凋亡的影响. 临床麻醉学杂志，2018，34（4）：367-371.

[64] Gao X, Tao Q, Zhou X, et al. Lactated ringer' solution may be superior to saline-based 6% hydroxyethyl starch 130/0.4 for early resuscitation within 12 hours from hemorrhagic shock. J Invest Surg, 2018, 6:1-8.

[65] Chen H, Wang X, Yan X, et al. LncRNA MALAT1 regulates sepsis-induced cardiac inflammation and dysfunction viainteraction with miR-125b and p38 MAPK/NF-κB. Int Immunopharmacol, 2018, 55:69-76.

[66] 周芹，王龙，王晞，等. 神经调节蛋白-1对脓毒症大鼠心脏功能及炎性介质的影响. 中华危重病急救医学，2018，30（2）：140-144.

[67] 陈牡林，李跃祥，余剑波，等. 姜黄素对内毒素休克兔急性肾损伤的影响. 临床麻醉学杂志，2018，34（2）：167-170.

[68]* Yu XW, Han WJ, Wang CL, et al. Upregulation of heme oxygenase-1 by hemin alleviates sepsis-induced muscle wasting in Mice. Oxid Med Cell Longev, 2018, 2018: 8927104. doi: 10.1155/2018/8927104.eCollection 2018.

[69]* Chen JY, Min S, Xie F, et al. Enhancing autophagy protects against sepsis-induced neuromuscular dysfunction associated with qualitative changes to acetylcholine receptors. Shock, 2018. doi: 10.1097/SHK.0000000000001189.

[70] Wang X, Min S, Xie F, et al. Glial cell-derived neurotrophic factor alleviates sepsis-induced neuromuscular dysfunction by decreasing the expression of γ- and α7-nicotinic acetylcholine receptors in an experimental rat model of neuromyopathy. BiochemBiophys Res Commun, 2018, 496 (2):260-266.

[71] 兰凯，赖西南，张良朝，等. 局部低温对失血性休克兔肢体缺血再灌注损伤的影响. 中华麻醉学杂志，2018，38（2）：230-233.

[72] 胡旭明，吕然，张亚平，等. 羟乙基淀粉130/0.4用于复苏失血性休克大鼠安全性的研究. 中华医学杂志，2018，98（39）：3200-3204.

[73]* Cui QR, Ling YH, Wen SH, et al. Gut barrier dysfunction induced by aggressive fluid resuscitation in severe acute pancreatitis is alleviated by necroptosis inhibition in rats. Shock, 2018. doi: 10.1097/SHK.0000000000001304.

[74] Mei SY, Wang S, Jin SQ, et al. Human adipose tissue-derived stromal cells attenuate the multiple organ injuries induced by sepsis and mechanical ventilation in mice. Inflammation, 2019, 42: 485-495.

[75] Niu R, Gao H, Zhou Y, et al. Ouabain attenuates sepsis-induced immunosuppression in mice by activation andanti-apoptosis of T cells. Med Sci Monit, 2018, 24: 2720-2727.

[76] Xiu G, Sun J, Li X, et al. The role of HMGB1 in BMSC transplantation for treating MODS in rats. Cell Tissue Res, 2018, 373 (2):395-406.

[77] Bao Q, Lv R, Lei M. IL-33 attenuates mortality by promoting IFN-γ production in sepsis. Inflamm Res, 2018, 67 (6):531-538.

[78]* Gu J, Luo L, Wang Q, et al. Maresin 1 attenuates mitochondrial dysfunction through the ALX/cAMP/ROS pathway in the cecal ligation and puncture mouse model and sepsis patients. Lab Invest, 2018, 98 (6):715-733.

[79]* Song F, Hou J, Chen Z, et al. Sphingosine-1-phosphate receptor 2 signaling promotes caspase-11-dependent macrophage pyroptosis and worsens escherichia coli sepsis outcome. Anesthesiology, 2018, 129 (2):311-320.

[80]* Li H, Xiao Y, Tang L, et al. Adipocyte fatty acid-binding protein promotes palmitate-induced mitochondrial dysfunction and apoptosis in macrophages. Front Immunol, 2018, 9:81.

[81]* Jiao Y, Li Z, Loughran PA, et al. Frontline science: macrophage-derived exosomes promote neutrophil necroptosis following hemorrhagic shock. J Leukoc Biol, 2018, 103 (2):175-183.

[82] Bao W, Luo Y, Wang D, et al. Sodium salicylate modulates inflammatory responses through AMP-activated protein kinase activation in LPS-stimulated THP-1 cells. J Cell Biochem, 2018, 119 (1):850-860.

[83] Qian X, Zhao H, Chen X, et al. Disruption of transient receptor potential melastatin 2 decreases elastase release and bacterial clearance in neutrophils. Innate Immun, 2018, 24 (2):122-130.

[84] Li XY, Zhang Y, Yu JB, et al. Activation of protein kinase C-α/heme oxygenase-1 signaling pathway improves mitochondrial dynamics in lipopolysaccharide-activated NR8383 cells. Exp Ther Med, 2018, 16: 1529-1537.

第二节 危重症医学临床研究

一、ICU 镇静与谵妄

对于危重患者长期输注右美托咪定的影响，尚无确凿证据。Zhao 等[1]研究右美托咪定长期输注对危重患者的安全性。通过回顾性地从重症监护多参数智能监测数据库Ⅲ（MIMIC-Ⅲ）中提取记录，以右美托咪定给药时间为基础。变量通过卡方检验和 Mann-Whitney U 检验进行比较。用多元分析的逻辑回归模型。绘制轮廓图测量心率和血压的反弹。获得 1946 份记录，包括 1368 个不同的个体。结果发现，年龄、体重指数（BMI）、住院时间、右美托咪定累积剂量和序贯器官衰竭评估（SOFA）评分是住院死亡率的独立危险因素。但延长右美托咪定输注（≥24 h）和突然停药并没有增加住院死亡率。此外，长期输注右美托咪定的患者心率和血压反弹的可能性更大。从而得出结论：延长右美托咪定输注时间与住院死亡率增加无关，但与心率和血压的反弹效应有关，需要进一步的前瞻性研究。

刘竞等[2]探讨转出重症监护病房（ICU）前升高的血清 S100B 水平对多发伤合并谵妄的患者临床预后的预测价值。共纳入 179 例患者，根据转出 ICU 前血清 S100B 水平高低将患者分为两组：

高 S100B 组（>0.20 μg/L，53 例）和低 S100B 组（<0.20 μg/L，126 例），评估两组患者临床预后的差异。结果高 S100B 组患者有更高的再入住 ICU 率，其 30 d 病死率亦高于低 S100B 组，不良结局发生率也明显高于低 S100B 组。转出 ICU 前高 S100B 组患者序贯器官衰竭评分（SOFA）显著高于低 S100B 组。高 S100B 组 ICU 入住时间显著长于低 S100B 组。多元 Logistic 回归分析发现，转出 ICU 前 S100B 水平预测不良结局的比值比为 1.39（95%CI 1.15～1.53，P=0.009）。从而得出结论：转出 ICU 前的多发伤合并谵妄患者升高的血清 S100B 水平与临床预后不良密切相关，但升高的血清 S100B 水平仅是一个中等程度的预测因子，可能不能单独用于患者临床治疗决策。

二、液体治疗

刘洪等[3]研究患者在 ICU 治疗期间液体治疗的现状及液体治疗与预后的相关性。记录所有纳入本研究患者的液体治疗情况，包括入 ICU 后连续 7 d 的液体治疗量［24 h 总入量、24 h 总出量、24 h 液体净平衡量（24 h 总入量 – 24 h 总出量）］，液体种类（晶体溶液、胶体溶液、血液制品）；液体治疗目的包括容量治疗（液体复苏）、维持输液（维持液体管路通畅）、治疗用药（抗感染、保肝等治疗配液）、营养治疗用液（含肠内营养与肠外营养）。同时记录患者肝功能、肾功能、机械通气时间、住 ICU 时间、住院时间、住院死亡情况，并进行相关性分析。结果显示，患者液体入量在入 ICU 第 5 天达高峰，液体净平衡在第 4 天开始实现负平衡，且随着住 ICU 时间呈逐步增多趋势。治疗用药和营养液量在整个治疗液体中占比较大，液体总入量、晶体溶液总入量、胶体溶液总入量与患者住院时间、住 ICU 时间、机械通气时间均存在正相关，胶体总入量与总胆红素、直接胆红素、谷丙转氨酶、天冬氨酸转氨酶、尿素氮、肌酐存在正相关。

罗亚军等[4]对比感染性休克患者以早期目标导向治疗（EGDT）方案和乳酸清除率为目标导向实施液体复苏的效果，探讨人血白蛋白在复苏早期应用的价值。将符合纳入标准的患者随机分组行对照研究，观察不同分组患者预后及各项临床指标的变化。结果发现两组患者近远期病死率、机械通气时间及 ICU 住院时间比较差异无统计学意义，但乳酸监测组患者复苏液体用量更少，APACHE Ⅱ 评分改善更明显。复苏早期联用人血白蛋白比单用生理盐水者液体用量更少，复苏时间更短。总之，乳酸清除率是感染性休克患者液体复苏的有效监测指标，尤其对于无条件进行中心静脉置管的医院或患者，应推荐使用。

三、脓毒症标志物

脓毒症是全世界数百万人的巨大健康负担，在重症监护室的死亡原因中起着至关重要的作用。其诊断及预测的标志物也一直是研究的焦点。

Ruan 等[5]对炎症反应标志物降钙素原、C 反应蛋白和可溶性 CD14 亚型（presepsin）在新生儿脓毒症诊断中的准确性进行了荟萃分析与系统回顾。应用"procalcitonin""C-reactive protein"和"presepsin"3 个关键词检索 PubMed、Web of Science、Cochrane Library、Embase、中国知网（CNKI）、万方和维普 7 个数据库自建库以来到 2018 年 8 月 16 日为止的所有文献，以确定符合纳入标准的研究。两位独立评审员进行数据提取。通过真阳性计算汇总的敏感度、特异度、阳性似然比（PLR）、阴性似然比（NLR）、诊断比值比（DOR）、曲线下面积（AUC）和相应的95%置信区间（95%CI），假阳性（FP）、假阴性（FN）和真阴性（TN）分类使用STATA 14.0软件中的双变量回归模型。共有28项研究2661例患者纳入荟萃分析。分析结果显示，0.5～2 ng/ml可能是降钙素原（PCT）的诊断阈值范围。C反应蛋白（CRP）的阈值＞10 mg/L具有高敏感度和特异度。由此得出结论：联合应用降钙素原和C反应蛋白或单独应用可溶性CD14亚型可提高新生儿脓毒症诊断准确性，但这需要进一步的研究证实。

Wu等[6]研究33例脓毒症患者血浆中1-磷酸鞘氨醇（sphingosine-1-phosphate，S1P）与神经酰胺的浓度相关性及其基因表达可能相关的机制。采用高压液相层析的方法测量其血浆中浓度，流式细胞仪检查外周血中单核细胞HLA-DR的表达，qRT-PCR、Western blotting和相应酶标检测试剂检测血小板鞘氨醇激酶的mRNA表达、蛋白含量和酶活性。研究结果发现，与同时期ICU对照患者相比，脓毒症患者血浆中的S1P浓度显著降低而神经酰胺的浓度显著上升，脓毒症患者体内S1P浓度与神经酰胺的浓度呈负相关，脓毒症致死预测相关指标中，综合联系分析S1P浓度与神经酰胺的浓度相关性分析预测性更加准确。该研究中重要的一个发现是脓毒症患者中血小板鞘氨醇激酶的mRNA表达，酶活性显著下降。结论认为综合分析S1P浓度与神经酰胺的浓度预测脓毒症患者的致死率准确性更高，同时血小板鞘氨醇激酶表达、蛋白产物酶活性显著下降是导致S1P浓度下降的原因。

Tai等[7]探讨PD-1/PD-L1表达与脓毒症患者28 d死亡率的关系。研究对177例脓毒症患者进行回顾性分析。实验室测试单核细胞/$CD4^+T$/$CD8^+T$细胞的PD-1和PD-L1表达。对脓毒症患者28 d死亡率相关的预后因素进行单变量和多变量逻辑回归分析。结果发现，高PD-L1/单核细胞表达与脓毒症患者28 d死亡率独立显著相关，PD-L1/单核细胞作为28 d死亡率的预测因子，临界值为45.68%。结论提示入院时单核细胞PD-L1的表达可以作为脓毒症患者28 d死亡率的独立危险因素。

四、器官保护

陈元杰等[8]探讨高流量湿化氧治疗对重症监护病房（ICU）危重患者脱离呼吸机后的呼吸功能保护作用。研究将487例重症医学科需呼吸机支持48 h以上的患者随机分为两组，患者在脱离呼吸机后分别给予高流量湿化氧治疗（HFM组）和常规鼻导管或面罩吸氧（TO组）治疗。监测患者动脉血气分析，记录动脉血氧分压、动脉血二氧化碳分压（$PaCO_2$）、吸入氧浓度、呼吸频率、自主呼吸时间，计算氧合指数、再次插管机械通气率、ICU停留时间以及住院时间。结果两组患者氧合指数在拔管前比较，差异无统计学意义，而HFM组拔管后2 h、4 h、8 h、24 h、48 h氧合指数均明显高于TO组。HFM组需要再次插管机械通气率明显低于TO组，自主呼吸天数明显高于TO组。HFM组ICU滞留天数明显低于TO组。从而得出结论：使用高流量湿化氧治疗可以降低ICU危重患者脱机拔管后再次插管率，改善氧合功能，对呼吸功能有一定的保护作用。

Lei等[9]对需较长时间心肺转流术的心脏多瓣膜置换术中，给予一氧化氮是否可以降低术后急性肾损伤发病率，以及是否改善长期肾结局进行研究。纳入择期行多瓣膜置换术中国汉族患者244例，大部分为风湿性心脏病，随机分为一氧化氮组（治疗组）或氮气组（对照组）。在心肺转流术开始时治疗组通过气体交换装置给予一氧化氮$80×10^{-6}$，对照组给予氮气，术后两组继续通过机械通气分别给予相关气体，导管拔除后终止，整体治疗时间不超过24 h。结果显示：对照组术后急性肾损伤发生率为64%，一氧化氮组为50%。术后急性肾损伤发生率下降与血浆氧合血红蛋白亚铁氧化后形成高铁血红蛋白相关。次要结果显示90 d转变为三期慢性肾病的发生率，对照组为33%，治疗组为21%；1年发生率对照组为31%，治疗组为18%。该研究认为，给予一氧化氮后可以降低接受多瓣膜置换术并且心肺转流术时间较长患者术后30 d、90 d和1年整体主要肾不良事件发生率。

脓毒症是实质器官移植术后的常见并发症，尤其会影响原位肝移植（OLT）的预后。Wang等[10]回顾性研究OLT术后脓毒症的围术期危险因素，通过分析脓毒症阳性组（$n=85$）和脓毒症阴性组（$n=41$）的术前、术中和术后临床资料，以确定与OLT相关脓毒症的潜在危险因素。脓毒症阳性患者的透析率明显较高（49.4%），机械通气时间较长（1.5 d），住院费用较高（41万元），生存率较低（68.5%）。多变量逻辑分析将以下因素确定为OLT相关脓毒症：术前Child-Pugh C级、术前高钙血症和围术期酸中毒。

五、其他

席寅等[11]研究危重症患者大咯血的病因，观察支气管动脉栓塞术（BAE）对危重症患者大咯血的临床疗效。采用回顾性对照研究方法，分析ICU收治的35例发生危及生命的大咯血患者的临床资料。按患者意愿分为BAE组和非BAE组，再将BAE治疗患者分为先通气后咯血和先咯血后通气两个亚组，以及存活和死亡两个亚组。分析所有大咯血患者的病因分布；记录患者性别、年龄、急性生理学与APACHE Ⅱ评分、咯血量、胸部CT是否提示胸膜增厚、ICU住院时间、总住院时间、机械通气时间及临床疗效和预后等指标。变量间相关性采用Spearman相关分析。结果35例患者均纳入最终分析。危重症患者出现大咯血的主要病因为肺部真菌感染（37.1%），其次为肺炎伴凝血功能异常（17.1%）、支气管扩张（11.4%）、肿瘤（8.6%）等。35例患者中，接受BAE治疗者27例，未接受BAE治疗者8例。两组患者性别、年龄、ICU住院时间、总住院时间、机械通气时间、估计咯血量、APACHE Ⅱ评分、使用抗血小板或抗凝药、CT提示胸膜增厚等比较差异均无统计学意义。BAE组患者咯血缓解率明显高于非BAE组，但住院存活率与非BAE组比较差异无统计学意义。亚组分析显示，先通气后咯血组患者中有64.3%由肺部真菌感染引起，明显高于先咯血后通气组的15.4%，两组比较差异有统计学意义。与先通气后咯血组比较，先咯血后通气组患者ICU住院时间和机械通气时间均显著缩短，使用抗血小板药或抗凝药患者明显减少。

刘颖等[12]分析危重症孕产妇的致病因素、临床特点及ICU治疗措施，回顾分析ICU收治的167例危重症孕产妇临床资料，收集患者病种分布、产后大出血患者病因及救治情况，以及死亡结果；按照病种将患者分为产科并发症组、妊娠合并基础疾病组及伴其他器官合并症组，分析各组的救治情况。结果167例危重症孕产妇中，产科并发症118例（70.6%），妊娠合并基础疾病26例（15.6%），伴其他器官合并症23例（13.8%）。167例危重症孕产妇共死亡9例，病死率为5.4%。产后大出血为主要并发症（35.3%），59例产后大出血患者经积极止血治疗及合理输血后48 h凝血功能显著改善。与妊娠合并基础疾病组及伴其他器官合并症组比较，APACHE Ⅱ更低，ICU住院时间更短；与伴其他器官合并症组比较，产科并发症组机械通气时间更短，病死率更低。

超声可用于非侵入性的快速气道状况检查，但传统方法声带显示较差。Ruan 等[13]通过采用前方横轴超声（FTU）、侧方纵轴超声（LLU）以及这两种方式联合应用对声带运动障碍（如声带麻痹或杓状软骨脱位）诊断的准确性进行研究。该研究选择 120 例重症监护病房（ICU）的患者，比较 FTU、LLU 以及两种方式结合法在评估声带状态中的效果。所有患者通过鼻纤维光学内镜检查来确认声带损伤。研究发现，受检患者中有 24 例（20%）出现声带麻痹。FTU 声带显影率为 71.7%，LLU 声带显影率为 88.3%，联合法声带显影率为 96.7%。FTU 的敏感度和特异度分别为 58.3%（14/24）和 75%（72/96），LLU 的敏感度和特异度分别为 91.7%（22/24）和 87.5%（84/96），联合法的敏感度和特异度分别为 100%（24/24）和 95.8%（92/96）。LLU 的显影率明显高于 FTU；FTU＋LLU 的显影率高于 FTU。但 LLU 与 FTU＋LLU 的差异无统计学意义。由此得出，LLU 可用于 ICU 患者杓状软骨活动状况的评价，其结果与鼻纤维光学内镜的诊断有很高的相关性。FTU 和 LLU 联合应用有望成为声带损伤的快速初步筛查方法。

（赵珍珍　卞金俊）

参 考 文 献

[1] Zhao Y, Zhou H, Tan W, et al. Prolonged dexmedetomidine infusion in critically ill adult patients: a retrospective analysis of a large clinical database Multiparameter Intelligent Monitoring in Intensive Care Ⅲ. Ann Transl Med, 2018, 6 (15): 304.

[2] 刘竞，李勇，蔡燕，等. 转出重症监护病房的多发伤谵妄患者血清 S100 B 水平对其临床预后的预测价值. 中华医学杂志，2018（9）：692-695.

[3] 刘洪，龚芳，艾宇航，等. 湘雅医院 2 个 ICU 重症患者液体治疗现状调查. 中华内科杂志，2018，57（6）：446-449.

[4] 罗亚军，刘音，薛晓艳. 乳酸清除率在感染性休克患者液体复苏中的应用———项临床随机对照研究. 中国急救医学，2018（6）：501-505.

[5] Ruan L, Chen GY, Liu Z, et al. The combination of procalcitonin and C-reactive protein or presepsin alone improves the accuracy of diagnosis of neonatal sepsis: a meta-analysis and systematic review. Crit Care, 2018, 22 (1): 316.

[6] Wu X, Hou J, Li H, et al. Inverse correlation between plasma sphingosine-1-phosphate and ceramide concentrations in septic patients and their utility in predicting mortality. Shock, 2018, doi: 10.1097.

[7] Tai H, Xing H, Xiang D, et al. Monocyte programmed death ligand-1, a Predicator for 28-day mortality in septic patients. Am J Med Sci, 2018, 355 (4): 362-367.

[8] 陈元杰，孙莉，彭琳，等. 高流量湿化氧对危重患者脱机后呼吸功能的保护作用. 中国呼吸与危重监护杂志，2018（3）：259-262.

[9] Lei C, Berra L, Rezoagli E, et al. Nitric oxide decreases acute kidney injury and stage 3 chronic kidney disease after cardiac surgery. Am J Respir Crit Care Med., 2018, 198 (10): 1279-1287.

[10] Wang Y, Gu Y, Huang F, et al. Risk factors for sepsis based on sepsis-3 criteria after orthotopic liver transplantation. Mediators of Inflammation, 2018: 8703172.

[11] 席寅，刘冬冬，杨淳，等. 危重症患者大咯血病因构成及支气管动脉栓塞术的疗效观察. 中华危重病急救医学，2018（7）：671-676.

[12] 刘颖，王迪芬，汪颖，等. 167例ICU危重症孕产妇救治分析. 中华危重病急救医学，2018，30（10）：964-967.

[13] Ruan Z, Ren R, Dong W, et al. Assessment of vocal cord movement by ultrasound in the ICU. Intensive Care Med., 2018, 44 (12): 2145-2152.

第七章 疼痛研究进展

第一节 疼痛的基础研究

本年度神经病理性疼痛的机制研究仍然是临床医学与基础研究的热点，今年国内学者的机制研究不仅包括中枢敏化、外周敏化等经典的内容，也在疼痛与情感或认知功能障碍的研究方面取得一定的进展。

一、中枢敏化

中枢敏化是神经病理性疼痛的重要发病机制，神经病理性疼痛的维持主要在于中枢敏化。microRNA-146a-5p（miRNA-146a-5p）参与 TLRs/IL-1 receptor（TIR）信号通路调控。Wang 等[1]*构建大鼠慢性坐骨神经压迫性损伤（CCI）的动物模型，检测背根神经节（DRGs）和脊髓背角（SDH）区 miRNA-146a-5p、IRAK1 和 TRAF6 的 mRNA 和蛋白表达，并通过鞘内注射 miRNA-146a-5p 检测其与疼痛的相关性。结果发现，L4-6 DRGs 区 miRNA-146a-5p、IRAK1 和 TRAF6 蛋白水平明显增加，而 SDH 中仅 miRNA-146a-5p 表达水平升高；鞘内注射 miR-146a-5p 激动剂可缓解机械性和热痛觉过敏，逆转 IRAK1 和 TRAF6 在 DRGs 和 SDH 中的表达，miR-146a-5p 拮抗剂可加重 CCI 大鼠的机械性和热痛觉过敏，并促进 IRTK1 和 TRAF6 在 DRG 和 SDH 区的表达。以上结果表明 DRG 和 SDH 中 miRNA-146a-5p 可通过调控 TIR 信号通路中的 IRAK1 和 TRAF6 分子参与 CCI 诱导的神经病理性疼痛。

Pan 等[2] 研究 miRNAs/CXCR4 信号通路对神经病理性疼痛的影响。表达于小鼠脊髓胶质细胞的 CXCR4 与 pSNL 坐骨神经痛模型小鼠的疼痛行为密切相关，而 microRNA-23a-3p（miR-23a）可靶向结合至 CXCR4 mRNA 的 3'UTR。敲除 miR-23a 或过表达 CXCR4 均可促进 TXNIP 的表达，而 TXNIP 参与一些关键的氧化还原相关的信号通路，包括 NLRP3 炎性小体激活中的依赖性氧化还原，即 TXNIP/NLRP3 炎性小体通路。在 pSNL 动物模型中，抑制 TXNIP 可缓解 miR-23a 敲除或 CXCR4 过表达诱发的疼痛，而过表达 miR-23a 或敲除 CXCR4v 则均可抑制与 TXNIP 存在共表达关系的 NLRP3 炎性小体的表达。以上结果表明，直接作用于 CXCR4 的 miR-23a 通过脊髓胶质细胞 TXNIP/NLRP3 炎性通路调控神经病理性疼痛。

Gui 等[3]* 研究 α-细辛脑对 CCI 诱导神经病理性疼痛的影响。首先将大鼠分为 7 组：假手术组、假手术组＋α-细辛脑（20 mg/kg）组、CCI 组、CCI＋空白试剂组、CCI＋α-细辛脑（5 mg/kg）组、CCI＋α-细辛脑（10 mg/kg）组、CCI＋α-细辛脑（20 mg/kg）组。每组大鼠每天给予 α-细辛脑或正常生理盐水治疗后，测定大鼠的疼痛域值，并在术后第 7 天取 L3～6 脊髓进行 Western blotting 法和 IFC 检测。大鼠鞘内注射 PE-10 导管后再次将大鼠分为 4 组：CCI＋α-细辛脑（20 mg/kg）组、CCI＋α-细辛脑（20 mg/kg）＋空白试剂组、CCI＋α-细辛脑（20 mg/kg）＋SR9243 组及 CCI 组。每组 5 只大鼠在鞘内置药后 1 h 进行行为学检测，第 7 天取脊髓进行 Western blotting 法检测。研究结果发现 α-细辛脑（20 mg/kg）可缓解 CCI 诱导的内质网应激反应（ERS）并抑制 CCI 大鼠的疼痛，而肝 X 受体 β（LXRβ）拮抗剂 SR9243 可完全抑制 α-细辛脑的抗 ERS 及其镇痛效果，其机制可能与脊髓中 LXRβ 和下游蛋白的调控相关。

Ge 等[4] 通过 SNL 动物模型研究 ERS 与神经病理性间的因果关系。结果发现 ERS 与氧化应激反应存在正反馈作用，健康大鼠 SDH 区的 ERS 可导致机械性痛觉过敏，阻断蛋白质二硫键异构酶和牛磺熊去氧胆酸均可通过抑制 ERS 缓解 SNL 大鼠的疼痛；SNL 动物模型中 SDH 神经元发生 ERS 可导致 GABA 能中间神经元受到明显抑制。以上结果表明，SDH 区 ERS 抑制 GABA 能中间神经元活性导致脊髓中枢的敏化，ERS 和氧化应激共同调控神经病理性疼痛的发生。

甲基化 CpG 结合域蛋白 1（MBD1），一种表观遗传阻遏物，可调控基因的转录活性。早期研究发现选择性切除大鼠腰 5 脊神经前根（L5-VRT）引起的运动神经损伤可引起脊髓背角双侧 IL-6 表达增强，而鞘内注射 IL-6 中和抗体则可延缓大鼠双侧后爪痛觉过敏的发生，但其具体的分子机制尚不清楚。Chen 等[5] 通过 L5-VRT 构建神经病理性疼痛模型，研究 L5-VRT 引起 IL-6 表达改变过程中钙依赖性蛋白水解酶 Calpain-2（CALP2）和小胶质细胞的功能。结果发现 L5-VRT 术后 30 min 内，腰段脊髓内 IL-6 和 CALP2 的表达上调，且共表达于脊髓背角和前角。而 L5-VRT 术后 10 min，手术同侧脊髓背角 CALP2 表达增加，IL-6 的表达增加则出现在术后 20 min。鞘内注射 CALP-shRNA 敲除 CALP2 可抑制同侧脊髓 L5-VRT 术后诱导的 IL-6 过表达，缓解双侧后爪痛觉过敏症状。以上研究结果表明，脊髓中过表达的 CALP2 和小胶质细胞的活化可能是运动神经损伤后导致 IL-6 高表达的重要因素，而抑制 CALP2 和小胶质细胞活化可为治疗神经病理性疼痛提供新的思路。

Zhang 等[6]* 探索蛋白激酶 Mζ 和钾蛋白-7 在瑞芬太尼引起的术后切口痛觉过敏的作用机制。以 1 μg/（kg·min）速率持续输注瑞芬太尼 60 min，10 min 后足底切开建立模型。术后 48 h 瑞芬太尼可降低足底机械性撤足阈值（PWT），上调脊髓蛋白激酶 Mζ 磷酸化以及钾蛋白-7 的表达；蛋白激酶 Mζ 抑制剂可缓解瑞芬太尼引起的痛觉过敏，抑制钾蛋白-7 的表达和 GluA1 的转运。下调钾蛋白-7 的表达不仅可抑制瑞芬太尼引起的痛觉过敏反应，也对突触后 GluA1 的插入以及树突棘重塑产生影响。选择性敲除 GluA2 的 AMPA 受体拮抗剂可呈剂量依赖性缓解痛觉过敏。结果提示，脊髓中蛋白激酶 Mζ 通过过表达钾蛋白-7，包含对 GluA1 AMPA 受体转运和脊髓形态的调节是瑞芬太尼引起痛觉过敏的原因之一。

Guo 等[7]* 研究脊髓背角突触后膜上神经连接蛋白 2（neuroligin 2，NLGN2）在术后疼痛中的具体作用。在大鼠足底切口后 3 h 和 1 d，发现同侧脊髓背角突触后膜 NLGN2 和 GluR1 蛋白表达上调；且 NLGN2 与 PSD-95 在脊髓背角神经元存在共定位现象。足底切口后 3 h，同侧背角中 PSD-95 与 NLGN2 相互作用显著增加，鞘内给予 NLGN2 siRNA 预处理可抑制脊髓中 NLGN2 的表达，缓解术后痛觉过敏，下调同侧背角 GluR1 的表达。研究推测切口诱导的 NLGN2 和 PSD-95 相互作用增加以及 GluR1 表达上调是导致术后痛觉过敏的重要原因。

皮质层调控急性疼痛或慢性疼痛的机制尚不明确，但额叶前皮质（PFC）却调节着个体感觉和情感行为。最近的研究表明 PFC 至伏核区（NAc）神经投射的活化（脑奖赏环路的重要途径）可抑制疼痛的感觉和情感，但这种环路是否内生性地参与疼痛的调节尚不清楚。Zhou 等[8]借助光遗传学技术，使来源于 PFC 的锥体细胞携带嗜盐菌紫质基因，并在 NAc 核区选择性地抑制上述锥体细胞的轴突投射。结果表明抑制 PFC 或者抑制其至 NAc 的投射，均可强化急性疼痛的感觉和情感症状；而抑制皮质纹状体路径，则可强化慢性神经病理性疼痛中的疼痛感觉及厌恶反应。以上结果表明，PFC 至 NAc 的投射在内源性疼痛的调节中有着重要的功能，其功能的损害可导致慢性疼痛。

前扣带皮质（ACC）区突触传递增强现象与神经病理性疼痛的形成密切相关，Chen 等[9]研究 ACC 区神经元间突触传递效能的改变对神经病理性疼痛的影响。构建 CCI 动物模型，记录多对 ACC 区神经元的膜电位。结果发现 ACC 区神经元间关联明显增加，CCI 手术增加低频率和高频率膜振荡的功率谱密度，但对中频率膜振荡没有影响；电突触阻断剂甲氟喹可逆转膜电位的同步活化和功率谱，缓解疼痛。以上结果表明膜电位的激活可能促进神经病理性疼痛的发生。

Mo 等[10]发现 DRG MBD1-缺陷的小鼠可抑制急性机械性、热、冷和辣椒素刺激症状，也可钝化神经损伤引起疼痛过敏现象；而 MBD1 DRG 过表达则可导致自发性疼痛和疼痛过敏，并恢复 MBD1-缺陷小鼠对急性疼痛的敏感性。表达于 DRG 区的 MDB1 通过招募 DNA 甲基转移酶 DNMT3a 至 *Oprm1* 和 *Kcna2* 基因启动子的方式抑制 *Oprm1* 和 *Kcna2* 基因的表达。以上结果表明 DRG 区 MBD1 可能参与急性疼痛和神经病理性疼痛的形成和维持。

神经病理性疼痛发生机制复杂，研究其关键基因和神经生物学改变可为临床诊断和治疗提供重要信息。Gao 等[11]拟利用 GEO 数据库中名为 GSE24982 的 mRNA-seq 数据集初步筛选与神经病理性疼痛相关的差异基因，并通过 BRB-ArrayTools 软件验证筛选出的差异基因。而后，利用 Metascape 软件对差异表达基因进行基因富集分析，Cytoscape 软件绘制蛋白间关联网络，捕获 123 个表达上调的差异基因，其中 *p53* 基因是关联程度最高的节点。在慢性压迫性损伤动物模型中脊髓背根神经也证实，在脊髓背根神经节神经元存在 p53 高表达、caspase-3 活化引起神经元凋亡的现象。因此，推测在慢性压迫性损伤模型中 *p53* 基因或许参与神经病理性疼痛的形成。

二、外周敏化

苏林等[12]评价瑞芬太尼诱发切口痛大鼠痛觉过敏时切口周围皮肤 artemin 表达的变化。将健康雄性 SD 大鼠随机分组（$n=8$）：对照组（C 组）、切口痛组（I 组）、瑞芬太尼组（R 组）和切口痛+瑞芬太尼组（I+R 组）。R 组尾静脉输注瑞芬太尼 1 μg/（kg·min）60 min；I 组制备大鼠切口痛模型的同时尾静脉输注等容量生理盐水 60 min；I+R 组制备大鼠切口痛模型的同时，以 1 μg/（kg·min）速率于尾静脉输注瑞芬太尼 60 min；C 组尾静脉输注等容量生理盐水 60 min。于输注瑞芬太尼或生理盐水前 24 h 和输注停止后 2 h、6 h、24 h、48 h（T0~T4）时测定机械缩足反应阈（mechanical withdrawl threshold，MWT）和热缩足潜伏期（thermal withdrawal latency，TWL）。最后一次测定痛阈后处死大鼠，取术侧足底皮肤，采用荧光定量 PCR 法与 Western blotting 法测定足底皮肤 artemin 及其 mRNA 的表达水平。结果显示，与 C 组比较，R 组、I 组和 I+R 组 T1~T4 时 MWT 降低，TWL 缩短，足底皮肤

artemin 及其 mRNA 表达上调（$P<0.01$）；与 R 组和 I 组比较，I+R 组 T1～T4 时 MWT 降低，TWL 缩短，足底皮肤 artemin 及其 mRNA 表达上调（$P<0.01$）。以上结果提示，瑞芬太尼诱发切口痛大鼠痛觉过敏形成的外周机制可能与切口皮肤 artemin 表达上调有关。

三、离子通道与神经病理性疼痛

Sun 等[13]* 研究脊髓背根神经节中钠离子通道（Nav1.7）与切口痛引起痛觉过敏的关系。通过切开足底建立疼痛模型后，大鼠的机械性疼痛阈值和热痛阈值明显降低，$L_{4\sim6}$ 脊髓背根神经节中 Nav1.7 表达增强。通过鞘内注射 SCN9A-RNAi-LV 预处理后，可抑制 $L_{4\sim6}$ 的脊髓背根神经节中的 Nav1.7，缓解大鼠的痛觉过敏。结果表明 $L_{4\sim6}$ 脊髓背根神经节中的 Nav1.7 在足底切开后的痛觉高敏反应中起重要作用。

四、炎性痛

炎性痛是临床工作中最常见的疼痛类型，但因其发病机制复杂导致目前药物治疗效果不理想。Han 等[14]* 研究胰岛细胞自身抗原 69（ICA69）是否通过 PICK1 调节脊髓谷氨酸受体 2（GluR2）磷酸化参与电针刺治疗炎性疼痛的过程。通过足底注射完全弗氏佐剂（CFA）产生炎性疼痛，并诱导出现痛觉过敏症状后每天给予 30 min 电针刺治疗。与 CFA 组相比，进行电针刺治疗后，行为学缩爪频率减少，ICA69 表达增加，在第 3 天达到峰值。ICA69 缺失减弱电针刺对痛觉过敏治疗的效果，在 ICA69 缺失的小鼠鞘内注射 ICA69 肽蛋白能够模拟出电针刺的镇痛效果，并且抑制 GluR2 的磷酸化。电针刺治疗对 PICK1 和 GluR2 蛋白的表达无影响，但增加 ICA69-PICK1 复合体的组成并减少 PICK1-GluR2 复合体的数量。结果表明 ICA69 通过 PICK1 调节脊髓 GluR2 的信号途径参与电针刺治疗炎性疼痛产生抗痛觉过敏过程。

Zhou 等[15]* 研究炎性疼痛中脊髓的 T 细胞表型，并进一步探讨 T 细胞与胶质细胞在炎性疼痛中的相互关系。结果发现单发性佐剂诱导的单关节炎（MA）可引起 T 细胞浸润和星形胶质细胞的活化，而 T 细胞缺乏（Rag1-/-）的小鼠可显著抑制 MA 诱导的机械性痛觉过敏和 GFAP 的表达。免疫荧光双染显示 T 细胞标记物的 CD3 主要与 Th1 细胞分泌的 IFN-γ 共表达，鞘内多次注射星形胶质细胞抑制剂氟代柠檬酸可减少 IFN-γ 的水平而对 T 细胞的数量无影响。阻断 IFN-γ 可抑制 MA 诱导的机械性痛觉过敏和星形胶质细胞的活化，rIFN-γ 则可直接引起持续性的机械性痛觉过敏以及 GFAP 和 pJNK1/2 的表达，体内、外实验也证实 rIFN-γ 可促进 NF-κB p65 的磷酸化现象。以上结果表明，Th1 细胞可能通过分泌 IFN-γ 激活星形胶质细胞参与炎性痛的发展，星形胶质细胞活化后可调控 Th1 细胞产生 IFN-γ，协同推动炎性痛慢性化的形成，它们之间可能存在正反馈回路。

Sun 等[16] 探讨 miR-451 在炎性疼痛中的作用。在 CFA 构建炎性疼痛模型中存在脊髓背角和脊髓小胶质细胞 miR-451 表达降低的现象，而过表达 miR-451 能够拮抗胶质细胞活化引起的促炎因子包括 IL-6、IL-1β 和 TNF-α 的转录及释放，抑制小胶质细胞炎性反应。恢复 miR-451 的表达，CFA 可引起机械痛觉超敏反应和热痛觉过敏反应。转染 miR-451 的慢病毒可缓解 CFA 引起的炎性疼痛反应和小胶质细胞活化，并减少脊髓背角中 TLR4 的表达。结果表明，miR-451/ TLR4 可抑制脊髓背角小胶质细胞活化，缓解慢性炎性疼痛。

王云涛等[17]研究脊髓 Nrf2/HO-1 信号通路在氢减轻大鼠炎性痛中的作用。选取成年雄性 SD 大鼠随机分组：对照组（C 组）、炎性痛组（IP 组）、炎性痛+富氢液组（IP+H_2 组）和炎性痛+富氢液+Nrf2 抑制剂全反式维 A 酸组（IP+H_2+ATRA 组）。IP 组和 IP+H_2 组采用左后肢足底注射完全弗氏佐剂构建大鼠慢性炎性痛模型，C 组给予等容量生理盐水；IP+H_2 组和 IP+H_2+ATRA 组于造模后 1 d 开始腹腔注射富氢液 5 ml/kg，每天 1 次，连续 7 d；其余组腹腔注射等容量生理盐水。IP+H_2+ATRA 组造模前 2 d 开始腹腔注射全反式维 A 酸 7 mg/kg，连续 2 d。分别于造模前 1 d（T0）和造模后 1 d（T1）、3 d（T2）、7 d（T3），测定 MWT 和 TWL；造模后 7 d 检测痛阈及 $L_{4\sim6}$ 节段脊髓 Nrf2、HO-1 和胶质纤维酸性蛋白（GFAP）的表达。结果显示，与 C 组比较，IP 组和 IP+H_2 组 T1～T3 时 MWT 降低，TWL 缩短，脊髓 Nrf2、HO-1 和 GFAP 的表达上调；与 IP 组比较，IP+H_2 组 T1～T3 时 MWT 升高，TWL 延长，脊髓 Nrf2 和 HO-1 的表达上调，GFAP 表达下调，IP+H_2+ATRA 组上述各指标差异无统计学意义；与 IP+H_2 组比较，IP+H_2+ATRA 组 T1～T3 时 MWT 降低，TWL 缩短，脊髓 Nrf2 和 HO-1 的表达下调，GFAP 表达上调。结果提示，脊髓星形胶质细胞 Nrf2/HO-1 信号通路激活参与氢减轻大鼠炎性痛的过程。

陈彬彬等[18]研究下丘脑室旁核胶质细胞活化在大鼠炎性疼痛调节过程中的作用。构建炎性疼痛模型，发现 CFA 组大鼠室旁核小胶质细胞于第 1 天开始明显活化，直至第 14 天仍处于活化状态；星形胶质细胞于第 3 天开始明显活化，直至第 14 天仍处于活化状态；CFA 致炎后第 1 天，室旁核微量注射米诺环素可缓解大鼠于给药后 1 h、2 h、3 h 热痛敏症状，TWL 明显升高；完全弗氏佐剂致炎后第 6 天，室旁核微量米诺环素组大鼠于给药后各时间点热痛敏无明显改变；给药后 2 h 室旁核小胶质细胞活化水平明显降低，星形胶质细胞活化无明显改变。结果提示，小胶质细胞活化参与完全弗氏佐剂所致的慢性炎性疼痛的发生过程，而对慢性炎性疼痛的发展过程无明显作用。

孙万秋等[19]探讨甲醛致急性疼痛大鼠中脑导水管周围灰质腹外侧区（vLPAG）γ-氨基丁酸 A 受体 α1 亚基（GABAAα1）的表达变化。将大鼠随机组分为 2 组，于右侧后足底分别注射 0.9% 氯化钠溶液和 2% 甲醛各 50 μl。记录大鼠建模后 1 h 内每 5 min 的缩足舔爪时间。分别统计两时相缩足舔爪时间之和，作为大鼠疼痛学评分；记录大鼠建模后 1 h 内每 10 min 时间点的机械痛阈；1 h 后处死大鼠，检测各组 vLPAG 区 GABAAα1 的表达。结果显示，F 组大鼠出现明显的缩足舔爪的急性疼痛表现，机械痛阈降低；F 组 GABAAα1 表达上调。结果表明中脑导水管周围灰质腹外侧区 GABAAα1 表达上调与大鼠急性疼痛阈降低有关。

郭芳等[20]*采用腹腔注射不同剂量二乙基亚硝胺（diethylnitrosamine，DEN）建立肝癌内脏痛模型，观察大鼠肝、肺的病理学改变。将雄性 Wistar 大鼠随机分为 3 组：对照组、腹腔注射 25 mg/kg DEN 组（低剂量组）、腹腔注射 50 mg/kg DEN 组（高剂量组）。第 1 次给药开始记为第 1 周，每周注射 2 次，4 周后改为每周 1 次，第 15 周停止注射。从第 1 周开始，每周对大鼠进行一次内脏痛行为学观察，观察 5 min 内大鼠的弓背程度与弓背时间，得分为二者乘积，得分越高疼痛越剧烈。给药第 12 周、第 14 周、第 16 周、第 18 周、第 20 周，观察死亡大鼠肝、肺病理学改变。结果显示，与对照组相比，低剂量组和高剂量组大鼠随着时间推移，弓背行为评价得分逐渐增高。实验周期中，对照组大鼠生长发育正常，未出现死亡；与对照组相比，低剂量组在第 5 周时体重增长速度变慢，差异均有统计学意义（$P<0.05$）；与对照组相比，高剂量组在第 3 周时体重增长速度变慢，第 10 周时体重开始下降，差异均有统计学意义。首次给药后的第 20 周，低剂量组共意外死亡 3 只，解剖 20 只大鼠，肝在给药 18 周时可见假小叶结构，即肝硬化形成；肺部在整个实验周期均呈现炎症改变，肝、肺均未见肿瘤组织。首次给药后的第 20 周，高剂量组共意外死亡 5 只，解剖 20 只大鼠，肺部为炎症改变且未见肿瘤组织，病理学观察大鼠肝，在给药第 14 周可见典型的肝癌改变，光镜下肝小叶破坏、见病理核分裂象，即高剂量组在 14 周时建立大鼠肝癌模型。结论提示，不同剂量 DEN 腹腔注射均对肝、肺有明显的损伤；与肺相比，肝可能对于暴露剂量更加敏感。随着肝病变的进展，大鼠内脏痛逐渐加重。50 mg/kg DEN 腹腔注射可成功建立大鼠肝癌内脏痛模型。

五、三叉神经痛

三叉神经痛引起的口面部神经病理性疼痛尚无特效治疗。与神经元兴奋性相关的超极化激活的环核苷酸门控离子通道（HCN）是导致神经病理性疼痛发生的重要原因，但半月神经节 HCN 活性对神经病理性疼痛产生何种影响尚不清楚。Ding 等[21]研究半月神经节 HCN 阻滞剂 ZD7288 或伊伐雷定对三叉神经痛大鼠疼痛行为的影响。结果发现两种阻滞剂呈剂量依赖型地缓解大鼠的三叉神经痛，临床使用的伊伐雷定具有较长时间的作用效果。HCN1 和 HCN2 是半月神经节主要的 HCN 亚型，三叉神经损伤后可导致 HCN1 和 HCN2 在同侧半月神经节表达增强。以上结果表明半月神经节处 HCN 活性增强可引起三叉神经痛，靶向半月神经节处 HCN 的治疗可为治疗三叉神经痛提供新的靶点。

六、化疗痛

Liu 等[22]研究 HCN_2 参与奥沙利铂诱导的神经病理性疼痛的机制。研究发现在奥沙利铂诱导的神经性疼痛的大鼠模型中，HCN_2 表达上调，鞘内注射 HCN 特异性抑制剂 ZD7288，可降低 HCN_2 水平，并减弱神经病理性疼痛。同时，研究发现 NR2B 表达水平上调，ZD7288 或 NR2B 拮抗剂 Ro256981 能够下调 NR2B、减轻疼痛。此外，发现在奥沙利铂诱导的神经性疼痛的大鼠模型中，神经元 CaMKⅡ/CREB 级联信号增强活化。ZD7288 或 CaMKⅡ抑制剂 KN-93 处理能够抑制 CaMKⅡ/CREB 级联信号活化，下调 NR2B、减轻病理痛。结果提示，奥沙利铂诱导的神经性疼痛可致 HCN_2 显著升高；HCN_2 通过介导 NR2B 的上调和脊髓神经元中 CaMKⅡ/CREB 级联的激活而导致神经性疼痛。阻断 HCN_2 可作为一种新的治疗奥沙利铂诱发神经性疼痛的方法。

七、吗啡耐受

吗啡耐受是制约阿片类药物在临床上使用的重要因素之一，2018 年中国学者有多篇研究与此相关。Wu 等[23]*研究发现地佐辛能够缓解大鼠的吗啡依赖作用。结果显示，在已形成吗啡依赖的大鼠中，腹腔注射地佐辛（1.25 mg/kg）、丁丙诺啡（正对照组）和溶媒（负对照组）。与对照组相比，在注射后的 1～7 d，地佐辛对吗啡依赖产生的退缩反应和条件位置偏好的选择均有明显的抑制作用，并且地佐辛抑制慢性吗啡依赖引起的伏隔核中胶质细胞的活化。地佐辛还阻断阿片依赖下游信号通路及阿片兴奋剂引起的阿片受体（KOR）的内化作用。另外，与丁丙诺啡相比，地佐辛与去甲肾上腺素、血清素转运蛋白和 sigma-1 受体有较强的亲和力。其结论认为，地佐辛能够减轻阿片类药物依赖的作用，由于其独特的分子结构，能够为吗啡依赖的治疗提供新的方法。

Wu 等[24]研究 miRNA-365 是否可靶向调控 β-抑制蛋白 2 抑制 ERK/CREB 信号通路缓解吗啡耐受的过程。结果显示，鞘内注射 miRNA-365 显著增强吗啡耐受大鼠的镇痛效果，下调 β-抑制蛋白 2、ERK、CREB、IL-1β、TNF-α、IL-18 和 GFAP 的表达。以上结果表明，通过 miR-365 靶向作用于 β-抑制蛋白 2，下调 IL-1β、TNF-α 和 IL-18 的表达同时，抑制 ERK/CREB 信号通路的活化，从而发挥抑制吗啡耐受的作用。

褚文广等[25]研究外周伤害性感受器 PKG-Ⅰ介导小鼠慢性炎性痛的吗啡耐受过程。通过 Cre/LoxP 系统构建特异性敲除外周伤害性感受神经元 PKG-Ⅰ的 SNS-PKG-Ⅰ$^{-/-}$小鼠模型；单次注射吗啡可缓解野生型小鼠足底注射 CFA 诱导的慢性炎性痛。然而，连续注射吗啡（共 5 d，每天 2 次）可导致其镇痛效能下降，即产生耐受现象。外周伤害性感受器 PKG-Ⅰ敲除后，连续注射吗啡所诱致的耐受现象可被显著抑制，而单次注射吗啡诱致的急性镇痛作用不受影响。结果提示，外周伤害性感受器 PKG-Ⅰ在吗啡耐受过程中发挥关键作用。

八、疼痛与情绪、认知

疼痛刺激引起机体持续不良的应激反应可对患者的情绪、认知功能产生影响，分别表现为焦虑、抑郁或记忆力、定向力及抽象思维障碍等症状。因此，深入研究疼痛与情感或认知功能障碍的内在联系对改善临床预后具有重要意义。2018 年中国学者对以上研究取得了一些进展，为下一步揭示疼痛影响情感或认知功能障碍的发生机制提供理论依据。

Zhang 等[26]建立一种将 Sprague-Dawley 大鼠暴露于单一延长应激（SPS）过程中的动物模型，发现脊髓星形胶质细胞 GCS-SGK1-ATP 信号通路与术前焦虑诱导的术后痛觉过敏有关。结果显示，术前焦虑不仅加重术后疼痛，而且延长术后疼痛时间，SPS 增加血浆糖皮质激素和星形胶质细胞 ATP 的释放。糖皮质激素刺激后，星形胶质细胞 SGK1 蛋白水平升高，ATP 细胞外释放增加。鞘内给予糖皮质激素受体拮抗剂 RU486 或 SGK1 抑制剂 GSK650394 或星形胶质细胞抑制剂氟代柠檬酸，术后机械痛减轻，SGK1 蛋白表达减少，ATP 释放减少。上述结果提示，术前焦虑通过 GCS-SGK1-ATP 信号通路对术后疼痛产生影响。

神经病理性疼痛可导致抑郁。动物模型中证实脂肪酰胺水解酶（FAAH）抑制剂引起的内源性大麻素水平升高可缓解神经病理性疼痛引起的抑郁，但 FAAH 抑制剂是否通过其镇痛作用缓解神经病理性疼痛引起的抑郁尚不清楚。Jiang 等[27]*将 CCI 雄性 Wistar 大鼠分为 2 组：一组采用作用全身的 FAAH 抑制剂 URB597［5.8 mg/(kg·d)，腹腔内使用］治疗，另一组采用作用外周的 FAAH 抑制剂 URB937［1.6 mg/(kg·d)，腹腔内使用，$n=11$～12］治疗。检测不同时间点大鼠的抑郁行为、机械痛阈以及海马中的大麻素、2-花生四烯酰甘油的水平和海马神经发生。结果发现 CCI 大鼠出现疼痛和抑郁症状，URB597 和 URB937 治疗均可提高大鼠的痛阈。URB597 组缩短强迫游泳实验（forced swimming test, FST）的不动时间和进食潜伏期，促进海马神经发生。结果表明，抑制 FAAH 可通过不依赖外周镇痛作用的方式改善神经病理性疼痛导致的抑郁，URB597 促进海马神经发生可能与抑郁症状改善有关。

Zeng 等[28]研究瑞芬太尼引起的痛觉过敏和焦虑的机制。通过建立术后痛觉过敏的大鼠模型发现前扣带回皮质（ACC）中 GluR1 表达在痛觉过敏反应前后无变化，而 GluR1Ser845 磷酸化在过敏反应发生后显著升高。双重染色神经元活化标记物 c-Fos 和 GluR1 内吞标记物 Arc，结果显示，在痛觉过敏反应发生后，神经元活化增加，Arc 表达降低。ACC 区注射蛋白激酶 A 抑制剂 H89 能够有效地阻断 GluR1Ser845 磷酸化并且缓解痛觉过敏及焦虑行为。损毁 ACC 区后，瑞芬太尼无法引起痛觉过敏反应和焦虑行为。结果提示，ACC 区是瑞芬太尼引起的痛觉过敏反应（RIH）核心区域，通过调节 GluR1Ser845 磷酸化影响 RIH 和焦虑行为。同时，焦虑也可能是痛觉过敏反应发生的影响因素。

慢性神经病理性疼痛的患者经常伴有快感缺失的现象，它是临床诊断抑郁的重要症状。较多的研究表明天然化合物莱菔硫烷（SFN）可通过抗炎效应抑制抑郁。然而，SFN 是否对神经病理性疼痛相关的痛感缺失也有相似的功能尚不清楚。Li 等[29]构建坐骨神经损伤（SNI）慢性神经病理性疼痛模型，通过糖水偏好实验的聚类分析区分 SNI 大鼠快感缺失与否。研究发现在快感缺失的大鼠的内侧前额叶皮质、海马、脊髓和骨骼肌 Nrf2 蛋白的表达明显下降，在伏核区无差异，而 Keap1 蛋白（Nrf2 的结合蛋白）的表达在大鼠内侧前额叶皮质、海马及骨骼肌叶显著下降。莱菔硫烷治疗可恢复 Keap1-Nrf2 的正常信号途径，显著降低大鼠 SNI 术后的机械痛阈评分，但对糖水偏好无影响；术前使用 SFN 可显著降低机械痛阈评分和大鼠的糖水偏好性，并恢复组织中 Keap1 和 Nrf2 的表达。以上结果表明，大鼠内侧前额叶皮质、海马区以及肌肉受抑的 Keap1-Nrf2 信号导致 SNI 术后快感的缺失，而 SFN 治疗则可恢复 Keap1-Nrf2 信号使 SNI 大鼠获益。

慢性疼痛常伴随着认知功能障碍。然而，慢性疼痛引起的认知功能障碍的分子机制尚不清楚。You 等[30]*发现在 SNI 的大鼠模型中，动物存在记忆缺陷的现象，且在存在记忆缺陷的大鼠的海马中发现稳定微管增加，表现为 α 微管蛋白的高乙酰化。紫杉醇是微管稳定剂既可增加正常大鼠海马中的稳定微管，也可导致学习和记忆缺陷。另外，在大鼠海马脑片中也发现紫杉醇可抑制长时程增强作用，并增加海马神经元细胞的稳定微管（以 α 微管蛋白的高乙酰化为特征）；脑室内滴注诺考达唑（一种可抑制微管蛋白聚合的药物），则可缓解 SNI 诱导大鼠的记忆损害。HDAC6，一种 α-微管蛋白去乙酰化酶，在伴有认知功能损害的大鼠海马区表达下降。以上结果表明，选择性的神经损伤等外周神经损伤模型影响微管动态平衡（对神经元结构和突触重塑具有关键作用）。

九、瘙痒

Shen 等[31]探讨 NMDA 受体拮抗剂通过抑制脊髓背角 ERK 磷酸化减轻鞘内吗啡引起的瘙痒。研究采用雄性 C57BL/6 小鼠鞘内给予吗啡诱导小鼠搔抓行为，并观察 NMDA、氯胺酮、艾芬地尔和 U0126 对吗啡诱导瘙痒及镇痛的影响。结果显示，与对照组比较，氯胺酮（1.0 μg）、艾芬地尔（0.1 μg）和 U 0126（0.1 μg 和 1.0 μg）均能明显减轻吗啡引起的搔抓，抑制鞘内吗啡诱导的 ERK1/2 磷酸化；鞘内注射艾芬地尔（0.1 μg）可明显延长鞘内吗啡的镇痛作用，而 U 0126 对镇痛无影响。结论提示，鞘内吗啡与 NMDA 受体拮抗剂氯胺酮和艾芬地尔联合使用可减轻吗啡引起的搔抓。

十、骨癌痛

骨癌痛多因癌症发生骨转移而引起的疼痛，是一种难治的顽固性疼痛。Liu 等[32]* 研究 Sonic hedgehog（Shh）信号通路在大鼠骨癌痛中的作用机制。研究发现在大鼠骨癌痛模型的初级感觉神经元和脊髓存在 Shh 信号通路的激活。鞘内注射 Shh 信号通路抑制剂环巴胺（cyclopamine）可以预防和逆转骨癌痛的产生和维持，同时不影响正常疼痛敏感性。体内和体外实验均证实环巴胺能够抑制癌痛模型诱导的感觉神经元内 Ca^{2+} 浓度增加和感觉神经元的过度兴奋，同时背根神经节和脊髓的 GluN2B 受体的激活及其下游 Ca^{2+} 依赖的 CaMKⅡ和 CREB 通路的活化也被环巴胺抑制。结果提示，抑制 Shh 信号通路可能成为治疗骨癌痛的有效方法。

十一、糖尿病神经病理性疼痛

既往研究证实，在高剂量链脲菌素诱导（1型糖尿病动物模型）的大鼠疼痛性糖尿病神经病（painful diabetic neuropathy, PDN）模型中发现脊髓背角 L_5 节段突触数量显著增加。Lin 等[33]* 探讨高脂肪饮食/低剂量链脲菌素糖尿病（2型糖尿病大鼠模型）相关 PDN 是否也与这种神经元突触可塑性有关，发现突触可塑性变化范围（脊髓背角全长或仅在脊髓背角 L_5 节段），并观察二甲双胍对突触可塑性的影响。雄性成年 SD 大鼠随机分为对照组（$n=7$）、PDN 组（$n=6$）和二甲双胍（PDN+M）组（$n=7$）。用药后 28 d，用立体视学技术测量脊髓背角全长或脊髓背角 L_5 节段 1 mm 长度的突触和神经元数目。与对照组和 PDN+M 组比较，PDN 组脊髓背角 L_5 节段突触数目明显增加。对照组与 PDN+M 组脊髓背角 L_5 节段参数无明显变化，脊髓背角全长参数无明显变化。研究结果提示，高脂饮食/低剂量链脲菌素糖尿病相关 PDN 也与脊髓背角 L_5 节段突触数目增加有关，而与脊髓背角全长参数无关；二甲双胍对 PDN 的镇痛作用与其抑制大鼠脊髓背角突触数目的增加有关。

十二、带状疱疹后遗神经病理性疼痛

带状疱疹后遗神经痛（postherpetic neuralgia, PHN）仍然是疼痛诊疗的难点问题。Cao 等[34] 研究带状疱疹（HZ）转化为带状疱疹后遗神经痛是否存在脑功能和灰质体积的改变，并探讨其与慢性神经病理性疼痛的相关性。试验招募 12 名从带状疱疹过渡到后遗神经痛的患者。通过静息状态功能磁共振（rs-fMRI）技术（ReHo、fALFF）和基于体素的形态测量（VBM）技术检测脑功能和结构的变化，并分析 MRI 各参数与疼痛持续时间之间的相关性。结果发现，当带状疱疹发展为 PHN 时，大面积小脑和额叶的脑活动显著增加，而枕叶和边缘叶的脑活动明显减少；额叶、顶叶和枕叶中的灰质体积显著减少，但小脑和颞叶中的灰质体积增加。相关性分析显示，一些 ReHo、fALFF 和 VBM 差异区域（如小脑后叶、丘脑核外和颞中回）与疼痛持续时间相关。研究提示，带状疱疹疼痛迁延可诱导脑功能和灰质体积的改变，这种变化可能是PHN难治的原因之一。

十三、其他

疼痛模型的建立对于临床试验的研究起着重要的作用，新的模型的建立能够为学科发展带来重大的推动作用。Ma等[35]发现大鼠膝骨关节炎（KOA）模型适用于电针刺治疗的研究。对3组大鼠注射单体碘乙酸钠（MIA，分别为0.3 mg、1 mg、3 mg，$n=12$），之后的25 d中检测机械PWT，患肢承重以及膝关节病理变化（QARSI评分）。对最合适的1 mg大鼠组进行电针刺治疗（双侧ST36和ST35穴位，2/10 Hz，每天30 min，每周治疗6 d，2周为1个疗程），分为早期治疗组（MIA注射后1 d）、中期治疗组（MIA注射后7 d）和晚期治疗组（MIA注射后14 d）。注射1 mg和3 mg MIA均能引起关节损伤和持续性疼痛，但注射3 mg MIA在14 d内会很快发生软骨和骨的损伤。早期治疗能够有效缓解膝骨关节炎大鼠的疼痛和保护关节结构，中期治疗仅能够缓解疼痛，而晚期治疗则无作用。结果提示，注射1 mg的MIA产生的膝骨关节炎模型对于电针刺研究是最适合的，早期电针刺治疗具有关节保护和缓解疼痛的作用，中期电针刺治疗仅能够用于对膝骨关节炎电针刺治疗的镇痛机制研究。

Song等[36]*研究饮食和肥胖对术后疼痛的临床前模型——爪形切口模型的影响。与对照组相比，在切开前6周开始喂食高脂肪食物的雄性大鼠对机械过敏反应时间延长，爪子切开后自发性疼痛总体增加，雌性的饮食影响很小，切口前较短时间（1周）接触高脂肪食物也会增加雄性大鼠的疼痛行为。在切口前2周内去除高脂肪饮食可以逆转饮食对疼痛行为的影响。高脂饮食组切口（第4天）附近皮肤神经再生标志物生长相关蛋白43（GAP43）较高，创面愈合延迟。此研究得出结论，高脂肪饮食增加术后疼痛，尤其在男性患者，但一些饮食影响并不依赖于体重增加，即使是短期的饮食行为改变，也可能增加术后疼痛。

（梅　伟　孙玉娥　张志发　花　璐　王陈晨　汪文文）

参 考 文 献

[1]* WangZ, Liu F, Wei M, et al. Chronic constriction injury-induced microRNA-146a-5p alleviates neuropathic pain through suppression of IRAK1/TRAF6 signaling pathway. J Neuroinflammation, 2018, 15 (1): 179.

[2] Pan Z, Shan Q, Gu P, et al. miRNA-23a/CXCR4 regulates neuropathic pain via directly targeting TXNIP/NLRP3 inflammasome axis. J Neuroinflammation, 2018, 15 (1): 29.

[3]* Gui Y, Li A, Zhang J, et al. alpha-asarone alleviated chronic constriction injury-induced neuropathic pain through inhibition of spinal endoplasmic reticulum stress in an liver X receptor-dependent manner. Anesth Analg, 2018, 127 (3): 775-783.

[4] Ge YH, Jiao YF, Li PY, et al. Coregulation of endoplasmic reticulum stress and oxidative stress in neuropathic pain and disinhibition of the spinal nociceptive circuitry. Pain, 2018, 159 (5): 894-906.

[5] Chen SX, Wang SK, Yao PW, et al. Early CALP2 expression and microglial activation are potential inducers of spinal IL-6 up-regulation and bilateral pain following motor nerve injury. J Neurochem, 2018, 145 (2): 154-169.

[6]* Zhang L, Guo S, Zhao Q, et al. Spinal protein kinase mzeta regulates alpha-Amino-3-hydroxy-5-methyl-4-isoxazolepropionic acid receptor trafficking and dendritic spine plasticity via Kalirin-7 in the pathogenesis of remifentanil-induced postincisional hyperalgesia in rats. Anesthesiology, 2018, 129 (1): 173-186.

[7]* Guo R, Li H, Li X, et al. Increased neuroligin 2 levels in the postsynaptic membrane in spinal dorsal horn may contribute to postoperative pain. Neuroscience, 2018, 382: 14-22.

[8] Zhou H, Martinez E, Lin HH, et al. Inhibition of the prefrontal projection to the nucleus accumbens enhances pain sensitivity and affect. Front Cell Neurosci, 2018, 12: 240.

[9] Chen Z, Shen X, Huang L, et al. Membrane potential synchrony of neurons in anterior cingulate cortex plays a pivotal role in generation of neuropathic pain. Sci Rep, 2018; 8 (1): 1691.

[10] Mo K, Wu S, Gu X, et al. MBD1 contributes to the genesis of acute pain and neuropathic pain by epigenetic silencing of Oprm1 and kcna2 genes in primary sensory neurons. J Neurosci, 2018, 38 (46): 9883-9899.

[11] Gao Y, Sun N, Wang L, et al. Bioinformatics analysis identifies p53 as a candidate prognostic biomarker for neuropathic pain. Front Genet, 2018, 9: 320.

[12] 苏林，舒瑞辰，赵亓，等．瑞芬太尼诱发切口痛大鼠痛觉过敏时切口周围皮肤 artemin 表达的变化．中华麻醉学杂志，2018，38（3）：339-342.

[13]* Sun J, Li N, Duan G, et al. Increased Nav1.7 expression in the dorsal root ganglion contributes to pain hypersensitivity after plantar incision in rats. Mol Pain, 2018, 14:1744806918782323.

[14]* Han K, Zhang A, Mo Y, et al. Islet-cell autoantigen 69 mediates the antihyperalgesic effects of electroacupuncture on inflammatory pain by regulating spinal glutamate receptor subunit 2 phosphorylation through protein interacting with C-kinase 1 in mice. Pain, 2019, 160 (3): 712-723.

[15]* Zhou YL, Zhou SZ, Li HL, et al. Bidirectional modulation between infiltrating CD3（+）T-lymphocytes and astrocytes in the spinal cord drives the development of allodynia in monoarthritic rats. Sci Rep, 2018, 8 (1): 51.

[16] Sun X, Zhang H. miR-451 elevation relieves inflammatory pain by suppressing microglial activation-evoked inflammatory response via targeting TLR4. Cell Tissue Res, 2018, 374 (3): 487-495.

[17] 王云涛，任立洁，单世民，等．脊髓 Nrf2/HO-1 信号通路在氢减轻大鼠炎性痛中的作用．中华麻醉学杂志，2018，38（4）：447-450.

[18] 陈彬彬，孟娜，黄思婷，等．下丘脑室旁核胶质细胞活化在大鼠炎性痛调节过程中的作用．中国药理学通报，2018，34（08）：66-70.

[19] 孙万秋，王桂芝，娄超，等．大鼠中脑导水管周围灰质腹外侧区 GABAAα1 表达上调与甲醛致急性疼痛有关．基础医学与临床，2018，38（3）：381-384.

[20]* 郭芳，陈建平，贺艳芳，等．腹腔注射二乙基亚硝胺对大鼠肝肺及痛行为学的影响．山西医科大学学报，2018，49（9）：1006-1012.

[21] Ding W, You Z, Shen S, et al. Increased HCN channel activity in the gasserian ganglion contributes to trigeminal neuropathic pain. J pain, 2018, 19 (6): 626-634.

[22] Liu X, Zhang L, Jin L, et al. HCN2 contributes to oxaliplatin-induced neuropathic pain through activation of the CaMKⅡ/CREB cascade in spinal neurons. Mol Pain, 2018, 14: 1744806918778490.

[23]* Wu FX, Babazada H, Gao H, et al. Dezocine alleviates morphine-induced dependence in rats. AnesthAnalg, 2018.

[24] Wu XP, She RX, Yang YP, et al. MicroRNA-365 alleviates morphine analgesic tolerance via the inactivation of the ERK/CREB signaling pathway by negatively targeting beta-arrestin2. J Biomed Sci, 2018, 25 (1): 10.

[25] 褚文广，肖梅梅，王福东，等. 外周伤害性感受器PKG-Ⅰ介导小鼠慢性炎性痛的吗啡耐受过程. 神经解剖学杂志，2018，34（04）：67-72.

[26] Zhang Z, Wu H, Liu Y, et al. The GCs-SGK1-ATP signaling pathway in spinal astrocytes underlied presurgical anxiety-induced postsurgical hyperalgesia. Anesth Analg, 2018. doi: 10.1213/ANE. 0000000000003682.

[27]* Jiang HX, Ke BW, Liu J, et al. Inhibition of fatty acid amide hydrolase improves depressive-like behaviors independent of its peripheral antinociceptive effects in a rat model of neuropathic pain. Anesth Analg, 2018.

[28] Zeng J, Li S, Zhang C, et al. The mechanism of hyperalgesia and anxiety induced by remifentanil: phosphorylation of gluR1 receptors in the anterior cingulate cortex. J Mol Neurosci, 2018, 65 (1): 93-101.

[29] Li S, Yang C, Fang X, et al. Role of Keap1-Nrf2 signaling in anhedonia symptoms in a rat model of chronic neuropathic pain: Improvement with sulforaphane. Frontiers in pharmacology, 2018, 9: 887.

[30]* You Z, Zhang S, Shen S, et al. Cognitive impairment in a rat model of neuropathic pain: Role of hippocampal microtubule stability. Pain, 2018, 159 (8): 1518-1528.

[31] Shen L, Wang W, Li S, et al. NMDA receptor antagonists attenuate intrathecal morphine-induced pruritus through ERK phosphorylation. Mol Brain, 2018, 11 (1): 35.

[32]* Liu S, Lv Y, Wan XX, et al. Hedgehog signaling contributes to bone cancer pain by regulating sensory neuron excitability in rats. Mol Pain, 2018, 14: 1744806918767560.

[33]* Lin JY, He YN, Zhu N, et al. Metformin attenuates increase of synaptic number in the rat spinal dorsal horn with painful diabetic neuropathy induced by type 2 diabetes: A stereological study. Neurochem Res, 2018, 43 (12): 2232-2239.

[34] Cao S, Qin B, Zhang Y, et al. Herpes zoster chronification to postherpetic neuralgia induces brain activity and grey matter volume change. Am J Transl Res, 2018, 10 (1): 184-199.

[35] Ma Y, Guo H, Bai F, et al. A rat model of knee osteoarthritis suitable for electroacupuncture study. Exp Anim, 2018, 67 (2): 271-280.

[36] Song Z, Xie W, Strong JA, et al. High-fat diet exacerbates postoperative pain and inflammation in a sex-dependent manner. Pain, 2018, 159 (9): 1731-1741.

第二节　疼痛的临床研究

围术期过程中的疼痛管理、顽固疼痛的对症治疗，仍然是麻醉科医师和疼痛科医师关注的热点问题，随着超声引导神经阻滞技术的发展以及各种新型镇痛药物的应用，多模式镇痛在加速康复外科（enhanced recovery after surgery, ERAS）发展中的地位仍然不可替代。

一、超声引导下神经阻滞技术的新进展

神经阻滞技术是临床麻醉学的关键核心技术之一。超声可以提供更为直观和准确的神经定位，明确穿刺部位周边血管、神经、肌肉的相互位置关系，提供阻滞目标神经时的实时图像，对局部麻醉药的扩散进行实时监测，实现精准麻醉。近一年来，随着超声引导技术的普及，越来越多的超声引导下神经阻滞技术被推广，全国各地的学者们将现有的以及新的神经阻滞技术进行研究。

张进等[1]比较不同方法引导连续臂丛神经阻滞的有效性、安全性及舒适性。研究选择择期全身麻醉下行肘关节骨折内固定术患者189例，ASA I 级或 II 级，年龄18～64岁，体重46～90 kg，性别不限。采用随机数字表法分为3组（$n=63$）：超声联合神经刺激仪引导连续腋入路臂丛神经阻滞组（A组）、超声联合神经刺激仪引导连续喙突旁入路臂丛神经阻滞组（B组）和超声引导连续喙突旁入路臂丛神经阻滞组（C组）。3组患者分别注射0.2%罗哌卡因30 ml行臂丛神经阻滞，采用针刺法测定阻滞效果满意后，静脉注射舒芬太尼0.3 μg/kg、丙泊酚2～3 mg/kg和罗库溴铵0.6 mg/kg行麻醉诱导。吸入1.5%～2.5%七氟烷，静脉输注丙泊酚2～4 mg/(kg·h)行麻醉维持。术毕拔除气管导管后，行病人自控神经阻滞镇痛（药物配方：0.2%罗哌卡因，用生理盐水稀释至200 ml。参数设置：背景输注速率5 ml/h，PCA剂量5 ml，锁定时间60 min）。3组均镇痛至术后72 h，维持VAS评分≤3分。当VAS评分>3分时，肌内注射曲马多100 mg补救镇痛。记录舒适度评分和术后72 h内补救镇痛情况；记录穿刺操作过程中气胸、局部麻醉药中毒和血管内穿刺以及术后导管脱落、恶心呕吐和神经损伤不良反应发生情况。结论：喙突旁入路连续臂丛神经阻滞的有效性和舒适性优于腋入路连续臂丛神经阻滞，单纯超声引导喙突旁入路连续臂丛神经阻滞的舒适性优于超声联合神经刺激仪引导。

李静等[2]比较超声引导下肋锁间隙（CCS）臂丛神经阻滞与超声引导下喙突入路锁骨下臂丛神经阻滞在前臂或手部术中临床麻醉效果。研究选取拟行前臂或手部手术患者58例，男33例，女25例，年龄18～70岁，ASA I～III级，随机分为超声引导下CCS臂丛神经阻滞组（A组）和超声引导下喙突入路锁骨下臂丛神经阻滞组（B组）。分别给予0.5%罗哌卡因20 ml，记录臂丛神经深度，神经阻滞操作时间，注射局部麻醉药后5 min、10 min、20 min、30 min臂丛神经分支（正中神经、尺神经、桡神经、肌皮神经）感觉阻滞和运动阻滞情况，神经阻滞持续时间，以及麻醉相关不良反应等。结论：超声引导下肋锁间隙臂丛神经阻滞较喙突入路锁骨下臂丛神经阻滞深度浅，神经阻滞穿刺操作时间更短，其感觉阻滞和运动阻滞起效更快。

夏玉中等[3]通过与胸椎旁神经阻滞比较，评价超声引导竖脊肌平面（ESP）阻滞用于胸腔镜肺叶切除术患者术后镇痛的效果。研究选取择期胸腔镜肺叶切除术患者90例，年龄18～64岁，BMI 20～27 kg/m²，ASA I～III级，性别不限。采用随机数字表法分为2组（$n=45$）：超声引导胸椎旁神经阻滞组（P组）和超声引导ESP阻滞组（E组）。术毕前30 min，静脉注射吗啡0.1 mg/kg、帕瑞昔布钠40 mg。麻醉诱导结束后，P组和E组分别行超声引导患侧胸椎旁神经阻滞和ESP阻滞，均注入0.5%罗哌卡因20 ml。术毕接自控静脉镇痛泵，配方为0.1%吗啡100 ml，无背景剂量，PCA1 ml，锁定时间8 min。每8小时静脉注射帕瑞昔布钠40 mg。记录手术时间、麻醉时间和术中瑞芬太尼总用量；记录患者神经阻滞操作时间及操作时刺破胸膜和血管损伤的发生情况。于术后2 h、4 h、6 h、24 h

和 48 h 时记录患者吗啡累计用量。记录患者术后恶心呕吐、皮肤瘙痒和呼吸抑制的发生情况。VAS 评分＞3 分时肌内注射曲马多 100 mg 进行补救镇痛。结论：超声引导 ESP 阻滞用于胸腔镜肺叶切除术患者术后镇痛效果优于胸椎旁神经阻滞。

靳红绪等[4]比较超声引导下胸神经Ⅱ（pectoral nerves Ⅱ，Pecs Ⅱ）阻滞和胸椎旁神经（thoracic paravertebral nerve，TPVN）阻滞在乳腺癌根治术后的镇痛效果。研究选择择期行乳腺癌根治术的女性患者 80 例，年龄 40～65 岁，ASA Ⅰ级或Ⅱ级，采用随机数字表法将之分为两组，每组 40 例。P 组于全身麻醉诱导前在超声引导下用 0.5% 罗哌卡因 25 ml 行 Pecs Ⅱ阻滞；T 组则在超声引导下行 TPVN 阻滞，给予同等剂量和浓度的罗哌卡因。所有患者神经阻滞完成后观察 30 min，采用针刺法记录痛觉较对侧减退的节段数。所有患者术后均给予 PCIA。记录术后镇痛持续时间和术后 24 h 内舒芬太尼使用量，以及术后并发症的发生情况。结论：超声引导下 Pecs Ⅱ阻滞与 TPVN 阻滞均可安全可靠地用于乳腺癌改良根治术患者，但 Pecs Ⅱ阻滞效果更为完善和持久。

蒋辉等[5]评价超声引导腹横筋膜和腹直肌后鞘阻滞用于胃癌根治术患者术后镇痛的效果。研究选择择期拟行胃癌根治术患者 120 例，年龄 18～64 岁，性别不限，体重指数 19～25 kg/m^2，ASA Ⅱ级或Ⅲ级，采用随机数字表法分为 2 组（$n=60$）：对照组（C 组）和超声引导腹横筋膜和腹直肌后鞘阻滞组（T＋R 组）。T＋R 组于全身麻醉诱导前行双侧腹横筋膜阻滞（注射 0.375% 罗哌卡因 0.5 ml/kg）联合腹直肌后鞘阻滞（注射 0.375% 罗哌卡因 0.3 ml/kg）。两组术后均采用静脉自控镇痛，维持术后 48 h 内静态和动态 VAS 评分<4 分。记录术后 48 h 内补救镇痛情况和镇痛期间不良反应的发生情况。结论：超声引导腹横筋膜和腹直肌后鞘阻滞用于胃癌根治术患者术后镇痛的效果较好，不良反应少。

贺文泉等[6]比较腰方肌阻滞与腹横肌平面阻滞用于老年患者腹部手术后镇痛的效果。研究选择择期行腹腔镜胆囊切除术的老年患者 72 例，性别不限，年龄 65～72 岁，体重指数 18～25kg/m^2，ASA Ⅱ级或Ⅲ级，采用抛硬币法将患者随机分为两组（$n=36$）：腹横肌平面阻滞组（T 组）和腰方肌阻滞组（Q 组）。常规麻醉诱导和麻醉维持。T 组行超声引导下双侧肋缘下腹横肌平面阻滞；Q 组行超声引导下双侧脊柱旁入路横穿腰方肌阻滞。阻滞完成后 30 min 时记录感觉阻滞范围。阻滞完成后 30 min 和术后 1 h、6 h、12 h、24 h 和 48 h 时记录 Ramsay 镇静评分和舒适度（BCS）评分。记录术后 48 h 内补救镇痛药帕瑞昔布钠和芬太尼使用情况，恶心、呕吐、下肢阻滞和局部麻醉药中毒等并发症的发生情况。结论：腰方肌阻滞用于老年患者腹部手术后镇痛的效果优于腹横肌平面阻滞。

蒋婷婷等[7]比较腰方肌阻滞（quadratus lumborum block，QLB）和髂筋膜间隙阻滞（fascia iliaca compartment block，FICB）在老年髋关节置换术的镇痛效果。研究选择择期拟行蛛网膜下腔阻滞下全髋关节置换术的老年患者 55 例，男 22 例，女 33 例，年龄 65～85 岁，ASA Ⅰ级或Ⅱ级，随机分为 QLB 组（$n=28$）和 FICB 组（$n=27$）。术后分别于超声引导下行 QLB 和 FICB，给予 0.375% 罗哌卡因 30 ml。所有患者术后行舒芬太尼静脉自控镇痛。记录术后 6 h、12 h、24 h、48 h 镇痛泵按压次数及舒芬太尼用量；记录静息及运动时 VAS 疼痛评分；记录术后恶心呕吐、眩晕等不良反应情况。结论：腰方肌阻滞较髂筋膜间隙阻滞更明显减轻髋关节置换术后活动痛，减少阿片类药物的使用及不良反应发生率。

He 等[8]比较新型神经阻滞针用于足踝手术后镇痛的两种不同放置路径。研究通过随机抽取 40 例受试者，在神经分叉处或神经分叉处近端穿刺处接受超声引导的连续性膝关节坐骨神经阻滞。受试者接受一种由 He 等发明的新型神经阻滞针，在超声引导下插入套管。术后插入外留置套管进行镇痛。主要结果是术后 24 h NRS 评分（休息和运动时）。次要结果包括与神经阻滞的表现和镇痛效果相关的测试，如麻醉效果分级，恶心呕吐程度，套管漏、闭塞或滑脱患者的病例数，患者满意度等。结论：在神经分叉处行连续性膝关节坐骨神经阻滞可获得较好的镇痛效果，患者满意程度较高，而不是分叉处近端。

唐帅等[9]通过回顾临床病例资料，并从尸体解剖的角度探讨收肌管阻滞（adductor canal block，ACB）的最佳位置。临床部分：回顾性分析接受超声引导下 ACB 患者 19 例，男 11 例，女 8 例，年龄 21～85 岁，ASA Ⅰ～Ⅲ级。其中 9 例在大腿中段水平，10 例在收肌管下口水平，均注射 0.5% 罗哌卡因 10 ml，比较注射后 30 min 及术后 24 h 小腿内侧对冰块的温度觉。解剖部分：纳入尸体 20 具，共 40 条下肢，男性 20 条，女性 20 条。测量髂前上棘至胫骨内侧髁、髂前上棘至收肌管上口、髂前上棘至收肌管下口、髂前上棘至隐神经穿出大收肌腱膜处的距离，记录收肌管的长度、收肌管在下肢的相对位置、隐神经穿出收肌管的位点等数据。结论：在收肌管下口水平和大腿中段水平进行超声引导下 ACB 均可以获得满意的隐神经阻滞效果。ACB 的最佳位点应为缝匠肌的约中下 1/3 处。超声引导下在膝降动脉旁注射局部麻醉药可能成为隐神经阻滞的一个新方法。

二、镇痛药物的研究

关于镇痛药物的研究，近一年来也取得了很多新颖、突破性的进展。

首先是术中用药对患者疼痛与术后恢复的影响。Liu 等[10]的研究评估静脉注射布洛芬改善术后疼痛控制和减少阿片类药物使用的疗效和耐受性。此研究将患者随机分为安慰剂组、布洛芬 400 mg 组和布洛芬 800 mg 组。所有患者术后均接受患者控制性静脉吗啡镇痛。在手术结束前 30 min 静脉注射第 1 剂研究药物，然后每 6 小时静脉注射 1 次，共 8 剂。本研究的主要结局指标是术后 24 h 内吗啡的平均使用量。与安慰剂组相比，布洛芬 800 mg 组吗啡使用显著减少（$P=0.04$）。与安慰剂组相比，400 mg 布洛芬组和 800 mg 布洛芬组曲马多的使用显著减少（$P<0.01$）。两组间 VAS 评分曲线下面积无差异。3 组之间的安全性评估和不良反应没有差异。得出结论：静脉注射 800 mg 布洛芬与吗啡需求量的显著降低有关，在接受根治性宫颈癌手术的患者中，对术后疼痛管理的耐受性一般较好。

赵欣等[11]探讨闭环靶控输注静脉全身麻醉过程中持续泵注艾司洛尔对麻醉药用量及术后疼痛的影响。研究选择择期行腹腔镜胆囊切除手术的患者 60 例，男 29 例，女 31 例，年龄 25～45 岁，ASA Ⅰ级或 Ⅱ级。随机分为艾司洛尔组（E 组）和生理盐水组（C 组）。E 组麻醉诱导前 5 min 静射注射艾司洛尔 0.5 mg/kg，麻醉维持过程中持续泵注艾司洛尔 50 μg/（kg·min）直至拔管，C 组输注等量生理盐水。两组均采用闭环靶控输注系统进行麻醉诱导和维持。记录丙泊酚和瑞芬太尼用量、术后入 PACU 时、术后 30 min 和术后 1 h 的 VAS 疼痛评分以及术后恶心呕吐发生情况。结论证明：闭环靶控输注静脉全身麻醉中持续泵注艾司洛尔能减少麻醉镇痛药用量，减轻术后早期疼痛程度。

Zhou 等[12]研究不同剂量的地佐辛超前镇痛对腹腔镜手术安全性及术后的影响，探讨地佐辛在妇科腹腔镜手术中用于术后镇痛的作用。研究采用随机双盲法，将符合标准（$n=390$）的妇科腹腔镜手术患者随机分为 A 组、B 组和 C 组。采用静脉注射 0.1 mg/kg、0.15 mg/kg 或 0.2 mg/kg 地佐辛的方法，在15例手术前进行了预试验，采用VAS评分、Ramsay评分和MMSE评分评价地佐辛在超前镇痛和镇静中的有效性和安全性，并观察辅助镇痛药的使用和不良反应的发生率。结论是：随着使用剂量的增加，地佐辛的镇痛和镇静作用增强，提示其作用具有剂量依赖性。妇科腹腔镜手术前15 min 静脉注射0.15 mg/kg地佐辛，镇痛、镇静效果好，不良反应少，是妇科腹腔镜手术中超前镇痛的适宜剂量。

其次是镇痛药物在术后患者自控镇痛（PCA）中的应用。张燕等[13]明确盐酸羟考酮在行后入路腰椎融合术的老年患者术后静脉自控镇痛（patient-controlled intravenous analgesia, PCIA）中应用的可行性和有效性。研究选取择期行后入路腰椎融合术术后使用PCIA的老年患者78例，男29例，女49例，年龄65～85岁，BMI 18.5～35.5kg/m², ASA Ⅱ级或Ⅲ级。随机分为两组：盐酸羟考酮组（Q组）与舒芬太尼组（S组），每组39例。记录两组患者术后4 h、8 h、16 h和24 h VAS评分和Ramsay评分。记录两组患者术后首次排气时间、尿管拔除时间、住院时间。记录两组患者恶心呕吐、眩晕、嗜睡、瘙痒、呼吸抑制、皮疹、寒战等不良反应情况。结论证明，盐酸羟考酮应用于老年患者后入路腰椎融合术术后PCIA，镇痛效果较舒芬太尼好，发生不良反应较少。

Yang等[14]的研究探讨不同剂量纳布啡在胃大部切除术患者静脉自控镇痛（PCIA）中的镇痛效果和安全性。本研究共选取120例行次全胃切除术的患者，采用腰硬联合麻醉。术后患者接受PCIA治疗。将患者随机分为吗啡组（MOP组）、纳布啡60 mg组（N60组）、纳布啡80 mg组（N80组）和纳布啡100 mg组（N100组）。第一次PCIA治疗剂量为2 ml，背景剂量为2 ml/h, PCIA剂量为0.5 ml，锁定时间为15 min，记录术后生命体征及不良反应（上腹部出血、肿胀、疼痛、呕吐）。评价患者VAS评分和Ramsay评分。记录镇痛过程中PCIA的使用量和相关并发症的发生情况。结果表明，纳布啡作为一种PCIA药物在胃大部分切除术中可达到满意的镇痛效果。与吗啡相比，不良反应发生率降低，安全性较高。

关于神经痛及经典抗癫痫药物方面，近一年来也取得了一定进展。缪小菊等[15]评价氟哌噻吨美利曲辛对带状疱疹后遗神经痛常（PHN）规治疗的优化效果。研究选取胸腰段PHN患者70例，性别不限，按就诊顺序编号分为两组（n=35）：奇数号患者纳入对照组（C组），偶数号患者纳入氟哌噻吨美利曲辛组（D组）。C组采用常规疗法：抗癫痫、阿片类药物镇痛、神经营养、椎旁神经阻滞和物理治疗。D组常规疗法基础上每天口服氟哌噻吨美利曲辛10.5 mg。记录治疗时间。于治疗前和治疗第3、第7天采用数字量表评分（NRS评分）评估疼痛程度，采用医院焦虑抑郁量表（HADS）评估焦虑和抑郁情况。记录D组治疗期间氟哌噻吨美利曲辛相关不良反应的发生情况。结论：氟哌噻吨美利曲辛可优化带状疱疹后遗神经痛的常规疗效。

Zeng等[16]的研究针对加巴喷丁改善开颅术后急性镇痛效果的随机对照试验。研究共选取122例接受选择性颅脑切开术的患者，随机分为安慰剂组和加巴喷丁组。加巴喷丁组手术前一晚和麻醉诱导前2 h服用加巴喷丁（600 mg，口服），安慰剂组服用B族维生素。主要结局指标是术后24 h运动疼痛评分。次要结局指标包括其他时间点的疼痛评分、恶心呕吐的发生率、镇静和镇痛药的消耗。结论是：加巴喷丁能明显减轻枕下或颞下开颅术后急性疼痛，减少呕吐发生率。同时，加巴喷丁复合镇痛术后早期应注意镇静。

三、其他镇痛技术的进展

近一年来，在针对顽固性疼痛方面，出现了很多新技术，针对顽固性疼痛的治疗日趋微创化，在保证疗效的前提下，疼痛微创治疗技术越来越受到疼痛科医师的关注。

Jia 等[17]通过一项多中心、随机、双盲、对照研究方案比较高压脉冲射频治疗原发性三叉神经痛的有效性和安全性。这项研究纳入 134 名对药物治疗没有反应的原发性三叉神经痛（PTN）患者。将患者随机分为两组：神经阻滞组和脉冲射频（PRF）组。假性 PRF 治疗 360 s 后，神经阻滞组将缓慢注射地塞米松和利多卡因混合物 1.4 ml，并在取针前注射 0.5 ml 生理盐水。PRF 组将在患者能承受的最高输出电压下接受 360 s 42 ℃的 PRF 治疗，之后患者将注射与神经阻滞组相同浓度和体积的利多卡因和生理盐水。BNI 疼痛强度量表将用于评估治疗前后疼痛缓解的程度。结论是：这是第一个多中心、随机、双盲、对照研究，比较 PRF 和神经阻滞治疗对药物治疗反应不良的三叉神经痛患者的有效性和安全性。PRF 对三叉神经痛临床治疗的价值需要通过循证医学研究和其他先进研究来确认。

An 等[18]的研究旨在探讨 CT 引导下经皮臭氧注射治疗难治性三叉神经痛的疗效。此研究共纳入 29 例临床诊断为难治性三叉神经痛的患者。所有患者均接受经皮臭氧注射治疗，其中一名患者被排除在外。典型三叉神经痛 21 例（A 组），疱疹后遗神经痛 7 例（B 组）。经皮注射一种氧－臭氧混合物，臭氧浓度为 30 μg/ml，在 CT 引导下注入半月神经节。使用视觉模拟量表（VAS）疼痛评分评估结果。结论证明：经皮臭氧注射治疗难治性三叉神经痛安全有效，值得推广。

谢可越等[19]的研究评价化学性胸交感神经调制术联合脉冲射频术对上肢带状疱疹后遗神经痛（PHN）的疗效。研究共纳入上肢 PHN 患者 42 例，年龄 48～75 岁，采用数字随机表法分为两组（$n=21$）：化学性胸交感神经调制术联合脉冲射频术组（TSNM＋PR 组）和脉冲射频术组（PR 组）。TSNM＋PR 组采用化学性胸交感神经调制术联合脉冲射频术治疗，PR 组采用单纯脉冲射频术治疗。记录治疗相关不良反应发生情况。于术前 1 d、及术后 1 d、术后 1 个月和术后 3 个月时记录数字评分法（NRS）评分，并进行疗效分级。记录术后 3 个月治疗有效情况和疼痛复发情况。于术前 1 d、术后 1 d、术后 1 个月和术后 3 个月时进行感觉神经定量测试，记录电流感觉阈值。结论：化学性胸交感神经调制术联合脉冲射频术对上肢 PHN 疗效确切，且安全性较高。

Ding 等[20]的研究观察 CT 引导下关节内（IA）常规射频（CRF）和脉冲射频（PRF）治疗骶髂关节综合征（SIJS）的疗效。本研究纳入 64 例 SIJS 患者，随机分为两组：CRF 组（$n=32$）和 PRF 组（$n=32$）。在每个观察时间，对患者的一般情况、视觉模拟量表（VAS）评分、总有效率、Oswestry 残疾指数（ODI）和 36 项短期健康调查进行随访。结论是：CT 引导下的 IA-PRF 和 CRF 治疗骶髂关节疼痛是安全有效的。在早期和晚期，CRF 优于 PRF，建议用于治疗骶髂关节疼痛（SIJP）。

Fang 等[21]通过前瞻性随机对照临床试验探讨脉冲射频（PRF）治疗阴部神经痛的临床疗效与安全性。本研究将 80 例诊断为阴部神经痛的患者随机分为 PRF 组［PRF＋阴部神经阻滞（NB）］和 NB 组。术后随访观察患者术后第 2 天、第 1 周和第 3 个月的视觉模拟量表（VAS）评分和患者健康问卷评分。同时，随访 3 个月，记录患者的疗效评估和镇痛药的使用情况。记录所有手术并发症。结论：与单次阴部神经阻滞治疗相比，阴部神经脉冲治疗联合阴部神经阻滞治疗能更持久地缓解阴部神经痛的疼痛症状，改善患者的抑郁症状。

　　Tu 等[22]进行经皮电穴位刺激（TEA）对输尿管镜碎石术后镇痛作用的随机对照研究，研究纳入受试者（$n=120$）按计划接受输尿管镜钬激光碎石术，随机分为 TEA 组（T 组，$n=60$）和对照组（C 组，$n=60$）。T 组受试者术后用 TEA 镇痛。术后 4 h、8 h、12 h 对双侧肾俞（BL23）、阴陵泉（SP9）进行经皮电穴位刺激。在接下来的 2 d 内，对目标穴位重新实施 3 次电穴位刺激。当电穴位刺激不能达到镇痛效果时，给受试者服用 100 mg 酸曲马多。C 组给予曲马多用于术后镇痛。比较术毕即刻（T0）和术后 4 h（T1）、12 h（T2）、24 h（T3）、48 h（T4）和术后 48 h 内镇痛药用量。分别检测 T0、T1、T2、T3、T4 时的不良反应及血浆 5-羟色胺（5-HT）和 P 物质（SP）浓度。结论：单独使用 TEA 与术后疼痛的有效缓解、术后镇痛药用量的减少、致痛物质血浆浓度的降低以及输尿管镜碎石术后不良反应的发生率减少有关。

（吴泽昊　王　云）

参 考 文 献

[1]　张进，吴文知，周颖，等. 不同方法引导连续臂丛神经阻滞的效果：有效性、安全性及舒适性的比较. 中华麻醉学杂志，2018，38（4）：443-446.

[2]　李静，赵玲，韩彬，等. 超声引导下肋锁间隙和喙突入路锁骨下臂丛神经阻滞在前臂或手部术中效果的比较. 临床麻醉学杂志，2018，34（04）：341-344.

[3]　夏玉中，卜慧莲，张洁，等. 超声引导竖脊肌平面阻滞用于胸腔镜肺叶切除术患者术后镇痛的效果：与胸椎旁神经阻滞比较. 中华麻醉学杂志，2018，38（3）：332-335.

[4]　靳红绪，张同军，孙学飞，等. 超声引导下胸神经阻滞和胸椎旁神经阻滞用于乳腺癌根治术后镇痛效果的比较. 临床麻醉学杂志，2018，34（2）：126-129.

[5]　蒋辉，康瑜，李文，等. 超声引导腹横筋膜和腹直肌后鞘阻滞用于胃癌根治术患者术后镇痛的效果. 中华麻醉学杂志，2018，38（2）：203-205.

[6]　贺文泉，李勇帅，张序昊，等. 腰方肌阻滞与腹横肌平面阻滞用于老年患者腹部手术后镇痛效果的比较. 中华麻醉学杂志，2018，38（1）：40-43.

[7]　蒋婷婷，尹加林，张勇，等. 超声引导下腰方肌阻滞与髂筋膜间隙阻滞在老年髋关节术后镇痛的比较. 临床麻醉学杂志，2018，34（12）：1189-1192.

[8]　He M, Ling DD, Cai GY, et al. Two different placement paths in popliteal fossa with a novel nerve block needle for postoperative analgesia after foot and ankle surgery. Minerva Anestesiol, 2018, 84 (5): 582-589.

[9]　唐帅，申新华，黄伟，等. 隐神经穿出收肌管定位在超声引导下收肌管阻滞中的应用. 临床麻醉学杂志，2018，34（02）：114-117.

[10]　Liu X, Wang X, Zhao W, et al. A prospective, randomized, double-blind, placebo-controlled trial of acute postoperative pain treatment using opioid analgesics with intravenous ibuprofen after radical cervical cancer surgery. Sci Rep, 2018, 8(1): 10161.

[11] 赵欣，吴安石. 闭环靶控输注静脉全麻中持续泵注艾司洛尔对麻醉药用量和术后疼痛的影响. 临床麻醉学杂志，2018，34（08）：30-33.

[12] Zhou M, Wang L, Wu C, et al. Reprint of: efficacy and safety of different doses of dezocine for preemptive analgesia in gynecological laparoscopic surgeries: A prospective, double blind and randomized controlled clinical trial. International Journal of Surgery, 2018, 49: 84-90.

[13] 张燕，范隆，张苓，等. 羟考酮在老年患者后路腰椎融合术术后静脉自控镇痛中的应用. 临床麻醉学杂志，2018，34（07）：678-680.

[14] Yang L, Wu J, Li T. The application of nalbuphine in patient-controlled intravenous analgesia for patients undergoing subtotal gastrectomy. Exp Ther Med, 2017, 15 (2): 1910-1913.

[15] 缪小菊，衣希，曾真，等. 氟哌噻吨美利曲辛对带状疱疹后遗神经痛常规治疗的优化效果. 中华麻醉学杂志，2018，38（7）：847-849.

[16] Zeng M, Dong J, Lin N, et al. Preoperative gabapentin administration improves acute postoperative analgesia in patients undergoing craniotomy. J Neurosurg Anesth, 2019: 1. doi: 10.1097/ANA. 0000000000000533.

[17] Jia Y, Pan Y, Ren H, et al. Effectiveness and safety of high-voltage pulsed radiofrequency to treat patients with primary trigeminal neuralgia: A multicenter, randomized, double-blind, controlled study protocol. Pain physician, 2018, 21 (5): 469-481.

[18] An JX, Liu H, Chen RW, et al. Computed tomography-guided percutaneous ozone injection of the Gasserian ganglion for the treatment of trigeminal neuralgia. J Pain Res, 2018, 11: 255-263.

[19] 谢可越，刘倩影，安康，等. 化学性胸交感神经调制术联合脉冲射频术对上肢带状疱疹后遗神经痛的疗效. 中华麻醉学杂志，2018，38（8）：929-932.

[20] Ding YY, Li HX, Yao P, et al. Clinical observation of CT-guided intra-articular conventional radiofrequency and pulsed radiofrequency in the treatment of chronic sacroiliac joint pain. J Pain Res, 2018, 11: 2359-2366.

[21] Fang HW, Zhang JY, Yang YY, et al. Clinical effect and safety of pulsed radiofrequency treatment for pudendal neuralgia: A prospective, randomized controlled clinical trial. J Pain Res, 2018, 11: 2367-2374.

[22] Tu Q, Gan J, Shi J, et al. Effect of transcutaneous electrical acupoint stimulation on postoperative analgesia after ureteroscopic lithotripsy: A randomized controlled trial. Urolithiasis，2019，47（3）：279-287.

第八章　港澳台地区麻醉研究进展

本年度来自港澳台地区 PubMed 收录论文 115 篇，涉及神经病理学疼痛治疗及机制探讨、脓毒症等基础研究和椎管内麻醉并发症、区域麻醉、气道管理、低体温、输血、麻醉药物与癌症患者预后等相关临床研究。与往年相似，港澳台地区更多注重临床问题研究，提高患者安全性。

一、基础研究

神经性疼痛一直是临床上困扰疼痛科医师的难题，其治疗手段差异性较大。Chow 等[1]其前期研究中发现血管紧张素Ⅳ（Ang Ⅳ）和 LVV-hemorphin 7（LVV-H7）可通过阻断胰岛素调控的氨基肽酶抑制催产素降解，在大鼠脊髓水平产生抗痛觉过敏作用；同时发现，鞘内注射催产素可以在雄性大鼠产生抗痛觉过敏作用，伴随炎症反应，但对雌性大鼠无效。因此，Chow 等推测 AngⅣ、LVV-H7 和催产素可通过诱发抗痛觉过敏，具有很大的治疗前景。鉴于上述肽类诱发抗痛觉过敏的作用具有性别差异性，本研究拟分别检测其对雄、雌性小鼠可能的抗痛觉过敏作用并加以比较，以进一步探讨 AngⅣ、LVV-H7 和催产素是否在小鼠脊髓水平产生抗痛觉过敏，以及其抗痛觉过敏效应在不同性别间是否存在差异。本研究中 Chow 等利用同窝成年雄性和雌性 C57BL/6 小鼠（25～30 g）制作部分坐骨神经结扎手术模型。于部分坐骨神经结扎术后 3 d，通过 von Frey 实验评估鞘内注射 Ang Ⅳ（25.8 nmol）、LVV-H7（27.2 nmol）和催产素（0.125 nmol 或 1.25 nmol）的抗痛觉过敏效果。结果显示，鞘内注射 Ang Ⅳ、LVV-H7 和催产素均可在雄性小鼠产生有效的抗痛觉过敏作用。然而，这种抗痛觉过敏作用在雌性小鼠极弱或缺失。Chow 等推测，鞘内注射 Ang Ⅳ、LVV-H7 和催产素均可通过作用于小鼠脊髓水平所产生的抗痛觉过敏作用，但存在性别差异，以雄性小鼠中效果显著。

关于神经病理学疼痛机制的研究，Tai 等[2]通过实验研究发现配对盒基因 2（Pax2）靶向内皮素-1（ET-1）及其受体（ETAR/ETBR）以及下游活化 T 细胞核因子 5（NFAT5）是神经病理性疼痛的新型调节机制。Tai 等发现坐骨神经部分结扎（pSNL）后，大鼠表现出异常疼痛和痛觉过敏，这与脊髓 Pax2 与 NFAT5 的 mRNA 和蛋白表达增加以及 ET-1 和 ETAR mRNA 增加相关。用 siRNA 敲低 Pax2 或 NFAT5 mRNA 表达，或者使用 BQ-123 抑制 ETAR 均可减弱坐骨神经结扎诱发的疼痛。Tai 等进一步通过 siRNA 干扰的方式发现 Pax2 和 NFAT5 分别位于 ET-1 信号轴的上游和下游。此外，抑制 Pax2 或 ET-1 信号均可负向调控 MAPK 和 NF-κB 信号通路传导。因此，Tai 等认为，Pax2 调控 ET-1-ETAR-NFAT5 信号通路在神经病理性疼痛中具有重要意义。Tian 等[3]利用 GoldenGate 基因分型检测技术，对参与研究的 1152 例手术患者（发现队列）54 个疼痛相关基因中的 638 个多态性位点进行分析。通过电话联系患者确定其是否在术后 12 个月时存在慢性术后疼痛。所鉴定出的多态性位点进一步通过验证队列（利用103名出现慢性术后疼痛患者和103名未出现慢性疼痛患者构建匹配队列）加以验证。靶向干预多态位点的效果通过足底切口痛的基因敲除小鼠模型加以验证。研究发现，246例（21.4%）患者在术后12个月出现慢性术后疼痛。检测出42个与慢性术后疼痛相关的基因多态性位点，其中有19个与降低疼痛风险相关，23个与增加疼痛风险相关。在发现队列和验证队列中，携带脑源性神经营养因子（BDNF）rs6265多态性等位基因A的患者，发生慢性术后疼痛风险较低，校正后OR比值分别为0.62（95%CI 0.43～0.90）和0.57（95%CI 0.39～0.85）。其中，年龄<65岁、男性、存在疼痛综合征病史等因素与疼痛风险增加相关。遗传多态性所带来的人群归因危险度（7.36%～11.7%）显著高于临床危险因素（2.90%～5.93%）。更重要的是，rs6265是氨基酸残基66（Val66Met）上的甲硫氨酸取代缬氨酸所产生，其与BDNFMet/Met转基因小鼠足底切口模型建立后出现的异常痛减少相关。因此，Tian等推测，*BDNFrs6265G>A* 基因变体与慢性术后疼痛的风险降低有关。

脓毒症以其疾病进展迅猛、治疗过程复杂、患者预后差，成为危重症医学领域一直难以攻克的难题。Tsai等[4]利用盲肠结扎穿孔术（CLP）制作多重微生物感染脓毒症大鼠模型。将麻醉后的大鼠随机分为5组：①假手术组；②假手术后3 h和6 h给予血管紧张素-（1-7）[Ang-（1-7），1 mg/kg静脉输注1 h]组；③CLP组；④CLP后3 h给予Ang-(1-7)组；⑤CLP后3 h和6 h给予Ang-(1-7)组。CLP手术后观察大鼠24 h，然后处死动物用于后续组织学检查。结果显示，Ang-（1-7）可显著改善脓毒症大鼠的存活率（CLP后24 h，83.3% vs. 36.4%，$P=0.009$），显著缓解CLP诱导的动脉压降低和器官功能障碍，Ang-（1-7）组生化指标变化以及组织学变化均较小。同时，Ang-（1-7）显著降低IL-6水平和肺组织内超氧化物的生成（$P<0.05$）。此外，Ang-（1-7）处理的CLP大鼠，肝组织中caspase-3和胞浆IκB的表达均显著降低（$P<0.05$）。该研究最终得出结论，Ang-（1-7）可能通过抑制炎症反应、氧化应激与细胞凋亡等机制，改善CLP诱导的器官功能障碍并提高生存率。因此，Tsai等推测，Ang-（1-7）可能成为未来治疗腹膜炎和多重微生物感染脓毒症的潜在手段。

二、临床研究

椎管内麻醉是产科手术常用技术手段，但鉴于产妇生理功能改变及椎管内麻醉本身作用，针对产妇实施椎管内麻醉时，常常发生低血压情况。Ngan等[5]采用随机对照双盲试验观察静脉输注去甲肾上腺素对预防蛛网膜下腔阻滞剖宫产术中低血压的效果。研究将110例蛛网膜下腔阻滞下行剖宫产术的产妇随机分为两组：第1组患者鞘内给药后即刻予以输注去甲肾上腺素2.5 μg/min，浓度为5 μg/ml，此后每隔1 min测定无创动脉血压，根据收缩压测值在0～5 μg/min调整去甲肾上腺素泵注速度，以维持血压接近基线水平，直至胎儿娩出。第2组患者，未预防性给予去甲肾上腺素，当收缩压降至低于基线值80%，即静脉注射去甲肾上腺素5 μg，直至胎儿娩出。比较两组患者低血压事件发生率和相较于基线水平收缩压的总体稳定性，同时利用生存分析进一步比较术中低血压发生率和持续时间。结果3例产妇因蛛网膜下腔阻滞效果不充分被剔除研究，第1组发生1次及以上低血压事件显著低于第2组 [17%（$n=9$）vs. 66%（$n=35$），$P<0.001$]。进一步分析显示，第1组患者收缩压维持更接近基线水平（$P<0.001$）。生存曲线分析显示组间有显著差异（$P<0.001$）。两组中均有4例产妇出现心率<

60次/分情况（$P=0.98$）。试验过程中，第1组去甲肾上腺素用药量[61.0（47.0～72.5）μg]高于第2组[5.0（0～18.1）μg]，但两组基于Apgar评分和脐带血血气分析评估的新生儿结局并无显著差异。Ngan等建议，对于择期于蛛网膜下腔阻滞下行剖宫产手术的产妇，以5 μg/ml滴定输注去甲肾上腺素可有效维持血压稳定，并减少低血压发生率，同时对新生儿预后无明显影响。但稀释的去甲肾上腺素是否可在产科患者中常规使用尚需进一步研究证实。

随着超声技术的发展，区域麻醉在减少麻醉相关并发症等方面逐渐体现出其优越性，但区域麻醉效果与起效时间一直备受质疑。Songthamwat等[6]比较锁骨下臂丛神经阻滞时肋骨-锁骨间隙入路法和外侧矢状入路法的起效时间。将40例上肢手术患者随机使用外侧矢状入路法（$n=20$）和肋骨-锁骨间隙入路法（$n=20$）进行锁骨下臂丛神经阻滞麻醉。由不知分组情况的麻醉医师评估正中神经、桡神经、尺神经和肌皮神经的感觉-运动阻滞情况。使用语言等级评定量表（0-100）评估感觉神经阻滞，使用3点定性量表（0-2）评价运动神经阻滞。结果显示，肋骨-锁骨间隙入路法[10（10～26.25）min]的总体感觉阻滞开始时间明显短于外侧矢状入路法[20（15～30）min]（$P=0.004$）；在阻滞5 min、10 min、15 min和20 min时，肋骨-锁骨间隙入路法的总体感觉评分均显著低于外侧矢状入路法；阻滞10 min时，肋骨-锁骨间隙入路法的总体运动评分也显著低于外侧矢状入路法（$P=0.009$）；肋骨-锁骨间隙入路组阻滞20 min后，感觉-运动神经完全阻滞的比例高于外侧矢状入路组（25% vs. 0；$P=0.004$）；肋骨-锁骨间隙入路法在阻滞操作结束后等待手术开始时间明显短于外侧矢状入路法[10（10～26.5）min vs. 20（15～30）min，$P=0.002$]。因此，Songthamwat等认为，在锁骨下臂丛神经阻滞中，经肋骨-锁骨间隙的方法比外侧矢状入路方法产生感觉神经阻滞更快，能缩短臂丛神经阻滞麻醉起效时间。

普通病房患者接受紧急气管插管与患者生存率存在直接相关性，但不同时间实施气管插管是否对患者造成影响尚不明确。Hung等[7]对2014年1月至2016年12月，于三级转诊中心普通病房接受紧急气管插管（ETI）的患者进行回顾性分析。根据ETI实施时间将患者分为两组[白天组，8：00 am—4：00 pm，$n=57$，平均年龄（63.5±14.1）岁；夜间组，4：00 pm—8：00 pm，$n=94$，平均年龄（60.4±14.9）岁]。该研究收集人口统计学信息、合并症、插管诱因、出院生存率、急性生理与慢性健康评估Ⅱ（APACHE Ⅱ）、机械通气时间和气道管理相关数据。结果显示，两组之间在性别、年龄、体重指数、APACHE Ⅱ或合并症等方面无显著差异，白天插管组与夜间组相比，白天组患者出现较高比例的心律失常（21.1 vs. 8.5%，$P=0.028$），纤维支气管镜引导下插管增加（24.6 vs. 11.7%，$P=0.039$）。白天呼吸治疗师到达时间比夜间短[（6.1±1.4）min vs.（10.5±3.2）min，$P<0.001$]。两组在出院生存率（45.6% vs. 43.6%，$P=0.811$）、无机械通气天数、插管诱因之间均没有显著差异。因此，Huang等认为，与白天相比，夜间紧急气管插管可能不会对患者出院生存率造成负面影响。

防止院内感染是维护院内患者安全的重要屏障，面罩通气时气体泄漏或吸痰时患者咳嗽，是否会引起疾病气体传播有待进一步明确。Chan等[8]通过临床患者模拟器研究面罩通气和口腔-气管内吸痰操作对患者呼出气体扩散程度的影响。Chan等研究不同医护人员对面罩通气的人类患者模拟器模型进行吸痰操作以及咳嗽时模拟器呼出气流扩散情况。通过激光检测呼出气体中的烟雾颗粒浓度以评估气体扩散程度。护士使用Ambu人工呼吸器在模拟人上操作时，面罩和面部间隙平面泄漏的烟雾颗粒最多[(267±44)mm]。麻醉医师或重症监护医师、呼吸科医师和医学生在模拟器上使用Ambu或Laerda人工呼吸器时烟雾颗粒散布情况类似（$P=0.974$）。没有气管插管的正常咳嗽期间，颗粒物最大分散程度为（860±93）mm，并且随着咳嗽费力程度增加而减少。口腔-气管内吸痰可显著降低颗粒分散程度（$P<0.001$），持续操作时颗粒物下降最明显。因此，Chan 等认为，面罩通气期间确保面罩和面部皮肤贴合良好对于防止气体通过面罩-皮肤间隙泄漏十分重要。持续口腔-气管内吸痰可最大程度减少患者咳嗽时呼出气体中的气溶胶扩散。这对院内传播和呼吸道感染有指导意义。

手术室内拔除气道装置诱发负压性肺水肿（NPPE）虽不常见，但是导致急性呼吸障碍和低氧血症的麻醉相关重要并发症。Tsai 等[9]通过病例对照分析台湾慈济总院麻醉记录单，记录患者拔除气管导管装置（含气管导管或声门上装置）即刻出现急性低氧血症（$SpO_2<92\%$），同时有影像学肺水肿证据和（或）粉红色泡沫痰，即诊断为 NPPE。在相同数据库随机调取对照组，分析危险因素。统计该院 8.5 年内 85 561 例全身麻醉（置入气道装置）患者，其中 16 例患者诊断为 NPPE。与对照组相比，男性、吸烟、急诊手术、气管内插管、地氟烷、长时程手术因素可显著增加 NPPE 危险性（$P<0.05$）。多因素回归分析提示，吸烟（AOR 7.66，95% CI 1.67~35.3，$P=0.009$）和气管内插管（AOR 10.87，95% CI 1.23~100，$P=0.03$）是诱发拔管后 NPPE 两项独立危险因素。根据该研究显示，拔管后 NPPE 发生率为 0.019%，吸烟和气管内插管是诱发拔管后 NPPE 独立危险因素。

患者术中低体温是诱发患者酸血症和凝血功能异常的关键因素，维持患者术中体温平稳是保证患者术中安全的重要环节。患者接受非插管麻醉行胸腔镜检查手术时，需要经鼻雾化快速吹入气体（THRIVE）以代替面罩获得更好的氧合。但目前尚未见 THRIVE 对患者术中体温影响的相关报道。Lai 等[10]通过红外线鼓膜温度计，分别在患者入手术前和入苏醒室即刻，记录通过面罩（mask）或 THRIVE 吸氧患者术前和术后体温。比较两组术中体温下降（术前与术后体温差值）差异性，采用多元线性回归分析术中体温下降危险因素。回顾性分析 256 例患者，其中 172 例使用 THRIVE，84 例使用面罩吸氧。结果显示，两组患者术前体温无差异 [THRIVE 组：（36.25±0.46）℃；mask 组：（36.30±0.39）℃，$P=0.43$]；THRIVE 组术后体温显著高于面罩吸氧组 [（36.05±0.59）℃ vs.（35.87±0.62）℃，$P=0.025$]；THRIVE 组术中体温下降程度显著低于面罩组 [（0.20±0.69）℃ vs.（0.43±0.69）℃，$P=0.04$]。多元线性回归分析显示，体温下降危险因素为高龄（$P=0.01$），且与麻醉持续时间无关。采用 THRIVE 可显著减少患者术中体温下降（$P=-0.24$）。因此，Lai 等建议，非插管麻醉患者行胸腔镜检查时，采用 THRIVE 可显著减少患者尤其老年患者术中体温下降。

输血在挽救手术患者生命的同时也可能带来不可预知的问题。输血是否恶化癌症患者术后结局，目前尚无定论。Wu 等[11]通过追踪大样本结直肠癌患者术后情况，分析术中输血对患者术后的影响。该研究于 2016 年 8 月分析 2005—2014 年在一家三级医学中心行结直肠癌切除术的 Ⅰ~Ⅲ 期结直肠癌患者术后情况。使用倾向性评分匹配方法去除患者特征不平衡性。采用 COX 回归模型分析患者术后无病生存率（DFS）和整体生存率（OS）。在使用倾向性评分匹配前后分别纳入 4030 例和 972 例患者。COX 回归分析结果显示，匹配前后，输血与短期 DFS 和 OS 存在相关性 [DFS 风险值（HR）1.41，95% CI 1.2~1.66；OS HR 1.97，95% CI 1.6~2.43]。大量输血与总体高死亡率相关（≤4 U vs. nil，$HR=1.58$；>4 U vs. nil，$HR=2.32$），但不增加癌症复发率。协变量调整后，术前贫血不降低生存率。

Wu 等推测，除贫血之外，围术期输血与结直肠癌患者术后恶化存在相关性，建议进一步采取措施降低围术期输血。

癌症患者远期预后一直是麻醉医师围术期管理的焦点。Wu 等[12]分析 2005 年 1 月至 2014 年 12 月接受结肠癌手术病例，根据使用麻醉药物不同将其分为两组：丙泊酚组和地氟烷组。排除丙泊酚联合吸入或硬膜外麻醉，以手术日期为起点绘制生存曲线，根据倾向评分匹配后，应用单变量和多变量 Cox 回归模型比较两组死亡率。研究表明，共有 706 名地氟烷麻醉患者（307 人死亡，占 43.5%）和 657 名丙泊酚麻醉患者（88 人死亡，占 13.4%）纳入分析。倾向匹配后，每组保留 579 例患者（地氟烷 189 例死亡，占 32.6%；丙泊酚组 87 例死亡，占 15.0%）。丙泊酚组较地氟烷组患者生存率更高，无论对于低 TNM 分期患者（HR 0.22，95% CI 0.11~0.42；$P<0.001$）或高 TNM 分期患者（HR 0.42，95% CI 0.32~0.55，$P<0.001$），已存在肿瘤转移的患者（HR 0.67，95% CI 0.51~0.86，$P=0.002$）或尚未转移的患者（HR 0.08，95% CI 0.01~0.62，$P=0.016$），其结果都是一致的。该研究得出结论，丙泊酚静脉麻醉结肠癌手术患者，其术后生存率更高，该作用与肿瘤 TNM 分期无关。

（胡宝吉　王昌理　薄禄龙）

参 考 文 献

[1] Chow LH, Chen YH, Lai CF, et al. Sex difference of angiotensin IV-, LVV-Hemorphin 7-, and oxytocin-induced antiallodynia at the spinal level in mice with neuropathic pain. Anesth Analg, 2018, 126 (6): 2093-2101.

[2] Tai LW, Pan Z, Sun L. et al. Suppression of Pax2 attenuates allodynia and hyperalgesia through ET-1-ETAR-NFAT5 signaling in a rat model of neuropathic pain. Neuroscience, 2018, 384: 139-151.

[3] Tian Y, Liu X, Jia M, et al. Targeted genotyping identifies susceptibility locus in brain-derived neurotrophic factor gene for chronic postsurgical pain. Anesthesiology, 2018, 128 (3): 587-597.

[4] Tsai HJ, Liao MH, Shih CC, et al. Angiotensin- (1-7) attenuates organ injury and mortality in rats with polymicrobial sepsis. Crit Care, 2018, 27; 22 (1): 269.

[5] Ngan K WD, Lee SWY, Ng FF, et al. Prophylactic norepinephrine infusion for preventing hypotension during spinal anesthesia for cesarean delivery. Anesth Analg, 2018, 126 (6): 1989-1994.

[6] Songthamwat B, Karmakar MK, Li JW, et al. Ultrasound-guided infraclavicular brachial plexus block: Prospective randomized comparison of the lateral sagittal and costoclavicular approach. Reg Anesth Pain Med, 2018, 43 (8): 825-831.

[7] Hung KC, Lin HJ, Hsieh SW, et al. Impact of intervention time on hospital survival in patients requiring emergent airway management: a preliminary study. J Anesth, 2018, 32 (2): 153-159.

[8] Chan MTV, Chow BK, Lo T, et al. Exhaled air dispersion during bag-mask ventilation and sputum suctioning - Implications for infection control. Sci Rep, 2018, 8 (1): 198.

[9] Tsai PH, Wang JH, Huang SC. et al. Characterizing post-extubation negative pressure pulmonary edema in the operating room-a retrospective matched case-control study. Perioper Med (Lond), 2018, 7: 28.

[10] Lai CJ, Yeh KC, Wang ML, et al. Heated humidified high-flow nasal oxygen prevents intraoperative body temperature decrease in non-intubated thoracoscopy. J Anesth, 2018, 32 (6): 872-879.

[11] Wu HL, Tai YH, Lin SP, et al. The impact of blood transfusion on recurrence and mortality following colorectal cancer resection: A propensity score analysis of 4 030 patients. Sci Rep, 2018, 8 (1): 13345.

[12] Wu ZF, Lee MS, Wong CS, et al. Propofol-based total intravenous anesthesia is associated with better survival than desflurane anesthesia in colon cancer surgery. Anesthesiology, 2018, 129 (5): 932-941.

第九章 其他相关研究进展

一、临床研究

儿童哮喘发病率较高,在一些国家可高达25%。以往研究表明,染色体17q21上的RS7216389多态性与儿童哮喘风险相关。但这一结果仍存在争议。Qu等[1]对其相关研究进行荟萃分析。该研究筛选多个数据库2016年2月20日前的所有相关文献检索,最终获得7797个病例和38757个对照的10项研究。染色体17q21上的RS7216389多态性与儿童哮喘风险的关联强度通过计算优势比(odds ratio,OR)值及其对应的95%置信区间(CI)进行评估,得出RS7216389多态性与儿童哮喘风险之间的关系具有统计学意义(OR 1.41,95%CI 1.34~1.49,P<0.00001)。该研究还指出在所有儿童哮喘患者中,白种人(OR 1.41,95% CI 1.33~1.49,P<0.00001)和亚洲人(OR 1.43,95% CI 1.25~1.63,P<0.00001)与RS7216389多态性有显著相关性,此外,特异性哮喘易感性显著增加(OR 1.45,95% CI 1.22~1.72,P<0.00001)。在研究设计的逐层分析中,病例对照研究(OR 1.40,95% CI 1.33~1.48,P<0.00001)和队列研究(OR 2.05,95% CI 1.32~3.17,P=0.001)均有显著相关性。因此,该研究对以往儿童哮喘相关文章进行Meta分析后提出17Q21位点RS7216389多态性与儿童哮喘发病风险显著相关且白种人与亚洲人居多。

气管插管过程中存在气道高反应该如何预防。Li等[2]通过检测患者血中的气道炎症标志物如血清一氧化氮(nitric oxide,NO)、NO合酶1(NO synthase 1,NOS1)以及上游调节基因探讨气管插管时气道高反应的具体调节机制。研究采用胆囊癌预后相关的循环长链非编码RNA(long noncoding RNA-prognosis associated gallbladder cancer,lncRNA-PAGBC)预测全身麻醉气管插管气道高反应。通过检测受试者血清miR-511、血清PAGBC和对上述作用进行评估。此外,lncRNA-PAGBC/NOS1信使RNA和miR-511之间的关系通过实时定量聚合酶链反应、免疫组织化学分析和荧光素酶分析得到进一步证实。同时,采用酶联免疫吸附试验和Western blotting法检测PAGBC、miR-511和NOS1之间的调节关系。研究结果表明,与循环miR-511和血清NO相比,循环PAGBC具有更高的预测价值。此外,研究还发现血清miR-511可负性调节血清PAGBC及NO,进一步减轻气管插管反应,lncRNA-PAGBC和NO在气道高反应组均降低,而气道高反应组miR-511和NOS1的水平与对照组相似。因此,该研究提出lncRNA-PAGBC可下调miR-511的表达,从而上调NOS1的表达,进而导致患者对插管反应的抑制。

临床手术中低体温的应用可以有效地保护大脑,减少脑组织的损伤,尤其是心搏骤停和复杂心血管疾病等手术,但低体温也被认为是一种治疗卒中的方法可以减少大脑组织神经元的损伤。Wang等[3]通过对临床21例深低温停循环主动脉夹层患者进行研究,采用原代培养、聚合酶链式反应、原位杂交和流式细胞术等方法检测 miRNA-194-5p 表达、靶向蛋白及其功能等，探讨 miRNA-194-5p 在亚低温手术循环中的重要作用。研究结果表明，亚低温低氧、低糖处理的神经元中 miR-194-5p 的表达显著下调，而高表 miR-194-5p 后的皮质神经元在低糖、低氧环境下死亡也明显增加。此外，该研究同时检测 miR-194-5p 的下游靶向蛋白小泛素化修饰蛋白 2（small ubiquitin-like modifier 2，SUMO2），研究发现 miR-194-5p 可通过下调 SUMO2 的表达来进一步诱导低温性低糖低氧环境中神经元的凋亡，该研究揭示了 miR-19 在调节 SUMO2 介导深低温体循环反应的独特作用，miR-194-5p 可能是一种潜在的干预缺血性疾病的治疗靶点。

轻度认知功能障碍（mild cognitive decline，MCD）是临床血液透析患者的重要并发症，其发生机制并未十分明确，Zhu 等[4]研究筛选与轻度认知功能减退相关的重要血清生物标志物，包括脑源性神经营养因子、炎性细胞因子、成纤维细胞生长因子（fibroblast growth factor，FGF）-23 及其共受体α-Klotho 和血小板计数，检测血液透析患者与健康人之间各标志物的差异，进一步探讨血液透析患者轻度认知功能下降的可能机制。前瞻性单中心队列研究结果表明，血液透析患者认知障碍的风险高于健康人；MCD 组与对照组或认知功能正常组比较，血清脑源性神经营养因子、TNF-α、IL-6 水平及血小板计数均有显著变化（$P<0.05$）。虽然 MCD 组的血清 α-Klotho 和 FGF-23 水平发生了显著变化，MCD 组与认知功能正常组之间无统计学差异。血清脑源性神经营养因子水平和血小板计数与认知测试评分显著相关。受试者工作特征曲线显示脑源性神经营养因子和血小板是改善血液透析患者 MCD 诊断的潜在生物标志物。这些发现表明血液透析相关的 MCD 与脑源性神经营养因子的改变、TNF-α、IL-6 水平以及血小板计数有关，血清脑源性神经营养因子水平和血小板计数是诊断血液透析相关 MCD 的潜在生物标志物。

体外膜肺氧合是急性暴发性心肌炎患者的常见诊疗方法。Liao 等[5]*通过回顾性分析心源性休克和急性暴发性心肌炎的患者的体外膜肺氧合治疗，对其临床结果和危险因素进行分析，总结成人急性暴发性心肌炎患者体外膜肺氧合（extracorporeal membrane oxygenation，ECMO）的临床结果，并探讨其临床意义。该研究收集患者术前全身情况、ECMO 过程中相关临床因素、并发症及 ECMO 结局，将患者分为存活组和非存活组。结果显示 33 例患者中，7 例在医院死亡，生存率为 78.7%。ECMO 治疗后存在一系列并发症，其中急性肾衰竭 16 例（48.4%）、败血症 7 例（21.2%）、肺部感染 6 例（18.1%）、多器官衰竭 6 例（18.1%）、脑出血 3 例（9%）、肢体缺血 4 例（12.1%）。ECMO 前的心肺复苏，乳酸增高，ECMO 过程中的高输血量、肾衰竭、脑出血、ECMO 过程中的胃肠道并发症、下肢缺血、高胆红素和多脏器衰竭与患者预后不良均有一定关系。该研究提出 ECMO 是治疗急性暴发性心肌炎的有效辅助手段，急性肾衰竭是 ECMO 最常见的并发症。改善组织灌注，减少输血，预防急性肾衰竭可能会改善患者的预后。

心肌梗死的基因研究在临床研究与基础研究各方面均成为研究热点。Zhou 等[6]通过对 2001—2015 年发表的有关心肌梗死基因研究相关的文章进行分析，探讨心肌梗死基因研究的热点及研究前沿。文章对出版年份、国家、机构、研究领域、作者、研究热点等进行统计分析，并绘制参考文献引用网络图，用关键词对研究热点和趋势进行分析。结果显示 2001—2015 年共发表心肌梗死基因研究论文 1853 篇，年发表数量递增。其中美国发表相关文章数量最多，主要是由哈佛大学研究学者所发表。相关研究主要集中在心血管系统心脏病学领域。通过分析其关键词和文献分析表明，基因表达、

microRNA 和年轻女性是研究热点，其中干细胞、趋化因子炎症和心脏修复是心肌梗死基因研究的前沿，还包括骨髓间充质干细胞治疗和基因修饰等，相关研究均为今后几年该领域的发展指明了方向。

在抗心动过速起搏过程中，是什么因素导致室性心动过速不断加重？抗心动过速起搏（antitachycardia pacing，ATP）治疗引起的室性心动过速（ventricular tachycardia，VT）是置入心脏起搏器手术患者的常见并发症，但很少有研究关注 ATP 治疗引起的室性心动过速的危险因素。本研究回顾性分析 33 例结构性心脏病患者的 1056 次抗心动过速起搏治疗，通过对患者临床特征和发作过程进行分析，探讨抗心动过速起搏引起室性心动过速的危险因素。结果显示，随访中记录的用来预测心动过速的室性心动过速波形的数量是其中一个重要的危险因素（OR 3.50，$P=0.008$），临界值为 1（AUC 0.79，敏感度 72.7%，特异度 77.3%，$P<0.001$）。根据 EPISODE 分析，室性心动过速的周期长度（OR 0.98，$P<0.001$）和平均变异度（OR 1.06，$P<0.001$）是预测抗心动过速加重的危险因素；主要以两个临界点为标准，周期长度分别为 347 ms（AUC 0.67，敏感度 82.5%，特异度 47.6%，$P<0.001$）和 7.3 ms（AUC 0.66，敏感度 77.5%，特异度 56.7%，$P<0.001$）。而且，周期长度<347 ms 的 VTs 更容易被脉冲数更多的突发刺激加速（OR 3.31，$P<0.001$）。Fang 等[7]得出室性心动过速形态数目、室性心动过速周期长度及其平均变异度是预测抗室性心动过速过程中心率加速的危险因素。

冠状动脉疾病（coronary artery disease，CAD）是由冠状动脉壁动脉粥样硬化斑块的形成引起的。血管平滑肌细胞（vascular smooth muscle cells，VSMC）的异常增殖促进动脉粥样硬化斑块的形成，而 VSMC 凋亡则可能促进 CAD 相关的炎症反应。microRNAs 是心血管疾病尤其是冠状动脉粥样硬化性心脏病的潜在诊断标志物。以往研究发现，在冠状动脉粥样硬化性心脏病患者中，miR-574-5p 表达显著增加，并与疾病严重程度相关。然而，miR-574-5p 影响 CAD 的具体机制尚不清楚。Lai 等[8]*提出 microRNA-574-5P 促进血管平滑肌细胞的生长，在冠状动脉粥样硬化性心脏病的发生发展中起重要作用。该研究采用实时荧光定量反转录聚合酶链反应（reverse transcription-polymerase chain reaction，RT-PCR）技术检测冠状动脉粥样硬化性心脏病患者血清和血管平滑肌细胞中 miR-574-5p 的 mRNA 表达水平；四甲基偶氮唑盐（MTT）比色法检测细胞增殖；细胞死亡检测及酶联免疫法（enzyme-linked immunosorbent assay，ELISA）和凋亡分析检测细胞凋亡。研究发现 miR-574-5p 在冠状动脉粥样硬化性心脏病患者的血清和 VSMCs 中表达增强。miR-574-5p 过表达促进 VSMCs 增殖，抑制细胞凋亡。此外，双荧光素酶报告基因分析结果提示 miR-574-5p 可通过直接抑制 ZDHHC14 发挥上述作用。因此，该研究阐明 CAD 患者中 miR-574-5p 能直接抑制 ZDHHC14，促进细胞增殖和抑制细胞凋亡，提示 miR-574-5p 可能是一种与 CAD 相关的因子，可作为 CAD 治疗的潜在分子靶点。

巨噬细胞移动抑制因子（macrophage migration inhibitory factor，MIF）是由巨噬细胞分泌的一种炎性细胞因子。巨噬细胞移动抑制因子是否参与心房颤动？Wan 等[9]通过对临床 186 例心房颤动患者和 103 例健康对照者进行研究，探讨血清巨噬细胞移动抑制因子与心房颤动的关系。该研究将心房颤动患者分为阵发性心房颤动、持续性心房颤动和永久性心房颤动。通过对患者基本信息（年龄、性别、体重指数）、血压及相关化验检查、MIF 等进行检测，得出心房颤动患者血清 MIF 浓度明显高于正常人。Logistic 回归分析显示血清 MIF 与心房颤动有关。永久性心房颤动患者的血清 MIF 浓度高于持续性心房颤动和阵发性心房颤动患者。持续性心房颤动患者血清 MIF 浓度升高。此外，该研究得出血清 MIF 浓度与左心房内径呈正相关。

世界卫生组织批准学校开展心肺复苏术（cardiopulmonary resuscitation，CPR）培训项目后，心肺复苏培训在国内不断被普及，但国内对相关培训开展的情况研究有限，Li 等[10]通过对浙江省 7 所学校的 1093 名学生进行前瞻性对照研究，探讨社区经济状况对 CPR 国内中、小学生心肺复苏训练的影响。理论及实践 CPR 课程均由专业老师指导。根据不同地区的社会经济状况进行随机分组，各组学生在训练开始前后分别完成 10 个陈述问卷，然后再模拟基本生命支持（basic life support，BLS）的操作并进行技术评估。结果显示，在培训前，多数学生（72.83%）有较强的学习意愿并积极与同学分享，经过培训，学生们的心肺复苏理论得到明显的改善。在模拟的 BLS 情景中，92.64% 的学生达到 85%～100% 标准操作的成绩。低收入区域的学生对前期 CPR 相关知识的了解较少（$P<0.01$），然而，在培训后的问卷调查和技能评估中，他们的表现与来自高收入区域的学生表现相似，13～14 岁阶段的学生在 CPR 培训中的成绩更好。该研究得出：我国学龄儿童对心肺复苏相关知识了解较少，相关培训开展较少，经过相关培训，心肺复苏技能的基本理论水平和实践能力明显提高。该研究建议心肺复苏术培训应着重针对中国的中、小学生，尤其是在贫困地区，应尽快开展。

代谢综合征是指蛋白质、脂肪、糖类等物质发生代谢紊乱的病理状态，是多种疾病的并发症，但代谢综合征与患者发生慢性阻塞性肺疾病（chronic obstructive pulmonary disease，COPD）的风险存在什么关系并未明确。Ye 等[11]基于慢性阻塞性肺疾病患者，对以往研究的 16 篇文章（20 个独立研究）进行分析汇总，包括 3915 例 COPD 患者和 25 790 名对照参与者，研究代谢综合征的发病因素与 COPD 发病率之间的关系。Meta 分析结果表明代谢综合征患者 COPD 发病率是对照组患者的 1.53 倍（95% CI 1.23～1.9，$P<0.001$），而在代谢综合征的各指标中，高血压患者患 COPD 的风险是非高血压患者的 1.55 倍（95% CI 1.14～2.11，$P=0.005$）。研究还表明 COPD 患者的收缩压［加权平均差（WMD）3.626 mmHg，95% CI 1.537～5.714，$P<0.001$］与血糖（WMD 2.976 mmol/L，95% CI 0.141～5.812，$P=0.04$）的平均水平均高于对照组患者；然而，COPD 患者体重指数明显降低（WMD 1.463 kg/m^2，95% CI -2.716～-0.211，$P=0.022$）。总之，代谢综合征中的高血压因素可以增加患者 COPD 的发病概率。

临床微小病变肾病综合征（minimal change type nephrotic syndrome，MCNS）的标志物众多，其中尿液挥发性有机化合物由于其无创、简便、快速、准确等优点，近年来受到人们的广泛关注。Liu 等[12]通过对 38 例 MCNS 患者和 15 例健康对照者的尿液标本代谢物进行分析，从而探讨微小变化型肾病综合征与正常人之间潜在的生物标志物。实验采用固相微萃取（solid phase microextraction，SPME）和色谱-质谱（chromatography- mass spectrometry，GC-MS）技术对尿中代谢物进行分析。结果在 MCNS 患者的尿液中发现 6 种特异性的挥发性生物标志物。这些挥发性有机化合物包括反式 -2,2- 二甲基 -4- 癸烯、吡咯、氨基甲酸单铵盐、1-丁炔、3,3- 二甲基、二异丙胺和 4- 庚酮。这些生物标志物可作为一种新的诊断和监测 MCNS 患者预后的方法。

亲密伴侣暴力（innate partner violence，IPV）是一个全球性的问题，也是孕产妇和胎儿死亡的潜在危险因素。Yu 等[13]通过对 2013 年 4 月至 2014 年 3 月武汉妊娠晚期孕妇检测其社会人口学特征、妊娠期 IPV、妊娠期抑郁症状，探讨妊娠期 IPV、产前抑郁与不良分娩结局之间的关系。该研究通过医疗病历收集分娩后的出生结果。应用 χ 检验和 Logistic 回归分析探讨 IPV 以及 IPV 合并产前抑郁与不良分娩结局的关系。结果显示，妊娠期 IPV 与产前抑郁之间具有相关性［调整后的比值比（aOR）

2.50，95% *CI* 1.60~3.90］。妊娠期 IPV（*aOR* 1.67，95% *CI* 1.08~2.56）与产前抑郁（*aOR* 1.72，95% *CI* 1.11~2.68）与不良分娩结局显著相关。与未发生 IPV 和产前抑郁的妇女比较，遭受心理虐待的妇女患产前抑郁症（*aOR*＝2.04，95% *CI* 1.19~3.49）和不良分娩结局（*aOR*＝2.13，95% *CI* 1.08~2.58）的概率显著增高。因此，在产前护理中早期发现 IPV 和产前抑郁可以保护孕妇，改善分娩结局。

随着社会的发展，手术量不断增加，中国麻醉医师职业倦怠程度增高。Li 等[14]*指出中国的卫生保健系统必须满足世界人口 19% 的需求，卫生保健资源分配不均有可能促进麻醉医师工作压力和职业倦怠的增加。Li 等通过对京津冀地区的麻醉医师进行工作满意度调查，分析其职业倦怠的发生率及相关因素。通过匿名问卷获得以下信息：① 人口特征和雇主信息；② 明尼苏达满意度量表（Minnesota Satisfaction Questionnaire，MSQ）；③ 采用工作倦怠量表问卷对工作倦怠进行评定；④ 睡眠模式监测及医患沟通测试。该研究于 2015 年 6—8 月共有 211 家医院完成调查（应答率 74%），其中共有 2873 名麻醉医师完成问卷（应答率 70%）。明尼苏达满意度量表的总体工作满意度得分为（65.3± 11.5）分。在参与者中，69% 的医师（95%*CI* 67%~71%）符合职业倦怠标准。情绪易激动者、人格解体者、个人成就获得感较差者的发生率分别为 57%（95%*CI* 55%~59%）、49%（95%*CI* 47%~51%）、57%（95%*CI* 55%~58%）。多变量 Logistic 回归分析结果发现医师年龄、医院类别、每周工作时数、每天的工作量、面临挑战性手术的频率、收入和睡眠质量是与职业倦怠相关的独立变量。高度人格解体的麻醉医师倾向于在术前与病人进行简短的交谈，提供较少的关于疼痛或手术过程的信息。Li 等研究揭示京津冀地区麻醉医师的工作满意度均低于平均水平，且职业倦怠程度显著高于平均水平。因此，提高中国麻醉医师的工作满意度和改善职业倦怠的程度会创造积极的工作氛围，有利于患者护理质量和麻醉师职业水平的提高。

二、基础研究

阿尔茨海默病作为一个研究热点其发病机制并未清楚。淀粉样蛋白 β- 肽（Aβ）的积累与阿尔茨海默病的发生发展密切相关。神经元富集的微粒体异常规整，然而，miRNA 是否参与阿尔茨海默病中 Aβ 的积聚，其分子机制仍有待于进一步研究。Hu 等[15]对 miRNAs 在 Aβ 沉积中的作用进行系统的研究，揭示阿尔茨海默病 Aβ 沉积靶 miRNAs 的分子机制。Aβ 可诱发人神经母细胞瘤细胞（SH-SY5Y）毒性作用，经过基因数据库分析后，通过对 2588 种成熟的 miRNA 探针进行检测，在对数双倍变化≥0.585 和 $P<0.05$ 的条件下筛选出差异 miRNA，得出 155 个显著上调的 miRNA，50 个显著下调的 miRNA，经过 PCR 再次验证后得出 6 种差异 miRNAs（miR-6845-3p、miR-4487、miR-4534、miR-3622-3p、miR-1233-3p、miR-6760-5p）的表达变化趋势与基因芯片的结果一致。此外，该研究指出 $Aβ_{25-35}$ 下调的 HSA-miR-4487 和上调的 HSA-miR-6845-3p 与 SH-SY5Y 细胞系中 Aβ 介导的病理生理有关。课题通过基因转染技术增加 SH-SY5Y 细胞系 HSA-miR-4487 表达可抑制 SH-SY5Y 细胞凋亡，减少 HSA-miR-6845-3p 可减轻 $Aβ_{25-35}$ 介导的 SH-SY5Y 轴突损伤。因此，HSA-miR-4487 和 HSA-miR-6845-3p 异常增加可通过触发细胞凋亡和突触功能障碍促使 $Aβ_{25-35}$ 介导的阿尔茨海默病的发生发展，有助于了解阿尔茨海默病的发病机制及临床诊断和治疗的进展。

癫痫猝死（sudden unexpected death in epilepsy，SUDEP）是一种严重的癫痫并发症，发作导

致的呼吸停止（seizure-induced respiratory arrest，S-IRA）在许多癫痫患者中都有发生。因此，了解 S-IRA 的机制将有助于癫痫猝死的防治。5-羟色胺（serotonin，5-HT）是包括呼吸和觉醒在内的许多重要功能的重要调节因子，而 5-HT 信号的缺失在 S-IRA 中起重要作用。Zhang 等[16]假设中缝背核（dorsal raphe，DR）向前脑发送 5-HT 的投射与 S-IRA 有关。本研究在 DBA/1 小鼠 SUDEP 模型上应用光遗传学技术，选择性地激活 DR 5-HT 神经元，光刺激 DR 5-HT 神经元可显著降低声刺激引起的 S-IRA 的发生率。Zhang 等利用光遗传学技术对 DBA/1 小鼠模型进行研究，选择性地激活 DR 5-HT 神经元，使 DR 5-HT 神经元的光刺激可逆地显著降低听觉诱发的 S-IRA 的发生率。DR 中 5-HT 神经元的激活抑制大多数 DBA/1 小鼠的强直性癫痫发作，DR 抑制 DBA/1 小鼠强直发作时 5-HT 神经元的激活不改变声刺激诱发的阵挛发作的潜伏期和持续时间。这种光刺激对 S-IRA 的抑制作用与癫痫发作模型无关，因为 DR 的光遗传学刺激也减少戊烯四唑（模拟人类癫痫发作的惊厥药物）诱发的 S-IRA 的强度。5-HT 合成的化学前体 5-羟色胺酸增强光刺激的 S-IRA 抑制作用，同时可被特异性的 5-HT$_3$ 受体拮抗剂恩丹西酮所逆转，表明光刺激 DR 引起的 S-IRA 减少是通过增强 5-HT 神经传递介导的。研究结果表明，DBA/1 小鼠的 S-IRA 与 5-羟色胺神经递质 DR 的缺乏有关，DR 的靶向干预为防治 SUDEP 提供临床新思维。

糖尿病伤口愈合差是糖尿病患者常见并发症，如何更好地促进糖尿病伤口的愈合具有重要的意义。lncRNAH19 在糖尿病中的研究较少，并在诱导血管生成中起关键作用，Guo 等[17]提出 H19 促进糖尿病患者受损创面的愈合。Guo 等使用链脲菌素诱导的糖尿病小鼠，并输入用标准保存液或改良保存液保存的自体血液，经过不同处理后，体外分离培养不同组小鼠损伤皮肤成纤维细胞，并应用荧光原位杂交技术定位 H19 在成纤维细胞中的分布。结果提示改良保存液保存的自体血输入小鼠组中，成纤维细胞中的 H19 表达明显增加，并能维持较好的载氧、释氧能力及凝血功能。该研究进一步检测在皮肤损伤处高表达的低氧诱导因子（hypoxia inducible factor-1，HIF-1α），并分别通过 RNA-pull down、RNA 免疫沉淀、染色质免疫沉淀、免疫共沉淀和双荧光素酶报告实验等方法验证 H19 与 HIF-1α 之间的关系，研究发现 H19 可与 HIF-1α 结合，H19 可通过 EZH2 促进 HIF-1α 的组蛋白 H3K4me3 的甲基化，增加 HIF-1α 的表达。因此，H19 通过激活成纤维细胞 HIF-1α 信号通路促进成纤维细胞活化，促进糖尿病小鼠术后伤口愈合。

骨骼肌运动用来参与应激性疾病时可消耗人体 2/3 的能量。Zhan 等[18]研究表明过氧化物酶体增殖物激活受体或 γ-共激活因子 α（prolifer-actived receptor γ coactivator-α，PGC-1α）-含Ⅲ型纤连蛋白域蛋白 5（fibronectin type Ⅲ domain-containning protein 5，FNDC5）-脑源性神经营养因子（brain-derived neurotrophic factor，BDNF）信号通路在骨骼肌应激恢复能力方面具有一定的调节作用。该研究目的是探讨该信号通路是否在小鼠社交失败后的敏感性及应激恢复能力方面有影响。实验对 C57BL/6 小鼠和 CD1 小鼠两种不同的小鼠进行社交实验，经过相应实验处理后，将小鼠根据应激敏感程度及应激恢复与否进行分组。研究发现，应激敏感未恢复组小鼠 BDNF-原肌凝蛋白受体激酶 B（tropomyosin receptor kunase B，TrkB）和前额叶内侧皮质及伏隔核中的 ProBDNF-p75^{NTR} 信号转导信号增强，proBDNF 和 p75^{NTR} 的水平明显高于对照组，进一步检测各组小鼠骨骼肌的 PGC-1α、FNDC5、BDNF 水平和 P-TrkB/TrkB 比值及 proBDNF、p75^{NTR} 水平。研究发现应激敏感未恢复的小鼠骨骼肌中 PGC-1α、FNDC5、BDNF 水平及 P-TrkB/TrkB 比值明显低于对照组。社会交互作用测试数据与骨骼 PGC-1α、

FNDC5 和 BDNF 的表达或骨骼中 P-TrkB/TrkB 的比值呈显著正相关。研究结果提示，PGC-1α-FNDC5-BDNF 信号通路的下调有助于小鼠骨骼肌的恢复能力。因此，骨骼肌中这一通路的改变可能在介导应激相关疾病中起着至关重要的作用。

乌司他丁和丙泊酚因其抗癌特性而被公认。Li 等[19]通过 7 种不同的实验处理方案，分别给予 A549 细胞不同剂量、不同顺序、不同处理时间的乌司他丁或丙泊酚或乌司他丁联合丙泊酚处理，目的是评价乌司他丁和丙泊酚的协同抗肿瘤作用。在四甲基偶氮唑盐（MTT）试验中，丙泊酚（10 mol/L 20 mol/L 和 30 μmol/L）和 200 U/ml 乌司他丁对 A549 细胞的抑制作用优于丙泊酚（10、20 和 30 μmol/L）或 200 U/ml 乌司他丁。丙泊酚（10、20 和 30 μmol/L）和乌司他丁（200 U/ml）能协同增加 S 期细胞的数量，协同减少 G_2/M 期细胞的数量且与乌司他丁联合丙泊酚处理呈剂量依赖性。Western blotting 法分析表明，丙泊酚处理后再给予 200 U/ml 乌司他丁联合应用可下调细胞外信号调节激酶 1 和 2 的磷酸化和基质金属蛋白酶 2 的活性，进一步达到抗肿瘤的作用。该研究提示丙泊酚（20 μmol/L 和 30 μmol/L）和 200 U/ml 乌司他丁对 A549 细胞有协同刺激作用。联合作用显著降低 A549 细胞的 G_2/M 期细胞比例，并协同抑制 A549 细胞的存活。

右心衰竭是肺动脉高压患者的常见并发症。Cao 等[20]通过给 Sprague-Dawley 大鼠注射野百合碱建立大鼠肺动脉模型，同时给予脂多糖注射液处理，建立右心室衰竭模型，探讨肺动脉高压大鼠右心室心肌中 lncRNAs 的表达变化及其可能的作用。其中大鼠右心衰竭模型经过超声确定后，通过 RNA 测序，获得右心衰竭组织中 lncRNAs 和 mRNA 的表达谱。对其进行生物信息学分析，包括基因本体论（gene ontology，GO）分析、京都基因与基因组百科全书（Kyoto Encyclopedia of Genes and Genomes，KEGG）分析和共表达网络分析，同时采用实时定量聚合酶链反应（QRT-PCR）确认筛选后的 RNA。在急性右心衰竭的肺动脉高压大鼠中共有 169 个 lncRNA（101 个上调，68 个下调）及 898 个 mRNAs（623 个上调，275 个下调）表达差异。通过 RT-PCR 检测 lncRNA（Tcons_00052110、Tcons_00201718、Tcons_00094247 和 Tcons_00296056）和 mRNA（CXCL-1 和 TIMP4）的表达水平，其结果与 RNA 测序一致。lncRNA 在急性右心衰竭的肺动脉高压大鼠心肌组织中的表达为肺动脉高压患者心力衰竭的防治提供重要防治靶点。

血管平滑肌细胞（vascular smooth muscle cell，VSMC）的分化、增殖和迁移在高血压、动脉粥样硬化和内膜增生中起重要作用。Nesfatin-1 是一种潜在的心血管功能调节剂，但其在 VSMC 生物学中的作用尚未被发现。Zhang 等[21]*提出 Nesfatin-1 通过上调基质金属蛋白酶（matrix metalloproteinase，MMP）和下调过氧化物酶体增殖物激活受体 γ（peroxisome proliferator-activated receptor γ，PPARγ）促进 VSMC 迁移和内膜增生，旨在探讨 Nesfatin-1 在血管损伤后血管平滑肌细胞增殖、迁移和内膜增生中的调节作用。该研究采用 Sprague-Dawley 大鼠胸主动脉 VSMCs 原代细胞培养，并设置不同浓度 Nefatin-1 处理不同时间，得出 Nefatin-1 可以促进 VSMC 的分化、增殖和迁移。在分子水平上，Nesfatin-1 上调 MMP-2 的蛋白活性、mRNA 水平及其启动子活性，但降低 VSMCs 中 PPARγ 水平与其启动子的活性，并呈剂量依赖性。采用相应抑制剂阻断 MMP-2/MMP-9 或 PPARγPR 的激活可抑制 Nesfatin-1 诱导的 VSMC 增殖和迁移。在体内，*Nesfatin-1* 基因的敲除改善大鼠颈动脉损伤后新内膜的形成。结果表明，Nesfatin-1 通过上调 MMP-2/MMP-9 水平和抑制 PPARγ 水平，促进 VSMCs 增殖、迁移和内膜增生。

神经生长因子在气道高反应性中起重要作用。Wu 等[22]*通过建立小鼠哮喘模型，探讨抑制神经生长因子 shRNA 对哮喘小鼠模型哮喘表型的影响。实验分为 3 组，每组 12 只小鼠，在哮喘模型建立前，3 组分别给予神经生长因子（shRNA1 和 shRNA2）、非编码 shRNA 慢病毒载体（Sham shRNA）转染小鼠，采用生理盐水作为对照组。测定吸入峰值压力、支气管肺泡灌洗液中神经生长因子水平和乙酰胆碱引起的支气管收缩反应。免疫组织化学方法检测毒蕈碱型乙酰胆碱受体 M_3（mAChR M_3）和 α-平滑肌肌动蛋白的表达并对胆碱能受体、神经生长因子和原肌球蛋白受体激酶 A 的 mRNA 进行 QRT-PCR 分析。免疫组织化学显示毒蕈碱型乙酰胆碱受体对照和非编码 shRNA 慢病毒载体转染均有 M_3 高表达和 a-SMA 增生，半定量分析显示光密度（OD）值显著高于 shRNA1 和 shRNA 2（$P<0.001$）。与 shRNA1 组[（261.56±25.81）pg/ml]和 shRNA2 组[（129.12±15.96）pg/ml]相比，对照组[（457.16±45.32）pg/ml]和 Sham shRNA 组[（676.43±111.64）pg/ml]中肺泡灌洗液中的神经生长因子水平显著升高（$P<0.001$）。与 shRNA1 和 shRNA2 组相比，对照组、Sham shRNA 组吸入峰值压力显著升高（$P=0.045$，$P=0.003$），乙酰胆碱引起的支气管收缩反应显著增加（$P=0.045$，$P=0.003$）。与 shRNA-1 和 shRNA-2 组相比，Sham shRNA 组毒蕈碱型乙酰胆碱受体 M_3、神经生长因子和原肌球蛋白受体激酶 A 基因的 mRNA 表达均较高（$P=0.02$，$P=0.006$）。研究认为，通过靶向神经因子的 shRNAs 抑制神经因子表达可减轻哮喘等气道高反应。

Notch 激活通过抑制细胞凋亡促进成骨细胞矿化。Notch 激活剂 Jagged1（JAG1）在成骨细胞分化和骨代谢调控中起着重要作用。该研究对成骨细胞进行培养，并用 JAG1 处理细胞，观察培养 3 d 及 7 d 后成骨细胞的增殖和分化程度及成骨细胞的凋亡程度，同时采用 JAG1 或 Notch 抑制剂（DAPT）处理成骨细胞，观察 JAG1 及 DAPT 对成骨细胞的矿化作用。研究结果显示，与对照组相比，碱性磷酸酶和茜素红染色显示成骨细胞增殖，JAG1 可诱导成骨细胞增殖、分化和矿化，同时，JAG1 处理的细胞矿化作用增加。此外，在 JAG1 处理的成骨细胞中，抗凋亡因子 Bcl-2 的活性增强，而促凋亡因子 caspase-3 的活性降低，流式细胞试验术数据进一步显示，在第 3 天的早期培养阶段，细胞增殖率显著升高，而在晚期阶段，细胞培养的第 7 天成骨细胞凋亡水平降低。该研究进一步探讨相关机制，发现 Notch 抑制剂 DAPT 和 Runt 相关转录因子 2（Runt-related transcription factor 2，Runx2）缺失后完全阻断 JAG1 对成骨细胞矿化的影响，因此，Xu 等[23]认为 JAG1 可通过激活成骨细胞内的 Notch 信号通路促进成骨细胞早期的增殖，减少晚期的凋亡，增加基质的形成，促进细胞的矿化，这一过程将会有利于患者骨损伤的修复，加快患者快速康复。

（谷长平）

参 考 文 献

[1] Qu YL, Ji YR, Zhang LX, et al. 17q21 locus rs7216389 polymorphism and childhood asthma risk: A meta-analysis. Minerva Pediatr, 2018, 70: 98-102.

[2] Li LX, Li YJ, He JX. Long noncoding RNA PAGBC contributes to nitric oxide (NO) production by sponging miR-511 in airway hyperresponsiveness upon intubation. J Cell Biochem, 2018, doi: 10.1002/jcb.27513.

[3] Wang X, You Z, Zhao G, et al. MicroRNA-194-5p levels decrease during deep hypothermic circulatory arrest. Sci Rep, 2018, 8: 14044.

[4] Zhu B, Jin LN, Shen JQ, et al. Differential expression of serum biomarkers in hemodialysis patients with mild cognitive decline: A prospective single-center cohort study. Sci Rep, 2018, 8: 12250.

[5]* Liao X, Li B, Cheng Z. Extracorporeal membrane oxygenation in adult patients with acute fulminant myocarditis: Clinical outcomes and risk factor analysis. Herz, 2018, 43 (8): 728-732.

[6] Zhou H, Tan W, Qiu Z, et al. A bibliometric analysis in gene research of myocardial infarction from 2001 to 2015. Peer J, 2018, 6: e4354. doi: 10.7717/peerj.4354. eCollection 2018.

[7] Fang Y, Gu K, Yang B, et al. What factors lead to the acceleration of ventricular tachycardia during antitachycardia pacing?-Results from over 1000 episodes. J Arrhythm, 2017, 34: 36-45.

[8]* Lai Z, Lin P, Weng X, et al. MicroRNA-574-5p promotes cell growth of vascular smooth muscle cells in the progression of coronary artery disease. Biomed Pharmacother, 2018, 97: 162-167.

[9] Wan C, Li Z, et al. Serum macrophage migration inhibitory factor is correlated with atrial fibrillation. J Clin Lab Anal, 2018, 32. doi: 10.1002/jcla.22225.

[10] Li H, Shen X, Xu X, et al. Bystander cardiopulmonary resuscitation training in primary and secondary school children in China and the impact of neighborhood socioeconomic status: A prospective controlled trial. Medicine, 2018, 97: 40 e12673.

[11] Ye L, Huang X, Wang Q, et al. PRISMA-compliant meta-analysis: association of metabolic syndrome and its components with the risk of chronic obstructive pulmonary disease. Biosci Rep, 2018, 38 (6): BSR20181199.

[12] Liu D, Zhao N, Wang M, et al. Urine volatile organic compounds as biomarkers for minimal change type nephrotic syndrome. BiochemBiophys Res Commun, 2018, 496: 58-63.

[13] Yu H, Jiang X, Bao W, et al. Association of intimate partner violence during pregnancy, prenatal depression, and adverse birth outcomes in Wuhan, China. BMC Pregnancy Childbirth, 2018, 18: 469.

[14]* Li H, Zuo M, Gelb AW, et al. Chinese anesthesiologists have high burnout and low job satisfaction: a cross-sectional survey. Anesth Analg, 2018, 126 (3): 1004-1012.

[15] Hu L, Zhang R, Yuan Q, et al. The emerging role of microRNA-4487/6845-3p in Alzheimer's disease pathologies is induced by Aβ25-35 triggered in SH-SY5Y cell. BMC Syst Biol, 2018, 12 (Suppl 7): 119.

[16] Zhang H, Zhao H, Zeng C, et al. Optogenetic activation of 5-HT neurons in the dorsal raphe suppresses seizure-induced respiratory arrest and produces anticonvulsant effect in the DBA/1 mouse SUDEP model. Neurobiol Dis, 2018, 110: 47-58.

[17] Guo JR, Yin L, Chen YQ, et al. Autologous blood transfusion augments impaired wound healing in diabetic mice by enhancing lncRNA H19 expression via the HIF-1α signaling pathway. Cell Commun Signal, 2018, 16: 84.

[18] Zhan G, Huang N, Li S, et al. PGC-1α-FNDC5-BDNF signalingpathway in skeletal muscle confers resilience to stress in mice subjected to chronic social defeat. Psychopharmacology (Berl), 2018, 235 (11): 3351-3358.

[19] Li P, Guo P, Lin C, et al. The synergistic effect of propofol and ulinastatin suppressed the viability of the human lung adenocarcinoma epithelial A549 cell line. Oncol Lett, 2018, 16 (4): 5191-5199.

[20] Cao Y, Yang Y, Wang L, et al. Analyses of long non-coding RNA and mRNA profiles in right ventricle myocardium of acute right heart failure in pulmonary arterial hypertension rats. Biomed Pharmacother, 2018, 106: 1108-1115.

[21]* Zhang JR, Lu QB, Feng WB, et al. Nesfatin-1 promotes VSMC migration and neointimal hyperplasia by upregulating matrix metalloproteinases and downregulating PPARγ. Biomed Pharmacother, 2018, 102: 711-717.

[22]* Wu J, Chen B, Li W, et al. Effects of nerve growth factor shRNA inhibition on asthma phenotypes in a mouse model of asthma. Iran J Allergy Asthma Immunol, 2018, 17: 110-122.

[23] Xu Y, Shu B, Tian Y, et al. Notch activation promotes osteoblast mineralization by inhibition of apoptosis. J Cell Physiol, 2018, 233 (10): 6921-6928.

第十章　中国麻醉学研究精选文摘与评述

一、麻醉药物研究进展

文选 1

【题目】 蓝斑核通过协同机制调控斑马鱼的静脉全身麻醉状态（The locus coeruleus modulates intravenous general anesthesia of zebrafish via a cooperative mechanism）

【来源】 Cell Reports, 2018, 24, 3146-3155

【文摘】 数十年来，全身麻醉机制一直是未解之谜。通常认为觉醒通路相关的脑核团如蓝斑核在其中发挥重要作用。Du 等以斑马鱼为模式动物，研究临床最常用的两种静脉麻醉药丙泊酚和依托咪酯的全身麻醉机制。研究人员通过检测上述两种静脉全身麻醉药引起的运动水平、大脑局部场电位活动和外周运动神经元活动的变化，首次建立完善的斑马鱼静脉全身麻醉模型。而后，通过激光损毁蓝斑核的去甲肾上腺素能神经元和基因敲除去甲肾上腺素递质合成酶基因，发现斑马鱼更容易进入麻醉状态，同时延迟麻醉苏醒。通过在体电生理全细胞记录技术，进一步研究静脉全身麻醉药作用于蓝斑神经元的突触机制，发现这两种麻醉药都能通过 GABAA 受体对蓝斑神经元突触前兴奋性输入产生抑制，同时也作用于蓝斑神经元自身，抑制其内在的兴奋性，从而协同导致麻醉状态。该结果揭示蓝斑（LC）去甲肾上腺素能（NE）神经系统在静脉全身麻醉诱导和苏醒过程中都起到重要的调节作用。这项工作为研究蓝斑去甲肾上腺素系统在静脉全身麻醉中的作用机制提供了新的动物模型，同时为揭示蓝斑去甲肾上腺素能神经递质系统在全身麻醉的作用提供了新的线索。　　　　　　　　　（聂 煌）

【评述】 斑马鱼作为经典的模式动物一直被广泛应用于神经科学研究中。近年来，光遗传学等神经环路技术的引入，推动全身麻醉机制研究取得巨大进展。作为一种特别的模式动物，如何在斑马鱼模型上建立理想的静脉全身麻醉机制研究模型尚未见成熟报道。该研究首次建立完善的斑马鱼丙泊酚和依托咪酯静脉全身麻醉模型，并进一步利用电生理及特异性神经元活性调控技术证实蓝斑去甲肾上腺素能神经递质系统在全身麻醉 - 觉醒意识转换中的调控作用，具有开拓性意义。以往关于 LC-NE 神经递质系统在睡眠 - 觉醒、全身麻醉 - 苏醒的意识调控研究多局限于传统神经药理学层面，难以充分证实脑内 GABAergic、Glutamatergic 等其他中枢神经递质系统与 LC-NE 系统的相互调控关系，以及静脉全身麻醉药物作用下不同类型神经内分泌细胞的调节关系变化。此外，该研究对阐明新类型全身麻醉及镇静药物的作用机制，如右美托咪定等对蓝斑去甲肾上腺素能神经递质系统具备调控效应的药物机制，提供了较好的模型平台。　　　　　　　　　　　　　　　　　　　　　（董海龙）

文选 2

【题目】 核自旋减弱了氙气同位素对小鼠的麻醉效能：全身麻醉和苏醒的机制（Nuclear spin attenuates the anesthetic potency of xenon isotopes in mice: implications for the mechanisms of anesthesia and consciousness）

【来源】 Anesthesiology, 2018, 129: 271-277

【文摘】 核自旋是原子核的重要性质之一，原子核由质子和中子组成，质子和中子都有确定的自旋角动量，它们在核内还有轨道运动，相应地有轨道角动量。所有这些角动量的总和就是原子核的自旋角动量，反映原子核的内禀特性。氙是一种具有 9 种稳定同位素的元素麻醉剂，核自旋在同位素之间可能不同。Li 等探讨核自旋对氙气麻醉效能的影响。^{131}Xe 的核自旋为 3/2，^{129}Xe 为 1/2，其他 7 种同位素没有核自旋。Li 等将 80 只 C57BL/6 雄性小鼠（7 周龄）随机分为 4 组：^{132}Xe 组、^{134}Xe 组、^{131}Xe 组和 ^{129}Xe 组。由于氙气的麻醉效能低，合用 0.50% 异氟烷测定小鼠对氙的翻正反射消失的 ED_{50}，同时测定异氟烷的翻正反射消失的 ED_{50}，然后计算出 4 种氙同位素的翻正反射消失的 ED_{50} 值，计算各同位素的极化率。结果显示，与 0.50% 异氟烷合用时，^{132}Xe 组、^{134}Xe 组、^{131}Xe 组和 ^{129}Xe 组翻正反射消失 ED_{50} 值分别为 15%±4%、16%±5%、22%±5% 和 23%±7%。单独应用氙气时，^{132}Xe、^{134}Xe、^{131}Xe 和 ^{129}Xe 的对应的翻正反射消失的 ED_{50} 值分别为 70%±4%、72%±5%、99%±5% 和 105%±7%。4 种同位素具有相同极化性 3.60Å。具有核自旋的氙同位素比没有核自旋的氙同位素麻醉效能低，并且极化率不能解释这种差异。^{129}Xe 麻醉效能较低可能是它参与有意识加工的结果，因此部分地拮抗其自身的麻醉效力。核自旋是一种量子特性，本研究的结论与量子机制参与意识形成的理论是一致的。

（聂 煌）

【评述】 氙气的麻醉特性已被发现 60 余年。以往研究充分证实，氙气吸入麻醉不仅安全有效，且具有重要的器官保护作用，尤其是对脑和心脏。然而，不同于氟烷类等吸入麻醉药物和丙泊酚等静脉麻醉药物，关于氙气的全身麻醉效应产生机制鲜有报道。仅有研究显示 Xe 通过对兴奋性神经递质受体 NMDA-R 的非竞争性抑制效应发挥麻醉效能。该研究显示，具备核自旋的 Xe 同位素其麻醉效能显著低于不具备核自旋的 Xe 同位素，其中以具备 1/2 核自旋的 ^{129}Xe 麻醉效能最低。该研究首次从量子特性角度证实原子核自旋性质差异将对大脑功能，尤其是意识状态会产生影响，极大拓展了全身麻醉药物的作用机制范畴。但应该看到的是，作为一种特定的物理概念，如何在更精细的维度观察与调控量子特性（如对量子自旋态的调控或干扰等方法），从而研究麻醉药物效能变化将是一个难点和重点。

（董海龙）

文选 3

【题目】 Orexin-1 型受体降低参与老年大鼠异氟烷麻醉苏醒延迟的作用机制（Orexin-1 receptor is involved in ageing-related delayed emergence from general anaesthesia in rats）

【来源】 Br J Anaesth, 2018, 121: 1097-1104

【文摘】 异氟烷介导的全身麻醉中，老年患者的觉醒时间长于青年患者，但血浆中神经肽

orexin-1 的含量却高于青年患者。而以往基础研究证明，orexin-1 在全身麻醉苏醒期起促觉醒作用。增高的 orexin-1 为什么在老年患者麻醉觉醒中没有发挥促觉醒作用？Ran 等探索 orexin 系统参与调节老年大鼠麻醉觉醒延迟的机制。研究首先采用翻正反射消失和恢复时间作为麻醉的诱导和觉醒时间，记录异氟烷麻醉下老年大鼠和青年大鼠麻醉觉醒时间；通过免疫荧光染色和细胞计数确定老年大鼠和青年大鼠神经元数目变化，并采用放射免疫检测血浆 orexin-1 含量的变化；用 Western blotting、PCR 和免疫荧光染色方法检测老年大鼠和青年大鼠 orexin-1 型和 orexin-2 型受体含量变化。接着采用构建的腺病毒上调老年大鼠脑中 orexin-1 型受体的含量，四周转染成功后，观察实验病毒组和对照病毒组老年大鼠麻醉觉醒时间的变化，并且与青年大鼠组做比较。结果显示，老年大鼠组异氟烷介导的麻醉觉醒时间为 1082（1010～1130）s，明显长于青年大鼠麻醉觉醒时间 848（829～938）s，$P=0.0009$；同时，实验证明老年大鼠 orexin 能神经元的数目并没有发生明显变化，但血浆 orexin-1 含量 34（33～37）pg/ml，显著高于青年大鼠 25（22～31）pg/ml，$P=0.03$。继而 Western blotting 和 PCR 法检测结果显示，老年大鼠 orexin-1 型受体蛋白质表达水平 [0.47（0.35～0.58）] 明显低于青年大鼠 [0.97（0.86～1.32），$P=0.002$]，而比较两组 orexin-2 型受体的表达量并无统计学差异。在本实验的第二部分中，Ran 等应用构建的腺病毒上调老年大鼠的 orexin-1 型受体，使 orexin-1 型受体上升到与青年大鼠相同的水平，并通过检测麻醉觉醒时间发现，成功上调 orexin-1 受体的老年大鼠组的觉醒时间为 769（576～928）s，而注射对照病毒的老年大鼠麻醉觉醒时间为 1120（1040～1190）s。实验结果表明，上调受体后的老年大鼠麻醉觉醒时间缩短到与青年大鼠相同的水平上，明显短于注射空病毒的老年大鼠（$P=0.03$）。由此推论异氟烷麻醉下，老年大鼠觉醒时间延迟的中枢性机制与 orexin-1 型受体的降低有密切关联。

（聂 煌）

【评述】 老年患者全身麻醉后苏醒延迟一直是围术期麻醉管理的重要问题，应该注意到的是，这种觉醒延迟与术后认知功能障碍恢复之间具有显著联系。因此，揭示老年个体全身麻醉苏醒延迟的神经生物学机制紧迫且重要。近年大量研究证实，下丘脑 orexin 神经递质系统在睡眠、全身麻醉后觉醒等意识转换过程中发挥重要的扳机作用。然而，临床关于神经退行性疾病如阿尔茨海默病和麻醉的研究均显示，老年人血浆 orexin-1 含量显著高于青年人。为阐明 orexin 递质水平与麻醉后觉醒延迟这一矛盾现象的内在机制，Ran 等在该研究中明确脑内 orexin-1 型受体水平下降是介导老年异氟烷全身麻醉后苏醒延迟的关键机制，这一发现将神经退行性改变对麻醉行为的影响联系在一起。加之以往亦有研究指出，老年脑功能疾病患者脑脊液内 orexin-1 含量与 T-tau、P-tau、Aβ42 等密切相关，进一步说明 orexin 神经递质系统不仅参与老年大脑的麻醉易感性的形成，且极有可能是以 PND 为代表的围术期老年易感性脑功能疾病发生发展的神经学基础，是未来围术期脑功能疾病研究的关键突破口。

（董海龙）

文选 4

【题目】 咖啡因加速人类异氟烷麻醉的苏醒：一项随机、双盲、交叉研究（Caffeine accelerates emergence from isourane anesthesia in humans: A randomized, double-blind, crossover study）

【来源】 Anesthesiology，2018，129（5）：912-920

【文摘】 目前临床上没有可用于逆转全身麻醉的药物。以往曾报道咖啡因能够加速啮齿动物麻醉的苏醒。Fong 等进行一项咖啡因加速人类异氟烷麻醉的苏醒：一项随机、双盲、交叉研究，验证咖啡因能加速人体麻醉苏醒的假设。8 名健康男性进行单中心、随机、双盲交叉研究。每个受试者用 1.2% 异氟烷麻醉 2 次，每次 1 h。在每次麻醉的最后 10 min 期间，参与者接受静脉输注柠檬酸咖啡因（15 mg/kg，相当于 7.5 mg/kg 咖啡因碱）或生理盐水安慰剂。主要结果是停止吸入异氟烷后从开始输注咖啡因和生理盐水到苏醒的平均时间差异。次要结果包括苏醒时的呼气末异氟烷浓度，生命体征和在麻醉与苏醒期间测量的 BIS 值。其他指标还有从麻醉恢复后精神运动测试中收集的相关数据。结果：所有随机参与者都包括在分析中。生理盐水组的平均时间为 [16.5±3.9（SD）] min，而咖啡因组为 [9.6±5.1（SD）] min，$P=0.002$，差异为 6.9（99% CI 1.8～12）min，减少了 42%。参与者出现了较高的异氟烷浓度，能够更快恢复到基线 BIS 值，并且接受咖啡因后能更快地进行精神运动测试。生命体征和咖啡因相关不良事件无统计学差异。结论认为，静脉注射咖啡因能够加速健康男性异氟烷麻醉的苏醒，且没有任何明显的不良反应。

（叶 治）

【评述】 该临床研究是基于"咖啡因能加速啮齿动物麻醉苏醒"的报道，设计了一项随机、双盲、交叉研究，目的在于观察咖啡因是否能够促进临床异氟烷全身麻醉的苏醒。研究表明，静脉注射咖啡因能够逆转健康男性志愿者异氟烷麻醉，有效促进苏醒，且无不良反应发生。但鉴于样本量较小，且研究所用药物单一，尚难以明确咖啡因加速常用全身麻醉药苏醒的效果与安全性，需要进一步临床研究测试。该文有一定的临床参考意义。

（喻 田）

文选 5

【题目】 斑马鱼幼体的高通量筛选可鉴定新的强效镇静催眠药（High-throughput screening in larval zebrafish identifies novel potent sedative-hypnotics）

【来源】 Anesthesiology，2018，129（3）：392-393

【文摘】 许多全身麻醉药是根据经验发现的，但在药物库中许多新的镇静催眠药物的筛查并未在动物上实施，故限制了所发现药物的类型。使用斑马鱼幼体对感觉刺激反应的镇静催眠筛选方法将与标准测定法相当，并能够有效地鉴定新的活性化合物。Yang 等使用计算机化系统开发斑马鱼幼虫的二元结果光电动力反应实验，该系统可同时追踪多达 96 只动物的个体运动。Yang 等使用影响各种分子靶标的各种效力差异的镇静催眠药，以验证该实验可用于检验蝌蚪体内翻正反射的丧失。用斑马鱼幼体筛选来自较大药物库的总共 374 种代表性化合物，检测它们在 10 μmol/L 浓度下的催眠活性。使用电生理学在麻醉敏感的离子通道或在使用特定逆转剂的斑马鱼中探索分子机制。结果：与蝌蚪相比，斑马鱼幼体测定所需的药物、时间和精力要少得多。在验证实验中，斑马鱼和蝌蚪对催眠活性的筛选达到 100%（$n=11$；$P=0.002$），且效力非常相似（Pearson 相关，$r>0.999$）。在子集库中发现两种可逆和有效的镇静催眠药，即 CMLD003237（EC_{50}，～11 μmol/L）——调节 GABA A 型受体并抑制神经元 N 受体和 CMLD006025（EC_{50}，～13 μmol/L）——抑制 NMDA 受体和神经元 N 受体。结论认为，斑马鱼幼体中的光电反应测定是发现药物的一种新方法，可用于高通量筛选以鉴定新型镇静催眠药。能产生催眠作用的化学物可能比目前已知的更多。

（叶 治）

【评述】 既往有报道作用于γ-氨基丁酸A型（GABAA）受体的镇静催眠药的筛选策略，但对发现药物库中其他有效靶标的镇静催眠药较为困难。斑马鱼作为一种动物模型，具有发现新型麻醉药物的潜力。Yang等利用斑马鱼幼体中的光电反应，采用电生理学与特异性抑制，以及行为等技术，探索斑马鱼用于高通量筛选鉴定不同分子靶标新型镇静催眠药的可行性，为找到靶选择性麻醉药提供有效的筛选策略。这一工作前沿性与科学性较为显著，有望为揭示全身麻醉药的作用机制提供新的见解。

（喻 田）

文选 6

【题目】 妊娠中期七氟烷暴露对子代大鼠学习记忆的影响：孕妇运动的有益作用（Effects of sevoflurane exposure during mid-pregnancy on learning and memory in offspring rats: beneficial effects of maternal exercise）

【来源】 Front Cell Neurosci, 2018, 12: 122

【文摘】 Wu等研究发现妊娠中期七氟烷暴露对子代大鼠学习记忆的影响，以及母体运动的益处。为了验证子宫内单次或反复接触七氟烷是否会引发大鼠后代的长期认知障碍，Wu等进行第1个实验，让妊娠大鼠在妊娠（G）第14天暴露于3%七氟烷2 h，或在G13、G14和G15上连续暴露2 h，结果发现重复而非单一的七氟烷暴露导致胎儿脑组织和出生后海马中组蛋白乙酰化和脑源性神经营养因子（BDNF）表达的减少；伴随着树突棘数量减少，空间依赖性学习能力受损，记忆功能障碍。Wu等为了验证妊娠期间的母亲平板运动是否可以防止七氟烷引起的神经毒性进行第2个实验，让运动组中的妊娠大鼠在整个妊娠期间每天被迫在跑步机上跑60 min，并且使用TrkB拮抗剂ANA-12用于研究BDNF/TrkB/Akt信号通路是否参与母体运动所提供的神经保护作用。结果发现母亲运动减轻第1个实验的影响，但TrkB拮抗剂ANA-12废除母亲运动的有益效果。因此，结论认为，在妊娠中期妊娠大鼠中重复而非单一的七氟烷暴露会导致后代的长期学习和记忆功能障碍，孕鼠运动通过增强组蛋白乙酰化和激活下游BDNF/TrkB/Akt信号传导来改善后代的神经认知功能障碍。

（叶 治）

【评述】 有报道胎儿暴露于全身麻醉可能会带来神经认知功能障碍的风险。基于此，该文拟通过妊娠中期大鼠重复暴露于七氟烷实验，观察对后代长期学习和记忆功能的影响，以及孕鼠运动对组蛋白乙酰化及下游BDNF/TrkB/Akt信号传导的影响。研究结果表明，在妊娠中期重复多次暴露于七氟烷麻醉能够导致后代的长期学习和记忆功能障碍；而孕鼠运动可以增强组蛋白乙酰化和激活下游BDNF/TrkB/Akt信号传导，有利于改善后代的神经认知功能的影响。鉴于该研究设计存在一定的局限性，建议通过进一步的实验以完善并验证结论。

（喻 田）

文选 7

【题目】 吸入麻醉药异氟烷、七氟烷联合手术对阿尔茨海默病转基因鼠认知功能的不同影响（Anesthetic isoflurane or desflurane plus surgery differently affects cognitive function in Alzheimer's disease transgenic mice）

【来源】 Mol Neurobiol，2018，55（7）：5623-5638

【文摘】 Miao 等比较吸入麻醉药异氟烷和地氟烷对认知功能的影响。研究对象为阿尔茨海默病（AD）转基因鼠（Tg）（FAD5X）和野生型雄性小鼠。两种小鼠分别接受异氟烷或地氟烷麻醉下的腹部手术。麻醉、手术在上午 9：00—10：00 开始。在 1.4% 异氟烷或 7.5% 地氟烷麻醉下进行简单的开腹手术。具体来说，在透明丙烯酸室中，用 1.4% 异氟烷或 7.5% 地氟烷在 100% 氧气中诱导和维持麻醉。诱导 15 min 后，从丙烯室中移出小鼠，进行手术。从剑突到耻骨联合上 0.5 cm 左右中线上做纵行切口，逐层切开皮肤、肌肉和腹膜。然后将切口用 5-0 维氏线逐层缝合。手术历时约 10 min。术后通过 Barnes 迷宫评估认知功能，并测量小鼠海马突触后致密蛋白 95（psd95）、突触素和 ATP 的水平。该研究同时探讨维生素 K_2 是否可以减轻麻醉或手术引起的认知损害。与对照组相比，异氟烷联合手术引起阿尔茨海默病转基因鼠在 Barnes 迷宫探索实验中逃逸潜伏期和逃逸距离增加，突触后致密蛋白 95、突触素和 ATP 水平降低。这些结果表明异氟烷联合手术可能通过引起大脑 ATP 和突触蛋白下降引起认知功能损害，而地氟烷联合手术不会引起这种改变。此外，维生素 K_2 可以缓解由异氟烷联合手术所造成的逃离潜伏期延长和逃逸距离的增加，以及海马中的 ATP 水平和突触标记物的下降。该研究提示，对于需要实施手术的患者来说，地氟烷可能是一个更好的选择。此外，维生素 K_2 也可以用来治疗与麻醉和手术相关的认知缺陷。

（郭丽丽　曹学照）

【评述】 术后认知功能障碍是麻醉领域研究热点。该研究探讨异氟烷、七氟烷联合手术对阿尔茨海默病转基因鼠认知功能影响，把临床实践中麻醉、手术这两个不可分割的因素结合起来，比较不同麻醉药物对术后认知功能影响，有助于临床合理应用麻醉药物。通过对阿尔茨海默病和正常脑影响的横向比较进行研究，具有临床指导意义。同时探讨了药物干预来预防术后认知功能障碍的发生。后续对其他麻醉药物的研究，对机制的深入探讨，对预防术后认知功能障碍和脑保护措施的进一步探索，能够为临床研究和临床应用提供思路和指导。

（赵　平）

文选 8

【题目】 吸入麻醉药七氟烷对小儿患者术后认知功能和炎症反应的影响（The postoperative effect of sevoflurane inhalational anesthesia on cognitive function and inflammatory response of pediatric patients）

【来源】 Eur Rev Med Pharmacol Sci，2018，22（12）：3971-3975

【文摘】 Fan 等研究七氟烷对小儿认知功能和炎症反应的影响。93 例接受全身麻醉手术的患儿按全身麻醉时间分为 A 组（<1 h，$n=27$）、B 组（1~3 h，$n=36$）、C 组（≥3 h，$n=30$）。所有患儿均给予七氟烷吸入麻醉，肌内注射 0.01 mg/kg 阿托品。使用 Dc Dansh4000 监测仪和 Drager 2000 麻醉机。呼吸潮气量为 10 ml/kg，呼吸频率为 15~28 次/分钟，用 8% 的挥发罐浓度诱导，当气体流量>6 L/min 时预充 1 min，使吸入浓度为 5%~6%。当脑内浓度达到 0.33 MAC 时，人工控制呼吸 2 min，当潮气末浓度达到 1.3 MAC 时进行气管插管，将吸气浓度调节到 3%~4%，气体流量 2 L/min，维持潮气末浓度在 0.8~1.3 MAC，手术结束前 5 min 关闭挥发罐。术后比较患儿认知功能和血清炎症指数的变化。结果：A、B 组术后认知功能障碍（POCD）发生率均低于 C 组，差异有统计学意义（$P<0.05$）。POCD 组在不同时间点（<1 h、1~3 h、≥3 h）caspase-3、TNF-α 和 IL-6 水平均明显高于

非POCD组，差异有统计学意义（$P<0.05$）。POCD组caspase-3、TNF-α和IL-6水平在不同时间点有显著变化，而非POCD组在不同时间点无显著变化。该研究证实，七氟烷吸入麻醉时间延长（3 h）可增加患儿POCD的发生率和血清炎性因子caspase-3、TNF-α和IL-6的表达。

（郭丽丽 曹学照）

【评述】 该文研究不同吸入麻醉时长对患儿术后认知功能的影响。结果表明，随着麻醉时间延长，患儿术后短期认知功能障碍风险增加，且与血清炎性介质浓度升高相关。该研究证实了前期一些动物实验的观点，麻醉药物对神经系统功能的影响除了与药物剂量有关外，还与暴露于麻醉药物的时间和次数有关。虽然该研究难以排除是否造成认知功能下降与手术、患儿自身或其他因素有关；另外，亦没有有力的证据表明，麻醉药物一定会造成患儿术后认知功能障碍，但该研究至少再次给临床麻醉工作敲响了警钟，应尽量缩短患儿暴露于麻醉的时间，或避免让患儿处于较长时间的手术麻醉状态。目前，有关麻醉药物对小儿神经发育的影响的大型临床研究主要有GAS研究、PANDA研究和MASK研究，这些研究结果表明短时间低剂量麻醉药物不会影响儿童远期神经功能发育，但尚无充足的证据表明，长时间暴露于麻醉对神经功能发育是否有影响。而该研究比较了<1 h和>3 h吸入麻醉对患儿术后认知功能的影响，结果具有一定的临床指导意义，也为今后的临床研究提供了证据支持。然而，麻醉药物对神经系统的影响，还与药物作用"时机"有关，不同年龄阶段神经发育状态不同，其对药物的敏感性不同，而该研究选择1~15岁患者为研究对象，可能会使研究结果产生较大偏倚。建议未来开展多中心大样本研究，观察远期预后，为麻醉药物的合理使用提供更有力证据。

（倪新莉）

文选 9

【题目】 七氟烷对老年患者围术期炎症反应及脑保护的研究
【来源】 中国实验诊断学，2018, 22（3）: 416-418
【文摘】 付春梅等探讨七氟烷对老年人围术期炎症因子及认知功能的影响。选择择期腹腔镜结肠癌根治术患者48例，年龄65~80岁，ASA Ⅱ~Ⅲ级，心功能Ⅰ~Ⅱ级，排除合并严重的心、肺、肝、肾器官疾病，术前无认知功能障碍、精神系统及神经系统疾病。采用随机数字表法，将患者分为3组（$n=16$）：静脉全身麻醉组（C组）、静脉-吸入复合全身麻醉1 MAC七氟烷吸入浓度组（S1组）及1.5~2 MAC七氟烷组（S2组）。3组患者均采用丙泊酚（血浆浓度2~3 μg/ml）复合瑞芬太尼（效应室浓度1.5~3 ng/ml）靶控输注加顺阿曲库铵诱导行气管插管全身麻醉。麻醉诱导后，C组患者采用全静脉丙泊酚、瑞芬太尼TCI静脉泵注维持麻醉；S1组、S2组静脉-吸入复合全身麻醉，S1组术中吸入1 MAC七氟烷，S2组术中吸入1.5~2 MAC七氟烷，同时3组术中微量泵入顺阿曲库铵0.1 mg/（kg·h），术中维持BIS值40~60。患者入室后麻醉前（T0）、术后1 d（T1）及术后3 d（T2）抽取静脉血3 ml，采用ELISA测血清中IL-6及TNF-α的浓度；同时在术前1 d、术后1 d、术后3 d通过蒙特利尔认知量表（MoCA）测评认知功能，内容包括注意与集中、执行功能、记忆、语言、视结构技能、抽象思维、计算和定向能力，量表共为30分，计算术后测验值的标准差，与术前值对照比较，若降分值≥1个标准差（SD），则认为出现术后认知功能障碍（POCD）。结果提示：与C组相比，S1、S2组T1时点IL-6浓度降低；与T0时点相比，C组T1、T2时点

IL-6 及 TNF-α 浓度升高，S1、S2 组 T1 时点 IL-6 及 TNF-α 浓度升高，T2 时点 IL-6 浓度升高，差异有统计学意义；同时与 C 组相比，S1、S2 组术后 1 d、术后 3 d MoCA 评分升高，与术前相比，C 组、S2 组术后 1 d MoCA 评分降低。该研究表明，低浓度七氟烷对老年患者术后认知功能有所改善，与抑制围术期炎性反应有关。

（杨夏敏）

【评述】 目前，我国已经进入人口老龄化社会，需要手术的老年患者数量正急速增加，术后认知功能障碍（POCD）是老年患者术后的常见并发症，如何预防和降低其发生率一直是学术研究的热点。七氟烷具有脑保护作用，但其机制尚不清楚。该文通过研究不同浓度的七氟烷对老年患者术后认知功能及机体炎症因子的影响，表明老年人术后认知功能障碍可能与抑制机体炎症反应有关，且低浓度吸入麻醉更有利于老年患者术后认知功能的恢复。该研究选题切合当下热点，逻辑思维严谨。在今后的研究中，可增加样本量，选取不同手术类型进行对比分析，使结果更具说服力。 （王英伟）

文选 10

【题目】 七氟烷吸入麻醉对接受腹部手术治疗的老年患者认知功能及免疫功能的影响（Effect of sevoflurane inhalation anesthesia on cognitive and immune function in elderly patients after abdominal operation）

【来源】 Eur Rev Med Pharmacol Sci, 2018, 22 (24): 8932-8938

【文摘】 Liang 等观察使用七氟烷吸入麻醉对接受腹部手术治疗的老年患者认知功能及免疫功能的影响。选取接受腹部手术的老年患者 371 例，年龄 60~82 岁，术前认知功能正常者。根据麻醉方法不同分为七氟烷组（$n=203$）和丙泊酚组（$n=168$）。患者入室后，常规监测生命体征，咪达唑仑 0.03 mg/kg、丙泊酚 1.5 mg/kg、罗库溴铵 0.6 mg/kg 以及舒芬太尼 0.2 μg/kg 行麻醉诱导，5 μg/(kg·h) 罗库溴铵及 0.1~0.2 μg/(kg·min) 瑞芬太尼行麻醉维持。同时，七氟烷组患者吸入 2.5%~3.5% 七氟烷行麻醉维持，丙泊酚组应用丙泊酚 6 mg/(kg·h) 行麻醉维持。在术前 1 d（T1）和术后 1 d（T2）、3 d（T3）及 7 d（T4）使用简易智能精神状态检查量表（MMSE）评估患者认知功能状态，<24 分者被认为存在认知功能障碍，且评分越低，认知功能障碍越严重；同时采集以上 4 个时点外周血，使用流式细胞分析仪测定患者血清中 $CD3^+$、$CD4^+$、$CD4^+/CD8^+$（T 细胞）及 $CD16^+/CD56^+$（NK 细胞）水平来评估患者免疫功能。结果显示，在术后认知功能方面，T1 时点两组患者 MMSE 评分差异无统计学意义，在 T2~T4 时点，两组患者 MMSE 评分均较 T1 时减低，但七氟烷组评分均高于丙泊酚组，差异有统计学意义；在免疫功能方面，在 T2、T3 时点，七氟烷组患者血清中 $CD3^+$、$CD4^+$、$CD4^+/CD8^+$ 及 $CD16^+/CD56^+$ 水平显著高于丙泊酚组，与 T1 时点相比，两组患者 T2、T3、T4 时点 $CD3^+$、$CD4^+$、$CD4^+/CD8^+$ 及 $CD16^+/CD56^+$ 水平均减低，差异有统计学意义，但七氟烷组降低较少。该研究表明，在老年腹部手术中应用七氟烷麻醉可有效降低术后认知功能障碍的发生，同时可减轻患者免疫功能抑制程度，值得临床推广使用。

（杨夏敏）

【评述】 虽然每年均有大量关于 POCD 的研究成果发布，但 POCD 的发病机制至今尚未明确。目前认为，术后认知功能障碍是在老年患者中枢神经系统退化的基础上，由手术和麻醉等外界因素诱发或加重的神经功能退行性改变，可能与中枢神经系统、内分泌系统和免疫系统三大系统的紊乱有关。该文分析了从术前 1 d 到术后 7 d 七氟烷对老年患者认知功能变化的影响及其与免疫功能的关系，选题较为新颖，从免疫方面阐述了POCD可能的发生机制。该研究对在临床工作中如何选择合适的麻醉药物来降低手术患者的免疫抑制及POCD发生率提供了理论和实验依据，从而可在一定程度上降低围术期手术费用，缩短住院时间，提高患者的满意度。如果可继续进行多中心大样本的研究，可使试验结果更加可信。

（王英伟）

文选11

【题目】七氟烷对小儿氧化应激反应及原代培养神经干细胞凋亡的影响（Sevoflurane affects oxidative stress and alters apoptosis status in children and cultured neural stem cells）

【来源】 Neurotox Res，2018，33（4）：790-800

【文摘】 Zhou等研究七氟烷与丙泊酚对小儿氧化应激反应、原代培养神经干细胞的细胞凋亡状态以及凋亡影响。选取择期行尿道下裂修补术的患儿47例，年龄1～3岁，ASA Ⅰ～Ⅱ级，排除发育延迟、精神障碍、存在中枢神经系统疾病、凝血功能障碍及对研究药物过敏的患儿。随机分为七氟烷组（S组，$n=24$）和丙泊酚组（P组，$n=23$），术前30 min肌内注射东莨菪碱0.1 mg/kg，苯巴比妥2～4 mg/kg，入室后常规监测患儿生命体征并记录基础值。S组患儿使用8%七氟烷行麻醉诱导，氧流量8 L/min；P组患儿给予4 mg/kg丙泊酚行麻醉诱导。诱导后置入喉罩，保留自主呼吸。S组使用1%～3%七氟烷行麻醉维持，P组使用7～12 mg/（kg·h）丙泊酚行麻醉维持。在插入喉罩后，使用0.2%罗哌卡因2 mg/kg行骶管阻滞。手术结束时经直肠给予对乙酰氨基酚行镇痛治疗。当患儿体温及意识恢复正常后拔除喉罩，送入麻醉恢复室（PACU）。在PACU中使用FLACC方法评估骶管阻滞效果，FLACC包括面部表情、肢体运动、活动、哭泣、可安抚5个方面。每个内容分为0～2分，总分为0～10。离开PACU时FLACC分数<3分被视为骶管阻滞成功。同时在手术开始时（T1）、手术开始后30 min（T2）、手术开始后60 min（T3）、手术结束时（T4）、手术结束后90 min（T5）记录患儿的无创收缩压（SBP）、心率（HR）、呼吸频率（BR）。同时在插管后（T4）、术后2 h（T5）、术后3 d（T6）收集患儿外周血共10 ml，使用抗氧化酶检测谷胱甘肽过氧化物酶（GPx）、超氧化物歧化酶（SOD）和过氧化氢酶（CAT）来评估患儿氧化应激反应，同时使用qRT-PCR法测定caspase-3 mRNA水平来显示凋亡状态，并进一步评估麻醉暴露后儿童血清中的生化变化是否对原代培养的神经干细胞（NSCs）产生神经毒性。结果显示，两组患儿术后FLACC评分差异无统计学意义；S组术后2 h GPx、SOD及caspase-3 mRNA水平明显高于P组，差异有统计学意义；CAT水平两组间差异无统计学意义。此外，与P组相比，暴露于S组血清中NSCs细胞密度和存活率下降，TUNEL阳性细胞增多，抗氧化酶mRNA水平升高，caspase-3裂解增加。该研究首次表明，七氟烷麻醉诱导小儿氧化应激反应增强；此外，麻醉暴露后血清中的生化变化可诱导神经干细胞凋亡增加。 （邓 萌 杨夏敏）

【评述】 麻醉药物是否对发育中的大脑存在损伤以及损伤机制一直是学界研究的热点课题，大量研究已经表明，将发育中的脑组织暴露于麻醉药中会引起神经退行性改变及神经认知功能缺陷。该研究特点在于其首次发现接受七氟烷麻醉管理的手术患儿其抗氧化防御增强，但其也可同时诱发神经干细胞发生细胞凋亡。该研究的有趣之处在于，大量临床研究表明，应激反应是导致POCD发生的危险因素之一，七氟烷可提高其抗氧化能力，但也可诱发细胞凋亡，这看似是一个矛盾的现象，由于术后认知功能障碍的发病机制仍然不是很明确，也值得大家继续研究下去。同时，这些研究也提醒我们，在临床工作中，医务人员要尽可能去减少手术麻醉中有害的应激，对可能发生的 POCD 进行有效的干预，尤其是对患儿而言，其神经系统能否健康发育对其未来的成长显得尤为重要。

（王英伟）

文选 12

【题目】 氯胺酮通过抑制蛋白激酶/雷帕霉素靶蛋白信号通路诱导 B103 细胞自噬产生抗帕金森病的作用及分子机制

【来源】 国际麻醉学与复苏杂志，2018，39（5）：390-394

【文摘】 帕金森病（Parkinson's disease，PD）是神经系统的第二大退行性疾病。病理学上，帕金森病患者大脑黑质多巴胺神经元退化，出现以 α-syn 为主要成分的 Lewy bodies 包涵体，α-syn 和 β-syn 比例失调。目前有研究表明氯胺酮和甲苯噻嗪联用对帕金森病大鼠模型有神经保护作用，同时 Akt/mTOR 信号转导通路与细胞自噬关系密切，因此王莹等以 B103 细胞（可稳定表达和传代的神经母细胞瘤株）为实验模型，探究氯胺酮的抗帕金森病作用并探讨 Akt/mTOR 信号转导通路在此过程中的作用。研究人员分别用不同浓度氯胺酮（0 μmol/L、100 μmol/L、200 μmol/L、400 μmol/L）及 400 μmol/L 氯胺酮＋5 mmol/L 3-methyladenine（3-MA）处理 B103 细胞，用 MTT 法检测氯胺酮对细胞增殖的影响，并通过荧光染色法检测细胞自噬情况。随后，应用 Western blotting 法测定各组细胞中 Beclin-1、LC3、Akt、p70S6K、mTOR、α-syn 及 β-syn 蛋白的表达情况。结果显示，低剂量的氯胺酮对 B103 细胞的增殖无显著影响。但低剂量氯胺酮可使细胞内自噬小体及溶酶体数量增多、溶酶体活性增强，且随氯胺酮浓度增加，自噬作用逐渐增强。与对照组相比，低剂量氯胺酮可使 B103 细胞内自噬相关蛋白表达增多，同时可调节 α-syn 和 β-syn 的比例。此外，该研究发现低剂量氯胺酮可抑制 Akt、p70S6K、mTOR 的磷酸化。自噬抑制剂预处理可逆转氯胺酮对 B103 细胞的上述作用。结论：氯胺酮通过抑制 Akt/mTOR 信号转导通路诱导 B103 细胞自噬并调节 α-syn 与 β-syn 比例，从而产生抗帕金森病的作用。

（丁文刚 毕永红）

【评述】 近期研究发现，小剂量氯胺酮对抑郁症、帕金森病和难治性癫痫有治疗作用。已有研究表明，氯胺酮可通过影响 mTOR 信号转导通路而发挥抗抑郁作用，故推测氯胺酮诱导的细胞自噬可能与该信号通路有关。该研究发现，氯胺酮通过抑制 Akt/mTOR 信号通路、诱导 B103 细胞自噬而发挥抗帕金森病作用。结果提示，抑制 Akt/mTOR 信号通路中关键蛋白的活化可能是诱导神经细胞发生自噬的关键因素，氯胺酮用于治疗帕金森病可能有较好的前景。但帕金森病是一种慢性进展性疾病，短期的、体外氯胺酮干预难以模拟体内复杂的病理生理过程，故仍需在体动物实验验证相关结论。

（戚思华）

文选 13

【题目】 右美托咪定通过上调脊髓背角 K^+-Cl^- 共转运体-2 减轻术后持续性疼痛（Dexmedetomidine attenuates persistent postsurgical pain by upregulating K^+-Cl^- cotransporter-2 in the spinal dorsal horn in rats）

【来源】 J Pain Res，2018，11：993-1004

【文摘】 术后持续疼痛（persistent postsurgical pain，PPSP）普遍存在，它会减缓手术恢复、延长住院时间、降低患者的生活质量、增加经济负担，而目前对PPSP过程仍知之甚少。已有研究表明，右美托咪定可通过调节脑源性神经营养因子（BDNF）发挥镇痛作用。同时，钾离子/氯离子协同转运体2（KCC2）引起神经元氯化物稳态改变在GABA受体介导的突触后抑制中起重要作用，而在皮肤/肌肉切开牵拉（SMIR）诱发的PPSP中，右美托咪定和KCC2之间的一些可能的机制尚未阐明。Dai等从分子水平探讨右美托咪定和KCC2在大鼠持续性术后疼痛（PPSP）模型中的相互作用。采用SMIR法诱发大鼠PPSP。用动态足底触觉仪测定机械过敏反应，并用Western blotting法和免疫荧光检测相关蛋白质的表达。实验共分为两部分。实验的第一部分发现BDNF/TrkB-KCC2信号在SMIR诱发PPSP的发生发展中起关键作用；实验第二部分发现右美托咪定在手术前15 min和术后1～3 d腹腔注射可减弱SMIR诱发的PPSP，同时部分逆转SMIR诱导的KCC2下调，这与脊髓背角BDNF/TrkB信号的抑制相一致。鞘内注射KCC2抑制剂VU0240551可显著降低右美托咪定对SMIR诱发的PPSP的镇痛作用。结果表明，右美托咪定可通过降低脊髓后角BDNF/TrkB信号传递来恢复KCC2功能，这为PPSP治疗提供新的思路。

（丁文刚　毕永红）

【评述】 术后持续性疼痛，也称慢性手术后疼痛综合征，是指在排除其他原因引起的疼痛前提下，发生在手术后、至少持续2个月以上的疼痛。右美托咪定已广泛用于术后辅助镇痛，但对术后持续性疼痛影响的研究尚未见报道。该研究发现，右美托咪定通过抑制BDNF/TrkB信号通路，促进KCC2功能恢复，对术后持续疼痛发挥治疗作用。该研究紧密结合临床实际问题，深入探讨了右美托咪定预防术后持续性疼痛的可能机制，研究的临床价值值得肯定。围绕右美托咪定、BDNF/TrkB信号通路及KCC2三者相互关系及对术后持续疼痛影响的进一步研究进展值得期待。

（戚思华）

文选14

【题目】 右美托咪定对氯胺酮所致神经干细胞损伤的保护作用（Dexmedetomidine protects neural stem cells from ketamine-induced injury）

【来源】 Cell Physiol Biochem，2018，47（4）：1377-1388

【文摘】 氯胺酮常用于小儿麻醉。最近的研究表明，氯胺酮可抑制神经干细胞（NSCs）的增殖，干扰正常的神经发生，并在发育中的大脑中引起神经变性和神经凋亡，最终导致长期的神经认知功能障碍。右美托咪定对挥发性麻醉药诱发的神经元凋亡和大脑发育中的认知功能障碍具有神经保护作用，它是否能保护神经干细胞免受氯胺酮所致的损伤尚不清楚。Lu等探究右美托咪定对氯胺酮所致神经干细胞的保护作用，并探讨其可能的作用机制。采用免疫荧光法对原代培养的神经干细胞进行鉴定后，实验采用Brdu法检测神经干细胞增殖、Tunnel法检测细胞凋亡、CCK-8试剂盒测定细胞存活率。此外，用Western blotting法定量检测caspase-3、磷酸化蛋白激酶B（p-Akt）和糖原合酶激酶-3β（p-GSK-3β）的蛋白水平。结果显示氯胺酮可明显降低神经干细胞的存活率和增殖能力，促进其凋亡。右美托咪定能促进神经干细胞增殖，减少凋亡，且呈剂量依赖性。右美托咪定预处理能显著提高氯胺酮暴露神经干细胞的存活率和增殖能力，减少其凋亡。此外，右美托咪定可降低氯胺酮诱发的神经干细胞 caspase-3 活性，升高 p-Akt 和 p-GSK-3β 水平。PI3K 抑制剂 LY294002 可部分逆转右美托咪定的保护作用。因此，实验表明右美托咪定可能通过 PI3K/Akt/GSK-3β 信号通路保护神经干细胞免受氯胺酮所致的损伤。

（丁文刚　毕永红）

【评述】　麻醉与镇痛可能对小儿发育中的大脑神经的影响，一直是研究的热点问题，目前尚无定论。一般认为，不满 3 岁的幼儿长期或反复麻醉会给大脑带来一定的损伤，短暂性接触麻醉对幼儿是安全的，接受单次和短暂麻醉对幼儿的发育没有影响。一些研究表明氯胺酮抑制神经干细胞增殖，干扰正常神经发生，导致发育中的大脑神经退行性变和神经细胞凋亡，最终可能导致长期神经认知功能障碍。因此，重新评估氯胺酮在儿科麻醉中的应用以及寻找可能的保护措施如联合右美托咪定有其重要的研究意义。该研究表明右美托咪定预处理可能通过 PI3K/Akt/GSK-3β 信号通路保护神经干细胞免受氯胺酮所致的损伤，具有明显的创新性和实用性。该研究可能为选择氯胺酮与右美托咪定联合应用于小儿麻醉提供了重要线索和参考。将来期待该研究团队进一步研究氯胺酮和（或）右美托咪定对氯胺酮诱导的神经毒性的神经保护作用机制，也期待进一步研究右美托咪定对发育中的大脑和长期神经认知功能的影响及其机制。

（王国年）

文选 15

【题目】　咪达唑仑和右旋美托咪定在体内外对神经胶质瘤和肺癌细胞生物学的影响（Midazolam and dexmedetomidine affect neuroglioma and lung carcinoma cell biology in vitro and in vivo）

【来源】　Anesthesiology，2018，129（5）：1000-1014

【文摘】　围术期被认为是影响癌症患者长期预后的关键时期，其间一些因素可能会影响术后肿瘤的转移扩散。用于全身麻醉的药物可以影响肿瘤细胞的生物学行为，其中右美托咪定和咪达唑仑广泛应用于全身麻醉。Wang 等通过体内、外实验观察右美托咪定和咪达唑仑对人肺癌（A549）和神经胶质瘤（H4）细胞株的影响。用右美托咪定（0.001～10 nmol/L）或咪达唑仑（0.01～400 μmol/L）干预细胞后，检测细胞增殖和迁移，通过免疫荧光评估细胞周期和凋亡标记的表达，并用 JC-1 染色和流式细胞术检测线粒体膜电位和活性氧。同时应用拮抗剂阿替帕唑和氟马西尼预处理细胞进行作用机制的研究。此外，应用小鼠肺癌异种移植模型研究治疗后的肿瘤负荷。体外实验发现，右美托咪定（1nmol/L）可使 A549 细胞增殖升高 2.9 倍，使 H4 细胞增殖升高 2 倍；使 A549 迁移速度增高 2.2 倍，使 H4 细胞的迁移速度增高 1.9 倍；并上调抗凋亡蛋白。与之相反，咪达唑仑（400 μmol/L）抑制 A549 细胞的迁移（下调 2.6 倍），通过线粒体固有途径诱导细胞凋亡，降低线粒体膜电位，增加活性氧的表达。咪达唑仑能显著降低小鼠的肿瘤负荷（下降 1.7 倍）。因此，咪达唑仑可部分通过作用于外周苯二氮䓬受体介导抗肿瘤效应，而右美托咪定则通过 $α_2$ 肾上腺素能受体促进肺癌细胞和神经胶质瘤细胞的存活。

（丁文刚　毕永红）

【评述】　近年来，麻醉对免疫和肿瘤患者预后的影响日益受到重视。大多数静脉麻醉药能抑制免疫系统功能，并影响肿瘤发展。苯二氮䓬类药物对肿瘤患者的影响存在争议。既往研究表明，咪达唑仑可通过抑制 STAT3 的活化抑制 IL-1 诱导 IL-6 的释放，影响中性粒细胞的黏附及迁移，抑制免疫系统功能。但有研究发现，咪达唑仑可通过抑制活性氧生成，激活细胞凋亡的线粒体途径，抑制肿瘤细胞生长。另有研究显示，右美托咪定通过激活 ERK 信号通路促进乳腺癌细胞的增殖、迁移和侵袭。该研究进一步证实咪达唑仑通过抑制癌细胞的迁移而降低肿瘤负荷，而右美托咪定则通过 α_2 肾上腺素能受体促进肺癌细胞和神经胶质瘤细胞的存活。该研究具有一定的创新性，期待在其他肿瘤细胞株和模型上的研究。未来如果能利用某些麻醉药对肿瘤的抑制作用，制订个体化的精准麻醉方案，有助于降低肿瘤微转移的发生率，提高肿瘤患者的生存率。

（刁玉刚）

文选 16

【题目】氯胺酮促进海马部位 tPA 介导的 proBDNF 向 mBDNF 转化改善应激大鼠抑郁样行为（Ketamine ameliorates depressive-like behaviors by tPA-mediated conversion of proBDNF to mBDNF in the hippocampus of stressed rats）

【来源】Psychiat Res，2018，269：646-651

【文摘】氯胺酮是临床上广泛使用的麻醉药。最近有研究表明，氯胺酮还是一种新型、快速作用的抗抑郁药。2000 年，伯曼等首次提出静脉注射氯胺酮可以迅速减轻抑郁症患者的抑郁症状。此后，越来越多的研究被用于评价氯胺酮的抗抑郁反应，但其分子机制尚不清楚。根据抑郁的神经营养假说，压力降低控制情绪的边缘结构中 BDNF 的表达，抗抑郁药治疗可以逆转或阻断压力的作用。作为一种神经营养因子，BDNF 首先被合成为前体（proBDNF），该前体被蛋白水解切割形成成熟的 BDNF（mBDNF）。因此，将 proBDNF 转化为 mBDNF 对提高抗抑郁效果至关重要。组织纤溶酶原激活剂（tPA）是这种转化过程中的一个关键调节因素。tPA 的活性受 tPA 水平以及与 tPA 内源性抑制剂的相互作用的调节。纤溶酶原激活物抑制剂 -1（PAI-1）是 tPA 内源性抑制剂。Zhang 等探讨海马 tPA、PAI-1、proBDNF 和 mBDNF 在抑郁症中的作用，并验证氯胺酮是否改变两种蛋白的表达，以确定氯胺酮可能的抗抑郁机制。Zhang 等建立慢性不可预测轻度应激（CUMS）大鼠抑郁症模型。采用 Western blotting 法测定大鼠海马组织中 tPA、PAI-1、proBDNF 和 mBDNF 的含量，用显色法测定 TPA 的活性。实验发现成熟的脑源性神经营养因子（mBDNF）及其前体 proBDNF 与抑郁症有关，它们对细胞功能产生相反的影响。组织纤溶酶原激活剂（tPA）是 proBDNF 转化为 mBDNF 的关键调控因子。CUMS 处理组大鼠的蔗糖偏好和运动能力均降低，而注射氯胺酮的大鼠则升高。经氯胺酮治疗的大鼠海马 proBDNF/mBDNF 比值下降，tPA 水平升高。然而，氯胺酮腹腔注射后 TPA 活性没有改变。氯胺酮治疗前海马内注射活性 PAI-1（tPA 抑制剂）可逆转抗抑郁作用，提高 proBDNF/mBDNF 比值。该研究结果提示，氯胺酮的抗抑郁作用可能与 tPA 介导海马内 proBDNF 向 mBDNF 的转化有关。

（丁文刚　毕永红）

【评述】有关麻醉药氯胺酮具有快速的抗抑郁作用的研究成为研究的一个热点，其中 BDNF 被认为是连接的关键点。氯胺酮对 BDNF/TrkB、GSK3、mTOR 等信号通路的调节作用是其抗抑郁的机制。tPA-BDNF 溶解途径可能与抑郁（MDD）的发病机制和抗抑郁治疗作用的机制有关。tPA、BDNF 和 proBDNF 的组合可作为 MDD 的诊断生物标志物。该研究提示氯胺酮的抗抑郁作用可能与 tPA 介导海马内 proBDNF 向 mBDNF 的转化有关。但多次输注氯胺酮对 BDNF 的影响尚未确定，且患者个体反应差异大，其有效性、安全性及具体剂量尚待临床进一步研究证实。如何避免氯胺酮的成瘾性和不良反应，又能更长保持氯胺酮的抗抑郁疗效，成为氯胺酮抗抑郁治疗临床研究的关键问题。关于氯胺酮抗抑郁作用的具体通路研究仍需继续，揭示其复杂的作用机制将有助于新型抗抑郁药物的研发和应用。

（刁玉刚）

文选 17

【题目】大鼠手术和（或）芬太尼给药后引起脊髓和背根神经节痛觉过敏和促炎细胞因子增加（Increased hyperalgesia and proinflamatory cytokines in the spinal cord and dorsal root ganglion after surgery and/or fentanyl administration in rats）

【来源】Anesth Analg, 2018, 126（1）：289-297

【文摘】阿片类长期或反复给药会引起痛觉过敏。有研究发现芬太尼可诱发围术期痛觉过敏并增加术后疼痛，然而手术创伤本身和使用芬太尼对于围术期痛觉过敏的影响及相互作用，相关研究还很少。Chang 等建立大鼠足底手术切口模型，并通过皮下注射芬太尼来探究痛觉过敏、促炎细胞因子的表达及脊髓和背根神经节（DRG）中小胶质细胞的激活。实验分为 4 组，分别为生理盐水对照组（NS）、芬太尼组（F）、切口组（I）和芬太尼＋切口组（FI）。在药物注射前 1 d（D-1），注药后第 1、第 2、第 3、第 4 小时（H1、H2、H3、H4）以及在 1~7 d（D1~D7）通过尾压试验和缩爪试验来评估机械和热痛觉阈值。在 D1、H4 及 D1、D3、D5、D7 采集腰段脊髓、双侧背根神经节和脑脊液来测定促炎细胞因子 IL1β、IL-6 和 TNF-α 的水平。在 D-1、D1 和 D7 取腰段脊髓和双侧 DRG 检测离子钙结合接头分子 1。结果发现，注射芬太尼在 4 h 内可起到镇痛作用，注药后迟发性尾部机械痛觉过敏和双足热痛觉过敏可持续 2 d，而足部切口诱发的机械性和热性痛觉过敏则持续 1~4 d。芬太尼和足底切口的联合进一步加重痛觉过敏并延长其持续期。此外，芬太尼或手术切口可使脊髓和双侧 DRG 的促炎细胞因子表达上调 7 d 以上，并增加脊髓中离子钙结合接头分子 1 的表达。两者联合可使促炎因子进一步增加。结果表明，足底手术切口会诱发明显的机械性和热性痛觉过敏，并增加脊髓和 DRG 中促炎因子的表达以及脊髓小胶质细胞的激活，使用芬太尼会加重这种趋势。

（丁文刚　毕永红）

【评述】阿片类药物诱导的痛觉过敏，尤其是对术后慢性疼痛的影响，是学界研究的热点。但是，手术创伤本身亦可参与痛觉过敏。厘清两者对痛觉过敏的参与和调制，具有重要的科学价值。该研究通过建立大鼠足底手术切口模型，给予芬太尼来观察痛觉过敏的相关指标，结果发现手术本身即可诱发明显的机械和热性痛觉过敏，而芬太尼会进一步加重之，表现为脊髓和 DRG 内促炎因子表达水平升高，脊髓小胶质细胞活化等。该研究为该领域增添了新的研究证据，未来研究应聚焦于如何通过药物或其他手段干预，来抑制或减轻手术诱导的痛觉过敏，并进而减少阿片类药物的使用，最终达到惠益外科患者的目的。

（田国刚）

文选 18

【题目】丙泊酚缺血后处理通过 SAPK/JNK 途径诱导自噬，保护 H9c2 细胞免受缺氧－再氧化损伤（Propofol postconditioning protects H9c2 cells from hypoxia/reoxygenation injury by inducing autophagy via the SAPK/JNK pathway）

【来源】 Mol Med Rep，2018，17（3）：4573-4580

【文摘】 丙泊酚缺血后处理通过减轻缺血再灌注损伤（IRI）诱导的细胞凋亡保护心肌细胞。上调自噬作用可保护心肌细胞免受 IRI，机制可能是与内源性心肌 IRI 保护机制上调有关。丙泊酚缺血后处理激活应激活化蛋白激酶（SAPK），通过 SAPK/JNK 途径诱导自噬，激活保护 H9c2 细胞免受缺氧-复氧（H/R）损伤。Li 等探讨丙泊酚缺血后处理对自噬诱导的影响及其在缺氧-复氧损伤中的作用。大鼠心脏源性 H9c2 细胞暴露于 H/R 环境中，包括 6 h 缺氧、4 h 复氧，以及用不同浓度的丙泊酚进行缺血后处理。通过测定乳酸脱氢酶（LDH）活性和细胞凋亡率，评价心肌细胞 H/R 损伤程度。用免疫荧光法和 Western blotting 法检测 H/R 损伤和缺血后处理对心肌细胞自噬的诱导作用。在用或不用 JNK 抑制剂 SP600125 共处理情况下，通过 Western blotting 法测定缺血后处理细胞中 c-Jun N-末端激酶（JNK）的活化。结果发现丙泊酚缺血后处理通过降低 LDH 水平和凋亡细胞数量，保护 H9c2 细胞免受 H/R 损伤。12.5～50 μmol/L 丙泊酚后处理呈剂量依赖性保护 H/R 损伤心肌细胞。此外，丙泊酚的缺血后处理诱导 H9c2 心肌细胞自噬并促进存活信号传导。3-甲基腺嘌呤对自噬的抑制作用减弱 50 μmol/L 丙泊酚后处理的心脏保护作用。SP600125 能够逆转后处理自噬诱导的心肌保护作用。这些结果表明，丙泊酚缺血后处理通过诱导心肌细胞自噬促进细胞存活，应激激活蛋白激酶/JNK 生存通路可能部分参与丙泊酚缺血后处理诱导的自噬。

（丁文刚　毕永红）

【评述】 围术期心肌损害是导致术后严重并发症和死亡的最重要原因之一。缺血后处理对心肌 IRI 具有较高的临床实用价值。研究显示心肌 IRI 与细胞凋亡密切相关。自噬是一种细胞程序化死亡方式，是细胞针对不同应激的适应性存活性反应，被认为是一个潜在的防治心肌 IRI 的新靶点，上调自噬可减轻心肌 IRI，但其机制未明。JNK 是一种应激激活蛋白激酶（SAPK），在诱导自噬中发挥重要作用。研究发现丙泊酚缺血后处理可通过抑制凋亡等途径发挥心肌保护效应，而自噬是否参与丙泊酚缺血后处理的心肌保护效应尚不可知。Li 等在 H9c2 细胞中利用自噬抑制剂和 JNK 抑制剂探讨自噬在丙泊酚缺血后处理心肌保护效应中的作用及其机制，结果发现，丙泊酚缺血后处理可诱导心肌细胞自噬而促进细胞存活，而这种保护作用可能与 SAPK/JNK 信号通路参与有关。该研究为心肌 IRI 的防治提供新的治疗靶点。

（章放香）

文选 19

【题目】 丙泊酚通过减少局灶性脑缺血再灌注损伤时琥珀酸的蓄积来预防氧化应激（Propofol prevents oxidative stress by decreasing the ischemic accumulation of succinate in focal cerebral ischemia-reperfusion injury）

【来源】 Neurochem Res，2018，43（2）：420-429

【文摘】 再灌注时线粒体功能障碍所导致的氧化应激是脑缺血再灌注损伤（IRI）的关键病理机制。丙泊酚已被证明可以减轻线粒体功能障碍和再灌注损伤。琥珀酸是线粒体中的一种柠檬酸循环中间分子，在缺血组织中不断升高，而异常高水平的琥珀酸是线粒体在再灌注过程中产生活性氧（ROS）的原因。Yu 等发现丙泊酚通过预防局灶性脑缺血再灌注损伤（IRI）时琥珀酸的蓄积来降低氧化应激损伤。该研究观察丙泊酚能否减轻体内短暂大脑中动脉阻塞所引起的琥珀酸的缺血性蓄积。通过建立大鼠短暂大脑中动脉闭塞的模型，观察死亡率和神经行为评分。从皮质中分离线粒体，通过高效液相色谱法测量大鼠前额梗死灶的琥珀酸含量，还观察丙泊酚对琥珀酸脱氢酶活性以及氧化应激相关线粒体生物能量参数的体外影响，如通过 DCF 荧光强度监测活性氧产物的产生，膜电位通过 TMRM 荧光强度来测定，Ca^{2+} 诱导的线粒体肿胀，以及通过电子显微镜观察形态等。结果表明，丙泊酚组大鼠的神经行为评分高于对照 MCAO 组。通过 DCF 荧光强度监测表明丙泊酚可以明显减少活性氧产物。丙泊酚通过抑制琥珀酸脱氢酶（SDH）的活性和抑制线粒体中琥珀酸盐的氧化从而显著降低琥珀酸的缺血性蓄积。丙泊酚可以降低正常线粒体的膜电位而对缺血性线粒体无影响。200 μmol/L 丙泊酚可以预防 Ca^{2+} 诱导的线粒体肿胀和线粒体超微结构的改变。丙泊酚的这种保护效应，至少在一定程度上通过干扰活性氧的恶性循环、线粒体功能障碍，降低琥珀酸的缺血性蓄积来减轻氧化应激损伤。此研究部分解释了丙泊酚的神经保护机制，为抗氧化剂的应用探索提供帮助。

（丁文刚　毕永红）

【评述】 脑卒中的危害极大，已成为全球致死、致残的第二大原因。线粒体功能障碍是脑缺血再灌注损伤（IRI）的关键病理机制。缺血再灌注过程中线粒体琥珀酸堆积，产生活性氧（ROS）可导致细胞损害。研究证实丙泊酚可以减轻线粒体功能障碍和缺血再灌注损伤。但琥珀酸在丙泊酚减轻脑 IRI 中的作用少有研究。本文采用 MCAO 模型，通过测定线粒体琥珀酸含量，结果发现，丙泊酚能显著降低脑组织中琥珀酸的蓄积和活性氧产物，其机制是通过抑制琥珀酸脱氢酶（SDH）活性和抑制线粒体中琥珀酸盐的氧化。该研究阐明了丙泊酚的神经保护机制，为脑缺血再灌注损伤的抗氧化应激治疗的应用提供了有力依据。

（章放香）

文选 20

【题目】 丙泊酚通过上调 MicroRNA-1284 抑制肺癌 A549 细胞生长和上皮-间质细胞转化过程（Propofol inhibits lung cancer A549 cell growth and epithelial-mesenchymal transition process by upregulation of MicroRNA-1284）

【来源】 Oncol Res，2018，27（1）：1-8

【文摘】 丙泊酚已广泛用于肺癌切除术患者的麻醉。一些研究表明丙泊酚能够影响细胞增殖、迁移、肿瘤侵袭力，但分子机制仍不明确。miRNA 参与大部分生物过程，如细胞发育、细胞增殖、迁移、侵袭和细胞凋亡。目前还没有关于 miR-1284 在肺癌中作用的报道。有研究报道丙泊酚的抗肿瘤作用可能是由 miRNA 介导的。Liu 等探讨丙泊酚对肺癌细胞活力、迁移、侵袭和上皮细胞间质转化（EMT）过程的影响，并确定丙泊酚和 miR-1284 之间的关系。通过对 miR-1284 的调控，观察丙泊酚对肺癌细胞的作用及其机制。该研究用不同浓度的丙泊酚（0 ng/ml、5 ng/ml、10 ng/ml）处理 A549 细胞，同时用 miR-1284 抑制剂、si-FOXM1 及其阴性对照进行转染。用 CCK-8、Transwell、qRT-PCR 和 Western blotting 法分别检测细胞活力、迁移和侵袭以及 miR-1284、FOXM1 和上皮间充质转换（EMT）因子的表达。还分别评估丙泊酚、miR-1284 和 FOXM1 之间的调节和结合关系。结果表明，丙泊酚浓度 5 ng/ml 和 10 ng/ml 抑制 A549 细胞的活性，并且丙泊酚抑制 A549 细胞的迁移和侵袭，通过上调 E-钙黏蛋白的表达，下调 N-钙黏蛋白、波形蛋白和 Snail 的表达来抑制上皮间充质转化过程。结果表明丙泊酚促进 A549 细胞中 miR-1284 的表达。丙泊酚通过上调 miR-1284 的表达来抑制细胞活力、迁移和侵袭。抑制 miR-1284 可消除丙泊酚诱导的细胞活力、迁移和侵袭下降，增加 FOXN1 的表达和 FOXM1-wt 的荧光素酶活性。miR-1284 还可负性调节 FOXM1 的表达。miR-1284 通过下调 FOXM1 抑制 EMT 过程。FOXM1 的敲除降低细胞活力、迁移和侵袭。总之，该研究表明丙泊酚通过调节 miR-1284 可以抑制肺癌细胞的存活、迁移、侵袭，并且负性调节 FOXM1 和 EMT 过程，为丙泊酚用于肺癌治疗提供基本理论。

（丁文刚　毕永红）

【评述】 2002 年日本学者 Mammotoa 等首次在 *Cancer Letter* 发表丙泊酚可抑制癌细胞的侵袭力，并认为丙泊酚可能是肿瘤手术的理想麻醉药物。迄今为止，数十项国内外研究提示丙泊酚对肺、肝、胰、胃、乳腺、子宫等多个器官的肿瘤细胞的增殖、侵袭、迁移具有抑制或诱导细胞凋亡的作用。该体外研究结果提示丙泊酚通过上调 miR-1284 的表达来抑制细胞活力、迁移和侵袭，为丙泊酚抑制肺肿瘤细胞增殖与迁移作用进一步提供实验证据。但该研究未能同时将肺癌化疗一线药物如铂类等设立为对照组，借此说明与常规化疗药物比较，丙泊酚对 A549 细胞增殖、侵袭和迁移的抑制程度如何，是否有望达到治疗目的。

（刘敬臣）

文选 21

【题目】 丙泊酚促进结肠癌患者外周血自然杀伤细胞的活性和杀伤肿瘤能力（Propofol promotes activity and tumor-killing ability of natural killer cells in peripheral blood of patients with colon cancer）

【来源】 Med Sci Monit, 2018, 3（24）: 6119-6128

【文摘】 有报道指出丙泊酚与肿瘤细胞转移和免疫系统功能之间存在密切关系，NK 细胞作为自然免疫的主要细胞类型，研究其杀伤功能的调控对结肠癌的发生和转移具有重要作用。Liu 等回顾性分析 20 例结肠癌患者和 20 例健康人，探讨丙泊酚对 NK 细胞的增殖、活性和细胞毒性的影响。首先收集所有患者和健康受试者的外周血（5 ml），并用免疫磁珠进行阴性筛选分离 NK 细胞。用流式细胞术测定 NK 细胞表面活化受体、抑制受体、杀伤效应分子和增殖相关标记物的表达。然后使用丙泊酚体外治疗 24 h 后，再次检测 NK 细胞表面活化受体、抑制受体、杀伤效应分子和增殖相关标记物的表达。此外，还以 1∶1 的比例将 NK 细胞与 K562 细胞或结肠癌 SW620 细胞共培养，从而研究其对肿瘤的杀伤作用。结果发现结肠癌患者外周血中 NK 细胞数较健康人增加，但 NK 细胞活性和增殖能力下降，结肠癌患者 NK 细胞对肿瘤的杀伤作用减弱。同时发现，丙泊酚促进结肠癌患者 NK 细胞的活化，增加 NK 细胞对肿瘤杀伤效应分子的表达和 NK 细胞的增殖能力，从而增强 NK 细胞对结肠癌细胞的杀伤作用。

（张冯江）

【评述】 麻醉药物与肿瘤复发和转移的关系是近年的研究热点之一。众所周知，肿瘤复发和转移的机制复杂，仍有许多未解之谜，但是普遍认为免疫逃脱是其中的关键环节之一。NK 细胞介导天然免疫应答，它不依赖抗体和补体，即能直接杀伤靶细胞，在肿瘤发生和转移的监测中起着重要作用。同时，近年的研究也表明，丙泊酚这种最常用的静脉麻醉药物可在一定程度上影响肿瘤细胞转移和免疫系统功能。本研究则证实丙泊酚能促进结肠癌患者 NK 细胞的增殖、杀伤活性和细胞毒性，提示丙泊酚能提高患者术后的自然免疫力，从而可能抑制肿瘤的转移。本研究生动诠释了麻醉医师的麻醉决策会影响患者的生理功能从而影响长期的预后，体现了麻醉医师在围术期的重要作用。当然，未来还需要严格的临床随机对照研究予以证实。如果确实能在随访中发现肿瘤患者的长期获益，临床实践也会因此而改变。

（严　敏）

文选 22

【题目】 小剂量氯胺酮对颅内肿瘤切除术患者围术期抑郁状态的影响：一项随机对照试验的研究方案 [Effect of low-dose ketamine on perioperative depressive symptoms in patients undergoing intracranial tumor resection (PASSION): Study protocol for a randomized controlled trial]

【来源】 Trials, 2018, 19 (1): 463

【文摘】 围术期抑郁症状是影响临床结局和预后的常见精神并发症。然而，在有限的住院时间里，尚无快速起效的治疗方法来解决这些症状。氯胺酮具有显著的抗抑郁作用，并且能够快速起效，可能是治疗围术期抑郁症状的一个合适的选择。Zhou 等在 Trials 上发表一项关于低剂量氯胺酮对颅内肿瘤切除术患者围术期抑郁症状影响的随机对照试验的研究方案。将具有围术期抑郁症状并且拟行幕上脑肿瘤切除术的 80 名患者按照 1∶1 配比随机分为两组，并根据围术期抑郁症状的严重程度（中度与重度）进行分层。氯胺酮组的患者在切开硬脑膜时静脉注射小剂量氯胺酮（0.5 mg/kg），时间持续 40 min，而安慰剂组的患者在相同的时间点以相同的输注速率接受相同体积的生理盐水。主要结局指标是术后 3 d 围术期抑郁症状发生率。次要结果包括疗效指标和安全性指标，前者如围术期抑郁症状缓解率，后者如术后谵妄发生率、恢复质量和精神症状等不良反应。旨在探讨氯胺酮是否能够缓解幕上脑肿瘤切除手术患者的围术期抑郁症状，并观察在使用小剂量氯胺酮的过程中存在的不良反应。

（房丽丽）

【评述】 麻醉科医师既往对围术期的抑郁关注较少，然而相关研究表明，抑郁会影响免疫功能和应激水平，与围术期心血管事件、术后谵妄等不良结局相关。SSRIs 类药物是抗抑郁治疗一线药物，但是起效时间缓慢，在手术住院期间难以显示出效果，而氯胺酮作为传统的麻醉药物，除了具有麻醉和镇痛等作用外，其快速抗抑郁的作用也得到越来越多的关注，并被称为"抗抑郁领域的新贵"。2018 年浙江大学胡海岚课题组在 Nature 上发表的两篇背靠背的研究长文就首次揭示氯胺酮抗抑郁的新机制并提出新药开发的可能靶点，并在学术界引起轰动。除了基础研究以外，关于氯胺酮的临床研究近年来亦有增加。本随机对照研究的试验方案，探究的是术中使用低剂量氯胺酮对幕上脑肿瘤切除术患者术后抑郁缓解的有效性和安全性。该研究方案思路清晰，试验设计严谨合理，期待研究成果能早日发表，从而为临床实践提供更多的参考和指导。

（严　敏）

文选 23

【题目】 舒芬太尼个体消耗量与 CYP3A4 基因多态性有关（CYP3A4 gene polymorphism is correlated with individual consumption of sufentanil）

【来源】 Acta Anaesthesiol Scand, 2018, 62 (10): 1367-1373

【文摘】 术后急性疼痛是剖宫产的主要不良反应之一。在过去的几年中，研究人员和临床医师一直在设法优化术后镇痛方案，但仍未获得满意的效果。据报道，细胞色素 P-450 3A4（CYP3A4）基因对舒芬太尼和阿芬太尼的肝微粒体氧化有显著影响。Lv 等对舒芬太尼个体消耗量与细胞色素 P-450 3A4（*CYP3A4*）基因多态性的关系进行研究。首先检测待产妇中 *CYP3A4* 突变等位基因的频率，记录并比较不同 *CYP3A4* 基因型产妇舒芬太尼消耗量的多少。结果发现在 71 例剖宫产患者和 137 例阴道分娩患者中，*CYP3A4*1G*（*CYP3A4* 突变型）变异等位基因频率为 0.279。在启动患者自控镇痛 1 min 和 10 min 时 *CYP3A4*1/*1G* 基因型产妇和 *CYP3A4*1/*1* 基因型产妇的血浆舒芬太尼浓度相似，并显著高于 *CYP3A4*1G/*1G* 基因型产妇。在相同的镇痛效果下纯合子 CYP3A4*1G 的产妇比 CYP3A4*1/*1G 型或 CYP3A4*1/*1 的产妇消耗舒芬太尼更少。这一结果提示 *CYP3A4*1G/*1G* 基因型可能成为个性化镇痛治疗的生物标记物。更高效地指导药物使用，减少阿片类药物的不良反应。 （游月烊）

【评述】 剖宫产的术后疼痛是临床上值得关注的问题，一方面，需要保证足够的镇痛，从而有利于产妇的恢复和哺乳；另一方面，又要尽量减少乳汁中药物对新生儿的影响，因此合适的药物剂量是关键。舒芬太尼是术后镇痛的常用药物，经细胞色素 P-450 3A4（CYP3A4）途径代谢。以往的研究显示，*CYP3A4* 的基因多态性与舒芬太尼的代谢率密切相关，这一点在亚洲人群中尤为显著。本研究关注的正是 *CYP3A4* 基因型与术后自控镇痛时舒芬太尼需求量的关系，结果发现 *CYP3A4*1G* 的患者舒芬太尼的需求量更少，从而指出阿片类药物的临床运用需要个体化。该研究还需要更进一步，即根据基因型的检测结果，推荐相应的药物的剂量，从而实现真正个体化给药，而这也能成为精准医学、精准麻醉的一个典例。当然，从目前来讲，基因型检测的临床麻醉领域的可操作性不强，真正运用到临床实践可能还需时日。 （严 敏）

文选 24

【题目】 右美托咪定对非心脏手术老年患者术后长期结局的影响：一项随访 3 年的随机对照研究（Impact of dexmedetomidine on long-term outcomes after noncardiac surgery in elderly: 3-year follow-up of a randomized controlled trial）

【来源】 Ann Surg, 2019, 270 (2): 356-363

【文摘】 低剂量右美托咪定输注可降低非心脏手术后转入重症监护室的老年患者术后 1 周内的谵妄发生率，但这种干预对患者长期结果如死亡率和生活质量的影响尚不清楚。Zhang 等选择非心脏手术术后进入重症监护室的老年患者 700 例，并随机分为 2 组，分别使用低剂量右美托咪定或安慰剂。对患者及其家属进行为期 3 年的电话随访。结果发现右美托咪定组与安慰剂组的 3 年总生存率差异无统计学意义。但是，右美托咪定组 6 个月、1 年和 2 年生存率分别为 5.2%、5.3% 和 6.7%，明显高于安慰剂组（$P<0.05$）。3 年后存活的患者中右美托咪定组认知功能（平均差 4.7，95%*CI* 3.8～5.6）和生活质量［生理领域：13.6（10.6～16.6）；心理领域：15.2（12.5～18.0）；社会关系领域：8.1（5.5～10.7）；环境领域：13.3（10.9～15.7）］均显著优于安慰剂组（$P<0.0001$）。结论是对于非心脏手术后转入重症监护室的老年患者，低剂量右美托咪定输注并未显著改变 3 年总生存率，但是提高了 2 年内的生存率，并改善 3 年后患者的认知功能和生活质量。值得注意的是，纳入研究的患者中 80%

患有恶性肿瘤，亚组分析结果表明低剂量右美托咪定对肿瘤患者的3年生存率并无影响。（游月烊）

【评述】 以往的回顾性研究显示心脏手术患者围术期使用右美托咪定可以减少术后谵妄和其他并发症的发生率，降低术后30 d和术后1年的病死率。而关于重症监护室内机械通气的患者使用右美托咪定的荟萃分析未获得病死率下降的结论。本研究选择非心脏手术的老年患者，在转入重症监护室后1 h至术后第2天早晨静脉泵注低剂量右美托咪定，然后对这些患者进行3年电话随访，失访率<5%。结果发现，以生理盐水作为对照，低剂量右美托咪定可以显著降低术后2年内的病死率和生活质量。结论支持在重症监护室内使用低剂量右美托咪定，有利于改善非心脏手术的老年患者术后2年内的生存率和认知功能。这一结论基于前瞻性随机对照的研究方法，为右美托咪定对长期预后的积极影响提供更高等级的循证医学证据。

（严 敏）

文选 25

【题目】 右美托咪定经鼻内用药是否为儿童镇静提供足够的血浆浓度？一项药动学研究（Does intranasal dexmedetomidine provide adequate plasma concentrations for sedation in children: A pharmacokinetic study）

【来源】 Br J Anaesth, 2018, 120（5）: 1056-1065

【文摘】 对儿科患者进行临床操作时需要给予镇静治疗，鼻内雾化吸入右美托咪定不需要开放静脉通路，是一个合适的镇静方案。然而右美托咪定存在血流动力学不稳定的风险，迄今为止，仅对成人进行鼻内雾化吸入右美托咪定的药动学研究，尚无儿童患者的相关数据。Miller等选择18例接受心脏手术的儿科患者，分别使用右美托咪定鼻内雾化给药1 μg/kg或2 μg/kg，或静脉输注右美托咪定1 μg/kg，采用液相色谱/质谱法测定右美托咪定血浆浓度。结果发现，1 μg/kg右美托咪定给药后47 min平均血浆浓度达到199 pg/ml，2 μg/kg右美托咪定给药后47 min平均血浆浓度达到355 pg/ml。表现为药动学双室模型，生物利用度为83.8%（95%CI 69.5%～98.1%）。结论是1 μg/kg右美托咪定鼻内雾化给药后20 min内，婴儿和幼儿的右美托咪定平均动脉血浆浓度接近100 pg/ml，即镇静效果的最低值。将剂量加倍至2 μg/kg，10 min内即可达到这一血浆浓度，峰值浓度几乎为前者的2倍。两种剂量的血浆浓度在鼻内给药后47 min内达到峰值。这一峰浓度高于成人经口（漱口5 min后吐掉）或口服（150 ml液体）右美托咪定的血浆药物峰浓度。

（房丽丽）

【评述】 右美托咪定经鼻内途径给药已有10余年的应用经验，尤其适用于小儿无痛性诊疗操作。即使增加右美托咪定的剂量，也不会导致呼吸抑制。尽管如此，由于右美托咪定存在血流动力学不稳定的风险，仍值得对其最低有效剂量进行探索。本研究选择6～44月龄心脏手术患儿，术中静脉泵注右美托咪定，结果发现1 μg/kg的药物剂量可获得199 pg/ml血浆峰浓度，2 μg/kg的药物剂量可获得355 pg/ml血浆峰浓度，接近前者的2倍，而达到有效血浆药物浓度100 pg/ml的时间则缩短一半。与以往的研究中在成人患者经口应用右美托咪定相比，小儿鼻内雾化吸入右美托咪定的血浆药物峰浓度值更高。本研究的结论提示鼻内雾化吸入右美托咪定不仅能够提供有效的镇静浓度和更高的血浆药物浓度，随着给药剂量的增加，起效时间缩短，并且由于经鼻内给药途径没有肝首过效应，右美托咪定生物利用度更高，有助于临床医师根据小儿诊疗需要选择右美托咪定的给药剂量。

（严 敏）

文选 26

【题目】 右美托咪定在梗阻性黄疸患者体内的药动学研究：一项临床试验（The pharmacokinetics of dexmedetomidine in patients with obstructive jaundice：A clinical trial）

【来源】 PLoS One，2018，13（11）：e0207427

【文摘】 右美托咪定主要在肝进行生物转化。肝功能不全如阻塞性黄疸对右美托咪定的药动学影响显著。Song 等探讨肝功能不全对右美托咪定的药动学的影响。选择 18 例梗阻性黄疸患者作为试验组和 12 例非黄疸患者作为对照组，两组均输注 1 μg/kg 的右美托咪定 10 min 以上，分别于输注前、输注中、输注后 5 h 抽取动脉血样。采用高效液相色谱法结合串联质谱法测定血浆右美托咪定浓度。结果发现试验组血浆右美托咪定清除率［(0.006 8±0.001 7) L/（kg·min）］较对照组［(0.010 2±0.003 3) L/（kg·min）］下降 33.3%（$P=0.002$）。试验组的分布容积［(1.43±0.58) L/kg］较对照组（2.02±0.84）L/kg］减少 29.2%（$P=0.041$）。但是，手术过程中试验组和对照组患者的平均动脉压并无差异，麻醉复苏阶段两组均未出现过敏、哮喘、喉痉挛等并发症。结论是阻塞性黄疸患者右美托咪定的清除率和分布容积降低。可能与这类患者的肝血流量变化和肝功能不全引起的药物代谢酶系统受损有关。因此，在阻塞性黄疸患者中使用右美托咪定可能需要调整药物剂量。 （张冯江）

【评述】 梗阻性黄疸是肝胆外科常见的疾病之一。黄疸患者与非黄疸患者相比，手术过程中更易出现血流动力学不稳定和苏醒延迟的术后并发症。右美托咪定由于可以降低全身麻醉药物的用量，减轻炎症反应，在临床中广泛应用。但是，作为经肝代谢的药物，在黄疸患者中使用右美托咪定是否需要调整剂量仍不明确。本研究以非黄疸患者为对照，在梗阻性黄疸患者中右美托咪定的清除率下降33.3%，血流动力学稳定性类似，表现出良好的安全性。因此，在梗阻性黄疸的全身麻醉患者静脉输注 1 μg/kg 的右美托咪定是安全的。从药物清除率和分布容积下降的结果来看，需要下调右美托咪定的使用剂量。本研究的患者数量少，样本量小，未来应开展更大型的研究以评估梗阻性黄疸患者右美托咪定的药动学改变。 （严 敏）

文选 27

【题目】 在肝切除术中联合输注右美托咪定和羟考酮对阿片类药物的影响：一项随机对照试验（The opioid-sparing effect of perioperative dexmedetomidine combined with oxycodone infusion during open hepatectomy：A randomized controlled trial）

【来源】 Front Pharmacol，2018，8：940

【文摘】 经右胸下大切口行肝切除术伴有显著的术后疼痛，尚无最佳的术后镇痛方案。Zhang 等研究右美托咪定联合羟考酮在肝切除术中和术后输注的效果。选择 52 例接受择期肝切除术的患者，分为右美托咪定（DEX）组［插管前 10 min 静脉滴注右美托咪定负荷剂量为 0.5 μg/kg，维持剂量为 0.3 μg/（kg·h），直至切口缝合］或对照组（静脉给予生理盐水）。术后 48 h 患者自控镇痛方案为 DEX 组使用 60 mg 羟考酮和 360 μg 右美托咪定稀释至 120 ml，给药剂量为 2 ml，锁定时间为 5 min，1 h 限量为 20 ml。对照组仅使用 60 mg 羟考酮，其余参数与 DEX 组一致。结果发现与对照组相比，DEX 组术后 4～48 h 羟考酮消耗量明显降低；心率从 T1（插管前）降至 T6（到达麻醉后复苏室 20 min），平均血压从 T1 降至 T3（手术切口时）；丙泊酚和瑞芬太尼用量明显下降；术后 1 h、4 h、8 h 静息痛和 24 h、48 h 咳嗽时的 VAS 评分较低；第一次排气时间较短；对疼痛控制的满意程度更高；恶心呕吐发生率较低，均具有统计学意义（$P<0.05$）。结论是右美托咪定和羟考酮联合应用可降低羟考酮的用量和恶心、呕吐的发生率，提高镇痛效果，提高患者满意度，缩短首次排气时间。 （房丽丽）

【评述】 肝切除手术术后疼痛显著，在没有硬膜外等神经阻滞基础上，如何使用多模式镇痛以减少常规阿片类药物为基础的 PCA 相关不良反应。本研究选用阿片双受体激动剂——羟考酮，发现其起效快、不良反应少，对于急性伤害痛及内脏痛等都有良好作用，可作为多模式镇痛的基础用药而替代传统阿片类药物。研究中在术中及术后加用小剂量右美托咪定，发现该药作为全身麻醉辅助药及多模式镇痛"B 类"合并用药，在辅助镇痛镇静、减轻创伤炎症及应激反应、减少术中和（或）术后阿片类药物用量及不良反应、加快肠道恢复等优点众多，且加快患者康复，多靶点效应而提高患者满意度，为围术期镇痛药物的合理应用及搭配提供参考。还需要右美托咪定在严密监测下用于术后镇痛合适剂量、不同类手术的相关药物组合、不良反应等开展大样本多中心研究，期待更科学的研究结果受惠于广大患者。 （李 军）

文选 28

【题目】 静脉注射右美托咪定降低麻醉患儿气管拔管所需的七氟烷最低肺泡浓度：一项随机临床试验（Intravenous dexmedetomidine premedication reduces the required minimum alveolar concentration of sevoflurane for smooth tracheal extubation in anesthetized children: A randomized clinical trial）

【来源】 BMC Anesthesiol, 2018, 18（1）：9

【文摘】 众所周知，右美托咪定预用药可增强吸入麻醉药的作用，减少对七氟烷的需求，并有助于儿童气管插管全身麻醉后顺利拔管。Di 等探讨静脉注射不同剂量右美托咪定对儿童气管拔管时七氟烷最小肺泡浓度（MAC）的影响。选择 75 例年龄 3～7 岁、ASA Ⅰ级和Ⅱ级、扁桃体切除术的患儿，随机分为两组，分别于七氟烷吸入麻醉开始前约 10 min 静脉注射生理盐水（D0 组）、右美托咪定 1 μg/kg（D1 组）或右美托咪定 2 μg/kg（D2 组）。手术结束时，根据改良的狄克逊"上下"法调整气管顺利拔管时七氟烷的初始浓度。第一名患者的七氟烷初始浓度分别为 D0 组 1.5%、D1 组 1.0%、D2 组 0.8%，在下一名患者中，根据当前患者是否顺利拔管，进行 0.1% 上升或下降。保持 10 min 后，拔除气管导管。结果发现 D2 组（0.51%±0.13%）七氟烷 MAC 值低于 D1 组（0.83%±0.001%，$P<0.001$）和 D0 组（1.40%±0.12%，$P<0.001$）。七氟烷的 EC_{95} 值分别为 D2 组 0.83%、D1 组 1.07% 和 D0 组 1.73%。未出现喉痉挛。结论是右美托咪定剂量依赖性降低七氟烷的 MAC 值，有助于顺利拔管。静脉注射右旋美托咪定 1 μg/kg 和 2 μg/kg 分别使 MAC 值下降 41% 和 64%。 （房丽丽）

【评述】 小儿扁桃体切除术的麻醉用药及质量决定苏醒期与恢复期患儿的恢复，这类患儿在七氟烷麻醉后清醒下拔管不良反应众多，而适宜麻醉（也有文献称为"深麻醉"下，不甚科学）下拔管需掌握适当的 MAC 值，且在患儿自主呼吸恢复前提下，吸净口腔分泌物后拔管，患儿较为安静、不良反应少，因此适宜麻醉下拔管成为近年来该类小儿手术较为科学及理想的技术。该研究通过比较单纯七氟烷和七氟烷复合两个剂量右美托咪定术前用药对扁桃体切除术患儿麻醉拔管的影响，得出术前静脉注射右美托咪定可以减少行扁桃体切除术患儿七氟烷麻醉拔管的 MAC 值，剂量越大，MAC 值下降越大的结论。该临床药理学研究存在的缺陷在于全身麻醉药物中使用阿片类药及采用局部麻醉药行局部麻醉，这些都会影响七氟烷麻醉拔管的 MAC 值，对结果存在一定影响，使得研究结论不能适用于其他儿科手术；采用的主要方法——改良的 Dixon 法存在部分小儿拔管安全性的问题。

（李　军）

文选 29

【题目】　右美托咪定对神经刺激仪引导下喙突旁入路臂丛阻滞的作用（The effect of dexmedetomidine in coracoid approach brachial plexus block under dual stimulation）

【来源】　Medicine（Baltimore），2018，97（39）：e12240. doi：10.1097

【文摘】　喙突旁入路臂丛阻滞是安全有效的麻醉和镇痛方式。采用神经刺激仪引导神经周围局部麻醉药物的注射可增强区域阻滞的作用。另外，右美托咪定与局部麻醉药混合使用可延长区域阻滞的时间。He 等评估右美托咪定与罗哌卡因混合用于神经刺激仪引导下喙突旁入路臂丛阻滞对麻醉持续时间和术后有效镇痛时间的影响。选择 60 例患者，随机分为两组（D 组和 C 组），每组 30 例。C 组使用 0.375% 罗哌卡因 40 ml，D 组采用 0.375% 罗哌卡因 40 ml 与右美托咪定 1 μg/kg。结果发现与 C 组相比，D 组麻醉持续时间较长（分别为 759 min 和 634 min，$P<0.05$），有效术后镇痛时间较长（分别为 986 min 和 789 min，$P<0.05$）。两组的感觉和运动阻滞起效时间、臂丛阻滞后 6 h 和 12 h 的 VAS 评分差异均无统计学意义。但是，D 组在臂丛阻滞后 24 h 的 VAS 评分和术后 48 h 内曲马多的累积补救剂量均明显低于 C 组（$P<0.05$）。结论是，在罗哌卡因中加入 1 μg/kg 右美托咪定，可延长喙突旁入路臂丛阻滞的麻醉时间和术后有效镇痛时间。研究组术后 24 h 的 VAS 评分和术后 48 h 曲马多的需求均较低，且无不良反应。

（张冯江）

【评述】　喙突旁入路是一安全、高效的臂丛阻滞方法，非常适合于手腕部、肘部和前臂手术；随着神经刺激仪和超声引导在区域阻滞中的应用越来越成熟，其安全性和有效性也得到系统研究和证实。该研究以单侧前臂手术患者为研究对象，探讨局部麻醉药增加佐剂——右美托咪定的临床效应（结果见摘要）。右美托咪定加入局部麻醉药的研究众多，部分研究结果发现可提高阻滞起效时间、延长阻滞时间及有效镇痛时间；还有部分研究只发现适当延长阻滞时间（与本研究类似）。对于区域阻滞是否采用联合用药（不同类药，而非两者局部麻醉药）的方法临床一直存在争议，可能重要的观点是联合用药后的风险（毒性、药物其他不良反应等）/效益比究竟如何需要关注，如果只是少许延长阻滞时间，临床意义不大；而如果延长时间较多、术后镇痛药需求显著减少，则临床意义突出。有关右美托咪定的类似研究还会继续，希望能得到更为科学、有意义的结论引导临床医师合理选择药物及剂量。

（李　军）

文选 30

【题目】右美托咪定在经皮肾穿刺取石术后全身炎症反应综合征患者中的围术期应用：一项随机对照试验（Perioperative application of dexmedetomidine for postoperative systemic inflammatory response syndrome in patients undergoing percutaneous nephrolithotomy lithotripsy: Results of a randomized controlled trial）

【来源】BMJ Open, 2018, 8（11）：e019008

【文摘】以往的回顾性研究表明，围术期使用右美托咪定可降低全身炎症反应综合征（SIRS）发生率。Deng 等探讨经皮肾穿刺取石术围术期给予右美托咪定降低术后全身炎症反应综合征的发生率。选择 190 名患者，随机分为右美托咪定组（DEX 组，$n=95$）和生理盐水对照组（CON 组，$n=95$）。在 DEX 组中，在麻醉诱导前使用右美托咪定（1 μg/kg），并在手术期间注入 [0.5 μg/（kg·h）]。记录术后全身炎症反应综合征发生率，测定血清白细胞介素-6（IL-6）和肿瘤坏死因子 α（TNF-α）。结果发现 CON 组血浆 TNF-α 水平从手术开始 [（21.58±9.20）ng/L] 到术后 24 h [（13.49±7.11）ng/L] 显著升高（$P=0.002$）。DEX 组手术开始时血浆 TNF-α 水平 [（12.52±6.66）ng/L] 显著低于 CON 组，术后 24 h 并未升高。CON 组血浆 IL-6 水平从手术开始至术后 48 h 的变化也出现与 TNF-α 类似的升高，DEX 组术后 24 h 血浆 IL-6 水平 [（11.39±3.69）ng/L] 显著低于 CON 组 [（17.00±6.65）ng/L，$P=0.049$]。DEX 组全身炎症反应综合征发生率明显低于 CON 组（分别为 35.8% 和 50.5%，$P=0.04$），但是，术后住院时间和住院费用无显著差异。两组均未出现脓毒症。结论是在经皮肾穿刺取石术期间给予右美托咪定可能有利于通过抑制炎症介质的释放来降低全身炎症反应综合征的发生率，但是并未因此而降低术后住院时间和医疗费用等临床结果。

（张冯江）

【评述】经皮肾镜碎石取石术（PCNL）治愈率高、复发率低、术后并发症少，已被推荐为肾内结石治疗的"金标准"。然而，PCNL 术后并发症的问题一直未能解决。PCNL 术后 SIRS 的发生率可高达 40%。而 PCNL 术后过度的炎症反应，会延长住院时间、增加医疗费用甚至增加死亡率。因此，降低感染相关的并发症包括 SIRS 和脓毒症意义重大。SIRS 是促炎反应和抗炎反应之间的复杂的相互作用的结果，伴有促炎细胞因子（TNF-α 和 IL-6）的过度释放，且 IL-6 和 TNF-α 在 SIRS 进展中起着关键作用。而研究表明 IL-6 和 TNF-α 浓度是预测 SIRS 发生的敏感指标。本研究结果显示，右美托咪定可抑制 PCNL 患者的炎症反应，降低 IL-6、TNF-α 水平，但并不能改善临床预后（如脓毒血症的发生率、术后住院时间和费用）。不能改善临床预后的原因，一方面可能与 SIRS 的诊断标准太过敏感、不太具体有关；另一方面，该研究的患者为 ASA Ⅰ～Ⅱ级，即使患者出现 SIRS，其发生脓毒症或术后长期住院等临床后果的风险也很低。但该研究也存在一些局限性。第一，这项研究是单中心临床试验，总的 SIRS 发病率很高，且只纳入了 ASA Ⅰ级和Ⅱ级患者；第二，未采用更具体的 qSOFA 评分来诊断 SIRS；第三，只对全身麻醉下行 PCNL 手术的患者进行了研究，而未对局部麻醉下 PCNL 手术患者 SIRS 的发生情况进行研究。第四，只研究了说明书推荐剂量的右美托咪定对 SIRS 的影响，未研究其他剂量，无法确定 SIRS 的发生率与剂量之间是否相关，有无剂量依赖效应。第五，所有患者围术期均接受标准化抗生素治疗，这也可能影响临床结果。总之，目前的研究表明，在 PCNL 期间使用右美托咪定可能有助于抑制炎症介质的释放，从而降低 SIRS 的发生率，但并未对临床预后产生影响。未来需进行多中心、大样本的研究，以确认不同剂量的右美托咪定对不同人群、不同麻醉方法下、更高 ASA 分级、未常规使用抗生素时行 PCNL 手术的患者 SIRS 的发生率以及预后的影响。另外，随着 SIRS 诊断标准的改进，采用更具体的 qSOFA 评分诊断 SIRS 时，右美托咪定对 SIRS 发生率的影响也有待进一步研究。

（叶 茂）

文选 31

【题目】 瑞芬太尼通过增强初级躯体感觉皮质区域氨基酸神经递质的释放引起痛觉过敏可以被利多卡因抑制（The increased release of amino acid neurotransmitters of the primary somatosensory cortical area in rats contributes to remifentanil-induced hyperalgesia and its inhibition by lidocaine）

【来源】 J Pain Res, 2018, 11: 1521-1529

【文摘】 Wang 等发现瑞芬太尼诱导的痛觉过敏（RIH）可能与初级躯体感觉皮质神经元（S1）的活化有关，而利多卡因可以抑制瑞芬太尼诱导的这种痛觉过敏。通过动物实验建立瑞芬太尼静脉镇痛模型，探讨痛觉过敏中 S1 皮质氨基酸类神经递质的释放及利多卡因对其的抑制作用。SD 大鼠被随机分为 4 组：丙泊酚（Pro）组、瑞芬太尼（Remi）组、利多卡因（Lido）组和瑞芬太尼联合利多卡因（Remi+Lido）组。Wang 等通过 Von Frey 实验评估机械性痛觉过敏；采用高效液相色谱（HPLC）荧光法检测 S1 区微透析液中的氨基酸类神经递质；Western blotting 法测定全细胞裂解液和膜脂筏（MLRs）中蛋白激酶 C（cPKC）γ 水平。Von Frey 实验表明利多卡因联合给药显著缩短 Remi 组在输注瑞芬太尼 2 h 后的缩足反应阈值。利多卡因输注 5 h 后，可以抑制瑞芬太尼诱导的 S1 兴奋性和抑制性氨基酸的释放。Western blotting 法显示瑞芬太尼诱导的膜脂筏（MLR）中 cPKCγ 表达量增高也可被利多卡因抑制。研究结果提示，S1 神经元的活化造成氨基酸类神经递质的释放增加和 cPKCγ 的 MLRs 转位是痛觉过敏的潜在机制，利多卡因抗痛觉过敏的机制可能正是抑制瑞芬太尼诱导的 S1 神经元中氨基酸神经递质的释放和 cPKCγ 的 MLRs 转位来发挥作用。

（王 浩）

【评述】 严重的术后疼痛与瑞芬太尼导致的痛觉过敏（RIH）有关，并且利多卡因可以减轻 RIH。因此研究利多卡因减轻 RIH 的具体机制对解决 RIH 相关的术后疼痛具有重要的临床意义。该研究在前期的研究基础上进一步发现利多卡因抗 RIH 的机制可能与抑制瑞芬太尼诱导的 S1 神经元中氨基酸神经递质的释放和 cPKCγ 的 MLRs 转位有关。并且该研究用了多种实验方法，包括高效液相色谱（HPLC）荧光法和 Western blotting 法，具有一定的先进性；在国内外研究基础上对 RIH 的具体机制进行探讨，具有一定的科学性和客观性。但利多卡因并不能完全逆转 RIH，而且文中探讨的机制并不能完全说明利多卡因减轻 RIH 的机制，这可能需要进一步的研究。

（褚海辰）

文选 32

【题目】 肥胖患者罗库溴铵按去脂肪体重与实际体重间断给药的恢复期药效学比较

【来源】 广东医学，2018, 39（9）：27-30

【文摘】 张艳静等比较肥胖患者罗库溴铵按去脂肪体重与实际体重间断给药的药效学差异。研究选择择期行颅脑外科手术患者 40 例，BMI 18～25kg/m² 作为正常体重入组，BMI 30～35 kg/m²

作为肥胖体重入组。根据体重和给药方式的不同，分为 4 组：正常体重组按实际体重给药组（NR组）、正常体重组按去脂肪体重给药组（NL组）、肥胖体重组按实际体重给药组（OR组）和肥胖体重组按去脂肪体重给药组（OL组）。手术全程行肌松监测，分别按 2 倍实际体重或去脂肪体重的 ED_{95} 静脉注射罗库溴铵行全身麻醉诱导，当 4 个成串刺激第 1 个肌颤搐反应（T1）达到最大抑制（T1＝0）进行气管插管，T1 恢复至 5% 时，间断追加 0.5 倍 ED_{95} 剂量，直至手术结束前 30 min 停药。记录起效时间、临床作用时间、恢复指数和恢复时间。结果显示与 NR 组相比，OR 组在平均加药间隔时间、注药结束到 T1＝25% 的时间和注药结束到 TOF＝0.9 的时间上均明显延长；与 OR 组相比，OL 组的起效时间延长，而平均加药间隔时间、注药结束到 T1＝25% 的时间和注药结束到 TOF＝0.9 的时间上均缩短。该研究证实在长时间手术中，肥胖患者按去脂肪体重 ED_{95} 给药模式重复使用罗库溴铵可以避免出现药物蓄积，对肌松拮抗药给药时机，降低肥胖患者肌松残余的发生率有临床指导作用。

（王之遥）

【评述】 肌松药在不同体重患者的药动学与药效学有较大的个体差异，本研究通过比较不同体重患者的不同给药方式，探讨罗库溴铵在不同人群更优的给药方式，为避免肥胖患者术后肌松药残余所致并发症，有一定的临床意义。本研究在前期研究的基础上，设计了针对正常体重及肥胖患者的 4 种给药方案，具有科研的独特性和创新性。但随着体重指数进一步增加，甚至是对于病态肥胖的患者，这种以去脂肪体重为依据给药的方式是否依然更优，可能需进一步的研究。同时本研究确定了手术时长这一影响因素，对于手术时长的变化对肥胖患者罗库溴铵药动学及药效学的影响，也需进一步的研究。

（褚海辰）

二、麻醉方法研究进展

文选 33

【题目】 胸部计算机断层扫描影像（CT）精确预测左侧双腔气管导管最佳插入深度的研究（Chest computed tomography image for accurately predicting the optimal insertion depth of left-sided double-lumen tube）

【来源】 J Cardiothorac Anesth, 2018, 32（2）：855-859

【文摘】 Liu 等研究胸部计算机断层扫描影像（CT）在预测左侧双腔气管导管（LDLT）最佳插入深度的可行性和准确性。该研究纳入 60 名需要通过左双腔气管插管行单肺通气接受胸科手术的患者，随机分为两组：盲法插管组（B 组，$n=30$）或胸部 CT 引导组（C 组，$n=30$），并通过相应方法完成 LDLT 的放置。插管后，一名独立于本实验之外的麻醉医师要对双腔气管导管的位置、隆突的位置以及由于纤维支气管镜操作造成的小气道损伤进行评估。分别记录到达最佳插管位置的数量，LDLT 插管的时间，以及使用纤维支气管镜确认时长及隆突和支气管的损伤程度。结果显示，B 组 30 例插管中 16 例处于最佳位置，而 C 组 30 例插管中有 27 例处于最佳位置。双腔气管导管的插管时间，B 组为（118.0±26.2）s，C 组为（71.5±8.7）s。利用纤维支气管镜进行位置确认的时长，B 组为（40.8±15.8）s，C 组为（18.7±7.9）s。隆突和支气管损伤的发生率，C 组（30 例中有 3 例）明显低于 B 组（30 例中的 11 例）。上述指标差异均具有统计学意义。而术后咽喉痛、声音嘶哑的发生率两组无显著性差异。本研究证明了与盲法气管插管相比，根据胸部 CT 测量的声带和隆突间距离为指导行 LDLT 插管的方法更加有效和准确。

（王　鑫　田首元）

【评述】 胸外科手术实施单肺通气时要求双腔气管导管精确的定位，一旦双腔气管导管位置不当，不仅影响单肺隔离的效果，而且可能导致患者术中出现严重缺氧和高碳酸血症等并发症。因此，确认单肺通气期间合适的双腔气管导管位置非常必要。纤维支气管镜定位双腔气管导管位置是目前公认的"金标准"，但纤维支气管镜相对昂贵、消毒的成本较高、需要熟练操作经验，在基层医院的临床应用中仍有一定局限性。因此，在缺乏纤维支气管镜定位的状态下完成双腔气管插管，寻求高效、准确、便于掌握的方法仍然是非常实用的一项弥补措施。该研究评估了根据胸部 CT 测量自声带至隆突间距离为插管深度作为指导行 LDLT 插管定位的可行性和准确性。结果表明，与肺部听诊法相比，根据胸部 CT 测量气道长度为指导的 LDLT 插管定位法更加有效和准确。该方法同时对麻醉科医师准确测量 CT 片也提出了更高的要求。该研究结果对于胸科手术 LDLT 插管定位提供了很好的参考。但是考虑到该项研究是小样本的临床研究，需要更大的样本数据来进一步评价其方法的有效性。

（仓　静）

文选 34

【题目】 压力控制容量保证通气模式对妇科腹腔镜手术患者呼吸力学的影响

【来源】 国际麻醉学与复苏杂志，2018，39（10）：934-937

【文摘】 白洁等研究压力控制容量保证通气（PCV-VG）模式和容量控制通气模式（VCV）对妇科腹腔镜手术中血流动力学、血气分析、呼吸力学指标的影响。该研究纳入择期行妇科腹腔镜手术的患者 40 例，采用随机数字表法分为两组：压力控制容量保证通气模式组（PCV-VG 组）和容量控制通气模式组（VCV 组），每组 20 例。记录并比较麻醉诱导前（T0）、气管插管后 10 min（T1）和气腹头低位后 40 min（T2）、气腹解除平卧位后 5 min（T3）、清醒拔管后 5 min（T4）的 HR、MAP，T1、T2、T3 时的 PaO_2、$PaCO_2$、气道峰压（peak airway pressure，P_{peak}）、气道平台压（plateau pressure，P_{plat}）、肺动态顺应性（thoracic compliance，C_{dyn}）。结果发现，两组患者 T2 时 P_{peak}、P_{plat} 高于 T1、T3，C_{dyn} 低于 T1、T3；PCV-VG 组 T2 时 P_{peak}、P_{plat} 低于 VCV 组，C_{dyn} 高于 VCV 组，差异均有统计学意义。两组患者各时点心率、平均动脉压和 PaO_2 比较差异无统计学意义。研究认为，与 VCV 比较，PCV-VG 通气模式能够有效降低妇科腹腔镜手术患者 P_{peak} 和 P_{plat}，提高肺顺应性，提供足够氧合，降低机械通气性肺损伤的风险。

（王　鑫　田首元）

【评述】 长时间气腹、头低足高 Trendelenburg 位或其他极端体位给行妇科腹腔镜手术患者术中气道管理和肺保护带来较大挑战。因此，选择合适的通气模式、维持足够的动脉氧合及减少机械性肺损伤成为一个关键问题。该研究比较压力控制容量保证通气模式和容量控制通气模式对行妇科腹腔镜手术患者术中呼吸力学指标的影响。在通气管理上，PCV-VG 通气模式在限定正压通气的同时又弥补通气容量不足的情况，与传统的 VCV 或 PCV 相比，是更为先进的通气方式。该研究也发现，PCV-VG 通气模式能够有效降低妇科腹腔镜手术患者 P_{peak} 和 P_{plat}，提高肺动态顺应性，提供足够氧合，在理论上降低机械通气性肺损伤的风险概率，但是缺少术后肺损伤相应指标的检测，因此有待进一步研究证实。该研究对于腹腔镜手术气腹和头低足高 Trendelenburg 位下如何实施肺保护具有指导意义，但仍需结合更多的指标如炎症指标、肺损伤指标以及远期肺部并发症等，通过前瞻性随机对照试验探究不同通气模式和肺保护策略在该类手术中的肺保护作用。对于肥胖患者等特殊人群的通气管理是否同样适合也需要进一步的检验。

（仓 静）

文选 35

【题目】 静脉输注右美托咪定对臂丛阻滞效果的随机对照研究

【来源】 北京大学学报（医学版），2018，50（5）：845-849

【文摘】 李岩等评价静脉输注不同剂量右美托咪定对肩关节镜手术肌间沟入路臂丛神经阻滞效果的影响。选择 90 例择期行肩关节镜手术患者，随机分为 3 组：R 组（$n=30$），为对照组；D1 组（$n=30$），静脉输注右美托咪定 0.2 μg/（kg·h）；D2 组（$n=30$），静脉输注右美托咪定 0.7 μg/（kg·h）。超声引导下行肌间沟臂丛阻滞，注入 0.375% 罗哌卡因 10 ml，评价臂丛阻滞效果后进行全身麻醉。D1 组和 D2 组先静脉输注右美托咪定 1.0 μg/kg，10 min 内输注完毕后分别以 0.2 μg/（kg·h）和 0.7 μg/（kg·h）持续输注至手术结束前 30 min 停药。记录各组臂丛阻滞的镇痛持续时间、感觉阻滞持续时间、术后首次疼痛时 VAS 评分、24 h 内补救镇痛次数，同时记录各组给予右美托咪定前（T0）、给药后 10 min（T1）、给药后 30 min（T2）、停药时（T3）、术毕时（T4）及气管拔管时（T5）的血压和心率。结果显示，与 R 组相比，D1 组和 D2 组的镇痛持续时间和感觉阻滞持续时间显著延长（$P<0.01$），但 D1 组和 D2 组之间差异无统计学意义（$P>0.05$）；D1 组和 D2 组 T1~T5 各时间点的心率、收缩压明显降低（$P<0.01$）。与 D1 组比较，D2 组低血压和心动过缓的发生率差异有统计学意义（$P<0.05$）。该研究结论为静脉输注右美托咪定可延长臂丛阻滞的效果，低剂量右美托咪定安全性更高，临床效果更佳。

（魏 滨）

【评述】 如何延长外周神经阻滞的作用时间是临床热点问题，既往研究表明局部麻醉药伍用血管收缩药、糖皮质激素、阿片类药物和 $α_2$ 受体激动药等药物均可延长外周神经阻滞的时效。右美托咪定作为一种新型、高选择性的 $α_2$ 受体激动药，具有镇静、抗焦虑和镇痛作用，有研究表明，局部麻醉药伍用右美托咪定可以延长臂丛神经阻滞和椎管内阻滞的作用时间，但未见右美托咪定静脉用药与延长外周神经阻滞作用时间关系的相关研究。该研究观察右美托咪定静脉用药对延长局部麻醉药物臂丛神经阻滞作用时间的影响，对临床工作具有一定的指导作用。在此基础上，开展多中心的临床研究以提高临床证据的级别值得期待。特别是基于 $α_2$ 受体激动药药理作用机制，深入研究静脉用药延长区域神经阻滞作用时间的可能机制具有重要的理论价值。

（郭向阳）

文选 36

【题目】 胸椎旁神经阻滞联合全身麻醉对乳腺癌手术患者术后早期康复的影响

【来源】 中华麻醉学杂志，2018，38（3）：320-323

【文摘】 王蕾等观察胸椎旁神经阻滞联合全身麻醉对乳腺癌手术患者术后早期康复的影响。该研究纳入择期行乳腺癌手术的患者201例，年龄18～69岁，BMI<35kg/m^2，ASA Ⅰ级或Ⅱ级，随机分为2组：全身麻醉组（GA组，$n=102$）和胸椎旁神经阻滞联合全身麻醉组（TGA组，$n=99$）。TGA组术前30 min在超声引导下行胸椎旁神经阻滞，T1～5每个穿刺点注射0.75%罗哌卡因5 ml；GA组每个穿刺点给予1%利多卡因0.2 ml行局部浸润麻醉。所有患者静脉注射芬太尼、丙泊酚和罗库溴铵进行麻醉诱导，GA组吸入七氟烷，TGA组靶控输注丙泊酚，均间断静脉注射芬太尼和罗库溴铵维持麻醉，维持BIS值40～60。术后采用主诉疼痛程度评分法评估疼痛程度，主诉疼痛程度评分>4分时选择性静脉注射帕瑞昔布钠40 mg，或哌替啶50 mg，或曲马多50 mg，或芬太尼50 μg补救镇痛。同时记录术后2 d内补救镇痛和恶心、干呕或呕吐的发生情况，分别于术后1 d和2 d时评估患者术后早期康复质量。研究结果显示TGA组术后康复质量评分升高，术后恶心发生率降低，而术后补救镇痛、干呕或呕吐的发生率差异无统计学意义。该研究结论认为相对于单纯全身麻醉而言，胸椎旁神经阻滞联合全身麻醉用于乳腺癌手术患者有利于术后早期康复。 （魏 滨）

【评述】 胸椎旁神经阻滞技术至今已有逾百年的历史，伴随麻醉可视化技术的发展，其临床中应用日益普遍。胸椎旁神经阻滞可以为胸部手术提供术中辅助镇痛、改善术后镇痛质量和减少阿片类药物不良反应，还能改善患者术后的康复质量。该研究观察胸椎旁神经阻滞对乳腺癌患者术后早期康复的影响，研究设计严谨、统计分析方法合理，研究结果也与国内外研究基本一致，对临床工作有重要的指导意义。胸椎旁神经阻滞相关并发症低于硬膜外阻滞，但胸膜损伤、血管损伤和高位硬膜外麻醉等并发症仍需给予一定的重视。近年来，胸大肌平面阻滞和前锯肌平面阻滞在胸部手术中得到广泛应用，相较于胸椎旁神经阻滞是否具有更大综合优势，值得通过多中心、随机对照研究进一步验证。 （郭向阳）

文选37

【题目】 小儿体外循环术中人工胶体液替代新鲜冰冻血浆（Substitution of artificial colloids for fresh frozen plasma in pediatric cardiopulmonary bypass surgery）

【来源】 Paediatr Anaesth, 2018, 28（10）：914-923

【文摘】 Wang等观察人工胶体液替代新鲜冰冻血浆作为预充液在患儿体外循环手术中应用的可行性，并探寻与术后胸腔引流量相关的因素。该研究回顾性分析2013年1月至2014年4月间体外循环下接受心脏手术的患儿1164例，所有患儿体外循环管路分别使用明胶或血浆作为预充液，记录两种预充液对患儿术后凝血功能（凝血药物、胸腔引流和输血需求）、恢复指标（机械通气时间、ICU停留时间和住院时间）以及住院期间死亡率和并发症的影响，多元线性回顾分析术后胸腔引流量相关的危险因素。研究结果显示，选用明胶或血浆作为体外循环管路预充液的两组患儿术后并发症和死亡率的差异无统计学意义（$P>0.05$）。在婴儿患者，相较于血浆，以明胶为预充液术后胸腔引流量会增加，但是输血需求减少，气管插管的带管时间和住院时间等恢复指标也减少；而在儿童患者中，以明胶为预充液则仅表现为术后输血需求减少。进一步的多元线性回归分析显示，影响患儿心脏术后胸腔引流量的独立危险因素为预充液的类型（$\beta=1.941$，$95\%CI$ 1.057～2.823，$P<0.001$）、体外循

环时间（$\beta=0.024$，95% CI 0.013～0.036，$P<0.001$）和患儿的年龄（$\beta=-0.257$，95% CI -0.422～-0.090，$P=0.002$）。最后该研究的结论认为，接受择期心脏手术的普通患儿选择明胶作为体外循环管道的预充液是可行的。

（魏　滨）

【评述】　尽管近年来人工胶体对脏器功能的影响，以及是否改善患者预后方面存在一些争议，但在围术期仍得到广泛的使用。该课题组既往对人工胶体在小儿体外循环预充液中的应用有较好的研究基础。本研究作者通过回顾性分析该院2012—2013年1164例小儿心脏手术中体外循环预充液的类型与体外循环时间、术中输血量、术后凝血功能及术后并发症等预后指标的关系，发现采用人工胶体预充的患儿，体外循环时间、围术期红细胞用量明显低于血浆预充的患儿；1岁以下的患儿中，人工胶体预充组机械通气时间、ICU停留时间以及住院时间略短于血浆预充组；住院死亡率、透析率、肝功能、肾功能等指标在两种不同预充液的患儿中无明显差异。尽管为回顾性研究，但基于较大样本量的临床病例数据得出的结果对于指导体外循环期间人工胶体的使用具有临床意义。此外，仍需注意到人工胶体预充患儿术后引流量、术后HCT均显著低于血浆预充组，人工胶体使用后对全身炎症反应、脏器功能、凝血功能的影响须在临床应用中予以关注。

（米卫东）

文选38

【题目】　中国一家妇产医院剖宫产术中目标导向的血液回输和异体浓缩红细胞输注的关系（The association of targeted cell salvage blood transfusion during cesarean delivery with allogeneic packed red blood cell transfusions in a maternity hospital in China）

【来源】　Anesth Analg，2018，127（3）：706-713

【文摘】　Yan等评价剖宫产术中针对出血高风险产妇实施术中目标导向血液回输技术的安全性。该研究纳入妊娠>28周接受剖宫产手术的所有产妇。应用中断时间序列分析的方法对实施术中回收式自体输血前（2010年1月至2012年8月，11 322例患者）和实施回收式自体输血后（2012年9月至2015年6月，17 456例患者）的输血状况等进行对比研究。在研究项目实施后，对临床考虑输血可能性大的产妇实施术中自体血回收1601例（9.2%）。该研究的主要观察指标为异体浓缩红细胞的月输注率和急性不良输血反应发生率。研究结果显示，在目标导向血液回输项目实施前后异体浓缩红细胞的月输注率为2.7%±0.9%和2.2%±0.7%，差异无统计学意义（$P=0.22$）；异体浓缩红细胞的人均月输注量为（4.1±0.4）U和（3.9±0.9）U，差异也无统计学意义（$P=0.69$）。在目标导向血液回输项目实施后，术中异体浓缩红细胞的月输注率降低（$P=0.03$）。然而，产后异体浓缩红细胞的月输注率没有变化（$P=0.56$），急性不良输血反应的发生率也没有变化（$P=0.55$）。通过比较异体红细胞月输注率和急性输血反应发生率的差异，该研究结论为术中目标导向血液回输技术显著降低剖宫产患者术中异体浓缩红细胞的输注需求，但对于术后异体红细胞输注量无影响，也未改变整个围术期（术前除外）的异体红细胞输注需求。同时，该研究未发现自体血回输相关不良反应，也证实该技术在剖宫产术中应用的安全性。

（魏　滨）

【评述】　合理用血、节约用血、安全用血一直是国际医学界关注的焦点。但自体血液回输技术在一些特殊手术，如肿瘤、产科等临床条件应用的安全性一直存有争议。结合这些焦点问题，该研究通过单中心的回顾性分析，显示目标导向（阈值设定）的血液回输技术显著降低剖宫产患者术中异体浓缩红细胞的输注需求，但未改变整个围术期（术前除外）异体红细胞输注需求；研究还证实血液回输技术在产科手术患者中应用的安全性。这些结果对临床有一定的指导参考意义，显示出目标导向血液回输技术在剖宫产手术中应用的安全性和有效性。但此文为单中心，并为回顾性研究，在异体红细胞输注的阈值及输注量等标准的判断认定上，可能存在有主观个体间及客观个体间的差异，使得结论难免具有一定局限性。这些，亟须通过多中心甚或前瞻性研究予以克服解决。产科血液管理是个系统工程，混杂因素众多，需要进一步深入的研究，以形成更加完善的血液管理方案。

（米卫东）

文选 39

【题目】 围术期管理可改善肺癌患者术后长期生存：回顾性队列研究（Perioperative management may improve long-term survival in patients after lung cancer surgery：A retrospective cohort study）

【来源】 Anesth Analg，2018，126（5）：1666-1674

【文摘】 Huang 等观察肺癌手术治疗患者术后长期生存的预测因素。该研究回顾性分析 2006 年 1 月至 2009 年 12 月间接受手术治疗的非小细胞肺癌患者，共计 588 例患者完成术后随访，中位随访时间为 5.2（四分位数间距，2.0～6.8）年。该研究的主要观察指标为患者的术后存活时间，随访结束时有 291 例患者（49.5%）存活，中位生存期 64.3（四分位数间距，28.5～48.6）个月，术后 1 年、3 年和 5 年患者的总体生存率分别为 90.8%、70.0% 和 57.1%。研究结果显示，局部切除（RR 1.46，95% CI 1.08～1.98，$P=0.013$）和肿瘤的瘤体大（RR 1.29，95% CI 1.17～1.42，$P<0.001$）与患者术后生存期短相关；而体重质量指数高（RR 0.82，95% CI 0.69～0.97，$P=0.021$）、肿瘤分化程度高（RR 0.59，95% CI 0.37～0.93，$P=0.024$）、纵隔淋巴结清扫（RR 0.45，95% CI 0.30～0.67，$P<0.001$）和术中使用地塞米松（RR 0.70，95% CI 0.54～0.90，$P=0.006$）与患者术后长期生存相关。氟比洛芬酯的使用与患者术后长期生存无关（RR 0.80，95% CI 0.62～1.03，$P=0.086$），然而，氟比洛芬酯和地塞米松联合使用与患者术后长期生存有关（与未使用两种药物相比，调整后 RR 0.57，95% CI 0.38～0.64，$P=0.005$）。最后该研究结论为围术期地塞米松和氟比洛芬酯的使用可以改善非小细胞肺癌患者手术后的长期生存。但考虑到研究的样本量较小，应谨慎看待上述发现，并需要进一步的随机临床研究进行验证。

（魏　滨）

【评述】 该研究针对围术期管理是否能改善非小细胞肺癌患者的长期转归进行长期随访研究，结果揭示围术期给予地塞米松与氟比洛芬酯可以改善此类患者的长期生存时间。从中可以看出，围术期由于外科创伤造成的术后持久性严重炎性状态可能对机体自身免疫功能造成抑制，传统意义上糖皮质激素或其他抗炎药物可能对免疫状态的直接抑制作用远远低于其通过抑制外科创伤相关严重炎性反应对自身免疫功能的保护效应。对未来实施围术期干预炎性反应的药物选择以及开展随机对照研究的方法学设计提供有益的指导。围术期抗炎管理的核心要素，首先在于有效的围术期应激管控，全身麻醉复合外周神经阻滞或者中胸段硬膜外麻醉或右美托咪定给予，均为可选的有效方法，在此基础上维持全身脏器氧供需平衡避免脏器缺血缺氧性炎性损伤以及给予大型手术抗炎药物，可能有助于提高肿瘤患者的长期生存率。

（王天龙）

文选 40

【题目】 静脉注射羟考酮和不同剂量右美托咪定对腹部手术后患者睡眠质量和内脏痛的影响：随机对照研究（Effect of intravenous oxycodone in combination with different doses of dexmedetomdine on sleep quality and visceral pain in patients after abdominal surgery: A randomized study）

【来源】 Clin J Pain, 2018, 34 (12): 1126-1132

【文摘】 Jiang 等观察羟考酮和右美托咪定联合用药对腹部手术后患者睡眠质量和内脏痛的影响。该研究选取全身麻醉下行腹腔镜辅助胃肠手术的患者 99 例，依据术后镇痛方案随机分为 3 组，每组 33 例。C 组镇痛方案：羟考酮 0.6 mg/kg，采用生理盐水稀释至 100 ml；D1 组和 D2 组镇痛方案：羟考酮 0.6 mg/kg 复合右美托咪定 2.4 μg/kg 和 4.8 μg/kg，采用生理盐水稀释至 100 ml，PCIA 的参数设置均为背景剂量 3 ml/h，负荷剂量 1 ml，锁定时间为 12 min。所有患者术前 1 晚、术后第 1 晚和第 2 晚均行多导睡眠监测，研究的主要观察指标为非快速动眼睡眠 2 期（N2）占总睡眠时间的比例。该研究结果显示有 97 例患者纳入统计分析，相较于 C 组，D1 组和 D2 组患者在术后第 1 晚和第 2 晚 N2 占总睡眠时间的比例高，分别为（54%±9% 和 53%±10%；55%±7% 和 56%±8%，P 值均<0.001），但 D1 组和 D2 组之间的 N1、N2 占总睡眠的比例无显著差异（P>0.05）。C 组患者术后第 1 晚和第 2 晚 N1 占比为 37%±5% 和 33%±3%，均高于 D1 组和 D2 组（P 值均<0.001）。在镇痛效果方面，D1 组和 D2 组镇痛补救和有效按压次数均低于 C 组（P<0.05）；在术后不良反应方面，D2 组低血压发生率较高（P<0.05），但无明显的心动过缓（P>0.05）。该研究结论为羟考酮和右美托咪定联合用药可以改善患者睡眠质量并对内脏痛有良好效果。但较大剂量的右美托咪定不会进一步改善睡眠质量，反而增加低血压的风险。

（魏 滨）

【评述】 患者术后的睡眠质量可影响患者术后的康复进程和认知功能，该研究创新性地将具有内脏痛治疗效应的羟考酮，与有助于改善患者术后睡眠状态的右美托咪定巧妙地进行结合，并用于腹内手术患者自控静脉镇痛。研究结果表明羟考酮联合适当剂量右美托咪定可以有效改善患者术后 N2 相的睡眠比例，并避免右美托咪定相关低血压发生。该研究结果对于术前存在睡眠障碍患者如何合理设计术后急性镇痛方案提供了有益的启示，也对基于患者术后快速康复合理性选择个体化患者自控急性术后镇痛方案提供借鉴。

（王天龙）

文选 41

【题目】 全身麻醉复合针灸疗法对接受胃大部切除术的老年胃癌患者术后免疫功能和认知功能的影响（Combined acupuncture and general anesthesia on immune and cognitive function in elderly patients following subtotal gastrectomy for gastric cancer）

【来源】 Oncol Lett, 2018, 15 (1): 189-194

【文摘】 Wang 等观察全身麻醉联合针灸疗法对接受胃大部切除术的老年胃癌患者术后免疫功能和认知功能的影响。该研究选取全身麻醉下行胃大部切除术的老年胃癌患者 96 例，随机分为对照组（n=48）和试验组（n=48）。对照组接受全身麻醉，试验组接受全身麻醉复合针灸疗法。记录麻醉诱导前后的血流动力学参数,观察手术前后的免疫功能。该研究结果显示两组患者围术期 HR、SPO_2 和 $PetCO_2$ 的变化无显著差异（$P>0.05$），试验组 MAP 低于对照组（$P<0.05$），在某些时间点试验组免疫功能标记物水平也高于对照组（$P<0.05$）。在不良反应方面,两组患者术后恶心呕吐和低氧血症发生风险无显著差异（$P>0.05$），但试验组术后苏醒延迟和躁动风险低于对照组（$P<0.05$）。术后 1 d 试验组患者认知功能优于对照组,最后该研究结论为对于接受胃大部切除术的老年胃癌患者,全身麻醉复合针灸疗法可提供更稳定的血流动力学状态,手术应激反应也更少。因此,全身麻醉复合针灸疗法可缩短麻醉恢复时间,对免疫功能影响较小,降低患者术后认知功能障碍的发生风险。

（魏 滨）

【评述】 围术期手术创伤、应激反应、麻醉方式和药物等多种因素均对肿瘤患者的免疫功能有抑制作用,对患者的肿瘤转移、复发及转归产生影响；免疫功能的低下使术后感染、多器官功能障碍等高风险事件发生率有明显提升。因此,对肿瘤患者围术期如何调节免疫的抑制强度,仍具有重要的意义。围术期,针灸等穴位刺激技术通过对患者神经系统、内分泌系统、免疫系统等的调控,提高机体免疫功能,发挥心、脑等重要器官保护作用。该研究通过测定患者 T 细胞亚群的改变,证实术后免疫抑制的发生,同时显示全身麻醉复合针灸疗法可减轻对免疫功能的影响,降低术后认知功能障碍的发生风险；提示穴位刺激技术可作为围术期多模式治疗、加速术后康复的一种新治疗手段。但该研究只观察对患者术后短期的影响,可进一步增加术后观察时间、相关的并发症及远期预后。

（张 野）

文选 42

【题目】 环境温度和使用空气加温仪对术中核心体温的影响（Effects of ambient temperature and forced-air warming on intraoperative core temperature）

【来源】 Anesthesiology, 2018, 128：903-911

【文摘】 Pei 等通过一个 3×2 的阶乘随机设计试验,研究环境温度和使用空气加温仪对患者术中核心体温的影响。292 位行择期手术的成年患者被随机平均分配至环境温度 19 ℃、21 ℃或 23 ℃的手术间,并以 1∶1 的比例随机进行被动保温（仅覆盖长毯和手术铺单）或空气加温（在皮肤和长毯之间铺盖空气加温毯）。记录患者和手术的一般情况和诱导前舌下温度,并每隔 10 min 记录室温和患者的核心体温（温度探头置于食管远端或鼻咽部）。研究的主要结果为全身麻醉诱导后患者核心温度的变化,并在整理相关数据的基础上,使用线性混合效应模型评估环境温度、加温方式及其相互作用的影响。结果 6 组患者的一般情况无明显的统计学或重要的临床上的差异。在麻醉诱导后的第 1 个小时内（再分配阶段）,患者的核心体温均出现不同程度的下降。在被动保温组,估计环境温度每升高 1 ℃,可使患者核心体温减少降低 0.07 ℃（98.3% CI 0.01~0.13，$P=0.004$）。在空气加温组,则提示患者体温的变化与环境温度无明显相关（$P=0.046$）。在诱导后 1~3 h，各组患者体温的变化基本呈线性,采用曲线的斜率来代表术中核心温度变化的速率。被动保温组的患者的核心体温变化斜率为负,且随着环境温度每升高 1℃，核心温度变化的斜率就增加 0.03（98.3% CI 0.01~0.06，$P<0.001$）。而在空气加温组,患者核心体温变化曲线的斜率为正,但在不同的环境温度中,各组斜率的差异无统计学意义（$P=0.398$）。最终,在平均 3.4 h 的手术后,空气加热组的平均核心体温（36.5℃）高于被

动保温组（35.6～36.1 ℃），被动保温组患者的核心体温随环境温度的升高而升高，环境温度每升高1 ℃，被动保温患者的最终核心温度升高 0.13 ℃（98.3% CI 0.07～0.20，$P<0.001$）。空气保温组的核心体温未表现出明显的随环境温度变化的趋势，提示使用空气加温措施的患者，环境温度的变化对其核心体温无明显影响。而在被动保温的患者中，室温 23 ℃组的平均核心体温仅比室温 19 ℃组的高 0.5 ℃，提示环境温度对无强化保温措施的患者的核心体温的影响虽然存在统计学差异，但其影响仍然十分有限。

（戴茹萍　赵玉菁）

【评述】 在麻醉手术的过程中，患者的体温管理很容易被忽视，而患者低体温与某些不良事件密切相关。该研究关注环境温度与患者核心体温之间的关系，采用可靠的方法，观察不同环境温度下使用或不使用加温措施的全身麻醉患者核心体温的变化。得出在不使用加温措施的情况下，环境温度对患者的核心体温存在有限影响，而采用加温措施的患者，其核心体温则始终能维持在稳定的范围的结论。该研究从临床出发，分组设计贴合实际，得出的结论对临床工作具有一定的指导作用。

（徐军美）

文选 43

【题目】 在接受腹部大手术的高血压患者中脑氧饱和度降低频繁发生（Cerebral oxygen desaturation occurs frequently in patients with hypertension undergoing major abdominal surgery）

【来源】 J Clin Monit Comput, 2018, 32（2）: 285-293

【文摘】 Li 等通过一项前瞻性观察研究评估接受腹部大手术的高血压患者区域脑氧饱和度（regional cerebral oxygen saturation, rSO_2）降低的发生率以及影响其改变的围术期因素。研究共纳入 41 例高血压患者，按其高血压情况分为控制型和非控制型。患者常规进行麻醉和手术，收集术中生命体征数据，并采用盲法测量 rSO_2。术前和术后 4 d 分别进行认知功能测试。rSO_2 下降超过基线值的 20% 定义为脑氧去饱和。结果术中发生脑氧去饱和的患者 20 例，即去饱和组（D 组），余下 21 例患者没有发生脑氧去饱和，即正常组（N 组）。两组患者的一般情况及手术参数（手术时间、输液量、尿量、出血量、血红蛋白起始值或最低）无显著差异。两组的监测数据包括心率、氧饱和度、呼气末二氧化碳分压、体温、麻醉趋势指数无明显差异。综合临床病史及临床，D 组高血压平均病程长于 N 组 [D 组为（9.1±3.1）年，N 组为（7.0±2.4）年，$P=0.017$]，D 组高血压控制不良个体数多于 N 组（D 组=12，N 组=4，$P=0.007$）。基线 rSO_2 值在两组间无显著性差异，但术中 rSO_2 的变化有显著性差异。D 组 rSO_2 均值和最小 rSO_2 值显著降低。绘制 D 组和 N 组 rSO_2 平均值随手术时间变化的曲线，D 组 rSO_2<基线 90% 的时间 [（6264.9±1832.3）min] 和 rSO_2<基线 80% 的时间 [（4486.5±1664.9）min] 较 N 组 [（2752.4±1453.3）min，0 min] 更长（$P<0.001$）。两组患者术中平均动脉压的变化情况表现出与 rSO_2 类似的趋势，分析显示平均动脉压的相对下降与 rSO_2 的相对下降具有显著的相关性（$r^2=0.495$，$P<0.001$）。术后 4 d 的认知功能评分较基线值下降≥2 分被定义为术后早期认知功能下降。D 组术后早期认知功能下降 9 例（45%），N 组认知功能下降 3 例（14.3%），差异有统计学意义（$P=0.031$）。术后早期认知功能下降与脑氧饱和度降低也有显著相关。总体来说，大部分高血压患者在腹部大手术中发生脑氧去饱和，而高血压未经良好控制的患者

更容易发生脑氧去饱和。rSO_2 的降低与平均动脉压的降低有显著的相关性，可能导致术后第 4 天早期认知功能下降。

（戴茹萍　赵玉菁）

【评述】 临床常见合并高血压的围术期患者，甚至部分患者在术前不久才被诊断为高血压。但由于各种原因，大部分患者的血压未能在术前得到良好控制。rSO_2 能在一定程度上反映患者的脑部供氧和代谢情况，是目前比较常用的监测脑部供氧情况的指标。该研究通过合理的观察，不仅发现大部分高血压患者在腹部手术的过程中都经历脑氧去饱和，其中血压未经良好控制的患者更易出现，还通过分析指出脑氧去饱和与平均动脉压降低有显著相关性，并且可能导致术后早期认知功能下降。该研究及结论应当引起麻醉医师对患者高血压情况的重视，为围术期的血压管理提供参考。

（徐军美）

文选 44

【题目】 机器人子宫切除术中的肌肉组织氧饱和度和术后恶心呕吐：探索潜在的治疗阈值（Muscular tissue oxygen saturation during robotic hysterectomy and postoperative nausea and vomiting: Exploring the potential therapeutic thresholds）

【来源】 J Clin Monit Comput, 2018, doi: 10.1007/s10877-018-0193-5

【文摘】 Li 等对术中肌肉组织氧饱和度（muscular tissue oxygen saturation，$SmtO_2$）与术后恶心呕吐（postoperative nausea and vomiting，PONV）的关系进行研究。有 106 例进行机器人子宫切除术的患者被纳入。在术中连续监测患者前臂桡侧肌的肌肉组织氧饱和度（muscular tissue oxygen saturation，$SmtO_2$），比较术后发生恶心呕吐的患者和未发生恶心呕吐患者之间肌氧饱和度的变化情况，并确定相关阈值。结果 106 例患者中有 35 例发生术后恶心呕吐，对比无 PONV 的患者，其在年龄、麻醉技术、阿片类药物使用和静脉输液方面无明显差异。以术前平静呼吸室内空气时的 $SmtO_2$ 绝对值为基线（85% 的患者肌氧饱和度基线值在 70% 以上）系统的设置多个针对 $SmtO_2$ 绝对值和 $SmtO_2$ 相对变化［（实测值 – 基线值）/ 基线值）×100%］的阈值，采用单因素和多因素 Logistic 回归分析发现，$SmtO_2$ 高于基线 20% 与术后较低的恶心呕吐发生率相关（$P=0.034$），而 $SmtO_2$ 低于基线 5%（$P=0.007$）、低于基线 20%（$P=0.001$），绝对值<70%（$P=0.021$）、<60%（$P=0.038$）则均与术后较高的恶心呕吐发生率显著相关。结论认为预防术后恶心呕吐的潜在治疗目标可能是将 $SmtO_2$ 维持在 70% 以上且高于基线水平。

（戴茹萍　赵玉菁）

【评述】 术后恶心呕吐是一种高发生率且导致患者极度不适的并发症。确定 PONV 发生危险程度并采取药物预防是目前围术期麻醉管理的推荐做法，但 PONV 危险因素众多，药物预防效果难以确定且具有相应的不良反应。如有一种简便有效的无创监测能预测并指导临床处理，则可能会给 PONV 高危人群的围术期管理带来极大的便利。肌肉组织氧饱和度（$SmtO_2$）是一种局部氧供需平衡的无创、连续监测指标。本研究通过观察术中 $SmtO_2$ 与 PONV 的关系，结果发现 $SmtO_2$ 维持 70% 以上且高于基线水平能显著降低 PONV 发生率，这为 PONV 高危患者的提前干预和改善预后成为可能。但是由于 $SmtO_2$ 监测受温度、深度等影响，包括本研究在内的临床观察大多是回顾性研究，未来需要高质量大样本的前瞻性随机对照研究来验证通过监测 $SmtO_2$ 指导下的干预措施在预防 PONV 中的作用。

（刘学胜）

文选 45

【题目】 心率和脉搏灌注变异指数对剖宫产脊麻后低血压的预测作用

【来源】 临床麻醉学杂志，2018，34（9）：869-872

【文摘】 田复波等研究心率（heart rate，HR）与脉搏灌注变异指数（pleth variability index，PVI）与蛛网膜下腔阻滞（腰椎麻醉）后低血压的相关性，探讨 HR 和 PVI 对剖宫产蛛网膜下腔阻滞后低血压的预测作用。共有 80 例行择期蛛网膜下腔阻滞下剖宫产的患者被纳入。从麻醉前开始监测患者的心率、血压、平均动脉压、氧饱和度和心电图，并使用盲法测量脉搏灌注变异指数，记录患者低血压的发生情况。结果共有 58 例产妇发生低血压，发生低血压和未发生低血压的产妇年龄、体重、体质指数、ASA 分级和血压、平均动脉压基础值、麻醉后 10 min 时的温度觉感觉阻滞平面和液体总量差异均无统计学意义。与未发生低血压的产妇比较，发生低血压的产妇心率基础值明显较快，脉搏灌注变异指数基础值明显增大（$P<0.05$）。使用 ROC 曲线评估心率基础值和脉搏灌注变异指数基础值预测低血压的能力和最优阈值。HR 基础值联合 PVI 基础值预测低血压的 ROC 曲线下面积为 0.86（$P<0.05$），最佳阈值为≥86 次 / 分（HR）或≥21%（PVI），预测低血压的敏感度和特异度分别为 82.8% 和 86.4%，阳性预测值和阴性预测值分别为 92.5% 和 66.7%。可以认为蛛网膜下腔阻滞前较大的心率和 PVI 与剖宫产蛛网膜下腔阻滞后低血压相关，联合使用这两个指标可以预测剖宫产蛛网膜下腔阻滞后低血压的发生。

（戴茹萍　赵玉菁）

【评述】 蛛网膜下腔阻滞下剖宫产手术产妇低血压发生率较高，而低血压发生与母婴安全密切相关，预测并提前进行干预低血压发生是剖宫产手术围术期麻醉管理的关键。脉搏灌注变异指数（PVI）是一种用于机械通气下患者对液体治疗反应和前负荷的无创、动态监测指标。尽管有几项小样本的临床观察发现 PVI 在预测剖宫产时蛛网膜下腔阻滞后低血压发生率的效能较低，但本研究通过联合使用术前心率和 PVI 两个指标能极大地提高预测低血压的敏感度和特异度，提示麻醉前 HR 基础值≥86 次 / 分和 PVI 基础值≥21% 的产妇在行蛛网膜下腔阻滞时需补充血容量或增加外周血管阻力，以避免低血压的发生。但是，由于麻醉前特别是清醒状态下产妇由于紧张、疼痛等影响 HR 和 PVI 的因素众多，还需要进一步在大样本、随机对照的临床观察研究中验证这一结论。

（刘学胜）

文选 46

【题目】 全麻患者术后残余肌松的危险因素

【来源】 中华麻醉学杂志，2018，38（2）：133-137

【文摘】 王勘等观察全身麻醉患者术后残余肌松的发生情况，对比未发生残余肌松的全身麻醉患者，筛选出残余肌松相关危险因素，初步建立预警评分系统。共观察到 369 例全身麻醉术后拔除气管导管后返回恢复室观察时发生残余肌松的患者，并随机匹配 740 例未发生残余肌松的患者，对比发现，两组患者在性别、ASA 分级、顺阿曲库铵总用量、术后肌松拮抗药使用率、术中入液量和尿量、手术时间和末次给肌松药物距手术结束时间等因素上的差别有统计学意义（$P<0.05$）。将这些因素通

过后退法多因素 Logistics 回归分析筛选独立危险因素，发现顺阿曲库铵用量＞0.4 mg/（kg·h）、末次给肌松药距手术结束时间＜60 min 和术中入液量＞20 ml/kg 是全身麻醉患者术后出现残余肌松的独立危险因素，β 值分别为 2.87、2.48、2.48。经计算，以上 3 项因素的评分分别是 3 分、2 分、2 分。建立术后残余肌松的风险度评估模型，绘制 ROC 曲线，曲线下面积为 0.82，标准误为 0.015。Cut-off 值为 1.5，提示预测术后残余肌松的最佳界值为 1.5，即在建设的术后残余肌松预警及危险分层标准中，评分≤1 分预示低危风险，评分≥2 分预示高危风险。

（戴茹萍　赵玉菁）

【评述】 该文从临床麻醉的安全角度出发，关注肌松残余这一个临床问题，筛选出全身麻醉患者术后残余肌松的独立危险因素。从先进性方面来看，尽管国内外有很多关于肌松残余的文献报道，但是如此大样本的对于使用顺阿曲库铵的肌松残余问题的研究在国内外还几乎未见，具有明显的创新性。从科学性方面来看，该文的研究方案设计合理、评价客观，经得起反复验证，反映了结果的真实性。从实用性方面来看，该文筛选出的独立危险因素和肌松预警评分系统，具有简便易行的可操作性，即使在广大的基层医院，这些临床的观察指标也能得到应用；建立的预警评分系统可以为预防残余肌松提供依据。该文的最后也讨论了未将体温因素纳入研究的局限性，故该研究并没有把所有的临床指标都纳入分析，下一步可以多中心、扩大样本量、扩大观察指标继续深入探讨。

（柴小青）

文选 47

【题目】 横突平面和关节突平面入路短轴平面内法进行腰丛阻滞的比较：一项随机对照试验（Comparison of lumbar plexus block using the short axis in-plane method at the plane of the transverse process and at the articular process: A randomized controlled trial）

【来源】 BMC Anesthesiol，2018，18（1）：17. doi：10.1186/s12871-018-0480-1

【文摘】 短轴平面内法行腰丛阻滞的安全性和有效性已得到证实，但由于操作难度大，并且常规经关节突水平入路更易发生硬膜外扩散。因此，Lu 等设计一种新的平面内经横突水平入路的方法，患者侧卧位探头垂直于身体长轴置于侧腹部髂嵴上方，超声图像上横突、椎弓根和椎体侧缘暗影部分形似沙滩椅，故称为"沙滩椅"法。在这项随机对照临床试验中，Lu 等比较"沙滩椅"法和对照法（经关节突水平入路）的操作难度和硬膜外扩张的发生率。研究选择择期行单侧关节镜膝关节手术患者 60 例，随机分为两组，"沙滩椅"法组和对照组，每组 30 例，分别采用不同入路穿刺行腰丛阻滞，均给以 0.5% 盐酸罗哌卡因 30 ml。同时，所有患者均采用 1% 利多卡因 10 ml 和 0.5% 罗哌卡因 10 ml 行坐骨神经阻滞。结果为，"沙滩椅"组腰丛阻滞后硬膜外扩散的发生率［1 例（3.3%）］明显低于对照组［9 例（30.0%），$P=0.006$］；此外，成像时间［（34.2±16.7）s $vs.$（48.9±16.8）s，$P=0.001$］，穿刺时间［（85.0±45.3）s $vs.$（131.4±88.2）s，$P=0.013$］，穿刺次数［（2.7±1.3）$vs.$（4.5±2.1），$P=0.000$］，"沙滩椅"组均明显低于对照组；超声显像图像评分，"沙滩椅"组高于对照组。研究结论为，"沙滩椅"法腰丛阻滞穿刺更容易，且硬膜外扩散发生率更低。因此，"沙滩椅"法（经横突水平）为非肥胖患者腰丛阻滞提供了另一个更好的选择。

（孙喜家）

【评述】 腰丛阻滞是临床常用的神经阻滞之一，常与坐骨神经阻滞同时用于下肢手术中。目前应用的经关节突水平入路穿刺点距背部中线较近，穿刺针角度容易受关节突骨性结构影响而造成穿刺相对困难,同时距离椎间孔较近,容易发生椎管内扩散。本研究采用侧腹部髂嵴上方平面内经横突水平入路的方法,并根据超声图像特点,命名为"沙滩椅"法,结果发现"沙滩椅"法腰丛阻滞穿刺更容易,且硬膜外扩散发生率更低。这为临床提供了一个更为有效的穿刺途径,在减少穿刺时间、增加穿刺成功率的同时,降低了硬膜外扩散的风险。研究具有一定的临床意义,为临床腰丛阻滞穿刺提供了更为可行的方法。

(马 虹)

文选 48

【题目】 椎旁阻滞时罗哌卡因复合右美托咪定可以减轻单肺通气的肺损伤:一项初步的随机对照临床试验(Paravertebral dexmedetomidine as an adjuvant to ropivacaine protects against independent lung injury during one-lung ventilation: A preliminary randomized clinical trial)

【来源】 BMC Anesthesiol, 2018, 18 (1): 67

【文摘】 Zhang 等探讨椎旁阻滞时右美托咪定作为罗哌卡因的辅助药物,对单肺通气时肺损伤的保护作用。研究选取 120 例择期行肺癌根治肺叶切除患者随机分为 6 组,每组 20 例,分为对照组(C组)、罗哌卡因组(R组)、静脉注射右美托咪定组(Div组)、右美托咪定 0.5 μg/kg+罗哌卡因组(RD0.5 组)、右美托咪定 1.0 μg/kg+罗哌卡因组(RD1.0 组)、右美托咪定 2.0 μg/kg+罗哌卡因组(RD2.0 组),各组均行椎旁阻滞,C 组应用同等剂量生理盐水。肿瘤肺组织切除后,立即收取肺叶标本周围肺组织。肺损伤评分通过肺组织的显微镜下组织学检查及通过 TUNEL 分析细胞凋亡情况,同时检测 TNF-α、IL-6、miRNA-210、HIF-1α、Tom20 和 ISCU2。结果显示,静脉和椎旁应用右美托咪定均可以减轻肺损伤,可能的机制是下调 HIF-1α 和 miRNA-210,上调 Tom20 和 ISCU2。Div 组和 RD0.5 组之间差异无统计学意义,增加右美托咪定剂量(RD1.0 组、RD2.0 组),并未增加保护的效果。与静脉应用右美托咪定相似,右美托咪定作为罗哌卡因的辅助药物在椎旁阻滞时也可以减轻单肺通气时的肺损伤。

(孙喜家)

【评述】 目前很多文献证实局部麻醉药中加入右美托咪定对局部麻醉药物的药效具有很明显的强化作用,包括减少起效时间、增加持续时间和镇痛效果。有研究证实,静脉注射右美托咪定对脏器损伤具有一定的保护作用,但作为局部麻醉的辅助用药是否具有相似的保护作用,还未报道。该研究在椎旁阻滞时采用不同剂量及给药方式的右美托咪定,观察对肺损伤保护作用的差异。通过观察肺组织学情况、细胞凋亡及检测相关因子进行肺损伤评分,采用的组织为肿瘤肺组织切除后肺叶标本周围的肺组织,通过显微镜下组织学检查及通过 TUNEL 分析细胞凋亡情况,同时检测 TNF-α、IL-6、miRNA-210、HIF-1α、Tom20 和 ISCU2,来评估肺损伤。结果发现,与静脉应用右美托咪定相似,右美托咪定 0.5 μg/kg 作为罗哌卡因的辅助药物,在椎旁阻滞时可以减轻单肺通气时的肺损伤。该研究为临床应用右美托咪定作为椎旁阻滞的辅助用药,提供了更为确实的证据,具有一定的临床意义。

(马 虹)

文选 49

【题目】 膝关节下骨折手术脂肪乳剂预处理可以降低股神经、坐骨神经阻滞中左布比卡因最大总量和自由血浆浓度（Lipid emulsion pretreatment decreased the maximum total and free plasma concentration of levobupivacaine for femoral and sciatic nerve block in below-knee fracture surgery）

【来源】 Reg Anesth Pain Med, 2018, 43（8）: 838-843

【文摘】 Chen等研究在膝关节下骨折手术中，脂肪乳剂预处理是否可以降低股神经、坐骨神经阻滞中左布比卡因最大总量和自由血浆浓度。静脉注射脂质乳剂已被证明是局部麻醉中毒的有效治疗药物，但将脂肪乳剂作为预处理药物研究其影响其他局部麻醉药的药动学的数据较少。将12例膝关节下骨折患者随机分为2组（每组6例）：1.5 ml/kg脂质输注组（脂质组）和生理盐水输注组（对照组），随后用0.375%左布比卡因（2.5 mg/kg）行股神经、坐骨神经阻滞。测定脂质组血浆总的和游离（非蛋白结合）的左布比卡因浓度和血浆三酰甘油的浓度。结果为脂质组的总血浆和游离最大血浆左布比卡因浓度[（865±98）μg/L和（56.8±7.5）μg/L]低于对照组[（1145±177）μg/L和（78.2±13.7）μg/L，$P<0.01$]。脂质组表观分布容积和清除率[（211±35）L和（35.1±8.0）L/h]高于对照组[（170±21）L和（25.8±2.6）L/h，$P<0.05$]。脂质组输注结束时三酰甘油水平明显高于基础值[（7.59±1.32）mmol/L vs.（1.34±0.39）mmol/L，$P<0.01$]。研究结论为，脂肪乳剂预处理增加表观分布容积和清除率，降低左布比卡因的最大总浓度和游离血浆浓度，从而为脂肪乳剂治疗局部麻醉药中毒提供了合理的解释。在本研究中，快速脂肪乳剂输注可导致高三酰甘油血症，无其他明显风险。

（孙喜家）

【评述】 局部麻醉药中毒是神经阻滞麻醉中常见的并发症，脂肪乳剂是近年来应用于临床的治疗药物，临床效果确切。将脂肪乳剂作为预处理药物，探讨其对局部麻醉药的药动学影响的研究很少。该研究探讨脂肪乳剂预处理是否可以降低股神经、坐骨神经阻滞中左布比卡因最大总量和游离血浆浓度，结果发现，脂肪乳剂预处理增加表观分布容积和清除率，降低左布比卡因的最大总浓度和游离血浆浓度。研究具有重要的临床意义，为临床预防局部麻醉药中毒提供了一个可行的方法，同时也解释了脂肪乳剂治疗局部麻醉药中毒的可能机制。

（马 虹）

文选 50

【题目】 超声引导下胸椎旁阻滞联合蛛网膜下隙阻滞在经皮肾镜碎石术中的应用

【来源】 中国临床医生杂志，2018，46（7）：836-838

【文摘】 程龙等探讨超声引导下胸椎旁阻滞联合蛛网膜下腔阻滞在经皮肾镜碎石术中的可行性。选择经皮肾镜碎石术患者60例，根据麻醉方式不同分为胸椎旁阻滞组（P组）和腰硬联合组（E组）各30例。P组患者实施超声引导下胸椎旁阻滞联合蛛网膜下腔阻滞；E组实施蛛网膜下腔阻滞联合第11~12胸椎（$T_{11~12}$）硬膜外间隙置管，比较两组患者麻醉操作时间、麻醉成功率、各时间点平均动脉压（MAP）及平均动脉压变化率（ΔMAP）。结果发现，P组患者麻醉操作时间[（17.1±3.2）min]明显短于E组[（18.7±2.3）min，$P<0.05$]。两组患者麻醉完成时MAP比较差异无显著性，但P组

ΔMAP（-0.25%±1.69%）明显低于 E 组 [-1.50%±2.27%，$P<0.05$]，而手术开始和结束时两组 MAP 及 ΔMAP 比较差异均无统计学意义（$P>0.05$）。研究结论为胸椎旁阻滞联合蛛网膜下腔阻滞在经皮肾镜碎石术中的镇痛效果较好，且术中血流动力学更稳定。

（孙喜家）

【评述】 经皮肾镜碎石术（PCNL）对麻醉管理的要求较高，目前常用的麻醉方法有全身麻醉、椎管内麻醉、椎管内麻醉联合区域神经阻滞、椎管内麻醉联合局部浸润麻醉等方式。PCNL 手术最严重的并发症多是由于穿刺部位靠近胸膜腔所导致的胸腔积液或液气胸。因此，近年来全身麻醉在 PCNL 中的应用越来越广泛。本文针对蛛网膜下腔阻滞联合胸椎旁神经阻滞或硬膜外神经阻滞进行比较，发现蛛网膜下腔阻滞联合胸椎旁神经阻滞更具优势，但两者与全身麻醉相比是否有明显的优势尚不明确。胸椎旁神经阻滞与硬膜外神经阻滞的主要区别在于单侧脊神经阻滞或双侧脊神经阻滞；另外，由于研究设计中缺少对麻醉效果和术后康复质量评价的具体指标，本研究结果仅能证明接受胸椎旁神经阻滞的患者血流动力学波动更小。

（申　乐）

文选 51

【题目】 腹内压、脊柱长度对剖宫产患者椎管内扩散速度的影响（Intra-abdominal pressure, vertebral column length, and spread of spinal anesthesia in parturients undergoing cesarean section: An observational study）

【来源】 PLoS One, 2018, 13（4）: e0195137

【文摘】 Ni 等采用观察性研究，探讨剖宫产产妇腹内压、脊柱长度对脊髓麻醉扩散的影响。临床上经常会观察到在生理性腹内压（IAP）升高和身材矮小的产妇中，相同剂量的布比卡因脊髓麻醉更容易向头侧扩散。因此，Ni 等设计这项前瞻性研究，以探讨 IAP 和脊柱长度（VCL）是否是剖宫产产妇脊髓麻醉扩散的影响因素。选择择期行单次脊髓麻醉的剖宫产手术患者 113 例，采用 0.5% 布比卡因 2 ml 单次脊髓麻醉，穿刺间隙为 $L_{3\sim4}$ 椎间隙。T4 温度感觉消失后，患者平卧位左侧倾斜 10°，通过膀胱导管测量腹内压。记录患者年龄、身高、体重、腹内压、脊柱长度等指标，进行线性回归及多因素分析。结果显示，身高、体重、体重指数、IAP、VCL 等与脊髓麻醉向头端扩散范围呈明显相关。多元线性回归分析显示 IAP 和 VCL 是影响脊髓麻醉扩散的主要决定因素（两者 $P<0.0001$），然而体重、身高并不影响结果（两者 $P>0.209$）。研究表明，腹内压和脊柱长度是影响布比卡因脊髓麻醉扩散的主要因素，腹内压与产妇腹部周长呈正相关。

（孙喜家）

【评述】 传统意义上，影响蛛网膜下腔阻滞局部麻醉药物扩散的因素包括患者身高、药物种类、局部麻醉药物比重、给药速度、穿刺间隙、患者体位等。在本研究中，Ni 等在统一药物种类、比重、穿刺间隙、患者体位等因素后，观察发现腹内压（IAP）和脊柱长度（VCL）对局部麻醉药物的扩散速度有显著影响。值得借鉴的是，Ni 等分别用膀胱测压和超声检测来反映 IAP 和 VCL，方法简便且安全，尤其适用于剖宫产产妇。对于 VCL 与局部麻醉药物扩散速度的相关性，较以往单纯分析身高的影响更为客观准确。对于 IAP 与局部麻醉药物扩散素的相关性，Ni 等考虑主要与硬膜外腔静脉曲张以及压力升高有关。但是膀胱测压是否能准确反映妊娠晚期产妇的腹内压，IAP 是否能反映硬膜外腔和蛛网膜下腔的压力改变都没有相应的文献支持。此类研究，如能在蛛网膜下腔给药前，直接测定脑脊液的压力，可能结果会更直观并更具说服力。

（申　乐）

文选 52

【题目】 超声引导下 C2 神经根低温消融治疗颈源性头痛的可行性及有效性分析（The feasibility and efficacy of ultrasound-guided C2 nerve root coblation for cervicogenic headache）

【来源】 Pain Med. 2018. doi：10.1093/pm/pay227

【文摘】 颈源性头痛的症状主要由高位颈椎［包括脊髓、骨骼、椎间盘和（或）软组织］功能紊乱引起，C2 神经根在颈源性头痛的发病中占有关键位置。Wu 等回顾性分析 26 例进行超声引导下 C2 神经根低温消融的患者，并对其有效性及可行性进行分析，主要通过回顾病例和使用疼痛调查问卷的形式，一共选入 109 例患有颈源性头痛至少 6 个月的患者，在这些患者中有 26 例 VAS 评分≥6 分，并且进行超声引导下 C2 神经根低温消融。全部 26 位患者在治疗后 1 d 都有 50% 以上的疼痛缓解。92.31% 的患者 24 周长期随访疼痛评分下降超过 50%。低温消融前疼痛评分平均为（7.38±1.13）分，消融后 1 d 下降为（1.85±0.83）分，$P<0.001$］，12 周后为［（2.96±0.96）分，$P<0.001$］，24 周后为［3.08±1.38）分，$P<0.008$］。因此，C2 神经根低温消融为大多数患者提供了为期至少 24 周以上的疼痛缓解，而且超声引导增加了低温消融的准确性。

（王　晟）

【评述】 颈源性头痛是引起头痛的原因之一，从全球范围看占头痛发病率的 2.5%～4.7%，且近年来有上升趋势，C2 神经是参与传导颈源性头痛的主要神经，因此临床常采取 C2 神经根阻滞治疗颈源性头痛，但大多数患者临床疗效难以维持且盲穿存在风险，该研究采取超声引导下穿刺大大提高了穿刺的精准度，大幅度降低了盲穿所致并发症风险。低温等离子射频消融的治疗方法在国内疼痛界主要用于椎间盘突出的治疗，未见用于颈源性头痛的论文报道；国内多采用 C2 神经 C 臂引导下脉冲射频调节，总的疗效不及该研究结果。低温消融通过对 C2 神经的干预减少了有害信息向中枢的传导，改善了颈枕部的功能紊乱达到治疗作用，同时又避免了药物的不良反应。该研究通过 24 周长期随访，验证了超声引导下 C2 神经根低温消融治疗颈源性头痛疗效确切且持久、并发症少，相对传统治疗方法具有明显优势，不失为诊断明确且相关治疗效果欠佳的患者提供了一种新的治疗手段。

（董铁立）

文选 53

【题目】 超声引导下的选择性上臂神经组织：一种保留肘部运动功能的阻滞方法（The ultrasound-guided selective nerve block in the upper arm：An approach of retaining the motor function in elbow）

【来源】 Pediatr Pulmonol，2018，53（11）：1525-1532

【文摘】 近端臂丛神经阻滞可导致长时间的运动麻痹，延缓运动功能恢复。这可能会影响患者的满意度、延长住院时间。Zhu 等的研究是为比较超声引导下选择性远端神经阻滞与近端腋窝阻滞对肘部运动影响程度。研究对象选取 24 位 ASA Ⅰ～Ⅲ级的进行择期腕关节、手以及前臂手术的患者，并将他们随机分为手臂组和腋窝组，手臂组进行超声引导下正中神经、尺神经、前臂内侧皮神经（手臂上中 1/3 水平）、桡神经、肌皮神经（手臂下中 1/3 水平）阻滞，腋窝组进行超声引导下腋路臂丛神经阻滞，两组均复合全身麻醉。结果显示手臂组肘关节运动阻滞的发生率低于腋窝组。并且即使发生肘关节运动阻滞，手臂组肘关节运动阻滞的时间和感觉恢复时间明显短于腋窝组，手臂组患者满意度高。两组的术后镇痛效果和肩关节运动阻滞程度并没有明显差异。Zhu 等的研究表明超声引导下上臂选择性神经阻滞能够提高肘关节运动功能保留程度，并且为手部或前臂手术术后患提供相同的镇痛效果，提高患者的满意度。

（王　晟）

【评述】　神经阻滞麻醉作为重要的局部麻醉技术，以其发挥作用快、全身性不良反应很少，监护简单、术后镇痛效果确切等优点，为四肢的短小手术提供了便利的麻醉方式，传统的近端神经阻滞无法提供精准的区域局部麻醉，导致非手术区域产生同样的感觉和运动障碍，超声引导下的近端神经阻滞可以大大改善这种情况，提供精准的区域阻滞，在超声提供的可视化技术支持下，神经阻滞效果更加确切，且患者的满意度大大增高。本研究通过随机对照试验，验证了超声引导下选择性远端选择性神经阻滞较传统近端腋窝阻滞对于手部和腕关节手术，不仅可以提供相同的麻醉镇痛作用，还减少了肘关节的感觉以及运动阻滞，提高了患者满意度，为临床使用超声引导下选择性远端神经阻滞提供了证据。

（董铁立）

文选 54

【题目】　肺超声评估先天性心脏病患儿肺充血的可行性（Feasibility of lung ultrasound to assess pulmonary overflow in congenital heart disease children）

【来源】　Anesth Analg, 2018, 53（11）：1525-1532

【文摘】　肺充血是儿童先天性心脏病最常见的并发症，发生率在 48%～60%。Wu 等的研究阐述用肺超声评估肺循环过载的可行性以及比较其与胸部 X 线片对评估肺循环过载孰优孰劣。试验选入 59 位儿童患者，在仰卧位状态下，分别扫描前胸部上部、下部以及侧胸部上部和后胸部下部，并记录每个区域的 A 线和 B 线，并选取 4 个区域中异常最明显的视频片段代表检查区域。肺超声和胸部 X 线片之间的比较使用 CT 作为标准，比较其灵敏度、特异性、阳性预测值和阴性预测值以及诊断准确性。肺充血在 CT、X 线片以及超声的诊断率分别为 51%、63%、51%，超声的敏感性、特异性以及诊断准确性分别为 96%、94%、95%，胸部 X 线片分别为 74%、50%、63%。超声诊断的轻度、中度以及重度的肺充血比例分别为 31%、19%、2%。更重要的是，超声对于<1 岁的先天性心脏病儿童肺充血的诊断率有突出优势。总体来说，在手术室中超声是一项无创、有效的诊断和评估先天性心脏病患儿肺充血的手段，比胸部 X 线片有更高的敏感性和特异性，与 CT 相差无几。

（王　晟）

【评述】　肺充血作为先天性心脏病一项常见的体征，对于评估患者手术耐受程度、术后恢复情况，甚至手术方式以及手术成功与否，都是非常重要的。因此，麻醉医师非常重视肺充血的评估，目前肺超声技术为手术及时快速地评估患者肺充血与否及其程度提供了便利条件。本文将肺超声与传统的评估肺充血的影像学技术进行比较，得出肺超声远优于 X 线片并与 CT 相差无几的结果，可以很好地指导临床。应用肺超声评估先天性心脏病患儿肺充血，快捷、方便、有效，可以减少医疗成本，减少患儿的放射暴露，但是其临床应用的价值还有待于更多的研究加以证实。

（贾慧群）

文选 55

【题目】 超声引导下连续髂筋膜间隙阻滞用作老年人髋关节骨折术前疼痛控制的随机对照试验（Ultrasound-guided continuous fascia iliaca compartment block for pre-operative pain control in very elderly patients with hip fracture: A randomized controlled trial）

【来源】 J Anesth, 2018, 32（4）: 645-648

【文摘】 Ma 等的研究是一个前瞻性的随机对照研究，选入 98 位超高龄髋骨骨折患者，且至少有心血管疾病、神经系统疾病和肺部疾病中的一种合并症，根据以上条件，Ma 等排除 10 名患者，剩下的 88 名患者分为两组：①对照组，接受传统的镇痛包括曲马多 50 mg 和对乙酰氨基酚 500 mg，每天 3 次口服；②试验组，接受超声引导下连续的髂筋膜间隙阻滞，单次 0.4% 罗哌卡因 50 ml 注射，连续输注 0.2% 罗哌卡因，剂量为 5 ml/h。两组镇痛时间均为从入院至术日。术前和术后 48 h 使用视觉模拟评分（VAS）评估疼痛缓解或疼痛强度的主要结果指标。结果显示，术前和手术当日晨，休息时 VAS 评分试验组均低于对照组。且在入院镇痛 1 h 后，试验组的被动运动后 VAS 评分也显著低于对照组。患者术前镇痛满意度调查评分试验组也较对照组高。并且试验组与对照组的不良反应之间也没有明显差异。对照组的住院时间显著长于试验组。患者术前到术后的并发症发生率试验组也较对照组少。研究表明，超声引导下髂筋膜间隙阻滞对于超高龄老人（≥80 岁）是一种有效的镇痛方式。　　　　（王 晟）

【评述】 我国已进入老龄化社会，而生活条件和医疗条件的不断提高，使老年患者的就诊率不断增加，接受手术麻醉的老年患者也日益增多，如何保证老年手术患者围术期的安全和良好预后，是麻醉医师所面临的重点和难点问题。老年骨折患者，特别是超高龄骨折患者，在保证麻醉安全的同时如何优化围术期镇痛是麻醉管理的难点。老年人生理代谢率降低且常合并有心脑血管以及肺部并发症，这就大大限制了静脉镇痛药物的使用，因此寻找安全有效的镇痛方式十分必要。该研究提出了于入院开始即采用超声引导下连续的髂筋膜间隙神经阻滞镇痛，与传统的口服镇痛药相比安全有效，镇痛效果确切，患者术前评分满意度高，术后并发症发生率低，且缩短了住院时间。该研究为超高龄髋骨骨折老年患者围术期的快速康复提供了新的镇痛思路。　　　　（贾慧群）

文选 56

【题目】 超声引导下单点注射法与三点注射法在肌间沟神经阻滞中的比较（Comparison of single- and triple-injection methods for ultrasound-guided interscalene brachial plexus blockade）

【来源】 Exp Ther Med, 2018, 15（3）: 3006-3011

【文摘】 Wang 等通过超声引导下肌间沟神经阻滞对比一点法注射药物和三点法注射药物两种方式，探讨何种方法更为有效。该研究选择 111 例择期行肩关节手术患者，ASA Ⅰ～Ⅱ级，随机分为两组：单点法组（SI 组）和三点法组（TI 组）。1% 罗哌卡因 15 ml 行肌间沟臂丛神经阻滞，记录操作时间、操作相关的疼痛评分、成功率和并发症的发生率。每 5 分钟评估一次感觉和运动阻滞在桡神经、正中神经、尺神经和腋神经的分布，直到局部麻醉注射后 30 min。评估感觉和运动阻滞的持续时间。结果显示，在操作所需的时间上，TI 组所需时间明显较长（$P<0.001$）。两组患者神经阻滞后 30 min，

成功率（TI 组为 91%，SI 组为 88%）无显著差异；并发症和穿刺操作相关疼痛的发生率相似；在各观察时间点，TI 组尺神经感觉和运动阻滞明显快于 SI 组（$P<0.041$）。同时观察到 TI 组感觉和运动阻滞时间较 SI 组延长（$P<0.041$）。结论得出：TI 法的起效时间更快，更成功地阻断尺神经。临床上，TI 方法可能是一种更有效的肌间沟臂丛神经阻滞的方法。　　　　　　　　　　　　　　（王　晟）

【评述】　与传统盲法寻找异感穿刺相比，超声引导下穿刺神经阻滞更加安全、精准、高效。该研究是一项前瞻性随机试验，随机选取 111 例行肩部关节镜手术患者，观察超声引导下一点法（1% 罗哌卡因 15 ml）和三点法（1% 罗哌卡因 5 ml）行肌间沟神经阻滞的有效性与安全性，结果表明三点法有更加满意的临床麻醉和镇痛效果，两组麻醉成功率、麻醉并发症及手术相关性疼痛无差异。目前多数行臂丛阻滞罗哌卡因推荐浓度为 0.375%～0.5%，该研究所采用的局部麻醉药浓度为 1%，在相同剂量时，如局部麻醉药浓度越高，对膈肌影响程度可能性越大，需进一步研究。总之，本研究所采取的研究方法科学缜密，临床实用性强，对我国基层临床麻醉工作有很好的指导意义。该方法的推广与超声设备普及率及穿刺技术密切相关，多中心大样本的观察可更好地完善结果的可靠性。　　（容俊芳）

三、麻醉并发症与麻醉安全

文选 57

【题目】　围术期使用头孢唑啉可改善术后认知功能障碍但诱导小鼠肠道炎症（Perioperative use of cefazolin ameliorates postoperative cognitive dysfunction but induces gut inflammation in mice）

【来源】　J Neuroinflamm, 2018, 15（1）：235

【文摘】　Liang 等探究围术期使用抗生素对术后认知功能及炎症反应的影响。该研究首先通过细胞实验发现头孢唑林可减轻 LPS 诱导的 IL-1β、IL-6 释放增加。1.5% 异氟烷麻醉下剖腹手术后 7 d（6～8 周）行为学（巴恩斯迷宫和恐惧箱实验）检测发现小鼠认知功能下降，而应用头孢唑林（300～500 mg/kg；术前 30 min，术后连续应用 5 d）的小鼠认知功能未见明显下降。在术后 24 h 分别检测中枢、结肠与血清的炎症因子：术后 24 h 海马、皮质中 IL-6 含量显著增加；皮质中 IL-1β 显著增加；结肠与血清中 IL-6 和 IL-1β 均显著增加。应用头孢唑林能显著减轻外周炎症反应，但不能影响中枢的炎症反应。且单独使用头孢唑林组与头孢唑林+手术组结肠 IL-6、IL-1β 均显著增加，表明反复应用头孢唑林可诱导结肠炎症。对肠道菌群丰度进行检测发现，无论是否手术，使用头孢唑林都会引起肠道菌群失调。但单独使用头孢唑林引起的菌群失调可在 19 d 后恢复，而手术会延迟菌群丰度恢复速度。因此，该研究得出结论：围术期使用头孢唑啉可改善术后认知功能障碍，但会诱导小鼠肠道炎症。　　　　　　　　　　　　　　　　　　　　　　　　　（苏殿三）

【评述】　围术期使用抗生素以减少手术感染是临床实践中的共识。共识指南通常建议使用头孢唑啉和其他头孢菌素预防外科感染。抗生素通常在手术划皮前 15～60 min 开始使用并持续 24 h。在手术部位严重感染的情况下，外科医师会经验性延长抗生素的使用时间。除了针对细菌病原体外，抗生素通常会对一些共生的胃肠微生物群造成严重伤害，打破肠道菌群稳态。微生物群在正常的大脑发育中起着关键作用。随着年龄的增长，微生物群的变化可能导致大脑衰老，包括学习和记忆衰退，认知功能与老年人群中肠道微生物群的组成有关。应用抗生素预防感染与肠道菌群紊乱导致认知功能损害之间的矛盾问题非常值得探讨。该研究发现在围术期使用头孢唑林可以通过减轻神经炎症从而改善术后认知功能障碍。值得注意的是，研究结果还显示，单纯应用头孢唑林组小鼠检测到认知损害的现象，同时还发现小鼠的结肠中炎症因子 IL-6 和 IL-1β 表达增加。腹腔注射头孢唑啉几乎消除了结肠中 16S rRNA 的表达，表明肠道微生物群严重减少。这些结果均表明头孢唑啉可能诱导肠道菌群失调，导致肠道和大脑发生炎症反应，从而诱发学习和记忆功能障碍。由此得出结论，围术期使用头孢唑林可以改善术后认知功能障碍，但会导致肠道炎症。但该研究结果显示，单纯手术不会引起肠道菌群的失调，这与其他研究的结论有所矛盾。此外，研究未能确定由头孢唑啉引起的肠道微生物群变化的细节，具体哪些细菌可能参与头孢唑啉对肠道炎症反应、学习和记忆的影响，这些都需要进一步深入的研究和讨论。

（俞卫锋）

文选 58

【题目】 补体激活可导致小鼠围术期神经认知障碍（Complement activation contributes to perioperative neurocognitive disorders in mice）

【来源】 J Neuroinflamm，2018，15：254

【文摘】 如今许多研究发现补体系统在许多神经系统疾病中起着重要作用。补体调节，包括 C3/C3a 受体信号通路，在认知和神经退行性变方面显示出良好的治疗效果。Xiong 等研究论证补体激活（C3/C3a 受体信号通路）在小鼠围术期神经认知障碍（PND）发生中的作用机制。本研究选取 14 M 雄性 C57 小鼠，在全身麻醉（2% 异氟烷）和镇痛（布托啡诺 0.1 mg/kg）条件下，进行胫骨骨折内固定手术造模，诱导 PND 样行为。术后通过不同时间点取材，运用 Elisa、Western blotting 法和免疫组化等方法检测海马区域和脉络丛中补体活化（C3a/C3aR）激活情况，以及脉络膜血-脑屏障完整性。同时采用腹腔注射 C3a 受体阻滞剂和激动剂，鼻腔给药小鼠重组 C3a 进行干预后，再次评估海马神经炎症（IL-6 和 IL-1β）、突触数量、脉络膜血-脑屏障完整性（BCSFB）和海马依赖记忆功能的变化。结果显示，手术后海马区域星形胶质细胞中 C3 水平和小胶质细胞中 C3a 受体表达明显增加；同时，术后 1 d 发生脉络膜血-脑屏障功能障碍；行为学检测中，手术组表现出学习和记忆功能下降。在给予相应的补体系统干预中，C3aR 阻断剂可减轻手术引起的海马神经炎症和突触数量的减少，减轻脉络膜血-脑屏障功能障碍，并改善海马依赖的学习和记忆功能。而给予 C3aR 激动剂和腹腔注射外源性 C3a 可加重海马神经炎症和突触数量的减少，并引起术后认知功能下降。结论是麻醉或手术激活中枢补体信号通路（C3a/C3aR），加重中枢脉络丛血-脑屏障功能障碍和中枢神经炎症，引起围术期神经障碍的发生，C3a 受体阻断有助于减轻神经炎症和 PND 的发生。

（苏殿三）

【评述】 围术期神经认知障碍是全身麻醉常见的并发症。目前对于其机制的研究主要集中于中枢炎症、胆碱能功能障碍和 β 淀粉样蛋白（Aβ）学说。对于中枢炎症的启动和激活途径，目前仍不清楚。该研究论证了 C3/C3a 受体信号转导在小鼠 PND 发生中的作用，为中枢炎症的产生提供了新的可能通路，也为临床防治 PND 的发生提供可能的干预手段。但此研究也存在一些不足。第一，补体信号通路的激活和 C3aR 阻断剂的治疗效果可能为全身性。第二，对于本研究中星形胶质细胞 C3 和小胶质细胞 C3aR 信号通路之间的相互作用及其在突触修剪和术后神经炎症中的作用都有待进一步的研究。第三，该研究主要关注 C3/C3aR 信号处理对神经炎症和认知的相对短期影响，可能有助于了解急性认知障碍（如术后谵妄）的发病机制，但对于临床相对发病时间较长的神经认知障碍的调节作用还需要更多的探索。

（俞卫锋）

文选 59

【题目】 风湿性心脏病手术后血清神经胶质细胞源性神经营养因子水平和术后认知功能障碍（Serum glial cell line-derived neurotrophic factor levels and postoperative cognitive dysfunction after surgery for rheumatic heart disease）

【来源】 J Thorac Cardiovasc Surg，2018，155（3）：958-965

【文摘】 术后认知功能障碍（POCD），是心脏手术和体外循环后的一个常见神经并发症，但目前还没有一个很好的血清标记物能够预测 POCD。Duan 等探讨术后血清神经胶质细胞源性神经营养因子（GDNF）水平对风湿性心脏病心脏瓣膜置换术患者 POCD 的预测价值。研究对 2015 年 6 月至 2016 年 6 月在东南医科大学附属医院接受择期心脏瓣膜置换术的 80 名患者进行观察，于手术前 1 d 和术后第 7 天评估患者的认知功能；并检测术前（T1）和术后第 1 天（T2）、第 2 天（T3）、第 7 天（T4）血清 GDNF 水平。结果发现，术后 7 d 有 38 例患者（47.5%）发生 POCD，且该组患者术后第 2 天和第 7 天 GDNF 水平低于同一时间点非 POCD 组患者（$P<0.001$）。由此得出结论，GDNF 可能是 POCD 的良好预测因子。

（苏殿三）

【评述】 尽管研究已经表明老龄和低教育程度与 POCD 风险增加有关，但这些因素也可以预测非手术患者的认知下降，而且对每个患者都实施神经认知量表进行评估操作可行性有限，因此找到一个简便易行、可预测 POCD 发生的指标显得尤为重要。在肿瘤筛查方面可提示肿瘤发生的很多肿瘤标记物已经获得良好的临床应用，如甲胎蛋白（AFP）可为肝癌的早期诊断提供重要依据等。那么 POCD 是否也可以找到这样一个指标呢？POCD 被定义为认知功能的显著障碍，可能有与阿尔茨海默病（AD）类似的发病机制。阿尔茨海默患者的 GDNF 水平较低且可能与脑功能改变有关，因此该研究认为 GDNF 也可能是 POCD 的标志物。为此，研究选取 POCD 高发病率的风湿性心脏病心脏瓣膜置换术的患者，评估患者手术前后认知功能和血清 GDNF 水平，发现 POCD 组患者 GDNF 水平低于同一时间点非 POCD 组患者。GDNF 已被证明可促进中枢神经系统神经元的发育、分化和保护，并被认为在各种神经精神疾病中起着重要作用。有研究表明，低血清 GDNF 水平可能参与重度抑郁症的病理生理过程，抗抑郁治疗可增加重度抑郁症患者的 GDNF 水平；血液 GDNF 水平可能是抑郁症的生物标志物。这些研究让麻醉医师看到 GDNF 在预测和治疗神经系统疾病方面的前景，但同时其对 POCD 预测的特异性也值得麻醉医师思考。另外，因为 GDNF 主要作用于 CNS 神经元，但该研究并没有检测脑脊液中 GDNF 的含量，需要进一步的研究和验证。

（俞卫锋）

四、围术期器官保护研究进展

文选 60

【题目】 癌症通过 Nrp1 介导的调节性 T 细胞在肿瘤内的积聚加重缺血性脑损伤 [Cancer exacerbates ischemic brain injury via Nrp1（neuropilin-1）-mediated accumulation of regulatory T cells within the tumor]

【来源】 Stroke, 2018, 49（11）：2733-2742

【文摘】 Wang 等在大脑中动脉远端闭塞手术前 2～3 周，将 MC38 结肠癌或 B16 黑色素瘤细胞（$5×10^5$/小鼠）皮下注射到 C57BL/6J 小鼠体内，建立癌症模型。分别采用 2,3,5-三苯基四氮唑染色、免疫荧光染色、实时聚合酶链反应和流式细胞术检测梗死体积、神经炎症和 Tregs 浸润。使用 Nrp1（neuropilin-1）单克隆抗体阻断 Tregs 中的 Nrp1，然后将 Tregs 转染到缺乏 T 细胞和 B 细胞的重组激活基因 1 敲除（Rag1-/-）卒中小鼠，对照组则将 Nrp1 中和抗体系统注入合并癌症的野生型卒中小鼠中。结果显示，脑卒中并发癌症的小鼠神经炎症增强，脑内 Treg 减少，但大脑中动脉远端闭塞后 Treg 向肿瘤浸润明显增多。Tregs 的缺失增加脑卒中小鼠的梗死体积，但没有进一步加重癌症小鼠卒中后的脑损伤。阻断 Nrp1 可减轻癌症小鼠脑缺血损伤，逆转肿瘤内 Tregs 的积聚。结论认为 Nrp1 信号介导的 Treg 在肿瘤内的积聚可能在癌症小鼠缺血性脑损伤中发挥重要作用，并可能成为癌症并发卒中情况下的一个有希望的免疫调节靶点。

（张　涛）

【评述】 随着老龄化社会的到来，癌症患者合并卒中的情况会显著增多。研究表明，癌症患者合并卒中后脑损伤加重。为什么会加重？怎样治疗？这是亟待解决的临床难题。上海仁济医院俞卫锋教授及其团队，通过动物实验研究，发现肿瘤内 Treg 聚集在癌症小鼠卒中后脑损伤中发挥重要作用，可能会成为癌症并发卒中情况一个有希望的免疫调节靶点，这是本研究的意义及亮点。本研究的另一个亮点就是关注到临床上卒中和癌症合并的情况，这对卒中和肿瘤研究均有指导意义，卒中患者可能会合并其他情况，癌症患者更有可能合并其他器官的状况，临床上到底怎样处理这种情况需要新的研究。

（熊利泽）

文选 61

【题目】 MicroRNA-125b mimic 通过靶向 TP53INP1 抑制缺血再灌注诱导的神经炎症和异常 p53 凋亡信号激活（MicroRNA-125b mimic inhibits ischemia reperfusion-induced neuroinflammation and aberrant p53 apoptotic signalling activation through targeting TP53INP1）

【来源】 Brain Behav Immun, 2018, 74：154-165

【文摘】 Li 等通过阻断主动脉弓 12 min 建立缺血再灌注模型，通过 Western blotting 法和荧光素酶检测证实 miR-125b 与 TP53INP1 的直接相互作用，采用双免疫荧光标记技术观察 TP53INP1 的细胞分布，通过合成 miRs 检测 miR-125b 对 TP53INP1、p53 表达及促炎细胞因子释放的影响，通过评估后肢运动功能和运动神经元凋亡探索其潜在的机制。结果显示缺血再灌注诱导的后肢运动功能改变与 miR-125b 和 TP53INP1 表达的时间变化密切相关；证实 miR-125b 与 TP53INP1 的直接相互作用；与假手术对照组相比，缺血再灌注增加主要分布于神经元的 TP53INP1 免疫反应活性，而 miR-125b 模拟治疗明显降低 TP53INP1、p53、IL-1β 和 TNF-α 的表达。此外，下肢 Tarlov 评分的提高表明 miR-125b 在体内改善运动功能，流式细胞术 A4 和 A2 象限神经元百分比的降低证实其在体外减弱神经元的凋亡。荧光染色和定量结果进一步表明，miR-125b 降低神经元中 p53 的免疫反应活性，同时减少 TP53INP1 双标记细胞的数量。结论认为 miR-125b 通过下调 TP53INP1，保护神经元免受神经炎症和异常 p53 网络激活诱导的细胞凋亡的影响。 （张　涛）

【评述】 中枢神经系统缺血再灌注（I/R）损伤，导致各型运动功能和感觉功能障碍，严重影响患者生存质量，但目前尚无有效治疗手段。参与调控 I/R 损伤的因素包括无氧代谢、线粒体损伤、氧化胁迫、细胞内 Ca^{2+} 超载以及免疫细胞浸润等，研究发现该病理过程中，多种 miRNA 在受损组织部位发生显著变化。miRNA 作为一类低分子量、非编码单链核苷酸分子，参与神经元 I/R 损伤的关键信号调控，且有望在临床诊断与干预治疗中发挥重要作用。该研究密切结合临床实际问题，明确神经组织 I/R 损伤中具有关键作用的 miR-125b 分子，并阐明该 miRNA 分子可靶向调控神经元 p53 信号途径，抑制 I/R 损伤中的炎症反应及凋亡水平。该文详细阐述了 miR-125b 与 TP53INP1 的直接互作效应，并证实 miR-125b 改善 I/R 损伤的分子机制。这预示 miR-125b 具有缓解神经损伤的潜在有效性，为探索脊髓 I/R 损伤的保护机制奠定了研究基础，并为研发新型治疗药物提供了新的思路。 （王　强）

文选 62

【题目】 氙气延迟后处理通过调控小胶质细胞激活和炎症因子水平而降低兔的脊髓缺血再灌注损伤（Delayed xenon post-conditioning mitigates spinal cord ischemia/reperfusion injury in rabbits by regulating microglial activation and inflammatory factors）

【来源】 Neural Regen Res，2018，13（3）：510-517

【文摘】 对脑和脊髓缺血再灌注损伤的保护作用分为预处理和后处理两种模式，从临床合理性、逻辑性和实用性的角度而言，后处理更适合临床实践。然而后处理的时机也是影响保护治疗效果的关键。后处理分为即刻后处理和延迟后处理两种模式，前者是再灌注损伤后即刻或者是再灌注 1 h 内给予干预，而后者通常是在再灌注后一段时间才给予干预。作为最具有缺血再灌注损伤保护作用的新型吸入麻醉药物——氙气，是否同样具有后处理时效性的特点？来自北京安贞医院麻醉科的 Yang 等开展了这方面的研究。Yang 等首先建立腹主动脉阻断的兔脊髓缺血再灌注损伤实验模型，并将实验兔分为 4 组：一组为假手术组（阴性对照组）；一组为手术组（再灌注损伤后 3 h 内不给予氙气处理的阳性对照组）；氙气后处理的两组又分为早期即刻后处理组（再灌注损伤后即刻吸入 50% 氙气维持 1 h）和延迟后处理组（再灌注损伤 2 h 后吸入 50% 氙气并维持 1 h）。通过 4 组对比研究，Yang 等发现，和早期即刻后处理比较，氙气延迟后处理能够明显增强缺血再灌注损伤兔的后肢运动功能，增加脊髓损伤处的神经细胞数量，降低作为小胶质细胞激活的标志物 Iba1 蛋白水平，抑制脊髓的炎症因子 IL-6 和 IL-10 的表达，氙气对兔脊髓缺血再灌注损伤的延迟后处理效应机制是抑制小胶质细胞激活和炎症因子的释放。关于氙气保护脊髓损伤的时效性特点对于临床脊髓损伤治疗新策略的建立具有指导价值，提示氙气能够提供更符合临床使用方式的脊髓缺血再灌注损伤的保护治疗作用。

（薛庆生）

【评述】 脊髓缺血再灌注损伤是主动脉夹层、器官移植等大型手术后神经系统早发或迟发性功能障碍的主要原因。氙气具有理想吸入麻醉药的许多特性，氙气后处理可通过抑制细胞凋亡，降低模型动物脊髓损伤，但其具体机制尚不明确。该研究独创性探索氙气后处理抑制脊髓缺血再灌注损伤后小胶质细胞激活、降低炎症反应、改善神经功能障碍，立题新颖，设计合理。通过腹主动脉阻断构建兔脊髓缺血再灌注损伤模型，明确氙气改善神经功能的时效性，确定缺血再灌注后 2 h 为理想干预点，可在脊髓缺血再灌注损伤后 72 h 改善后肢运动功能效果最为显著，可增加神经元数量，降低小胶质细胞激活比例，减少 IL-6 生成。然而，缺血再灌注后立即使用氙气干预并无此现象。如体外进一步证实氙气改善缺血再灌注时兔脊髓小胶质细胞功能及神经元损伤机制，将为其临床转化提供更充足的证据。

（王 强）

文选 63

【题目】 树突状分子为基础的纳米载体传递 microRNA-1 抑制剂：一种早期靶向治疗小鼠心肌梗死的方法（Delivery of microRNA-1 inhibitor by dendrimer-based nanovector: An early targeting therapy for myocardial infarction in mice）

【来源】 Nanomedicine（Lond）, 2018, 14（2）: 619-631

【文摘】 Xue 等研制一种以 AT1 靶向肽为锚定物的纳米载体（AT1-PEG-DGL），对特异性的 microRNA-1 抑制剂（AMO-1）进行包装，以减轻心肌细胞凋亡。通过合成 AT1-PEG-DGL，利用琼脂糖凝胶电泳分析发现，AT1-PEG-DGL 可以保护 AMO-1 不降解，同时评价 AT1-PEG-DGL@AMO-1 复合物在不同重量比下的粒径、Zeta 电位及其生物稳定性。利用 H9c2 细胞进行体外实验，在 H9c2 细胞培养 4 h 后，用支化聚乙烯亚胺（bPEI）、DGL-PEG 或 AT1-PEG-DGL 对不同类型的 AMO-1 制剂进行细胞摄取检测。采用流式细胞术和共聚焦显微镜定量证实细胞吸收 AMO-1 bPEI 组明显低于 DGL-PEG 和 AT1-PEG-DGL 复合物。体外实验表明 AT1R 在缺氧心肌细胞中过表达，荧光显微镜图像显示 AT1-PEG-DGL 靶向黏附于缺氧损伤的心肌细胞，流式细胞术也进一步进行定量证实。针对心肌细胞的 AT1-PEG-DGL 浓度（低氧条件下）较 PEG-DGL 浓度（低氧条件下）增加 161.5%，较 AT1-PEG-DGL 浓度（正常氧条件下）增加 132.2%。缺氧损伤的心肌细胞过表达 AT1 受体，可与 AT1 肽结合，促进 AT1-PEG-DGL 的靶向效果，远高于缺氧条件下的 PEG-DGL。利用小鼠建立心肌梗死（MI）模型进行在体实验，心肌梗死小鼠心脏石蜡切片中 AT1R 呈时间依赖性表达。AT1R 的表达水平在不同缺血时间呈波动状态。AT1R 在第 1 天的荧光信号最高，说明心肌梗死后第 1 天尾静脉注射是提高 AT1-PEG-DGL 靶向效果的最佳选择。接下来通过在体实验，利用小鼠体内成像技术验证心肌靶向治疗 MI 小鼠的疗效，与非靶向组相比，AT1-PEG-DGL 靶向组荧光积累量明显增加。注射 AT1-PEG-DGL 后 1 h 离体心脏的荧光强度也高于 PEG-DGL 组。miR-1 在心肌组织中特异性表达，并且 miR-1 在心肌梗死小鼠中过表达，进一步研究证明，心肌梗死小鼠中过表达的 miR-1 能被 AT1-PEG-DGL@AMO-1 有效逆转，通过对心脏梗死面积的测量，同样证实 AT1-PEG-DGL@AMO-1 对心肌梗死心脏保护的有效性。结论认为，将 miR-1 抑制剂成功包装到与早期心肌靶向 AT1 肽复合的树状纳米载体中，以特异性下调缺血心脏组织中的 miR-1，并发挥抗凋亡心脏保护作用。 （邢　飞）

【评述】 心肌梗死进展迅速且致命，需要及时有效的治疗干预，特别是在黄金 24 h 内，然而目前缺乏能够早期靶向梗死部位并具有综合治疗能力的治疗剂。本研究以单纯的心肌梗死模型和单纯的聚乙二醇-DGL@AMO-1 治疗作为对照，证实以 AT1 靶向肽为锚定物的纳米载体（AT1-PEG-DGL）结合 MicroRNA-1 抑制剂 AMO-1 可迅速靶向治疗心肌缺血部位，从而应对心肌梗死的快速发展。过往的研究已证实 microRNA-1 是心肌梗死治疗的潜在靶点，但由于缺乏有效的载体，导致其抑制剂 AMO-1 无法在临床上适用。本研究从生物医学工程的新视角出发，基于纳米技术开发的早期靶向治疗方法为未来心肌梗死的有效急诊治疗提供了广阔的前景。 （杨建军）

文选 64

【题目】 吗啡后处理通过上调长链非编码 RNA UCA1 减轻心脏缺血再灌注过程中的自噬（Morphine postconditioning alleviates autophage in ischemia-reperfusion induced cardiac injury through up-regulating lncRNA UCA1）

【来源】 Biomed Pharmacother, 2018, 108: 1357-1364

【文摘】 Chen 等报道吗啡后处理通过上调长链非编码 RNA UCA1（lncRNA UCA1）减轻缺血再灌注（I/R）导致的心肌损伤。文章从活体大鼠和离体细胞实验两个方面对 lncRNA UCA1 在吗啡后处理减轻 I/R 导致的心脏损伤中的作用及机制进行深入研究。活体实验采用 SD 大鼠左前降支阻塞再通模型，体外实验采用 H9c2 细胞缺氧-复氧（H/R）过程模拟 I/R 过程。研究发现 3.0 μmol/L 吗啡后处理能够明显减少大鼠心脏 I/R 后的心肌梗死面积。Chen 等首先对 I/R 以及 I/R+吗啡后处理的心脏 lncRNA 表达特征进行研究，发现大鼠心脏 I/R 后，受损心肌 lncRNA：MALAT1、KCNQ1OT1、ACIF 和 UCA1 表达发生明显变化，而吗啡后处理仅有 lncRNA UCA1 表达恢复正常。同时，研究发现 I/R 导致心脏 miR-128、自噬相关蛋白 LC3-Ⅱ/LC3-Ⅰ、Beclin1 表达增加，而热休克蛋白 70（HSP70）表达降低；吗啡后处理能够逆转 I/R 导致的心脏 miR-128、自噬相关蛋白 LC3-Ⅱ/LC3-Ⅰ、Beclin1 和 HSP70 表达变化。Chen 等在活体实验基础上，采用 H9c2 细胞，进行 H/R 离体实验，发现 H/R 引起 H9c2 细胞 lncRNA UCA1 和 HSP70 表达降低，miR-128、自噬相关蛋白 LC3-Ⅱ/LC3-Ⅰ、Beclin1 表达增加；而吗啡后处理能够逆转 H/R 对 lncRNA UCA1、HSP70、miR-128、自噬相关蛋白 LC3-Ⅱ/LC3-Ⅰ、Beclin1 表达的影响。以上在体和离体实验均表明 lncRNA UCA1 在吗啡后处理减轻 I/R 导致的心脏损中起着重要作用。为了进一步明确 lncRNA UCA1、miR-128、HSP70、自噬相关蛋白之间的相互作用关系，Chen 等通过软件预测 miR-128 能够与 lncRNA UCA1 和 HSP70 结合，RNA 结合蛋白免疫沉淀（RIP）和 RNA pull-down 实验发现 lncRNA UCA1 调控 miR-128 的表达；采用 miR-128 抑制剂或模拟物对 H9c2 细胞进行处理，双荧光素酶报告实验发现 miR-128 对 HSP70 表达具有负性调控作用。使用 lncRNA UCA1 的特异性 siRNA 或 miR-128 抑制剂对 H9c2 细胞进行处理，发现 lncRNA UCA1/miR-128/HSP70 介导吗啡后处理对自噬抑制和对心肌损伤的保护作用。 （何　龙）

【评述】 心脏缺血再灌注是临床心脏病学研究的重要问题，缺血的心脏在缺血心肌血供恢复后导致比血管闭塞时更为严重的急性损伤，严重威胁心脏缺血患者的治疗效果。既往研究发现吗啡后处理对心脏缺血再灌注导致的损伤具有较好的保护作用，但其机制尚不明确。lncRNA是一组超200个核苷酸的非编码转录RNA，能与DNA、RNA、miRNA结合位点和启动子的靶碱基结合，调控基因表达。自噬是细胞内长寿命蛋白和胞质成分降解再循环利用的一种进化保守方式，既往研究发现自噬参与心肌I/R的病理生理过程。本研究发现吗啡后处理能够减轻I/R导致的心脏损伤过程中的自噬，其机制可能涉及lncRNA UCA1/miR-128/HSP70信号通路。文章为治疗I/R导致心脏损伤提供了一条新的途径，但是这一发现还需要在临床研究中去证实。

（杨建军）

文选 65

【题目】 右美托咪定预处理对糖尿病大鼠心肌缺血再灌注损伤的作用和机制

【来源】 临床麻醉学杂志，2018，34（7）：707-711

【文摘】 张世平等探讨右美托咪定（DEX）预处理对糖尿病大鼠心肌缺血再灌注损伤（MIRI）的作用和机制。诱导建立糖尿病大鼠模型，将40只糖尿病大鼠随机分为4组：假手术组（S组）、缺血再灌注组（IR组）、缺血再灌注＋DEX给药组（IRD组）、缺血再灌注＋育亨宾与DEX复合给药组（IRYD组）。除S组以外，各组均采用结扎-放松大鼠冠状动脉左前降支的方法使局部心肌缺血30 min、继而再灌注2 h模拟MIRI。分别记录缺血前（T0）、结扎30 min（T1）、再灌注1 h（T2）和再灌注2 h（T3）时的心率（HR）、左心室收缩压（LVSP）、左心室内压最大上升速率（+dp/dtmax）、左心室内压最大下降速率（-dp/dtmax）和左心室舒张末压（LVEDP），测定再灌注2 h后的心肌梗死面积并检测血浆肌钙蛋白I（cTnI）含量和一氧化氮（NO）浓度。研究结果显示，与S组、IR组和IRYD组比较，IRD组HR在4个时点均较慢，说明右美托咪定预处理通过高度选择性地激动α_{2A}肾上腺素能受体，发挥其抗交感作用，反射性地使大鼠在缺血再灌注全过程中HR减慢。与IR组和IRYD组比较，T3时IRD组LVSP、+dp/dt$_{max}$和-dp/dt$_{max}$明显升高，LVEDP明显降低，IRD组缺血坏死区/缺血危险区（AN/AAR）明显缩小，cTnI含量明显降低，说明右美托咪定预处理可以减轻MIRI对糖尿病大鼠心脏收缩和舒张功能造成的损害，减小心肌梗死面积，改善心脏功能；IR组和IRYD组的结果说明α_2受体阻滞药育亨宾可以取消右美托咪定的心脏保护作用，即右美托咪定的保护作用是通过α_2受体作用实现的。再灌注结束后血中NO浓度的测定结果显示：MIRI造成血中NO浓度下降，而右美托咪定预处理可升高再灌注后血中NO浓度，NO可能是右美托咪定预处理发挥保护作用的核心分子。综上所述，右美托咪定预处理对糖尿病大鼠MIRI确有保护作用，表现在MIRI期间收缩和舒张功能的改善、左心室心肌梗死面积的缩小、血cTnI含量的下降和血NO浓度的升高，其作用机制可能与其特异性激动α_2受体、降低交感活性和增加血中NO浓度有关，但右美托咪定预处理导致NO浓度升高的具体机制尚需进一步研究。

（王　莹）

【评述】 糖尿病患者比非糖尿病患者对心肌缺血再灌注损伤（MIRI）更敏感。目前已有研究证实缺血预处理（IP）对MIRI具有减轻作用，药物预处理对糖尿病MIRI的影响是否具有良好的临床应用前景仍在研究中。右美托咪定（DEX）具有广泛的器官保护作用，可通过激活PI3K-Akt-eNOS通路、eNOS/NO/PKG通路发挥对非糖尿病大鼠MIRI的减轻作用，但对糖尿病大鼠MIRI的保护作用及机制尚不清楚。本研究建立糖尿病大鼠模型，评估 DEX 预处理对糖尿病大鼠 MIRI 的作用，结果显示，DEX 预处理能改善糖尿病大鼠 MIRI 后的心脏收缩和舒张功能、减少心肌细胞坏死，其保护机制可能与 $α_2$ 受体激动和血浆 NO 浓度升高有关。本研究为治疗糖尿病 MIRI 提供了新的方案，但仍需在临床研究中去进一步证实。

（杨建军）

文选 66

【题目】 七氟烷预处理对大鼠离体心脏缺血再灌注时心肌细胞肌质网功能的影响

【来源】 中华麻醉学杂志，2018，38（3）：287-291

【文摘】 李璟等利用 Langendorff 离体心脏灌注模型研究七氟烷预处理对大鼠离体心脏缺血再灌注时心肌细胞肌质网功能的影响。24 个制备成功的大鼠离体心脏被随机分为对照组（C 组）、缺血再灌注组（I/R 组）和七氟烷预处理组（SP）组，采用停灌 30 min、再灌注 120 min 的方法制备心脏缺血再灌注损伤模型，SP 组于缺血前 10 min 时灌注含 2.4% 七氟烷的灌流液 10 min。于再灌注 5 min、10 min、15 min、30 min 和 60 min 时记录左心室发展压（LVDP）和左心室舒张末压（LVEDP）。于再灌注前 10 min 时收集冠脉流出液，采用 ELISA 法测定 LDH 和 cTnI 水平。于再灌注 120 min 时，取心肌组织，采用 TTC 染色确定梗死体积，HE 染色观察病理学结果，采用分光光度计测定心肌细胞肌质网钙 ATP 酶（SERCA2a）活性，采用 Western blotting 法检测 Bcl-2、Bax 和 SERCA2a 的表达。研究发现，与 C 组比较，I/R 组心肌梗死体积显著增大，冠脉流出液中 LDH 和 cTnI 水平明显升高，心肌纤维断裂，排列紊乱，左心室舒缩张功能障碍，细胞凋亡相关蛋白表达升高，七氟烷预处理后离体心脏缺血再灌注时心肌梗死体积明显减小，冠脉流出液中 LDH 和 cTnI 水平降低，Bax 表达下调，Bcl-2 表达上调，心肌纤维结构和心脏功能均得到改善，从而证实七氟烷预处理可以减轻大鼠离体心脏缺血再灌注损伤。SERCA2a 是调控肌质网功能的关键蛋白，其表达或活性的降低是导致心脏舒缩功能障碍的重要原因。SERCA2a 表达和活性的降低是影响肌质网功能的重要原因。研究结果提示，大鼠离体心脏缺血再灌注时心肌 SERCA2a 表达和活性降低；而实施七氟烷预处理后，大鼠离体心脏缺血再灌注时心肌 SERCA2a 表达和活性升高，提示七氟烷预处理减轻大鼠离体心脏缺血再灌注损伤的机制可能与改善心肌细胞肌质网功能有关。

（王 莹 杨建军）

【评述】 心肌缺血再灌注损伤是围术期最为常见的一种病理生理过程，严重影响手术治疗效果及患者预后。七氟烷是临床较为常用的一种吸入麻醉药，其预处理或后处理均具有显著的心肌保护作用，然而其确切机制尚不清楚。该研究通过比较对照组与缺血组大鼠，发现大鼠缺血再灌注后心功能降低、心肌细胞损伤与细胞凋亡增加，且心肌细胞肌质网钙 ATP 酶活性及表达水平降低，七氟烷预处理可以抑制上述变化。最终得出七氟烷预处理减轻大鼠离体心脏缺血再灌注损伤的机制可能与改善心肌细胞肌质网功能有关的结论。本研究阐明了七氟烷预处理通过改善心肌细胞内质网功能，从而发挥心肌保护作用的分子机制，该研究将为围术期应用七氟烷预处理减轻心肌缺血再灌注损伤提供有力的依据，并从改善心肌细胞内质网功能的角度研发围术期心肌保护的药物提供了新的靶点。

（夏中元）

文选 67

【题目】 抑制 HDAC6 活性减轻糖尿病大鼠心肌缺血再灌注损伤：过氧化物酶 1 乙酰化和氧化还原调节的潜在作用（Inhibition of HDAC6 activity alleviates myocardial ischemia/reperfusion injury in diabetic rats: Potential role of peroxiredoxin 1 acetylation and redox regulation）

【来源】 Oxid Med Cell Longev, 2018, 2018: 9494052

【文摘】 Yan 等利用腹腔注射 STZ 诱导的糖尿病（DM）大鼠建心肌缺血再灌注（MI/R）损伤模型进行体内研究，将糖尿病大鼠和正常大鼠随机分配到以下 4 组：①正常+假手术组（NS）；②正常+I/R 组（NIR）；③ DM +假手术组（DS）；④ DM + I/R 组（DIR）。通过测定乳酸脱氢酶和肌酸激酶 -MB 活性、左心室功能、心肌梗死面积后发现，糖尿病大鼠心脏更易受 MI / R 损伤。接下来通过免疫沉淀技术发现，糖尿病导致 HDAC6 表达增加和降低乙酰化 Prdx1 表达可能是糖尿病加重心脏 MI / R 损伤的潜在机制。为了进一步证实，使用高选择性 HDAC6 抑制剂 tubastatin A（TubA）对 DIR 组的大鼠进行治疗 1 周，测定乳酸脱氢酶和肌酸激酶 -MB、左心室功能、心肌梗死面积，结果显示，TubA 减轻 MI/R 诱导的细胞损伤和糖尿病大鼠心脏功能障碍，减少 MI/R 糖尿病心脏中活性氧（ROS）的产生和脂质过氧化，同时，利用 Western blotting 技术证实，TubA 还上调 DIR 大鼠乙酰化 Prdx1 水平，但总 Prdx1 的表达没有显著变化。随后进行体外实验，将 H9c2 心肌细胞随机分配到以下 3 组：①高葡萄糖对照组（HG, 33 mmol/L 葡萄糖）；②暴露于高葡萄糖后缺氧 - 复氧（H/R）损伤组（HGHR）；③细胞高糖 H/R 损伤后+TubA 预处理组（HGHR + TubA）。结果显示，HGHR 组的细胞损伤和氧化应激显著增加，同时 H9c2 细胞中的 HDAC6 活性增强，而 TubA 能逆转 H/R 损伤介导的 HDAC6 表达增加和乙酰化 Prdx1 水平降低。结论认为，通过抑制 HDAC6 能调节 K197 位点的 Prdx1 乙酰化，减少 ROS 产生，从而对 MI/R 或 H/R 损伤发挥保护作用。

（邢　飞　杨建军）

【评述】 糖尿病患者容易并发缺血性心脏病，且缺血后心肌受损程度较非糖尿病患者更为严重，致死率颇高，然而临床上的一些对应处理措施往往作用有限，其确切机制目前尚未阐明。该文通过比较野生型大鼠与糖尿病大鼠，发现糖尿病心肌 HDAC6 表达增加而乙酰化 Prdx1 水平降低，通过抑制 HDAC6 表达可以增加乙酰化 Prdx1 水平，并减轻大鼠心肌缺血再灌注损伤及心肌细胞缺氧 - 复氧损伤，因而得出通过抑制 HDAC6 表达水平上调 K197 位点的 Prdx1 乙酰化水平从而发挥心肌保护作用的结论。本研究阐明了糖尿病心肌 HDAC6 表达水平增加在加重心肌缺血再灌注损伤中的可能机制，得出的结论有助于临床医师预防糖尿病心血管并发症，并开发相关药物或处理措施提供一定的理论依据。

（夏中元）

文选 68

【题目】 高碳酸血症对大鼠肺移植后急性排斥反应的作用（Effects of hypercapnia on acute cellular rejection after lung transplantation in rats）

【来源】 Anesthesiology, 2018, 128（1）: 130-139

【文摘】 急性移植排斥反应是移植术后，患者细胞介导的导致器官功能障碍的免疫反应。高碳酸血症可减轻肺缺血再灌注损伤，调节T淋巴细胞功能，抑制免疫反应。Tan等探讨高碳酸血症对大鼠肺移植后急性排斥反应的影响。将受体大鼠分为4组：假手术（Wistar）组、同种同体移植（Wistar到Wistar）组，同种异体移植（Sprague-Dawley至Wistar）组和高碳酸血症（Sprague-Dawley-至-Wistar）组。在大鼠再灌注期间，前3组大鼠给予50%氧气通气，而高碳酸血症（Sprague-Dawley-至-Wistar）组大鼠给予50%氧气和8%二氧化碳通气90 min（$n=8$）。受体大鼠在移植后7 d接受安乐死。用ELISA检测TNF-α、IL-2、IL-10和IFN-γ水平，用免疫组化法检测CD4、CD8和CD68水平，用细胞死亡检测试剂盒检测细胞凋亡情况，用苏木精伊红染色观察组织病理改变，用放射学方法进行肺通气评分。结果显示，与同种异体移植（Sprague-Dawley至Wistar）组相比，高碳酸血症（Sprague-Dawley-至-Wistar）组大鼠氧合指数升高［（413±78）vs.（223±24）］，肺湿/干重比降低［（4.23±0.54）vs.（7.04±0.80）］，移植排斥评分降低［（2±1）vs.（4±1）］，凋亡系数下降［（31±6）vs.（57±4）］。这表明，高碳酸血症可降低排斥反应的肺组织损伤。除此之外，与同种异体移植（Sprague-Dawley至Wistar）组相比，高碳酸血症（Sprague-Dawley-至-Wistar）组大鼠的CD8［（17±4）vs.（31±3）］和CD68［（24±3）vs.（43±2）］水平较低，CD8 T淋巴细胞也较低［（12±2）vs.（35±6）］，CD4/CD8比值较高［（2.2±0.6）vs.（1.1±0.4）］，这表明，高碳酸血症可减轻移植后的免疫反应。促炎因子TNF-α［（208±40）vs.（292±49）］，IL-2［（30.6±6.7）vs.（52.7±8.3）］和IFN-γ［（28.1±4.9）vs.（62.7±10.1）］水平较低，这表明，高碳酸血症可减轻移植后的炎症反应。两组之间CD4、CD4 T淋巴细胞和IL-10的水平无统计学差异。总体来说，高碳酸血症可减轻肺移植大鼠细胞内的急性排斥反应。

（许平波 花 晴）

【评述】 急性排斥反应是器官移植尤其是肺移植术后一种常见的免疫反应，是临床的一个重要临床问题。如何通过麻醉管理手段对此予以调控，是近年来的研究热点。本项研究基于高碳酸血症调控肺缺血再灌注损伤的机制，通过大鼠模型来探索其是否可减轻肺移植后的急性排斥反应，得到令人欣喜的结果。例如，高碳酸血症可减轻移植后免疫反应，表现为相应的淋巴细胞水平降低，肺损伤的相关指标得到改善。该研究结果为其在临床研究中的探索性研究，提供了较为坚实的实验依据，所得结论将为未来此类患者的围术期管理提供指导意见。

（缪长虹）

文选69

【题目】 远程肝缺血预处理可依赖STAT3减轻肺缺血再灌注损伤（Remote ischemic preconditioning STAT3-dependently ameliorates pulmonary ischemia/reperfusion injury）

【来源】 PLoS One, 2018, 13（5）：e0196186

【文摘】 肺组织对各种刺激如I/R较敏感，容易发生刺激相关性肺损伤。肺I/R损伤可发生在很多情况，如原发性肺动脉高压、肺移植术后或心胸手术术后。减轻肺I/R对改善患者预后至关重要。信号转导和转录活化因子3（signal transducer and activators of transcription 3, STAT3）与缺血再灌注损伤密切相关。远程肝缺血预处理（remote liver ischemic preconditioning, RLIPC）指的是通过干预，使一个器官或组织缺血进而对另一远端组织的I/R产生保护作用。可被用来有效保护心脏，减轻心脏缺血再灌注损伤。为探讨其在肺保护中的作用，Luo等将大鼠分为5组，分别为：假手术组（S组），对照组（C 组），RLIPC 组（R 组），对照＋STAT3 抑制剂 AG490 组（C＋A 组）和 RLIPC＋AG490 组（R＋A 组）。S 组未进行任何刺激；C 组仅进行 I/R 刺激；R 组在剖腹手术后，用微血管夹夹住门静脉、肝动脉和静脉干，每次肝缺血 5 min，间歇 5 min，持续 4 个周期。C＋A 组和 R＋A 组将 STAT3 抑制剂 AG490 以 5 mg/kg 在肺再灌注前 5 min 静脉注入。结果发现，与对照组相比，RLIPC 可在 I/R 后保留部分肺功能，减轻肺组织 I/R 损害，减轻组织损伤，降低炎症因子 TNF-α 和 IL-6 的产生，抑制髓过氧化物酶（MPO）产生，减少 BALF 中白细胞数目，减少细胞凋亡。这表明 RLIPC 可减轻 I/R 导致的肺损伤。RLIPC 可刺激肺组织 STAT3 磷酸化，但并未对再灌注损伤修复激酶（reperfusion injury salvage kinase，RISK）通路的蛋白如 ERK1/2、AKT 和 GSK-3β 进行磷酸化修饰。给予 STAT3 抑制剂 AG490 后，可消除 RLIPC 的肺保护作用。这表明，RLIPC 可能通过 STAT3 磷酸化，而非 RISK 通路发挥作用。总体来说，RLIPC 可能通过磷酸化 STAT3 对 I/R 造成的肺损伤产生保护作用。 （许平波 花 晴）

【评述】 器官远程缺血预处理已见于临床应用，并在部分手术或操作中显示具有一定益处。本研究着眼于肺缺血再灌注损伤，基于肝远程缺血预处理（RLIPC）手段，探讨其是否可对肺产生保护作用。研究结果提示，RLIPC 可减轻肺缺血再灌注损伤，能降低炎症因子的产生，抑制 MPO 的产生，其保护作用可能通过 STAT3 磷酸化而非 RISK 通路产生保护作用。该研究具有一定的临床启示价值，但本研究在研究机制上的探讨尚欠深入，未能进一步探索 RLIPC 是通过何种"传递"机制对肺损伤产生如此强有力的保护作用的，对靶细胞的探究不够。 （缪长虹）

文选 70

【题目】 青蒿琥酯通过减弱 ROS 介导的 NLRP3 炎症小体的激活抑制肾缺血再灌注损伤导致的远程肺损伤（Artesunate inhibits renal ischemia-reperfusion-mediated remote lung inflammation through attenuating ROS-induced activation of NLRP3 inflammasome）

【来源】 Inflammation, 2018, 41（4）：1546-1556

【文摘】 ALI 的发生与核苷酸结合域和富含亮氨酸重复序列（nucleotide-binding domains and leucine-rich repea，NLR）含 pyrin 结构域 3（pyrin domains containing 3，NLRP3）炎症小体密切相关，肺泡巨噬细胞（alveolar macrophages，AMs）在其中起到关键作用。青蒿琥酯（artesunate，AS）在多个器官抗炎抗氧化过程中起到重要作用。Liu 等探讨 AS 在 ALI 中的作用。将雄性 SD 大鼠随机分为 4 组：对照＋NS 组（Sham＋NS）、对照＋AS 组（Sham＋AS）、RIR＋NS 组和 RIR＋AS 组。通过夹闭双侧肾蒂 60 min 后再灌注 24 h 来建立 AKI 模型。在 RIR 前 1 d 给予 RIR＋AS 组和 Sham＋AS 组大鼠 AS 15 mg/kg；Sham＋NS 组和 RIR＋NS 组腹腔注射生理盐水。从 BALF 分离 AMs 后乏氧（0.5%）2 h 再富养 24 h。而后利用形态学评估和 H&E 染色评估肺损伤指数和形态结构，ELISA 检测 BALF 和 AMs 中炎症细胞数量和炎症因子水平。用 Western blotting 法和实时-PCR（real-time PCR）检测肺和 AMs 中 NLRP3 和 caspase-1 的 mRNA 和蛋白水平。结果发现，与 Sham 组相比，RIR 组的肺湿/干重比升高，BALF 中的蛋白含量升高，总细胞数、巨噬细胞数和中性粒细胞数目增多，炎症因子 IL-1β 和 IL-18 水平升高。这表明，RIR 刺激后可导致严重的肺组织损伤。与 RIR＋NS 组相比，RIR＋AS 组的肺损伤评分和肺组织病理性改变明显减轻，RIR 介导的 MPO 激活减少，肺和 AMs 中 NLRP3、

ASC 和 caspase-1 的 mRNA 和蛋白水平降低，这表明 AS 预处理后可减轻 RIR 介导的大鼠肺组织病理损伤。RIR 处理后，大鼠肺组织 ROS 生成增多，给予 AS 预处理后，ROS 生成减少，与此同时 caspase-1 和 NLRP3 的水平也降低。这表明，AS 对 caspase-1 和 NLRP3 的抑制呈 ROS 依赖性。细胞实验也证实了这一点。总体来说，AS 预处理可能通过 ROS 介导的 NLRP3 炎症小体的激活减轻 RIR 介导的 ALI。

（许平波　花　晴）

【评述】 本项来自中国研究者团队的研究成果，对青蒿琥酯预处理减少肾缺血再灌注（RIR）导致的急性肺损伤的可能分子机制进行了深入研究。通过在体和离体实验，应用较先进的分子生物学研究方法，以 ROS 介导的 NLRP3 炎症小体为目标靶点，研究证实，青蒿琥酯预处理后，可明显减少肾缺血再灌注损伤导致的肺损伤，表现在肺损伤评分和肺组织病理性改变明显减轻，RIR 介导的 MPO 激活减少，肺和肺泡巨噬细胞中 NLRP3、ASC 和 caspase-1 的 mRNA 和蛋白水平降低。缺血再灌注远隔器官的损伤越来越值得重视，也表明，人体各器官功能之间，除了心肺与众器官之间密切关系外，其他器官之间功能也存在互补、互损的关系，其中机制研究对加速改善患者预后有着重要意义。

（冯　艺）

文选 71

【题目】 IGFBP7 可通过 ERK1/2 信号通路调节脓毒症引起的急性肾损伤（IGFBP7 regulates sepsis-induced acute kidney injury through ERK1/2 signaling）

【来源】 Inflammation, 2018, 41（4）: 1546-1556

【文摘】 脓毒症可造成多种器官功能障碍。脓毒症导致的器官功能障碍其病理过程很复杂，包括代偿性抗炎反应综合征、系统炎症反应综合征、免疫耐受等。其中脓毒症所致的 AKI，具有高发生率和死亡率，是临床上亟待解决的难题。胰岛素样生长因子结合蛋白 7（insulin-like growth factor bind protein 7，IGFBP7）可独立调节细胞增殖、迁移和凋亡，是 AKI 患者的早期标志物。Wang 等探讨 IGFBP7 在脓毒症所致的 AKI 中的作用。通过比较正常人和 AKI 患者尿液内的 IGFBP7 水平发现，AKI 患者 IGFBP7 水平升高。说明 IGFBP7 与 AKI 的发生有一定关系。进一步实验发现，LPS 刺激人肾小管上皮细胞系 HK-2 细胞后，LPS 可抑制 HK-2 细胞活性，上调 IGFBP7 蛋白表达和 IGFBP7 mRNA 水平。这表明，IGFBP7 与 LPS 引起的 AKI 密切相关。LPS 刺激后，HK-2 细胞凋亡和细胞周期相关蛋白 Bax 和 P21 表达升高，而细胞周期蛋白 D1 和 B 淋巴细胞瘤 -2 基因（B-cell lymphoma-2，Bcl-2）表达下调，敲除 IGFBP7 后，上述表达被抑制。除此之外，LPS 刺激后可升高细胞外调节蛋白激酶（extracellular regulated protein kinases，p-ERK1/2）磷酸化水平，转染 siIGFBP7-2 和 siIGFBP7-3 后可抑制 p-ERK1/2 的表达水平，但对 ERK1/2 的表达无影响。这表明，敲除 IGFBP7 可抑制 LPS 引起的 HK-2 细胞凋亡和细胞周期阻滞，这可能通过抑制 LPS 引起的 p-ERK1/2 水平升高引起的。利用盲肠结扎穿孔术（CLP）建立小鼠 LPS 模型，结果发现，与对照组相比，CLP 组小鼠血肌酐、BUN 和白蛋白水平升高，H&E 染色观察到肾小管上皮细胞局部局灶性坏死塌陷，小管结构破坏，凋亡细胞增多。敲除 IGFBP7 后，上述改变均可被缓解。除此之外，敲除 IGFBP7 后，还可抑制 CLP 小鼠 ERK1/2 信号通路的激活。总体来说，IGFBP7 可通过 ERK1/2 来

调节 LPS 引起的 AKI。　　　　　　　　　　　　　　　　　　　　　　　　　（许平波　花　晴）

【评述】　脓毒症往往被认为是急性肾衰竭的重要启动者和推动者，由炎症引起的内源性细胞因子的改变在 AKI 的发生可能具有重要作用，该研究以 AKI 发生的早期标记物 IGFBP7 为主要靶标，通过建立在体和离体 AKI 模型，通过观察细胞凋亡和细胞周期蛋白的表达变化与 IGFBP7 变化之间的关系，并通过对 IGFBP7 的敲除来验证相关细胞凋亡和周期蛋白表达变化的关系，来阐明 IGFBP7 通过激活 MAPK 家族主要成员 ERK1/2 信号途径来调节由 LPS 诱导的 AKI。该研究以 AKI 早期损伤标记物 IGFBP7 为突破口，通过其在 AKI 模型中对凋亡和细胞周期蛋白的影响，来观察在 AKI 中内源性的细胞增殖、迁移和凋亡之间的关系，为研究 AKI 的发病机制提供了新的研究思路，同时也为临床上治疗 AKI 提供了新的理论依据；ERK1/2 作为细胞生存途径的重要信号调节通路，无论在其上游还是下游，均存在一定的交互信号，可作为该研究后续的探讨方向。　　　　　　　　　　（王　胜）

文选 72

【题目】　阿魏酸可通过 HIF-1α/腺苷通路保护小鼠肾缺血再灌注损伤（Ferulic acid protected from kidney ischemia reperfusion injury in mice: Possible mechanism through increasing adenosine generation via HIF-1α）

【来源】　Inflammation, 2018, 41（6）: 2068-2078

【文摘】　阿魏酸（ferulic acid, FA）是一种酚类酸，由于其含有苯氧基，进而可通过清除自由基产生抗氧化的作用，可用于抗氧化治疗。腺苷是一种内源性核苷，广泛存在于哺乳动物体内。为探讨阿魏酸在小鼠肾 I/R 中的作用，Zhou 等将 C57/BL6 小鼠分为 4 组：对照组（C 组）、FA 组、I/R 组和 I/R＋FA 组。FA 组小鼠仅给予 100 mg/kg FA；I/R 组夹闭双侧肾蒂 35 min 后再灌注 24 h；I/R＋FA 组小鼠在 I/R 前 24 h 分别以 10 mg/kg、30 mg/kg、100 mg/kg 的剂量给予 FA 3 次。通过末端脱氧核苷酸转移酶介导的 UTP 缺口末端标记（terminal deoxynucleotidyl transferase-mediated UTP nick end labeling, TUNEL）和 H&E 染色观察肾组织形态变化；通过 ELISA 检测炎症因子、缺氧诱导因子 1α（hypoxia inducible factor-1 alpha, HIF-1α）水平；用 RT-PCR 检测 CD39、CD73 和 *HIF-1α* 基因表达水平；高效液相色谱（high-performance liquid chromatography, HPLC）法检测腺苷水平。结果发现，与 I/R 组比较，I/R＋FA 组小鼠的 Scr 和 BUN 水平下降，肾组织病理学改变减轻，肾小管凋亡细胞数量减少，炎症因子 IL-1β 和 TNF-α 水平下降。这表明，I/R 后可产生肾组织损伤，而 FA 可减轻 I/R 造成的肾损伤，降低炎症因子的表达，减轻炎症反应。除此之外，与对照组相比，I/R 组 HIF-α、CD39、CD73 的 mRNA 和蛋白水平轻微升高，腺苷水平也升高。FA 预处理后，其升高幅度更明显，这表明，腺苷及其关键酶 CD39、CD73 在 FA 保护 I/R 后肾损伤中发挥重要作用。转染 siRNA 抑制 HIF-α 表达后，CD39 和 CD73 的 mRNA 和蛋白水平下降，腺苷也下降，这表明，抑制 HIF-α 可消除 FA 对 I/R 肾损伤的保护作用。总体来说，FA 可保护 I/R 后的肾损伤。其可能机制为，FA 通过 HIF-α 促进腺苷的生成进而产生保护作用。　　　　　　　　　　　　　　　　　　（许平波　花　晴）

【评述】　该研究证明小鼠发生肾缺血再灌注损伤（ischemia-reperfusion injury, I/RI）时，阿魏酸能够通过缺氧诱导因子-1α（HIF-1α）增加肾组织中腺苷含量促进肾组织适应缺氧环境，减轻肾损伤，提高小鼠生存率。其数据与结论为阿魏酸的抗炎、抗凋亡、肾保护作用提供了科学的理论依据，同时也具有较强的实用性，进一步拓展了阿魏酸可能的临床应用范围。该研究主要通过术前短期、大剂量口服阿魏酸的方式来证明其肾保护作用，建议可适当延长其服用时间（如术前和术后）、减小单次服用剂量来评判其有效性或不良反应。此外，由于阿魏酸存在于许多水果与蔬菜之中，也是许多中药的有效成分之一，目前已作为中成药的一种质量指标，因此可将该课题可考虑进一步拓展成具有我国中医药特色的研究，深入探索。

（鲁开智）

文选 73

【题目】 CXCL16/ROCK1 信号通路可加剧缺血再灌注损伤引起的急性肾损伤（CXCL16/ROCK1 signaling pathway exacerbates acute kidney injury induced by ischemia-reperfusion）

【来源】 Biomed Pharmacother，2018，98：347-356

【文摘】 AKI 可增加患者发生慢性肾疾病的风险且可能直接导致终末期肾病。I/R 是发生 AKI 的主要诱因。CXC 趋化因子配体 16（chemokine ligand 16，CXCL16）属于 CXC 趋化因子家族，是一种细胞表面结合分子。CXCL16 可通过调节凋亡和炎症反应促进肾组织病理反应，加重肾损伤。rho-相关卷曲螺旋蛋白激酶 -1（rho associated coiled-coil containing protein kinase-1，ROCK1）是丝氨酸/苏氨酸蛋白激酶家族成员，是 RhoA 的下游效应器。在调节细胞凋亡、炎症反应和氧化应激过程中发挥重要作用。CXCL16 可调节 RhoA 的活性。Liang 等探讨 CXCL16/ROCK1 信号通路在 I/RI 引起的 AKI 中的作用。结果发现，与对照组相比，I/RI 组小鼠血液中的 CXCL16 水平升高，PCR 发现 CXCL16 mRNA 升高，Western blotting 分析发现 CXCL16 蛋白表达也上调。I/RI 后血肌酐和 BUN 升高，而 I/RI 后注射抗 CXCL16 抗体发现，小鼠血肌酐和 BUN 水平下降，肾病理学改变也减少，肾损伤减轻。这表明，抑制 CXCL16 可减轻 I/RI 后肾损伤。细胞实验也发现，抑制 CXCL16 可减少肾小管上皮细胞凋亡。与对照组相比，抑制 CXCL16 后，小鼠 TNF-α、IL-1β 和 IL-6 水平下降。这表明，抑制 CXCL16 可减轻 I/RI 小鼠炎症反应。与对照组相比，I/RI 后，小鼠肾 ROCK1 水平升高。给予抗 CXCL16 抗体可显著抑制 ROCK1 的激活。这表明，抑制 CXCL16 可抑制 I/RI 引起的 ROCK1 的激活。给予 ROCK1 抑制剂 Y-27632 后发现，与对照组相比，注射 Y-27632 的小鼠血肌酐和 BUN 水平下降，肾组织在病理改变也减少。这表明，抑制 ROCK1 可减轻 I/RI 引起的肾损伤。细胞实验也证实抑制 ROCK1 可抑制肾小管上皮细胞炎症反应和凋亡。给予 HK-2 细胞 CXCL16 可上调 ROCK1 表达，促进炎症因子 TNF-α、IL-1β 和 IL-6 产生。而注射 Y-27632 可抑制 CXCL16 促进的炎症因子的升高。这表明，CXCL16 可通过调节 ROCK1 促进炎症因子的产生。总体来说，CXCL16/ROCK1 信号通路可加重 I/R 后肾损伤。

（许华波　花　晴）

【评述】 现有研究证据提示急性肾损伤（AKI）的发病率高达 21.6%，和 AKI 相关的死亡率同样高达 23.9%。过去的几十年尽管人们在 AKI 的早期诊断、血压和血糖的调控等肾保护方面做了大量的研究与探讨，但 AKI 的防治仍是临床上亟待解决的重要问题之一。缺血再灌注是 AKI 常见的诱因之一，其中肾小管的凋亡和肾组织的炎症反应是其特征性的变化，但到目前为止，调控缺血再灌注所致肾损伤的机制尚未完全清楚。CXC 趋化因子配体 16（CXCL16）和 rho- 相关卷曲螺旋蛋白激酶 1（ROCK1）是近年来证实的一种调节细胞凋亡和炎症反应的重要信号分子，该研究通过建立经典的肾缺血再灌注损伤模型和细胞缺氧-复氧损伤模型，从在体和离体两方面证实 CXCL16 和 ROCK1 的表达增高与缺血再灌注所致 AKI 呈正相关，抑制 CXCL16 和（或）ROCK1 的表达可显著减少肾组织的凋亡和炎症反应，同时减轻肾损伤的程度。该研究提示 CXCL16/ROCK1 信号通路可能是防治缺血再灌注后 AKI 可供干预的一个重要调节靶点，为临床疾病的防治提供了新方向。　　　（刘克玄）

文选 74

【题目】　静脉麻醉药可保护肝细胞免受在体肝移植过程中活性氧诱导的细胞凋亡（Intravenous anesthetic protects hepatocyte from reactive oxygen species-induced cellular apoptosis during liver transplantation in vivo）

【来源】　Oxid Med Cell Longev，2018，2018：4780615

【文摘】　氧化应激和炎症反应的加剧是肝 I/R 损伤发生的关键过程，静脉麻醉药丙泊酚具有清除自由基和保护肝免受 I/R 损伤的作用。Yao 等研究静脉麻醉药在肝移植中对活性氧诱导的肝细胞凋亡的作用。该研究将 48 只大鼠随机分为 6 组：大鼠在使用丙泊酚（高剂量和低剂量）后处理或脂肪乳对照或 VAS2870（Nox2 特异性抑制剂）的情况下接受假手术或原位自体肝移植（orthotopic autologous liver transplantation，OALT）。在 OALT 或假手术后 8 h，评估器官损伤、氧化应激、炎症和 NADPH 相关蛋白。结果发现丙泊酚后处理，特别是在高剂量时，可显著降低坏死、细胞膨胀和炎症细胞浸润的程度，Nox2 抑制剂 VAS2870 也有相同的保护作用。为了检测丙泊酚后处理后的抗氧化作用是否与 Nox2 有关，该研究检测 Nox2 亚基细胞膜上的 p47phox 和细胞质中的 gp91phox，发现 OALT 导致 p47phox 和 gp91phox 蛋白表达上调，而丙泊酚后处理显著降低 OALT 后肝中这两种 Nox2 亚单位蛋白的表达，VAS2870 也有类似效果。该研究又测试了炎症细胞因子和炎症相关的 TLR4/NF-κB 途径，发现与 OALT 组相比，两种剂量的丙泊酚后处理均可显著降低促炎细胞因子的释放，Nox2 抑制剂表现出类似的抗炎作用：细胞因子 TNF-α、IL-1β、IL-6 水平下降。为了检测丙泊酚后处理对 OALT 后肝 I/R 损伤的抗氧化作用，测定中性粒细胞浸润和肝氧化应激。发现丙泊酚后处理和 VAS2870 处理抑制 OALT 引起的中性粒细胞浸润，降低脂质过氧化产物 8-异前列腺素的生成，提高 SOD 活性。氧化应激和炎症最终可导致肝细胞凋亡或坏死，引起肝 I/R 损伤，高剂量丙泊酚后处理显著减少凋亡细胞数量，与 caspase-3/procaspase-3 裂解比例的减少一致，VAS2870 也有类似效果。综上所述，该研究结果表明丙泊酚可使因肝移植升高的血清 AST 和 ALT 降低，尤其是高剂量的丙泊酚后处理可减少 TNF-α、IL-1β、IL-6、TLR4 和 NF-κB 炎症通路，减少中性粒细胞弹性蛋白酶活性、MPO 活性、8-异前列腺素及 p47phox、gp91phox 蛋白表达，增加 SOD 活性。VAS2870 抑制 Nox2 在肝移植中具有类似的保护作用。因此该文认为肝移植导致严重的炎症和氧化应激，NADPH 氧化酶激活，丙泊酚后处理通过抑制 NADPH 氧化酶 Nox2 及随后的炎症和氧化应激，部分减轻肝移植后肝缺血再灌注损伤损伤。　　　　　　　　　　　　　　　　　　　　　　　　　　　　　　　　　　　　（易　斌）

【评述】　移植物功能受损或无功能是肝移植围术期最严重的并发症，所以有关移植肝保护的方法及机制研究一直是该领域的研究热点。该研究发现丙泊酚后处理通过抑制 NADPH 氧化酶 Nox2 及随后的炎症和氧化应激部分减轻肝移植后 HIRI 损伤，为肝移植选择以丙泊酚为主的静脉麻醉方法提供了科学的实验依据。丙泊酚因化学结构类似经典的抗氧化剂维生素E，早就发现其具有自由基捕获的功能而发挥抗氧化作用，该研究再次证实丙泊酚在肝移植中因发挥抗氧化功能而起到肝保护的作用。但是HIRI损伤的主要机制还是炎症损伤，该研究也观察到高剂量丙泊酚应用后炎症指标的好转，但对具体机制缺乏深入探讨，有待进一步研究。

（俞卫锋）

文选 75

【题目】 LncRNA MBNL1-AS1 的下调通过 KCNMA1 保护七氟烷预处理小鼠免受缺血再灌注损伤（Downregulation of the long noncoding RNA MBNL1-AS1 protects sevoflurane pretreated mice against ischemia reperfusion injury by targeting KCNMA1）

【来源】 Exp Mol Med, 2018, 50（9）: 115

【文摘】 Li 等的研究主要探讨 lncRNA 盲肌样 1 反义 RNA 1（lncRNA muscle blind-like 1 antisense RNA 1, MBNL1-AS1）对七氟烷预处理小鼠全膝关节置换术（total knee arthroplasty, TKA）后缺血再灌注（ischemiare perfusion, I/R）损伤的保护作用及其可能的机制。该研究利用从 GEO 数据库的 GSE21164 微阵列数据集，识别一个差异表达的 lncRNA MBNL1-AS1，该基因在 TKA 后的 I/R 小鼠中过表达。进行目标基因预测，发现 KCNMA1 是 MBNL1-AS1 的一个靶基因，基于 WebGestalt 数据库发现 KCNMA1 参与 cGMP-PKG 信号通路。测定 LDH、TNF-α、IL-1β 浓度，发现与 I/R 组相比，Sevo 组 LDH、TNF-α、IL-1β 浓度降低。研究阐明 KCNMA1 在 TKA 后 I/R 小鼠中如何表达，发现 KCNMA1 在骨骼肌组织中呈阳性表达，而与 I/R 组比较，Sevo 组 KCNMA1 表达明显升高。检测 TKA 后 I/R 损伤小鼠 MBNL1-AS1、KCNMA1、cGMP-PKG mRNA 表达情况，发现与 I/R 组相比，Sevo 组 KCNMA1、PKGⅡ、VASP、VEGF、Bcl-2、Cyclin D1、Cyclin D3、Cdc 42 mRNA 表达增加，而 MBNL1-AS1 和 Bax mRNA 表达降低。测定小鼠 TKA I/R 损伤后 KCNMA1、MBNL1-AS1 和 cGMP-PKG 的蛋白水平，发现 Sevo 组 KCNMA1、PKGⅡ、VASP、p-PKGⅡ、p-VASP、VEGF、Bcl-2、Cyclin D1、Cyclin D3、Cdc 42 较 I/R 组升高，而 Bax、裂解的 caspase-3、裂解的 PARP 蛋白水平降低。随后检测 MBNL1-AS1 对 KCNMA1 和 cGMP-PKG 相关基因 mRNA 表达的影响，结果表明过表达的 MBNL1-AS1 可能对 KCNMA1 和 cGMP-PKG 通路有负调控作用，MBNL1-AS1 过表达抑制的 cGMP-PKG 通路相关蛋白可被 KCNMA1 过表达所逆转。随后研究 MBNL1-AS1 对骨骼肌细胞增殖的影响，MBNL1-AS1 能抑制骨骼肌细胞的增殖，KCNMA1 能促进细胞生长，KCNMA1 的过表达减轻 MBNL1-AS1 对骨骼肌细胞增殖的抑制作用。评价 MBNL1-AS1 对细胞周期分布的影响，观察 MBNL1-AS1 对细胞凋亡的影响，结果表明 MBNL1-AS1 能促进骨骼肌细胞的凋亡，而 KCNMA1 能抑制骨骼肌细胞的凋亡，KCNMA1 过表达减轻 MBNL1-AS1 过表达所致的影响。综上所述，结果表明 MBNL1-AS1 在小鼠骨骼肌细胞中过表达，而 cGMP-PKG 信号通路中富集的 KCNMA1 受 MBNL1-AS1 负调控，并且 I/R 小鼠表现出严重的炎症反应。下调 MBNL1-AS1 可上调 KCNMA1、PKGⅡ、VASP、VEGF、Bcl-2、Cyclin D1、Cyclin D3、Cdc 42 的表达，而下调 Bax、裂解的 caspase-3、裂解的 PARP 的表达，MBNL1-AS1 上调后，细胞凋亡率升高，细胞增殖率降低。故而该文认为，下调 lncRNA MBNL1-AS1 可能通过激活 cGMP-PKG 信号通路上调 KCNMA1 表达，促进骨骼肌细胞增殖，抑制细胞凋亡，从而保护七氟烷预处理小鼠 TKA 后的 I/R 损伤。

（易　斌）

【评述】　已有很多研究证实七氟烷预处理对器官的缺血再灌注损伤具有保护作用，该研究与以往研究相比，最大创新是揭示七氟烷预处理通过下调 lncRNA MBNL1-AS1，激活 cGMP-PKG 信号通路，上调 KCNMA1 表达，促进骨骼肌细胞增殖，抑制细胞凋亡，从而保护小鼠 TKA 后的 I/R 损伤。这种利用 GEO 数据库的 GSE21164 微阵列数据集，识别差异表达的 lncRNA MBNL1-AS1，并再找到其靶基因 *KCNMA1* 及其相关的 cGMP-PKG 信号通路的研究方法，具有目标明确、研究高效的特点，现在被广泛应用于寻找信号通路的研究。这一在小鼠 TKA 后的 I/R 损伤模型上的研究结果，是否在其他重要脏器如心、脑、肝、肾等有类似机制，值得关注和进一步研究。

（俞卫锋）

文选 76

【题目】　血必净注射液预防心肺转流导致的肺损伤的有效性：一项前瞻性、单中心、随机对照双盲研究（Efficacy of Xuebijing injection on cardiopulmonary bypass-associated pulmonary injury: A prospective, single-center, randomized, double blinded trial）

【来源】　Chin J Integr Med, 2018, 24（11）: 815-821

【文摘】　Gao 等分析血必净注射液治疗心肺转流所导致的肺损伤的有效性。该研究将 50 例接受心肺转流的患者随机分为血必净组和对照组。血必净组在手术开始前 12 h、手术开始时、第 2 次注射后 12 h，3 个时间点给予血必净注射液每次 100 ml。对照组在相同的时间点给予相同剂量的生理盐水。记录患者手术后 3 d 的 PaO_2/FiO_2，于 ICU 应用呼吸机的时间、ICU 滞留时间及总住院时间。记录患者炎性介质的水平，包括支气管肺泡灌洗液（BALF）和血浆中的白介素（IL）-1β、IL-8、IL-10、C 反应蛋白（CRP）。记录患者的支气管肺泡灌洗液的中性粒细胞计数和中性粒细胞弹性蛋白酶。另外，记录患者的不良反应。结果显示，术后 12～72 h，血必净组 PaO_2/FiO_2 明显高于对照组（$P<0.05$）。术后 12～72 h，血必净组 IL-1β、IL-8 及 CRP 的水平明显低于对照组（$P<0.05$）。相反，血必净组的抗炎因子 IL-10 水平显著高于对照组（$P<0.05$）。另外，对照组术后有 4 例患者发生肺不张，而血必净组患者术后均未发生肺不张。住院期间，对照组有 10 名患者合并轻度的急性呼吸窘迫综合征（ARDS），而血必净组有 5 例患者合并轻度的 ARDS（$P<0.05$）。结论认为，血必净可以减轻体外循环手术所导致的肺损伤，可能是通过降低促炎因子、减轻中性粒细胞的浸润以及上调 IL-10 有关。

（吕　蒙　王月兰）

【评述】　全身炎症反应综合征（SIRS）和肺损伤是心肺转流导致患者死亡的主要原因。既往已有一些关于减轻心肺转流后全身炎症反应综合征和急性肺损伤的基础和临床研究。但是，仍然没有预防和治疗此类疾病的有效措施。血必净是最近研发的一个可以静脉注射的中药，此药已经获得国家食品药品监督管理总局的批准。该研究的结果显示，血必净可以减轻心脏手术中体外转流所导致的肺损伤，这可能是与血必净降低促炎因子、减轻中性粒细胞的浸润以及上调 IL-10 有关。该研究为中医药减轻心肺转流导致的 SIRS 和急性肺损伤提供了有力的证据支持。

（王月兰）

文选 77

【题目】 术前口服甲状腺素预防在心肺转流下行心脏手术的患儿术后正常甲状腺病态综合征和减轻心肌缺血再灌注损伤：一项随机、双盲对照研究（Preoperative oral thyroid hormones to prevent euthyroid sick syndrome and attenuate myocardial ischemia-reperfusion injury after cardiac surgery with cardiopulmonary bypass in children: A randomized, double-blind, placebo-controlled trial）

【来源】 Medicine（Baltimore），2018，97（36）：e12100

【文摘】 Zhang 等进行单中心随机对照临床研究，探讨术前口服甲状腺素预防体外循环下行心脏手术患儿术后正常甲状腺病态综合征和减轻心肌缺血再灌注损伤的作用。

选择 40 例 3～12 岁择期在体外循环下行先天性心脏病手术的患儿，随机分为对照组和甲状腺素摄入组。甲状腺素摄入组于术前 4 d，每天口服 1 次甲状腺素片 0.4 mg/kg。记录患者围术期血清甲状腺素水平和血流动力学数据。记录患者气管导管拔除时间、ICU 滞留时间、于 ICU 中使用正性肌力药物的情况。检测患者心肌热休克蛋白 70（HSP70）、肌球蛋白重链（MHC）mRNA 和甲状腺素受体 mRNA 的表达。检测患者术后 24 h 血浆肌酸激酶 -MB（CK-MB）和肌钙蛋白（TnI）的阳性比率。结果显示，两组患儿在各个观察的时间点的血流动力学指标没有明显的差别，两组患儿在气管导管的拔管时间及在 ICU 的住院时间没有显著差异。两组患儿，术后甲状腺素的水平较术前明显下降。与对照组相比，甲状腺素组患儿术后甲状腺素水平显著升高，在 ICU 中需要正性肌力药物的患儿数量、血清 CK-MB 的活性、血清阳性 TnI 比例以及心肌细胞表达的 MHCβ mRNA 水平都显著降低。同时，甲状腺素摄入组的心肌细胞表达 HSP70 和 MHCα mRNA 的水平显著增加。因此，在体外循环下行心脏手术的患儿，术前口服小剂量甲状腺素片可能降低术后甲状腺素功能减退症的严重程度，以及通过增加 HSP70 和 MHCα 的表达从而减轻心肌缺血再灌注损伤。 （吕　蒙　王月兰）

【评述】 体外循环下的心脏手术常会导致术后血清甲状腺素水平的下降，尤其会发生在患儿，这种情况被称为正常甲状腺病态综合征。既往研究报道，心肺转流下心脏手术会导致 70% 的成年患者血清 T_3 水平下降，100% 的患儿都会出现血清 T_3 和 T_4 水平下降。心脏手术后正常甲状腺病态综合征会导致患者的死亡率增加。但是，静脉给予甲状腺素可能会造成严重的并发症，比如心律失常和猝死。该研究显示，在体外循环下行心脏手术的患儿，术前口服小剂量甲状腺素片可能降低术后正常甲状腺病态减退症的严重程度以及通过增加 HSP70 和 MHCα 的表达减轻心肌缺血再灌注损伤。该研究立题较新颖，为前瞻性、双盲、随机对照研究，研究的依从性很好，因此该研究结果的证据质量等级较高，为预防儿童患者体外循环下行心脏手术后正常甲状腺病态综合征提供了很好的依据。（王月兰）

文选 78

【题目】 间质细胞衍生因子 1/C-X-C 化学趋化因子 4 型受体通路在儿童心肺转流术导致的中性粒细胞迁移过程中起重要作用（The stromal cell-derived factor 1/C-X-C chemokine receptor type 4 axis is important in neutrophil migration caused by cardiopulmonary bypass in children）

【来源】 Interact Cardiovasc Thorac Surg, 2018, 26 (3): 431-437

【文摘】 Tu等分析间质细胞衍生因子1（SDF-1）/C-X-C化学因子受体4（CXCR4）通路在接受心肺转流所导致的患儿中性粒细胞迁移过程中起重要作用。该研究采用非随机对照的临床研究方式，纳入15例在体外循环下行开放性心脏手术的患儿以及15例进行超声引导下微创室间隔缺损封堵手术的患儿。采用定量RT-PCR和流式细胞仪检测中性粒细胞CXCR4的表达水平。采用酶联免疫吸附检测的方法检测血浆中SDF-1的水平。采用8种不同的组合形式A～H，包括有或无CXCR4拮抗剂AMD3100（5 μg/ml）来检测中性粒细胞的迁移特性，从而评估SDF-1/CXCR4轴功能的意义。研究结果显示，与对照组相比，在经历体外循环后，体外循环组的CXCR4的基因和蛋白质表达都会升高，血浆SDF-1水平也会升高。体外实验显示，经历体外循环后分离出的血浆对中性粒细胞呈现出最强的化学趋化作用。另外，CXCR4拮抗剂AMD3100能显著降低体外循环组中性粒细胞的激活和迁移。结论认为，体外循环可能通过激活SDF-1/CXCR4通路，应用拮抗剂预防中性粒细胞迁移可能会预防体外循环相关的并发症。

（吕　蒙　王月兰）

【评述】 体外循环手术和心肺转流常导致急性肺损伤，心脏手术术后的发生率为2%～3%。病理组织学检查显示，心肺转流会增加肺血管的通透性和血管外肺水肿增加，同时会使肺的顺应性下降。而且，一些患者会发展为急性呼吸窘迫综合征（ARDS），此类患者的死亡率会增加至50%～70%。中性粒细胞在肺内的聚集是心肺转流所致的急性肺损伤的特征。SDF-1/CXCR4通路参与中性粒细胞的黏附和聚集。该研究的结论认为，体外循环可能通过激活SDF-1/CXCR4通路，应用其拮抗剂AMD3100预防中性粒细胞迁移可能会预防体外循环相关的并发症。该研究为非随机对照的临床研究，立体新颖，为体外循环导致的急性肺损伤的预防和治疗提供了新的思路。为提高证据等级，后续可开展随机对照研究。

（王月兰）

文选79

【题目】 老年骨科患者术后高活动性谵妄危险因素的巢式病例对照研究

【来源】 中华医学杂志，2018，98（40）：3230-3234

【文摘】 朱纯纯等采用巢式病例对照研究探讨老年骨科患者术后高活动性谵妄（PHTD）发生的危险因素。研究回顾性分析2008年1月至2013年12月温州医科大学附属第二医院行骨科手术的老年患者病例资料，年龄≥65岁、ASA为Ⅰ～Ⅳ级，且病历资料齐全、明确诊断为PHTD的患者共74例作为病例组；采用巢式病例对照研究按1∶6频数匹配同期同类无PHTD发生的患者444例作为对照组，收集患者年龄、性别、ASA分级、术前/术后电解质、术前血糖、术前/术后血浆白蛋白、术前/术后血细胞比容（Hct）、是否使用非甾体镇痛药、抗胆碱能药物或苯二氮䓬类药物、麻醉方式、麻醉时间、术后镇痛差异等资料，筛选PHTD发生的危险因素。结果发现，单因素Logistic分析显示，性别、年龄、ASA分级、术前电解质、麻醉时间、手术时间、术中低血压、术后镇痛差异是PHTD发生的危险因素。多因素Logistic回归分析显示，性别、年龄和术前电解质是PHTD发生的独立危险因素。结论认为，男性、高龄、术前电解质异常是老年骨科患者PHTD发生的独立危险因素。

（吕　蒙　王月兰）

【评述】 这是一项回顾性研究，目的是通过巢式病例对照研究分析老年骨科手术患者术后高活动型谵妄的危险因素。但解读结论时需要注意该研究方法方面的一些问题：①根据以往的研究结果，老年患者术后谵妄大部分表现为低活动型谵妄。而低活动型谵妄有很大一部分被漏诊。该病例对照研究在未发生高活动型谵妄的患者中选取对照患者，不排除有低活动型谵妄患者被入选为对照患者。这会导致选择偏倚。朱纯纯等在讨论中也提到这种偏倚的可能。②有一些重要的术后谵妄危险因素未纳入多因素分析模型，如烟酒史、既往疾病（包括脑血管疾病）、术前认知功能等。朱纯纯等在方法部分说观察了这些指标，但数据分析中并没有对这些指标进行分析。这可能会对结果产生影响。③本研究发现术前电解质紊乱是术后高活动型谵妄的危险因素，但文章中没有给出术前电解质紊乱的定义是什么，读者不好理解。

（王东信）

文选80

【题目】 尼莫地平对老年腔隙性脑梗死患者术后谵妄的影响

【来源】 中华麻醉学杂志，2018，38（3）：262-265

【文摘】 李亚南等评价尼莫地平对老年腔隙性脑梗死患者术后谵妄的影响。该研究纳入择期全身麻醉下拟行脊柱手术的腔隙性脑梗死患者60例。采用随机数字表法分为对照组（C组）和尼莫地平组（N组）。N组于麻醉诱导前30 min开始静脉输注尼莫地平7.5 μg/（kg·h）至术毕。于尼莫地平给药前即刻、气管插管后即刻、切皮后1 h及术毕进行动脉及颈静脉球部血气分析，并计算颈静脉球部血氧含量、动脉-颈静脉球部血氧含量差、脑氧摄取率及颈静脉-动脉血乳酸浓度差。采用ELISA法测定颈静脉球部血清S100β蛋白和脑源性神经营养因子（BDNF）的浓度。记录术后3 d内谵妄的发生情况。结果发现，与C组比较，N组切皮后和术毕时颈静脉球部血氧含量升高，动脉-颈静脉球部血氧含量差及脑氧摄取率降低，气管插管后直到术毕时血清S100β蛋白浓度降低，脑源性神经营养因子浓度升高，术后谵妄发生率降低（$P<0.05$），各时点颈静脉-动脉血乳酸浓度差异无统计学意义（$P>0.05$）。结论认为，尼莫地平可减少老年腔隙性脑梗死患者术后谵妄的发生，其机制可能与改善术中脑氧代谢及减轻脑损伤有关。

（吕蒙 王月兰）

【评述】 术后谵妄是老年患者手术麻醉后常见的急性精神紊乱综合征，而腔隙性脑梗死是老年患者常见并存疾病，术中易发生局部脑缺血、缺氧性损伤，增加术后谵妄的风险。该研究筛选老年腔隙性脑梗死患者，于麻醉诱导前30 min至术毕持续泵注钙通道阻滞剂尼莫地平7.5 μg/（kg·h），结果证实尼莫地平能够显著升高颈静脉球部血氧含量，降低动脉-颈静脉球部血氧含量差及脑氧摄取率，降低血清S100β蛋白浓度，升高脑源性神经营养因子浓度，减少术后谵妄的发生。尼莫地平在临床上常用作脑血管疾病及其所致的脑供血不足、脑血管痉挛、缺血后继发神经元损伤等的神经保护剂，该研究者将其运用于腔隙性脑梗死患者围术期防治术后谵妄，具有较好的创新性和临床指导意义。深入阐明尼莫地平改善围术期脑氧代谢，减轻脑损伤，减少术后谵妄的分子机制，探索尼莫地平防治术后谵妄的用药剂量和方式，并开展大样本多中心临床研究，将为术后谵妄的防治提供新思路。（贾珍）

文选 81

【题目】 肺复张对腹腔镜胆囊切除术后早期肺通气的影响：电阻抗成像法评价

【来源】 中华麻醉学杂志，2018，38（3）：271-273

【文摘】 李锐等采用肺电阻抗成像法评价肺复张对腹腔镜胆囊切除术后早期肺通气的影响。该研究纳入择期行腹腔镜胆囊切除术患者30例，采用随机数字表法分为对照组（C组）和肺复张组（R组）。R组在气腹建立后5 min和气腹结束时进行手法肺复张，复张压力30 mmHg，持续30 s。于麻醉诱导前和气管拔管后实施肺电阻抗成像监测，记录中心通气区（CoV）、依赖静止区（DSS）、非依赖静止区（NSS）的面积百分比。结果显示，两组CoV面积百分比、DSS面积百分比和NSS面积百分比比较，差异无统计学意义（$P>0.05$）。与麻醉诱导前比较，C组气管拔管后CoV面积百分比降低，DSS面积百分比和NSS面积百分比升高，R组气管拔管后DSS面积百分比和NSS面积百分比升高（$P<0.05$），CoV面积百分比差异无统计学意义（$P>0.05$）。结论认为，肺复张可缓解腹腔镜胆囊切除术后早期局部肺通气下降，对肺不张和低通气无改善。

（吕　蒙　王月兰）

【评述】 该文利用电阻抗成像法评价小潮气量联合手法肺复张对腹腔镜胆囊术后早期肺通气的影响，评价手段新颖。围术期肺不张发生率很高，肺不张降低功能残气量，降低氧合，增加肺炎易感性，大量研究显示保护性通气策略可降低术后肺部并发症。保护性肺通气策略已逐步完善，国内外大量研究提示低潮气量、中低水平PEEP与肺部并发症降低有关。现代麻醉机具备肺保护功能，便于实施保护性肺通气策略，智能运行，还可评价肺复张效果。肺通气功能评价技术有多种，现有的常规影像学诊断难以反映具有特殊周期性、时域性的呼吸过程。电阻抗成像技术可于围术期动态评价肺功能，可重复、敏感性高、无创、使用方便，对人体无害，具有实用性、独创性、科学性优点。本文仅用单一的肺复张手法研究得出的结论，需扩大样本量进一步证实。

（郭永清）

文选 82

【题目】 电针对体外循环心脏手术患者的心肌保护效应

【来源】 中华麻醉学杂志，2018，38（2）：146-149

【文摘】 肖红等评价电针对体外循环心脏手术患者的心肌保护效应。该研究纳入择期行体外循环下心脏瓣膜置换术患者40例，采用随机数字表法分为对照组（C组）和电针组（EA组）。EA组于麻醉诱导前20 min至手术结束时采用电针刺激双侧内关、郄门、神门、百会，频率2 Hz，电流强度依患者清醒时耐受程度为宜。于电针前、转机30 min、停机后30 min、停机后1 h、停机后2 h、术后6 h和术后24 h测定血浆心脏型脂肪酸结合蛋白（hFABP）和cTnⅠ浓度，采用羟胺法测定丙二醛（MDA）浓度于术后1 h、6 h和24 h进行心肌收缩力评分，术后24 h时进行心律失常评分。结果显示，与C组比较，EA组停机后30 min、停机后1 h、停机后2 h和术后6 h血浆MDA浓度、术后24 h血浆cTnⅠ浓度和转机30 min、术后24 h血浆hFABP浓度降低，心律失常评分和术后6 h、24 h心肌收缩力评分降低（$P<0.05$）。结论认为，电针可抑制体外循环心脏手术患者脂质过氧化反应，产生心肌保护效应。

（吕　蒙　王月兰）

【评述】 心肌缺血再灌注损伤与临床结果紧密相连，hFABP 是表达于心肌细胞的一种小细胞蛋白，分子量极低，在心肌损伤后快速释放至血液循环，是反映心肌细胞损伤的敏感标志物，MDA 是膜脂质过氧化反应终产物。cTnI 是早期心肌损伤的一个指标。电针具有镇静、抗焦虑、降低手术应激、器官保护功效，在心肌保护、脑保护方面的研究取得较大的进展。该研究在体外循环下心脏瓣膜置换术中，采用电针刺激相关穴位，选取多个时间点监测上述心肌损伤及过氧化指标，并分析心律失常评分、心肌收缩评分、血管活性药物的使用量，证实电针可抑制体外循环心脏手术患者脂质过氧化反应，产生心肌保护效应。电针心肌保护作用目前仅局限在动物实验方面，而该研究从临床实际证实电针心肌保护的有效性，为心脏瓣膜置换术患者提供了有效的辅助治疗手段。

（杨 瑞）

文选 83

【题目】 围术期连续股神经阻滞对老年股骨颈骨折病人术后认知功能障碍的影响

【来源】 中华麻醉学杂志，2018，38（1）：66-69

【文摘】 张高峰等评价围术期连续股神经阻滞对股骨颈骨折老年患者术后认知功能障碍的影响。该研究纳入蛛网膜下腔联合硬膜外麻醉下行股骨头置换术患者 60 例，采用随机数字表法分为患者自控股神经镇痛组（PCNA 组）和患者自控静脉镇痛组（PCIA 组）。患者入院后确诊为股骨颈骨折后即实施镇痛，PCNA 组采用罗哌卡因行自控股神经阻滞镇痛，PCIA 组采用芬太尼行静脉自控镇痛，持续至术后 48 h。蛛网膜下腔穿刺成功后取 2 ml 脑脊液，检测 Aβ-42 和 tau 蛋白浓度，计算两者比值。分别于镇痛前和术后 7 d 时采用简易精神状态检查量表评估认知功能，记录认知功能障碍的发生情况。结果显示，与 PCNA 组相比，PCIA 组脑脊液 Aβ-42/tau 蛋白比值降低，术后 7 d 时术后认知功能障碍发生率升高（$P<0.05$）。结论认为，围术期连续股神经阻滞可降低老年股骨颈骨折患者术后认知功能障碍的发生。

（吕 蒙 王月兰）

【评述】 老年人术后认知功能障碍是临床上一个不可忽视的问题，该研究对临床工作有一定的指导意义，且逻辑性强、有创新点。不同于以往研究仅考虑术后镇痛对于患者术后认知功能的影响，而是从患者确诊股骨颈骨折入院后即开始自控镇痛，考虑到疼痛刺激等应激反应对患者 POCD 发生、发展的影响，该镇痛方式简便，患者及家属易于接受，更加重视人文关怀，更为系统地治疗患者创伤后疼痛提供了指导。该研究不足之处在于未观察镇痛效果如何，同时老年人手术后认知功能障碍影响因素较多，目前认为是多因素作用的共同结果，为学术研究更为严谨，建议该试验尽可能排除干扰因素，比如手术时间，术中出血情况，术前有无基础疾病，有无合并症，有无合并伤，这些都是 POCD 的高危因素。该研究选取的检测指标是对 POCD 有预警作用的标志分子，有一定特异性，同时为 POCD 的进一步研究提供了方向。

（拉巴次仁）

文选 84

【题目】 盐酸戊乙奎烷注射液在主动脉夹层手术中对肺缺血再灌注的影响

【来源】 中华医学杂志，2018，98（10）：777-780

【文摘】 魏红等讨论盐酸戊乙奎烷注射液在主动脉夹层手术中对肺缺血再灌注的影响。该研究选取 2015 年 9 月至 2017 年 10 月在郑州大学第二附属医院麻醉科因主动脉夹层行全弓置换手术的患者 60 例，随机分为盐酸戊乙奎烷组（A 组）和对照组（B 组）。A 组于入手术室后静脉注射盐酸戊乙奎烷注射液 0.05 mg/kg，B 组给予等量生理盐水静脉注射。两组患者分别在麻醉开始前（T1）、体外循环开始前（T2）、体外循环后 1 h（T3）、体外循环停机时（T4）、术后 4 h（T5）及术后 24 h（T6）测定血清肿瘤坏死因子（TNF-α）、白细胞介素-6（IL-6）、白介素-1（IL-1）及氧合指数（OI）水平，统计分析患者术后呼吸机辅助时间及 ICU 驻留时间。结果显示，A 组在体外循环停机时、术后 4 h 和术后 24 h 血清 TNF-α 较 B 组均明显降低，差异均有统计学意义（$P<0.05$）；氧合指数较 B 组升高，差异均具有统计学意义（$P<0.05$）；患者术后呼吸机辅助时间及重症监护病房（ICU）滞留时间 A 组较 B 组明显缩短，差异均具有统计学意义（$P<0.05$）。结论认为，在全弓置换术中，静脉给予盐酸戊乙奎烷注射液，能够降低术后血清 TNF-α、IL-6、IL-1 的释放，提高患者氧合指数，缩短术后呼吸机辅助及 ICU 滞留时间，减少肺缺血再灌注损伤，改善预后。 （吕 蒙 王月兰）

【评述】 主动脉夹层是心血管疾病的危重急症，研究表明主动脉夹层术后肺部并发症发生率＞13.2%，肺部并发症的防治成为麻醉科医师围术期管理的重要内容。盐酸戊乙奎烷是我国自主研发的新型抗胆碱药物，现有研究表明，盐酸戊乙奎烷在心血管手术中具有一定的肺保护作用。然而在此类手术中其肺保护的研究大多集中在心脏手术，而该研究选取大血管手术患者作为研究对象，有一定新意。且盐酸戊乙奎烷临床使用较为广泛，其研究结果对临床工作具有指导意义。同时该研究结合临床实际，在关注细胞因子的同时，也关注术后呼吸机治疗、ICU 滞留时间等临床实际问题，因此，该文对肺保护的研究来说是一个重要参考。但该研究存在一定局限，首先，该文探讨药物对肺缺血再灌注损伤的影响，然而研究中选取的指标并没有肺部特异性，不能有效说明盐酸戊乙奎烷对肺有保护作用；其次，标本采集时间点的选择不够明确，尤其是 T3 时刻的选择，此时是否已经进入停循环状态，肺是否发生了缺血再灌注不得而知。综合国内外研究来看，盐酸戊乙奎烷的肺保护作用大多集中在非体外循环手术中，体外循环手术中研究较少，该研究可能对体外循环术中肺保护有一定指导意义。但因为体外循环时会用到多种药物，如乌司他丁、激素等，这类药物均有一定的抗炎作用，所以如何排除这些干扰因素，更好地阐述盐酸戊乙奎烷与肺缺血再灌注的关系，是今后继续研究的一个方向。 （徐桂萍）

五、危重症医学研究进展

文选 85

【题目】 氨甲环酸对体外循环冠状动脉旁路移植术近期和远期疗效的影响：随机试验和 7 年随访（Effects of tranexamic acid on short-term and long-term outcomes of on-pump coronary artery bypass grafting: Randomized trial and 7-year follow-up）

【来源】 Cardiovasc Ther，2018，36（6）：e12472

【文摘】 目前对氨甲环酸（TXA）的安全性评价仍然很少，尤其是在冠状动脉旁路移植术

(CABG)患者长期预后的影响方面。在本前瞻性、随机、安慰剂对照试验中,210例患者接受原发性和孤立性体外循环冠状动脉旁路移植术(CABG),随机分配给TXA或相应体积的生理盐水。随机分配的患者在出院后1年、3年、5年和7年进行随访。最终,163名患者完成7年的随访,主要评估异体红细胞(RBC)输血、长期死亡率和发病率。结果发现,与安慰剂相比,TXA降低同种异体RBC输血量[(4.20±4.06)U $vs.$ (6.25±4.86)U,$P<0.01$],暴露比(52.0% $vs.$ 71.6%)、失血量[(879.0±392.5)ml $vs.$ (1154.0±582.8)ml,$P<0.01$]。随访7年,除心肌梗死外,两组患者的死亡率和发病率无显著差异。84个月时TXA组心肌梗死发生率低于安慰剂组(0 $vs.$ 4.9%,$P=0.03$)。研究表明TXA可显著减少体外循环CABG患者术后出血及异体输血。7年的随访表明,TXA的使用是安全的,可能在预防长期心肌梗死中发挥潜在作用。

(李 凯 谢克亮)

【评述】 TXA是一种抗纤溶药,它能与纤溶酶和纤溶酶原上纤维蛋白亲和部位的赖氨酸结合部位(LBS)紧密吸附在一起,从而抑制纤维蛋白分解;还可通过降低纤溶酶对血小板糖蛋白Ib受体的影响来维持血小板功能。既往研究发现大出血和异体输血是CABG患者的独立危险因素。TXA降低心脏手术患者失血和输血的风险,中至高剂量的TXA与癫痫发作风险增加有关,在动物模型中,TXA被证明以剂量依赖的方式增加血栓形成。在本研究中,TXA显著减少原发性和孤立性CABG患者的术后出血和异体输血,且对患者的发病率或死亡率没有负面影响。此外,本研究随访7年,证实TXA降低心肌梗死发生率,且没有发现血栓栓塞和癫痫患者,可能与使用小剂量的TXA相关。但是此项研究样本量较少,样本总体不具有代表性,TXA的长期疗效有待更加深入,同时它预防心肌梗死的机制需要进一步阐明,从而指导其在临床更准确使用。

(刘 进)

文选86

【题目】 急性肾损伤危重患者红细胞分布宽度与死亡率的关系(The association between red blood cell distribution width and mortality in critically ill patients with acute kidney injury)

【来源】 Biomed Res Int,2018,2018(6):1-7

【文摘】 部分研究人员一直在寻找影响急性肾损伤(AKI)死亡的危险因素。然而,目前还没有流行病学研究探讨红细胞分布宽度(RDW)对AKI危重患者预后的影响。本研究的目的是探讨RDW与这些患者死亡率的关系。对MIMIC-Ⅲ的数据进行分析,RDW在ICU患者入院时测量。Wang等还进行了亚组分析,以确定这种关联的一致性。结果共有14 078例重症AKI患者符合分析条件。在多因素分析中,对年龄和性别进行校正并与医院死亡率相关的参照组(RDW 11.1%~13.4%)进行比较,经校正后的RDW值为13.5%~14.3%、14.4%~15.6%和15.7%~21.2%,ORs值(95%CIs)分别为1.22(1.05,1.43)、1.56(1.35,1.81)和2.66(2.31,3.06)。在对混杂因素进行校正后,高RDW与死亡率增加有关(RDW为15.7%~21.2% $vs.$ 11.1%~13.4%;OR 1.57;95% CI 1.22~2.01;$P<0.0001$),30 d死亡率也有类似的趋势。总之,RDW在AKI危重患者中是一个独立的预后指标,RDW越高,这些患者的死亡率越高。

(李 凯 谢克亮)

【评述】 AKI是一种常见而严重的综合征,重症监护病房中AKI患者的死亡率可高达50%。然而,20%的幸存患者在治疗后仍有慢性肾功能不全,最终可能发展为终末期肾病。RDW是反映红细胞体积异质性的参数,RDW 值越高,表明体积的变量就越大。人类红细胞正常的参考值是在 11%～15%。RDW 除了贫血的鉴别诊断,它的增加被认为与心血管疾病、多发性骨髓瘤、系统性硬化病和缺血性中风患者的不良预后显著相关。已有研究表明,RDW 可作为 AKI 患者持续肾脏替代治疗(CRRT)死亡率的附加预测因子。此外,在冠状动脉粥样硬化性心脏病加强监护病房(CCU)的危重患者中,RDW 的增加与 AKI 风险和死亡率的增加有关。Wang 等研究发现 RDW 似乎是患有 AKI 重症患者的独立预后标志物,并且更高的 RDW 与这些患者的死亡风险增加相关。然而,这些研究结果需要通过更长期随访的大型前瞻性研究来证实。

（刘 进）

文选 87

【题目】 CRRT 治疗 AKI 患者自噬相关蛋白的表达变化及其对成年和老年患者预后的影响（Expression changes of autophagy-related proteins in AKI patients treated with CRRT and their effects on prognosis of adult and elderly patients）

【来源】 Immun Ageing,2018,15:23

【文摘】 脓毒症是重症监护病房常见的死亡因素之一,急性肾损伤是脓毒症并发症中死亡率最高的,严重威胁患者的生命安全,影响生活质量。本研究旨在观察持续肾替代治疗（CRRT）后急性肾损伤（AKI）患者自噬相关蛋白表达的变化及其对预后的影响。选取 207 例接受 CRRT 治疗的 AKI 患者,检测患者治疗前后外周血单核细胞中自噬相关基因［轻链 3-Ⅱ 型（*LC3-Ⅱ*）、自噬相关基因 5（*Atg-5*）和 *Beclin-1*］,炎症介质 IL-1β、IL-6 和血清肌酐（Scr）水平,并对 CRRT 后的治疗效果进行分级,观察患者预后与自噬相关蛋白的关系。CRRT 治疗后患者 Scr 水平明显降低。在治疗之前,IL-1β 和 IL-6 血液水平高的患者,CRTT 后数量明显减少。治疗后患者单核细胞 LC3-Ⅱ、Atg-5、Beclin-1 表达较治疗前明显下降。与存活患者相比,治疗后 1～3 周死亡患者的自噬相关蛋白表达明显升高。研究发现 CRRT 治疗后患者单核细胞 LC3-Ⅱ、Atg-5、Beclin-1 的表达可能发生显著变化,有望成为 AKI 患者新的预后指标。

（李 凯 谢克亮）

【评述】 细胞自噬是目前研究的热点,大量的研究证实,自噬在 AKI 过程中发挥关键作用。目前关于自噬相关蛋白的研究主要集中在轻链 LC3、Atg-5 和 Beclin-1 上。自噬形成时,胞质型 LC3-Ⅰ会酶解掉一小段多肽,转变为自噬体膜型即 LC3-Ⅱ。Beclin-1 是磷脂酰肌醇 3-激酶（PI3K）复合物的一种成分,可参与自噬体的构建,是调节自噬和细胞死亡的关键蛋白质。由自噬囊泡产生的 Atg-5 是吞噬细胞膜延伸的重要蛋白质,作为 *Atg* 家族不可缺少的基因,*Atg-5* 可以调节自噬体的延伸,其表达变化可以更好地反映自噬的程度。本文研究发现 CRRT 治疗后自噬相关蛋白 LC3-Ⅱ、Atg-5 和 Beclin-1 的表达发生显著变化,虽然不能证明自噬和血清学标志物之间的因果关系,但有两者相关性明显。随着对自噬的进一步研究,将对自噬机制及信号调控有更深入的了解,从而明确自噬在 AKI 中的功能和作用,为防治 AKI 找到新的方向与依据。

（孙 义）

文选 88

【题目】 延长右美托咪定输注在危重症成年患者中的应用：重症监护多参数智能监测Ⅲ大型临床数据库的回顾性分析（Prolonged dexmedetomidine infusion in critically ill adult patients：A retrospective analysis of a large clinical database Multiparameter Intelligent Monitoring in Intensive Care Ⅲ）

【来源】 Ann Transl Med，2018，6（15）：304. doi：10.21037/atm.2018.07.08

【文摘】 长期输注右美托咪定对危重患者的影响尚无确切证据。研究目的是通过重症监护多参数智能监测Ⅲ（MIMIC-Ⅲ）数据库研究右美托咪定长期输注在一系列危重患者中的安全性。Zhao 等采用回顾性方法从 MIMIC-Ⅲ 数据库中提取病历。以右美托咪定给药时间为基础分组。变量比较视情况采用 χ^2 检验和曼－惠特尼秩和检验，采用逻辑回归模型进行多变量分析。绘制等高线图，测量心率（HR）和血压（BP）的反弹。结果最终得到 1946 条记录，包括 1368 个不同的个体。年龄、体重指数（BMI）、住院时间、右美托咪定累计剂量、序贯器官衰竭评估（SOFA）评分是影响住院死亡率的独立危险因素（$P<0.05$）。但延长右美托咪定输注时间（≥24 h）和突然停药并不会增加住院死亡率。此外，长时间输注右美托咪定患者心率和血压更容易反弹。最终研究发现，延长右美托咪定输注时间与住院死亡率无关，但与心率、血压的反弹效应有关，还需要前瞻性研究进一步证实。 （李 凯 谢克亮）

【评述】 右美托咪定是高选择性 α_2 肾上腺素能受体激动药，可以使患者维持非快动眼Ⅲ期自然睡眠状态，在镇静催眠过程中不会产生呼吸抑制，还有抗焦虑、降低应激反应、稳定血流动力学、镇痛、抑制唾液腺分泌、抗寒战和利尿等作用。它最常见不良反应为高血压、低血压、心动过缓及口干。美国食品药物监督管理局（FDA）批准右美托咪定作为重症监护室（ICU）的短期镇痛和镇静药物（<24 h），其短期使用可以尽量避免其戒断不良反应（例如，反弹性心动过速和高血压）。但是如今，ICU 长期（≥24 h）使用右美托咪定在临床实践中很常见。本研究利用 MIMIC-Ⅲ 数据库经过大量样本分析发现右美托咪定累积剂量是影响住院死亡率的独立危险因素，但其长期输注和突然停止的患者未发现院内死亡率增加，而是与心率、血压的反弹效应有关。该研究还存在一定的缺陷：①血压观察应增加平均动脉压（MAP）更为可靠；②回顾性研究两组比较最好采用倾向性评分进行匹配；③应排除患者更多的风险因素。目前，右美托咪定长时间应用与预后的关系仍不明确，应进行大样本的随机对照研究进行证实。 （嵇富海）

文选 89

【题目】 利益冲突与目标导向血流动力学治疗研究结果和结论的关系：系统综述与 Meta 分析（Association of conflicts of interest with the results and conclusions of goal-directed hemodynamic therapy research：A systematic review with meta-analysis）

【来源】 Intensive Care Med，2018，44（10）：1638-1656

【文摘】 目标导向血流动力学治疗（GDHT）研究中的利益冲突（COI）与研究结果或文章结论之间的关系尚不清楚。Zhang 等通过随机对照试验（RCT）比较 GDHT 与常规护理。COI 分为行业赞助、作者冲突、设备借用、无报告或未报告。COI 与研究结果（并发症和死亡率）之间的关系通过分层 Meta 分析和混合效应 Meta 回归进行评估。COI 与文章结论（GDHT 有利、中立或不利）之间的关系采用逻辑回归研究。结果发现在 Meta 分析的基础上，GDHT 研究在设备借用除外的 COI 中并发症显著减少，然而，在 Meta 分析和 Logistic 分析的基础上，COI 与发生并发症的相对风险之间没有显著关系（$P=0.25$）。GDHT 对死亡率无显著影响。COI 对 81 项研究得出的 GDHT 有利于中立结论的概率有显著的总体影响（$P=0.016$），84% 的行业资助的研究中得出 GDHT 有利的结论，而只有 27% 的设备借用的研究得出相同结论。最终得出结论：现有的证据不能表明 COI 与 GDHT 研究结果之间存在密切关系。然而，在 GDHT 研究中，COI 和一篇文章的结论之间可能存在潜在的联系。　　　　（李　凯　谢克亮）

【评述】　GDHT 已经彻底改变接受麻醉和手术或进入重症监护病房患者的血流动力学护理。但是 GDHT 在不同的 RCT 中的疗效一直不一致。最近发表在《科学》杂志和《重症监护医学》杂志上的讨论强调 COI 在生物医学研究中可能产生混淆效应。有研究发现，行业资助的研究得出支持行业结论的概率为 3.60（95% CI 2.63～4.91），而 COI 与医疗器械相关的研究之间的关系尚未得到充分的研究。鉴于当代血流动力学监护仪在急症护理中的迅速应用，迫切需要了解 COI 对 GDHT 研究的影响。Zhang 等发现在 GDHT 研究中，COI 和一篇文章的结论之间可能存在潜在的联系。然而，因为符合条件的研究数量有限，非 COI 的潜在缺失或不准确披露可能对 GDHT 研究产生影响。COI 与临床研究之间的关系能够更准确地指导医学应用，有关 COI 的研究在未来有很大潜力。　　　　　　　　（阎文军）

文选 90

【题目】　危重症患者血清总钙浓度与死亡率的关系（Association of initial serum total calcium concentration with mortality in critical illness）

【来源】　Biomed Res Int，2018，2018：7648506

【文摘】　几项研究表明，血清游离钙（iCa）与危重症死亡率有关。然而，关于血清总钙（tCa）在危重症中的预测意义的证据仍然缺乏。本研究的目的是评估 tCa 水平与危重症死亡率之间的关系。采用 MIMIC-Ⅲ v1.3 数据库，在患者入住 ICU 时测定 tCa，并采用平滑曲线拟合法确定 tCa 与死亡率的关系。入院 tCa 水平与医院死亡率的关系采用逻辑 Logistic 分析。结果发现 44 886 例危重患者符合纳入标准。tCa 与医院死亡率呈"U"形关系。当根据 tCa 使用五分位数对患者进行分组时，医院死亡率也出现类似的趋势。在多变量分析中，经年龄和性别调整后，该模型表明，与参考水平［2.15～2.25 mmol/L（8.6～9.0 mg/dl）］相比，入院 tCa 水平≤1.90 mmol/L（7.6 mg/dl）、1.93～2.02 mmol/L（7.7～8.1 mg/dl）和≥2.25 mmol/L（9.0 mg/dl）与死亡率增加相关。然而，根据更多的临床特征进行调整后，tCa 与医院死亡率无关。由此得出 tCa 与医院死亡率呈"U"形曲线关系。tCa 对危重患者有一定的预后价值，但与医院死亡率无独立关系。　　　　　　　　　　　　（李　凯　谢克亮）

【评述】　tCa 占全身总钙含量的 2%，其中约 50% 以 iCa 形式存在，tCa 和 iCa 之间存在密切联系。钙代谢异常可导致严重的心血管并发症和器官功能障碍，危重症患者普遍存在 iCa 紊乱，已有学者发现 iCa 在危重疾病中的预后价值。该研究根据患者年龄和性别的临床特征调整协变量后，发现初始 tCa 和医院死亡率之间存在"U"形关系，首次证实高钙血症和低钙血症都与危重患者医院死亡率的增加有关。然而根据更多的临床特征进行调整后发现 tCa 与医院死亡率无关。因此，在入住 ICU 时，患者初始 tCa 水平可作为评估死亡率的初步预后标志物。但 tCa 对死亡率的确切预后价值需要进一步研究。

（冷玉芳）

文选 91

【题目】 基于 sepsis-3 标准的原位肝移植后脓毒症的危险因素（Risk factors for sepsis based on sepsis-3 criteria after orthotopic liver transplantation）

【来源】 Mediators Inflamm，2018，2018：8703172

【文摘】 脓毒症是实体器官移植手术中常见的并发症，尤其影响原位肝移植（OLT）的预后。本回顾性研究以 2016 年第三届国际共识定义脓毒症和脓毒症休克（sepsis -3）为参照，确定 OLT 术后脓毒症的术前、围术期和术后危险因素。Wang 等分析脓毒症阳性组（85 例）和阴性组（41 例）术前、围术期和术后的临床资料，探讨 OLT 相关脓毒症的潜在危险因素。结果发现 sepsis 阳性患者有较高的透析率、机械通气时间较长、住院费用较高、生存率较差，与 sepsis 阴性患者相比有显著性差异。多因素 Logistic 分析确定以下为 OLT 相关脓毒症的危险因素：术前 Child-Pugh C 级（OR 10.43，95% CI 2.081～52.292，$P=0.004$）；术前高钙血症（OR 6.372，95% CI 1.693～23.98，$P=0.006$），围术期酸中毒（OR 6.364，95% CI 1.196～33.869，$P=0.030$）。术前 Child-Pugh C 级、术前高钙血症或围术期酸中毒患者 OLT 后发生脓毒症的风险较高。当出现这些问题时，应及时准备脓毒症的处理。

（李 凯 谢克亮）

【评述】 肝移植（LT）是治疗终末期肝病和肝癌最有效的方法，而原位肝移植（OLT）术后易并发 OLT 相关脓毒症，影响患者预后。研究临床早期识别并及时治疗脓毒症对于患者预后转归有非常重要的意义。该回顾性研究通过多因素 Logistic 分析，首次报道基于 2016 年脓毒症国际共识作为诊断标准的 OLT 相关脓毒症独立危险因素：术前 Child-Pugh C 级、术前高钙血症和围术期酸中毒，并证实 OLT 相关脓毒症患者预后为透析率高、生存率低、机械通气时间长和住院费用增加。该研究结果有助于早期规划 OLT 患者围术期管理以改善预后。值得注意的是，该结果与基于更早版本的脓毒症国际共识的研究不完全一致。

（冷玉芳）

文选 92

【题目】 儿科 ICU 患者围术期死亡发生率及危险因素（Incidence and risk factors of perioperative mortality in pediatric ICU patients）

【来源】 Transl Perioper Pain Med，2018；5（2）：49-54

【文摘】 儿童患者入住重症监护病房（ICU）期间接受全身麻醉手术的资料有限。本研究的主要目的是评估该人群的死亡率，并评估与死亡率相关的危险因素。Aubrey 等回顾性分析小儿患者入住内科或外科 ICU 并于该次入住期间接受全身麻醉下手术治疗的电子病历记录。获取死亡发生率，采用单变量 Logistic 回归分析，检测与死亡率相关的危险因素。结果发现，入 ICU 后进行全身麻醉手术的患儿死亡率为 12.6%，入住 ICU 没有进行全身麻醉手术的患儿死亡率为 3.5%，入住 ICU 进行术后管理的患儿死亡率为0.4%。与ICU死亡高度相关的因素包括更高ASA分级、急诊病例、更多的呼吸机支持、需要更多的强心药、血液中微生物阳性、需要普通外科手术或血液学处理。其中，血流感染阳性的危险性最高（OR 102.00，95%CI 9.78～1064.09）。血流感染阳性患者的基本情况表现为，大多数患者有潜在的免疫或血液疾病。总之，在Aubrey所在医院，入住重症监护病房并接受全身麻醉手术的患儿死亡率最高。危险因素分析表明，血流感染阳性患者的OR最高，且与免疫性或血液疾病高度相关。

（李 凯 谢克亮）

【评述】 在医院所有科室的死亡率中，ICU最高。随着重症医学的发展，ICU收住越来越多需要进行全身麻醉下手术和介入治疗的患者，因此了解ICU住院期间接受手术患者的死亡率及与之相关的危险因素至关重要。Aubrey及其同事的研究发现，儿科患者在ICU住院期间接受全身麻醉下手术，死亡率最高，血液微生物阳性的感染与死亡率呈高度相关，而且，此类患者的大多数具有潜在的免疫性或血液疾病。因此，采取普遍预防措施以尽量减少进一步的感染风险，对于免疫功能低下的患者尤其重要。包括抗生素预防、手部卫生、侵入性手术过程中的无菌操作以及围术期体温调节等良好的预防性干预措施，可以减少额外的术后感染机会。在我国进行更大样本量的研究，同时，进一步研究对高危患者采取预防措施的疗效，对ICU患儿有很大意义。

（张良成）

文选 93

【题目】 甘露醇在重症监护和外科手术中的应用超过50年：随机对照试验的系统综述和并发症的Meta分析（Mannitol in critical care and surgery over 50$^+$ years: A systematic review of randomized controlled trials and complications with Meta-analysis）

【来源】 J Neurosurg Anesthesiol, 2018, 31: 1

【文摘】 本研究对甘露醇的作用及不良反应进行全面的综述。Zhang等通过进行随机对照试验（RCTs），比较甘露醇与对照治疗在重症监护或围术期的疗效。在可行的情况下进行Meta分析，检查甘露醇对颅内压（ICP）、脑灌注压力、平均动脉压（MAP）、脑松弛、液体摄入量、尿量和血清钠的疗效。同时通过系统文献检索了解甘露醇相关并发症。共筛选出55个RCTs和7项Meta分析。在选择性开颅手术中，与高渗盐水比较，甘露醇不太能获得满意的脑松弛，但是会使液体摄入量增加、尿量增加、血清钠浓度降低及MAP轻微升高。甘露醇可导致不同器官系统的并发症，最常见的包括低钠血症、高钾血症和急性肾损伤。这些并发症可能呈剂量依赖性，没有长期后果。尽管高渗盐水能加强开颅过程中的脑松弛，但是甘露醇能更有效地完成短期临床目标。尽管甘露醇会引起电解质异常和肾功能损害，但具有良好的安全性，尚需更多的研究来确定它对长期结果的影响。（李 凯 谢克亮）

【评述】 甘露醇作为一种高渗性的组织脱水药，可降低颅内压、眼内压及渗透性利尿，临床上广泛应用于治疗脑水肿、青光眼、急性少尿及预防急性肾衰竭。但长期、大量应用甘露醇的临床疗效及其对生理和预后的影响仍存在争议。近年来高渗盐水逐渐被临床接纳，研究表明，高渗盐水在获得脑松弛、降低颅内压、改善肾功能及提高血容量方面，可能优于甘露醇，但由于临床应用的剂量、浓度、输注方式、时机不一，其临床推广受到限制。该文发现甘露醇虽然存在不容忽视的潜在不良反应，但在其推荐剂量范围内，具有良好的安全性。该文将焦点聚集在甘露醇在重症监护和外科手术中的应用——随机对照试验的系统综述和并发症的 Meta 分析，对甘露醇在重症监护和围术期的应用具有一定的指导意义。然而，对甘露醇的长期疗效及高渗盐水使用剂量、浓度、给药方式等仍有待于进一步深入研究。

（马正良）

文选 94

【题目】 *DEFA1/DEFA3* 的低基因拷贝数多态性与危重患者对医院获得性感染的易感性有关（Low-copy number polymorphism in DEFA1/DEFA3 is associated with susceptibility to hospital-acquired infections in critically ill patients）

【来源】 Mediators Inflamm，2018，2018：2152650

【文摘】 *DEFA1/DEFA3* 是编码人类中性粒细胞防御素（HNP）1-3 的基因，具有广泛的拷贝数变异（CNVs），并且在功能上与先天免疫和感染有关。为了确定 *DEFA1/DEFA3* CNV 与医院获得性感染（HAIs）之间的潜在关联，Zhao 等在重症监护病房（ICU）登记 106 名 HAIs 患者和 109 名对照者，并检查他们的 *DEFA1/DEFA3* CNVs。*DEFA1/DEFA3* 拷贝数较低（CNV<7）的患者在 HAIs 中明显多于对照组（HAIs 组为 52.8%，对照组为 35.8%；$P=0.014$；OR 2.010；95%CI 1.164～3.472）。*DEFA1/DEFA3* CNV 接受者操作特征曲线下面积（AUROC）结合临床特征预测 HAIs 发生率为 0.763（95% CI 0.700～0.827），具有较强的预测能力。因此，*DEFA1/DEFA3* 拷贝数越低，危重患者对 HAIs 的易感性越高，*DEFA1/DEFA3* CNV 是预测 HAIs 的重要遗传因素。

（李 凯 谢克亮）

【评述】 由于 ICU 患者病情危重，加之有创操作多、内环境紊乱等原因，导致医院获得性感染越发常见，且病理过程更加复杂，死亡率不断攀升。建立风险预警模型有助于预测医院获得性感染的发生，并为指导抗生素用药提供依据。Zhao 等首次报道防御素 HNP1-3 基因 *DEFA1/DEFA3* 低拷贝数是医院获得性感染的危险因素，并结合患者的临床特征等因素，通过逻辑回归方法，建立预测效能更为准确、科学的风险预警模型，有望作为早期诊断医院获得性感染的可靠指标。*DEFA1/DEFA3* 基因拷贝数多态性在感染性疾病中的作用日益受到重视，Chen 等在 2019 年美国科学院院报（PNAS）报道 *DEFA1/DEFA3* 基因拷贝数将导致脓毒症模型鼠血管内皮细胞焦亡、微循环通透性增加、器官功能损伤加剧的分子机制。Chen 和 Zhao 等研究发现，让研究者在转化和临床治疗中要关注到：①HNP1-3 蛋白水平是否是医院获得性感染的危险因素？② *DEFA1/DEFA3* 高拷贝数和低拷贝数在预测医院获得性感染中是否是把双刃剑？③若对 HNP1-3 发挥损害功能的结构域进行改造，是否能使 HNP1-3 仅发挥杀菌等保护性作用？有些遗憾的是，该研究仅纳入汉族人种，*DEFA1/DEFA3* 在不同人种的 CNV 可能不同。有针对白种人的研究报道，*DEFA1/DEFA3* 在病毒感染等疾病中发挥重要作用。拨开云雾见青天，建议不妨对其他人种进行 *DEFA1/DEFA3* 相关研究，并完善医院获得性感染风险预警模型和分子遗传机制。

（方向明）

文选 95

【题目】 低剂量皮质类固醇是否能提高成人脓毒症休克的存活率或逆转休克？Meta 分析与序

列分析试验（Do low-dose corticosteroids improve survival or shock reversal from septic shock in adults? Meta-analysis with trial sequential analysis）

【来源】 J Int Med Res，2018，46（7）：2513-2524

【文摘】 本研究的目的通过 Meta 分析和序列分析试验（TSA）探讨低剂量皮质类固醇（LDCs）是否能改善成人脓毒症休克的存活率或逆转休克。Xu 等采用 MEDLINE、Cochrane Library、Embase、Chinese Biological Medical Database 等数据库进行文献检索，纳入 9 项随机对照试验（RCTs）（$n=1182$）。与对照组相比，LDC 干预改善 7 d 的休克逆转（RR 1.36，TSA 调整后的 95%CI 1.20～1.54）。LDCs 对消化道出血或二重感染无统计学意义。LDCs 没有减少脓毒症休克造成的 28 d 死亡率（RR 0.96，TSA 调整后的 95%CI 0.74～1.24），TSA 需要对约 3000 名患者进行随机对照试验才能得出最终结论；在对无反应者的亚组分析中也得到类似的结果。研究发现 LDCs 可以改善患者 7 d 的休克逆转。然而，LDCs 是否能改善成人脓毒症休克的 28 d 生存率仍不清楚，这仍然需要精心设计的大型随机对照试验来得出最终结果。

（李　凯　谢克亮）

【评述】 脓毒症休克是脓毒症伴循环及细胞/代谢功能障碍，其死亡风险较高。对于临床医师来说，及早识别脓毒症休克并对其进行积极管理非常重要。有证据表明皮质类固醇可以减轻脓毒症期间各种器官的炎症，从而减少器官功能障碍。但是它们也会抑制机体的免疫功能，使用大剂量的皮质类固醇可能会增加胃肠道出血和二重感染的发病率，从而影响患者的安全性并可能增加死亡率。Xu 等研究发现，LDCs 治疗可改善 7 d 的休克逆转，然而是否会增加脓毒性休克患者的 28 d 生存率，TSA 仍然需要约 3000 名患者进行 RCTs 才能得出最终结论。皮质类固醇的使用剂量、给药时间、持续时间、给药方法与治疗效果密切相关，未来可以开展大量的随机对照试验进一步研究这些参数。

（李师阳）

文选 96

【题目】 心搏骤停及心肺脑复苏后患者体重指数与临床预后之间的关系：一项 Meta 分析（Association between body mass index and clinical outcomes of patients after cardiac arrest and resuscitation: A Meta-analysis）

【来源】 Am J Emerg Med，2018，36（7）：1270-1279

【文摘】 肥胖作为心血管疾病的危险因素之一，增加一般人群的死亡率。因此，Ma 等通过 Meta 分析来评估 BMI 对患者生存状况和神经功能预后的影响。这项 Meta 分析纳入 7 项研究，共 25 035 例患者。主要指标为存活情况，次要指标为神经功能预后。分为 3 组：轻体重组（BMI<18.5 kg/m^2）、超重组（25 kg/m^2<BMI<30 kg/m^2）、肥胖组（BMI>30 kg/m^2），分别与正常体重组（18.5 kg/m^2<BMI<25 kg/m^2）比较。以正常体重患者为参照，轻体重患者死亡率较高（OR 1.35，95%CI 1.10～1.66，$P=0.004$，异质性 $I^2=17\%$）。超重患者住院存活率增加（OR 0.80，95% CI 0.65～0.98，$P=0.03$，$I^2=62\%$），且神经功能恢复较好（OR 0.72，95% CI 0.61～0.85，$P<0.001$，异质性 $I^2=0$）。肥胖患者与正常体重患者的临床预后无显著差异。Ma 等研究发现轻体重指数与低生存率有关。超重患者有更高的存活率和更好的神经恢复。肥胖和正常体重患者的临床预后没有差异。需要进一步的研究来探索其潜在机制。

（李　凯　谢克亮）

【评述】 肥胖症在全球范围内的患病率正在迅速增加，肥胖是目前公认的冠状动脉粥样硬化性心脏病（CHD）和其他心血管疾病（CVD）的危险因素之一。在一般人群中，肥胖与总体死亡率增加之间存在明显相关。然而，近年来有大量临床研究发现超重和肥胖患者似乎在心血管疾病中预后更好，这与以往的研究有很大偏差。Ma 等研究发现，以正常体重为参照，轻体重患者的生存率较低，而超重患者出院时存活率更高，出院时的神经系统预后也更好。肥胖和正常体重的患者在心搏骤停和心肺脑复苏后的生存率和神经系统预后无明显差异。有学者发现中心型肥胖者有更高的死亡风险，在进一步的研究中，应采用多种肥胖测量方法，探讨肥胖与复苏患者临床预后的关系和具体的机制。 （黄文起）

文选 97

【题目】 肥胖症对危重患者腹腔内脓毒症 30 d 死亡率的影响（Impact of sarcopenic obesity on 30-day mortality in critically ill patients with intra-abdominal sepsis）

【来源】 J Crit Care，2018，46：50-54

【文摘】 本研究旨在探讨腹腔内脓毒症少肌症肥胖与 30 d 死亡率之间的关系。我们分析 236 例因腹腔内感染导致脓毒症的外科 ICU 患者，他们都接受了紧急手术治疗。Ji 等应用 CT 扫描患者第 3 腰椎的骨骼肌指数和内脏脂肪组织面积，并利用先前报道的临界值将这些患者分为少肌症、内脏肥胖和少肌性肥胖。诊断发现少肌性肥胖 52 例，单纯少肌症 62 例，单纯内脏肥胖 58 例，无少肌症或内脏肥胖 64 例。57 例（24.2%）患者在 30 d 内死亡。30 d 死亡率在各组间有显著差异。多因素分析表明，只有少肌症肥胖与 30 d 死亡率的增加有关。少肌症患者比非少肌症患者年龄大。为了解决这一限制，亚组分析按年龄分层显示，少肌症患者 30 d 死亡风险显著增加，70 岁以下患者和 >70 岁患者均是如此。最终结果显示少肌性肥胖是腹腔内脓毒症患者 30 d 死亡的独立危险因素。 （李 凯 谢克亮）

【评述】 随年龄增长身体的组成成分会发生变化，有 5%~13% 的 60 岁及以上人群会表现出营养失衡相关的肌肉质量降低和肌力逐渐减弱，称为少肌症。研究表明，该类患者围术期并发症显著增多。少肌性肥胖指肌肉质量降低的同时伴有脂肪组织增多，相对于单纯少肌症或单纯肥胖，少肌性肥胖人群面临心血管疾病和神经退行性疾病的威胁更大。临床上腹腔内脓毒症病情凶险，围术期发病率、死亡率较高，该研究探讨肥胖症对危重患者腹腔内脓毒症 30 d 死亡率的影响，结果表明，少肌性肥胖是腹腔内脓毒症患者 30 d 死亡的独立危险因素。目前，少肌性肥胖均采用腹部 CT 的方法评估，仍然没有理想的生物标志物来确定相关诊断，该状况致使国内外针对少肌性肥胖与预后的研究，只选取少数几类腹腔疾病的患者，是否结论可推广到所有患者人群，仍需要更大规模的多中心研究来验证。鉴于少肌性肥胖的老年患者存在更高的致残率、心脑血管疾病患病率、围术期死亡率，怎么识别并预防该类患者的风险是临床研究待解决的问题。另外，骨骼肌强度与脓毒症的临床预后之间的关系也有待考证。 （王秀丽）

文选 98

【题目】 单核细胞程序性死亡配体-1 是脓毒症患者 28 d 死亡率的预测因子（Monocyte programmed

death ligand-1, A predicator for 28-day mortality in septic patients)

【来源】 Am J Med Sci, 2018, 355 (4): 362-367

【文摘】 脓毒症是全球数百万人的巨大健康负担，是重症监护病房的主要死因之一。已有研究表明，细胞程序性死亡受体1（PD-1）和细胞程序性死亡配体1（PD-L1）在脓毒症诱导的免疫抑制过程中起重要作用。本研究的目的是确定PD-1/PD-L1表达是否与脓毒症患者28 d死亡率相关。选取2014年6月至2016年6月连续入住泰州市人民医院重症监护室治疗脓毒症的患者。比较存活者和非存活者的人口学和临床特征、实验室检测、单核细胞/$CD4^+T$/$CD8^+T$上PD-1和PD-L1的表达。绘制脓毒症患者第28天死亡相关预后因素的单因素和多因素Logistic回归分析。最终纳入177例脓毒症患者，其中131例为存活者，46例为非存活者，死亡率为26.0%。PD-L1/单核细胞高表达与脓毒症患者28 d死亡率具有独立的显著相关性（OR4.73，95% CI1.78～15.32，P=0.033）。受试者工作特征曲线分析也表明PD-L1/单核细胞作为28 d死亡率的预测因子，临界值为45.68%。Tai等的研究结果提示脓毒症患者入院时单核细胞PD-L1的表达是脓毒症患者28 d死亡率的独立危险因素。 （李 凯 谢克亮）

【评述】 随着对脓毒症免疫机制的研究越来越深入，脓毒症免疫表型经历由传统的全身炎症反应到抗炎反应综合征，再到混合表型假说。脓毒症的炎症反应不再是单纯的炎症因子风暴，而是表现为复杂的炎症反应。其中，免疫抑制为脓毒症晚期主要表现，是导致脓毒症患者出现反复感染的主要原因，PD-1/PD-L1在脓毒症免疫抑制中起到尤为重要的作用。CD28/B7和CD40/CD40L等信号通路在调节T细胞活化和免疫耐受中发挥着重要作用。其中PD-1/PD-L作为CD28/B7家族重要成员，已被证实通过抑制T细胞的活化和增殖来负性调控免疫应答，并在调节免疫耐受、微生物感染及肿瘤免疫逃逸中发挥重要作用。在脓毒症相关研究发现阻断PD-L1可以逆转单核细胞功能障碍，抑制淋巴细胞凋亡，从而提高脓毒症患者的生存。该研究发现PD-L1/单核细胞表达的增加是脓毒症患者28 d死亡率的独立危险因素。脓毒症患者单核细胞PD-L1表达的评估和监测可能为预后预测提供补充支持。PD-1/PD-L1在机体负性免疫调节中发挥重要作用，参与外周组织免疫耐受的形成，对防止组织的过度炎症反应以及自身免疫性疾病的发生具有积极作用。PD-1不仅可以作为判断机体免疫抑制的标志，还有可能成为治疗脓毒症的有效靶点，通过调节PD-1/PD-L1的表达维持机体的免疫平衡，最终提高脓毒症患者的预后。 （叶建荣 郑 宏）

文选 99

【题目】 血清鸢尾素水平可预测缺血性脑卒中的短期预后（Serum levels of irisin predict short-term outcomes in ischemic stroke）

【来源】 Cytokine, 2018. pii: S1043-4666 (18) 30057-7

【文摘】 鸢尾素是一种大鼠和人体骨骼肌在运动产生的，由112个氨基酸组成的多肽。已有研究表明，鸢尾素的高循环水平与动脉粥样硬化和心血管疾病的增加有关。在本研究中，对Wu等所在医院急诊连续收治的急性缺血性脑卒中患者，入院时测定血清鸢尾素水平，出院时使用改良Rankin量表评估功能损害情况。鸢尾素水平用中位数和四分位数间距（IQR）来表达。324例（97.6%）患者的鸢尾素中位数为291.2ng/ml（IQR214.1～404.2 ng/ml）。鸢尾素与美国国立卫生研究院卒中量表

（NIHSS）评分呈显著负相关（$r=-0.272$，$P<0.001$），BMI（$r=-0.193$，$P=0.003$）。99例患者的功能预后较差（30.6%，95%CI 25.5%～35.6%）。在使用鸢尾素 Q1 与 Q2-4 结合临床变量的多变量模型中，不良预后的风险增加 94%［Q1 OR 1.94（95% CI 1.19～3.42），$P=0.018$］，死亡率增加 66%［Q1 OR 1.66（95% CI 1.11～3.07），$P=0.009$］。此外，在含有已知危险因素基础上，低鸢尾素在预测不良预后（$P=0.01$）和死亡率（$P=0.02$）方面具有很好的敏感性。血清鸢尾素低是缺血性脑卒中患者早期功能障碍的预测因子，其潜在机制仍有待研究。

（李　凯　谢克亮）

【评述】　缺血性脑卒中（AIS）是一种常见的脑血管疾病，具有高发病率、高致残率和高死亡率的特点。AIS 占脑卒中的 60%～80%，指各种原因导致的脑组织血液供应障碍，继发性缺血缺氧性坏死，进而出现神经功能障碍的一组临床综合征。"时间就是大脑"，早识别、早诊断、早治疗在 AIS 的治疗中尤为关键。既往研究发现鸢尾素不仅是一种肌动蛋白，还参与调节骨骼肌和脂肪组织的糖脂代谢。鸢尾素是稳定型冠状动脉粥样硬化性心脏病患者病变严重程度的独立预测因子，可作为预测急性心力衰竭患者 1 年死亡率的标志物，还与脑梗死体积、神经功能障碍评分和血浆 IL-6 浓度呈负相关。本研究发现血清鸢尾素水平降低可预测中国缺血性脑卒中患者预后不良的指标。希望今后有更多的研究，进一步证实并确定补充鸢尾素是否可以改善 AIS 患者的预后。

（王国林）

文选 100

【题目】　TLR2＋2477G/A 的多态性与细菌性脑膜炎的关系的 Meta 分析（Association between TLR2 ＋ 2477G/A polymorphism and bacterial meningitis：A meta-analysis）

【来源】　Epidemiol Infect，2018，146（5）：642-647

【文摘】　Toll 样受体是 TLRs 家族的重要成员，在炎症的初期对细菌反应起着至关重要的作用。TLR2 是细菌感染的初始屏障，对多种细菌脂蛋白的识别起重要作用。为了研究 TLR2＋2477G/A 多态性与细菌性脑膜炎易感性的关系，人们进行了多项研究。但其研究结果存在争议。Jin 等对其进行 Meta 分析，得出更精确的关系。Jin 分析纳入 6 项研究，他们发现，在等位基因对比（A vs. G，OR 1.15，95% CI 0.93～1.43，$P=0.202$）、隐性遗传模型（AA vs.AG/GG，OR 1.12，95% CI 0.90～1.41，$P=0.313$）下，TLR2＋2477G/A 多态性与细菌性脑膜炎风险无显著相关性；等位基因对比（A vs. G，OR 1.54，95% CI 1.01～2.36，$P=0.046$）、隐性遗传模型（AA vs. AG/GG，OR 1.63，95% CI 1.03～2.57，$P=0.035$）下，TLR2＋2477G/A 多态性与肺炎球菌脑膜炎风险有显著相关性。得出结论：TLR2＋2477G/A 多态性与脑膜炎球菌性脑膜炎风险无关，但增加肺炎球菌性脑膜炎的风险。

（李　凯　谢克亮）

【评述】　细菌性脑膜炎是一种中枢神经系统的严重传染病，主要发生于儿童。它会对儿童的听力和学习能力产生不良影响。尽管抗生素治疗已经取得了巨大的进步，但细菌性脑膜炎的确切病因仍不清楚。Toll 样受体是 TLRs 的重要家族成员，有研究表明，TLRs 可以调节炎症反应，激活免疫反应，消除感染性病原体。TLR2 在多种细菌脂蛋白的识别中起着重要作用。TLR2＋2477G/A 的单核苷酸多态性已被广泛研究，并被认为与 TLR2 配体脂肽存在时细胞活化减少有关。宿主的遗传因素与感染性病原体引起的传染病易感性具有密切相关性。Jin 等通过 Meta 分析发现，TLR2＋2477G/A 多态性与脑膜炎球菌性脑膜炎风险无关，但增加肺炎球菌性脑膜炎的风险。但是 Meta 分析的样本量比较小，并且仅调查白种人，而 TLR2＋2477G/A 多态性在不同民族间存在较大的差异性，应该开展更多以亚洲、非洲等其他民族为主要研究对象的混合人种的初步研究。同时增加年龄、性别、辐射暴露等混杂因素进行亚组分析。

（朱 涛）

文选 101

【题目】 老年患者腹部术后的心肌损伤（Myocardial injury in elderly patients after abdominal surgery）

【来源】 Aging Clin Exp Res, 2018, 30（10）：1217-1223

【文摘】 在外科手术中，老年患者的心脏疾病的发生概率较高，腹部手术的压力使这些患者更容易发生重大的心脏疾病。心脏疾病是非心脏手术患者死亡的主要原因之一，其中心肌梗死是术后最常见的并发症。Huang 等对从北京医院国家老年医学中心收集的 285 位年龄＞65 岁且手术时长＞2 h 的老年患者病例进行回顾性研究。在单因素变量分析中，心肌损伤（MI）患者术前的冠状动脉粥样硬化性心脏病（CAD）和感染的发生概率明显高于非 MI 患者。还有很多其他术中变量与 MI 相关，如腹腔镜/腹部手术、胃肠/肝胆手术、失血、麻醉维持方式。在多因素变量分析中，冠状动脉粥样硬化性心脏病病史、非腹腔镜手术、出血量＞800 ml、无静脉维持、感染均为 MI 的独立危险因素，这些危险因素会提高 2.1~5.2 倍概率导致患者术后发生 MI。同时，患者术后 MI 的发生率与肌钙蛋白 I 水平成正比，肌钙蛋白 I 越高，MI 发生率越高。Huang 等的研究认为，老年患者围术期的肌钙蛋白 I 的评估，尤其是术后 7 d 内，可能有助于风险分层和预后评估。减少术中出血量、腹腔镜手术、静脉维持麻醉、控制感染以及关注 CAD 患者可能有助于预防术后心肌损伤（MI）。 （李 凯 谢克亮）

【评述】 根据 Fourth universal definition of myocardial infarction（2018），肌钙蛋白 I≥第 99 百分位上限参考值而无心绞痛的症状或心电图表现定义为心肌损伤。该研究发现，在已有心肌损伤的老年患者接受腹部手术，肌钙蛋白 I 越高，患者术后 MI 发生率越高。该结论对临床工作有很好的指导意义。肌钙蛋白 I 与围术期严重心脏事件的发生率的临床研究较少，该研究在这方面具有创新性。该研究也提出未来的临床研究课题，老年患者术后常规监测肌钙蛋白 I 能否降低术后 MI，能否降低术后死亡率，值得进一步研究。该研究认为冠状动脉粥样硬化性心脏病病史、非腹腔镜手术、出血量＞800 ml、无静脉维持、感染均为 MI 的独立危险因素。与以往的研究和指南相比较，非腹腔镜手术和出血量＞800 ml 这两个因素比较有新意，意味着选择腹腔镜手术和减少出血可能减少术后 MI，具有很好的临床应用价值，值得继续进一步开展前瞻性、随机、双盲的临床研究。该研究的不足之处为回顾性研究，结论的说服力不够强。

（思永玉）

文选 102

【题目】 术中低血压与非心脏手术后 30 d 死亡率、主要不良心脏事件和急性肾损伤的关系：队列研究的荟萃分析（Association between intraoperative hypotension and 30-day mortality, major adverse cardiac events, and acute kidney injury after non-cardiac surgery: A meta-analysis of cohort studies）

【来源】 Int J Cardiol, 2018, 258：68-73

【文摘】 术中低血压与患者预后之间的关系尚不完全清楚。Gu 等学者通过荟萃分析研究术中低血压是否与非心脏手术后 30 d 死亡率、主要不良心脏事件和急性肾损伤的风险增加有关。Gu 等收集 PubMed 和 Embase 数据库中截至 2016 年 5 月的所有相关文章，调查非心脏手术后成人患者术中高血压与术后 30 d 死亡率、主要心脏不良事件或急性肾损伤风险之间的关系。Gu 等纳入 14 项定义不同的队列研究。结果显示术中低血压可增加术后 30 d 死亡率、主要不良心脏事件，尤其是心肌损伤和急性肾损伤的发生率。在实际的临床实践中，术中低血压并不是单独发生的，常伴有低脑电双频指数和低最小肺泡浓度，称为"三低"。3 项指数同时降低也预示着 30 d 死亡率的增加。这项研究表明术中低血压应该被认为是非心脏手术后不良结果的一个独立的危险因素。

（李 凯 谢克亮）

【评述】 据估计，全世界每年有 1 亿以上的成年人接受非心脏手术。尽管围术期管理已取得巨大的进步，但非心脏手术患者的术后并发症发生率及死亡率仍值得关注。目前有大量的临床研究关注手术相关因素对患者预后的影响，但有关麻醉因素对患者预后影响的研究还比较少。术中低血压是一种常见的并发症。近年来，越来越多的研究表明术中低血压与非心脏手术患者术后的不良预后有关，包括 30 d 死亡率、主要心脏不良事件和急性肾损伤。本项荟萃分析表明单纯术中低血压会显著增加非心脏手术患者术后 30 d 死亡率、主要心脏不良事件（尤其是心肌损伤）和急性肾损伤的风险。"三低"也预示着非心脏手术后 30 d 死亡的风险增加。这些发现具有重要的临床意义，提示我们应该高度关注术中低血压，寻找术中低血压的原因，并积极加以处理和防范。当然，麻醉管理的重点应该是优化器官灌注，而不仅仅是维持一定的血压水平，因为最佳血压水平因患者而异，甚至随着时间的推移，同一患者的血压要求也会发生变化。因此，术中监测的重要性不言而喻，它可以帮助确定每位患者在不同时间和不同条件下的最佳血压水平。

（黄宇光）

文选 103

【题目】 与蛛网膜下腔出血行弹簧圈栓塞治疗后不良结果及术后肺炎的回顾性研究：相关因素是潮气量/身高比下降，而不是胶体量增加（Decreased tidal volume with increased height, but not colloid transfusion, is associated with worse outcomes and postoperative pneumonia after coil embolization of aneurysmal subarachnoid hemorrhage：A retrospective study）

【来源】 Shock, 2018, 50（4）：421-426

【文摘】 颅内动脉瘤围术期的潮气量设置和胶体输注量一直是有争议的话题。张立马等进行多中心回顾性研究，以确定潮气量增加和胶体输注量是否与不良预后和术后肺部并发症有关。张立马等以多中心图表的形式收集 2014 年 3 月 30 日至 2016 年 3 月 30 日 3 所医院颅内动脉瘤血管内弹簧圈栓塞治疗数据。主要结果为预后较好［定义为改良 Rankin 评分（MRS）≤2］和预后较差（MRS≥3）。次要结果包括颅内动脉瘤患者的肺炎发生率。张立马等采用单因素分析、双因素 Logistic 回归分析、Spearman 相关分析和线性回归模型分析围术期危险因素与不同预后间的关系。结果显示，身高、Hunt-Hess 评分、Fisher 分级与不良预后相关，胶体输注与之无明显相关性。颅内动脉瘤患者术后肺炎发生率与身高增加有关。身高增加与低潮气量设置显著相关。本研究提示潮气量随着身高的增加而减少，在一系列风险谱中，与预后较差和术后肺炎独立相关，胶体输注则与不良预后无显著相关性。这

些发现可能为术中潮气量的设置提供参考依据。　　　　　　　　　　　　　（李　凯　谢克亮）

【评述】　颅内动脉瘤是一个重要的全球性健康问题，该疾病不但死亡率高，而且动脉瘤性蛛网膜下腔出血还可导致继发性脑损伤和其他并发症。手术治疗，包括动脉瘤夹闭或栓塞是治疗颅内动脉瘤的有效方法。术后肺炎是影响颅内动脉瘤患者预后的重要危险因素，围术期机械通气和液体治疗则是影响术后肺部并发症的两个危险因素。颅内动脉瘤围术期如何设置潮气量，如何选择输液种类和输液量目前仍存有争议。机械通气期间潮气量的设置是否与术后肺部并发症的发生及转归有关也尚不清楚。为减少脑血管痉挛引起的继发性脑损伤，液体疗法在颅内动脉瘤所致蛛网膜下腔出血患者的围术期发挥至关重要的作用。"三H"疗法，包括高容量、高血压和血液稀释，在10年前被引入临床，以改善脑血流和保护神经功能。但近几年的研究显示，"三H"疗法并没有改善临床疗效，反而增加围术期的并发症，如肺水肿、稀释性低钠血症、凝血功能障碍和动脉瘤再出血等。因此，张立马等通过多中心试验来确定潮气量/身高比和胶体输注是否与不良预后以及术后肺炎相关。这些发现可能有助于指导颅内动脉瘤患者的机械通气和液体治疗的实践。　　　　　　　　　　　（黄宇光）

文选 104

【题目】　一氧化氮降低心脏手术术后急性肾损伤和3期慢性肾病发生率（Nitric oxide decreases acute kidney injury and stage 3 chronic kidney disease after cardiac surgery）

【来源】　Am J Respir Crit Care Med, 2018, 198（10）：1279-1287

【文摘】　Lei等进行在需较长时间心肺转流术的心脏多瓣膜置换术中，给予一氧化氮是否可以降低术后急性肾损伤发病率，以及是否改善长期肾结局的研究。择期行多瓣膜置换术中国汉族患者244例，大部分为风湿性心脏病，随机分为一氧化氮组（治疗组）或氮气组（对照组）。在心肺转流术开始时治疗组通过气体交换装置给予一氧化氮80×10^{-6}，对照组给予氮气，术后两组继续通过机械通气分别给予相关气体，导管拔除后终止，整体治疗时间不超过24 h。主要研究目标是术后急性肾损伤发生率。术后急性肾损伤定义为：术后7 d血浆肌酐增加50%，或者术后2 d内血浆肌酐较基础值增加27 μmol/L（0.3 mg/dl）。次要目标是3期慢性肾病［3期慢性肾病发生率定义为估算肾小球滤过率eGFR<60 ml/（min·1.73 m^2），或eGFR较基础值下降25%］发生率，以及ICU后30 d、90 d和1年的主要肾不良事件（主要肾不良事件定义为：eGFR较基础值下降25%，肾终末期需要持续肾替代治疗及死亡）发生率。主要结果显示，对照组术后急性肾损伤发生率为64%，一氧化氮组为50%（RR 0.78，95% CI 0.62～0.97，P=0.014）。术后急性肾损伤发生率下降与血浆氧合血红蛋白亚铁氧化后形成高铁血红蛋白相关。次要结果为90 d转变为3期慢性肾病的发生率，对照组为33%，而治疗组为21%（RR 0.64，95% CI 0.41～0.99，P=0.024），1年发生率对照组为31%，而治疗组为18%（RR 0.59，95% CI 0.36～0.96，P=0.017）。因此，给予一氧化氮可以降低接受多瓣膜置换术且心肺转流术时间较长患者术后30 d（RR 0.40，95% CI 0.18～0.92，P=0.016）、90 d（RR 0.40，95% CI 0.17～0.92，P=0.015）和1年（RR 0.47，95% CI 0.20～1.10，P=0.041）整体主要肾不良事件发生率。　　　　　　　　　　　　　　　　　　　　（许　涛）

【评述】　急性肾损伤（AKI）是需要延长体外循环（CPB）时间（>90 min）的心脏外科手术后常见且严重的主要并发症，其短期和长期发病率和死亡率均较高。溶血已被证明与术后AKI密切相关。在溶血过程中，血红蛋白（Hb）以氧合血红蛋白（Oxy-Hb）的形式释放到血液循环中。血浆 Oxy-Hb 可通过肾内氧化反应消耗内源性的 NO 导致血管收缩，破坏组织灌注，促进 AKI 的发生。已有研究发现，吸入 80×10^{-6} NO 是安全的，且可以防止溶血过程中内源性 NO 的消耗，NO 还可以选择性扩张肺血管从而改善肺灌注，对全身炎症和再灌注损伤具有保护作用。Lei 等研究发现，在需要延长 CPB 时间进行多次心脏瓣膜置换术的中国患者中，延长 CPB 期间及之后 80×10^{-6} NO 气体吸入是安全的，同时降低 AKI 的发生率，并减少在 90 d 和 1 年内向 3 期 CKD 的过渡。由于这仅是单中心研究结果，应鼓励多中心研究以确定其对死亡率的影响。　　　　　　　　　　　　　　　　（熊利泽）

文选 105

【题目】　脓毒症患者血浆中 1-磷酸鞘氨醇与神经酰胺浓度的负相关性及其在死亡率预测中的作用（Inverse correlation between plasma sphingosine-1-phosphate and ceramide concentrations in septic patients and their utility in predicting mortality）

【来源】　Shock, 2018, doi：10.1097/SHK.0000000000001229

【文摘】　Wu 等研究脓毒症患者血浆中 1-磷酸鞘氨醇（sphingosine-1-phosphate, S1P）与神经酰胺水平的相关性及其分子机制。研究纳入 33 例符合脓毒症 3.0 诊断标准的患者和 19 例 ICU 非脓毒症患者，采用高效液相色谱法串联质谱技术测量血浆中 S1P 与神经酰胺表达水平，流式细胞术分析外周血中单核细胞 HLA-DR 表达水平，qRT-PCR、Western blotting 法和 ELISA 检测血小板鞘氨醇激酶的表达水平。研究结果发现，与 ICU 非脓毒症患者相比，脓毒症患者血浆中的 S1P 浓度显著降低而神经酰胺的浓度显著上升（$P<0.05$），脓毒症患者体内 S1P 浓度与神经酰胺的浓度成负相关（$r=-0.36$, $P<0.05$）。脓毒症死亡率预测相关指标中，神经酰胺/S1P 联合使用的预测效能（AUC=0.95），高于 SOFA（AUC=0.82）、HLA-DR（AUC=0.82）、神经酰胺（AUC=0.85）和 S1P 单独预测效能（AUC=0.94）。进一步研究观察到，脓毒症患者血小板鞘氨醇激酶的 mRNA 表达水平和酶活性显著下降（$P<0.05$）。结论认为，综合分析 S1P 与神经酰胺的表达水平能显著提高脓毒症预后的预警准确性。S1P 与神经酰胺的表达水平变化的分子机制可能与血小板鞘氨醇激酶表达和酶活性显著下降有关。　　　（马　宇）

【评述】　2002 年欧美国家多个组织共同发起并签署"巴塞罗那宣言"，力求在 5 年内将脓毒症的死亡率减少 25%。然而，迄今脓毒症的死亡人数仍居高不下，发病率有增无减。2018 年 SSC 脓毒症指南强调早期识别/预警是改善预后的关键，生物标志物在其中起到重要作用。Wu 等首次报道 S1P 与神经酰胺对脓毒症患者院内死亡率的预测能力高达 95%，其预测性能高于现行临床标准（SOFA 评分），有望作为评估脓毒症患者预后的有效指标。分析其机制，S1P 在细胞增殖、拮抗神经酰胺介导的凋亡和血管生成等方面已有广泛研究。近年来，S1P 在免疫学中的意义越来越受到重视，Hou 等在 2017 年美国呼吸与重症医学杂志 AJRCCM 报道 S1P-S1R3 信号通路在脓毒症模型中具有重要的先天免疫作用。Wu 的研究发现，神经酰胺/S1P 比值异常对脓毒症的预警和早期诊断不仅创新价值大，而且有利于早期诊断。我们期待大样本多中心的研究来验证，优化并定义其准确参考范围。迄今，生物标志物作为脓毒症预警和早期诊断标志物，有助于临床医师做出治疗决策，改善患者的预后。未来脓毒症相关生物标志物的研究应包括：开发针对某一特定器官功能障碍预警的生物标志物；生物标志物在脓毒症发生发展的不同病理生理阶段中的变化及其参与免疫失调的具体机制；深入研究生物标志物，指导临床个性化治疗的效果。

（方向明）

文选 106

【题目】 联合应用降钙素原和 C 反应蛋白或单独应用可溶性 CD14 亚型可提高新生儿脓毒症诊断准确性：荟萃分析与系统回顾（The combination of procalcitonin and C-reactive protein or presepsin alone improves the accuracy of diagnosis of neonatal sepsis：A meta-analysis and systematic review）

【来源】 Crit Care，2018，22（1）：316

【文摘】 广西医科大学附属肿瘤医院的 Ruan 等对炎症反应标志物降钙素原（PCT）、C 反应蛋白（CRP）和可溶性 CD14 亚型（presepsin）在新生儿脓毒症诊断中的准确性进行荟萃分析与系统回顾。应用"procalcitonin""C-reactive protein"和"presepsin"3 个关键词检索"PubMed、Web of Science、Cochrane Library、Embase、中国知网（CNKI）、万方和维普"7 个数据库自建库以来到 2018 年 8 月 16 日为止的所有文献，以确定符合纳入标准的研究。两位独立评审员进行数据提取。通过真阳性计算汇总的敏感性、特异性、阳性似然比（PLR）、阴性似然比（NLR）、诊断比值比（DOR）、曲线下面积（AUC）和相应的 95% 可信区间（95%CI），假阳性（FP）、假阴性（FN）和真阴性（TN）分类使用 STATA 14.0 软件中的双变量回归模型。主要结果包括汇总的敏感性、特异性、PLR、NLR、DOR、AUC 和相应的 95%CI。次要结果包括多个亚组分析的敏感性和特异性。共有 28 项研究 2661 例患者纳入荟萃分析。CRP 的汇总敏感性［0.71（0.63～0.78）］弱于 PCT［0.85（0.79～0.89）］，PCT+CRP［0.91（0.84～0.95）］和可溶性 CD14 亚型［0.94（0.80～0.99）］；可溶性 CD14 亚型和 PCT+CRP 的汇总 NLR［分别为 0.06（0.02～0.23）和 0.10（0.05～0.19）］小于 CRP［0.33（0.26～0.42）］，可溶性 CD14 亚型的 AUC［0.99（0.98～1.00）］大于 PCT+CRP［0.96（0.93～0.97）］，CRP［0.85（0.82～0.88）］和 PCT［0.91（0.89～0.94）］。进一步分析的结果显示，0.5～2 ng/ml 可能是 PCT 的诊断阈值范围。CRP 的阈值＞10 mg/L 具有高灵敏度和特异性。由此认为，联合应用降钙素原和 C 反应蛋白或单独应用可溶性 CD14 亚型可提高新生儿脓毒症诊断准确性，但这需要进一步的研究证实。

（万小健）

【评述】 新生儿脓毒症是威胁新生儿生命健康的重要因素，一般由宫内感染或出生后护理不当导致的感染所致，脓毒症的早期发现和诊断至关重要，提高检测的诊断准确性可以改善真性脓毒症患者预后，同时减少无脓毒症患者早期滥用抗生素。从血培养中分离出致病菌，是确诊新生儿脓毒症的唯一方法，然而等待时间较长（2～3 d），且约 10% 的患者可能出现假阴性，耽误治疗。PCT、CPR 和 presepsin 等生物标志物对于脓毒症的早期诊断非常重要，本研究发现 CRP 和 PCT 的组合及单独使用 presepsin 有更高的灵敏度，然而早发型和晚发型脓毒症的生物标志物是否有区别，presepsin 可否用于诊断和排除新生儿脓毒症，还有待进一步研究。

（邓小明）

文选 107

【题目】 超声评估声带运动在 ICU 中的应用（Assessment of vocal cord movement by ultrasound in the ICU）

【来源】 Intensive Care Med，2018，44（12）：2145-2152

【文摘】 超声可用于非侵入性的快速气道状况检查，但传统方法声带显示较差。Zheng 等通过采用前方横轴超声（FTU）、侧方纵轴超声（LLU）以及这两种方式联合应用对声带运动障碍（如声带麻痹或杓状软骨脱位）诊断的准确性进行研究。该研究选择 120 例重症监护病房（ICU）的患者，比较 FTU、LLU 以及两种方式结合法在评估声带状态中的效果。所有患者通过鼻纤维光学内镜检查来确认声带损伤。研究发现，受检患者中有 24 例（20%）出现声带麻痹。FTU 声带显影率为 71.7%（可见 86 例，不可见 34 例），LLU 声带显影率为 88.3%（可见 106 例，不可见 14 例），联合法声带显影率为 96.7%（可见 116 例，不可见 4 例）。FTU 的敏感性和特异性分别为 58.3%（14/24）和 75.0%（72/96），LLU 的敏感性和特异性分别为 91.7%（22/24）和 87.5%（84/96），联合法的敏感性和特异性分别为 100%（24/24）和 95.8%（92/96）。LLU 的显影率明显高于 FTU（$P=0.002$）；FTU+LLU 的显影率高于 FTU（$P=0.001$）。但 LLU 与 FTU+LLU 的差异无统计学意义（$P=0.025$）。由此得出，LLU 可用于 ICU 患者杓状软骨活动状况的评价，其结果与鼻纤维光学内镜的诊断有很高的相关性。FTU 和 LLU 联合应用有望成为声带损伤的快速初步筛查方法。 （包　睿）

【评述】 声带运动障碍如声带麻痹或杓状软骨脱位是气管插管的严重并发症。声带麻痹除导致声音嘶哑，还可以引起误吸、吞咽困难，甚至气道阻塞，需要紧急气管内插管或气管切开术，因此声带麻痹的早期诊断是重要的。鼻纤维光学内镜是有创侵入性检查包括声带麻痹在内的气道异常最可靠的方法之一，但其价格较贵，不适感强烈。而超声检查费用较低，且对患者的不适较少。本研究发现 FTU 的特异性和灵敏度最低，而 LLU 特异性和灵敏度明显较高，两种方法的结合可以显著提高视觉率，提高诊断的特异性和敏感性，是一种更快速简单的筛查方法。然而超声检查不能直接判断声带麻痹或杓状软骨脱位的严重程度，使用超声评估咽喉部再插管是否困难也有待进一步研究。 （邓小明）

六、疼痛研究进展

文选 108

【题目】 抑制 FAAH 可以非镇痛的方式改善神经病理性疼痛大鼠的抑郁样行为（Inhibition of fatty acid amide hydrolase improves depressive-like behaviors independent of its peripheral antinociceptive effects in a rat model of neuropathic pain）

【来源】 Anesth Analg，2019（2）：587-597

【文摘】 神经病理性疼痛可导致抑郁。动物模型中证实脂肪酰胺水解酶（FAAH）抑制剂引起的内源性大麻素水平升高可缓解神经病理性疼痛引起的抑郁，但 FAAH 抑制剂是否通过其镇痛作用缓解神经病理性疼痛引起的抑郁尚不清楚。Jiang 等将坐骨神经慢性缩窄损伤（CCI）雄性 Wistar 大鼠分为 2 组：一组采用作用全身的 FAAH 抑制剂 URB597［5.8 mg/（kg·d），腹腔内使用］治疗，另一组采用作用外周的 FAAH 抑制剂 URB937［1.6 mg/（kg·d），腹腔内使用，$n=11\sim12$］治疗。检测不同时间点大鼠的抑郁行为、机械痛阈以及海马中的大麻素、2-花生四烯酰甘油的水平和海马神经发生。

结果发现，CCI 大鼠出现疼痛和抑郁症状，URB597 和 URB937 治疗均可提高大鼠的痛阈。URB597 组缩短强迫游泳实验（FST）的不动时间和进食潜伏期，促进海马神经发生。结果表明抑制 FAAH 可通过不依赖外周镇痛作用的方式改善神经病理性疼痛导致的抑郁，URB597 促进海马神经发生可能与抑郁症状改善有关。 （张志发 梅 伟）

【评述】 神经病理性疼痛与抑郁、焦虑等多种神经精神疾病密切相关，具有腰背痛、头痛、腹痛、胸痛、面部痛等多种疼痛症状的患者的抑郁发生率是没有疼痛症状的患者的 3~5 倍。然而，神经病理性疼痛相关抑郁发生机制尚不清楚，现有的临床治疗药物效果不佳。研究发现内源性大麻素可缓解人体疼痛和抑郁症状，脂肪酸酰胺水解酶（FAAH）参与内源性大麻素的降解过程。该研究发现 CCI 疼痛模型可使大鼠产生抑郁样行为，通过系统性 FAAH 抑制剂及不能穿过血-脑屏障的外周性 FAAH 抑制剂（URB597 和 URB937）这两种工具药物，应用行为学及分子生物学技术发现 URB597 而非 URB937 能改善神经病理性疼痛引起的抑郁症状；并深入发现抗抑郁作用可能机制是增强受损后海马的内源性大麻素信号系统。这些发现推进人们关于神经病理性疼痛引起的抑郁症发病机制的认识，也为其临床治疗提供了新的靶点。 （陈向东）

文选 109

【题目】 microRNA-146a-5p 调控 IRAK1/TRAF6 信号通路缓解 CCI 诱导的神经病理性疼痛（Chronic constriction injury-induced microRNA-146a-5p alleviates neuropathic pain through suppression of IRAK1/TRAF6 signaling pathway）

【来源】 J Neuroinflammation, 2018, 15（1）：179

【文摘】 microRNA-146a-5p（miRNA-146a-5p）是负向调控 TLRs 和 IL-1 receptor（TIR）信号的关键分子。Wang 等构建大鼠 CCI 的动物模型，检测 miRNA-146a-5p 以及其靶向调控的 IRAK1 和 TRAF6 的 RNA、蛋白水平及细胞的分布，并通过鞘内注射 miRNA-146a-5p 检测其与疼痛的相关性。结果发现 CCI 动物模型中 L4-L6 DRGs 和 SDH 中 miRNA-146a-5p 的表达水平明显增加，DRGs 中 IRAK1 和 TRAF6 蛋白水平也明显增加；鞘内注射 miR146a-5p 激动剂可缓解机械性和热痛觉过敏，逆转 IRAK1 和 TRAF6 在 DRGs 和 SDH 中的表达，miR146a-5p 拮抗剂可加重 CCI 大鼠的机械性和热痛觉过敏，并促进 IRTK1 和 TRAF6 在 DRG 和 SDH 处的表达。以上结果表明 DRG 和 SDH 中 miRNA-146a-5p 可通过调控 TIR 信号通路 IRAK1 和 TRAF6 参与 CCI 诱导的神经病理性疼痛。 （张志发 梅 伟）

【评述】 miRNA 是存在于机体的非编码的短链（22 核苷酸构成）单链核酸分子庞大家族的统称。miRNA 在机体内发挥着重要的生物学功能，如对编码 RNA 发挥调控作用。miRNA 可能扮演神经、激素调控以外的第 3 种调控机制的实施者或者媒介。随着对 miRNA 功能及其生理、病理作用的揭示，可能对疾病的发病机制的认识，对疾病的预防和治疗新的方法和手段具有主要意义。神经病理性疼痛是一种严重困扰人们正常生活、对机体健康构成严峻挑战的慢性疾病。具有诱发因素多元，发病机制复杂，尚无有效的控制、治疗方法等特征，是目前临床疼痛治疗中遇到的主要难题。Wang 等从 miRNA-免疫-神经炎症机制角度，研究疼痛发生、传导和产生痛觉神经（性）信号的主要场所——脊髓背根神经节和脊髓背角 miRNA-146a-5p 对压扎性神经病理性疼痛的调控作用。研究假设和结果均体现出该研究的创新性和潜在的临床实用价值。

（郭 政）

文选 110

【题目】 α-细辛脑以LXR依赖的方式抑制脊髓内质网应激缓解CCI诱导的神经病理性疼痛（α-asarone alleviated chronic constriction injury-induced neuropathic pain through inhibition of spinal endoplasmic reticulum stress in an liver X receptor-dependent manner）

【来源】 Anesth Analg, 2018, 127（3）: 775-783

【文摘】 最近的研究发现内质网应激和神经病理性疼痛有着密切的关系。Gui等研究α-细辛脑（ERS抑制剂）对CCI诱导神经病理性疼痛的影响。首先将大鼠分为7组：假手术组，假手术组＋α-细辛脑（20 mg/kg）组，CCI组，CCI＋空白试剂组，CCI＋α-细辛脑（5 mg/kg）组，CCI＋α-细辛脑（10 mg/kg）组，CCI＋α-细辛脑（20 mg/kg）组。每组大鼠每天给予α-细辛脑或正常生理盐水治疗后，测定大鼠的疼痛域值，并在术后第7天取$L_{3\sim6}$脊髓进行Western blotting法和IFC检测。大鼠鞘内注射PE-10导管后再次将大鼠分为4组：CCI＋α-细辛脑（20 mg/kg）组，CCI＋α-细辛脑（20 mg/kg）＋空白试剂组，CCI＋α-细辛脑（20 mg/kg）＋SR9243组及CCI组。每组5只大鼠在鞘内置药后1 h进行行为学检测，第7天取脊髓采用Western blotting法进行检测。研究发现，α-细辛脑（20 mg/kg）可缓解CCI诱导的ERS反应并抑制CCI大鼠的疼痛，而肝X受体β（LXRβ）拮抗剂SR9243可完全抑制α-细辛脑的抗ERS及其镇痛效果，其机制可能与脊髓中LXRβ和下游蛋白的调控相关。（张志发 梅 伟）

【评述】 神经病理性疼痛患者比例高、生活质量低，目前治疗效果欠佳。该文根据内质网应激（ERS）与神经病理性疼痛（NP）的密切关系为出发点，选择经典的CCI模型，并予以ERS抑制剂和LXRβ拮抗剂干预，发现α-细辛脑通过抗ERS产生镇痛效果，其机制可能与LXRβ调控相关。该研究结果对阐明ERS在NP中的作用以及ERS通过LXRβ对NP产生调节作用的分子机制和信号转导途径提供了新的证据，为NP的临床治疗提供了新的靶点。该文针对NP的机制进行了创新性研究，其时效性强，层次结构科学，数据可信。该文发现ERS可激活脊髓小胶质细胞，可对其在脊髓水平分布规律、分型、特点及机制继续进行深入的研究和探讨。

（李 洪）

文选 111

【题目】 $CD3^+$T淋巴细胞和星形胶质细胞的相互作用可导致关节炎大鼠的触诱发痛（Bidirectional modulation between infiltrating $CD3^+$T-lymphocytes and astrocytesin the spinal cord drives the development of allodynia in monoarthritic rats）

【来源】 Sci Rep, 2018, 8（1）: 51

【文摘】 Zhou等研究炎性疼痛中转移至脊髓的T细胞表型，并进一步探讨T细胞与胶质细胞在炎性疼痛中的相互关系。结果发现完全氟式佐剂诱导的单关节炎（MA）可引起T细胞浸润和星形胶质细胞的活化，而T细胞缺乏（Rag1-/-）的小鼠可显著抑制MA-诱导的机械性痛觉过敏和GFAP的表达。免疫荧光双染显示T细胞标记物的CD3主要与Th1细胞分泌的IFN-γ共表达，鞘内多次注射星形胶质细胞抑制剂氟代柠檬酸可减少 IFN-γ 的水平而对 T 细胞的数量无影响。阻断 IFN-γ 可抑制 MA 诱导的机械性痛觉过敏和星形胶质细胞的活化，rIFN-γ 则可直接引起持续性的机械性痛觉过敏以及 GFAP 和 pJNK1/2 的表达，体内外实验也证实 rIFN-γ 可促进 NF-κB p65 的磷酸化现象。以上结果表明，Th1 细胞可能通过分泌 IFN-γ 激活星形胶质细胞参与炎性疼痛的发展，星形胶质细胞活化后可调控 Th1 细胞产生 IFN-γ，协同推动炎性疼痛慢性化的形成，它们之间可能存在正反馈回路。（张志发　梅　伟）

【评述】　该研究通过体内外实验，结合 T 淋巴细胞缺乏 $Rag1^{-/-}$ 基因小鼠和抑制剂，发现在单关节炎中，$CD3^+$ 为标记的 Th1 细胞通过分泌 IFN-r 激活星形胶质细胞介导炎症反应，而星形胶质细胞活化进一步激活 Th1 分泌更多 IFN-r，形成正反馈，引起过度炎症反应导致单关节炎的形成。该文从免疫细胞与星形胶质细胞相互调控角度，较为系统地阐明 $CD3^+$ 为主 Th1 细胞在该疾病中的作用。一方面，研究方法、干预及研究层次均较为完整，体现该研究的严谨性；另一方面，吸取最新的免疫研究进展，聚焦单关节炎的研究，具有较好的实用性和科学性。后期如果能进一步深入探寻 $CD3^+$ 的免疫细胞与星形胶质细胞的调控通路，将有助于该疾病的治疗。该研究再次提示免疫学在围术期中的重要作用。

（徐国海）

文选 112

【题目】　海马稳定微管对神经病理性疼痛大鼠认知功能障碍的影响（Cognitive impairment in a rat model of neuropathic pain: Role of hippocampal microtubule stability）

【来源】　Pain, 2018, 159 (8): 1518-1528

【文摘】　慢性疼痛常伴随着认知功能障碍。然而，慢性疼痛引起的认知功能障碍的分子机制尚不清楚。You 等发现在 SNI 的大鼠模型中，动物存在记忆缺陷的现象；且在存在记忆缺陷的大鼠的海马中发现稳定微管增加，表现为 α 微管蛋白的高乙酰化。紫杉醇，微管稳定剂，既可增加正常大鼠海马中的稳定微管，也可导致学习和记忆缺陷。另外，在大鼠海马脑片中也发现它可抑制长时程增强作用，并增加海马神经元细胞的稳定微管（以 α 微管蛋白的高乙酰化为特征）；脑室内滴注诺考达唑（一种可抑制微管蛋白聚合的药物），则可缓解 SNI 诱导大鼠的记忆损害。HDAC6，一种 α- 微管蛋白去乙酰化酶，在伴有认知功能损害的大鼠海马区表达下降。以上结果表明选择性的神经损伤等外周神经损伤模型影响微管动态平衡（对神经元结构和突触重塑具有关键作用）。　　（张志发　梅　伟）

【评述】　神经病理性疼痛由于其发病机制的复杂性成为临床最难治疗的疾病之一，且大量证据表明，慢性疼痛常伴随认知功能损害。该研究以较为公认的神经病理性疼痛动物模型 SNI 为研究对象，首次报道大鼠海马神经元微管动态平衡在慢性疼痛导致认知功能损害过程中的分子生物学机制。微管是由微管蛋白在胞质中组成的管状结构，其动力学对维持神经元极性、树突棘的形成、受体的转运等功能至关重要。以往的研究表明，微管稳定性降低不仅与多种神经退行性疾病如阿尔茨海默病、帕金森病有关，而且海马区微管的动态变化也与精神分裂症和抑郁症等有关。该研究是对以往研究的延续，不仅阐明了海马微管在慢性疼痛致认知功能损害的相关机制，为认知功能障碍的机制研究构建了新思路，且为研究以微管为靶点治疗认知功能障碍提供了循证医学依据。虽然活体动物中微管细胞骨架动力学的监测极为困难，但可喜的是，国内亦有部分科学家在该研究领域颇有建树。随着研究的深入和技术手段的完善，微管系统作为神经元可塑性调节的重要结构学基础，如何调节其相关组成蛋白的动力学维持微管的稳定性并降低微管蛋白分子在病理状态下异常合成与解离，实现以此为靶点干预慢性疼痛过程中认知功能损害的发生和延展，具有潜在的临床应用前景。

（祝胜美）

文选 113

【题目】 脊髓背角 Nav1.7 的高表达导致大鼠术后切口痛觉过敏（Increased Nav1.7 expression in the dorsal root ganglion contributes to pain hypersensitivity after plantar incision in rats）

【来源】 Mol Pain, 2018, 14: 1744806918782323

【文摘】 Sun 等研究脊髓背根神经节中钠离子通道（Nav1.7）参与切口痛引起痛觉过敏反应。通过切开足底建立疼痛模型后，大鼠的机械性疼痛阈值和热痛阈值明显降低，同时基因和蛋白水平的检测结果显示，在 $L_{4\sim6}$ 的脊髓背根神经节中 Nav1.7 表达增强。在通过鞘内注射 SCN9A-RNAi-LV 预处理后，免疫组化及基因和蛋白水平的检测结果均显示足底切开后的疼痛模型中，在 $L_{4\sim6}$ 的脊髓背根神经节中的 Nav1.7 表达受到抑制，大鼠的疼痛过敏症状减轻。其结论认为，$L_{4\sim6}$ 脊髓背根神经节中的 Nav1.7 在足底切开后的痛觉高敏反应中起重要作用。

（花 璐 梅 伟）

【评述】 术后疼痛管理在过去 10 年中并没有得到显著的进步。控制不佳的术后疼痛可延长患者住院时间并影响恢复，甚至转化为术后慢性疼痛，从而严重影响患者预后及生存质量。如果能更好地理解其发生发展机制，将有助于改善术后疼痛管理。本研究是该团队系列研究之一，紧扣临床问题，聚焦感觉传导通路第一站背根神经节，首次揭示钠离子通道亚型 Nav1.7 在大鼠术后切口痛模型急性期时间依赖性表达及功能变化，可能是术后疼痛发生过程中的重要角色，对更好地理解术后疼痛发生机制提供了新的靶点思路。该文研究思路清晰，方法特异，结果显著，为该领域研究提供了切实的理论基础。目前尚没有可靠的术后急性痛转化为慢性痛模型，若能建立可靠的术后慢性疼痛模型，将该研究继续深化将对更好地理解术后疼痛提供非常有意义的科学证据。

（麻伟青）

文选 114

【题目】 地佐辛缓解大鼠吗啡依赖性（Dezocine alleviates morphine-induced dependence in rats）

【来源】 Anesth Analg, 2018.doi: 10.1213/ANE.0000000000003365

【文摘】 Wu 等研究发现地佐辛能够缓解大鼠的吗啡依赖作用。结果显示，在已形成吗啡依赖的大鼠中，腹腔注射地佐辛（1.25 mg/kg）、丁丙诺啡（正对照组）和溶媒（负对照组）。与对照组相比，在注射后的 1~7 d，地佐辛对吗啡依赖产生的退缩反应和条件位置偏好的选择均有明显的抑制作用，并且地佐辛抑制慢性吗啡依赖引起的伏隔核中胶质细胞的活化。地佐辛还阻断阿片依赖下游信号通路，以及阿片兴奋剂引起的阿片受体（KOR）的内化作用。另外，与丁丙诺啡相比，地佐辛与去甲肾上腺素、血清素转运蛋白和 sigma-1 受体有较强的亲和力。其结论认为，地佐辛能够减轻阿片类药物依赖的作用，由于其独特的分子结构，能够为吗啡依赖的治疗提供新的方法。

（花 璐 梅 伟）

【评述】 地佐辛是激动 κ 受体，拮抗 μ 受体的强效阿片类镇痛药，成瘾性小。Wu 等在活体动物大鼠研究发现地佐辛能够缓解大鼠的吗啡依赖作用。尽管有临床报道地佐辛对少数患者可能致成瘾，但该研究的确通过科学设计，可信的结果证实，腹腔注射地佐辛（1.25 mg/kg），对已形成吗啡依赖的大鼠，吗啡依赖产生的退缩反应和条件位置偏好的选择均有明显的抑制作用。此等作用与地佐辛抑制慢性吗啡依赖引起的伏隔核中胶质细胞的活化，阻断阿片依赖下游信号通路，以及阿片兴奋剂引起的阿片受体（KOR）的内化作用有关。并通过与丁丙诺啡相比，地佐辛与去甲肾上腺素、血清素转运蛋白和sigma-1受体有较强的亲和力。该项研究不仅有行为学证据，而且还有形态及分子生物学证据，结果可信，为今后研究阿片受体激动拮抗药的作用机制、临床应用方法、相关并发症的预防，提供了很好的思路。（刘　斌）

文选 115

【题目】　胰岛细胞自身抗原（ICA69）调节脊髓谷氨酸受体 2（GluR2）磷酸化介导小鼠类性疼痛的电针治疗效应（Islet-cell autoantigen 69 mediates the antihyperalgesic effects of electroacupuncture on inflammatory pain by regulating spinal glutamate receptor subunit 2 phosphorylation through protein interacting with C-kinase 1 in mice）

【来源】　Pain, 2018, 160（3）: 712-723

【文摘】　Han等研究胰岛细胞自身抗原69（ICA69）是否通过PICK1调节脊髓谷氨酸受体2（GluR2）磷酸化参与电针刺治疗炎性疼痛的过程。通过在小鼠足底注射完全弗氏佐剂（CFA）产生炎性疼痛，并诱导出现痛觉过敏症状后，每天给予30 min电针刺治疗。与CFA组相比，进行电针刺治疗后，行为学缩爪频率减少，ICA69表达增加，在第3天达到峰值。ICA69缺失减弱电针刺对痛觉过敏治疗的效果，在ICA69缺失的小鼠鞘内注射ICA69肽蛋白能够模拟出电针刺的镇痛效果，并且抑制GluR2的磷酸化。电针刺治疗对PICK1和GluR2蛋白的表达无影响，但增加ICA69-PICK1复合体的组成并减少PICK1-GluR2复合体的数量。结果表明，ICA69通过PICK1调节脊髓GluR2的信号途径参与电针刺治疗炎性疼痛产生抗痛觉过敏过程。（花　璐　梅　伟）

【评述】　该文主要研究的是电针刺这种传统医学方法治疗慢性炎症痛觉过敏可能的机制，主要创新点是首次从胰岛细胞自身抗原69（ICA69）的角度进行论证，并利用C57BL/6小鼠分别敲除*ICA69*及其相关*PICK1*这两个基因（这也是本研究的主要难点之一），观察电针刺激对小鼠疼痛行为学的影响，并利用免疫荧光法观察到脊髓后角的GluR2受体发生相应的磷酸化改变，而后者被认为是脊髓节段参与疼痛和镇痛的主要受体之一，从而在一个较为完整的逻辑链条上证实电针刺激对慢性炎症痛镇痛机制中的一些因果关系。然而，本研究也留下一些有待进一步探讨的问题，一是电针刺激作为一种物理的电流脉冲是如何影响胰岛细胞自身抗原的改变的？二是电针的镇痛作用可能不是ICA69的单一作用，而是综合作用中的一环，ICA69在整个镇痛作用机制中占有什么样的地位？（吴镜湘　徐美英）

文选 116

【题目】　瑞芬太尼引起的术后切口痛觉过敏与蛋白激酶 Mζ 通过钾蛋白 -7 调节 AMPA 转运和

树突棘重塑有关（Spinal protein kinase Mζ regulatesα-amino-3-hydroxy-5-methyl-4-isoxazolepropionic acid receptor trafficking and dendritic spine plasticity via Kalirin-7 in the pathogenesis of remifentanil-induced postincisional hyperalgesia in rats）

【来源】 Anesthesiology, 2018, 129 (1): 173-186

【文摘】 Zhang 等探索蛋白激酶 Mζ 和钾蛋白-7 在瑞芬太尼引起的术后切口痛觉过敏的作用机制。持续给大鼠输注瑞芬太尼 1 μg/ (kg·min) 60 min，于结束 10 min 后行足底切开建立模型。术后 48 h 内瑞芬太尼的输注能够降低 PWT，同时脊髓蛋白激酶 Mζ 磷酸化以及钾蛋白-7 的表达增加。注射蛋白激酶 Mζ 抑制剂能够减弱瑞芬太尼引起的痛觉过敏反应，减少钾蛋白-7 的表达和 GluA1 的转运。钾蛋白-7 缺失影响瑞芬太尼引起的痛觉过敏反应，突触后 GluA1 的插入以及树突棘重塑。选择性的 GluA2 缺失的 AMPA 受体拮抗剂能够避免痛觉过敏反应，且具有剂量依赖性。结果提示，脊髓中蛋白激酶 Mζ 通过过表达钾蛋白-7 调节包含 GluA1 AMPA 受体转运和脊髓形态是瑞芬太尼引起痛觉过敏的基本发病机制之一。

（花璐 梅伟）

【评述】 瑞芬太尼是目前广泛应用于临床麻醉的短效阿片类药物。但瑞芬太尼有个显著的问题是其诱发痛觉过敏的发生率远高于其他阿片类药物。表现为基础痛阈值降低，痛觉敏感性增加以及停用瑞芬太尼后患者对镇痛药的需求增加，甚至导致术后持续疼痛。中枢神经系统内多种兴奋性神经递质与其受体相结合，经过一系列的信号转导，引起突触结构和功能发生可塑性改变，并最终导致中枢敏化及痛觉过敏。本文采用瑞芬太尼术后切口模型，探索脊髓水平蛋白激酶 Mζ/Kalirin-7 在调节 AMPA 转运和树突重塑中的作用，为我们认识瑞芬太尼引起的术后切口痛觉过敏的发病机制提供了很好的思路。

（张孟元）

文选 117

【题目】 Hedgehog 信号通路通过调节感觉神经元兴奋性引起大鼠骨癌痛（Hedgehog signaling contributes to bone cancer pain by regulating sensory neuron excitability in rats）

【来源】 Mol Pain, 2018, 14: 1744806918767560

【文摘】 Liu 等研究 sonic hedgehog 信号通路在大鼠骨癌痛中的作用机制。研究发现，在大鼠骨癌痛模型的初级感觉神经元和脊髓存在 sonic hedgehog 信号通路的激活。鞘内注射 sonic hedgehog 信号通路抑制剂环巴胺（cyclopamine）可以预防和逆转骨癌痛的产生和维持，同时不影响正常疼痛敏感性。体内和体外实验均证实环巴胺能够抑制癌痛模型诱导的感觉神经元内 Ca^{2+} 浓度增加和感觉神经元的过度兴奋，同时背根神经节和脊髓的 GluN2B 受体的激活及其下游 Ca^{2+} 依赖的 CaMK Ⅱ 和 CREB 通路的活化也被环巴胺抑制。结果提示抑制 sonic hedgehog 信号通路可能成为治疗骨癌痛的有效方法。

（王陈晨 孙玉娥）

【评述】 骨癌痛的治疗一直是临床棘手的问题。研究发现 sonic hedgehog（Shh）信号通路的激活与肿瘤发生发展密切相关。天然植物生物碱环巴胺是 Shh 信号通路抑制剂，有多项研究提示，环巴胺有抑制肿瘤生长的作用。该研究首次探讨靶向抑制 Shh 信号通路在骨癌痛治疗中的潜在作用，研究方法科学，临床实用价值大，也为临床骨癌痛的治疗提供了新的思路。遗憾的是，研究中用到的 Shh 信号通路抑制剂环巴胺口服生物利用度低，消除半衰期短，一定程度限制了该药的临床应用前景。下一步研究，一方面可以考虑使用高通量筛选鉴定其他 Shh 信号通路抑制剂，如 Smo 抑制剂、Gli 抑制剂等 Shh 信号传导抑制剂；另一方面，需要确定 Shh 信号传导抑制剂在骨癌痛发生的临床前模型中的应用，因为有关药物机制，药动学特征以及短期或长期不良反应的信息目前仍不清楚。　　　　（王晓斌）

文选 118

【题目】 二甲双胍抑制 2 型糖尿病引起的糖尿病神经病理性疼痛大鼠的脊髓背角突触数量：一项体视学研究（Metformin attenuates increase of synaptic number in the rat spinal dorsal horn with painful diabetic neuropathy induced by type 2 diabetes: A stereological study）

【来源】 Neurochem Res, 2018, 43（12）: 2232-2239

【文摘】 Lin 等探讨高脂肪饮食/低剂量链脲佐菌素糖尿病（2 型糖尿病大鼠模型）相关 PDN 是否也与这种神经元突触可塑性有关，发现突触可塑性变化范围（脊髓背角全长或仅在脊髓背角 L5 节段），并观察二甲双胍对突触可塑性的影响。雄性成年 SD 大鼠被随机分为对照组（$n=7$）、PDN 组（$n=6$）和二甲双胍（PDN＋M）组（$n=7$）。用药后 28 d，用立体视学技术测量脊髓背角全长或脊髓背角 L5 节段 1 mm 长度的突触和神经元数目。与对照组和 PDN＋M 组比较，PDN 组脊髓背角 L5 节段突触数目明显增加（$P<0.05$）。对照组与 PDN＋M 组脊髓背角 L5 节段参数无明显变化（$P>0.05$）。脊髓背角全长参数无明显变化（$P>0.05$）。研究结果提示，高脂饮食/低剂量链脲菌素糖尿病相关 PDN 也与脊髓背角 L5 节段突触数目增加有关，而与脊髓背角全长参数无关；二甲双胍对 PDN 的镇痛作用与其抑制大鼠脊髓背角突触数目的增加有关。　　　　（汪文文　孙玉娥）

【评述】 中枢敏化是神经病理性疼痛的潜在机制。该研究以 2 型糖尿病相关的糖尿病性神经痛（PDN）发生中枢敏化的结构基础之一——突触为切入点，采用形态学定量研究的新工具——设计依赖体视学，发现 PDN 大鼠脊髓背角存在突触数量的可塑性变化，并对这种突触可塑性进行定位；同时发现二甲双胍通过抑制 PDN 大鼠脊髓背角的突触数量可塑性变化而发挥其镇痛作用。其结果为理解 PDN 发生发展的结构学基础提供了方法学和基础数据的支持，同时为理解二甲双胍独立于降血糖之外的镇痛作用提供了理论支持。但本研究未对 PDN 发展过程中突触数量可塑性进行动态观察，也未对二甲双胍不同剂量及疗程进行研究。后续可对增加突触的种类以及与突触可塑性相关的其他因素（如胶质细胞）等结构和功能的可塑性变化深入研究，以期明确神经病理性疼痛的机制，为临床镇痛治疗提供理论支持。　　　　（魏新川）

文选 119

【题目】 脊髓背角突触后膜上神经连接蛋白 2 的过表达可导致术后疼痛（Increased neuroligin 2 levels in the postsynaptic membrane in spinal dorsal horn may contribute to postoperative pain）

【来源】 Neuroscience, 2018, 382: 14-22

【文摘】 Guo 等研究脊髓背角突触后膜上神经连接蛋白 2（neuroligin 2, NLGN2）在术后疼痛中的具体作用。在大鼠足底切口后 3 h 和 1 d，发现同侧脊髓背角突触后膜 NLGN2 和 GluR1 蛋白表达上调；且 NLGN2 与 PSD-95 在脊髓背角神经元存在共定位现象。足底切口后 3 h，同侧背角中 PSD-95 与 NLGN2 相互作用显著增加，鞘内给予 NLGN2 siRNA 预处理可抑制脊髓中 NLGN2 的表达，缓解术后痛觉过敏，下调同侧背角 GluR1 的表达。研究推测切口诱导的 NLGN2 和 PSD-95 相互作用增加以及 GluR1 表达上调是导致术后痛觉过敏的重要原因。

（王陈晨　孙玉娥）

【评述】　术后痛觉过敏是临床上常见的一种病理学疼痛，包括手术伤害性刺激与镇痛药物引起的神经系统敏感化。其发生机制及涉及的相关信号通路至今尚不明确，一般认为是由伤害感受器持续性兴奋而引发的中枢敏感化所致。脊髓背角是中枢敏感化的起始，为痛觉过敏形成的关键部位，故目前大多数有关其机制研究停留在脊髓层面。该文采用经典 Brennan 方法建立大鼠切口痛模型，在脊髓背角突触后膜水平动态观察到 NLGN2 与突触后致密蛋白 PSD-95 存在共定位，并上调 AMPA 受体 GLuR1 亚基表达水平，而鞘内给予 NLGN2 siRNA 预处理则下调同侧脊髓背角 GluR1 表达，从而减轻术后痛觉过敏，为临床上术后痛觉过敏的防治提供了新靶点。因 NLGN 家族对神经元细胞的作用国内外研究结论尚不统一，故该研究如若能加入 NLGN2 对突触后神经元内 Ca^{2+} 浓度的影响及相关信号通路的研究可能对更深层次了解术后痛觉过敏的发生或防治更具有指导性意义。

（余剑波）

文选 120

【题目】　腹腔注射二乙基亚硝胺对大鼠肝、肺及痛行为学的影响

【来源】　山西医科大学学报，2018，49（9）：1006-1012

【文摘】　郭芳等采用腹腔注射不同剂量二乙基亚硝胺（diethylnitrosamine，DEN）建立肝癌内脏痛模型，观察大鼠肝、肺的病理学改变。将雄性 Wistar 大鼠随机分为 3 组：对照组、腹腔注射 25mg/kg DEN 低剂量组、腹腔注射 50 mg/kg DEN 高剂量组。第 1 次给药开始记为第 1 周，每周注射 2 次，4 周后改为每周 1 次，第 15 周停止注射。从第 1 周开始，每周对大鼠进行一次内脏痛行为学观察，观察 5 min 内大鼠的弓背程度与弓背时间，得分为二者乘积，得分越高，则疼痛越剧烈。给药第 12 周、第 14 周、第 16 周、第 18 周、第 20 周，观察死亡大鼠肝、肺病理学改变。结果显示，与对照组相比，DEN 低剂量组和 DEN 高剂量组大鼠随着时间推移，弓背行为评价得分逐渐增高。实验周期中，对照组大鼠生长发育正常，未出现死亡；与对照组相比，DEN 低剂量组在第 5 周时体重增长速度变慢，差异均有统计学意义（$P<0.05$）；与对照组相比，DEN 高剂量组在第 3 周时体重增长速度变慢，第 10 周时体重开始下降，差异均有统计学意义。首次给药后的第 20 周，DEN 低剂量组共意外死亡 3 只，解剖 20 只大鼠，肝在给药第 18 周时可见假小叶结构，即肝硬化形成，肺部整个实验周期均呈现炎症改变，肝、肺均未见肿瘤组织；首次给药后的第 20 周，DEN 高剂量组共意外死亡 5 只，解剖 20 只大鼠，肺部为炎症改变且肺部未见肿瘤组织，病理学观察大鼠肝，在给药第 14 周可见典型的肝癌改变，光镜下可见肝小叶破坏、病理核分裂象，即 DEN 高剂量组在第 14 周时建立大鼠肝癌模型。结论提示，不同剂量 DEN 腹腔注射均对肝、肺有明显的损伤；与肺相比，肝可能对于暴露剂量更加敏感。随着肝病变的进展，大鼠内脏痛逐渐加重。DEN 50 mg/kg 腹腔注射可成功建立大鼠肝癌内脏痛模型。

（孙玉娥）

【评述】 在临床上，癌性内脏痛是中、晚期癌症患者的主要症状之一，其除了具有内脏痛的一般特点外，还表现为疼痛剧烈、持续存在且镇痛药物疗效差。因其独特与复杂，所以建立合适的动物模型对于深入研究癌性内脏痛的机制、寻找缓解疼痛的新方法以及筛选有效的镇痛药物等尤为重要。该研究探讨不同剂量二乙基亚硝胺（DEN）建立大鼠肝癌内脏痛模型，应用 DEN 50 mg/kg 腹腔注射成功建立大鼠肝癌模型，并且通过观察大鼠弓背时间及弓背程度等行为学反应对内脏痛模型进行评价。该评价方法分级较精细，分值客观准确，与大鼠肝病变的组织病理学改变呈正相关，且对大鼠生活影响小，可安全直观地评价大鼠肝癌内脏痛，为之后癌性内脏痛的进一步研究提供了实验依据。

（王海云）

文选 121

【题目】 腰方肌阻滞与腹横肌平面阻滞用于老年患者腹部手术后镇痛效果的比较

【来源】 中华麻醉学杂志, 2018, 38（1）: 40-43

【文摘】 贺文泉等比较腰方肌阻滞与腹横肌平面阻滞用于老年患者腹部手术后镇痛的效果。研究选择择期行腹腔镜胆囊切除术的老年患者 72 例，性别不限，年龄为 65～72 岁，体重指数为 18～25 kg/m²，ASA Ⅱ级或Ⅲ级，采用抛硬币法，将患者随机分为 2 组（$n=36$）: 腹横肌平面阻滞组（T 组）和腰方肌阻滞组（Q 组）。常规麻醉诱导和麻醉维持。T 组行超声引导下双侧肋缘下腹横肌平面阻滞；Q 组行超声引导下双侧脊柱旁入路横穿腰方肌阻滞。阻滞完成后 30 min 时记录感觉阻滞范围。阻滞完成后 30 min 和术后 1 h、术后 6 h、术后 12 h、术后 24 h 和术后 48 h 时记录 Ramsay 镇静评分和舒适度（BCS）评分。记录术后 48 h 内补救镇痛药帕瑞昔布钠和芬太尼使用情况、恶心、呕吐、下肢阻滞和局部麻醉药中毒等并发症的发生情况。经观察发现，T 组阻滞范围为 T_4～L_1 脊神经，主要集中的阻滞区域为 $T_{6～11}$；Q 组的阻滞范围为 T_4～L_4，主要集中的阻滞区域为 T_6～L_1。与 T 组比较，Q 组帕瑞昔布钠和芬太尼使用率、恶心呕吐发生率降低（$P<0.05$），Ramsay 评分和 BCS 评分差异无统计学意义（$P>0.05$）。结论认为，腰方肌阻滞用于老年患者腹部手术后镇痛的效果优于腹横肌平面阻滞。

（王　云）

【评述】 腹横肌平面阻滞（TAPB）和腰方肌阻滞（QLB）都是临床上常用的神经阻滞麻醉方法。在不同的手术部位应采用何种阻滞方法最优，一直是临床关注的问题。此研究在超声引导下行肋缘下腹横肌平面阻滞和腰方肌阻滞，采用脊柱旁入路行腰方肌阻滞，可保证穿刺针与超声波束形成最大反射，穿刺针清晰显影，同时进针路径远离重要脏器，安全性高。超声引导可实时动态地观察穿刺针的进针路径，并可观察药物扩散的方向，保证了局部麻醉药精准注入神经周围。此研究结果表明，与 T 组比较，Q 组感觉阻滞范围宽 2～3 个脊髓节段，可能是因为腹横肌平面阻滞 T_7～L_1 脊神经前支，只能阻滞腹壁前外侧的皮肤、肌肉和壁腹膜的感觉神经纤维，对内脏疼痛的镇痛效果欠佳，且不随局部麻醉药容量的增加而扩大阻滞范围。而腰方肌阻滞局部麻醉药可沿胸腰筋膜向腹侧扩散到腹横筋膜平面，向背侧扩散到椎旁间隙，从而产生阻滞效果。包裹腰方肌的胸腰筋膜上存在高密度的交感神经纤维，所以腰方肌阻滞对内脏痛的镇痛作用与其阻滞胸腰筋膜上的交感神经有关，这可能是腰方肌阻滞效果优于腹横肌阻滞的原因之一。研究还发现 Q 组补救镇痛药使用率、恶心呕吐发生率明显低于 T

组，两组 Ramsay 评分和 BCS 评分无差异，提示脊柱旁入路横穿腰方肌阻滞用于老年患者腹部手术后镇痛的效果优于腹横肌平面阻滞。此外，两组均未见穿刺部位相邻脏器损伤、神经损伤、穿刺点感染发生，Q 组发生 1 例局部麻醉药中毒和 1 例下肢神经阻滞，可能是由于部分局部麻醉药液扩散到腰椎旁间隙，阻滞部分腰丛神经所致。如果行腰方肌阻滞时将局部麻醉药液注射到包裹腰方肌的胸腰筋膜中层与腰方肌之间，可降低下肢阻滞的发生率，可能是因为胸腰筋膜限制局部麻醉药液向腰椎旁间隙的扩散，但需进一步的研究证实。

（李天佐）

文选 122

【题目】 隐神经穿出收肌管定位在超声引导下收肌管阻滞中的应用

【来源】 临床麻醉学杂志，2018，34（02）：114-117

【文摘】 唐帅等通过回顾临床病例资料，并从尸体解剖的角度探讨收肌管阻滞（adductor canal block，ACB）的最佳位置。临床部分：回顾性分析接受超声引导下 ACB 患者 19 例，男性 11 例，女性 8 例，年龄 21~85 岁，ASA Ⅰ~Ⅲ级。其中 9 例在大腿中段水平，10 例在收肌管下口水平，均注射 0.5% 罗哌卡因 10 ml，比较注射后 30 min 及术后 24 h 小腿内侧对冰块的温度觉。解剖部分：纳入尸体 20 具，共 40 条下肢，男性 20 条，女性 20 条。测量髂前上棘至胫骨内侧髁、髂前上棘至收肌管上口、髂前上棘至收肌管下口、髂前上棘至隐神经穿出大收肌腱膜处的距离，记录收肌管的长度、收肌管在下肢的相对位置、隐神经穿出收肌管的位点等数据。经观察发现，临床部分：19 例均在注射后 30 min 失去对冰块的温度觉，并在术后 24 h 恢复。解剖部分：隐神经均在收肌管内向下走行并于近收肌管末端处穿出，与膝降动脉的隐神经支伴行。收肌管长度为（10.0±2.1）cm。收肌管上口、下口、隐神经穿出收肌管的位置分别为缝匠肌全长的 54.7%±3.0%、76.0%±3.8%、74.1%±3.2%。得出结论：在收肌管下口水平和大腿中段水平进行超声引导下 ACB 均可以获得满意的隐神经阻滞效果。ACB 的最佳位点应为缝匠肌的中下约 1/3 处。超声引导下在膝降动脉旁注射局部麻醉药可能成为隐神经阻滞的一个新方法。

（王 云）

【评述】 收肌管阻滞（又称隐神经阻滞，ACB）是临床麻醉中针对膝、足、踝手术常用的神经阻滞技术。此研究对临床有一定的启示作用，如欲在收肌管水平进行隐神经阻滞，最佳位点应为缝匠肌的下约中 1/3 处。此处隐神经位置和解剖层次相对固定，位于大收肌腱膜深面的收肌管内，易于达到完全阻滞。此研究亦发现，在收肌管下口水平和大腿中段水平进行超声引导下 ACB 均可以获得满意的隐神经阻滞效果。隐神经通常与膝降动脉的隐神经支伴行并共同穿出收肌管。因此，临床上可以利用超声找到膝降动脉的隐神经支，并在其旁边注射局部麻醉药来阻滞隐神经。同时，也应警惕穿破血管的风险。既往有关于神经变异的报道，如隐神经髌下支可直接发自股神经，并在收肌腱膜表面下行，也有少数隐神经不在收肌管内走行。为了应对这种变异可能带来的阻滞不全，可考虑于超声引导下在大收肌腱膜深层和浅层同时进行阻滞。此研究测量方法严谨，标本分布均匀，数据可靠。但仍存在以下不足：①由于标本数量的限制，尚未获得更大样本的数据，有待于未来进一步完善。②限于回顾性研究的性质，此研究的临床部分未能考察两种 ACB 方法对下肢肌力的影响，还需要严格设计的前瞻性对照试验来进一步验证尸体解剖的发现。

（李天佐）

文选 123

【题目】 宫颈癌根治术后应用阿片类镇痛药联合静脉注射布洛芬缓解急性术后疼痛的一项前瞻性随机双盲安慰剂对照试验（A prospective, randomized, double-blind, placebo-controlled trial of acute postoperative pain treatment using opioid analgesics with intravenous ibuprofen after radical cervical cancer surgery）

【来源】 Sci Rep, 2018, 8（1）: 10161

【文摘】 Liu 等的研究评估静脉注射布洛芬改善术后疼痛控制和减少阿片类药物使用的疗效和耐受性。此研究将患者随机分为安慰剂组、布洛芬 400 mg 组和布洛芬 800 mg 组。所有患者术后均接受患者控制性静脉吗啡镇痛。在手术结束前 30 min 静脉注射第 1 剂研究药物，然后每 6 小时静脉注射 1 次，共 8 剂。本研究的主要结局指标是术后 24 h 内吗啡的平均使用量。与安慰剂组相比，布洛芬 800 mg 组吗啡使用量显著减少（$P=0.04$）。与安慰剂组相比，布洛芬 400 mg 组和布洛芬 800 mg 组曲马多的使用量显著减少（$P<0.01$）。两组间 VAS 评分曲线下面积无差异。3 组之间的安全性评估和不良反应没有差异。得出结论：静脉注射布洛芬 800 mg 与吗啡需求量的显著降低有关，在接受根治性宫颈癌手术的患者中，对术后疼痛管理的耐受性一般较好。

（王 云）

【评述】 尽管我们对疼痛相关机制的研究有所进展，但术后疼痛仍然是一个相当大的问题。阿片类药物存在的恶心、呕吐、呼吸抑制等不良反应限制了阿片类药物的应用。各种镇痛药物在神经系统的不同部位发挥作用，从而产生协同镇痛作用，并减少单一药物的用量。阿片类药物只能阻挡疼痛感，布洛芬的抗炎活性有助于预防和减轻引起疼痛的组织炎症。口服布洛芬作为一种安全有效的治疗疼痛、发热和炎症的药物已被广泛应用 30 多年。然而，使用非甾体抗炎药存在一些安全问题。使用非甾体抗炎药会增加胃肠道和肾毒性以及一般出血风险，但是这些影响多与长期使用有关。静脉注射布洛芬制剂最有可能应用于短期住院患者和门诊手术，这将降低这些安全问题的发生率。此前有一些研究检查静脉注射布洛芬的试验配方，这些研究均未证明任何安全性。这些研究使用一系列高达 800 mg 的布洛芬剂量，没有发现肾问题、胃肠道毒性或出血，也没有对输血要求或血红蛋白水平产生影响。此研究结果表明，每 6 小时静脉注射布洛芬 800 mg（而不是 400 mg）可以减轻术后疼痛，并且在接受根治性宫颈癌手术的患者中，吗啡的使用量显著减少。使用布洛芬可能会减少一些与类阿片镇痛相关的不良事件。静脉注射布洛芬 800 mg 能显著减轻术后休息时和运动时的疼痛。此外，这项研究对不同剂量的布洛芬进行静脉注射的结果进一步增加了大量的证据，支持多模式镇痛方案对急性术后疼痛的有效性。但此研究的一个局限性是患者数量少，这可能会降低结果的有效性。这是第一个集中于接受根治性宫颈癌手术的患者的试验，为医师评估静脉注射布洛芬辅助术后镇痛对这些患者的安全性和有效性提供了证据。

（李天佐）

文选 124

【题目】 纳布啡在胃大部切除术患者静脉自控镇痛中的应用（The application of nalbuphine in patient-controlled intravenous analgesia for patients undergoing subtotal gastrectomy）

【来源】 Exp Ther Med, 2018, 15（2）：1910-1913

【文摘】 Yang 等的研究探讨不同剂量纳布啡在胃大部切除术患者静脉自控镇痛（PCIA）中的镇痛效果和安全性。本研究共选取 120 例行次全胃切除术的患者，采用腰硬联合麻醉。术后患者接受 PCIA 治疗。将患者随机分为吗啡组（MOP 组）、纳布啡 60 mg 组（N60 组）、纳布啡 80 mg 组（N80 组）和纳布啡 100 mg 组（N100 组）。第一次 PCIA 治疗剂量为 2 ml，背景剂量为 2 ml/h，PCIA 剂量为 0.5 ml，锁定时间为 15 min，记录术后生命体征及不良反应（上腹部出血、肿胀、疼痛、呕吐）。评价患者 VAS 评分和 Ramsay 评分。记录镇痛过程中 PCIA 的使用量和相关并发症的发生情况。经观察发现，4 组间总体数据无显著性差异（$P>0.05$）。3 个纳布啡组的 VAS 评分均低于 MOP 组，但差异不显著。4 组术后所有拉姆齐镇静评分均显示适当的镇静作用，但两组间无显著性差异。与 MOP 组相比，3 组术后 PCIA 使用明显延迟，PCIA 数量明显减少（$P<0.05$）。结果表明，纳布啡作为一种 PCIA 药物在胃大部分切除术中可达到满意的镇痛效果。与吗啡相比，不良反应发生率降低，安全性较高。

（王 云）

【评述】 术后镇痛非常重要。阿片类药物是最广泛使用的镇痛药物，具有良好的疗效，但它们会引起恶心、呕吐和尿潴留等不良反应，进而影响术后康复。作为一种新型的阿片类 κ 受体激动药、μ 受体拮抗药，纳布啡可以通过激发 κ 受体来达到镇痛作用，并通过拮抗 μ 受体来降低不良反应的发生率。纳布啡的半衰期为 2.3 h，比吗啡的半衰期长（1.7 h）。持续输注纳布啡可达到有效浓度，产生持续镇痛作用。此研究中，纳布啡组的 VAS 评分低于 MOP 组，首次使用 PCIA 的时间长于 MOP 组，说明纳布啡的镇痛效果优于吗啡，但无显著差异。此研究和以往的研究结果显示，与吗啡相比，其镇痛效果更好。此研究术后并发症包括吻合口瘘 6 例，胃排空延迟 5 例，切口感染 8 例，胃出血 6 例。不良反应包括皮肤瘙痒 3 例，恶心呕吐 5 例，尿潴留 2 例，患者未出现呼吸抑制或头晕，与以前的研究结果一致，纳布啡作为一种 PCIA 药物，与吗啡在安全性上没有显著差异。此研究的局限性在于未设立吗啡和纳布啡同时应用的试验组，在今后的研究中可以加强纳布啡和吗啡的综合对比，使研究结果更可靠。

（吴安石）

文选 125

【题目】 高压脉冲射频治疗原发性三叉神经痛的有效性和安全性：一项多中心、随机、双盲、对照研究（Effectiveness and safety of high-voltage pulsed radiofrequency to treat patients with primary trigeminal neuralgia：A multicenter, randomized, double-blind, controlled study protocol）

【来源】 Pain Physician, 2018, 21（5）：469-481

【文摘】 Jia 等通过一项多中心、随机、双盲、对照研究方案比较高压脉冲射频治疗原发性三叉神经痛的有效性和安全性。该项研究纳入 134 名对药物治疗没有反应的原发性三叉神经痛（PTN）患者。将患者随机分为 2 组：神经阻滞组和脉冲射频（PRF）组。假性 PRF 治疗 360 s 后，神经阻滞组将缓慢注射地塞米松和利多卡因混合物 1.4 ml，并在取针前注射 0.5 ml 生理盐水。PRF 组将在患者能承受的最高输出电压下接受 360 s 42 ℃的 PRF 治疗，之后患者将注射与神经阻滞组相同浓度和体积的利多卡因和生理盐水。BNI 疼痛强度量表将用于评估治疗前后疼痛缓解的程度。主要疗效指标是术后1年的有效率（BNI Ⅰ～Ⅲ/病例总数×100%）。次要疗效指标包括术后第1天、第1周、第2周、第1个月、第3个月、第6个月和第2年的有效率、不同时间点的患者满意度评分（PSS）、抗癫痫药物的剂量（mg/d）以及有关BNI评分为Ⅳ或Ⅴ并转换为其他疗法的患者的信息。结论是：这是第一个多中心、随机、双盲、对照研究，比较PRF和神经阻滞治疗对药物治疗反应不良的三叉神经痛患者的有效性和安全性。PRF对三叉神经痛临床治疗的价值需要通过循证医学研究和其他先进研究来确认。

（王 云）

【评述】 近年来，PRF（脉冲射频）作为一种神经调节疗法越来越多地被用于治疗临床慢性疼痛疾病，包括椎间盘源性痛、带状疱疹后神经痛、慢性腰骶神经根性疼痛和幻肢痛等。神经调节疗法也是三叉神经痛的未来研究重点。临床观察研究的数量表明，药物治疗和神经阻滞无效的难治性三叉神经痛患者在PRF治疗后获得较高的成功率。临床研究需要提供更有力的证据，以进一步阐明PRF对治疗三叉神经痛的价值。以前的研究报道，神经阻滞治疗三叉神经痛通常需要多次穿刺和注射局部麻醉药物和类固醇。但是一次PRF治疗可使三叉神经痛患者获得更长时间的疼痛缓解。然而，目前还没有报道比较神经阻滞和PRF在药物治疗无效的三叉神经痛患者中的疗效。在越来越多的关于提高PRF技术对三叉神经痛处理效果的研究中，高压PRF是处理难处理三叉神经痛的一种特别有前景的选择。通过比较高压脉冲重复频率治疗和神经阻滞治疗三叉神经痛的疗效差异，此研究可以为对药物治疗反应不佳的三叉神经痛患者提供更有效的治疗选择，同时减少不良反应。此外，这项研究检验治疗后仅1年的有效性和安全性，更长的随访将提供更显著的结果。与类似研究相一致，此研究仅考察疼痛缓解程度、满意度、不良反应等主观指标，缺乏客观评价方法。电生理检查可为神经功能的改变提供进一步的信息，值得进一步研究。此外，神经阻滞和PRF的成本效益也是值得评价的，是临床实践中的一个重要问题。

（吴安石）

文选126

【题目】 经皮电刺激对输尿管镜碎石术后镇痛作用的随机对照研究（Effect of transcutaneous electrical acupoint stimulation on postoperative analgesia after ureteroscopic lithotripsy: A randomized controlled trial）

【来源】 Urolithiasis, 2018.doi.org/10.1007/SOO240-108-1056-8

【文摘】 Tu等进行经皮电穴位刺激（TEA）对输尿管镜碎石术后镇痛作用的随机对照研究，研究纳入受试者（$n=120$）按计划接受输尿管镜钬激光碎石术，随机分为T组（TEA $n=60$）和C组（对照组 $n=60$）。T组受试者术后用TEA镇痛。术后4 h、8 h、12 h对双侧肾俞（BL23）、阴灵泉（SP9）进行TEA。在接下来的2 d内，对目标穴位重新实施3次TEA。当TEA不能达到镇痛效果时，给受试者服用100 mg盐酸曲马多片。C组给予盐酸曲马多片用于术后镇痛。比较术毕（T0）、术后4 h（T1）、术后12 h（T2）、24 h（T3）、48 h（T4）和术后48 h内镇痛药用量。分别检测T0、T1、T2、T3、T4时的不良反应及血浆5-羟色胺（5-HT）和P物质（SP）浓度。观察结果表明，两组术后T1、T2、T3、T4血管积分均低于T0。与C组相比，T组术后48 h内T1 [（3.68±0.68）vs.（4.79±0.82），$P=0.01$]、T2 [（2.64±0.72）vs.（3.92±0.88），$P=0.03$]、T3 [（2.21±0.88）vs.（3.38±0.74），$P<0.01$] 的VAS评分较低，镇痛药总用量明显降低 [（127.14±28.46）vs.（415.27±86.37），$P<0.01$]。T组

术后血浆 5-HT 浓度在 T1［(348.54±138.49) vs. (418.69±124.68)，$P=0.03$］、T2［(324.28±112.73) vs. (398.52±114.53)，$P<0.01$］、T4［(309.64±129.09) vs. (388.46±115.36)，$P=0.04$］、T1［(59.38±24.68) vs. (78.93±26.32)，$P<0.01$］、T2[(49.36±25.55) vs. (66.49±23.57)，$P=0.02$]、T3［(42.19±24.36) vs. (64.15±28.16)，$P=0.04$］、T4［(39.26±19.88) vs. (54.64±20.62)，$P=0.02$］均低于 C 组，同时 T 组眩晕（6.7% vs.18.3%，$P<0.01$），恶心呕吐（11.7% vs.21.7%，$P<0.01$），便秘（10.0% vs. 20.0%，$P=0.03$）发生率也较低。结论：单独使用 TEA 与术后疼痛的有效缓解、术后镇痛药用量的减少、致痛物质血浆浓度的降低以及输尿管镜碎石术后不良反应的发生率减少有关。

（王　云）

【评述】　输尿管镜下钬激光碎石术是临床上常见的术式，具有良好的临床效果和广泛的临床应用。阿片类药物广泛应用于术后镇痛，但与之相关的不良反应不容忽视。TEA 通过刺激特定穴位，具有一定频率和强度的镇痛作用，具有刺激性小、操作性强、易于患者接受等优点。输尿管上段结石术后患者，常伴有腰腹部绞痛。从中医学的角度看，BL23 刺激可用于治疗肾虚和泌尿生殖系统疾病。针刺 BL23 可缓解输尿管平滑肌松弛，减轻输尿管结石引起的黏膜水肿，降低盆腔压力，减轻肾结石绞痛引起的恶心、呕吐。研究证实，SP9 刺激也可用于治疗肾绞痛，肾绞痛缓解效果显著，有效率为 93.3%。此研究选择 5-HT 和 SP 作为致痛物质的浓度检测方法。在研究中，术后 4 h、12 h、24 h 应用 TEA 的患者的 VAS 评分较低，术后 12 h 内 VAS 评分降至 3 分以下。另外，C 组术后 48 h 曲马多总需求量明显高于对照组，提示 TEA 具有较强的镇痛作用。T 组术后 48 h 内眩晕、恶心、呕吐、便秘发生率均低于 C 组。提示 TEA 能有效降低术后不良反应的发生率，提高围术期治疗的满意度。但是这项研究也有一些局限性。首先，由于研究设计的原因，不能避免对内部有效性的威胁。其次，由于两个研究组都是来自同一家医院的参与者，研究结果可能无法推广到其他医院。最后，建立假对照组是必要的。因此，设计建立更大的、双盲多中心随机对照试验（RCTs）可以获得更多的证据表明 TEA 的镇痛作用。

（吴安石）

七、港澳台地区麻醉研究进展

文选 127

【题目】　去甲肾上腺素预防蛛网膜下腔阻滞剖宫产术中低血压的应用研究（Prophylactic norepinephrine infusion for preventing hypotension during spinal anesthesia for cesarean delivery）

【来源】　Anesth Analg, 2018, 126 (6): 1989-1994

【文摘】　Ngan 等采用随机对照双盲试验观察静脉输注去甲肾上腺素对预防蛛网膜下腔阻滞剖宫产术中低血压的效果。研究将 110 例蛛网膜下腔阻滞下行剖宫产术的妇女随机分为两组，第 1 组患者于鞘内给药后即刻予以输注去甲肾上腺素 2.5 μg/min，浓度为 5 μg/ml，此后每隔 1 min 测定无创血压，根据收缩压的测值在 0～5 μg/min 调整去甲肾上腺素的泵注速度，以维持血压接近基线水平，直至分娩。第 2 组患者未预防性给予去甲肾上腺素，每当收缩压降至低于基线值的 80%，即静脉注射去甲肾上腺素 5 μg，直至分娩。其主要研究结果是，比较两组患者低血压事件的发生率和相较于基线水平的收缩压的总体稳定性。此外，还包括利用生存分析（survival analysis）进一步比较术中低血压的发生率和持续时间。研究发现，3 名患者因蛛网膜下腔阻滞效果不充分被排除。第 1 组中仅有 9 名患者（17%）发生 1 次及以上的低血压事件，而第 2 组中则有 35 名患者（66%）（$P<0.001$）发生。进一步分析（采用 Performance error calculations）显示，第 1 组患者收缩压的维持更接近基线水平（$P<0.001$）。生存曲线分析显示组间有显著差异（log-rank test，$P<0.001$）。两组中各有 4 名患者发生心率<60 次/分的情况（$P=0.98$）。尽管第 1 组中去甲肾上腺素的用药量 [61.0（47.0～72.5）μg] 较第 2 组 [5.0（0～18.1）μg] 更高，但基于 Apgar 评分和脐带血气分析评估的新生儿结局并没有差异。该研究得出结论，对于择期蛛网膜下腔阻滞下行剖宫产手术的患者，手动滴定式输注浓度为 5 μg/ml 的去甲肾上腺素可有效维持血压稳定，并减少低血压的发生率，同时对新生儿预后无明显影响。但关于稀释的去甲肾上腺素是否可在产科患者中常规使用，尚需进一步研究证实。 （徐 艳 姜春玲）

【评述】 由于仰卧位、容量血管扩张以及高位阻滞等原因，蛛网膜下腔阻滞下产妇低血压频发，不仅引发恶心、呼吸困难等不适，还危及胎儿生命。除体位调节外，非血管活性药物不足以奏效，麻黄碱、去氧肾上腺素等虽能维持血流动力学稳定，但也都存在不足。比如麻黄碱使用多次后的耐受，脐带酸血症；去氧肾上腺素引发的心率减慢。近来研究报道，去甲肾上腺素可激动 $α_1$、$α_2$ 受体和 $β_1$ 受体，在强力缩血管的同时，轻度激动心脏，避免压力反射性心率减慢，这种拟 α 血管收缩效应和 β 肾上腺素能效应的比例平衡与其输注剂量和方式密切相关。该研究从去甲肾上腺素不同输注方式入手，比较血流动力学稳定和新生儿预后，证实去甲肾上腺素应用的安全性和可行性。具有积极的临床指导意义，当然，这还要需更大样本、多中心研究的结果进一步证实。 （宋兴荣）

文选 128

【题目】 靶向基因分型识别慢性术后疼痛患者脑源性神经营养因子基因的易感位点（Targeted genotyping identifies susceptibility locus in brain-derived neurotrophic factor gene for chronic postsurgical pain）

【来源】 Anesthesiology, 2018, 128（3）: 587-597

【文摘】 Tian 等利用 GoldenGate 基因分型检测技术，对参与该研究的前 1152 例手术患者（发现队列）的 54 个疼痛相关基因中的 638 个多态性位点进行分析。通过电话联系患者确定其是否在术后 12 个月时存在慢性术后疼痛。所鉴定出的多态性位点进一步通过验证队列（利用 103 名出现慢性术后疼痛的患者和 103 名未出现慢性疼痛患者构建的匹配队列）加以验证。靶向干预多态位点的效果通过足底切口痛的基因敲入小鼠模型加以验证。研究发现，有 246 例（21.4%）患者在术后 12 个月出现慢性术后疼痛。检测出 42 个与慢性术后疼痛相关的基因多态性位点，其中有 19 个与降低疼痛风险相关，23 个与增加疼痛风险相关。在发现队列和验证队列中，携带脑源性神经营养因子（BDNF）rs6265 多态性等位基因 A 的患者，发生慢性术后疼痛的风险较低，校正后 OR 比值（95% CI）分别为 0.62（0.43～0.90）和 0.57（0.39～0.85）。其中，年龄<65 岁、男性、存在疼痛综合征病史等因素与疼痛风险增加相关。遗传多态性所带来的人群归因危险度（7.36%～11.7%），显著高于临床危险因素（2.90%～5.93%）。更重要的是，rs6265 是氨基酸残基 66（Val66Met）上的甲硫氨酸取代缬氨酸所产生的，其与 BDNFMet/Met 转基因小鼠足底切口模型后出现的异常痛减少相关。该研究结果提示，BDNF rs6265G>A 基因变体与慢性术后疼痛的风险降低有关。 （徐 艳 姜春玲）

【评述】 术后慢性疼痛是一种典型的急性疼痛慢性化的表现,其发生和发展受遗传因素影响,而相关基因的单核苷酸多态性(SNP)被认为是其易感性产生的主要机制。该研究利用基因分型检测技术对54个疼痛相关基因中的638个多态性位点进行分析和严格筛选,发现一些易感或非易感性的SNP位点,可为进一步的相关研究提供参考。该研究重点分析并发现脑源性神经营养因子(BDNF)基因rs6265单核苷酸多态性与术后慢性疼痛的关系,并通过构建相关基因型敲入动物证实临床发现。其不足为,BDNF该SNP位点与精神系统功能改变也有密切关系,围术期患者往往伴有精神系统功能紊乱,该研究没有对精神系统相关症状进行分析。曹君利认为该研究为慢性术后疼痛个体差异与疼痛相关基因的SNP提供了重要见解,对术后疼痛的个体化临床治疗具有重要意义;针对BDNF rs6265G>A基因变体也将可能成为预测术后慢性疼痛发生的生物标记物和研发理想镇痛药物的新靶标。

(曹君利)

文选129

【题目】 结肠癌患者丙泊酚静脉麻醉较地氟烷麻醉生存率更高(Propofol-based total intravenous anesthesia is associated with better survival than desflurane anesthesia in colon cancer surgery)

【来源】 Anesthesiology,2018,129(5):932-941

【文摘】 Wu等纳入2005年1月至2014年12月接受结肠癌手术的患者,根据接受麻醉药物的不同将其分为两组:丙泊酚组和地氟烷组。排除丙泊酚联合吸入或硬膜外麻醉,以手术日期为起点绘制生存曲线,根据倾向评分匹配后,应用单变量和多变量Cox回归模型比较两组死亡率。研究表明,共有706名地氟烷麻醉患者(307人死亡,43.5%)和657名丙泊酚患者(88人死亡,13.4%)被纳入分析。倾向匹配后,每组保留579例患者(地氟烷组189例患者死亡,32.6%;丙泊酚组87例患者死亡,15.0%)。丙泊酚组较地氟烷组患者生存率更高,无论对于低TNM分期患者(OR 0.22,95%CI 0.11~0.42,$P<0.001$)或高TNM分期患者(OR 0.42,95% CI 0.32~0.55,$P<0.001$),已存在肿瘤转移的患者(OR 0.67,95%CI 0.51~0.86,$P=0.002$)或尚未转移的患者(OR 0.08,95%CI 0.01~0.62;$P=0.016$),其结果都是一致的。该研究得出结论,接受丙泊酚静脉麻醉的结肠癌手术患者,其术后生存率更高,该作用与肿瘤TNM分期无关。

(徐 艳 姜春玲)

【评述】 就麻醉药物选择对结肠癌术后死亡率的影响,该项研究值得关注。经综合匹配579对患者后,相比地氟烷,丙泊酚组的整体生存率、无病生存率都提高了65%。在考虑TNM分期及术后转移情况后,丙泊酚组仍具有优势。65%的提高率虽然过高,但与其他回顾性临床研究(相差30%或25%)趋势一致。丙泊酚的抗肿瘤机制可能与抗氧化、抗炎、氨基丁酸受体及甲酰肽受体1相关。吸入麻醉药增加乏氧诱发因子,刺激新生血管,并增加胰岛素样生长因子,抑制凋亡。单变量及多变量风险比发现,低龄、高ASA分级、高Charlson并发症指数、术后NSAIDs与更低的生存率相关。本研究缺陷为非前瞻研究,并且未使用倾向分值匹配法,未考虑结肠癌的病理学亚型差异。就此问题,进一步开展多中心、大样本前瞻研究的结果值得期待。此外,不同麻醉药物对消化道早癌内镜下治疗后复发率及生存率的影响,同样值得关注。

(赵国庆)

文选 130

【题目】 血管紧张素Ⅳ、LVV-H7 和催产素在神经病理性疼痛小鼠脊髓水平所产生的抗痛觉过敏作用存在性别差异（Sex difference of angiotensin Ⅳ-, LVV-hemorphin 7-, and oxytocin-induced antiallodynia at the spinal level in mice with neuropathic pain）

【来源】 Anesth Analg, 2018, 126（6）: 2093-2101

【文摘】 Chow 等在其前期研究中曾发现血管紧张素Ⅳ（Ang Ⅳ）和 LVV-hemorphin 7（LVV-H7）可通过阻断胰岛素调控的氨基肽酶抑制催产素的降解，在大鼠脊髓水平产生抗痛觉过敏作用；同时发现，鞘内注射催产素可以在雄性大鼠产生抗痛觉过敏作用，伴随炎症反应，但对雌性大鼠无效。因此，Chow 等推测 AngⅣ、LVV-H7 和催产素可通过诱发抗痛觉过敏，进而具有很大的治疗前景。鉴于上述肽类诱发抗痛觉过敏的作用具有性别差异性，本研究拟分别检测其对雄、雌性小鼠可能的抗痛觉过敏作用，并加以比较，以进一步探讨 AngⅣ、LVV-H7 和催产素是否在小鼠脊髓水平产生抗痛觉过敏，以及其抗痛觉过敏效应在不同性别间是否存在差异。本研究中 Chow 等利用同窝成年雄性和雌性 C57BL/6 小鼠（25～30 g）制作部分坐骨神经结扎手术模型。于部分坐骨神经结扎术后 3 d 通过 von Frey 试验评估鞘内注射 Ang Ⅳ（25.8 nmol）、LVV-H7（27.2 nmol）和催产素（0.125 nmol/L 或 1.25 nmol/L）的效果。结果显示，鞘内注射 Ang Ⅳ、LVV-H7 和催产素均可在雄性小鼠产生有效的抗痛觉过敏作用。然而，这种抗痛觉过敏作用在雌性小鼠极弱或缺失。该研究得出结论，鞘内注射 Ang Ⅳ、LVV-H7 和催产素均可在雄性小鼠中产生显著的抗痛觉过敏作用。但 Ang Ⅳ、LVV-H7 和催产素通过作用于小鼠脊髓水平所产生的抗痛觉过敏作用，存在性别差异。　　　　　　（徐　艳　姜春玲）

【评述】 研究具有镇痛作用的肽类物质一直是镇痛药物研究的一个重要方向。早在 1975 年，Howard Morris 和 Solomon Snydera 两个组就鉴定出具有类似吗啡样镇痛作用的脑内啡肽。在本研究中，Chow 等报道 3 种具有镇痛作用的肽类物质，分别是血管紧张素Ⅳ、LVV-H7 及催产素。相关的临床研究也证实患者鞘内给予催产素具有显著的镇痛作用。本研究为基于催产素为中心的具有镇痛作用的肽类物质的开发和临床应用提供了一定的引导作用。2015 年，加拿大 Mcgill 大学的 Jeffrey Mogil 组在 *Nature neuroscience* 上发表不同性别介导的疼痛机制也不相同的报道，引起基础实验中需要使用雌性动物进行研究的讨论。本研究中，Chow 等发现鞘内注射血管紧张素Ⅳ、LVV-H7 及催产素对雄性小鼠而不是雌性小鼠，具有显著的镇痛作用，提示血管紧张素Ⅳ、LVV-H7 和催产素的镇痛效应存在性别差异。该结果可能为揭示性别差异导致痛觉不同的分子机制提供相应的研究方向。　　　　（刘存明）

文选 131

【题目】 于不同时间段实施紧急气道管理对住院患者出院生存率的影响：初步研究（Impact of intervention time on hospital survival in patients requiring emergent airway management: A preliminary study）

【来源】 J Anesth, 2018, 32（2）: 153-159

【文摘】 Hung 等对 2014 年 1 月至 2016 年 12 月于三级转诊中心普通病房接受紧急气管插管（ETI）的患者进行回顾性分析。根据 ETI 实施时间将患者分为两组〔白天组，8:00 至 16:00，

$n=57$，平均年龄（63.5±14.1）岁；夜间组，16：00 至次日 8：00，$n=94$，平均年龄（60.4±14.9）岁］。该研究收集人口统计学信息、合并症、插管诱因、出院生存率、急性生理与慢性健康评估Ⅱ（APACHE Ⅱ）、机械通气时间和气道管理相关数据。结果显示，两组之间在性别、年龄、体重指数、APACHE Ⅱ或合并症等方面无显著差异，白天组与夜间组相比，白天组患者出现较高比例的心律失常（21.1% vs. 8.5%，$p=0.028$），接受更多的纤维支气管镜引导下插管（24.6% vs.11.7%，$P=0.039$）。白天呼吸治疗师（ART）到达的时间也比夜间短［分别为（6.1±1.4）min 和（10.5±3.2）min，$P<0.001$］。两组在出院生存率（45.6% vs. 43.6%，$P=0.811$）、无机械通气天数、插管诱因之间均无显著差异。该研究最终得出结论，与白天相比，夜间紧急气管插管可能不会对患者出院生存率造成负面影响。

（徐 艳 姜春玲）

【评述】 与手术室内插管相比，手术室外环境使气道管理风险增加，手术室外困难插管的发生率约为手术室内的 2 倍。对于紧急的治疗插管，经纤维支气管镜引导气管插管仍然是在手术室外降低气管插管失败发生率，同时解决困难插管的标准治疗方式。但在表面麻醉不充分、缺氧及危重病情的状况下，纤维支气管镜会相对延长插管时间并增加气道刺激，可能是造成该研究中白天组患者出现心律失常比例较高的原因。对于手术室外呼吸、心搏骤停患者的抢救插管，建议直接采用可视喉镜。当插管困难时，在给予面罩或喉罩通气的同时，应立即寻求帮助。该文还提到由于超负荷工作和睡眠缺乏，麻醉医师夜间紧急插管过程中使用纤维支气管镜等复杂程度较高的操作热情下降。该研究给我们的提示：在我国目前麻醉医师相对不足以及超负荷工作的状态下，进行相关的临床研究，对评估患者预后十分有意义。

（左明章）

文选 132

【题目】 血管紧张素 -（1-7）改善多重微生物感染脓毒症大鼠的脏器损伤和死亡率［Angiotensin-(1-7)attenuates organ injury and mortality in rats with polymicrobial sepsis］

【来源】 Crit Care，2018，27，22（1）：269

【文摘】 本研究的目的是为了明确血管紧张素 -（1-7）［Ang-（1-7）］对脓毒症大鼠病理生理的影响。Tsai 等利用盲肠结扎穿孔（CLP）法制作多重微生物感染脓毒症大鼠模型。将麻醉后的大鼠随机分为 5 组：①假手术组；②假手术后 3 h 和 6 h 给予 Ang-（1-7）（1 mg/kg 静脉输注 1 h）组；③ CLP 组；④ CLP 后 3 h 给予 Ang-（1-7）组；⑤ CLP 后 3 h 和 6 h 给予 Ang-（1-7）组。CLP 手术后观察大鼠 24 h，然后处死动物用于后续组织学检查。结果显示，Ang-（1-7）不仅可显著改善脓毒症大鼠的存活率（CLP 后 24 h，83.3% vs. 36.4%，$P=0.009$），还显著缓解 CLP 诱导的动脉压降低和器官功能障碍，Ang-（1-7）组生化指标变化以及组织学变化均较小。同时，Ang-（1-7）显著降低血浆白细胞介素 -6 的水平和肺组织内超氧化物的生成（$P<0.05$）。此外，Ang-（1-7）处理的 CLP 大鼠，肝组织中的 caspase-3 和细浆 IκB 的表达均显著降低（$P<0.05$）。该研究最终得出结论，Ang-（1-7）可能通过抑制炎症反应、氧化应激与细胞凋亡等机制，改善 CLP 诱导的器官功能障碍并提高生存率。该研究提示，Ang-（1-7）可能成为未来治疗腹膜炎和多重微生物感染脓毒症的潜在手段。

（徐 艳 姜春玲）

【评述】 脓毒症及其所引起多器官功能障碍是临床中常见的危重症疾病，其发病机制复杂，尽管临床上已经使用了多种抗炎、抗氧化治疗，但其发病率和死亡率仍居高不下。Tsai 等通过大鼠盲肠结扎并穿孔构建脓毒症（CLP）模型，发现静脉注射血管紧张素 1-7（Ang1-7）能显著维持各器官的正常灌注，提高脓毒症大鼠的存活率，其机制可能与 Ang1-7 抑制 CLP 诱导的炎症反应、氧化应激和细胞凋亡相关，提示外源性补充 Ang1-7 可激活肾素－血管紧张素系统（RAS），进而改善脓毒症患者的预后。本研究还进一步阐明脓毒症的发病机制，为临床上脓毒症患者的管理提供了新的思路和线索。由于此篇文章是动物实验，因此临床上通过调节肾素－血管紧张素系统治疗脓毒症的有效性还有待进一步研究才能明确。

（黑子清）

八、其他相关研究进展

文选 133

【题目】 中国麻醉医师职业倦怠与工作满意度的关系：横断面调查（Chinese anesthesiologists have high burn out and low job satisfaction：A cross-sectional survey）

【来源】 Anesth Analg，2018，126（3）：1004-1012

【文摘】 随着社会的发展，手术量不断增加，中国麻醉医师职业倦怠程度增高。Li 等指出中国的卫生保健系统必须满足世界人口 19% 的需求，卫生保健资源分配不均有可能促进麻醉医师工作压力和职业倦怠的增加。Li 等通过对京津冀地区的麻醉医师进行工作满意度调查，分析其行动倦怠的发生率及相关因素。通过匿名问卷获得以下信息：①人口特征和雇主信息；②明尼苏达满意度量表（Minnesota Satisfaction Questionnaire，MSQ）；③采用工作倦怠量表问卷对工作倦怠进行评定；④睡眠模式监测及医患沟通测试。该研究 2015 年 6—8 月共有 211 家医院完成调查（应答率 74%），其中共有 2873 名麻醉医师完成问卷（应答率 70%）。明尼苏达满意度量表的总体工作满意度得分为（65.3±11.5）分。在参与者中，69% 的医师（95% CI 67%～71%）符合职业倦怠标准。情绪易激动者、人格解体者、个人成就获得感较差者的发生率分别为 57%（95% CI 55%～59%）、49%（95% CI 47%～51%）、57%（95% CI 55%～58%）。多变量 Logistic 回归分析结果发现，医师年龄、医院类别、每周工作时数、每天的工作量、面临挑战性手术的频率、收入和睡眠质量是与职业倦怠相关的独立变量。高度人格解体的麻醉医师倾向于在术前与患者进行简短的交谈，提供较少的关于疼痛或手术过程的信息。Li 等研究揭示京津冀地区麻醉医师的工作满意度均低于平均水平，且职业倦怠程度显著高于平均水平。因此，提高中国麻醉医师的工作满意度和改善职业倦怠的程度会创造积极的工作氛围，有利于患者护理质量和麻醉医师职业水平的提高。

（谷长平）

【评述】 该研究对中国京津冀地区 4111 名麻醉医师（包括住院医师）进行问卷调查，最终 2873 名麻醉医师完成了问卷，是到目前为止最大规模的调查中国麻醉医师职业倦怠与工作满意度的横断面研究，警示性反映了中国京津冀地区麻醉医师职业倦怠发生率明显偏高的令人担忧的职业状况，具有较强的政策导向作用。同时，该研究采用 MSQ 以及 MBI-HSS 量表具体调查分析麻醉医师工作满意度及职业倦怠的相关因素，为具体改善工作氛围、提高职业水平提供了客观数据，研究结果提示需要更多关注麻醉医师的心理状态。如果能够进行一个更大范围，甚至全国性的分层（高级职称、主治医师与住院医师）横断面调查，依据大数据制定指导性行业标准（工作模式及工作时长等），这将会有效改善中国麻醉医师整体职业状况，助力健康中国。

（欧阳文）

文选 134

【题目】 神经生长因子 shRNA 抑制对哮喘小鼠模型哮喘表型的影响（Effects of nerve growth factor shRNA inhibition on asthma phenotypes in a mouse model of asthma）

【来源】 Iran J Allergy Asthma Immunol, 2018, 17: 110-122

【文摘】 神经生长因子在气道高反应性中起重要作用。Wu 等通过建立小鼠哮喘模型，探讨抑制神经生长因子 shRNA 对哮喘小鼠模型哮喘表型的影响。实验分为 3 组，每组 12 只小鼠，在哮喘模型建立前，3 组分别给予神经生长因子（shRNA1 和 shRNA2）、非编码 shRNA 慢病毒载体（Sham shRNA）转染小鼠，采用生理盐水作为对照组。测定吸入峰值压力、支气管肺泡灌洗液中神经生长因子水平和乙酰胆碱引起的支气管收缩反应。免疫组织化学方法检测毒蕈碱型乙酰胆碱受体 M3（mACHR M3）和 α-平滑肌肌动蛋白的表达并对胆碱能受体、神经生长因子和原肌球蛋白受体激酶 A 的 mRNA 进行 QRT-PCR 分析。免疫组织化学显示毒蕈碱型乙酰胆碱受体对照和非编码 shRNA 慢病毒载体转染均有 M3 高表达和 α-SMA 增生，半定量分析显示光密度（OD）值显著高于 shRNA1 和 shRNA2（$P<0.001$）。与 shRNA1 和 shRNA2 组相比，对照组和 Sham shRNA 组（457.16±45.32，676.43±111.64）中肺泡灌洗液中的神经生长因子水平显著升高［（261.56±25.81）pg/ml，（129.12±15.96）pg/ml，$P<0.001$］。与 shRNA1 和 shRNA2 组相比，对照组、Sham shRNA 组吸入峰值压力显著升高（$P=0.045$，$P=0.003$），乙酰胆碱引起的支气管收缩反应显著增加（$P=0.045$，$P=0.003$）。与 shRNA-1 和 shRNA-2 组相比，Sham shRNA 组毒蕈碱型乙酰胆碱受体 M3、神经生长因子和原肌球蛋白受体激酶 A 基因的 mRNA 表达均高于 shRNA1 和 shRNA2 组（$P=0.02$，$P=0.006$），通过靶向神经因子的 shRNAs 抑制神经因子表达可减轻哮喘等气道高反应。

（谷长平）

【评述】 哮喘是常见临床疾病，也是围术期呼吸道管理常见问题，严重时可引起缺氧和呼吸衰竭，威胁患者的生命安全，是临床研究的重要领域。本文研究神经生长因子 shRNAs 干预治疗哮喘，发现通过靶向神经因子的 shRNAs 抑制神经因子表达可减轻哮喘等气道高反应。本文从基因水平研究哮喘的治疗，为哮喘治疗和相关研究提出有益的途径和思路。

（蔡宏伟）

文选 135

【题目】 成人急性暴发性心肌炎患者的体外膜肺氧合：临床结果和危险因素分析（Extracorporeal membrane oxygenation in adult patients with acute fulminant myocarditis: Clinical outcomes and risk factor analysis）

【来源】 Herz, 2018, 43(8): 728-732

【文摘】 体外膜肺氧合是急性暴发性心肌炎患者的常见诊疗方法。Liao 等通过回顾性分析心源性休克和急性暴发性心肌炎患者的体外膜肺氧合治疗，对其临床结果和危险因素进行分析，总结成人急性暴发性心肌炎患者体外膜肺氧合（extracorporeal membrane oxygenation，ECMO）的临床结果，并探讨其临床意义。Liao 等收集来自中山大学孙逸仙纪念医院 2015 年 1 月至 2016 年 1 月的急性暴发性心肌炎患者，将患者分为存活组和非存活组并对患者术前全身情况、ECMO 过程中相关临床因素、并发症及 ECMO 治疗效果进行全面分析。研究结果显示 33 例患者中，7 例在医院死亡，生存率为 78.7%。ECMO 治疗后存在一系列并发症，其中急性肾衰竭 16 例（48.4%）、败血症 7 例（21.2%）、肺部感染 6 例（18.1%）、多器官功能衰竭（MOF）6 例（18.1%）、脑出血 3 例（9%）、肢体缺血 4 例（12.1%）。该研究提出 ECMO 前的患者心肺复苏，乳酸水平增高，ECMO 过程中输血增加，肾衰竭，脑出血以及 ECMO 过程中的胃肠道并发症、下肢缺血、高胆红素血症和多脏器衰竭与患者预后不良均有一定的关联。ECMO 是治疗急性暴发性心肌炎的有效辅助手段，急性肾衰竭是 ECMO 最常见的并发症。改善组织灌注、减少输血、预防急性肾衰竭可能会改善患者的预后。（谷长平）

【评述】 暴发性心肌炎常因恶性心律失常、急性心力衰竭和心源性休克导致患者死亡。心力衰竭的治疗方案包括理想的药物治疗，短期或长期的机械循环支持以及心脏移植。体外循环辅助使用体外膜肺氧合可逆转危机事件，优化药物治疗和其他一些情况，然而应该在多器官功能障碍出现之前就开始使用。2014 年的一项纳入 6 个研究共 170 名患者的荟萃分析认为，暴发性心肌炎患者应用 ECMO 的存活出院率为 60%～88%。为暴发性心肌炎患者启动体外循环系统的风险效益分析提供参考。本研究对成人急性暴发性心肌炎患者使用 ECMO 的临床结局进行回顾性研究，以是否存活进行分组，并得出与其临床不良预后相关的危险因素。研究的结果提示成人急性暴发性心肌炎患者使用 ECMO 的生存率为 78.7%；使用 ECMO 前的心肺复苏，乳酸水平增高；ECMO 期间大量输注血制品，出现肾衰竭、脑出血、胃肠道并发症、下肢缺血、高胆红素血症和多脏器衰竭等并发症，对患者预后的影响亦不相同。结论对预防 EMCO 期间可能出现的并发症、改善患者预后具有一定的指导意义。本研究存在一定的局限性。包括样本量较小、单中心研究等，上述问题都可能导致研究结果出现偏倚，未来需要通过进一步的前瞻性、大样本量、多中心的随机对照研究予以证实，并且可关注 ECOM 期间不同时点氧消耗状态的变化，并联合分析危险因素和预后指标，以得出更有指导意义的结论。如何进一步提高 ECMO 辅助效果，减少和避免并发症，将需要 ECMO 工作者更加深入研究。（张宗泽）

文选 136

【题目】 microRNA-574-5p 在冠状动脉疾病的进展中促进血管平滑肌细胞的生长（MicroRNA-574-5p promotes cell growth of vascular smooth muscle cells in the progression of coronary artery disease）

【来源】 Biomed Pharmacother, 2018, 97: 162-167

【文摘】 冠状动脉疾病（coronary artery disease，CAD）是由冠状动脉壁上动脉粥样硬化斑块的形成引起的。血管平滑肌细胞（vascular smooth muscle cells，VSMC）的异常增殖促进动脉粥样硬化斑块的形成，而 VSMC 凋亡则可能促进 CAD 相关的炎症反应。microRNAs 是心血管疾病尤其是冠状动脉粥样硬化性心脏病的潜在诊断标志物。有研究表明在冠状动脉粥样硬化性心脏病患者中，microRNA-

574-5P（miR-574-5p）表达显著增加，并与疾病严重程度相关。然而，miR-574-5p 影响 CAD 的具体机制尚不清楚。Lai 等提出 microRNA-574-5P 促进血管平滑肌细胞的生长，在冠状动脉粥样硬化性心脏病的发生发展中起重要作用。该研究收集福建医科大学联合医院 2015 年 7 月至 2016 年 2 月患有冠状动脉性疾病患者 32 个血液样本，对照组患者的 30 个血液样本，同时进行细胞培养，采用实时荧光定量 PCR 技术检测冠状动脉粥样硬化性心脏病患者血清和 VSMCs 中 miR-574-5p 的 mRNA 表达水平；四甲基偶氮唑盐（MTT）检测细胞增殖；细胞死亡检测及 ELISA 和凋亡分析检测细胞凋亡。研究发现 miR-574-5p 在冠状动脉粥样硬化性心脏病患者的血清和 VSMCs 中表达增强。miR-574-5p 过表达促进 VSMCs 增殖，抑制细胞凋亡。双荧光素酶报告基因分析表明，miR-574-5p 可直接抑制 ZDHHC14，进一步促进细胞增殖和抑制细胞凋亡。该研究提示 miR-574-5p 可能是一种与 CAD 相关的因子，可作为 CAD 治疗的潜在分子靶点。

（谷长平）

【评述】 动脉粥样硬化斑块包括血管内皮细胞损伤、局部炎症反应、VSMC 增殖 3 种基本病理改变。已有研究表明，miRNA 如 miR-132、miR-140-3p、miR-155 等参与内皮细胞损伤或炎症反应，而与 VSMC 增殖相关的报道甚少。故认为，该文不局限于以前研究范式，探讨 CAD 患者血清和 VSMC 中 miR-574-5p 表达及其参与 VSMC 增殖的机制，完善 miRNA 参与 CAD 病理损伤的机制。此外，该研究的样本来源于人类标本，增强了说服力。但亦有细节有待完善，首先，干预 miR-574-5p 是否具有治疗价值需要在整体模型中初步验证；其次，miR-574-5p 是否特异性表达在 CAD 患者的 VSMC。血液中 miRNA 因具有很强的稳定性而作为肿瘤、CAD 等疾病诊疗的靶点。miR-208a、miR-132、miR-140-3p、miR-133 是心肌损伤的早期预测或 CAD 风险分层的潜在指标。结合本研究来看，miR-574-5p 是否可作为预测心肌损伤或指导 CAD 的风险分层的指标，有待在大样本的临床研究中探索。

（罗爱林）

文选 137

【题目】 Nesfatin-1 通过上调基质金属蛋白酶和下调 PPARγ 促进 VSMC 迁移和新生内膜增生（Nesfatin-1 promotes VSMC migration and neointimal hyperplasia by upregulating matrix metallo proteinases and down regulating PPARγ）

【来源】 Biomed Pharmacother, 2018, 102: 711-717

【文摘】 血管平滑肌细胞（vascular smooth muscle cell，VSMCs）的分化、增殖和迁移在高血压、动脉粥样硬化和内膜增生中起重要作用。Nesfatin-1 是一种潜在的心血管功能调节剂，但其在 VSMC 生物学中的作用尚未被发现。Zhang 等提出 Nesfatin-1 通过上调基质金属蛋白酶（matrix metalloproteinase，MMP）和下调过氧化物酶体增殖物激活受体 γ（peroxisome proliferator-activated receptor γ，PPARγ）促进 VSMC 迁移和内膜增生，旨在探讨 Nesfatin-1 在血管损伤后血管平滑肌细胞增殖、迁移和内膜增生中的调节作用。该研究采用 Sprague-Dawley 大鼠胸主动脉 VSMCs 原代细胞培养，并设置不同浓度 Nefatin-1 处理不同时间，得出 Nefatin-1 可以促进 VSMC 的分化、增殖和迁移。在分子水平上，Nesfatin-1 上调 MMP-2 的蛋白活性、mRNA 水平及其启动子活性，但降低 VSMCs 中 PPARγ 水平与其启动子的活性，并呈剂量依赖性。采用相应抑制剂阻断 MMP-2/MMP-9 或 PPARγPR 的激活可抑制 Nesfatin-1 诱导的 VSMC 增殖和迁移。此外，在体内，*Nesfatin-1* 基因的敲除改善大鼠颈动脉损伤后新内膜的形成。结果表明 Nesfatin-1 通过上调 MMP-2/MMP-9 水平和抑制 PPARγ 水平，促进 VSMCs 增殖、迁移和内膜增生。

（谷长平）

【评述】 随着高血压、动脉粥样硬化的发病率越来越高，该类疾病成为研究者们持续关注的热点，从病理生理学的角度出发，如何调节血管平滑肌细胞（vascular smooth muscle cell，VSMCs）的分化、增殖和迁移成为本疾病的研究基础之一。该研究巧妙地将 Nesfatin-1、VSMCs、MMP 和 PPARγ 联系起来，从离体实验（细胞）和在体实验（SD 大鼠）证明了 Nesfatin-1 可能通过上调 MMP 和下调 PPARγ 对 VSMC 迁移和增生进行调节。本文首次提出这个观点，在临床治疗高血压、动脉粥样硬化等方面提供了一定的实验室证据，临床相关研究和证据可能是该研究组下一步的关注点。

（张加强）